Blood Substitutes And Oxygen Biotherapeutics

血液代用品与生物氧治疗学

Blood Substitutes And Oxygen Biotherapeutics

血液代用品与生物氧治疗学

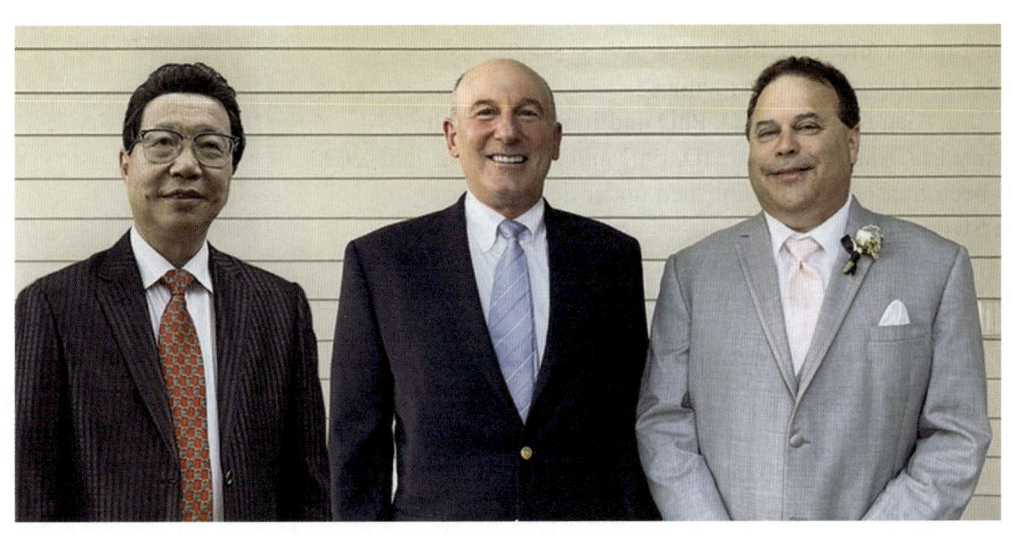

原　著　Henry Liu
　　　　Alan D. Kaye
　　　　Jonathan S. Jahr

主　译　屠伟峰　赵高峰

副主译　俞卫锋　米卫东
　　　　王　琛　郄文斌

主　审　刘恒意

北京大学医学出版社

XUEYE DAIYONGPIN YU SHENGWUYANG ZHILIAOXUE

图书在版编目（CIP）数据

血液代用品与生物氧治疗学 /（美）刘恒意
（Henry Liu）等原著 ; 屠伟峰，赵高峰主译 . -- 北京 :
北京大学医学出版社，2025. 4. -- ISBN 978-7-5659
-3299-1

I . R977.8

中国国家版本馆 CIP 数据核字第 2025A1E915 号

北京市版权局著作权合同登记号：图字：01-2024-5742

First published in English under the title
Blood Substitutes and Oxygen Biotherapeutics
edited by Henry Liu, Alan D. Kaye, MD, PhD and Jonathan S. Jahr
Copyright © Henry Liu, Alan D. Kaye, MD, PhD and Jonathan S. Jahr, 2022
This edition has been translated and published under licence from
Springer Nature Switzerland AG.

Simplified Chinese translation Copyright © 2025 by Peking University Medical Press.
All Rights Reserved.

血液代用品与生物氧治疗学

主　　译：	屠伟峰　赵高峰
出版发行：	北京大学医学出版社
地　　址：	（100191）北京市海淀区学院路 38 号　北京大学医学部院内
电　　话：	发行部 010-82802230；图书邮购 010-82802495
网　　址：	http://www.pumpress.com.cn
E-mail：	booksale@bjmu.edu.cn
印　　刷：	中煤（北京）印务有限公司
经　　销：	新华书店
责任编辑：王智敏	责任校对：靳新强　责任印制：李　啸
开　　本：	889 mm×1194 mm　1/16　印张：28.75　插页：12　字数：910 千字
版　　次：	2025 年 4 月第 1 版　2025 年 4 月第 1 次印刷
书　　号：	ISBN 978-7-5659-3299-1
定　　价：	198.00 元

版权所有，违者必究

（凡属质量问题请与本社发行部联系退换）

译者和审校专家

主　审
　　刘恒意　美国宾夕法尼亚大学麻醉和重症医学系

主　译
　　屠伟峰　南京大学医学院附属苏州医院（苏州科技城医院）
　　赵高峰　广州中医药大学第二附属医院（广东省中医院）

副主译
　　俞卫锋　上海交通大学医学院附属仁济医院
　　米卫东　中国人民解放军总医院
　　王　琛　南京大学医学院附属苏州医院（苏州科技城医院）
　　郄文斌　南部战区总医院

审校专家（按姓名汉语拼音排序）
　　卞金俊　海军军医大学第一附属医院（长海医院）
　　董海龙　空军军医大学第一附属医院（西京医院）
　　郭建荣　海军军医大学附属公利医院（上海市浦东新区公利医院）
　　黑子清　中山大学第三附属医院
　　李　洪　陆军军医大学第二附属医院（新桥医院）
　　李　华　南京大学医学院附属苏州医院（苏州科技城医院）
　　刘恒意　美国宾夕法尼亚大学麻醉和重症医学系
　　刘克玄　南方医科大学第一附属医院（南方医院）
　　鲁开智　陆军军医大学第一附属医院（西南医院）
　　米卫东　中国人民解放军总医院
　　聂　煌　空军军医大学第一附属医院（西京医院）
　　屠伟峰　南京大学医学院附属苏州医院（苏州科技城医院）
　　汪传喜　广州血液中心
　　汪明灯　南京大学医学院附属苏州医院（苏州科技城医院）
　　王　琛　南京大学医学院附属苏州医院（苏州科技城医院）
　　王　晟　首都医科大学附属北京安贞医院
　　王钟兴　中山大学第一附属医院
　　徐世元　南方医科大学第二附属医院（珠江医院）

严　敏　浙江大学医学院第二附属医院
姚伟峰　中山大学第三附属医院
俞卫锋　上海交通大学医学院附属仁济医院
袁红斌　海军军医大学第二附属医院（长征医院）
张鸿飞　南方医科大学第二附属医院（珠江医院）
张加强　河南省人民医院
张军龙　江苏省连云港市第二人民医院
张新建　广州中医药大学第三附属医院
招伟贤　广州中医药大学第二附属医院（广东省中医院）
赵高峰　广州中医药大学第二附属医院（广东省中医院）
周　谋　南部战区总医院
朱　涛　四川大学华西医院
庄培培　南方医科大学第一附属医院（南方医院）

译　者（按姓名汉语拼音排序）

安　妮　陆军第七十九集团军医院
边文玉　上海交通大学医学院附属仁济医院
陈　刚　遵义医科大学珠海校区
陈　林　陆军军医大学第一附属医院（西南医院）
陈　茜　广州医科大学附属广州市妇女儿童医疗中心
邓岩军　南京大学医学院附属苏州医院（苏州科技城医院）
段雪飞　广东省人民医院
范颖晖　上海交通大学医学院附属仁济医院
龚圣原　中山大学第三附属医院
关　宇　中山大学第三附属医院
郭无瑕　遵义医科大学珠海校区
何　洹　南部战区总医院
何军臣　广州中医药大学第二附属医院（广东省中医院）
霍昱婷　中国人民解放军总医院
贾　济　南部战区总医院
李晨光　南京大学医学院附属苏州医院（苏州科技城医院）
李加欣　陆军军医大学第二附属医院（新桥医院）
李吟雨　四川大学华西医院
梁初瑜　广州中医药大学第二附属医院（广东省中医院）
刘　燕　陆军军医大学第二附属医院（新桥医院）
鲁　义　广州医科大学附属中医医院
罗伟峰　广州血液中心
罗文池　南方医科大学第一附属医院（南方医院）
欧阳剑杰　广州中医药大学第二附属医院（广东省中医院）
阮湘涵　中国人民解放军总医院
唐柚青　广东省第二人民医院
汪红华　南京大学医学院附属苏州医院（苏州科技城医院）

王　婕　河南省人民医院
王金伙　海军军医大学附属公利医院（上海市浦东新区公利医院）
王雅雯　广州中医药大学第三附属医院
王　莹　海军军医大学第一附属医院（长海医院）
王元元　南京大学医学院附属苏州医院（苏州科技城医院）
吴新海　北京大学深圳医院
吴友平　南部战区总医院
郄文斌　南部战区总医院
谢奕珊　南方医科大学第一附属医院（南方医院）
谢展利　南京大学医学院附属苏州医院（苏州科技城医院）
徐　岩　陆军第七十四集团军医院
杨宝峰　河南省肿瘤医院
杨　静　中山大学第三附属医院
姚媛媛　浙江大学医学院第二附属医院
余　杰　华中科技大学同济医学院附属同济医院
张秋怡　南方医科大学第一附属医院（南方医院）
张钊铭　南方医科大学第二附属医院（珠江医院）
支鸿羽　陆军军医大学第一附属医院（西南医院）
周　谋　南部战区总医院

秘　书

李晨光　南京大学医学院附属苏州医院（苏州科技城医院）
王元元　南京大学医学院附属苏州医院（苏州科技城医院）
董文芳　广州市中西医结合医院

主译简介

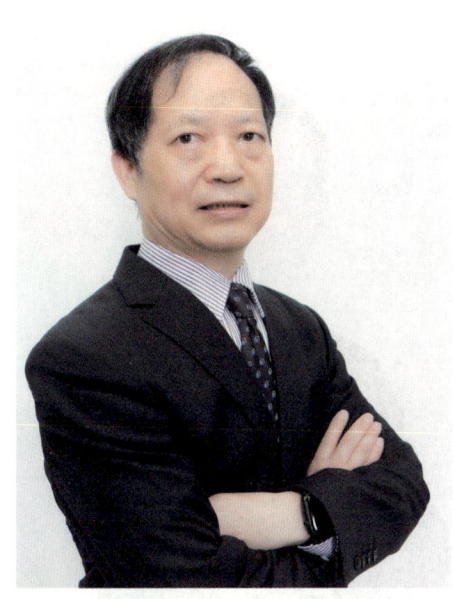

屠伟峰，1961年4月出生于浙江余姚，主任医师、博士生导师、博士后指导老师。现为南京大学医学院附属苏州医院（苏州科技城医院）麻醉学部首席专家、名誉主任、特聘教授，南部战区总医院麻醉科、全军临床麻醉中心主任医师，南方医科大学、徐州医学院等多所院校兼职教授。

1979年应征入伍，1984年毕业于第二军医大学，毕业后入职南京军区南京总医院麻醉科从事一线临床麻醉、疼痛诊疗、危重患者救治工作。承蒙麻醉医学泰斗李德馨教授及麻醉科诸位老师的亲自带教和培养，获得了临床医学硕士（1991年，导师为南京医科大学附属第一医院院长林桂芳教授和麻醉科沈健藩教授）、博士（1997年，导师为第二军医大学南京军区南京总医院全军普通外科研究所所长黎介寿院士）学位，并于1997年11月考入第三军医大学博士后流动站学习（指导老师为第三军医大学全军烧伤研究所黎鳌院士、肖光夏教授）。博士后研究工作结束后，于1999年12月以高端医学人才引进广州军区，入职广州军区广州总医院（2018年改名为南部战区总医院）麻醉科、全军临床麻醉中心工作，任中心主任。学术任职包括：中国未来研究会医学创新研究分会会长，中国人体健康促进会麻醉与围术期科技专业委员会副主任委员，中国食品药品企业质量安全促进会医院装备创新转化分会专家委员会副主任委员，广东省医院协会麻醉与围术期专业委员会第一、二届主任委员，中国非公立医疗机构协会麻醉专业委员会第一、二届副主任委员，中国人民解放军麻醉与复苏专业委员会第七、八、九届副主任委员，广东省医学会麻醉学分会第九、十届副主任委员、疼痛分会第七届副主任委员，广东省医师协会麻醉科医师分会第三届副主任委员，广东省医学会临床输血学分会常委，广州市医学会血液保护分会第一、二、三届副主任委员等。担任《中华麻醉学杂志》《国际麻醉学与复苏杂志》《临床麻醉学杂志》《中华医学杂志（英文版）》《实用医学杂志》等杂志编委、通讯编委、常委、特邀编委等。先后获"中国杰出麻醉医师""中国十大麻醉新星"等称号。无偿献血39次，献血量15 600 ml，先后获得"全国无偿献血奉献奖"铜奖、银奖、金奖等荣誉。

长期从事临床麻醉和重症患者的救治工作，主持多项国家自然科学基金课题和军队省市级课题26项，其中第一研究者18项。获得中华人民共和国发明专利5项、实用新型专利18项。获得广东省科技进步奖和军队科技进步奖（医疗成果）二等奖5项。主编《麻醉相关并发症处理学》《癌症疼痛治疗学》等专著6部，参编《中华创伤休克学》《心血管手术麻醉学》《神经性疼痛诊疗学》等专著16部。培养研究生63人，其中博士18人，硕士44人，培养博士后1人。发表学术论文400余篇，其中SCI收录论文51篇，获中华医学会麻醉学分会全国中青年学术会议优秀论文一等奖、三等奖等各1项。

主译简介

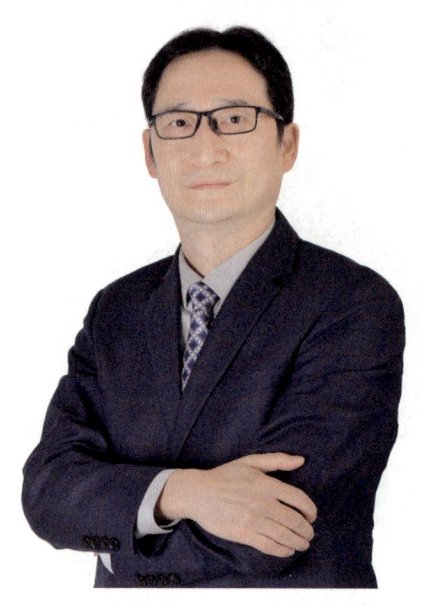

赵高峰，医学博士，主任医师，博士生导师，广东省中医院（广州中医药大学第二附属医院）麻醉科主任。中医证候全国重点实验室固定成员，国际气道管理学会创始会员，美国马里兰大学医学中心访问学者，中国中西医结合学会围手术期专业委员会候任主任委员。现任中国心胸血管麻醉学会血液管理分会副主任委员、广东省中西医结合学会麻醉专业委员会主任委员、广州市医学会血液保护分会主任委员、广东省医学会麻醉学分会副主任委员、广东省医师协会麻醉医师分会副主任委员。从事临床麻醉工作近三十年。擅长老年、婴幼儿及危重病患者麻醉管理，熟练掌握经食管超声、麻醉深度监测、漂浮导管、脑氧监测等技术。主要研究方向为中医药围术期器官保护（胃肠功能）、慢性疼痛与睡眠障碍共病机制、围术期患者血液管理等。主持省部级以上课题等十余项，以第一或通讯作者在 *European Journal of Anaesthesiology* 等著名期刊发表论文 30 余篇，其中 SCI 收录 10 余篇。参编全国高等医药院校规划教材 1 部，主编、副主编专著 4 部，获广东省科技进步奖二等奖 1 项、广州中医药大学科技进步奖二等奖 1 项。

主审简介

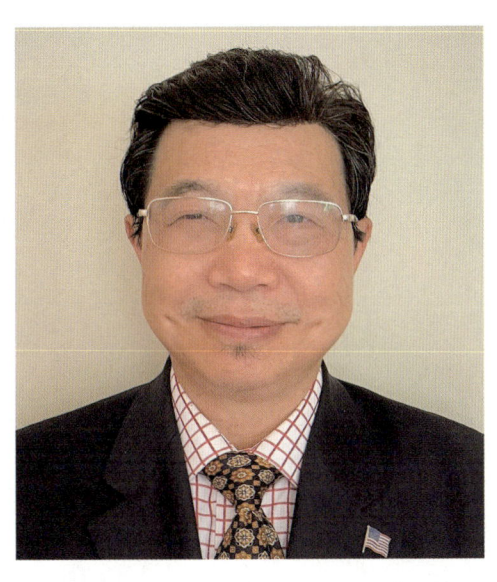

刘恒意（Henry Liu），医学博士（MD）。本科毕业于同济医学院医学系（1978—1983），在同济医学院获外科硕士研究生学位（1983—1986）。毕业后在同济医学院附属协和医院外科工作，历任住院总医师、讲师、主治医师（1986—1990）。于1991年到美国宾夕法尼亚大学医学院任研究学者（1991—1993），其间通过USMLE（美国执业医师资格考试），然后开始临床工作。在美国哥伦比亚大学和马里兰大学完成外科麻醉学住院医师训练（1994—1998）。住院医师训练结束后接受了美国犹他大学麻醉学助理教授的职位（1998—2000）。在亚特兰大EMORY大学从事心血管麻醉和经食管超声培训后于2001加入新奥尔良西杰弗逊医学中心麻醉科，任医务主管。2009年开始担任TULANE大学心胸血管外科麻醉主任、麻醉学副教授、科研副主任（主管临床和实验研究）、国际交流主管（2009—2015）。2015年8月升任Drexel大学麻醉学教授、麻醉科副主任，后担任宾夕法尼亚大学麻醉和重症医学系教授至今。曾任美国华人麻醉医学会（CASA）主席（2013）、咨询委员会主席（2014）、大费城地区华人医师协会主席（2023）、Mallinckrodt公司产品发言人（2014—2021）和EKR Therapeutics产品发言人（2012—2019）。曾任同济医科大学北美校友会主席、美国犹他州华人联谊会副主席、美国路易斯安那州华人联合会主席、美国亚太协会（APAS）执行理事、华中科技大学同济医学院海外校友总会主席（2010）、华中科技大学同济医学院海外校友总会董事长等。曾任业余NBA记者，并担任过PGA职业高尔夫球赛的兼职医师。现任CASA国际交流委员会主席（2014年至今）、CASA理事（2003年至今）及国际华人麻醉学院（ICAA）理事（2014年至今）。现任Hemaxon Enterprises首席执行官（2008年至今）、大费城地区华人医师协会（ACAPGP）理事（2018年至今）、美国华人麻醉医学会基金会理事（2021年至今）。担任华中科技大学同济医学院、中南大学湘雅医学院、湖北省妇女儿童医院、武汉市中心医院、湖北文理学院临床医学院客座教授。长期从事心血管麻醉专业工作，对临床血液管理及血液代用品有浓厚的兴趣和广泛的经验。

中文版序言

液体治疗是维持体液平衡的古老而又重要的方法，因此，体液代用品的研究与临床转化源远流长，其中以细胞外液代用品及血浆代用品的研究与应用发展较快。而"血液代用品"的研发过程虽已长达80多年，但犹如在漫长、崎岖、蜿蜒的道路前行，科学工作者和医学探索者有时似乎看到了目的地，有时又感觉似乎离成功越来越远——我们到底在哪里？前面的路应如何走？

美国的Henry Liu、Alan Kaye、Jonathan Jahr三位医师撰写的这本《血液代用品与生物氧治疗学》，是这一领域前沿成果的全面综合详尽的总结。本书邀请的撰写者都是经过精心挑选，对开发新型氧治疗方法和血液代用品很有热情的临床专家和不知疲倦地探索的科研工作者。几乎所有的章节都由该领域的优秀专家撰写。该书全面回顾了血液代用品领域的历史，总结了该领域过去80多年所取得的成果，分析了已经开发的产品及其所存在的问题，更重要的是详细讨论了如何推进很有治疗前景的新产品的临床试用，以及在不同国家注册上市需要注意的相关问题。

本书共分五个部分。第1部分是输血科学和实践，系统阐述了输血的产生、演变和发展，描述了血红蛋白生理学，输血治疗的意义和相关风险、问题，以及一氧化氮如何参与血管活性调节。第2部分系统介绍了正在研发的基于血红蛋白氧载体和全氟碳化合物等复合物氧载体以及这些生物氧治疗剂的药理学背景，系统回顾了通过交联、偶联、聚合和包封等手段来减少这些早期产品的毒性的诸多尝试。这些早期产品的临床试验，有助于我们解决这些产品带来的许多临床问题。第3部分侧重介绍了过去开发的各种产品并分析了这些产品失败的原因。第4部分介绍了一些处于不同开发阶段的有希望的推荐性产品，也分析了一些临床上似乎很有希望的产品却未能获得监管部门批准的原因。第5部分讨论了未来研究的重点以及相关政府机构的政策走向，重点强调为实现临床使用和达到商业化生产必须满足的监管要求。为了更有可能得到政府批复，概念上强调了这些治疗不是要取代红细胞，而是在红细胞输注不是最佳选择的情况下提供氧治疗。

本书中文版的翻译审校工作，是一项非常繁琐复杂且难度很大的工作，因为书中的很多术语是非常专业且少见的，对多数临床医师来讲是很生疏的。很多方面的知识也是国内临床医师不常接触的，这些都增加了翻译此书的难度。相信此书是该领域未来几年全面、权威的大型参考书，中文版的出版是对中国在这一领域发展的巨大贡献。在当今高质量发展的背景下，期望此书的出版能对我国血液代用品的研究起到重要的推动作用，进而造福于人民与社会。

曾因明
2024年5月22日

译者前言

医学实践表明，对于急性大量失血的患者，如在受伤早期几小时内得到有效的血液补充，救治率可达90%以上。然而，目前全球性的医用血源紧张不仅已成为各国医疗机构所面对的难题，而且输血也带来各种风险和其他问题：血液短缺、血液交叉感染尤其是获得性免疫缺陷病毒（HIV）的传染、输血无效（如自身免疫性溶血性贫血）、宗教原因拒绝输血、输血相关性疾病（如急性肺损伤和静脉血栓栓塞）。在这种严峻的形势下，临床一线的医生和患者，都在共同呼唤人血液代用品，尤其人红细胞代用品的研发和上市。

最早的血液代用品研发缘起于军队需求，以及对血液安全的忧虑。时至今日，各国军队对复苏液和血液代用品储备的需求始终悬而未决。

研究人血液代用品自然而然也就成了各国军队和各国科学家争先涉足的领域。用动物血液代替人血液是人血液代用品的主攻方向，血液中的最主要有形成分是人血液红细胞。研究人红细胞代用品，实际上就是研究人血红蛋白代用品，因为血红蛋白是人血液红细胞中具有携带、输送氧气功能的核心有效成分，我国科学家采用现代生物技术手段以动物血红蛋白为原料，采用分子修饰的方法有效地解决了输血过程致命的免疫反应，最终将动物血红蛋白转化为安全有效的人血红蛋白代用品。

本书体现了美国及其他国家红细胞代用品的发展和变迁过程。原著由Henry Liu、Alan Kaye、Jonathan Jahr三位著名专家编写。本书从血液的生理功能到人体遇到大出血后早期几小时补充血液的有效性，从血液输注的有效性到血液供应保障的困难及输血带来的种种风险，从不能及时得到血液输注到输注人血液代用品的研发，从人血液代用品的研发到人红细胞代用品、人血红蛋白代用品的研发，多层次全方位对红细胞代用品进行了阐述，对广大血液或血液代用品尤其红细胞代用品的研究人员，或用它们来紧急救治急性大量失血患者的临床医生是一本不可多得的参考书。

本书译者中有专门从事血液管理、血液代用品研发的科学家，也有从事血液制品或代用品使用的临床医师和麻醉科医师。我们邀请长期在海外从事临床麻醉和重症救治的原著第一主编刘恒意（Henry Liu）教授进行审校，力求中文版通俗易懂、翻译准确。在此，对参与翻译、审校和编辑的各位同仁表示真挚的感谢！

本书内容时间跨度长、临床前试验和临床试验章节多、涉及范围广而专，译者来自多个学科，因而对许多专业术语、研究术语的理解与表达存在偏差，加上我们水平有限，在翻译中一定存在不少不足，期盼获得读者的理解，并请提出宝贵建议。

赵高峰　屠伟峰

营销学

原 著 序

"血液代用品和生物氧治疗"是漫长、蜿蜒和崎岖道路上的最后目的地了吗?

很荣幸被邀请撰写这本《血液代用品与生物氧治疗学》综合性著作的序言与评论。我曾与本书许多作者互动、交流,其中许多作者是非常著名的,我对他们在此非常重要且很有前景,但发展非常缓慢且进展曲折领域努力做事的毅力和付出十分钦佩。本书邀请的作者都是进行了精心挑选,且对开发新型治疗方法很有宏伟目标的杰出临床专家和科研工作者,他们不仅全面回顾了该领域取得的成果和存在的问题,并且探索和讨论了如何推进很有治疗前景的新产品的临床试用和注册上市等。大多数作者都非常熟悉自己领域早期取得令人鼓舞的研发业绩,或许仅是一只啮齿动物躺在装有血液代用品以维持其生命的烧杯里的场景。这样的回顾对读者甚至对我本人似乎很天真,甚至可笑,但这些治疗性产品或许会在很短的时间内实现。本书中所提到的许多产品展示了我们"一厢情愿"的乐观,但通过综合论述,我们仍希望展现这一目标明确有力,我们的努力已随着在艰苦历程中积累的知识和经验而不断推进。

本书按五个部分系统、全面、有序地介绍了血液代用品:第1部分回顾了输血科学,并描述了基于血液尤其是血红蛋白生理学的输血治疗的发展,重点讨论了不断发展的输血治疗,特别是不能满足血液代用品使用持续增长的医疗需求。其中重要的一章回顾了一氧化氮的作用,这是血液代用品早期研发时期基本未知的红细胞生理学领域,但现已明确一氧化氮在调节血管活性中的作用且是理想的临床产品。

第2部分通过复合产品(iterations)如全氟碳化合物和血红蛋白氧载体,介绍了氧气治疗的药理学背景。它回顾了以前通过交联、偶联、聚合和包封等手段限制这些产品的公认毒性的尝试,在解决血管活性方面取得的进展有限。尽管这些产品的改进支持了早期的临床试验,亦有助于重点关注潜在成功产品的最终设计,使得我们日益增长的分子生物学知识能够向血红蛋白添加更多特定的化合物,以增加氧气输送、降低血管活性、减轻炎症反应,有助于解决之前产品带来的临床问题。

第3部分建立在这个经验基础之上——既阐述了当前和过去开发的各种产品,又诠释了早期文字记载的这些产品失败的原因。这些研发中的治疗方法包括进一步调控血红蛋白,使用新型添加剂增加这些产品的功效及开发可能包括非传统来源的人造红细胞或氧载体等治疗产品的策略。

第4部分阐述了一些处于不同开发阶段的推荐性产品。这些产品研发的许多内容至今仍有现实意义,如早期研发或在广泛临床试验中失败的一些似乎很有吸引力的方法。这些反复强调和提到的"经验教训",或许有助于未来的此类产品获得成功,其中有持续很久的许多产品已经经历了大量的临床前试验和临床应用有证据证明是很有有效的,但因监管门槛过高,仍未能获得批准。而另一些产品尽管在早期研究中前景看好,但尚未经过明确验证,或未能提供符合审批要求的结果。

第5部分,也是最后一部分,阐述了未来研究的具体适应证,并强调了为实现临床可用性和商业化必须满足的监管要求。提出的建议表明,这些治疗的目的不是取代红细胞输血,而是治疗红细胞输注可能不是最佳选择的严重贫血病例。

本书详细论述了前人为开发血液代用品在前期

努力与失败的全面发展史，提出了可能有助于成功实现研制新型血液代用品最终目标的一些新型思维方式；同时，对血液代用品的适应证展开了广泛的讨论。考虑到如何使用这些产品，突出的问题就是把控好此类产品的临床获益与其公认毒性之间的矛盾。在20世纪80年代初，血液代用品作为避免艾滋病和肝炎传染风险的一种临床技术，深受患者及其家属甚至广大民众的欢迎。监管机构采用了可以理解的谨慎态度批准了该产品的这种适应证，作为那些既要避免这些输血并发症，又必须输血救治患者的替代手段。同时，已意识到血管收缩的毒性和血液代用品在体内短暂存活的明显缺陷并不能证明其益处是合理的。另一方面，大多数研究者现亦认识到，在一些急性贫血病例中，红细胞并不能满足所有医疗需要，血液代用品对于那些无法获得血液的患者是救命的，或许也是最安全的选择。在这些情况下，潜在的好处将证明接受一些潜在的不利影响是合理的。具体的例子，如出于宗教信仰患者拒绝接受输血但可以接受输注血液代用品。另一类受益的患者是那些由于同种免疫或自身免疫性溶血性贫血而产生抗体的患者，但一时又很难找到相容红细胞，可以先输注血液代用品过渡，直至其免疫血液学方面的困难得到解决。早期研究者尚没有预见到其他适应证。目前已发现一种称为高溶血的输血并发症，患者自输了血液后出现输注的血细胞和自体红细胞裂解或称之为溶血，并经常发展为严重的贫血。这种情况会使镰状细胞贫血患者的治疗变得愈加复杂。在这些病例中，持续输注红细胞是无效的，也是徒劳的，提示血液代用品暂时输注治疗可能是一种稳定病情的关键治疗。现在认识到针对严重贫血患者的这些适应证无法开展随机和应用盲法的临床试验，而且可能存在伦理的挑战。现在越来越清楚地认识到研究目标和治疗的最终目标不是替代或避免输注血液或红细胞，而是防止危及生命的严重贫血的损害。

长期以来，在军队或民用环境中发生的严重出血患者一直是实施血液代用品治疗的主要对象。血液代用品的大多数临床研究都是针对创伤，部分原因是考虑其潜在的市场规模。然而，在军队或民用病例进行这一领域的临床试验一直困难重重，是由于进行这些复杂临床研究中一旦遇到需紧急救治的情况，其措施非常有限。在一项平民进行的大规模血液代用品临床试验中，因其到达急性创伤中心的转运时间太短，无法输入足够的血液代用品。有趣的是，最近在多项创伤患者血浆输注的研究中，在转运时间较长的患者中显示出益处，而在转运时间较短、进行集中创伤救治的患者中没有益处；对转运时间较长患者进行输注血液代用品的研究可能显示出不同的结果，但难以执行。创伤研究的另一个并发症，是在进行或考虑进行血液代用品试验时发生治疗的改变。早期的创伤治疗方法强调在受伤现场进行液体复苏，当病情开始稳定时开始转运。目前的损伤控制复苏（damage control resuscitation，DCR）计划限制液体输注和耐受低血压，并快速转运到创伤中心，以避免"血凝块脱落"。血液代用品在创伤救治中的作用是当前争论的主题。尽管潜在的患者人数很多，而且这些情况下的死亡风险很高，但在满足监管部门批准的临床对照试验中仍然是一个难以开展研究的群体。

值得祝贺的是，作者们对在美国尚未批准使用的血液代用品进行临床研究所历经漫长而艰辛的道路进行了回顾分析和总结。可以预见的是，即使那些怀疑这些疗法必要性的学者专家们，也会逐渐认识到这些血液代用品的毒性是有办法可以克服的，相信目前小部分有适应证的患者将在不久的将来受益。还有可能随着医学的持续发展将扩展生物治疗的其他用途，如用于实体器官移植患者和难以控制的炎症状态患者。这本书承认了过去的失败，但为明天和前进道路提出了许多新的见解，这也是本书对持续推进这项工作最重要的贡献。

Paul M. Ness
病理学、医学、肿瘤学教授
约翰·霍普金斯大学医学院　美国马里兰州巴尔的摩
（贾　济　译，屠伟峰　审校）

原著致谢

非常感谢在我学医的生涯中遇见的所有导师,他们教我如何成为一个好的医生,特别是 Dr. M. Jane Matjasko——美国律师协会前主席、马里兰大学医学中心麻醉科前主任,他鼓励我追求学术生涯。感谢我的住院医师、学生、学员和患者,他们激励我写这本书,成为一个更好的教育者。最重要的是,感谢我的家人,我的妻子 Marilyn Li,MD,我的女儿 Cindy Liu 和我的儿子 Geoffrey Liu,MD;他们的支持和鼓励对我的每一点成功至关重要。

Henry Liu,MD,MS,DABA,FASA
Professor of Anesthesiology & Critical Care Medicine
Perelman School of Medicine at the University of Pennsylvania 3400 Spruce Street
Philadelphia,PA 19104

致我一生中梦寐以求的最佳配偶——妻子 Dr. Kim Kaye。

还有,我的母亲 Florence Feldman,她教我以最高的质量完成任务,并实现我生活中的梦想和目标。感谢我的兄弟 Dr. Adam M. Kaye,Pharm D,感谢他在过去 50 多年里的爱心支持、善举和帮助。

最后,感谢我在图森(Tucson)亚利桑那大学(Arizona University),新奥尔良(New Orleans)奥克斯纳诊所、杜兰医学院(Tulane School Medicine)、路易斯安那州立大学医学院(LUS School of Medicine),波士顿马萨诸塞州总医院(Massachusetts General Hospital)/哈佛医学院(Harvard School of Medicine),拉伯克(Lubbock)得克萨斯理工健康科学中心(Texas Tech Health Science Center)和什里夫波特(Shreveport)路易斯安那州立大学医学院(LUS School of Medicine)的所有老师、学员和同事们的友谊、支持和合作。

Alan D. Kaye,MD,PhD,DABA,DABPM,DABIPP,FASA
Vice Chancellor of Academic Affairs,Chief Academic Officer,and Provost Pain Program Fellowship Director
Professor,Department of Anesthesiology and Pharmacology,Toxicology,and Neurosciences
Louisiana State University School of Medicine
1501 Kings Hwy,Shreveport,LA,USA 71103

感谢我的全家对我在编写本书过程中的包容,感谢他们帮助我解决计算机的问题,尤其是排版工作。感谢 Rachel Jahr 在图形设计上的友情帮助。衷心感谢这些年来一直有幸一起工作的同事、学生、毕业生、住院医师和博士后研究员,他们帮助我实现很有意义的目标,希望能使许多经受严重伤害和重大手术的患者生存下来且少受疼痛的折磨。

Jonathan S. Jahr,MD,PhD,DABA,FASA
Professor Emeritus of Anesthesiology
David Geffen School of Medicine
Ronald Reagan UCLA Medical Center

原 著 者

Abe Abuchowski Prolong, Inc., South Plainfield, NJ, USA

Seetharama Acharya Departments of Medicine, Physiology and Biophysics, and of Radiology Albert Einstein College of Medicine, Bronx, NY, USA

Department of Bioengineering, UCSD, San Diego, CA, USA

Abdu I. Alayash Laboratory of Biochemistry and Vascular Biology, Center for Biologics Evaluation and Research, Food and Drug Administration (FDA), Silver Spring, MD, USA

Ahmad Alli St. Michael's Hospital, Department of Anesthesiology and Pain Medicine, University of Toronto, Toronto, ON, Canada

Hiroshi Azuma Department of Pediatrics, Asahikawa Medical University, Asahikawa, Japan

Hans Bäumler Institute of Transfusion Medicine, Charité-Universitätsmedizin Berlin, Berlin, Germany

George P. Biro University of Ottawa, Ottawa, ON, Canada

Joanne M. Blanckenberg Netcare Milpark Hospital, Parktown, Johannesburg, South Africa

Craig Branch Departments of Medicine, Physiology and Biophysics, and of Radiology Albert Einstein College of Medicine, Bronx, NY, USA

Department of Bioengineering, UCSD, San Diego, CA, USA

Kristin Brennan Department of Anesthesiology and Perioperative Medicine, Milton S. Hershey Medical Center, Pennsylvania State University College of Medicine, Hershey, PA, USA

Meghan Brennan University of Florida College of Medicine, Department of Anesthesiology, Gainesville, Florida, USA

Mary Brummet Department of Pediatrics, University of Maryland School of Medicine, Baltimore, MD, USA

Center for Blood Oxygen Transport and Hemostasis (CBOTH), University of Maryland School of Medicine, Baltimore, MD, USA

Paul Buehler Department of Pediatrics, University of Maryland School of Medicine, Baltimore, MD, USA

Center for Blood Oxygen Transport and Hemostasis (CBOTH), University of Maryland School of Medicine, Baltimore, MD, USA

Department of Pathology, University of Maryland School of Medicine, Baltimore, MD, USA

Yll Buqa Dental Medicine, University Dentistry Clinical Center of Kosovo, Pristina, Republic of Kosovo

Kenneth Burhop Fallbrook, CA, USA

Thomas Ming Swi Chang Artificial Cells and Organs Research Centre, Departments of Physiology, Medicine and Biomedical Engineering, Faculty of Medicine, McGill University, Montreal, QC, Canada

Peter C. Y. Chen Institute for Biomedical Sciences, San Diego, CA, USA

Department of Bioengineering, University of California, San Diego, La Jolla, CA, USA

Davy C. H. Cheng Department of Anesthesia & Perioperative Medicine, Schulich School of Medicine, Western Ontario University, London, ON, Canada

School of Medicine, The Chinese University of Hong Kong, Shenzhen, China

Verghese T. Cherian Milton S. Hershey Medical Center, Pennsylvania State University College of Medicine, Hershey, PA, USA

Anthony T. W. Cheung Department of Pathology and Laboratory Medicine, University of California, Davis School of Medicine, Sacramento, CA, USA

Institute for Biomedical Sciences, San Diego, CA, USA

Jacob Cole Department of Anesthesiology, Naval Medical Center Portsmouth, Portsmouth, VA, USA

Steven A. Conrad Departments of Medicine, Emergency Medicine, Pediatrics and Surgery, Louisiana State University Health Shreveport, Shreveport, LA, USA

Elyse M. Cornett Department of Anesthesiology, LSU Health Sciences Center, Shreveport, Shreveport, LA, USA

Department of Anesthesiology, LSU Health Shreveport, Shreveport, LA, USA

Alexis Cralley Ernest E Moore Shock Trauma Center at Denver Health, Denver, CO, USA

Department of Surgery, University of Colorado Denver, Aurora, CO, USA

Rageev Dalal Department of Anesthesiology and Perioperative Medicine, Milton S. Hershey Medical Center, Pennsylvania State University College of Medicine, Hershey, PA, USA

William Davis NYU-Grossman School of Medicine, Department of Anesthesiology, New York, NY, USA

William G. Day Department of Internal Medicine, Naval Medical Center Portsmouth, Portsmouth, VA, USA

Joe De Angelo Platelet Therapeutics, LLC, Chapel Hill, NC, USA

Eric Delpy HEMARINA SA – Aéropôle centre, Morlaix, France

Allan Doctor Department of Pediatrics, University of Maryland School of Medicine, Baltimore, MD, USA

Center for Blood Oxygen Transport and Hemostasis (CBOTH), University of Maryland School of Medicine, Baltimore, MD, USA

University of Maryland School of Medicine, Health Sciences Facility (HSF) III, Baltimore, MD, USA

Aleksander Dokollari CARIM, School for cardiovascular diseases, Department of Cardiac Surgery, University of Maastricht, Maastricht, The Netherlands

Chancellor Donald Tulane University School of Medicine, Department of Medicine, Division of Hematology/Medical Oncology, New Orleans, LA, USA

Shannon Dougherty KaloCyte, Inc., Baltimore, MA, USA

Sean Dowd Department of Chemical and Biological Engineering, Villanova University, Villanova, PA, USA

Jacob Elmer Department of Chemical and Biological Engineering, Villanova University, Villanova, PA, USA

Timothy N. Estep Chart Biotech Consulting, LLC, Erie, CO, USA

Paulo A. Fontes LyGenesis Inc., Pittsburgh, PA, USA

Amanda Frantz University of Florida College of Medicine, Department of Anesthesiology, Gainesville, Florida, USA

Radostina Georgieva Institute of Transfusion Medicine, Charité-Universitätsmedizin Berlin, Berlin, Germany

Department of Medical Physics, Biophysics and Radiology, Medical Faculty, Trakia University, Stara Zagora, Bulgaria

Matthew Hammer Department of Anesthesiology, Mayo Clinic Arizona, Phoenix, AZ, USA

Christopher Ryan Hoffman Thomas Jefferson University Hospital, Philadelphia, PA, USA

Carleton J. C. Hsia AntiRadical Therapeutics, LLC, Sioux Falls, SD, USA

AntiRadical Therapeutics Canada Inc., Rosseau, ON, Canada

Alexander Huynh Thomas Jefferson University Hospital, Philadelphia, PA, USA

Marcos Intaglietta Department of Bioengineering, UCSD, San Diego, CA, USA

Jonathan S. Jahr Department of Anesthesiology and Perioperative Medicine, David Geffen School of Medicine at UCLA, Los Angeles, CA, USA

Mazyar Javidroozi Department of Anesthesiology, Critical Care and Hyperbaric Medicine, Englewood Hospital and Medical Center, Englewood, NJ, USA

Preya Jhita Stanford University, School of Medicine, Stanford, CA, USA

Marc J. Kahn Kirk Kerkorian School of Medicine, University of Nevada Las Vegas, Office of the Dean, Las Vegas, NV, USA

Alan D. Kaye Department of Anesthesiology and Department of Pharmacology, Toxicology, and Neurosciences, LSU School of Medicine, Shreveport, LA, USA

Department of Anesthesiology and Pharmacology, LSU School of Medicine, New Orleans, LA, USA

Department of Anesthesiology and Pharmacology, Tulane School of Medicine, New Orleans, LA, USA

Peter E. Keipert KEIPERT Corp. Life Sciences Consulting, San Diego, CA, USA

Christopher G. Kevil LSU Health Shreveport, Shreveport, LA, USA

Hae Won Kim Department of Molecular Pharmacology, Physiology and Biotechnology, Brown University, School of Medicine, Providence, RI, USA

Naoko Kobayashi Department of Chemistry, Nara Medical University, Kashihara, Japan

Tomoko Kure Department of Chemistry, Nara Medical University, Kashihara, Japan

Gary W. Latson Neurosurgical Anesthesiology, Baylor Scott and White Temple Memorial Hospital, Temple, TX, USA

Texas A&M University College of Medicine, Bryan, TX, USA

William Rick Light VirTech Bio, Natick, MA, USA

Jennifer C. Lim Boston College, Chestnut Hill, MA, USA

Andrew H. Lin Department of Cardiology, Naval Medical Center Portsmouth, Portsmouth, VA, USA

Henry Liu Anesthesiology & Critical Care, University of Pennsylvania, Philadelphia, PA, USA

Richard T. Mahon Undersea Medicine Department, Naval Medical Research Center, Silver Spring, MD, USA

C. David Mazer Li Ka Shing Knowledge Institute of St Michael's Hospital, Departments of Anesthesiology Pain Medicine and Physiology, University of Toronto, Toronto, ON, Canada

Department of Anesthesia, Unity Health Toronto, Toronto, ON, Canada

Patrick McQuillan Department of Anesthesiology and Perioperative Medicine, Milton S. Hershey Medical Center, Pennsylvania State University College of Medicine, Hershey, PA, USA

Benjamin C. Miller Louisiana State University Health Shreveport, Shreveport, LA, USA

Sumitra Miriyala Department of Cellular Biology and Anatomy, Louisiana State University Health Shreveport, Shreveport, LA, USA

Nivesh Mittal KaloCyte, Inc., Baltimore, MA, USA

Parikshit Moitra Department of Pediatrics, University of Maryland School of Medicine, Baltimore, MD, USA

Center for Blood Oxygen Transport and Hemostasis (CBOTH), University of Maryland School of Medicine, Baltimore, MD, USA

Department of Diagnostic Radiology, University of Maryland School of Medicine, Baltimore, MD, USA

Ernest Moore Ernest E Moore Shock Trauma Center at Denver Health, Denver, CO, USA

Department of Surgery, University of Colorado Denver, Aurora, CO, USA

Sherri Ozawa Institute for Patient Blood Management and Bloodless Medicine and Surgery, Englewood Health, Englewood, NJ, USA

Dipanjan Pan Department of Chemical, Biochemical and Environmental Engineering and Department of Computer Science and Electrical Engineering, University of Maryland Baltimore County, Baltimore, MD, USA

Agya B. A. Prempeh Department of Anesthesia & Perioperative Medicine, London Health Sciences Centre, Western University, London, ON, Canada

Christopher Priavalle Apex Bioscience, Inc., Durham, NC, USA

Stephen Rogers Department of Pediatrics, University of Maryland School of Medicine, Baltimore, MD, USA

Center for Blood Oxygen Transport and Hemostasis (CBOTH), University of Maryland School of Medicine, Baltimore, MD, USA

Kimia Roghani University of Queensland-Ochsner Clinical School, New Orleans, LA, USA

Allen Rojhani Drexel University, College of Medicine, Philadelphia, PA, USA

Bryan T. Romito Department of Anesthesiology and Pain Management, University of Texas Southwestern Medical Center, Dallas, TX, USA

Jia W. Romito Departments of Anesthesiology and Pain Management, Neurological Surgery, and Neurology, UT Southwestern Medical Center, Dallas, TX, USA

Hiromi Sakai Department of Chemistry, Nara Medical University, Kashihara, Japan

Karla Samaniego Department of Surgery, Texas Tech University Health Sciences Center, School of Medicine, Lubbock, TX, USA

Corey S. Scher NYU-Grossman School of Medicine, Department of Anesthesiology, New York, NY, USA

Martin A. Schreiber Department of Surgery, Division of Trauma and Acute Care Surgery, Oregon Health & Science University, Portland, OR, USA

Aryeh Shander Department of Anesthesiology, Critical Care and Hyperbaric Medicine, Englewood Hospital and Medical Center, Englewood, NJ, USA

Sahar Shekoohi Department of Anesthesiology, LSU Health Sciences Center, Shreveport, Shreveport, LA, USA

Xinggui Shen Department of Pathology, LSU Health Shreveport, Shreveport, LA, USA

Toby A. Silverman Tunnell Government Services, Biomedical Advanced Research and Development Authority (BARDA), Department of Health and Human Services, Washington, DC, USA

Jan Simoni Texas HemoBioTherapeutics & BioInnovation Center and Texas Tech University Health Sciences Center, Lubbock, TX, USA
AntiRadical Therapeutics, LLC, Sioux Falls, SD, USA

Bohdan J. Soltys AntiRadical Therapeutics, LLC, Sioux Falls, SD, USA
AntiRadical Therapeutics Canada Inc., Rosseau, ON, Canada

Philip Spinella Department of Pediatric Critical Care, Washington University in St Louis, St. Louis, MO, USA

Kenneth Steier Touro College of Osteopathic Medicine, Middletown, NY, USA

Sarayu Subramanian Department of Surgery, Division of Trauma and Acute Care Surgery, Oregon Health & Science University, Portland, OR, USA

Amy G. Tsai Department of Bioengineering, UCSD, San Diego, CA, USA

Arjan van der Plaats XVIVO Perfusion, Groningen, Netherlands

Thomas Verbeek Department of Anesthesiology and Perioperative Medicine, Milton S. Hershey Medical Center, Pennsylvania State University College of Medicine, Hershey, PA, USA

Qihong Wang Department of Pediatrics, University of Maryland School of Medicine, Baltimore, MD, USA
Center for Blood Oxygen Transport and Hemostasis (CBOTH), University of Maryland School of Medicine, Baltimore, MD, USA

Matthew A. Warner Division of Critical Care, Department of Anesthesiology and Perioperative Medicine, Mayo Clinic, Rochester, MN, USA

Jonathan H. Waters The Departments of Anesthesiology and Bioengineering, University of Pittsburgh, and The McGowan Institute for Regenerative Medicine, Pittsburgh, PA, USA
Department of Anesthesiology, Magee Women's Hospital, Pittsburgh, PA, USA

Angela C. Weyand Division of Pediatric Hematology and Oncology, Department of Pediatrics, University of Michigan, Ann Arbor, MI, USA

Hanna Wollocko OXYVITA Inc., Middletown, NY, USA
Touro College of Osteopathic Medicine, Middletown, NY, USA

Jacek Wollocko OXYVITA Inc., Middletown, NY, USA

Yu Xiong Institute of Transfusion Medicine, Charité-Universitätsmedizin Berlin, Berlin, Germany

Soojie Yu Department of Anesthesiology, Mayo Clinic Arizona, Scottsdale, AZ, USA

Franck Zal HEMARINA SA – Aéropôle centre, Morlaix, France

目 录

第 1 部分　输血：科学与实践

1　红细胞输血：简史和现行实践 … 3
2　氧气与 ATP：细胞能量经济学 … 19
3　血液的生理功能 … 31
4　血红蛋白：生理学和血红蛋白病 … 43
5　贫血疾病全球负担 … 51
6　成分输血的发展简史、疗效与不良反应 … 59
7　同种异体输血：并发症和副作用 … 73
8　血红蛋白氧载体（HBOCs）对微循环的影响 … 79
9　一氧化氮和血红蛋白：生理学意义 … 91
10　纳米生物技术血液代用品的发展简史 … 97

第 2 部分　氧治疗的药理学与生理学

11　血液代用品的分类 … 117
12　血红蛋白氧载体：简史、药理学和设计策略、主要产品的临床试验回顾、正在进行的研究和相关凝血问题 … 127
13　血红蛋白氧载体并发症及临床安全问题 … 145
14　血红蛋白的氧化毒性 … 155
15　纳米氧载体和纳米药物载体 … 163
16　全氟碳氧载体 … 169
17　血小板代用品 … 175
18　血浆代用品 … 179

第 3 部分　开发中的血液代用品

19　增强红细胞三种主要功能的可溶性纳米生物治疗剂 … 193
20　氧气治疗设计的范式转变：来自镰状细胞病转基因小鼠模型研究的新见解
　　——超级血浆扩容与血液代用品高氧亲和力的协同作用 … 201

21 具有 ATP、腺苷和还原型谷胱甘肽药理活性的血红蛋白类血液代用品——临床前和临床早期经验回顾 ···· 221

22 血红蛋白包囊作为人造氧载体和一氧化碳载体的潜在临床应用 ············ 231

23 多硝酰基化聚乙二醇血红蛋白（SanFlow）在军事部署、灾害和远程突发事件等恶劣环境下院前医学中的潜在价值 ············ 239

24 Erythromer（EM）——一种纳米级生物合成人造红细胞 ············ 249

25 OxyVita：历史、研究与未来 ············ 261

26 Erythrocruorin——一种来自无脊椎动物（普通蚯蚓）的新型血液代用品 ············ 271

第 4 部分　未批准、正在审批和已批准医用/兽用的产品

27 HemAssist：发展简史、临床试验和经验教训 ············ 281

28 重组血红蛋白氧载体 Somatogen 的开发——研究与经验教训 ············ 287

29 Hemolink：发展简史、临床试验和经验教训 ············ 299

30 PolyHeme：发展简史、临床试验和经验教训 ············ 307

31 MP_4CO 的临床评估：在稳定型成人镰状细胞病患者中剂量递增、安全性和耐受性Ⅰb期临床试验 ···· 313

32 Oxygent™——一种用于手术患者的全氟化合物氧治疗剂 ············ 319

33 Sanguinate：多模式血红蛋白氧载体的发展简史和临床评估 ············ 329

34 M101——来自海洋的血红蛋白：发展简史和治疗前景 ············ 339

35 HBOC-201：发展简史、临床试验及展望 ············ 347

36 Perftoran：发展简史、临床试验及展望 ············ 355

37 Oxycyte™ ············ 363

38 Hemoximer：发展简史、药理学、临床前研究、临床试验和经验教训 ············ 369

第 5 部分　具体适应证、监管问题和未来方向

39 用于器官、组织保存和移植的血红蛋白氧载体溶液 ············ 379

40 失血性休克：氧气治疗在战（创）伤救治中的作用 ············ 401

41 血红蛋白氧载体在创伤中的应用进展：前期的政策性挑战、经验教训和展望 ············ 413

42 无法输血患者氧治疗剂的使用 ············ 419

43 无法输注红细胞时氧治疗剂临床试验的监管思考 ············ 427

彩　图 ············ 433

第1部分
输血:科学与实践

红细胞输血：简史和现行实践 1

George P. Biro

董文芳 译，周 谋 屠伟峰 审校

Make thick my blood...
Shakespeare: Macbeth, Act 1, scene 5.
凝结我的血液……
莎士比亚：《麦克白》，第一幕，第五场

第一节 引言

自古以来，人们就认为血液具有神秘的治疗特性，并试图通过输注具有理想特质的其他物种或人的血液来改变个体特征，这种观念在16世纪已被多次尝试。到了17世纪，人们对血液循环有了更好的理解，并认识出血所致的失血可以通过输血来逆转。William Harvey 的革命性实验及1628年在法兰克福出版的《心血运动论》(*Exercitatio Anatomica De Motu Cordis*)引入了实验和直接观察的概念，开启了医学的科学方法。随后于1666年和1818年分别进行了动物血液到人、人到人的输血，并非所有这些尝试都获得了成功。一名法国医生和自然学家在多次尝试动物血液给人输注的实验失败后被控谋杀。随后，英国和法国都禁止了输血尝试[1-3]。在19世纪的大部分时间里，输血并不被认为是一种安全的医疗操作，除了伦敦著名产科医生 James Blundell 的工作外，他认识到在某些情况下必须进行人体输血，因此他开发了收集和输血的设备来治疗产科出血，并建立了献血者基地。然而，由于存在许多"技术"障碍，缺乏消毒设备的方法，以及缺乏适当的抗凝和保存介质，输血的广泛应用受到了阻碍。尽管在19世纪下半叶美国内战和欧洲战争中造成大量人员伤亡，但输血的使用仍微不足道。1884年生理盐水输注的诞生改善了出血和脱水的治疗[1]。

20世纪初，主要血型的发现促进了输血的应用，但第一次世界大战的爆发并没有看到输血的广泛使用。随着第二次世界大战的爆发，输血、血浆和白蛋白成为了一项战略性的资源和技术[4-5]。德国党卫军的士兵在腋窝纹上自己的血型，但战场上的输血仍很罕见。

本章并未按照传统方法以时间顺序来叙述历史，相反，它将突出介绍外科和重症监护中使用红细胞输血的里程碑，并将其称为"输血（transfusion）"。本章不讨论血液制品和成分以及血库的技术等内容。本章的首要主题是将血液作为一种**稀缺的昂贵资源**，在对其进行处理时要考虑到**风险管理，即平衡其预期效益和风险**。必须强调的是，目前尚无确凿的临床试验表明输血的益处大于已知风险。

第二节 输血里程碑：Karl Landsteiner 和主要血型的发现

输血技术的"时代来临"始于奥地利出生的美国医学和免疫学家 Karl Landsteiner 的革命性贡献。

一、输血早期：第一个里程碑

Karl Landsteiner（1868—1943）因其于 1901 年 ABO 血型的里程碑式发现，以及 1937 年又与 Alexander S. Wiener 共同发现恒河猴（Rhesus Monkey）因子（简称 Rh 因子）而闻名，也因此于 1930 年获得了诺贝尔医学和生理学奖[6-8]（图 1-1）。

这些发现使得将他人的血液输给急需血液的人成为可能。Landsteiner 利用其受培训的免疫学方法，通过向红细胞样本中添加其他人的血清样本来进行测试，从而发现了 ABO 血型系统。一些血清样本会使红细胞聚集或凝集，而另一些红细胞则不会。通过反复的检测，他凭直觉认为，某些血清样本中一定存在某种元素，即抗体，这种抗体与红细胞表面的某种抗原发生反应而导致凝集；而其他人的血清中含有不同的抗体，这些抗体不会与同一个人的红细胞发生反应。而且，一个人的血液中红细胞上的抗原类型与其血清中的抗体类型相同。他将这些血型分为 A 型、B 型和 C 型。当 A 型血的红细胞与来自一份含有 B 型抗体的血清混合时可发生凝集；而与 A 型血的血清混合时则不会发生凝集。当具有 A 型抗原的人的红细胞与另一名 A 型红细胞的人的血清混合时，也不会发生凝集。Landsteiner 还发现了第三种血型，他将其命名为 C 型（后来称为 O 型）。这种血型的人的红细胞无论是 A 型还是 B 型，与 B 型或 A 型血的人的血清混合时都不会发生凝集。这种 C 型血的人的血清中既没有 A 型抗体也没有 B 型抗体。因此，他们可以接受来自 A 型或 B 型献血者的血液。后来，C 型被重新命名为 O 型（或"0"，源自德语单词"Ohne"，意为"没有"）。

具有讽刺意味的是，Landsteiner 首次在一篇关于病理解剖学的论文（1900 年）的脚注中报告了这一革命性的观察结果，描述了当一个人的血液与另一个人的血液接触时发生的凝集现象[7,9]。实际上，关于 ABC 血型发现的描述是在一年后的 1901 年发表的。最初，Landsteiner 并没有意识到他的发现的重要性，他写道"我希望这一发现能对人类有所帮助"[7]。

1922 年，他接受了 Simon Flexner 的邀请，加入了洛克菲勒研究所（Rockefeller Institute）的工作团队，在那里他继续取得了重大发现[8]。

Rh 因子（即恒河猴因子）的发现源于 Bodner 和 McKie 所报道的病例[10]，这位妇产科患者的医生是 Philip Levine 博士，他曾多次担任 Landsteiner 的助手。

这位患者第一次妊娠正常，但第二次妊娠却因失去婴儿而告终，并出现大出血。由于她和她的丈夫都是 O 型血，Levine 医生决定给她输注她丈夫捐献的血液。令他沮丧的是，她出现了严重的输血反应。Levine 医生推断，在反应中一定有另一种血型抗体参与。事实证明，当用患者的血清检测其丈夫的红细胞时，发生了凝集反应。此外，婴儿的死亡是由于抗原抗体反应所致，母亲的抗体穿过胎盘进入胎儿循环，导致从父方遗传的不同类型的胎儿红细胞大量溶解。Philip Levine 和 Rufus Stetson 将这一病例于 1939 年发表在《美国医学会杂志》（*Journal of the American Medical Association*，*JAMA*）上，他们注意到这一首次检测到的病例与当时报道的少数反复输血后同种免疫病例的相似性[11]。

由于母亲的血清引起了恒河猴红细胞和其他动物物种红细胞的凝集，该抗体被称为恒河猴因子，或 Rh 因子，后来更名为 D 型抗体。第一次怀孕的

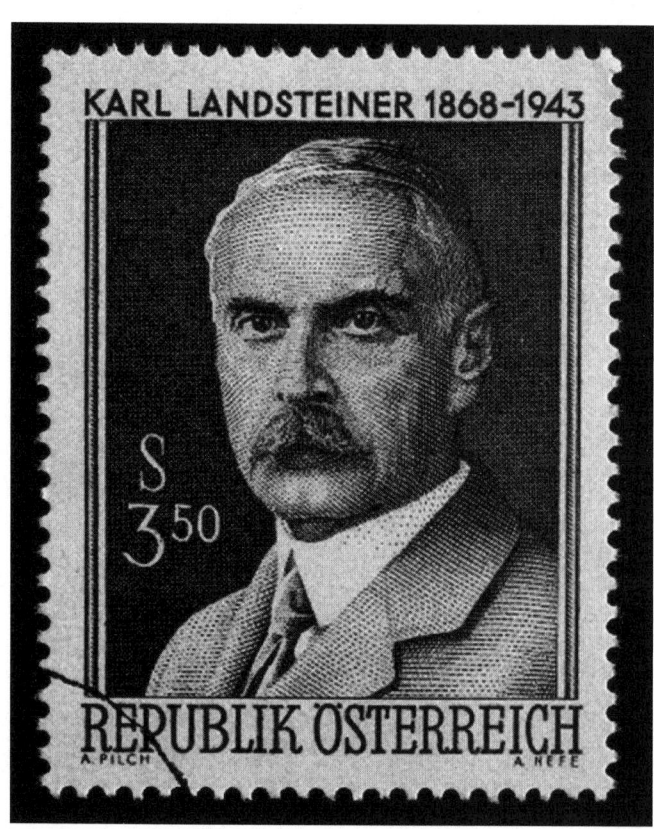

图 1-1　Karl Landsteiner 诞辰 100 周年时奥地利邮政服务发行的纪念邮票上的肖像

D阴性母亲如果怀有D阳性的胎儿，此时母亲还未产生针对胎儿抗原的抗体，但在分娩过程中，当D阳性的胎儿红细胞穿过胎盘屏障时，她就会产生这种抗体。随后的怀孕可能会因为母亲的抗D^+抗体进入胎儿循环而变得复杂。母亲体内存在抗D^+抗体而胎儿体内没有抗D^+抗体的后果，即宫内溶血，被称为胎儿和新生儿溶血病（hemolytic disease of the fetus and newborn，HDFN）。

Landsteiner的许多贡献都涉及与恒河猴血类似反应模式的检测。1940年，他和Wiener用恒河猴的红细胞免疫家兔和豚鼠。这种与85%人类红细胞发生反应的抗恒河猴因子（抗Rh），提示了Rh^+表型的发生率。现在已知，通过交叉匹配和表型发现D型血型涉及许多其他不同的凝集素亚型。在最初发现主要血型后，Landsteiner及其同事以及许多追随者发现了至少36种具有较弱同种反应的次要亚组类型的系统。

除了这些重要的发现外，Landsteiner还有许多其他发现，包括脊髓灰质炎（poliomyelitis）病毒起源的识别，及阵发性冷性血红蛋白尿（paroxysmal cold hemoglobinuria）的诊断试验[6-7]。

Ottenberg（1882—1959）是1907年最早进行输血前交叉配型的先驱，他认识到了避免溶血性输血反应的临床意义。这种严格的分型和交叉配型为早期输血的安全性做出了巨大贡献，然而，由于缺乏足够的抗凝和储存方法，输血仍因麻烦而很少使用，因此大多数输血都是直接由献血者输至受血者。

抗凝剂和血液储存技术的发展史，以及血库、献血基地和血液成分分离技术的诞生均不在本章讨论范围。

本文叙述的下一个里程碑是认识到输血的益处与贫血的风险并行，且可通过对输血本身存在风险的认识来权衡利弊。

二、贫血和输血的利弊权衡：第二个里程碑

随着血库检测技术的改进和越来越常规化，血型和抗原的免疫学研究在20世纪40年代得到了加速发展。因此，无论是在急性失血（手术和创伤）还是在"慢性"病例（术后贫血和"内科贫血"，如恶性疾病）中，全血输血以及后来的红细胞和成分血液的输注都得到了加速发展。

随着输血用量和可获取血液量的增加，处方输血成为一种更常见的医疗手段，其决策是基于通过增加血液携氧量和输送氧量可使**患者受益**。然而，几乎尚无客观证据支持其预期的益处，尤其当输注一个单位的血液［通常只能使血红蛋白（Hb）*增加10 g/L**］。

当引入建立输血的疗效和安全性的临床试验时，输血已经使用了很长时间，因此输血并没有经过严格的疗效评估试验，这是为数不多的没有临床试验进行经过严格安全性和有效性测试的医疗干预措施之一。最近有人对何时输血提出了疑问，**输血和贫血的利弊权衡**的概念已成为一个主要考虑因素，但缺乏循证支持。这种平衡并不简单，因为输血期望会带来治疗益处，但严重贫血没有益处，另一方面，输血和贫血两者均有风险。

（一）贫血的风险

严重贫血没有任何益处，因此首先要考虑的是其风险。

在贫血患者中，血液的氧输送能力可能会受到损害，根据其严重程度，生理功能可能会恶化，身体活动会受限，甚至出现器官功能障碍。这可以通过氧供依赖的概念来解释，即当氧供非常有限时，大量体细胞缺氧、氧耗下降[12]。偶尔可以观察到，当一个人的［Hb］低至10～20 g/L仍可存活。然而，基于宗教原因拒绝输血的耶和华见证人（Jehovah's Witness）回顾性汇总数据显示了严重贫血的危险性。[Hb]持续为11 g/L时，30天的院内死亡率为100%。当［Hb］低至50 g/L时，每降低10 g/L，发生不良后果（如心肌梗死、呼吸衰竭和肾衰竭等）概率就会增加一倍[13-15]。

因此，严重贫血对生命构成的威胁在于损害氧输送，所以需要进行治疗干预，以尽可能预防这种缺氧（例如持续失血的情况）。如果预防措施不可行，则需要尽快改善。因此，在没有其他有效干预措施的情况下，会予以输血治疗。对获益的预期只会受到当时公认的输血反应的影响（见下文）。由于缺乏客观可定义的且普遍适用的输血阈值来促进合

---

* 血红蛋白缩写为Hb，血红蛋白浓度缩写为［Hb］。
** 全书均使用国际单位g/L。

理的临床决策，这一预期目标受到了阻碍[12, 16]。

（二）贫血性损伤的靶器官

最易受缺氧影响的器官是专用有氧代谢的器官，即大脑和心脏。健康志愿者将[Hb]等容稀释至 50 g/L 时，表现出可逆性的认知和记忆损伤，吸氧后可得到改善，表明其机制为缺氧[17-18]。临床研究已确定了围手术期贫血患者中发生的脑损伤[16, 19]。在一项为期 11 年的回顾性研究中发现，即使在严重贫血和（或）持续失血（[Hb]<80 g/L）的情况下也拒绝输血的耶和华见证人患者，其全因死亡率为 19.8%，而在[Hb]<50 g/L 时，患者极有可能会死亡[15]。这些结果强烈表明，在可能患有潜在冠状动脉疾病的患者中，严重贫血是一种真正的威胁。鉴于人们认为严重贫血是一种威胁，因此输血是在**期望获得益处和避免伤害**的情况下进行的。

一项在大鼠进行的优秀实验研究表明，在不同重要器官中，贫血引起的组织缺氧发生在不同的[Hb]水平[20]。该研究将大鼠等容血液稀释至[Hb]为 90 g/L、70 g/L 或 50 g/L，并与基线 130 g/L 进行比较，组织缺氧表现为 HIF（缺氧诱导因子）-1α-荧光素酶 3 活性和一氧化氮合酶（NOS）表达的增加。随着[Hb]的降低，全身 HIF 活性逐渐增加，表明即使在[Hb]为 90 g/L 时，身体某处也存在组织缺氧。在肾脏中，HIF 活性在 90 g/L 和 70 g/L 时与基线相似，但在[Hb]为 50 g/L 时 HIF 活性显著增加，这表明肾脏对轻度缺氧有一定的耐受程度。相比之下，当[Hb]为 70 g/L 时，肝脏 HIF 表达增加，这表明肝脏的缺氧阈值更高。

第三个里程碑是认识到输血的益处与贫血的风险并行，可通过对输血存在重大风险的认识来权衡利弊。

三、红细胞输注的利弊

（一）输血的益处

输血如何使面临贫血风险的患者受益？

输血的目的是预防或改善严重贫血的体征和症状，这些体征和症状会干扰氧供，使其不足以满足有效功能的生理需求。一项对接受有创血流动力学监测的 ICU 患者的研究描述了输注两个单位血液的"生理益处"[21]。输血的效果包括血细胞比容由 0.22±0.2 升高到 0.28±0.03；[Hb]从 76±8 g/L 上升到 94±9 g/L。尚不清楚输血前[Hb]平均浓度为 76 g/L 是否与增加氧容量以改善重要器官缺氧的需求相关。其他如血流动力学改变、氧流量（oxygen flux）也有明显改善，心率也有所降低。然而，目前尚不清楚所记录的改善是否代表生理上显著的组织缺氧程度，或者血容量的改善是否也有贡献。这项研究并没有提供输血有效性的确凿证据。

输血有效性的一个相关方面是输血获益的时机。据记载，库存的红细胞特性具有与天然红细胞不同的特性，即众所周知的"保存损伤"现象[22]，包括红细胞生物力学特性的改变，这些改变会显著损害其在微循环中的灌注流动[23-25]。动物实验表明，库存红细胞生物力学的受损，如黏附于毛细血管壁和硬度增加，代表着血流受损和临床风险增加[23-24, 26]。最后，细胞的裂解和细胞碎片及血红蛋白的释放可干扰一氧化氮（NO）介导的血管舒张调节[22]。这些影响在大约输血 24 h 内是可逆的，输注的红细胞会恢复功能，但循环半衰期会缩短。

在个体病例中有效证明输血的益处也存在不确定性。并非每个具有给定[Hb]的患者都与其他具有相同[Hb]的患者相同，这是由于个体对贫血的生理适应性的差异，包括：

（1）贫血的持续时间：慢性和急性。对贫血产生的生理适应性。

（2）心输出量的增加：可用血流的潜在重新分布。

（3）调节氧释放的红细胞 2,3-二磷酸甘油酸（2,3-DPG）的修饰。

（4）存在可能影响或限制生理性适应的合并症。

为了寻找组织缺氧的客观标志物，Hare 等[27]将肾脏作为心肺转流期间易受损伤的器官。酸中毒和血浆乳酸浓度升高提示存在某些组织的缺氧。在动物实验中通过极谱电极（polarographic electrodes）检测肾髓质 PO_2，结果显示肾脏在心肺转流期间存在组织缺氧[28]。在肾脏缺氧损伤的情况下，促红细胞生成素（erythropoietin, EPO）会被释放到血浆中，EPO 的升高与贫血的发生和严重程度相关，提示 EPO 可能是潜在的生物标志物，用于提示在心肺转流期间需要输血以避免肾脏发生缺氧损伤[27]。EPO 作为输血需求的生物标志物的潜力还需要进一步的探索。

由于认识到输血需要有客观证据的标志物，人们已投入大量努力来制定基于临床试验的输血预期效益指南。已经引入了生理学指标，而不是用仅基于[Hb]的指标作为替代（例如，心电图心率变化、混合静脉血氧饱和度、血浆乳酸等）[29]。输血使[Hb]增加10 g/L，可使三分之一受试者的乳酸清除率降低>10%，中心静脉血氧饱和度增加>5%[29]。因此，在某些但并非所有受试者中，可能存在有生理意义的益处。这项研究可能得出三个结论。首先，可以应用客观的生理学指标来评估输血的"有效性"；其次，受试者[Hb]增加10 g/L 可能会带来边际效益（a marginal benefit）；最后，它证实了并非所有人的反应和缺氧耐受性都相同。

由于缺乏客观可定义的、普遍适用的指标来帮助作出合理的临床决策，这一期望目标受到了阻碍[12, 16]。

对输血的益处和有效性的期望在很大程度上导致了输血应用的混乱和个体化，尤其是在外科环境中。不同专科和不同机构之间，以及机构内部的输血实践都存在差异。许多输血是基于医生个人的价值观和期望而开出的，因为输血本身的真正危害程度并没有得到充分的重视。

（二）输血的风险

1. 输血反应

输血反应是输血后不良后果的危险因素：这些是特定性质的不良后果，已得到公认。（本书第1部分第6章讨论了直接由不相容输血引起的输血反应的性质、频率及其临床意义。）

输血反应是事后（post facto）确认的，其发生频率、严重程度和假定原因在大多数国家都要受到国家血液警戒计划（national hemovigilance programs, NHVP）监测。各种输血反应如下[2-3]：

（1）主要或次要抗原错配的不相容性反应，无论是否发生溶血。

（2）变态性或过敏性反应[30]。

（3）意外错配或可预防的错误：错配的血液输给错误的患者。

（4）输血介导性免疫调节（transfusion-mediated immune modulation, TRIM）[31]。

（5）输血相关急性肺损伤（transfusion-related acute lung injury, TRALI）[32]和输血相关循环超负荷（transfusion-associated circulatory overload, TACO）[33]。

（6）炎症介质引发的不良反应：可能来源于输注红细胞中残留的白细胞。

（7）发热性非溶血性输血反应（febrile non-hemolytic transfusion reaction, FNHTR）：延迟性血清学反应（delayed serologic reaction, DSR）。

（8）输血后紫癜（post-transfusion purpura, PTP）。

（9）输血相关性移植物抗宿主（transfusion-associated graft vs. host, T-AGVH）反应，最可能影响免疫功能低下的患者[34]。

在2012年至2016年的5年中，美国发生并向FDA报告的致死性输血相关事件共计65例，其中一半是溶血性输血反应。尽管理论上可预防的致死性输血反应的发生率相对较低，但这些输血反应确实会发生，也是令人担忧的一个原因[35]。每年都会报告每输注10万单位的输血反应发生率。此报告对于处方医生和患者评估风险耐受能力的统计概率的决策具有很大的益处。输血反应（TRALI、TRIM和T-A GVH）虽然罕见，但很严重。

在外科手术中，输血引起的免疫抑制可因手术后组织损伤性免疫抑制而加重。在这种情况下，支持输血的有力证据是失血的后果。免疫调节是患者院内感染的一个众所周知的危险因素。如果可行的话，减轻免疫抑制可能是考虑避免输血的一个因素。因此，权衡预期益处和已知和可预期的风险是输血决策的必要条件。

红细胞悬液中的残留白细胞被认为是TRIM发病的一个危险因素。因此，人们越来越关注生产去白细胞的红细胞悬液。比较输注去白细胞和未去白细胞的红细胞悬液，前者显示出真正的优越性[36-39]。目前正在普遍实施的去白细胞，或其他特殊的红细胞悬液（如无CMV的红细胞悬液）输注可明显降低上述残留白细胞的风险因素。

2. 输血传播病原体

除了输血反应的风险外，由于血液无法消毒，另一类风险是传播献血者体内存在的传染性病原体[40]。第一个被认识到可通过输血传播的传染病是梅毒，梅毒血清学检测（STS）于1935年引入血液检测。尽管这项检测的实际效用值得怀疑，但它仍在被沿用。由于冷藏可杀灭梅毒螺旋体（T. pallidum），从1965年开始，梅毒的临床风险已被更为普遍的肝炎病毒所取代，肝炎病毒可通过血液和血液制品传播，且不受冷藏影响[1, 41]。

美国在这个方面的代表性事件如下[1]：

（1）1965年发现乙型肝炎表面抗原（HBsAg）。

（2）1972年开始对献血者进行乙型肝炎表面抗原检测。

（3）1982年发现输血相关获得性免疫缺陷综合征（transfusion-associated acquired immunodeficiency syndrome，T-AIDS）。

（4）1983年将有高危行为的献血者排除在外。

（5）1984年发现人类免疫缺陷病毒（human immunodeficiency virus，HIV）。

（6）1985年引入HIV抗体检测。

（7）1987年引入肝炎替代检测（肝酶如丙氨酸转氨酶，ALT）和乙型肝炎病毒（HBV）抗体检测。

（8）1989年引入人类嗜T淋巴细胞病毒（human T-lymphotropic virus，HTLV）抗体检测，并发现丙型肝炎病毒（HCV）。

（9）1990年引入HCV检测。

（10）1992年引入HIV 2型检测。

（11）随后的几年，引入核酸检测，及越来越多的严格病毒检测[1]。

到20世纪70年代，随着冠状动脉旁路移植手术（coronary artery bypass graft，CABG）数量的激增，输血需求也不断增加，同时也意识到有偿献血者可能给血液供应带来的潜在感染风险。自1960年起，许多国家已经从有偿献血转变为志愿无偿献血，以保护其血液供应的安全。

3. HIV/AIDS（acquired immunodeficiency syndrome，获得性免疫缺陷综合征，又称艾滋病）灾难

HIV的出现及其在血液供应中的存在成为**第三个里程碑事件**。

血液、红细胞和血液制品供应的安全性引起了大多数国家民众的恐慌而受质疑。人们不愿意接受输血，各种不实传言四处传播导致献血量锐减。

许多可预防的疾病和死亡造成的悲惨损失促使许多国家对本国政策失败的原因和对这场悲剧的反应进行了严格和广泛的审查。

4. 对血液AIDS危机的反应

血液供应中因HIV和肝炎病毒造成的悲剧性伤亡使人们聚焦在输血风险的输血传播性感染（transfusion transmissible infections，TTI）[41-42]，这与输血反应截然不同。

20世纪80年代初，在美国，有1万名血友病患者和12 000名其他患者通过血液和血液制品感染了HIV，另有约30万人感染了HCV。引用文献[43]的内容："这些悲剧性教训迫使我们提高警惕，提高监管标准，保护国家的血液供应免受新出现的传染性病原体和血源性病原体的侵害"[43-45]。有人提出几项政策建议，以设立负责保护血液供应安全的次内阁级的委员会和机构（sub-Cabinet level Committees and Agencies），并通过法规建立这些机构。很快，由于一种新型传染病原体寨卡病毒（Zika virus）的出现，采取新的安全措施和政策来保障血液供应的合理性得到了证明[46]。截至2018年，所有献血者都会接受高性能核酸扩增试验（Nucleic Acid Amplification Test，NAT）筛查。这种新出现的威胁更加强调了保持警惕和普遍筛查的重要性，以防止类似HIV的新危机再次发生[47]。

为了最大限度地保证血液安全，采用新技术对血液进行严格筛查，例如NAT检测，也增加了输血血液供应的成本。

在血清学检测能够检测到感染之前的"窗口期"，NAT检测作为一种敏感且特异的病毒RNA或DNA的标识符，首次在捐献血液中进行血液筛查。它可以对单个样本进行检测，也可以对混合的多个样本进行检测。NAT检测最早于1997年在德国引入，随后于2000年在荷兰引入。约有33个国家在采集的血液使用NAT检测。

与单个献血者样本进行检测相比，NAT检测用于多个献血者混合样本检测的优势在于检测次数较少，成本更低。其主要缺点是，一旦多联包被确定为阳性，对多联包样本中的所有血样都需要被隔离，直到完成进一步的检测，以确定阳性血样，然后才能释放其余的血单位[48]。多联包检测的替代方法就是对单个样本进行检测，这将提高检测灵敏度，但会使总成本成倍增加，同时避免了无反应性样本的释放延迟。

在药物经济学分析中，成本效益使用增量成本效益比这一指标来衡量所获得的质量调整寿命年（Quality-Adjusted Life Years，QALY）。在引入NAT检测后，多个国家进行了药物经济学分析。美国一项研究发现，与使用单个样本相比，使用小混合样

本进行 NAT 检测将分别避免 37 例 HBV、128 例 HIV 和 8 例 HCV 感染，并增加 53 年的寿命和 102 个 QALY，而净成本为 1.54 亿美元[49]。就相对规模而言，在美国每年大约输注 800 万单位的血液，每获得 1 个 QALY，增量成本比估计为 150 万美元。作者得出结论，在美国血液系统中增加 NAT 筛查的成本效益将超出大多数医疗保健干预措施的典型范围，但对于既定的血液安全措施而言并非如此。

继 1997 年德国引入 NAT 后，德国红十字会对德国血液供应 NAT 检测的经验进行了回顾[50]。在 8 年（1997—2005 年）间，共检测了 3050 万份捐献的血液（约占采集血液总量的 80%），共发现 27 例 HCV、7 例 HIV-1 和 43 例 HBV 阳性样本，这些病例若仅进行血清学检测是无法检测到的。因此，在"窗口期"应用 NAT 检测发现，每输注一个单位的残余风险估计为：HCV 为 1/108 800 万、HIV-1 为 1/1430 万、HBV 为 1/36 万。作者得出的结论是，通过增加 NAT 检测所避免的风险"非常低"，但成本却很高。

在津巴布韦（Zimbabwe）进行的第三项研究显示，高收入和低收入国家之间的极端不平等是如何影响这些政策的决定的[51]。据估计，通过增加 NAT 检测分别可预防 25 例 HBV、6 例 HCV 和 9 例 HIV 感染。每实现一个 QALY 的增量成本估计为 17 774 美元，这是津巴布韦人均总收入的 3 倍，所以未能通过合理成本的审查。因此，高收入国家要求最大限度地保证血液供应安全的任务成本高昂，这被认为是维护血液安全的国家优先事项。这在低收入国家和经济失败的国家显然是不可能的。

加拿大的血液系统受到了 HIV 危机的严重影响。在发现 HIV 之前，未能及时采取应对措施对采集的血液进行肝炎病毒检测，作为一种替代手段，这加剧了恐慌，扩大了悲剧。政府已对其中某些人提出刑事指控，认为这些人对威胁认识迟缓、未能及时采取行动。在审判中，那些被指控的人没有被定罪，但许多受害者当面指认了责任人，受害者参与事件回顾为受影响者提供了表达悲伤的机会。

由大法官 Horace Krever 领导下的一个皇家委员会对所有因素进行了为期三年、耗资 1700 万加元（CDW）的全面审查[52]，三卷内容和附录对所有血液制品和成分的供应以及减少污染的可用手段进行了极为广泛的审视，这些政策建议影响深远。在危机出现之前，加拿大红十字会（Canadian Red Cross）负责献血者的招募和献血，以及血液和成分加工的所有方面，但血液成分采集和血液制品加工除外。

该委员会建议对加拿大血液系统的所有方面进行彻底重组，其所有建议均通过法规得到实施。加拿大红十字会失去了参与血液系统管理的所有权利。血液、血液制品和成分血不再被视为商品，而是由纳税人资助的公共产品。在全国范围内建立了一个全新的组织即加拿大血液服务中心（Canadian Blood Services，CBS），成为仅从志愿献血者处采血、加工和供应所有方面的总体管理者，同时还将器官移植和干细胞纳入其保护之下。脐带血的采集仍由私人掌控。加拿大不进口血液和成分血，仅进口经过热处理后的血液制品。加拿大 CBS 监管着除了魁北克（Quebec）外的所有的加拿大省份和地区，但赫马魁北克（Hema-Quebec）也有类似的组织履行类似的职责。CBS 的全球预算由省级和联邦政府的年度捐款资助，并由所有卫生部长组成的理事会监督。赫马魁北克从该省和联邦政府获得资金。CBS 向医院血库和其他用血机构免费提供所有血液和成分血，受血者无需支付任何服务费用。血友病患者的血液产品由省级医疗保险机构免费提供。

CBS 对采集的所有血液进行 NAT 检测，以筛查 HIV-1 和 HIV-2、HBV、HCV，以及在夏季筛查西尼罗河病毒（West Nile Virus）和对旅行者筛查美洲锥虫病（Chagas' disease）。

Krever[53] 报告的第三卷对国际事件和国家血液系统进行了详尽的回顾，包括美国的系统，并对不同系统之间进行了比较。该报告发表十年后，一项评估得出结论，加拿大血液系统的改革是成功的。公众通过严格的筛查和潜在高危献血者的延期献血，以及一个由全志愿者组成的忠诚献血者群体，得以免受输血传播感染（TTI）的威胁。

两本由加拿大记者撰写的非虚构类书籍讲述了加拿大受 TTI 影响人群的故事[54-55]。

世界卫生组织（World Health Organization，WHO）定期发布关于大多数国家血液安全和可用性的报告[56]。因此，艾滋病危机这一里程碑事件使大家开始关注 TTI。这也意味着，除了输血反应外，TTI 被认为是输血的第二类严重风险。许多国家出台了国家政策，要求尽最大努力保护稀缺而宝贵的血液资源。许多国家通过付出巨大努力恢复公众对血液安全的信任，这一公共政策已经取得成功。

似乎为了强调对于新型和罕见传染病威胁的出现需要持续保持警惕和快速应对，寨卡病毒起源于密克罗尼西亚，并由法属波利尼西亚的奥运会运动员带到巴西。此前，在非洲和亚洲曾有过零星报道，这种蚊子传播的病毒袭击了巴西的一个免疫学上未接触过该病毒的人群，并导致数千名小头畸形婴儿（microcephalic infants）的出生。该病毒在2015年的到来引发了国际公共卫生紧急事件[47]，受感染的成年人会出现病毒血症，但80%的人无症状，从而使寨卡病毒广泛传播[57]。如果不及时进行此病毒敏感性检测，无症状的潜在病毒血症献血者将威胁血液供应。虽然NAT的检测已在巴西开展应用，但并非所有血液中心都被要求普遍采用。显然，已经有少数几例输血传播感染的病例报道，尽管绝大多数感染并未进入血液供应。根据美国血库协会（American Association of Blood Banks，AABB）[6]标准，该病毒应被归类为高风险传染病原体[46]。尽管大多数感染不会引起症状，但这种病毒也与少数几例吉兰-巴雷综合征（Guillain-Barre syndrome）有关。因此，接受感染血液的受血者面临严重但罕见的并发症风险。寨卡病毒是另一种对流行地区血液供应构成威胁的传染病原体，对血液采集构成挑战[58]。

2016年8月，美国FDA发布指南，建议对献血者进行寨卡病毒的NAT筛查。截至当时，已有超过4000例与旅行相关的寨卡病毒感染病例向疾病控制与预防中心（the Centers for Disease Control and Prevention，CDC）报告[57]。

随着大多数国家医疗成本的不断攀升，稀缺资源的分配，包括财政资源，成为重要的考虑因素。药物经济学分析正被应用于帮助资源配置的辅助决策，其中，确保实现最佳血液供应安全的任务也受到限制，这些限制包括强制采用新的检测方法和引进更昂贵的检测技术。经济考虑已应用于血液处理和输血相关成本[59]。由于输血的有效性经常被高估，而风险被低估，因此，作为一种常见的外科医疗干预措施，输血的成本效益需要得到检验[59]。

四、输血性不良后果：第四个里程碑

第四个里程碑事件：人们认识到，与未接受输血的患者相比，接受输血的患者发生不良后果的风险明显增加。根据推定证据，这些不良后果被认为是影响受血者的第三类风险，还不包括输血反应和TTI风险。

与接受类似手术且需接受输血的患者相比，接受心脏手术的耶和华见证人患者是一个值得考虑的有启发性的群体。心脏手术患者是很好的例子，因为他们由于不可控的出血、使用抗凝剂和凝血缺陷，需要输血的风险很高。当两个队列在单一指标（是否接受输血）上存在差异，一个名为"倾向性匹配"的统计工具可以从一个大的队列中选出与小的队列非常接近的患者。克利夫兰诊所（Cleveland Clinic）[14]回顾了在7年内进行的87 775例接受CABG手术的连续病例。在这一人群中，56%（48 986名）接受了输血。通过倾向性匹配，该研究选择了322名接受输血的患者，他们与322名未接受输血的耶和华见证人患者相匹配，产生了两个规模相等、可比较的队列，包括在许多术前和手术特征上彼此相似的患者，但在输血方面存在明显差异。在术后30天内，输血患者中有14例死亡，而未输血的耶和华见证人组有10例死亡[14/322（4.3%）vs. 10/322（3.1%）]，两组间无显著统计学差异，但是，输血组发生心肌梗死、呼吸衰竭和再次手术的不良事件明显增多。输血患者术后ICU和住院时间（lengths of stay，LOS）更长，这表明不良后果的严重程度和频繁性。随访的长期生存情况也倾向于耶和华见证人患者更好。

一项采用类似方法的研究也发现，与上述克利夫兰诊所研究中的患者相比，输血与不输血患者的不良结果存在差异[60]。该研究人群有857对配对的两个队列。更多的输血患者经历了心肌梗死、呼吸衰竭和肾衰竭、再次手术以及更长的术后ICU和住院时间。这些比较研究虽然不是决定性的，但确实表明输血可能是导致术后更多不良结果的危险因素。这引出了一个概念，即避免输血可能是一个理想的临床目标的概念，避免了受血者可能经历的一些额外风险，从而导致第五个里程碑的出现。

五、避免输血和血液保存

综上所述，在作出输血决策时，需考虑输血的益处和风险。到目前为止，对输血的益处和风险的考虑都比较抽象，没有考虑到患者已有贫血的严重程度及其风险。从上述对贫血风险的角度考虑，[Hb]小于50~60 g/L对生存构成重大威胁，甚至这个阈值也可能取决于患者的生理储备和恢复能力。

贫血和输血相互交错的风险和益处小结如下：

（1）严重贫血

1）如果得不到治疗，会对健康和生存构成威胁。

2）严重贫血是输血的一个危险因素。

3）通过输血可改善病情，以避免贫血的风险。

（2）输血

1）输血具有固有风险：输血反应、传播感染、归因于输血的不良后果风险增加。

2）避免输血的益处：可避免上述个人风险。

3）对社会的好处：节约稀缺资源如血液、资金。

一项 33 411 例接受择期心脏手术的队列研究中评估了术前贫血的预测价值[61]，其中 10 357 例患者（31%）进行了输血，这表明在这些情况下输血干预的概率，且输血的可能性与术前贫血有关；经校正后的死亡率和较多的不良结果与输血有关，提示输血是额外术后不良后果的独立危险因素[62-63]。

在各种情况下，可能还需要考虑额外的成本差异[64-65]（见下文）。

在认识到输血给患者带来的相关风险后，我们对当时（1997 年）可用的红细胞输血指南[66]进行了回顾，结果发现，尚无基于专家共识的指南或实践建议来为红细胞输血提供客观指导。

2011 年，《英国麻醉学杂志》发表了一篇颇具挑衅性的文章，题为"真正的危险是什么：贫血还是输血？"Shander 等[67]回顾了目前可用于保护缺氧组织和器官损伤的生理机制，并呼吁进一步研究这些风险的特征，以便更好地做出合理的输血决策，使输血的风险最小化，受益最大化。

客观的输血"阈值"研究

第五个里程碑：

1. 重症患者输血需求（Transfusion Requirements in Critical Care，TRICC）研究

1999 年 2 月 11 日，《新英格兰医学杂志》发表了第一项旨在发现 ICU 患者可客观定义的输血"触发点"的随机对照临床试验[68]，该研究旨在发现加拿大和美国的 22 家三级医院和 3 家社区医院两组危重患者之间的非劣效性。这两组患者被随机分配接受每日输血，以维持其[Hb]在所谓的限制组中为 70～90 g/L 范围内，而在所谓的自由输血组中为 100～120 g/L。

仔细选定纳入 / 排除标准，记录每个受试者随机化前概况的特征描述（如采用多器官功能障碍评分，Multiple Organ Dysfunction Scores，MODS 等）[69]，以便对两组进行临床比较，以及试验期间每天进行测量，比较两组之间的结果。入组受试者被随机一对一分配到限制性输血组（$n = 418$）和自由输血组（$n = 420$），主要结果指标为各时间点的死亡率。

两组受试者的血红蛋白成功地维持在指定的浓度范围内（$85±7$ vs. $107±7$ g/L，$P < 0.01$）。限制输血组 ICU 死亡率和 30 天死亡率低于自由输血组。两组之间的平均输血次数存在显著差异（$2.6±4.1$ 次 vs. $5.6±5.3$ 次），在避免输血的总数上两组之间也存在差异，限制输血组的 418 名受试者中有 138 名（33%）完全避免了输血，其中避免输血的次数减少了 46%，而自由输血组的所有受试者至少接受了 1 次输血。符合试验标准患者在试验开始前的临床严重程度评分也预测，那些病情较轻、年龄 < 55 岁的受试者能够更好地耐受相对贫血，且不太可能出现不良后果。

两种治疗策略的非劣效性试验结果显示，在危重患者的输血决策中可以找到一个客观的输血"触发点"，此外，在[Hb]为 70～90 g/L 范围内适当触发输血的患者，其不良后果并不比[Hb]在 100～120 g/L 触发输血的患者更严重。在前一组患者中，实际避免输血并没有增加其与贫血相关的不良后果的风险。因此，使用客观的"诊断指标"来确定输血需求有助于节约血液，同时不会明显牺牲患者的安全。最后，该研究提示，没有必要将患者的[Hb]恢复到 140～150 g/L 的"正常"参考范围，而上述预测的严重风险的"输血低限阈值"[Hb] ≤ 50 g/L 与可耐受水平 ≥ 70 g/L 相比，提示重症监护中耐受的风险范围相对较窄。

当然，TRICC 研究的结果可能并不完全适用于所有危重患者。那些患有冠状动脉疾病的患者可能尤其容易受到贫血的风险的影响[15]。事实上，TRICC 研究的亚组分析显示[70]，对于那些患有严重心血管疾病的患者，更为谨慎地放宽输血阈值可能会是有益的。

避免不必要的输血和输血相关的不良后果也可能带来有益的经济效益。2007 年发表的一个理论模型估计，当时美国危重症患者每年输注的 307 万单位血液中，若普遍采用限制性输血阈值，将减少 177.8 万单位，相当于减少 42%；该模型还估计避免了 1624

例严重的输血相关严重不良后果,减少了69%。如果所有ICU输血决策都基于限制性输血阈值[71],以每单位血液平均成本634美元计算,估计每年可节省成本8.21亿美元(约42%)。虽然这些数字早已过时,但其传达的信息意义重大:通过限制输血的使用可以节省大量资金,同时患者可以避免大量输血相关的不良后果,还能节约血液和财政支出。

TRICC研究的结果已在欧洲类似的大规模随机试验中得到证实。在限制性输血策略和开放性输血策略之间,死亡率上没有显著差异,但限制性输血策略可显著节约血液[72]。已发表的有关低输血阈值和较高输血阈值的临床对照试验的荟萃分析也证实了这一总体结论[73-79]。最近一项特别关注心血管疾病患者的荟萃分析建议对此类人群采取更谨慎的输血决策[80]。对贫血患者出院后较长时间(6个月)的结果进行了评估,发现在两种输血策略的受血者之间没有差异[81-82]。

对现有发表的荟萃分析进行的一项系统评价,共计纳入33篇质量不一的荟萃分析,比较了基于限制性输血阈值和开放性输血阈值之间死亡率的差异[83],在质量中等和良好的荟萃分析(共16项)中,发现被分配到限制性输血阈值的受试者死亡率较低。因此,来自不同机构的大量多样化的受试者,在限制性输血阈值下输血,并不比在开放性输血阈值下接受输血的受试者死亡率更高。

指南建议,在重症监护病房应节约用血,避免过多采血,并使用输血替代品,如促红细胞生成素[84-85]。对于CABG手术患者输血支持的单独指南已经发布,建议多使用术前自体输血、血液回收,建立多学科方法来使用避免异体输血的各种干预措施[86]。

一项重要综述评估了两种输血阈值是否与医疗相关性感染的不同风险有关[87],结果显示在医疗环境中获得的感染风险在限制性输血阈值组和开放性输血阈值组中分别为10.6%和12.7%。所有感染的相对危险度(RR)为0.92(95%置信区间为0.82~1.04),两组间没有显著差异;开放性输血阈值组严重感染的RR为0.84(95%置信区间为0.73~0.96),明显高于限制性输血阈值组。在输注去白细胞和未去白细胞的血液单位之间两组没有差异。

有综述旨在回顾所有可用的研究,比较手术和重症监护环境中限制性输血阈值和开放性输血阈值的输血效果[88],共纳入31项研究,涉及12 587名受试者。这些研究要么使用[Hb] 70 g/L作为限制性输血阈值,要么使用[Hb] 80~90 g/L作为开放性输血阈值,组成这两个阈值的队列大致匹配,结果显示与开放性输血阈值组比较,使用限制性输血阈将接受输血的概率降低了43%,同时既未增加也未显著降低30天死亡率或任何其他评估的不良后果。作者得出结论,在限制性输血阈值下进行的输血降低了输血的风险,而没有显著改变受试者的其他风险。

2. 心脏手术中的限制性输血与开放性输血

冠状动脉旁路移植术(CABG)是心脏手术中数量最大的一个子集,占术中和术后输血的重要部分,累计占外科输血总量的很大一部分。

一项大型前瞻性试验比较了加拿大、澳大利亚和新西兰4860例接受心脏手术的患者的研究结果(TRICC Ⅲ研究)[76]。受试者被一对一随机分配到限制性输血组和开放性输血组。输血阈值前者为[Hb] < 75 g/L,后者[Hb] < 95 g/L。两组在术前人口学和临床特征以及手术操作等具有可比性,主要结局指标包括死亡、卒中、心肌梗死和新发肾衰竭等。两组间所有主要结局指标无显著差异。限制性输血组有1159名受试者(48%)避免了输血,而开放性输血组仅有663人。因此,接受术中输血的开放性输血组的受试者是限制性输血组的两倍。开放性输血组术后输血概率也显著增高(52% vs. 36%)。在4860名受试者中,共输注了8987单位红细胞悬液,两组分布明显不均,限制性输血组输注了3486单位血液,而开放性输血组为5501单位。前组较后组累计节约了2000多单位,且未导致更严重的不良后果。观察到的唯一实质性差异是限制性输血组受试者的总ICU住院时间较长(9.7%)。该组多支出的ICU费用可能会因节省了2000单位未使用的输血单位而抵消。贫血患者出院后的长期预后也相似[63, 82]。

随后对13项类似的随机临床对照试验(包括TRICC研究)进行了系统回顾和荟萃分析[89],接受心脏手术的入选患者9092例,限制性输血组和开放性输血组间的死亡率、心肌梗死、卒中和心律失常的调整风险比均相似。与上述TRICC Ⅲ研究结果不同的是,ICU住院时间和医院总住院时间均相似,但接受红细胞输血的风险更倾向于限制性输血队列的受试者[90]。

总之,许多随机对照试验和荟萃分析均支持在

[Hb] 70～75 g/L 的输血阈值下采用限制性输血方法，这可以避免或最小化心脏和其他手术患者的输血概率。因此，合理、基于循证的避免不必要的输血可最小化输血相关风险，节约血液资源，并且不会使患者暴露于过多的贫血相关风险。

有关先天性心脏病患儿的心脏手术[91]和神经危重症成人患者[92]的系统评价已经发表。

另一项系统综述和荟萃分析也发现，采用限制性输血策略和开放性输血策略治疗的受试者在结局上具有相似性[93]。与这一持续相似结局趋势不一致的是两项小型试验（$n=154$ 名受试者），在这些患有急性心肌梗死的患者中，开放性输血策略似乎更有利[80]。建议对接受非心脏手术的心血管疾病患者[80]采用更开放的输血阈值。由于重症监护患者病情的多样性，此类临床试验饱受批评[94-98]。

外科手术中输血的替代方法是**无血手术**，这种做法采用了细致的止血和对凝血的关注，具有避免输血以及与之相关的不良后果的优势[99]。这为过渡到第六个也是最后一个里程碑提供了条件。

六、第六个里程碑：患者血液管理

Shander 等[100]对输血的前景提出了一个全新的输血模式，认为应该治疗贫血患者，而不是关注贫血患者血红蛋白浓度的提高，需要谨慎使用输血这种"救生、昂贵、有限且危险的资源"[100]。

Shander 等[99]认为"绝大多数手术患者输血的原因是术前血红蛋白水平低、手术失血过多和（或）不恰当的输血方法"[99]。

多模式患者血液管理方案（Patient Blood Management Program，PBM）的构建基于三大支柱[100-102]：

（1）优化造血功能。

（2）尽量减少外科和其他原因导致的失血。

（3）利用和优化对贫血的生理耐受性。

输血治疗贫血的原理基于氧输送的决定因素，即心输出量和血液中的氧含量，后者由[Hb]决定。在这两个因素中，只有心血管功能可以根据需要进行调控，而通过红细胞生成来提升血红蛋白浓度是很缓慢的。因此，第一支柱要求术前注意[Hb]。第一和第三支柱可以通过临床医生的药物进行调节。第二支柱需要细致的止血技术和立即纠正凝血障碍。当这三个支柱不能提供充分的保障时，才考虑输血，但应基于对伴随风险的循证评估，同时考虑到所讨论患者的贫血耐受性。

PBM 方案的提出基于这样一种认识，即隐性贫血很常见，尤其是在老年人和许多弱势群体中。当贫血患者需要手术或重症监护治疗时，他们往往需要输血。新方案的好处在于将风险最小化，节约稀缺资源，并控制后续需要手术或重症监护的贫血患者的一些费用。

PBM 的科学基础于 2015 年提出[103]。其概念被定义为："包括避免输血的措施，如无需输血的贫血管理、细胞回收和使用抗纤溶药物，以减少出血以及仅在需要时限制性输血"。"它确保患者得到最佳治疗，并减少可避免的、不恰当的输血和血液成分的使用。"这一观念已在欧洲得到广泛实施[104]。

因此，现在预防贫血是医疗保健的一个理想目标。它需要许多学科的高度合作，以确保采用所有的治疗手段，为患者带来最佳的治疗效果。为了促进 PBM 原则和实践的接受与实施，成立了一个新的机构：患者血液管理和无血医学研究所（The Institute for Patient Blood Management and Bloodless Medicine）[99,101]。

已有许多文章对 PBM 项目进行了评估，且这些评估已接受了系统性回顾[105]，该回顾包括 2008 年至 2017 年发表的 17 项研究中报告的共计 235 779 名外科患者，比较了实施 PBM 之前的 100 866 名患者（pre-PBM）和实施 PBM 后的 134 893 名患者（post-PBM）。在 post-PBM 人群中，输血率比 pre-PBM 组低 39%，平均每人减少了输注 0.43 单位红细胞悬液，每名患者的住院时间缩短了 0.45 天。PBM 引入后，住院总天数减少了 40%，并发症总数减少了 20%，死亡率降低了 11%。参与机构使用了本机构的输血阈值，"前后"比较倾向于这样的结论：这些机构引入 PBM 后节省了成本和血液，改善了患者预后，而不会对 post-PBM 住院患者造成不利影响。诚然，除 PBM 实践外，其他因素也可能会导致 pre-PBM 和 post-BPM 患者的预后差异。例如，在九年的时间间隔内，医院实践可能已经改变，倾向于早出院以预防院内感染。也可能会受到其他因素的影响。然而，至少在多家医疗机构的大量且多样化的患者中，PBM 实践是一个重要的改善因素。

如果我们接受上述数据中 PBM 发挥了重要的作用，那么可以从不同的角度来评判所观察到的平均预后变化，每人减少 0.43 个单位红细胞看似微不足道，但在总计超过 135 000 名患者中，这意味着总共节省了 58 000 个单位红细胞总数。如果将这一观点扩大到 216 657 名患者，那么节省的血液数量将超过 93 000 个单位，略低于红细胞单位年使用总量的 1%。同样，在 100 886 名 pre-PBM 患者中，平均每人住院时间缩短了 0.45 天，将总计节省 45 398 个住院日。这些结果表明，PBM 可以带来明显的益处，且不会有实质性的不良预后增加。

最后，该综述还确认了可以预期获得最大收益的外科专业。骨科患者输血率（55%）和死亡率下降幅度最大（27%）；心脏外科患者在输血单位数（每位患者 0.87 单位）和住院时间（每位患者 1.34 天）方面的减少幅度最大。

通过合理的外科输血管理可以避免不适当输血造成的风险，从而可能控制成本，这对稀缺医疗资源的管理具有重大意义。PBM 项目明确指出了预先阻止不适当输血的重要性[59]。骨科手术占接受输血的外科患者的 45%，约占所有输注红细胞单位的 10%；术前给贫血患者输血并未显示出有益效果，因为术后并发症并未减少。在美国，PBM 的实施已明确显示出其有效性，并且取得了成功。西澳大利亚州政府在促进高效用血方面处于领先地位，并取得了良好效果[106]。大多数欧洲国家也实施了 PBM。各国有关 PBM 的具体实施情况详见综述[59, 104]。

减少输血及其相关性风险可以直接控制成本。一项对澳大利亚住院患者的回顾性分析比较了输血和未输血患者之间的费用[64]，总共对 89 996 例急诊住院患者的费用进行了分析，并进行了多元回归以消除混杂变量。其中 4805 例患者接受了输血（占 5.3%）。与未输血患者的平均费用相比，后一组患者平均费用高出 83%。该研究的具体结果可能会受到质疑，因为接受输血可能是病情较重的替代标志，但统计分析试图解释这一点。与输血相关的总额费用约为 7200 万美元，或每位患者约 15 000 美元，远远超过输血本身的直接成本。瑞典分析了同种异体、自体和围手术期输血的直接医院成本[65]，输注两个单位血液的平均直接成本约为 678 美元。

过去 5 年中，PBM 指南的益处在许多出版的文章中得到了认可，更是从"以产品为中心"向"以患者为中心"的输血观念的根本转变[99-100, 102, 107-111]。2017 年[112]和 2019 年[113]举办的国际会议发布了关于 PBM 推广和实践指南。

PBM 项目符合健全风险管理的原则[114]，该文回顾了与输血相关的直接和间接危害，并提供了临床风险管理中的医疗法律考虑。它假设 PBM 应该是一项当前的技术状态，不仅要避免对患者造成不良后果，还要最大限度地降低医务工作者和医疗机构面临诉讼的风险。作者指出：

（1）现在已清楚地认识到，输血存在可以避免的危害，而 PBM 是目前最能将这些风险降至最低的方案。

（2）人们认识到，PBM 是目前外科输血实践的最先进水平。

（3）如果不遵循当前最先进的输血实践进行操作，可能会产生有害的临床后果，这也可能会使医务人员和医疗机构面临更大的诉讼风险。

值得注意的是，**避免输血并不是拒绝必要的医学治疗**。在许多情况下，输血仍然是必要的，包括不可控的持续出血、液体复苏导致的严重低血红蛋白时，在骨髓衰竭或化疗导致慢性严重贫血情况下，在预防镰状细胞病和血红蛋白病的儿童心脑血管意外的情况下。但是，**当输血的风险和后果超过低死亡风险时，避免输血是一种伦理上合理的医疗决策**。临床试验显示，低血红蛋白受试者的死亡率结果具有非劣性，这表明在［Hb］大于 70~80 g/L 时，由于避免输血而导致的死亡风险是可以接受的，但在严重冠状动脉疾病的情况下除外。2012 年的一项研究发现，那些接受过输血且出院［Hb］达 100 g/L，甚至 90 g/L 的患者"接受了过度输血"[115-116]。Shander 及其同事通过对贫血和输血风险的回顾分析[67-78, 100, 117]得出结论，在特殊情况下，避免输血在医学和伦理道德上都是合理的，其好处还包括节约血液资源，但仅凭这一理由而避免输血在道义上是站不住脚的。关于在老年非心脏手术患者放宽输血标准是否能够避免缺血事件的问题，将在 LIBERAL TRIAL 结果公布后得到更明确的答案[118]。

第三节　总结与结论

主要血型抗原的发现使得个别受血者选择供血者的血液成为可能，从而使严重输血反应可能性降至最低。在 20 世纪早期，输血与大多数其他医疗干预措施一样，是出于对受血者获益的期望而使用的，因为贫血和出血明显被视为对患者生存的威胁。随着对输血反应的更深入了解，在考虑预期获益的同时也会考虑其所带来的风险。

上述讨论中的六个里程碑是使红细胞输血更安全、更有效的重大成就。这些里程碑在不断提高输血安全性的过程中脱颖而出，因为已确定了三类输血风险——输血反应、传播病原体和输血相关性不良后果。管理这些风险成为红细胞输血循证使用的一部分。当HIV/AIDS流行之后，维护血液资源的安全成为国家的优先事项，并有理由为此分配大量资源。对输血相关风险的认识要求医生在决定开具输血处方时必须考虑到输血的风险和益处。随机对照临床试验定义了基于［Hb］的"定量"阈值的客观标准，并经过评估发现，在［Hb］低于"正常"水平时，可以相对安全地避免过多的不良后果。这有助于安全、完全或尽可能最大程度地避免输血。最近推出的PBM新模式激励了因慢性贫血而面临手术风险或危重病输血风险人群的最佳预后和输血管理。这一庞大的弱势人群可以通过PBM的三大支柱，即通过造血管理、最大限度地减少失血量和优化生理适应性贫血的状态来安全地管理。在过去的十年中，人们越来越接受PBM，临床实践反复证明了其在减少输血不良结果、减少输血、节省稀缺血液资源和控制成本方面的有效性。包括法律风险在内的所有医疗风险中的健全风险管理原则表明，这些原则被视为当前的医学技术水平。

要点

- 输注红细胞仍然是纠正严重贫血以预防缺氧性终末器官损伤的标准治疗方法。
- 自输血问世以来，其疗效一直没有经过严格的评估，而在过去的一个世纪里，其安全性一直受到越来越多的审视。
- 已确定了输血的三类安全风险：直接归因于输血的输血反应、输血中存在的传染性病原体的传播，以及间接归因于输血后较频繁发生的不良后果。
- 关于输注红细胞在临床上是否可行的决定已经成为一个风险管理问题，即避免输血的可预测风险的益处与缺氧性终末器官损伤的风险相平衡。
- 红细胞输注仍然是治疗无法控制的持续出血、各种原因导致的红细胞生成障碍、镰状细胞病和血红蛋白病的关键手段。手术和危重患者输血须遵循PBM血液管理的主要原则，即在保持改善氧供的生理性手段的同时，从伦理上合理避免输血以降低风险和改善结果。

声明：作者声明在此领域与任何商业企业没有利益冲突。

参考文献

1. Leonard K, Davey R. Chapter 12: principles of transfusion medicine. In: Lake L, Moore R, editors. Blood: hemostasis, transfusion, and alternatives in the perioperative period. 1st ed. New York: Raven Press; 1995. p. 229–75.
2. Popovsky M, editor. Transfusion reactions. 1st ed. Bethesda: AABB Press; 1996.
3. Popovsky M, editor. Transfusion reactions. 2nd ed. Bethesda: AABB Press; 2001.
4. Kendrick D. Blood program in World War II. US Army Medical Department. Washington, DC: Surgeon General, US Army.
5. Boulton F. Blood transfusion and the World Wars. Med Confl Surviv. 2015;31(1):57–68.
6. Goldman A, Schmalstieg F. Karl Otto Landsteiner; Physician-biochemist-immunologist. J Med Biogr. 2019;27(2):67–75.
7. Kyle R, Shampo M. Karl Landsteiner – discoverer of the major human blood groups. Mayo Clinic Proc. 2001;76:860.
8. Zetterstrom R. The Nobel Prize for the discovery of human blood groups: start of the prevention of haemolytic disease of the newborn. Acta Pediatr. 2007;96:1702–9.
9. Kantha S. The blood revolution initiated by the famous footnote of Karl Landsteiner's 1900 paper. Ceylon Med J. 1995;40(3):123–5.
10. Bodner W, McKie R. The book of man: the quest to discoverour genetic heritage. Toronto: Viking Penguin; 1994. p. 259.
11. Levine P, Stetson R. An unusual case of intra-group agglutination. J Am Med Assoc. 1939;113(2):126–7.
12. Hare G, Tsui A, Ozawa S, Shander A. Anaemia: can we define haemoglobin thresholds for impaired oxygen homeostasis and suggest new strategies for treatment? Best Pract Res Clin Anaesthesiol. 2013;27:85–98.
13. LaPar D, Hawkins R, McMurry T, Isbell JM, et al. Preoperative anemia versus blood transfusion: which is the culprit for worse outcomes in cardiac surgery? J Thorac Cardiovasc Surg. 2018;41:66–74.
14. Pattakos G, Koch C, Koch BM, Batizy L, et al. Outcome of patients who refuse transfusion after cardiac surgery; a natural experiment with severe blood conservation. Arch Intern Med. 2012;172(15):1152–60.
15. Guinn N, Cooter M, Villalpando C, Weiskopf R. Severe anemia associated with increased risk of death and myocardial ischemia in patients declining blood transfusion. Transfusion. 2018;58(10):2290–6.
16. Hare G, Tsui A, McLaren A, Ragoonanan T, Yu J, Mazer C. Anemia and cerebral outcomes: many questions, fewer answers. Anesth Analg. 2008;107(4):1356–70.
17. Weiskopf R, Kramer J, Viele M, et al. Acute severe isovolemic anemia impairs cognitive function in memory in humans. Anesthesiology. 2000;92:1646–52.
18. Weiskopf R, Feiner J, Hopf H, Viele M. Oxygen reverses deficits of cognitive function and memory and increased heart rate induced by acute severe isovolemic anemia. Anesthesiology. 2002;96(4):871–7.
19. English S, McIntyre L. Is hemoglobin good for cerebral oxygen-

20. Tsui A, Marsden P, Mazer C, Sled J, Lee K, Henkelman R, et al. Differential HIF and NOS responses to acute anemia: defining organ-specific hemoglobin thresholds for tissue hypoxia. Am J Physiol Integr Comp Physiol. 2014;307:R13–25.
21. Bahrstein G, Arbell D, Yedgar S. Hemodynamic functionality of transfused red blood cells in the microcirculation of blood recipients. Front Physiol. 2018;9:9–41.
22. Kim-Shapiro D, Lee J, Gladwin M. Storage lesion. Role of red cell breakdown. Transfusion. 2011;51(4):844–51.
23. Bahrstein G, Pries A, Goldschmidt N, Zukerman A, Orbach A, et al. Deformability of transfused red blood cells is a potent determinant of transfusion-induced change in the recipient's blood flow. Microcirculation. 2016;23(7):479–86.
24. Barshtein G, Manny N, Yedgar S. Circulatory risk in the transfusion of red blood cells with impaired flow properties induced by storage. Transfus Med Rev. 2011;25(1):24–35.
25. Kaul D, Kopshkaryev A, Atrman G, Bahrstein G, Yedgar S. Additive effect of red blood cell rigidity and adherence to endothelial cells inducing vascular resistance. Am J Physiol Heart Circ Physiol. 2008;295(4):H1788–93.
26. Tinmouth A, Fergusson D, Yee I, Hebert P, ABLE Investigators; Canadian Critical Care Trials Group. Clinical consequences of red cell storage in the critically ill. Transfusion. 2006;46(11):2014–24.
27. Hare G, Han K, Leschchyshyn Y, et al. Potential biomarkers of tissue hypoxia during acute hemodilutional anemia in cardiac surgery: a prospective study to assess tissue hypoxia as a mechanism of organ injury. Can J Anesth. 2018;65:901–13.
28. Stafford-Smith M, Grocott H. Renal medullary hypoxia during experimental cardiopulmonary bypass: a pilot study. Perfusion. 2005;20:53–8.
29. Fisher D, Mutlag H, Landau S, Mueller M. Effect of red blood cell transfusion on physiologic transfusion triggers in intensive care patients. Anesth Intensivemed. 2018;59:1–7.
30. Madden K, Raval J. Chapter 4.: Allergic transfusion reactions. In: Immunologic concepts in transfusion medicine [Internet]. Elsevier; 2019. p. 45–56.
31. Maitta R. Transfusion-related immunomodulation. In: Immunologic concepts in transfusion medicine [Internet]. Elsevier Pub; 2019. p. 81–90.
32. Harrold I, George MR. Transfusion-related acute lung injury. In: Immunologic concepts in transfusion medicine [Internet]. Elsevier Pub; 2019. p. 97–102.
33. Semple J, Rebetz J, Kapur R. Transfusion-associated circulatory overload and transfusion-related acute lung injury. Blood. 2019;133:1840–53.
34. Ryder A, Zheng Y. Graft-versus-host disease and transfusion-associated graft-versus-host disease. In: Immunologic concepts in transfusion medicine [Internet]. 1st ed. Elsevier Pub; 2019. p. 197–202.
35. Vamvakas E, Blajchman M. Transfusion-related mortality: the ongoing risks of allogeneic blood transfusion and the available strategies for their prevention. Blood. 2009;113:3406–17.
36. Hebert P, Fergusson D, Blajchman M, Wells G, et al. Clinical outcomes following institution of the Canadian Universal Leukoreduction Program for red cell transfusion. JAMA. 2003;289:1941–9.
37. Fung M, Rao N, Rice J, Ridenour M. Leukoreduction in the setting of open heart surgery: a prospective cohort-controlled study. Transfusion. 2004;44:30–5.
38. Simancas-Racinas D, Osorio D, et al. Leukoreduction for the prevention of adverse reactions from allogeneic blood transfusion. Cochrane Database Syst Rev. 2015;12:CD0097545.
39. Abdelsattar Z, Hendren S, Wong S, Campbell D Jr, Henke P. Variation in transfusion practices and the effect on outcomes after noncardiac surgery. Ann Surg. 2015;262(1):1–6.
40. Hong H, Pessin M, Barady E. Changing landscaping in transfusion-transmitted infections. In: Immunologic concepts in transfusion medicine [Internet]. Elsevier Pub.; 2019. p. 55–65.
41. Dzik WH. The changing Landscape of transfusion medicine: 2004–2015. Transf Med. 15(1):69–82.
42. Hong H, Pessin M, Babady E. Changing landscape in transfusion-transmitted infections. 2020. In: Immunologic concepts in transfuion medicine [Internet].
43. Oversight CoGRa. Protecting the Nation's Blood Supply from Infectious Agents: the need for new standards to meet new threats. Washington, DC1996 [Report].
44. Medicine Io. New measures needed to protect Nation's blood supply from future threats posed by infectious diseases. Washington, DC1995 [Report].
45. Global status report on blood safety and availability 2016. Geneva: World Health Organization; 2017. Licence: CC BY-NC-SA 3.0 IGO. [Internet]. 2016.
46. Musso D, Stramer S, Busch M. Zika virus: a new challenge for blood transfusion. Lancet. 2016;387(10032):1993–4.
47. Bloch E, Ness P, Tobian A, Sugarman J. Revisiting blood safety practices given emerging data about Zika virus. NEJM. 2018;378:1637–841.
48. Hans R, Marvaha N. Nucleic acid testing – benefits and constraints. Asian J Transfus Sci. 2014;8(1):2–3.
49. Marshall D, Kleinman S, Wong J, Aubuchon J, Grima D, Kulin N, et al. Cost-effectiveness of nucleic acid test screening of volunteer blood donations for hepatitis B, hepatitis C and human immunodeficiency virus in the United States. Vox Sang. 2004;86(1):28–40.
50. Hourfar M, Jork C, Schottstedt V, Weber-Schehl M, et al. Experience of German Red Cross blood donor services with nucleic acid testing: results of screening more than 30 million blood donations for human immunodeficiency virus-1, hepatitis c virus, and hepatitis B virus. Transfusion. 2008;48(8):1558–66.
51. Mafirakureva N, Mapako T, Khoza S, Emmanuel J, et al. Cost effectiveness of adding nucleic acid testing to hepatitis B, hepatitis C, and human immunodeficiency virus screening of blood donations in Zimbabwe. Transfusion. 2016;56(12):3101–11.
52. Krever H. Commission of enquiry on the blood system in Canada – Krever report. Ottawa: Canada; 1996. [cited 2020 Dec 01, 2020]. Available from: https://publications.msss.gouv.qc.ca/msss/en/document-000416/.
53. Kumanan W. The Krever Commission ten years later. Canad Med Assoc J. 2007;177:1387–9.
54. Parsons V. Bad blood; the tragedy of the Canadian tainted blood scandal. 1st ed. Toronto: Lester Publishing Ltd; 1995.
55. Picard A. The gift of death; confronting Canada's tainted-blood tragedy. Toronto: HarperCollins Publishers; 1995. 320 p.
56. WHO. Global report on blood safety and availability. 2020.
57. Goodnough L, Marques M. Zika virus and Patient Blood Management. Anesth Analg. 2017;124(1):282–9.
58. Musso D, Busch M. Zika virus: a new challenge for blood transfusion. Lancet. 2016;387(10032):1993–4.
59. Hofmann A, Ozawa S, Farugia A, Farmer S, Shander A. Economic considerations on transfusion and patient blood management. Best Pract Res Clin Anaesthesiol. 2013;27(1):59–68.
60. Shaw R, Johnson C, Ferrari G, Zapolanski A, et al. Balancing the benefits and risks of blood transfusion in patients undergoing cardiac surgery: a propensity-matched analysis. Interact Cardiovasc Thorac Surg. 2013;17(1):96–102.
61. Blaudszun G, Butchart A, Klein A. Blood conservation in cardiac surgery. Transfus Med. 2018;28(2):168–80.
62. Rawn J. The silent risks of blood transfusion. Curr Opin Anaesthesiol. 2008;21(5):664–8.
63. Roubinian N, Escobar G, Liu V, et al. Trends in red blood cell transfusion and 30-day mortality among hospitalized patients. Transfusion. 2014;54(10 Pt. 2):2678–86.

64. Trentino K, Farmer S, Swain S, Burrows S, et al. Increased hospital costs associated with red blood cell transfusion. Transfusion. 2015;55(5):1082–9.
65. Glennard A, Persson U, Soderman C. Costs associated with blood transfusions in Sweden: the societal cost of autologous, allogeneic and perioperative RBC transfusion. Transfus Med. 2005;15(4):295–306.
66. Calder L, Hebert P, Carter A, Graham I. Review of published recommendations and guidelines for the transfusion of allogeneic red blood cells and plasma. Can Med Assoc J. 1997;156(11 Suppl):51–8.
67. Shander A, Javidroozi M, Ozawa S, Hare G. What is really dangerous: anaemia or transfusion? Brit J Anaesth. 2011;107(S1):i41–59.
68. Hebert P, Wells G, Blajchman M, Marshall J, et al. A multicenter, randomized, controlled clinical trial of transfusion requirements in critical care. Transfusion Requirements in Critical Care Investigators, Canadian Critical Care Trials Group. N Engl J Med. 1999;340(6):409–17.
69. Marshall J, Sibbald W, Cook D, Roy P. The multiple organ dysfunction score (MOD) score: a reliable descriptor of a complex clinical outcome. Crit Care Med. 1992;20(Suppl).:S80 abstract.
70. Hebert P, Martin Y, Baljchman M, Wells G, et al. Is a low transfusion trigger safe in critically ill patients with cardiovascular diseases? Crit Care Med. 2001;29(2):227–34.
71. Zilverberg M, Schorr M. Effect of restrictive transfusion strategy on transfusion attributable severe acute complications and costs in the US ICUs; a model. BMC Health Serv Res. 2007;7(7):138–54.
72. Lelubre C, Vincent J, Taccone F. Red blood cell transfusion strategies in critically ill patients: lessons from recent randomized clinical trials. Minerva Anaesthesiol. 2016;82(9):1010–6.
73. Holst L, Petersen M, Haase N, Perner A, et al. Restrictive versus liberal transfusion strategy for red blood cell transfusion: systematic review of randomized trials with meta-analysis and trial sequential analysis, meta-analysis. BMJ. 2015;350:h1354.
74. Spahn D, Spahn G, Stein P. Evidence base for restrictive transfusion triggers in high-risk patients. Transf Med Hemother. 2015;42:110–4.
75. Simon G, Carswell A, Thom O, Fung Y. Outcomes of restrictive versus liberal transfusion strategies in older adults from nine randomised controlled trials: a systematic review and meta-analysis. Lancet Haematol. 2017;4(10):e465–e74.
76. Mazer C, Whitlock R, Fergusson D, et al. Restrictive or liberal red-cell transfusion for cardiac surgery. N Engl J Med. 2017;377(22):2133–44.
77. Shehata N, Whitlock R, Fergusson D, Thorpe K, et al. Transfusion Requirements in Cardiac Surgery III (TRICS III): study design of a randomized controlled trial. J Cardiothorac Vasc Anesthesia. 2018;32(1):121–9.
78. Shander A, Javidrurzi M, Naqvi S, Aregbeyen O, et al. An update on mortality and morbidity in patients with very low postoperative hemoglobin levels who decline blood transfusion. Transfusion. 2014;54(10pt2):2688–95.
79. Patel N, Murphy G. Evidence-based red blood cell transfusion practices in cardiac surgery. Transfus Med Rev. 2017;31(4):230–5.
80. Carson J, Stanworth S, Alexander J, Roubinian N, et al. Clinical trials evaluating red blood cell transfusion thresholds: an updated systematic review and with additional focus on patients with cardiovascular disease. Am Heart J. 2018;200:96–101.
81. Mazer C, Whitlock R, Fergusson D, et al. Six-month outcomes after restrictive or liberal transfusion for cardiac surgery. NEJM. 2018;379(13):1224–33.
82. Roubinian N, Murphy E, Mark D, et al. Long-term outcomes among patients discharged from hospital with moderate anemia: a retrospective cohort study. Ann Intern Med. 2019;170(2):81–9.
83. Trentino K, Farmer S, Leahy M, Sanfilippo F, et al. Systematic reviews and meta-analyses comparing mortality in restrictive and liberal haemoglobin thresholds for red cell transfusion: an overview of systematic reviews. BMC Med. 2020;18:154.
84. Lasocki S, Pene F, Ait-Oufella H, Aubron C, et al. Management and prevention of anemia (acute bleeding excluded) in adult critical care patients. Ann Intensive Care. 2020;10:97.
85. Management. ASoTFoPB. An updated report. Anesthesiology. 2015;122(2):241–75.
86. Goodnough T, Johnston M, Ramsey G, Sayers M, et al. Guidelines for transfusion support in patients undergoing coronary artery bypass grafting. Ann Thorac Surg. 1990;50(4):675–83.
87. Rohde J, Dimcheff D, Blumberg N, Saint S, et al. Health care-associated infection after red blood cell transfusion: a systematic review and meta-analysis. JAMA. 2014;311(13):1317–26.
88. Carson J, Stanworth S, Roubinian N, Fergusson D, et al. Transfusion thresholds and other strategies for guiding allogeneic red blood cell transfusion. Cochrane Database Syst Rev. 2016:CD002042.
89. Shehata N, Mistry N, da Costa B, et al. Restrictive compared with liberal red cell transfusion strategies in cardiac surgery: a meta-analysis. Eur Heart J. 2019;40(13):1081–8.
90. Docherty A, O'Donnell R, Brunskill S, Trivella M, et al. Effect of restrictive versus liberal transfusion strategies on outcomes in patients with cardiovascular disease in a non-cardiac surgery setting: systematic review and meta-analysis. BMJ. 2016;352:i1351.
91. Wilkinson K, Brunskill S, Doree C, Trivella M, et al. Red cell transfusion management for patients undergoing cardiac surgery for congenital heart disease. Cochrane Database Syst Rev. 2014;7(2):CD009752.
92. Desjardins P, Turgeon A, Tremblay M, Lauzier F, et al. Hemoglobin levels and transfusions in neurocritically ill patients: a systematic review of comparative studies. Crit Care. 2012;16(2):R54.
93. Patel N, Murphy G. Transfusion triggers in cardiac surgery: where do we go from here? Can J Anesth. 2018;65(8):868–72.
94. Vincent J, LeLubre C. The sicker the patient, the more likely that transfusion will be beneficial. J Thorac Dis. 2017;9(12):4912–4.
95. Vincent J. We should abandon randomized controlled trials in the intensive care unit. Crit Care Med. 2010;38(10 Suppl):S534–8.
96. Ospina-Tascon G, Buchele G, Vincent J. Multicenter, randomized, controlled trials evaluating mortality in intensive care: doomed to fail? Crit Care Med. 2008;36(4):1311–22.
97. Holst L, Carson J, Perner A. Should red blood cell transfusion be individualized? No. Intensive Care Med. 2015;41(11):1977–9.
98. Rahimi-Levene N, Koren-Michowitz M, Zeldenstein R, Peer V. Lower transfusion trigger is associated with higher mortality in patients hospitalized with pneumonia. Medicine (Baltimore). 2018;97(12):e0192.
99. Shander A, Javidroozi M, Perelman S, Puzio T, Lobel G. From bloodless surgery to patient blood management. Mount Sinai J Med. 2012;79:56–65.
100. Shander A, Gross I, Hill S, Javidroozi M, Sledge S. A new perspective on best transfusion practices. Blood Transfus. 2013;11:193–202.
101. Gooble S, Gallagher T, Gross I, Shander A. Society for the advancement of blood management, administrative and clinical standards for patient blood management programs. 4th edition (pediatric version). Pediatr Anesth. 2019;29(3):231–6.
102. Shander A, Javidroozi M, Lobel G. Patient blood management in the intensive care unit. Transf Med Rev. 2017;31:264–71.
103. Murphy M, Goodnough L. The scientific basis for patient blood management. Transf Clinique et Biol. 2015;22(3):90–6.
104. Franchini M, Munoz M. Towards the implementation of patient blood management across Europe. Blood Transfus. 2017;15(4):292–3.
105. Althoff FC, Neb H, Herrmann E, Trentino KM, Vernich L, Füllenbach C, et al. Multimodal patient blood management program based on a three-pillar strategy: a systematic review and meta-analysis. Ann Surg. 2019;269(5):794–804.
106. Farmer S, Towler S, Leahy M, Hoffmann A. Drivers for change:

106. western Australia Patient Blood Management Program (WA PBMP), World Health Assembly (WHA) and Advisory Committee on Blood Safety and Availability (ACBSA). Best Pract Res Clin Anesthesiol. 2013;27(1):43–58.
107. Fischer D, Schafer S, Jea R, et al. Changes in transfusion practice associated with the introduction of Patient Blood Management. Anesthesiologie Intensivmedizin. 2018;59(5):234–9.
108. Frietsch T, Shander A, Faraoni D, Hardy J-F. Patient Blood Management is not about blood transfusion: it is about patients' outcomes. Blood Transfus. 2019;17:331–3.
109. Clevenger B, Mallett S, Klein A, Richards T. Patient Blood Management to reduce surgical risk. Br J Surg. 2015;102(11):1325–37.
110. Booth C, Allard S. Blood transfusion. Medicine. 2017;45(4):244–50.
111. Desai N, Schofield N, Richards T. Perioperative Patient Blood Management to improve outcomes. Anesth Analg. 2018;127(5):1211–20.
112. Meybohm P, Froessler B, Goodnough L, Klein A, Munoz M, et al. Simplified international recommendations for the implementation of Patient Blood Management. (SIR4PMB). Periop Med. 2017;6:6–13.
113. Mueller M, Van Remoortel H, Meybohm P, Aranko K, et al. Patient Blood Management: recommendations from the 2018 Frankfurt consensus conference. JAMA. 2019;321(10):983–97.
114. Bolcato M, Russo M, Trentino K, Isbister J, et al. Patient Blood Management: the best approach go transfusion medicine risk management. Transf Apheresis Sci. 2020;50(4):102779.
115. Edwards J, Morrison C, Mohiuddin M, Tchatalbachev V, Patel C, Schwickerath VL, et al. Patient blood transfusion management: discharge hemoglobin level as a surrogate marker for red blood cell utilization appropriateness. Transfusion. 2012;52(11):2445–51.
116. Ramsey G, Wagar E, Grimm E, Friedberg R, a. Red blood cell transfusion practices: a College of American Pathologists Q-probes study of compliance with audit criteria in 128 hospitals. Arch Pathol Lab Med. 2015;139(3):351–5.
117. Shander A, Lobel G, Javidroozi M. Transfusion practices and infectious risks. Expert Rev Hematol. 2016;9(6):597–605.
118. Meybohm P, Lindau S, Treskatch S, Spiess C, et al. Liberal transfusion strategy to prevent mortality and anemia-associated ischemic events in elderly non-cardiac surgical patients -- the study design of the LIBERAL trial. Trials. 2019;20:101.

2 氧气与ATP：细胞能量经济学

George P. Biro

吴新海 鲁义 译，屠伟峰 审校

"The lighted candle respires, and we call it fame. The body respires and we call it life. Neither fame nor life is substance, but process."
John W. Severinghouse: Foreword to the First Edition, Applied Respiratory Physiology, J. F Nunn, Butterworth and Co., 1969.

"点燃的蜡烛会呼吸，我们称之为火焰。身体进行呼吸，我们称之为生命。火焰和生命不是物质，而是过程。"
John W. Severinghouse：第1版前言，应用呼吸生理学；*J.F Nunn*，巴特沃斯公司，*1969*

第一节 引言

本书的主题是讲述氧气从肺泡转移到身体的所有细胞，在那里需要它将食物转化为化学能，以三磷酸腺苷（adenosine triphosphate，ATP）的形式存在。所有细胞的正常活动过程都需要ATP的参与。因此，有必要简明扼要地总结氧气是如何在细胞能量代谢中发挥作用的。整个系统都受到了高度的精准调控，以确保提供足够的氧气保证所有器官功能的正常运行，并满足机体的各种需求[1]。

一、氧气

氧是地壳中最丰富的化学元素之一，在大气中的含量为21%。它是由Carl Wilhelm Scheele（1742—1786）和Joseph Priestley（1733—1804）发现的。前者最先得到这一发现，但却要归功于后者，因为后者最先描述并发表这一发现[2-3]。被称为"现代化学之父"的Antoine-Laurier Lavoisier（1743—1794）进行了开创性的实验研究，并确定氧气是燃烧和呼吸的关键物质[4]。

氧（原子序数8）是一种活性很强的元素，在大气中绝大多数以双原子即分子（O_2）的形式存在。氧元素的高活性是由于其外轨道上有两个不成对的电子吸引其他元素形成许多化合物。氧气也可以形成三原子形式 O_3^-（臭氧），以及许多暂时的自由基和氧化形式，例如过氧化氢，H_2O_2。

就我们的目的而言，分子氧的两个最重要特征是：
（1）它不仅大气中含量丰富，还是一个强大的电子受体；
（2）它在大气中含量丰富[2]，确保了它在吸入空气中的可用性，及从大气到身体所有活细胞中线粒体运输系统中的可用性

葡萄糖中化学键能量转换的过程是将碳链分开并逐步将高能电子转移到有氧呼吸的最终电子受体——O_2的过程。后者是指借此过程产生ATP来满足所有细胞的能量需要。除了这些好的特性外，氧气还可以获取其他产生不稳定的自由基和离子的电子。

有机体对大气氧的利用取决于几个有序运输过程组成的氧运输链，其过程如下：
（1）右心室的心脏做功维持恒定的血流通过肺循

环，持续将静脉血液暴露到肺泡空气中，肺泡-毛细血管屏障只有在这里允许气体的物理扩散，但这种气体扩散取决于肺泡和毛细血管血液之间的气体分压差。

（2）肺泡通气借此持续大量的循环往复的肺泡空气扩散以维持恒定的氧分压（PO_2），这一过程需要肌肉力量才能维持氧气持续扩散到肺毛细血管血液中满足红细胞血红蛋白的氧需要。

（3）当吸入空气中氧气浓度（FiO_2）为0.21时，肺泡内空气方程可计算肺泡气中的氧分压，如下：

PO_2（肺泡内空气）= PO_2（吸入空气）−[PCO_2（肺泡内空气）/R]

（4）肺泡空气中的PO_2驱动氧气扩散到肺毛细血管血液中，而血红蛋白的氧解离曲线（oxygen dissociation curve，ODC）决定了离开肺毛细血管的血液氧饱和度。

（5）左心室的收缩通过大量运输驱动血流返回左心房，流向主动脉和全身动脉和小动脉。

（6）器官中的动脉血压和小动脉阻力决定了血液流过每个器官的速度，从而决定了氧流量。

（7）氧气的输送和消耗发生在微循环中。进化至今的不同器官毛细血管床的结构有其自已特定的器官功能，既保证了器官代谢需要的适当氧气供应，也保证了器官的特定功能（例如，吸收、分泌、离子转运等），调节毛细血管床以确保最佳的血流分布和最佳的毛细血管密度，达到氧气扩散距离最优化。

这种进化至今的复杂的、高效的和高度调控的对称运输过程系统确保了全身所有细胞以最低的能量成本获得最佳的氧气供应。

二、ATP

ATP是由Karl Lohman（1898—1978）在1929年发现的，它是一种在肌肉收缩中消耗的分子。该分子由获得1957年诺贝尔奖的Alexander Todd（1907—1997）合成。它是维持所有生物体生命的必需化学物质之一。

ATP是由一个腺嘌呤（一种含氮碱基）结合一个核糖（一种5碳糖），再结合以共价磷-氧-磷键线性排列的三个磷酸基团组成（如下图）。末端或γ-磷酸盐键是一种高能键，当磷酸因水解剥离时，可以释放能量，它由二磷酸腺苷（ADP）通过磷酸化反应生成*。ATP和ADP处于连续循环过程中。

该分子是一种古老的进化残余物，最初是从原始生物进化而来，并被所有动植物高等生物保存和利用。在所有依赖能量的细胞过程中，它被普遍地看作是能量的存储形式。它不是一种最终使用的能量"通用储存形式"，而是在一个连续循环中产生和消耗，其循环的速度与细胞活动的速度相匹配，细胞活动包括那些合成、膜上离子泵、收缩机制，及神经和肌肉细胞的电荷运动。当食物（如葡萄糖）被分解成更小的分子时，就会产生这种分子，它是由二磷酸腺苷（ADP）在系列细胞通路的还原反应中产生的（见本章下述）。

ATP在功能上可以比作电池，它可以通过充电或放电来驱动一个过程，它也被比作一种"货币"，因为它是所有细胞使用和生产的统一实体。在国民经济中，货币由中央银行生产和分配，供所有下属单位（如市政当局、企业、消费者）用于购买商品和服务。从这个意义上说，ATP发挥着与"货币"这一实体相似的功能，其相似之处还在于它是"供应链"的组成部分。在国民经济中，货币作为"以防万一"使用的实体发挥作用。在有机体及其组成细胞的经济学中，ATP"货币"起到"及时"可用性的作用，绕过中央银行的角色，并在细胞内部的可直接利用地点产生，从而有助于更有效地使用。

葡萄糖的生物氧化分多个阶段进行，每个阶段包括几个步骤，首先以一种身体可以利用的形式产生能量即ATP；其次ATP在细胞内从其生产地点到

---

* 磷酸化是指将高能磷酸基团加在中间代谢产物或蛋白质上，同时去除1个水分子（水解）的反应。

其利用地点的超短距离内移动，它不会被储存，而是随着细胞对能量的需要或增加或减少[5-6]。

三、ATP 生产：概述

ATP 是在三个不同的代谢路径中持续产生：

（1）糖酵解（glycolysis）（也称为 Embden Meyerhof 路径），其中 6 碳的糖即葡萄糖被分解为两个 3 碳片段。

（2）三羧酸循环（Krebs cycle）（也称为柠檬酸循环），其中 3 碳丙酮酸裂解为 2 碳分子并释放二氧化碳；同样，产生了携带额外高能电子的高能中间体。

（3）电子传递链（electron transport chain，ETC）（也称为氧化磷酸化），其中高能电子通过酶促方式从电子供体转移到电子受体，而质子则通过线粒体膜运输。

三种途径以不同的产量产生 ATP，还有高能中间体（如维生素 B 硫胺素和核糖糖苷的衍生物），烟酰胺腺嘌呤二核苷酸（即辅酶，NAD）、黄素腺嘌呤二核苷酸（FAD），最终分别被还原为 $NADH^-$ 和 $FADH_2^{2-}$。

第二节 氧气利用：概述

在食物的共价键（例如葡萄糖）中，化学能的捕获是通过酶促断裂 C—C、C—O 和 C—H 键而释放出来。酶促作用确保释放的能量不会被"浪费"，而是有效地转移到其他化学分子的共价键上，尽管所有这些作用也伴随着热量的产生，能量的主要存储形式是 ATP。仅当在三个代谢途径序列的最后阶段氧气可用时，才能维持大分子（例如葡萄糖）的逐步分解。

氧分子通过"氧运输系统（oxygen transport system，OTS）"从大气中按以下顺序输送：肺泡通气、扩散穿过肺泡毛细血管膜、通过心脏收缩在循环中大量运输，最后在微循环中从毛细血管血液扩散到细胞，并在细胞内扩散到线粒体中最终可利用的地方[7]。过量的高能电子由中间体 $NADH^-$ 和 $FADH_2^{2-}$ 传递到线粒体，在那里一系列膜结合的复合物将这些高能电子传递给 ATP 合成酶，其中电子和质子在反应序列中被转移到氧气：

$4NADH^- \rightarrow NAD + O_2 \rightarrow H_2O + 化学能$

$FADH_2^{2-} \rightarrow FAD + O_2 \rightarrow H_2O + 化学能$

$ADP + Pi + 能量 \rightarrow ATP + 热量$ [8-10]

第三节 细胞能量经济学

一、有氧呼吸

每个细胞中都有三个连续的代谢途径产生 ATP[1]。

二、糖酵解

糖酵解[11-12]是第一个系列反应，其中葡萄糖（$C_6H_{12}O_6$）被裂解为两个三碳化合物。葡萄糖首先通过膜结合的转运体进入细胞，然后在胞质内经历十个步骤。在这十个步骤中，前五个为第二阶段"生产"的五个步骤做准备。前者包括一些微不足道的分子重排（异构化为果糖）和"投资"两个 ATP 分子给六碳糖使其两端发生磷酸化，从而产生果糖-1,6-二磷酸（FDP）。以这种形式将糖困在细胞质内。在第二阶段五步骤中，六碳磷酸化糖在其第 3 和第 4 个 C—C 键之间被裂解分开，产生两个三碳部分，每个部分都带有一个连接的末端高能磷酸盐。六碳糖的裂解还产生能量，用于"底物水平磷酸化"过程，将 ATP 添加到每个产物中。与最初从细胞存储中取出一个 ATP"投资"不同，这使用了 ADP 和来自裂解的能量，使裂解物生成了两个三碳化合物，即 1,3 二磷酸甘油酸（1,3-diphosphoglycerate，1,3-DPG）和磷酸烯醇丙酮酸（phosphoenol pyruvate）[12]。值得注意的是，这是两个"二磷酸盐"化合物。我们只"投资"了 2 个 ATP 分子来磷酸化葡萄糖，但生成的两种化合物，每个化合物都有 2 个高能磷酸盐，合计有了 4 个 ATP。最后的 2 种产物是 1,3-DPG 和磷酸烯醇丙酮酸。从这两个二磷酸化合物中剥离两个高能磷酸盐，可产生 4 个 ATP。

因此，这种平衡是每代谢 1 分子葡萄糖投资 2 个 ATP，产出 4 个 ATP，净增 2 个 ATP。糖酵解的最终产物丙酮酸随即进入三羧酸循环。

巧合的是，除了葡萄糖的中心碳-碳键断裂外，氢也被从中释放了出来。由于 H—C 键裂解进而释放的高能量，释放的氢呈带有两个电子的"氢阴离子（H^{2-}）"，其中一个占据了高能轨道。这些高能电子被转移到电子受体 NAD 和 FAD，以产生 $FADH^{2-}$ 和 $NADH^-$ 并将转移到有氧代谢过程的下一阶段。最终，电子将在能量代谢的最后阶段转移给氧气。如果在那个阶段没有氧气，高能核苷酸的积累会抑制进一步的反应[12]。

到此时，葡萄糖仅产生了小部分能量，葡萄糖的更多能量产生是在后续三羧酸循环的系列反应中。同时，未参与糖酵解的葡萄糖可被肌肉和肝脏吸收，并在聚合后以糖原的形式储存起来，并在需要时提供。

综上简述，糖酵解通路每使用 1 个葡萄糖分子就净产生 2 个 ATP，而这仅是后续第二系列代谢通路，即三羧酸循环（the Krebs cycle），或称柠檬酸循环的"入门"过程。在糖酵解通路系列反应的最后阶段需要氧气参与直至结束，并使其代谢终产物丙酮酸进入三羧酸循环。在没有氧气的情况下，三羧酸循环停止，丙酮酸转化为终端产物——乳酸，在氧气供应受限的运动期间的肌肉中最为突出。这就引出了氧债的概念。该反应由乳酸脱氢酶催化：

丙酮酸＋$NADH^-$＋H^+→乳酸＋NAD^+

请注意，这种转换使用了上面产生的一个 $NADH^-$，因为它不能在电子转移过程中继续进行。当氧气可用时，反应可以逆转，"偿还"氧债。在剧烈肌肉活动期间产生的一些乳酸可在肝脏被转化回葡萄糖。在缺氧的临床情况下，乳酸会在细胞中积聚并溢出到血浆中；血浆乳酸浓度升高是缺氧的临床指标，在这样情况下，我们将处理无氧呼吸（anaerobic respiration）。

例外情况：红细胞中的糖酵解

成熟红细胞是分子进化的一个突出例子，因为它已经适应了它的主要功能，即最有效的氧气运输（详见第 3、4 章节）。为此，它失去了大部分细胞器，包括细胞核和线粒体，以容纳更高浓度的血红蛋白。此外，它在代谢中不使用氧气，代谢功能主要集中以下三个方面：

（1）保护血红素铁免受氧化。
（2）通过单磷酸己糖分流防止珠蛋白变性。
（3）通过 2,3-DPG 的变构修饰调节血红蛋白的氧亲和力。

红细胞含有糖酵解通路的改良补偿。葡萄糖进入红细胞不需要胰岛素的帮助。红细胞内糖酵解通过变位酶产生大剂量 2,3-DPG 绕道前行，2,3-DPG 是血红蛋白氧亲和力的变构调节剂：2,3-DPG 浓度升高会降低 Hb 氧亲和力，反之浓度降低会增加 Hb 氧亲和力；但当缺失两种遗传性代谢酶（己糖激酶和丙酮酸激酶）时，它调节血红蛋白氧亲和力的能力下降甚至缺失[8]。红细胞持续暴露在高浓度的氧气中，有利于氧化剂的产生和珠蛋白的变性。还原型谷胱甘肽是保护氧化性损伤的主要抗氧化剂。有 $NADH^-$ 情况下，血红素铁（$Fe^{2+} \rightarrow Fe^{3+}$）的氧化被高铁血红蛋白还原酶逆转[8]。

三、三羧酸循环

在有氧代谢的下一阶段，糖酵解的最终产物丙酮酸进入三羧酸循环。Hans Adolph Krebs（1900—1981）与 Fritz Lipman（1899—1986）诠释了能量产生继糖酵解之后三羧酸循环中的化学反应，并因此获得了 1953 年诺贝尔奖。

糖酵解和三羧酸循环之间的联系是不可逆的"氧化脱羧"反应：糖酵解的最终产物丙酮酸与辅酶 A 发生反应：

丙酮酸＋辅酶 A＋NAD^+→乙酰辅酶 A＋CO_2＋NADH

与发生在细胞液中的糖酵解不同，三羧酸循环反应发生在线粒体基质中。线粒体是所有细胞的核心细胞器，由外膜、内膜（呈"嵴"状的折叠膜）、膜间空间和被内膜包裹的基质组成。酶嵌入膜中，其他反应发生在基质中。

辅酶 A 在代谢中无处不在，是二碳酰基的通用载体。Lippman 发现它是参与乙酰基连接的因子。它的反应位点是末端巯基（—SH）。它在功能上类似于 ATP，因为它充当高能酰基的载体。它的水解能释放能量：

乙酰辅酶 A＋H_2O→乙酸酯＋辅酶 A＋H^+＋化学能＋热量

请注意，葡萄糖不是代谢中二碳化合物的唯一来源。双碳脂肪酸片段、长链脂肪酸的 β-氧化产物，以及一些氨基酸也可以进入三羧酸循环。

（一）概述

三羧酸循环是一个封闭的循环，始于乙酰辅酶A（acetyl-CoA）与四碳分子草酰乙酸（oxaloacetate）反应，然后将CoA部分分离，最终产生六碳柠檬酸盐分子。一轮循环包括八个连续的反应步骤，总共产生3个$NADH^-$、1个$FADH^-$、2个CO_2分子释放和1个ATP或GTP分子。后者是ATP的鸟苷类似物，在某些细胞中用于促进蛋白质合成中的转录。请注意三羧酸循环中CO_2的产生完全独立于氧化磷酸化对O_2的消耗（见第三系列反应）[12]。

（二）一些细节

循环的开始涉及草酰乙酸和乙酰辅酶A的结合，然后裂解CoA，形成六碳链即柠檬酸（因此又称之柠檬酸循环）。在复杂的内部重排（异构化）之后，两个碳被释放生成二氧化碳，每次产生1个$NADH^-$。剩余的四碳分子即α-酮戊二酸通过与另一种乙酰辅酶A反应延伸形成六碳琥珀酰辅酶A（也用于卟啉类化合物的合成）。CoA再次被裂解以产生六碳琥珀酸盐，随后损失两个碳生成CO_2，另四碳中间体最终成为草酰乙酸（C-4），即为下一轮循环的起始产底物。琥珀酰辅酶A也用于合成卟啉。在循环的八个步骤中，有五个步骤产生了一些可利用的实体，ATP和$NADH^-$或$FADH_2^{2-}$。

请注意，最初的起始底物是葡萄糖，它被裂解成两个由原始葡萄糖分子进入循环的两个糖酵解产物。因此，一个葡萄糖分子通过糖酵解和三羧酸循环后净产出：2个ATP或GTP、8个$NADH^-$、2个$FADH_2^{2-}$和6个CO_2分子。

三羧酸循环的速度取决于各个细胞对能量的主要需求，并受关键酶如异柠檬酸脱氢酶和α-酮戊二酸脱氢酶的调控。到目前为止，细胞能量经济学还没有获得高产的ATP。因此，最后的系列反应即电子运输链（electron transport chain，ETC）反应，也被称为"氧化磷酸化"，才是产生绝大多数的ATP，即通过高能电子和质子的逐步酶促转移到最终的电子受体即O_2上。

（三）电子运输链，氧化磷酸化

殊途同归（条条大路通罗马）：电子运输链（ETC）或称氧化磷酸化，是ATP生成的最后一条共同通路。

氧气在反应的第三阶段和终末阶段起着至关重要的作用，不像发生在线粒体基质中的三羧酸循环，ETC反应由嵌入线粒体内膜的酶复合物催化进行。

有氧代谢的三个阶段不仅是个确切的过程，而且在细胞内有不同的实际定位。然而，从经济角度来看，所有ATP都是在利用它的各自细胞内产生，不像中央银行为终端用户生产和分发货币。

膜结合酶复合物以物理顺序排列，包括细胞色素类。上游产生的$NADH^-$中的电子从复合物携带到相邻的复合物，最终到达末端细胞色素C3，2个高能电子、2个质子和2个氧原子反应形成水[12]。每半个氧分子产生3个ATP，被称为P/O=3的氧化态。

1分子葡萄糖经过氧化磷酸化可产生32分子ATP。因此，1分子葡萄糖通过生物氧化总共产生32+2+2=36分子ATP。

1摩尔葡萄糖的体外物理燃烧释放出2820 kJ热能。1摩尔葡萄糖通过有氧代谢的生物氧化产生36摩尔ATP，相当于1270 kJ的可用能量（高能化合物）。1摩尔葡萄糖无氧代谢仅产生乳酸和2摩尔的ATP，仅相当于67 kJ的可用能量。因此，将足够量的氧气输送到线粒体可以使能量效率达到约45%。这要优于几乎所有的人造机器。其余部分以热量方式保持恒定的体温[5]。

（四）线粒体：是敌是友？

真核生物在进化过程中获得线粒体是革命性的突破，它通过糖酵解、三羧酸循环和氧化磷酸化从单个六碳糖分子产生36分子ATP，而不是仅通过糖酵解仅产生两个ATP[13]。线粒体确实是奇怪的野兽，它们似乎都是外类物种的，它们有自己的双层膜、自己的基因组，以及转录和翻译装置，与我们自己的完全不同，但它们代表了自然界中最成功的共生安排之一。它们允许我们战斗、逃跑、跑马拉松和保暖。除了利用氧气的能力使宿主受益之外，与它们的合作也需要付出代价：它们也庇护制造活性氧（ROS）的手段，甚至这个缺点也被用于免疫反应和其他功能[13]。这种产生不稳定自由基的性质将在下文"第三节 氧感应"中讨论。

四、重要器官的能源系统

70 kg人在休息时的总耗氧量约为250 ml/min。

通过各种机制调节心输出量（CO）的区域分布以满足所有组织器官氧消耗的需要。静息状态下的 CO 约为 5000 ml/min。在最大运动量下，身体的总耗氧量可能增加约 12 倍，而 CO 最大增加量约为 5 倍。这清楚地表明，在这种情况下，除了增加从输送到组织的血液中萃取的氧气外，还必须进行心输出量的大规模的重新分配。

值得注意的是在以下各部分中，器官的功能和能量的需求如何反映在它们的血流量调节和氧气供应。此外，一项研究表明，首先出现组织缺氧的稀释性贫血的严重程度，如 HIF 和 NOS 表达增加，在不同器官之间是明显不一样的[14]。

（一）心脏

心脏几乎是由单一的细胞类型即心肌细胞组成。这些细胞提供产生压力和血流的收缩能力。虽然由相同的细胞类型组成，但左心室和右心室的工作压力不同，但产生相同的流量。因此，两个心室的质量和体积不同。左心室的质量是右心室质量的 3~4 倍。有两个例外即内皮层（心内膜）和心脏起搏器与传导细胞，仅占心脏质量很小一部分，其能量的需求远远小于收缩性心肌细胞[15]。

心脏在其室壁上持续主动产生张力，因而产生压力和血流。这种持续的活动需要为肌纤维 ATP 酶活性发挥作用，以持续提供能量。这种能量的需求必须通过冠状动脉循环输送含氧的血液来满足。身体静息状态下工作心脏的耗氧量为 9~10 ml/100 g，或约 27~30 ml/min。停止灌注的心脏耗氧量约为 2 ml/min。因此，心脏的实际收缩时耗氧是其基础代谢的 4~5 倍[16-17]。

工作心脏的主要代谢底物不是葡萄糖，而是来自长链脂肪酸的 β-氧化的脂肪酸片段。从一个工作负荷过渡到另一个工作负荷过程中，心脏糖原储存也贡献了代谢底物[16]。心脏的底物代谢包括一套"错综复杂的途径，每一类底物都会产生 ATP 和非 ATP 的终点"[18]。

除了颈动脉体化学感受器，心脏是静息状态下所有器官中氧耗量最高的。它也是一个强制性的有氧代谢器官，需要通过冠状动脉循环的充足血流来持续不断地供应氧气[16]。当身体需要加强氧气输送时，例如在剧烈运动时，它的工作负荷可以增加几倍。冠状动脉循环也很独特，它从血流中萃取氧的速度最快，旨在限制它增加氧供的能力。因此，冠状动脉血管床必须能够使血流增加多达五倍，以满足急剧变化的需求。此外，左心室的收缩-舒张周期对它的收缩能力有额外的限制。在收缩阶段，即收缩期，心肌内的小冠状动脉被压缩，从而限制了其血流。因此，左心室心肌的大部分灌注被限制在舒张阶段，即舒张期，此时心肌内的分支血管不受压缩。随着心脏满足全身需求的增加，心率加快，因此每个心动周期的时间缩短，大部分灌注发生的舒张期也缩短了。因此，冠状动脉循环必须受到严格的调节，以满足增加的氧气需求，这可以通过一复杂的调节机制加以实现，其中腺苷的释放起着重要作用[9]。

心脏的另一个独特特性是它能够变化其收缩性。这一特性使心肌能够从任何给定的初始肌节长度产生更大的力，并以更快的缩短速度这样做。这可以通过增强交感神经活性、正性肌力药物（例如洋地黄苷）或 β-肾上腺素能激动剂（例如肾上腺素和多巴胺）来激活。收缩力的增加也伴随着收缩做功的增加，需要更大的 ATP 转换和血流量的增加。在心脏中，另一种高能量化合物磷酸肌酸（creatine phosphate，CP）[7]也起着重要作用。它的功能是作为另一个高能量池，在工作量的快速转换过程中补充 ATP，类似于低限度的"现金卡"系统。

心脏的能量代谢为其急剧可变的收缩做功发挥重要作用。正常的冠状动脉血流与心脏的氧消耗和工作负荷密切相关。

鉴于心脏足以满足其不同工作负荷的氧气输送的绝对依赖性，冠状脉管系统的完整性显得非常重要。冠状动脉疾病的病理特征使其很容易发生暂时性的功能障碍（如急性缺血发作），甚至是永久性的细胞损伤（心肌梗死）。

心肌的电子显微图像提供了让我们了解细胞如何产生能量的结构特征[2]，其重要的功能结构是收缩装置、肌动蛋白（actin）和肌球蛋白链（myosin strands）、储存钙离子的肌质网（SR）、紧邻收缩装置的大量线粒体，以及传递肌膜去极化的细胞间连接。后者将启动两个过程，即大量钙的快速释放及肌膜对钙通透性的增加，导致细胞内钙浓度会瞬间增加 1~2 个数量级，从而激活肌动蛋白和肌球蛋白来启动收缩。该过程通过主动摄取钙进入 SR，并将钙泵出肌膜外而终止和逆转。由此产生细胞内 Ca^{2+} 浓度大幅下降、阻止了肌动蛋白-肌球蛋白相互作用和裂解了肌动球蛋白复合体。肌细胞在两个过程中消耗大量ATP：即肌动球蛋白键的断裂和Ca^{2+}主动泵回SR和泵出细胞外。因此，没有充足的ATP会导致肌动蛋白键的不断裂、持续收缩和胞质内Ca^{2+}超载，从而对线粒体产生有害的后果。

心肌中的线粒体仅次于收缩器，约占总细胞体积的三分之一。尽管收缩元件之间距离很近，但线粒体外膜不让透过大分子且带有电荷的ATP和ADP，需要转位酶才能确保向收缩元件提供ATP。

综上所述，心肌细胞中ATP的供应需下述三个过程：

（1）收缩，"肌球蛋白ATP酶"：静止时约占60%～70%；当工作量增加时更多；

（2）离子泵（Ca^{2+}和Na^+-K^+泵）主动泵送：大约10%～20%；

（3）合成过程、动作电位、环AMP（cAMP）形成（信号）、血管舒张（腺苷替换）等：约10%～20%。

心脏不能耐受缺氧，即使是短暂的。没有血流、缺血，无论是整个心脏的还是局部如冠状动脉闭塞，都会停止能量的产生，心肌收缩会在几分钟内迅速停止。持续的缺血会导致其能量需求的减少，但离子泵功能的丧失将导致缺血的心肌细胞在数小时内死亡。

（二）大脑

与单一细胞群组成、执行独特功能的心脏不同，大脑的血管解剖结构、功能、细胞类型、结构，及其能量代谢分布方面存在显著的不同。鉴于大脑的各种解剖结构所执行的功能极其复杂，在本章不进行详细讨论。

大脑由功能明确的不同解剖区域组成。从细胞层面讲，大脑仅有两种细胞类型：即神经元和星形胶质细胞。神经结构发挥着调节各种"自主"功能，如呼吸、循环、内脏功能调节等。这似乎很难想象，其"高级"神经结构具有认知、记忆和适应能力，如人的可塑性。神经元的最重要功能就是由细胞膜去极化引发的突触传递，也就是说，由离子流（Na^+、K^+泵）控制的膜电位变化，及各种神经递质或"化学信使"（去甲肾上腺素、谷氨酸、多巴胺、组胺等）合成、释放、摄取和再合成的过程。虽然这些是大脑执行不同功能的功能塑造区，但它们发生在不同的结构实体中。由于不同的功能在不同的时间发生，这个过程的能量需求也是动态的。脑血流量、葡萄糖消耗和氧代谢在这些局部区域组织中都会增加，以响应其一系列活动。

目前的研究支持下述两种确切的调节机制：即神经与血管的联合；神经与代谢的联合。

1. 神经与血管的联合

血流如何匹配神经活动的确切机制仍不清楚；引起血管扩张的最主要候选介质是一氧化氮自由基（NO·）。大脑中的NO是由神经元型一氧化氮合酶（nNOS）激活产生的，而nNOS的激活又需要谷氨酰胺能的兴奋刺激。血管舒张（即血管平滑松弛）又需要由可溶性鸟苷酸环化酶（soluble guanylate cyclase enzyme，sGC）产生的cGMP激活介导[19]。NO介导的反应虽在生理学中很常见，但其在中枢神经系统中的作用显得更加重要[10, 19]。除了促进血管舒张以满足活性区域的氧气需求外，它还在神经元之间的通讯发挥其他作用，但有时也会导致神经退行性变[19]。

注意心脏和大脑血管舒张介质的差异：前者为腺苷，后者为NO。

2. 神经与代谢的联合

在神经与代谢的联合中，星形胶质细胞与神经元发挥了中枢协同作用[10]。前者位于毛细血管内皮壁和神经元突触间隙邻近处。"在神经元激活过程中，星形胶质细胞最具特征的功能之一是在谷氨酸释放、再摄取和重复释放的循环中维持神经递质的储存"[10]。星形胶质细胞和神经元的能量代谢存在一个有趣的二分法。星形胶质细胞在活动时利用葡萄糖通过糖酵解产生乳酸，而神经元利用乳酸和三羧酸循环来满足其能量的需求。这种能量产生途径的不同是由于不同基因的表达或由不同基因介导的[10]。

由于功能磁共振成像技术（functional magnetic resonance imaging，fMRI）对区域氧浓度缺乏高分辨率，不同神经功能的复杂结构和分布使得不同活动状态下氧合状态很难获得精确定位。

脑组织的氧代谢对缺氧极其敏感，在血液中断的几分钟内，神经功能就会受到损害。缺氧程度较轻，或自然长时间的慢性缺氧可诱导低氧诱导因子（HIF）基因的表达，而反过来又调节转录。HIF有几种不同的亚型，这些亚型在大脑的不同部位有不同的表达[10]。

氧有一个重要的生物学缺点，即它容易产生自由基或活性氧（ROS），如羟基、超氧阴离子和过氧化氢。它们是攻击蛋白质和膜脂质的强氧化剂。神经元极易受到 ROS 的氧化损伤，但也会受到还原剂的保护，如谷胱甘肽、NADH 以及 HIF[10, 19]。后文会介绍氧的 ROS。

（三）肾脏

肾脏与心、脑的不同之处在于其独特的血管结构，其排泄功能旨在维持细胞外液的容量、渗透压和离子成分，其内分泌产物调节其自身功能、血压和红细胞生成。这些都是高耗能的生理活动，其血流量和肾内流量分布持续受到调控，以持续适应机体血液容量和血液化学成分的变化。此外，肾脏因其独特的排泄功能，流向肾脏的血流量远大于肾脏自身的代谢需求量。两个肾脏的重量虽约占全身重量的 0.5%，而肾血流量约为心输出量的 25%。

肾脏的基本排泄功能单位即肾单位（nephron）组成如下[20]：

（1）输出小动脉为肾小球提供大量的血流；

（2）通过肾小球，血浆被过滤；

（3）肾小球囊（glomerular capsule，又称 Bowman 囊）内的超滤液与血浆中的水、所有小分子化合物和离子成分、浓度相同；

（4）超滤液进入近曲小管，然后进入肾髓质髓袢（Henle's 袢）降支；

（5）整个环路被广泛的毛细血管网包绕，并与此环密切接触；

（6）上皮细胞含有几个离子泵，它们在肾小管内能够逆浓度梯度将特定离子物质跨肾小管上皮和毛细血管内皮转运；

（7）由于流经髓袢时渗透压梯度的持续增加，流到髓袢出口时渗透压浓度（1200 mOsm）是肾小球滤过液（300 mOsm）的 4 倍。

肾脏消耗能量最多的是近曲小管细胞（包含许多线粒体）对钠的重吸收，这与携带少量线粒体的髓袢形成对比[20]。这也表明能量消耗最多的是肾单位的前部分。这部分的肾单位位于肾皮质。肾皮质和髓质血流受到几种血管活性物质（血管紧张素、血管加压素、前列腺素等）的调节[21-22]。

除了能量消耗（ATP 酶）泵外，肾脏还有重要的内分泌功能。机体缺氧时，肾脏会分泌促红细胞生成素（erythropoietin），促红细胞生成素是一种刺激骨髓中红细胞前体增殖的激素。需要大约 7 天的时间将未成熟的有核红细胞（网织红细胞）释放到循环系统中，随后失去细胞核，并在 3～4 天内成熟。贫血时，促红细胞生成素合成较基础时会成百倍地增加[20]。这种合成过程也是消耗能量的，但其具体量值尚不清楚。

肾脏第二个内分泌产物是转化酶，可激活如血管收缩剂（血管紧张素）和血管扩张剂（缓激肽）等多肽。

（四）肝脏

肝脏具有多种重要功能，其结构又明显不同于上述器官。肝脏血流量占心输出量的 25%，而它仅占总体重的 2.5% 左右。1 min 内每 100 g 肝脏流过的血流量约有 100～130 ml[23]。其主要功能之一是通过生物化学过程对来自肠道吸收的物质进行处理。此外，它还可以降解有毒物质、代谢药物、储存铁和葡萄糖（以糖原形式）等物质。肝脏的血液供应由门静脉和肝动脉双重保障。门静脉因已经过肠道循环，其所含氧量已被内脏提取而降低，但增加了许多来自食物吸收的营养素和较低的静脉压力[23]。门静脉是肝脏血流供应的主要来源，占了约 2/3。来自肝动脉和门静脉的血液同时流入肝功能单位即肝腺泡（acini）。肝脏的氧供主要靠肝动脉保障。

肝脏的结构呈窦状型，有一个很大的血池（肝动脉和门静脉血汇合而成）围绕并灌注功能单位即肝腺泡。肝细胞被血液包围，因此肝细胞与血液呈持续而密切的接触。与心脏供应血流相比，通过肝脏的血流正常情况下很稳定。在功能单位内，血液有优先分布特性，含氧量最多的血液首先到达肝腺泡，那儿是呼吸酶浓度最高的部位，因此其代谢活动也最活跃[23]。肝细胞在形态学上虽然相同，但即使在邻近的细胞中，它们的代谢活动存在很大差异。因此，肝脏的多重功能可以被理解为类似于"多任务处理器官"，这可以通过局部氧梯度来确定[23]。

位于门静脉周围的肝细胞主要含有三羧酸循环和电子运输链酶，而糖酵解酶则局限于需氧少的细胞中。

第四节 氧感应

受调控的系统需要获取其功能的反馈信息。在消费经济学中,供需之间的平衡是由商品的价格来展现的。从生理学角度讨论能量经济问题,有两个指标可以体现,即机体层面上的颈动脉和主动脉体的化学感受器,以及细胞、组织和器官层面上的 HIF*。

此外,Prabhakar 和 Semenza[24] 发表了一篇关于氧感应机制及其在稳态中的作用的综述。

一、颈动脉体化学感受器

颈动脉化学感受器是一对位于颈动脉窦压力感受器附近(即颈内动脉和颈外动脉的分叉处后方)的化学感受器,其功能单一,仅感应动脉中血氧分压的变化。鉴于其重要的战略位置,可感应流入大脑的血液氧分压(PO_2),也反映其在体内稳态的重要性。来自这些成对器官的信息经传入神经、部分第九对脑神经或舌咽神经传递,最终到延髓、脑桥呼吸中枢和髓质心血管中枢。当动脉血氧分压正常(约 100 mmHg)时,通过该神经传输的流量是很小的。随着动脉氧分压下降,如肺泡通气不足以使血红蛋白饱和时,神经传输的流量和频率随之增加。当肺泡通气不足,或吸入空气处于较低大气压(如高海拔)或低于正常氧气浓度时,就会发生缺氧。化学感受器对贫血引起的低氧含量没有反应。来自颈动脉体的警报信号向脑干循环和呼吸中枢发出,以增加肺通气、心率、心输出量和动脉血压[24]。反射性反应包括激活交感神经系统,和通过整个氧气运输系统增加器官氧气供应激活控制呼吸活动的神经(肋间神经和膈神经),此外,还通过交感神经和局部调节反应增加血流重新分配到重要生命器官。

一些证据表明在心血管疾病中,颈动脉体化学感受器对缺氧反应过度剧烈,这可能是"神经源性"高血压的病因学基础。

颈动脉体中的信号传输利用气态生物化学信使、一氧化碳(CO)和硫化氢(H_2S)。

如上所述,各种器官利用其各自器官的特异性机制和信使来调节它们各自的血流和氧气供应,如心脏和肝脏依赖于腺苷,而大脑则利用 NO 介导的机制。由于肾脏接受了相对于其代谢需求的更多血流,因此它可以在短时间内参与重新分配。然而,如果当其细胞受到缺氧损伤危险时,肾脏会释放促红细胞生成素。

二、HIF 介质

这是一个由有双加氧酶活性的多种亚基组成的复杂蛋白质家族,这涉及来自有机化合物中分子氧的两个氧原子的酶参与其激活或使其不稳定。当组织发生或存在缺氧时,HIF1-α 可以启动多种活动,包括骨髓中的红细胞生成、血管生成和缺氧器官中的代谢适应[24]。

在重症监护实践中,氧合状态是监测的一个重要方面,因为缺氧会导致细胞和器官损伤。有几种技术可供临床医生使用[25]。

三、心血管系统和氧气供应整合:NO 的作用

Haldar 和 Stamler 发表了一篇有关心血管系统对全身性和器官特异性氧气供应复杂整合的系统综述,其中重点提及一氧化氮(NO)起了非常重要的作用[26]。在原始大气中 NO 含量是丰富的,氧气的生物利用与 NO 共同进化。随着 NO 从大气中消失,随着生物体的进化,使其有了合成 NO 的能力,并将其用作生物信号分子。NO 与大多数蛋白质含量很丰富的半胱氨酸巯基有很强亲和力,为修饰靶蛋白及其功能提供了手段,即 S-硝基化。S-硝基化蛋白在所有器官中都非常丰富,尤其是在心血管系统中。NO 合成酶系统(NOS)大量分布在生物体中,响应氧需求的变化,亚硝基化蛋白诱导心血管功能翻译后的改变。该系统的复杂性除了关注 ATP 产生、心脏收缩功能的调节、线粒体功能、肺泡通气、血红蛋白氧亲和力和高海拔的低氧适应期代谢通路的广泛联系外,本章中不作任何进一步的探索。S-亚硝基化失调被认为是心血管疾病的基础[26]。

---

* W.G Kaelin,Jr.,Sir Peter J. Ratcliffe 和 G.L. Semenza 因发现 HIF 获得了 2019 年诺贝尔生理学或医学奖,https://www.nobelprize.org/prizes/medicine/2019/summary/

四、小结

在慢性缺氧情况下，氧输送可以通过加速红细胞循环中氧的产生和释放（红细胞生成）和新血管的生长（即血管生成通过增加毛细血管密度，以减少氧气的扩散距离）而增强。

氧的消耗也可以通过代谢重新编程而改变，但这只能发生在新红细胞和毛细血管生长的过渡时期（7～10天）。HIF产物是转换基因产物中的一员，从而激活三羧酸循环和细胞色素c酶。有些细胞在面对氧的供应与需求不平衡时可以利用的一种策略是细胞周期停滞，这也是由HIF的各种产物介导的。

第五节 "坏"氧族

分子氧（O_2）的化学性质源于外壳中有两个不配对的电子，它可以通过接受与两个不配对电子中一个电子配对而部分还原，形成一种非常不稳定的物质，即超氧阴离子（O_2^-）。该反应主要发生在线粒体呼吸链中[13,27]。这个超氧阴离子可以形成一系列有毒的氧衍生自由基或活性氧（ROS），包括过氧化氢（H_2O_2）、氢过氧自由基（H_2O^-）和羟基自由基（OH^-）。这些是强大的氧化剂，能够对蛋白质、DNA和膜脂分子造成氧化损伤，导致广泛的细胞损伤和功能障碍，但大多数细胞中也存在一些酶和抗氧化剂，可以抵消ROS的有害影响，因此其细胞损伤和功能障碍的程度取决于ROS产生速率和存在的抗氧化活性之间的平衡[5]。

ROS主要通过几种代谢途径的相互联系的网络在线粒体中产生。过量的氧气可能加速ROS的产生。因此，在高氧环境中发生的细胞损伤可能是由过量产生的ROS介导的[27]。除了氧化损伤外，高水平的ROS还可能与免疫反应有关，导致细胞凋亡，甚至参与某些疾病的发展过程[27]。

第六节 总结与结论

进化赋予我们一个从环境把氧气运输到细胞的高效氧气运输系统，和一个产生高能量复合物ATP和GTP的能量利用系统，它们使所有细胞以最优化方式执行其不同的功能。食物成分的氧化和裂解三个阶段的生化途径以适应捕获和移动来自于共价化学键断裂的高能电子，并非常有序地使能量损失最小化。这是依赖于细胞膜、线粒体基质和线粒体内膜复合体内的高度调节的高效酶系统完成的，正是此复合体完成了从底物中获得最大量的ATP。然而，前面的糖酵解和三羧酸循环，对于将来自上述阶段的高能电子传递到电子传输链是必不可少的。因此，整个序列对于作为协调和良好调节的功能是必不可少的。

为了实现最佳的细胞功能，能量的供应链需要"及时"出现在细胞本身需要的地方，即在细胞本身。因此，防止能量供应不足或细胞缺氧是必不可少的。细胞缺氧可能是由于从大气到线粒体的长链运输过程中任何一点的失败所致[7]：

（1）大气压力或氧气浓度降低或肺泡通气受损：低氧性缺氧。

（2）肺部血液饱和度受损或肺内分流：低氧血症。

（3）血红蛋白浓度或血液的氧结合能力下降：贫血性缺氧。

（4）心输出量不足或动脉供血阻塞：缺血性缺氧。

（5）代谢通路"中毒"：组织毒性缺氧。

通过局部氧感应检测细胞缺氧，并对其进行纠正，对于防止或改善能量匮乏的后果至关重要，因为能量匮乏可能会产生重要的甚至是致命的后果。在这方面，最脆弱的是心脏和大脑这两个必须有氧的重要生命脏器。它们的缺氧耐受性可以用几分钟或最多几小时进行测量。如果不及时纠正，细胞随之发生死亡，它们重新复活的能力极其有限。肾脏和肝脏虽对缺氧的耐受力也很有限，但它们从短暂性缺氧损伤中恢复的能力要明显好于心脏和大脑。

要点

- 所有动物的生命都依赖于大气中的氧气（O_2），因为它具有独特的化学特性，即它的外层中有两个不成对的高能电子，且非常活跃。
- 所有细胞都需要以ATP和三磷酸鸟苷（GTP）中高能磷酸键形式的随时可得的生化能量，以维持所有细胞功能。
- 所有细胞通过一系列复杂的酶促反应产生高能磷酸盐化合物，由此，食物中碳氢键断裂释放的能量被转移到高能电子，而高能电子又依次转移到中间体化合物，其中部分中间体化合物释放出它们的能量，即使二磷酸腺苷（ADP）发生磷酸化，产生 ATP。
- 三个连续的反应步骤包括糖酵解、三羧酸循环和 ETC，其中每一步骤中都会产生 ATP，但产生 ATP 最高的步骤是 ETC，即其高能电子与分子氧反应产生水（H_2O）而成。
- 在没有足够的氧气供应的情况下，所有细胞的过程都可能停止，如果这种情况持续存在，可能会导致不可逆转的细胞损伤。氧必不可缺的生命脏器如心脏、大脑、肾脏和肝脏最容易受到缺氧损伤。

声明：作者声明无利益冲突。

参考文献

1. Pittman R. Oxygen transport in the microcirculation and its regulation. Microcirculation. 2013;20(2):117–37.
2. Borman S. Joseph Priestley remembered. Chem Eng News. 2004;2004:41–5.
3. McEvoy J. Joseph Priestley. Encyclopedia Britannica 2020.
4. Donovan A. Antoine Lavoisier. Encyclopedia Britannica 2020.
5. Nunn J. Applied respiratory physiology. Butterworth and Co.; 1987.
6. Zilverberg M, Shorr A. Effect of restrictive transfusion strategy on transfusion-attributable severe acute complications and costs in the US ICUs: a model. BMC Health Serv Res. 2007;7:138–54.
7. Biro G. From the atmosphere to the mitochondria: the oxygen cascade. In: Kim H, Greenburg A, editors. Hemoglobin-based oxygen carriers as red cell substitutes and oxygen therapeutics. Berlin Heidelberg: Springer Verlag; 2013. p. 27–53.
8. Brown K. Erythrocyte metabolism and enzyme defects. Lab Med. 1996;27(5):329333.
9. Duncker D, Bache R. Regulation of coronary blood flow during exercise. Physiol Rev. 2008;88:1086–2006.
10. Watts M, Pocock R, Claudianos C. Brain energy and oxygen metabolism: emerging role in normal function and disease. Front Mol Neurosci. 2018;
11. Blanco A, Blanco G. Abstract. Medical Biochemistry: kindle eBooks.
12. Stryer L. Biochemistry. 2nd ed. San Francisco: W. H. Freeman and Co.; 1981. p. 948.
13. Andreyev A, Kushnareva Y, Murphy A, Starkov A. Mitochondrial ROS metabolism: 10 years later. Biochemistry (Mosc). 2015;80(5):517–31.
14. Tsui A, Marsden P, Mazer C, Sled J, Lee K, Henkelman R, et al. Differential HIF and NOS responses to acute anemia: defining organ-specific hemoglobin thresholds for tissue hypoxia. Am J Physiol Integr Comp Physiol. 2014;307:R13–25.
15. Scheibert H. Anatomy and physiology of coronary blood flow. J Nucl Cardiol. 2010;17(4):545–54.
16. Goodwill A, Dick G, al. e. Regulation of coronary blood flow. Am J Physiol Compr Physiol. 2017;7:321–82.
17. Kiel A, Goodwill A, Barnard A, al. e. Regulation of myocardial oxygen delivery in response to graded reductions in hematocrit: role of K+ channels. Basic Res Cardiol [Internet]. 2017;2019(112):1–14.
18. Kolwicz SC Jr, Purohit S, Tian R. Cardiac metabolism and its interactions with contraction, growth and survival of the cardiomyocyte. Circ Res. 2014;113(5)
19. Knott A, Bossy-Wetzel E. Nitric oxide in health and disease of the nervous system. Antioxid Redox Signal. 2009;11(3):541–53.
20. Koeppen B, Stanton B. Berne and levy physiology. 7th ed. Elsevier Health Sciences; 2017. 944 p.
21. O'Connor AS, Schelling JR. Diabetes and the kidney. Am J Kidney Dis. 2005;46(4):766–73.
22. Hare G, Han K, Leschchyshyn Y, al. e. Potential biomarkers of tissue hypoxia during acute hemodilutional anemia in cardiac surgery: a prospective study to assess tissue hypoxia as a mechanism of organ injury. Can J Anesth. 2018;65:901–13.
23. Lautt W. Chapter 2: Hepatic circulation: physiology and pathophysiology. San Rafael: Morgan and Claypool Life Sciences; 2009.
24. Prabhakar N, Semenza G. Oxygen sensing and homeostasis. Physiology. 2015;30(5):340–8.
25. Schober P, Schwarte L. From system to organ to cell: oxygenation and perfusion measurement in anesthesia and critical care. J Clin Monitor Comput. 2011;26(4):255–65.
26. Haldar S, Stamler J. S-Nitrosylation: integrator of cardiovascular performance and oxygen delivery. J Clin Invest. 2013;123(1):101–10.
27. Yang S, Lian G. ROS and disease: role in metabolism and energy supply. Mol Cell Biochem. 2020;467:1–12.

3 血液的生理功能

Verghese T. Cherian

王 莹 译，卞金俊 审校

第一节 引言

血液循环对维持人类生命至关重要。血液是由存在于流体细胞外基质中的各种细胞组成的结缔组织。非肥胖者的血液总量约为70 ml/kg体重，黏度约为水的4.5～5.5倍。血液的主要功能可大致分为运输、防御和维持体内稳态（表3-1）。对血液成分的产生和生理的基本了解有助于理解它的各种功能。

一、造血功能

在胚胎期，妊娠6周之前由卵黄囊（yolk sac）参与造血功能或生成血细胞，此后肝脏和脾脏逐渐具有造血功能，但从胚胎第七个月到出生，骨髓是造血的主要部位[1]。骨髓内的多功能造血干细胞（pluripotent hematopoietic stem cell，PHSC）分化为髓系共同祖细胞（common myeloid progenitor cell）或淋系共同祖细胞（common lymphoid progenitor cell）。髓系祖细胞可分化生成为四种细胞系中的任何一种：

表3-1 血液的生理功能

运输
● 至组织：氧气、营养物质、激素
● 来自组织：二氧化碳、代谢产物
防御
● 凝血
● 免疫应答
● 修复
维持稳态
● 酸碱平衡
● 体温调节
● 体液平衡

血小板系（血小板）、红细胞系（红细胞）、粒细胞系（又分为嗜碱性粒细胞、中性粒细胞和嗜酸性粒细胞）和单核细胞系（又分为单核细胞、巨噬细胞和髓样树突状细胞）；淋巴系祖细胞就分化生成淋巴细胞系，包括B-淋巴细胞、T-淋巴细胞、自然杀伤细胞和淋巴样树突状细胞[2]（图3-1）。

红细胞生成已被证明是由GATA转录因子系列（the GATA series of transcription factors）成员协同来调控的。这些蛋白质由X染色体上的GATA1基因编码而成。已证实GATA是通过多种基因表达、染色体修饰，及与人类多能造血干细胞、早期红细胞祖细胞和红系细胞前体中GATA的结合来介导转录调控的，GATA因子通过与某些调节元件的阶段性、特异性相互作用来介导转录变化[3]。幼红细胞（有核红细胞）在其分化成熟过程中逐出细胞核（或被自己吸收），形成无核的、富含血红蛋白的网织红细胞。然后，网织红细胞大约在1～2天内逐行迁移到血液中，期间通过脱去其他内部细胞器而逐步成熟，形成红细胞（RBC）。控制红细胞生成的主要因素是促红细胞生成素，这种激素由位于肾皮质近端肾小管上皮细胞附近的间质成纤维细胞因缺氧刺激而产生。成熟的红细胞大小约8 μm，呈双凹圆盘状，无细胞核或线粒体，寿命为120天。

血红蛋白的合成需要珠蛋白（α、β、γ、δ、ε）基因表达与血红素合成的协调。血红素的合成在幼红细胞的胞质和线粒体中进行，始于甘氨酸和琥珀酰辅酶A，止于原卟啉IX环的形成，接着与Fe^{2+}离子结合形成最终的血红素分子。循环红细胞中的所有血红蛋白都产生于幼红细胞和网织红细胞[4]。人类血液中正常血红蛋白有三种：①胎儿时期主要是胎儿血红蛋白（HbF），HbF包含两个α和两个γ珠蛋白亚基，对氧气有更强的亲和性，有利于母体向

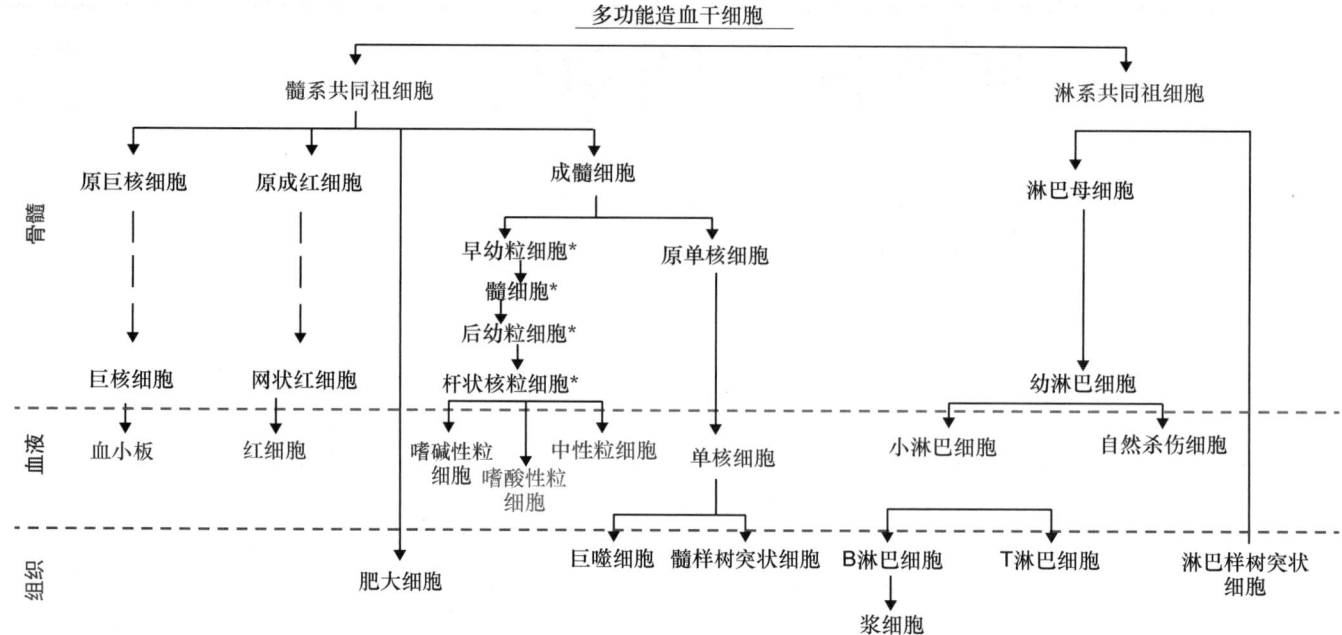

图 3-1 造血功能：血液中的细胞从髓系共同祖细胞或淋系共同祖细胞分化而来，后者源自骨髓内的多能造血干细胞。*尽管为了更清晰的展示，将其列为一个共同的谱系，但早幼粒细胞、中幼粒细胞、晚幼粒细胞和嗜碱性粒细胞、中性粒细胞和嗜酸性粒细胞的杆状核粒细胞分别由成髓细胞分化而来

胎儿运输氧气。HbF 在出生后显著下降，在成人中占血红蛋白的 2%～3%。②血红蛋白 A（HbA）是成人中最常见（95%～98%）的形式，由两个 α 和两个 β 珠蛋白亚基组成。③HbA2 是成人中一种较少见（1%～3%）的形式，由两个 α 和两个 δ 珠蛋白亚基组成。血红蛋白最常见的异常变体是 HbS（镰状细胞血红蛋白），由 β 血红蛋白亚基中第 6 个氨基酸处的谷氨酸被缬氨酸取代所致。地中海贫血（thalassemia）是由珠蛋白链合成减少或缺乏引起的疾病。卟啉症（porphyria）是一组由合成血红素所需的酶缺陷致血红素合成不足引起的疾病。

二、血液成分的基础生理

葡萄糖是红细胞的主要能量来源，由糖酵解通路（Embden-Meyerhof pathway）无氧代谢过程中产生。虽然在初期糖酵解通路初期消耗了两个分子的三磷酸腺苷（ATP），但每个葡萄糖分子产生两分子 3-磷酸甘油醛，而每分子 3-磷酸甘油醛反过来又产生两分子的 ATP。因此，糖酵解途径产生两个 ATP 和两个还原型烟酰胺腺嘌呤二核苷酸（NADH）分子（图 3-2）。磷酸戊糖支路（hexose monophosphate shunt）的主要作用是产生"还原"型烟酰胺腺嘌呤二核苷酸磷酸（nicotinamide adenine dinucleotide phosphate，NADPH 即辅酶Ⅱ），这是产生红细胞内主要抗氧化剂还原型谷胱甘肽所必需的，它对保护细胞内的各种酶和血红蛋白免受氧化应激损伤至关重要。谷胱甘肽不足可导致血红蛋白变性，沉淀为亨氏小体（Heinz bodies）。NADP/NADPH 水平调节着由磷酸戊糖支路代谢的葡萄糖量。若支路出现异常，如缺乏葡萄糖-6-磷酸脱氢酶则可引起溶血[5]。糖酵解途径的一个支路是 Luebering Rapaport 旁路（Luebering-Rapaport bypass）。该旁路产生 2,3-二磷酸甘油酸（2,3-DPG），而 2,3-DPG 是血红蛋白对氧亲和性的重要调节因子。高铁血红蛋白还原酶通路通过高铁血红蛋白还原酶（细胞色素 b5 还原酶）和 NADH 使血红蛋白铁维持在还原状态（Fe^{2+}）。

白细胞（white blood cells 或 leucocytes）广义上可分为吞噬细胞（中性粒细胞、嗜酸性粒细胞、嗜碱性粒细胞和单核细胞）和淋巴细胞。这些细胞与细胞因子、抗体和补体系统的相互作用，形成了对感染性微生物或外来组织的主要免疫防御。血小板（platelets 或 thrombocytes）是无核细胞，由巨核细胞分裂而来，在循环中可存活 10～15 天。这对启动血液凝固和修复受损组织至关重要。

血浆是一种含有蛋白质的电解质溶液，是运输

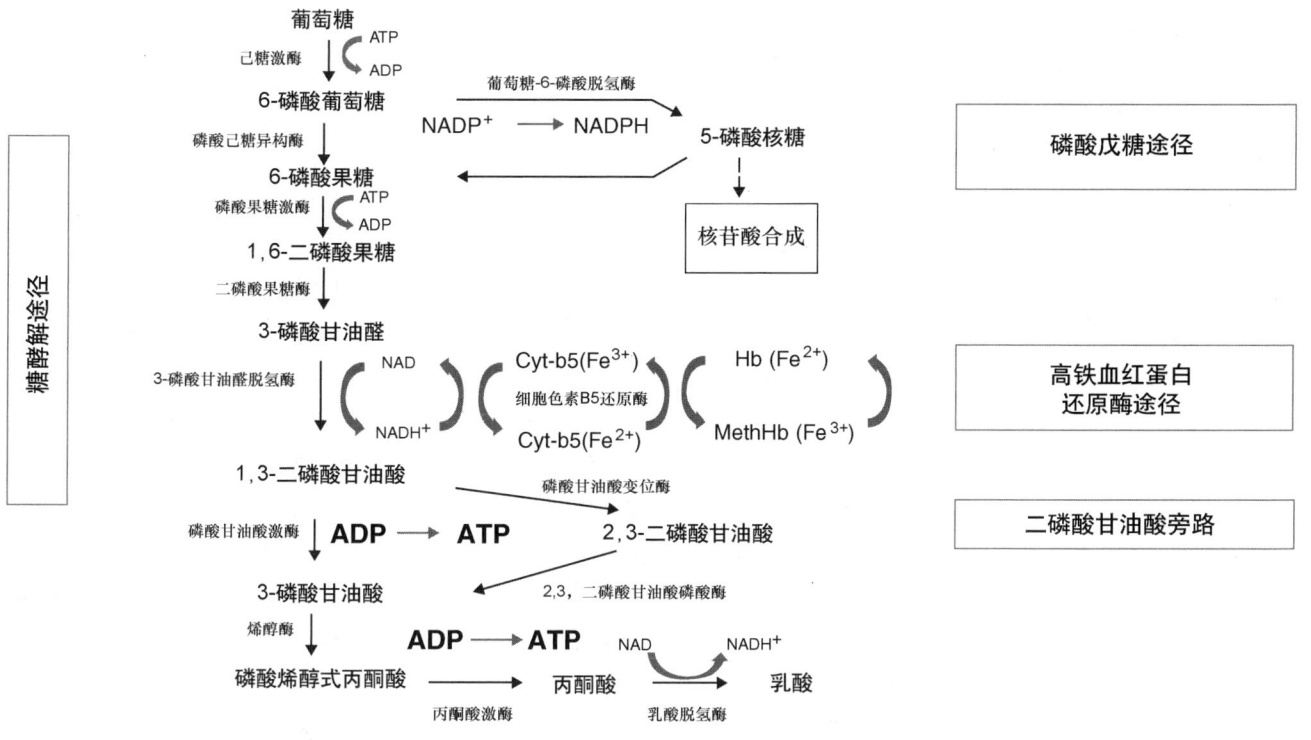

图 3-2 红细胞的代谢：葡萄糖是红细胞的主要能量来源，通过糖酵解途径进行无氧代谢（详见下文）（注：ADP：二磷酸腺苷；ATP：三磷酸腺苷；NADH：还原型烟酰胺腺嘌呤二核苷酸；NADPH：还原型烟酰胺腺嘌呤二核苷酸磷酸；2,3-DPG：2,3-二磷酸甘油酸）

细胞、营养物质和激素的载体。它在维持酸碱平衡、免疫系统的功能、凝血级联的执行，以及运输修复受损组织所需的细胞（成纤维细胞）和化学物质中起着至关重要的作用。

白蛋白是血浆中含量最多的蛋白质（3～5 g/dl），分子量为 69 kDa。它是形成血浆胶体渗透压、运输疏水性脂质体的重要贡献者。第二种常见的血浆蛋白是球蛋白（1～1.5 g/dl），有三个亚群：α 球蛋白、β 球蛋白和 γ 球蛋白。其中 α 球蛋白和 β 球蛋白是运输铁、脂类和脂溶性维生素的重要载体；γ 球蛋白又称之为免疫球蛋白，是体液免疫反应的主体。

第二节 氧气和二氧化碳的运输

氧气（O_2）与血红蛋白结合，或者溶解在血浆中，从肺泡运输到组织。每个红细胞含大约 3 亿个血红蛋白（Hb）分子，每个分子可以结合 4 分子的 O_2，但与血红蛋白结合的 O_2 量取决于氧分压（PO_2）。肺泡内 PO_2 约为 100 mmHg，Hb 完全被饱和。虽然理论上 1 mg Hb 可以结合 1.39 ml O_2，但因有不结合氧的其他血红蛋白如高铁血红蛋白（methemoglobin, metHb）和碳氧血红蛋白（carboxyhemoglobin, HbCO）的存在，实际结合的量约是 1.34 ml。当 Hb 结合了第一个 O_2 分子时，珠蛋白链的构象随之发生变化，且可促进后续 O_2 分子的快速结合，正是由于这种"协同性"，氧离曲线呈现出 S 型形状。当拟合 Hb 被运输到组织层面，因 PO_2 较低，就会释放 O_2，然后一旦释放了第一个 O_2 分子，β 链会分开，允许 2,3-DPG 在其间滑动，从而降低 Hb 对 O_2 的亲和力，加快其他 O_2 的释放。此外，降低血 Hb 对 O_2 亲和力的其他因素包括温度升高、酸中毒和二氧化碳分压增加（Bohr effect，波尔效应）。HbA 达到 50% 饱和（P_{50}）时的 PO_2 通常为 3.55 kPa（26.6 mmHg）。降低 Hb 对 O_2 亲和力的因素会增加 P_{50} 或使氧离曲线向右移动，而低温、碱中毒和低 CO_2 分压则会增加 P_{50} 并使曲线左移。一氧化碳（CO）通过两种方式影响 Hb 的氧气运输。Hb 对 CO 的亲和性是 O_2 的 200～300 倍，而 HbCO 还增加了剩余血红蛋白对氧的亲和性（降低 P_{50}），使其在外周组织释放的 O_2 减少。与成人血红蛋白（P_{50} 19 mmHg）相比，胎儿血红蛋白对氧的亲和力更高。

溶解于血浆的 O_2 量也取决于 PO_2，约为 0.003 ml/（100 ml·mmHg PO_2），也就是说 PaO_2 为 100 mmHg 时能溶解的 O_2 量为 0.3 ml/100 ml[6]。

氧气流量，或每分钟输送的氧气量（DO_2）取决于 Hb 的浓度、氧饱和度、心输出量和 PO_2（公式 3-1）。对于一个 Hb 为 15 g/dl、心输出量（Q）为 5 L/min 的人，DO_2 约 1000 ml/min。

$$DO_2 = \{(Hb \times 1.34 \times SaO_2) + (PaO_2 \times 0.3)\} \times Q \quad (公式 3-1)$$

充足的组织灌注和氧合对细胞内所有代谢过程、组织愈合以及抵抗微生物感染至关重要。虽然组织灌注可以通过毛细血管再充盈时间来评估，但胃肠道黏膜的氧张力和 pH 值可提供客观的测量方法。当组织处于低温状态时，吸烟者和糖尿病患者的组织氧合可能受损，而补液、高碳酸血症和椎管内麻醉的交感神经阻滞作用可能会有效改善组织灌注[7]。灌注不足以满足代谢需求时会引发无氧代谢，导致乳酸的产生增加。乳酸性酸中毒可因循环休克、严重的糖尿病酮症酸中毒、乙醇过量、慢性肝病和使用抑制糖异生和乳酸转运的药物（例如二甲双胍）而加重。

组织中，每分钟约消耗 250～300 ml 的 O_2，若平均呼吸商为 0.8，则同时会产生约 200～240 ml 的二氧化碳（CO_2）。CO_2 可通过三种形式从血液运输至肺：①血浆溶解（5%）；②碳酸氢盐形式（85%）；③氨基甲酸化合物（10%）。CO_2 的溶解度为 0.06 ml/100 ml/mmHg PCO_2 [0.23 mmol/(L·kPa)]，是 O_2 的 24 倍。这意味着静脉血（$PvCO_2$ 46 mmHg）为 3 ml/100 ml，动脉血（$PaCO_2$ 40 mmHg）为 2.5 ml/100 ml。从组织扩散入血的二氧化碳很容易进入 RBC，进入红细胞的 CO_2 与水结合形成碳酸，该反应可被碳酸酐酶加速，而这碳酸酐酶在红细胞中大量存在。碳酸又随之迅速分解成氢离子（H^+）和碳酸氢根离子（HCO_3^-），这增加了血液对二氧化碳的承载能力。然而，为了使反应继续进行，H^+ 和 HCO_3^- 必须从红细胞中去除，因而让 H^+ 附着在脱氧血红蛋白的组氨酸的咪唑基团上，HCO_3^- 利用 "Band 3" 阴离子转运蛋白从红细胞扩散到血浆中。然而为了保持红细胞的电中性，每个 HCO_3^- 需交换一个氯离子，这就是所谓的"氯转移"或汉堡包现象（Hamburger phenomenon）[8]。氨基甲酸化合物是由二氧化碳和蛋白质分子上的末端不带电荷的氨基（$R-NH_2$）发生可逆反应而形成的，如血红蛋白（氨基甲酸血红蛋白）。

每分钟虽有约 200 ml 额外的二氧化碳从周围组织运输到肺，动脉血和静脉血的 PCO_2 的差异约为 6 mmHg，pH 值一样。因为脱氧血红蛋白与 CO_2 结合的效率是含氧血红蛋白的 3.5 倍（Haldane 效应），而且 Hb 能缓冲 H^+ 并促进 HCO_3^- 的形成，而 HCO_3^- 是血液中的主要缓冲剂。尽管动脉血和静脉血中 O_2 和 CO_2 的含量相似（5 ml/100 ml 血液），因为 O_2 的分压差值更大，所以 CO_2 解离曲线比 O_2 的解离曲线更陡峭（图 3-3）。尽管与 O_2 不同，Hb 不是 CO_2 运输的主要场所[6]，但 "CO_2 解离曲线" 仍可看作是 O_2-Hb 解离曲线的松散类比[6]。

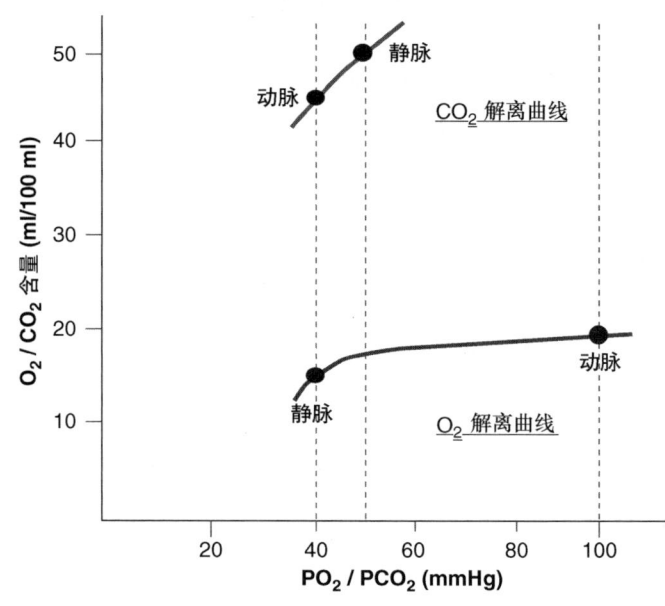

图 3-3　比较血液中 O_2 和 CO_2 的含量。尽管动脉血和静脉血中 O_2 和 CO_2 含量的差异是相似的（5 ml/100 ml 血液），但因为 O_2 的分压差更大，所以 CO_2 的解离曲线比 O_2 的解离曲线更陡

第三节　激素、营养物质和代谢废物的运输

内分泌系统分泌的激素是通过血液运输到发挥其作用的远处靶细胞。激素可有三种化学分型：胺类、类固醇类和肽类激素。胺类激素由酪氨酸合成、类固醇类激素由胆固醇合成、肽类激素由内质网中

特定的 mRNA 转录合成。血浆中的激素以与血浆蛋白结合的形式自由运输，其中有些激素与特定的蛋白质结合，如甲状腺素结合球蛋白、糖皮质激素结合 α_2 球蛋白。

血液承担着机体生长发育所需的重要营养物质的运输，例如葡萄糖、氨基酸、脂质和维生素。

葡萄糖溶解于血浆中。葡萄糖通过主动转运的方式从肠腔吸收到肠上皮细胞，并进入血浆，是血浆水的组成部分；随后通过葡萄糖转运体（GLUT-1）进入红细胞，而 GLUT-1 受红细胞内 ATP 和 AMP 的平衡调节，AMP/ATP 比值高，转运葡萄糖入红细胞的速度越快。

脂质在血浆中以游离脂肪酸、甘油三酯和胆固醇酯的形式转运。游离脂肪酸与血浆白蛋白以物理复合物的形式转运，而甘油三酯和胆固醇酯因其疏水性，携夹在血浆脂蛋白中心转运。由于脂质的密度比水低，因此脂蛋白的密度随着脂质与蛋白质的占比的增加而降低。肝脏产生的胆固醇和甘油三酯与其他载脂蛋白结合后，以极低密度脂蛋白（VLDL）的形式分泌到血液中。一旦甘油三酯被细胞清除，剩下的胆固醇-脂蛋白复合物就转化成低密度脂蛋白（LDL）。未被组织利用的胆固醇从这些组织器官返回到肝脏，再次附着在高密度脂蛋白（HDL）上。这种胆固醇用于胆汁合成，另一部分被排出，使其不会沉积到血管壁上。因此，高密度脂蛋白胆固醇在总胆固醇中占比越高，对动脉粥样硬化越有保护作用。六种酶（译者注：即氧化还原酶、转移酶、水解酶、裂合酶、异构酶和连接酶），连同载脂蛋白辅因子和脂质转移蛋白，共同促进脂质在血液中的转运。

从摄入的蛋白质中分解出来的二肽和三肽，在肠上皮细胞内进一步被水解成游离氨基酸。这些氨基酸通过肝门静脉系统运输，并被肝细胞吸收作为蛋白质合成的组成成份。血液也负责转移必须在肝脏中解毒才能从体内排出的代谢终产物。氨基酸上的胺基由转氨基反应被去除，并与 α-酮戊二酸结合形成谷氨酸。谷氨酸被运送到肝脏，并在肝以氨（NH_3）的形式释放氮。与铵（NH_4^+）取得平衡的 NH_3，也进行尿素循环（urea cycle）转化成尿素。

[$2NH_3$（氨）$+ CO_2 + 3ATP + H_2O \rightarrow H_2N-CO-NH_2$（尿素）$+ 2ADP + 4Pi + AMP$]。

尿素是蛋白质代谢的主要含氮废物，通过血液携带至肾脏随尿液排出。尿素除了作为废氮的载体外，还在肾单位的逆流交换系统中发挥作用，允许从肾小球滤过液中重新吸收水和关键离子。高渗性尿液的产生由抗利尿激素（ADH）或血管加压素（vasopressin）参与调节。有氧代谢的其他废物，即 CO_2 和 H^+，也通过血液分别运输送到肺和肾。

第四节　止血与凝血

凝血过程是破坏的血管壁、聚集的血小板和活化的凝血因子之间复杂的相互作用（表 3-2）。血管破裂的第一反应是引起破裂端邻近血管的反射性收缩，旨在减慢甚至停止血液流动来阻止继续失血外，同时还激活血小板。血浆中凝血因子Ⅻ、Ⅺ、Ⅸ、Ⅹ、Ⅶ、凝血酶原和纤维蛋白原以其无活性的前体形式存在，可被丝氨酸蛋白酶激活。Ⅷ因子是一种大分子蛋白，由ⅧR-Ag和Ⅷc两部分组成。血管性血友病因子（von-Willebrand factor，Ⅷ-WF）是ⅧR-Ag的一部分，负责血小板黏附。纤维蛋白原由三对即 α、β 和 δ 多肽链组成。凝血酶分离纤维蛋白肽 α 和 β，将纤维蛋白原转化为纤维蛋白单体。活化的因子ⅩⅢ因子在单体间引入葡萄糖-赖氨酸肽键（Glu-Lys）以稳定血凝块。

控制出血的过程也是关于血液流经愈合血管的过程。有一种抗凝系统在促凝血活性导致血栓形成局限化过程中发挥着重要作用。抗凝血酶（antithrombin，AT）是一种丝氨酸蛋白酶抑制剂，可与凝血酶和凝血因子Ⅸa、Ⅹa、Ⅺa、Ⅻa结合并使它们失活。肝素使AT的酶活性增强。蛋白C是一种具有抗凝、促纤溶和抗炎的特性的丝氨酸蛋白酶，它可被凝血酶激活，并通过抑制活化的因子Ⅴ和Ⅷ发挥作用，蛋白S和磷脂为其辅因子。凝血调节蛋白（thrombomodulin）是一种位于内皮细胞上的跨膜受体，与凝血酶结合并阻止在未受损的内皮上形成凝块。组织因子通路抑制剂（tissue factor pathway inhibitor，TFPI）通过抑制 TF/Ⅶa/Ⅹa 复合物的机制来限制血凝块生成[9]。

通常认为凝血瀑布反应（或称凝血级联反应）是由组织因子（外源性）或接触因子（内源性）的激活引起。然而，近来以一个更新的、统一的概念"启动""放大"和"扩增"更为清楚地诠释了这一

表 3-2 调节凝血的因素

	特点	体内半衰期（h）
凝血因子		
因子Ⅰ-纤维蛋白原	凝块底物	100～150
因子Ⅱ-凝血酶原	丝氨酸蛋白酶酶原（Vit K 依赖）	50～120
因子Ⅲ-组织因子或称凝血活酶激酶	受体-辅因子	
因子Ⅳ-钙离子	与磷脂结合的因子	
因子Ⅴ-促凝血球蛋白质	X-凝血酶原复合物的辅因子	12～36
因子Ⅶ-组织凝血活酶	激活Ⅸ、X（Vit K 依赖）	4～6
因子Ⅷ-抗血友病 A 因子	与Ⅸ形成复合物，激活X与血小板因子 3 和 Ca	10～16
因子Ⅸ-抗血友病 B 因子	与Ⅷ形成复合物，激活X（Vit K 依赖）	24
因子X-斯图尔特因子	与Ⅴ形成凝血酶原酶复合物（Vit K 依赖）	36～48
因子Ⅺ-血浆凝血活酶前质	激活Ⅸ	40～80
因子Ⅻ-接触因子	激活Ⅺ、Ⅶ和前激肽释放酶	50～70
因子ⅩⅢ-纤维蛋白稳定因子	转谷氨酰胺酶酶原	150～300
前激肽释放酶	被因子Ⅻ裂解形成激肽释放酶	35
凝血抑制剂		
抗凝血酶	抑制Ⅱa、Xa 和其他蛋白酶	50～70
蛋白 C	使Va 和Ⅷa 失活（Vit K 依赖）	6～8
蛋白 S	蛋白 C 的辅因子	
组织因子途径抑制剂	抑制组织因子-Xa-Ⅶa 复合物	
血栓调节蛋白	凝血酶诱导蛋白活化的辅因子	

注：凝血因子、凝血抑制剂和纤维蛋白溶解的同步作用在凝血和愈合过程中起着至关重要的作用

复杂的过程[10]：

（1）启动：内皮细胞的破坏使循环中的凝血因子暴露于"组织因子"（一种位于内皮下层的糖蛋白）下。而组织因子与活化的Ⅶ因子（Ⅶ→Ⅶa）结合，该复合物激活因子Ⅸ和X因子。Ⅸa和Xa因子在Va存在的情况下，使部分凝血酶原（Ⅱ）转变成凝血酶（Ⅱa），而凝血酶通过激活血小板就"启动"了整个凝血过程，其活化的血小板表面形成凝血因子的聚集地。

（2）放大："放大"过程的本质是增加凝血酶的产生，因凝血酶是将纤维蛋白原降解为纤维蛋白所必需的。凝血酶的引物量激活非酶辅因子、因子Ⅴ、Ⅷ和Ⅺ，旨在产生大量的Ⅸa 因子和Xa 因子。

（3）扩增：在活化的血小板表面，血小板因子 3（磷脂）和钙离子的存在使因子Ⅷa产生大量因子Xa［活化的斯图尔特因子（Stuart-Prower factor）］，它与Va 一起形成凝血酶原复合体，快速将大量的凝血酶原裂解为凝血酶（Ⅱa），后者反过来将纤维蛋白原分解为纤维蛋白单体。凝血酶还可激活因子ⅩⅢ，将可溶性纤维蛋白单体转化为稳定的纤维蛋白基质（图 3-4）。

一旦组织凝块止住了出血，纤溶酶引发的纤维蛋白溶解过程开始，使血凝块逐渐溶解、损伤血管逐渐愈合。纤溶酶是由纤维蛋白和纤溶酶原结合的肽键裂解而产生的。纤溶酶原的激活物主要是内皮细胞合成的组织型纤溶酶原激活物（t-PA），由各种细胞（如成纤维细胞、上皮细胞和胎盘）合成的尿激酶纤溶酶原激活物[10]。

第五节 免疫系统

一个有效的免疫系统应该能识别谁是外来细胞或分子，谁是自身细胞和分子，随时形成应对中和

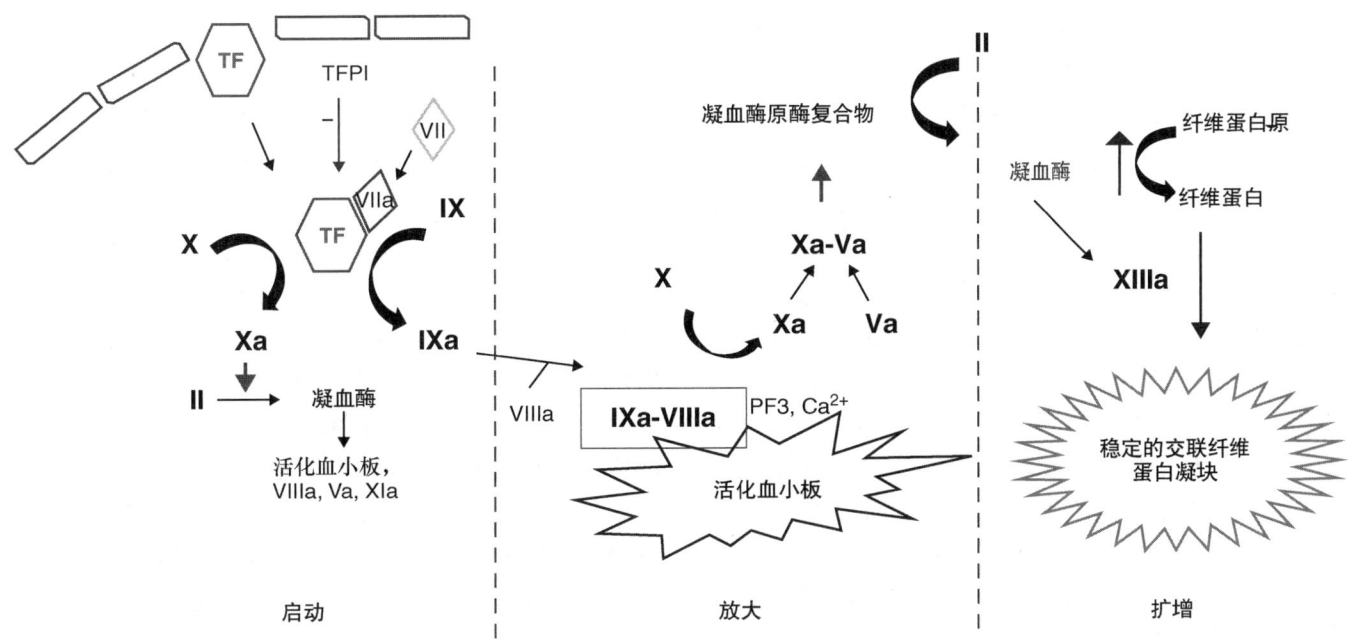

图 3-4 凝血的统一概念：凝血的概念可以更好地解释为"启动""放大"和"扩增"。TF, 组织因子；TFPI, 组织因子通路抑制剂；PF3, 血小板因子 3。罗马数字指的是表 3-2 中提到的凝血因子

入侵的生物体的效应器反应，对外来组织作出反应或消除异常细胞。血液、淋巴组织、骨髓细胞和胸腺在发展和执行这一至关重要的防御机制中发挥重要作用。所有免疫细胞，包括淋巴细胞和吞噬细胞，都是由骨髓中未成熟的干细胞分化而来，以响应细胞因子和其他信号。人体免疫反应可分为"固有"免疫和"适应性"免疫。

固有防御机制不仅包括解剖学屏障（皮肤、黏膜）和生理学屏障（温度、pH 值、组织含氧水平），还包括一个由粒细胞、巨噬细胞和自然杀伤（NK）细胞组成的复杂系统，这些细胞统称为"吞噬细胞"，可以识别外来抗原，并吞噬和中和这些微生物。先天免疫细胞通过感知病原体相关分子模式（pathogen-associated molecular patterns, PAMP）来识别微生物，PAMP 是微生物代谢的基本组成部分，包括蛋白质、脂类、碳水化合物和核酸，不同于自身抗原。PAMP 的识别是由在噬菌细胞上表达的多种模式识别受体（pattern-recognition receptors, PRR）介导的。已有研究表明，不同的 PRR 与特定的 PAMP 发生关键性触发特定的抗病原体反应。因此，这与早期的认知完全相反，固有免疫反应可能不是完全非特异性的，而是能够区分自身抗原和各种病原体，并可能是诱导抗原特异性适应性免疫反应的先决条件[11]。

粒细胞（中性粒细胞、嗜酸性粒细胞、嗜碱性粒细胞、肥大细胞）含有许多看得见的细胞质颗粒（酶）和可被碱性染料染色的杀菌物质。作为免疫反应的一部分，粒细胞迁移到感染部位并释放各种介质和因子（包括组胺、细胞因子、趋化因子、酶和生长因子），是各种炎症反应和过敏反应病因学的组成部分。在这四种介质和因子中，①嗜碱性粒细胞最不常见（0.5%），参与 CD4$^+$T 细胞抗原的提呈、刺激和分化；②嗜酸性粒细胞（1%）与过敏性疾病和自身免疫性疾病的发病机制有关；③肥大细胞富含肝素和组胺，参与从出现过敏到免疫耐受的各种免疫反应；④中性粒细胞数量最多（70%），成为人体细胞免疫反应的一线防御者。自然杀伤细胞（NK）来自淋巴细胞系，主要是控制肿瘤和微生物感染，防止其扩散和进一步的组织损伤。最近的研究表明 NK 细胞也是与树突状细胞、巨噬细胞、T 细胞和内皮细胞相互作用的调节细胞，于是可以限制或增强免疫反应。因此，有学者认为 NK 细胞在改善造血和实体器官移植、促进抗肿瘤免疫治疗，以及控制炎症和自身免疫性疾病领域大有作为[12]。除了粒细胞和 NK 细胞外，血液中吞噬细胞（单核细胞）、组织细胞（巨噬细胞）和淋巴系统（树突状细胞）等均有助于先天免疫。

树突状细胞（dendritic cells, DC）在被微生物或其组分激活后，会经历一个形态和功能修饰的复

杂过程。这些成熟的 DC 进入引流淋巴管并迁移到引流淋巴结的 T 细胞区，然后向 T 淋巴细胞呈递"外来"抗原。DC 会依其不同的成熟程度刺激特定 T 细胞的增殖或 B 淋巴细胞的成熟（图 3-5，彩图 1）。因此，先天免疫不仅负责感染促发的非特异性炎症反应，还得建立对入侵病原体的特异性适应性免疫[11]。这种适应性免疫还可形成免疫记忆，使宿主在以后再次暴露于同一病原体时能快速作出反应。

B 淋巴细胞在骨髓中发育，其表面的免疫球蛋白对抗原的识别和结合起着至关重要的作用。一旦被激活，B 淋巴细胞就很快成熟转变成能分泌抗体的浆细胞。由 B 细胞释放的抗体与抗原结合形成免疫复合物，与补体一起促发微生物的裂解。免疫球蛋白（Ig）是由两条相同的轻链和两条通过二硫键连接的重链组成的蛋白质。其独特的重链序列决定了免疫球蛋白的五种类型：IgG、IgM、IgA、IgE 和 IgD。

IgG 能有效地包裹微生物，增强免疫系统中其他细胞对微生物的吸收；IgM 在灭菌方面非常高效；IgA 存在于黏液内层的分泌液中，如眼泪、唾液、呼吸道和消化道的分泌物；IgE 的天然功能可能是为了防止寄生虫感染，也是过敏反应症状的原因；IgD 仍然附着在 B 细胞上，在启动 B 细胞早期反应中起着关键作用。

T 淋巴细胞离开骨髓，在胸腺中成熟，只能识别与主要组织相容性复合体（major histocompatibility complex，MHC）分子结合的抗原。尽管它是在移植组织相容性研究中发现的，MHC 分子或人类淋巴细胞抗原（Human lymphocyte antigen，HLA）是区分外来组织或分子与自身组织或分子所必需的细胞表面蛋白质。T 淋巴细胞有两种类型，细胞毒性 T 淋巴细胞（TC）和辅助 T 淋巴细胞（TH）。TC 表达 CD8 细胞标记物，此标记物能识别 HLA I（除了红细胞外的所有细胞上表达）上的外源性抗原，并诱导表达该抗原的细胞凋亡。TH 表达 CD4 膜糖蛋白，它能识别在抗原呈递细胞（如巨噬细胞、树突状细胞和 B 淋巴细胞）上表达的 HLA II 抗原。

补体系统是一组在抗原清除中起重要作用的血清蛋白。此类血清蛋白可被特定的免疫球蛋白分子（经典途径）或被多种微生物和免疫复合物（替代途径）激活。补体蛋白放大抗原-抗体反应，将吞噬细胞吸引至感染部位，增强吞噬作用，并激活 B 淋巴细胞。这些蛋白会引起血管扩张和渗漏，导致一系列炎症反应，如发红、发热、肿胀、疼痛和功能丧

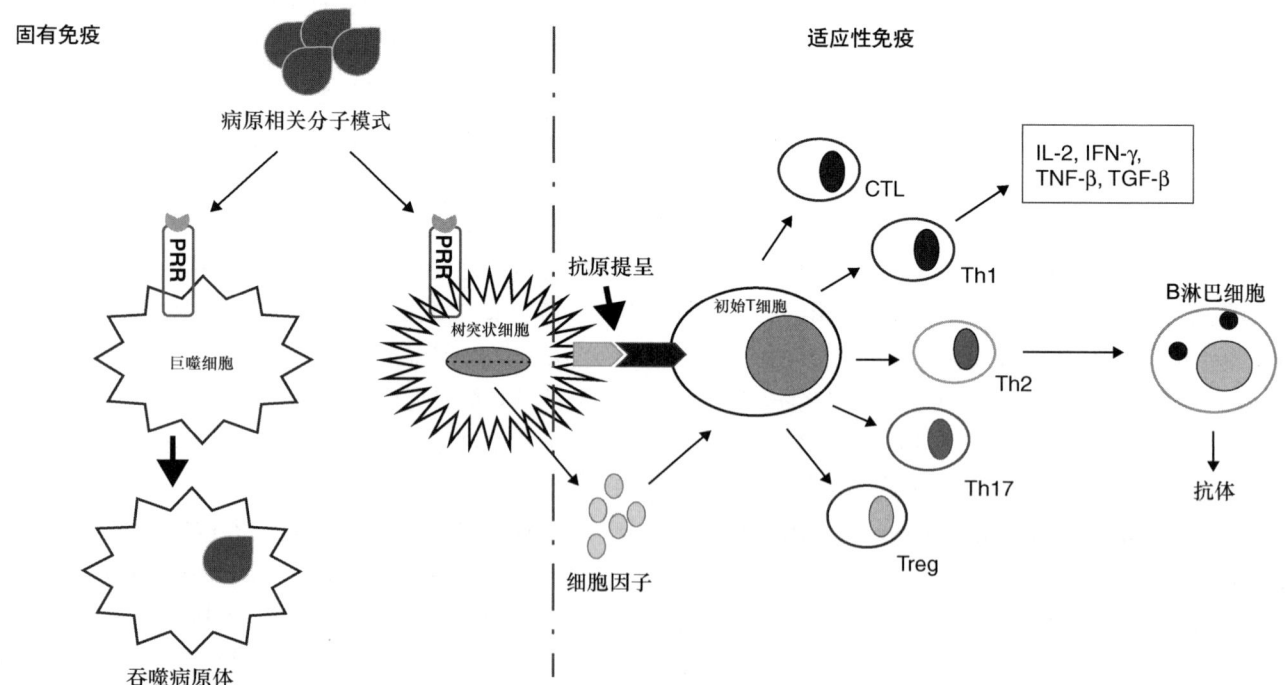

图 3-5　固有免疫和适应性免疫：固有免疫能够区分自身抗原和多种外源蛋白，是诱导抗原特异性适应性免疫反应的前提。PRR，模式识别受体；IL，白细胞介素；IFN，介素；TNF，肿瘤坏死因子；TGF，转化生长因子；CTL，溶细胞性 T 淋巴细胞；Th，辅助性 T 细胞；Treg，调节性 T 细胞

失。细胞因子是在免疫系统各成分之间建立沟通的化学信使，包括不同种类的蛋白质，如白细胞介素、干扰素和生长因子。

第六节 酸碱调节

虽然人体是一种产酸的生物体，但血液的pH值保持相对稳定，在7.35～7.45的微碱性水平。酸是一种能释放氢离子（质子）的化合物，而碱是一种能接受氢离子的化合物。pH值是H^+浓度的负对数，单位是摩尔/升（mol/L）。细胞内pH值为6.8（[H^+]=160 nmol/L），细胞外液pH值维持在7.35～7.45（[H^+]=35～45 nmol/L）。细胞内外4倍的[H^+]浓度差被−70 mV的细胞内电位所抵消。

缓冲液是一种当向溶液中加入强酸或强碱时，使溶液pH值变化最小的物质。它是弱酸和共轭碱的混合物。当环境的pH值接近其pKa时，缓冲液最为有效，pKa是指缓冲液被50%电离时的pH值。pH值与pKa之间的关系见Henderson-Hasselbalch公式：

$$pH = pKa + \lg(碱/酸) \quad （公式3-2）$$

血液中的细胞外液缓冲系统：①碳酸氢盐缓冲系统（H_2CO_3/HCO_3^-）；②血红蛋白缓冲系统（HHb/Hb^- & $HHbO_2/HbO_2^-$）；③蛋白质（组氨酸）缓冲系统；和④磷酸盐（$H_2PO_4^-/HPO_4^{2-}$）缓冲系统。

碳酸氢盐缓冲系统的pKa为6.1，利用Henderson-Hasselbalch公式可以推导出维持pH值为7.4，需维持HCO_3^-与CO_2的比值约为20。

$$pH = 6.1 + \lg[HCO_3^-]/(S \times PCO_2)$$

（其中：S为CO_2的溶解度系数：当PCO_2以mmHg表示时，S = 0.03）

碳酸氢盐缓冲系统的组分，即CO_2和HCO_3^-处于平衡状态，CO_2转化为H_2CO_3，再由碳酸酐酶催化转化为HCO_3^-。碳酸酐酶在红细胞和肾小管细胞中浓度很高，这两种细胞都能去除H^+，从而有利于产生碳酸氢盐。

碳酸氢盐缓冲系统的多功能性在于可以分别通过改变通气量和肾排泄来调节CO_2和HCO_3^-的水平。HCO_3^-不仅负责血液总缓冲能力的60%，而且也是血红蛋白有效缓冲所必需的，况且血红蛋白是剩余缓冲容量的大部分，也是肾脏排泄H^+所必需的。

Hb是一种重要的缓冲剂，但需要碳酸氢盐缓冲系统才能发挥作用。静脉血中CO_2含量的增加导致HCO_3^-的产生增加，从而维持HCO_3^-/CO_2的比例，从而减少pH值的变化。一个脱氧血红蛋白分子可以接受0.7 mmol的H^+。

磷酸盐缓冲系统（$H_2PO_4^-/HPO_4^{2-}$）的pKa为6.8，理论上优于碳酸氢盐缓冲系统，但其在血浆中的浓度仅为3.1 mg/dl（1 mmol/L），而它在细胞和尿液中确实有重要的缓冲作用。

血浆蛋白可以缓冲H^+，但其有效性仅为血红蛋白的15%左右。

第七节 体温调节

人类是恒温动物，其核心体温维持在36.5～37.3℃之间。这个相对狭窄的范围最适合细胞内的酶功能和化学反应。人体可以被认为是两个部分："核心"部分由躯干器官和大脑组成，"外围"部分由四肢、皮肤和皮下组织组成。血液的功能是作为这两个部分之间热能传递的管道。在健康状态下，体温分为核心温度和表层温度。核心温度临床上指核心部分的平均温度（相对恒定），表层温度则随着环境的温度变化而变化。核心温度主要由下丘脑前核和邻近的下丘脑视前区的调节和稳定[13]。对寒冷的自主体温调节反应是血管的收缩和肌肉的寒战实现的，而对温暖的自主体温调节反应通过真皮层动静脉分流微循环的血管舒张和出汗实现的。

第八节 体液调节

细胞内液（ICF）和细胞外液（ECF）的体积和组成取决于水、电解质和血浆蛋白在两者之间的互动。渗透作用是当半透膜两侧的非扩散溶质浓度不相等时，水跨过半透膜的扩散。渗透压（osmotic pressure）由跨膜渗透活性颗粒的浓度梯度决定，且与它们的分子或离子数量成正比，而不是与分子质量或电荷成正比。溶液的容量渗透摩尔浓度（osmolarity）是由每升溶液中渗透活性颗粒的数量决定，而溶液的重量渗透摩尔浓度（osmolality）是每千克溶剂中此类颗粒数量。与渗透压不同，它不受体液温度或压力的影响。当考虑到稀释的体液（主要是水），两者之间的差别可以忽略不计，并且可以互换使用。由于血浆中的溶质都是以升为单位测量的，所以通常使用渗透压。

渗透活性溶质降低了溶质的冰点，如血浆的冰点约为 0.54℃，对应的渗透压为 290 mOsm/L，其中大部分是由 Na^+ 和伴随的阴离子贡献的，蛋白质占 < 1 mOsm/L。形成血浆渗透压的非离子贡献物质是葡萄糖、尿素或血尿素氮（BUN）。

渗透压（mOsm/L）= 2[Na^+] +（葡萄糖）+（尿素）[葡萄糖 & 尿素单位 mmol/L]

渗透压（mOsm/L）= 2[Na^+] + 0.055（葡萄糖）+ 0.36（尿素氮）[葡萄糖 & 尿素氮单位 mg/dl]

ICF 和 ECF 的渗透压相似，因为水在两者之间可自由渗透，因此细胞内渗透压也就是血浆渗透压。

1896 年，Ernest Starling 提出了一个假设，即水穿过内皮细胞的运动取决于静水压梯度和跨毛细血管胶体渗透压梯度之间的平衡[14]。

（Starling 假设）：

$$Jv = Lp.S(Pc-Pi) - \sigma(\pi c - \pi i) \quad (公式 3-3)$$

其中：Jv，每秒跨内皮细胞的溶剂滤过量；Lp，膜的液导传导率；S，滤过面积；Pc，毛细血管静水压；Pi，组织间隙静水压；πc，血浆蛋白胶体渗透压；πi，组织间隙胶体渗透压；σ，Staverman 反射系数，用于测量血浆蛋白的渗漏率。

由于静水压的变化，净驱动压在毛细血管的小动脉端向外，在静脉端向内。这是基于 Poiseuille 系列研究（1799—1869），他认为小分子和电解质可以自由地渗透过毛细血管内皮，而血浆蛋白质仍然滞留在血管内，其中血浆蛋白中最主要的白蛋白可产生约 25 mmHg 的胶体渗透压，阻止水分向血管外移动。然而，50 年后，随着对微循环有了更深入的了解后，发现机体内存在内皮糖萼、毛细血管前括约肌和毛细血管壁有能透过血浆蛋白的孔[15]。这表明 Starling 的假设并不足以完全解释微循环的生理学。血液和淋巴系统在维持血浆和间质液的平衡上起着重要作用。

结论

血液是细胞、蛋白质、电解质和水的完美结合，为细胞输送营养和氧气，携带并排出代谢物和二氧化碳，保护身体免受微生物感染和出血，并有助于调节酸碱平衡、体温和体液的组分。血液的流动性对其发挥各种功能和维持人类生命至关重要。

要点

- 血液是由流体细胞外基质中的无数细胞组成的结缔组织。
- 血液中的细胞分化自髓系共同祖细胞或淋系共同祖细胞，后两者源于骨髓内的多能造血干细胞。
- 血液的主要功能可大致分为运输、防御和内稳态。
- 血红蛋白分子适合携带氧气，并促进二氧化碳的运输。
- 凝血过程是破坏的血管壁、聚集的血小板和活化的凝血因子之间复杂的相互作用。
- 固有免疫能够区分自身抗原和多种外源蛋白，是诱导抗原特异性适应性免疫应答的先决条件。
- 血液在体温调节和维持体液成分方面起着至关重要的作用。

参考文献

1. Yan H, Hale J, Jaffray J, Li J, Wang Y, Huang Y, An X, Hillyer C, Wang N, Kinet S, Taylor N, Mohandas N, Narla A, Blanc L. Developmental differences between neonatal and adult human erythropoiesis. Am J Hematol. 2018;93(4):494–503. https://doi.org/10.1002/ajh.25015. Epub 2018 Jan 9. PMID: 29274096; PMCID: PMC5842122.
2. Nandakumar SK, Ulirsch JC, Sankaran VG. Advances in understanding erythropoiesis: evolving perspectives. Br J Haematol. 2016;173(2):206–18. https://doi.org/10.1111/bjh.13938. Epub 2016 Feb 5. PMID: 26846448; PMCID: PMC4833665.
3. Romano O, Petiti L, Felix T, Meneghini V, Portafax M, Antoniani C, Amendola M, Bicciato S, Peano C, Miccio A. GATA factor-mediated gene regulation in human erythropoiesis. iScience. 2020;23(4):101018. https://doi.org/10.1016/j.isci.2020.101018. Epub 2020 Mar 30. PMID: 32283524; PMCID: PMC7155206.
4. Ponka P, Koury MJ, Sheftel AD. Erythropoiesis, hemoglobin synthesis, and erythroid mitochondrial iron homeostasis. In Ferreira GC, Kadish KM, Smith KM, Guilard A (Eds) The handbook of por-

phyrin science. World Scientific Publishers, Singapore. https://doi.org/10.1142/9789814407755_0011.
5. Brown KA. Erythrocyte metabolism and enzyme defects. Lab Med. 1996;27:329–33. https://doi.org/10.1093/labmed/27.5.329. Assessed 20 Feb 2021.
6. West JB, Luks AM. Gas transport by the blood. In: West's respiratory physiology: the essentials. 10th ed. Philadelphia: Wolters Kluwer; 2016. p. 87.
7. Kabon B, Nagele A, Reddy D, Eagon C, Fleshman JW, Sessler DI, Kurz A. Obesity decreases perioperative tissue oxygenation. Anesthesiology. 2004;100:274–80.
8. Westen EA, Prange HD. A reexamination of the mechanisms underlying the arteriovenous chloride shift. Physiol Biochem Zool. 2003;76:603–14.
9. Roberts HR, Monroe DM, Escobar MA. Current concepts of hemostasis: implications for therapy. Anesthesiology. 2004;100:722–30.
10. Lasne D, Jude B, Susen S. From normal to pathological hemostasis. Can J Anesth. 2006;53:S2–11.
11. Pathogen strategies to evade innate immune response: a signaling point of view. https://www.researchgate.net/publication/256257651. Accessed 22 Dec 2020.
12. Vivier E, Tomasello E, Baratin M, Walzer T, Ugolini S. Functions of natural killer cells. Nat Immunol. 2008;9:503–10.
13. Charkoudian N. Skin blood flow in adult human thermoregulation: how it works, when it does not, and why. Mayo Clin Proc. 2003;78:603–12.
14. Starling EH. Factors Involved in the Causation of Dropsy. Lancet. 1886;2:1266–70.
15. Ghanem AN, Ghanem SA. Volumetric overload shocks: why is starling's law for capillary interstitial fluid transfer wrong? The hydrodynamics of a porous orifice tube as alternative. Surg Sci. 2016;7:245–9.

血红蛋白：生理学和血红蛋白病

4

Soojie Yu

徐 岩 陈 茜 译，屠伟峰 审校

缩略词

2,3-DPG	2,3-diphosphoglycerate	2,3-二磷酸甘油酸
CO	Carbon monoxide	一氧化碳
CO_2	Carbon dioxide	二氧化碳
fl	Femtoliters	飞升
g/dl	Grams/deciliter	克/分升
Hb	Hemoglobin	血红蛋白
HbA	Hemoglobin A	血红蛋白 A
HbA_2	Hemoglobin A_2	血红蛋白 A_2
HbE	Hemoglobin E	血红蛋白 E
HbF	Hemoglobin F	血红蛋白 F
HbH	Hemoglobin H	血红蛋白 H
HbS	Hemoglobin S	血红蛋白 S
NO	Nitric oxide	一氧化氮
O_2	Oxygen	氧
pg	Picograms	皮克
R state	Relaxed	松弛状态
RBCs	Red blood cells	红细胞
SCD	Sickle cell disease	镰状细胞病
T state	Tense	紧密状态
TI	Beta-thalassemia intermedia	中间型 β-地中海贫血
TM	Beta-thalssemia major	重型 β-地中海贫血

第一节 引言

血红蛋白（hemoglobin，Hb）具有多种功能，包括将氧从肺部输送到组织，将二氧化碳从组织输送到肺部，缓冲氢离子和代谢一氧化氮。这些功能在血红蛋白病患者中可能会发生改变。血红蛋白疾病包括血红蛋白病（血红蛋白的珠蛋白结构发生变化）和珠蛋白生成障碍性贫血（珠蛋白表达突变）。患者各种症状的严重程度取决于突变血红蛋白的量。

第二节 血红蛋白和氧结合的调节

血红蛋白在长骨和扁骨骨髓的红细胞系细胞中产生。它是一种由四个珠蛋白链组成的四聚体蛋白。每条链包含 1 个血红素分子，血红素分子由 4 个吡咯基组成的一个原卟啉环（a protoporphyrin ring）和 1 个亚铁状态下的中心铁离子（Fe^{2+}）组成[1-2]。在成人，Hb 的四聚体主要有两种：一种是血红蛋白 A（HbA），由两个 α 和两个 β 珠蛋白多肽组成；二是血红蛋白 A_2（HbA_2），由两个 α 和两个 δ 珠蛋白多肽组成，HbA 含量最多（>90%）[3]。在胎儿，Hb 的四聚体主要是血红蛋白 F（HbF），由两个 α 和两个 γ 珠蛋白多肽组成[2]，出生后约 6 个月 HbF 水平开始下降[2]。珠蛋白链分别由 16 号和 11 号染色体上的 α 和 β 基因簇编码[4]。α 样基因包括 1 个胚胎基因（ζ）和 2 个成人基因（$α_1$ 和 $α_2$），而 β 样基因包括胚胎基因（ε）、胎儿基因（γ）和成人基因

（β和δ）各1个[4]。Hb是一种变构蛋白，以两种状态存在，一种是紧密状态，另一种是松弛状态[2]。当血红素与氧结合时，二价铁离子被拉近卟啉环，使环变大并改变形状[2]。在珠蛋白链中，血红素分子位于侧面的缝隙中。当Hb处于紧密状态时，缝隙很小，使得氧难以与血红素结合[2]。当一个血红素分子与氧结合时，自身结构发生变化，使分子松弛并打开相邻珠蛋白上的缝隙，从而增加它们对氧的亲和力[2]。当所有4个血红素都与氧结合时，Hb处于松弛状态[2]。Hb仅在铁血红素处于二价铁离子状态时才与氧结合[5]。如果铁血红素中的二阶铁离子被氧化成三价铁离子，它被称为高铁血红蛋白（methemoglobin，metHb），将不再与氧结合[2, 5]。Hb处于应激或病理条件下可能起到有害作用。在酸性环境中，结合在Hb上的氧可以接受来自二价铁离子上的电子，形成超氧化物和三价铁离子或者metHb[6]。在红细胞内，抗氧化剂有助于将三价铁离子还原成二价铁离子，但在红细胞外，自氧化率很高。

第三节　氧结合

氧饱和度是氧与Hb结合的百分比，与血液中的氧分压不同（氧分压是溶解在血液中的氧量）。血液中大约98%的氧与Hb结合，但还有2%溶解在血浆中[7]。氧合血红蛋白解离曲线（oxyhemoglobin dissociation curve）简称氧离曲线（oxygen dissociation curve，ODC）有助于解释上述概念之间的相关性[2, 8]。氧离曲线呈S形，这是由于氧不断与血红素分子结合后的正协同效应和亲和力改变的结果[2]。最初，当第一个氧分子与脱氧血红蛋白结合时，亲和力低，氧分压低，这段曲线是平坦的。当脱氧血红蛋白结合了一个氧分子后，更容易与之后的氧分子结合，使曲线变得倾斜。随着氧分压的增加和大部分氧结合位点被占据，曲线再次变得平坦。在生理条件下，静脉血氧饱和度约为75%或以上，这意味着正常情况下，血红蛋白中被占据或未被占据的最后氧结合位点都非常有效[2]。P_{50}是指血红蛋白饱和度为50%时血液中的氧分压，是氧离曲线上的另一个重要位点。P_{50}值的变化有助于描述曲线是右移还是左移，这分别表示与血红蛋白的氧亲和力是降低还是增加[2]。

影响Hb与氧亲和力的其他因素包括pH值、二氧化碳分压（PCO_2）、体温和2,3-二磷酸甘油酸（2,3-DPG）。pH值降低因氢离子的增加使血红蛋白脱氧状态下更加稳定，使氧离曲线由左向右移[7]。随着pH值的降低和CO_2的增加，血红蛋白对氧的亲和力降低。CO_2以两种方式影响解离曲线，一种方式是红细胞内的大部分CO_2转化为碳酸[7]，碳酸随即解离成氢离子和碳酸氢根，同时增加的氢离子又降低氧对血红素的亲和力[7]。另一种方式是CO_2直接与血红素结合形成碳酸血红蛋白（carbaminohemoglobin），从而使Hb呈脱氧的紧密状态[7]。

第四节　2,3-DPG

2,3-DPG是糖酵解的中间产物，在红细胞内产生，是一种阴离子磷酸盐，结合于脱氧血红蛋白的β珠蛋白链之间，改变了其结构并促进血红蛋白氧的释放[7]。2,3-DPG是红细胞内氧亲和力的主要调节因子。它的结合使血红蛋白的两条β链分离，不能与氧结合呈脱氧状态，从而降低了Hb与氧的亲和力[4]；于是，2,3-DPG浓度升高时氧离曲线右移，反之氧离曲线左移[2]。这有助于解释为什么贫血患者的氧亲和力降低，是因为红细胞内2,3-DPG的浓度较高，有助于增加向组织输送氧[4]。

毛细血管中的气体交换通过玻尔效应（Bohr effect）和霍尔丹效应（Haldane effect）的平衡实现。在肺部，氧分压很高时，使得脱氧血红蛋白暴露于高浓度的氧气中，促进其与氧结合[7, 9]。当血液离开肺部时，组织中的低氧分压和高CO_2有助于降低Hb与氧的亲和力，促进Hb释放氧。随着全身毛细

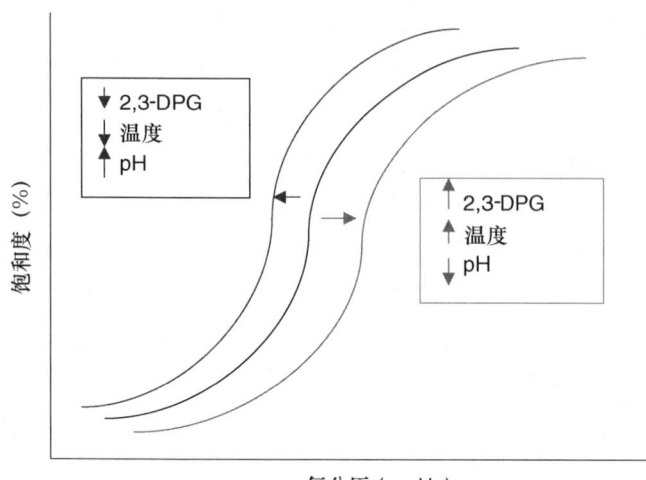

血管氧分压的降低，释放完氧后的脱氧血红蛋白变回紧密状态，而此时，CO_2 对脱氧血红蛋白的亲和力开始增加，组织中 PCO_2 的增加导致氢离子的增加[9]，氢离子浓度的增加又引起血红蛋白呈脱氧构象，使氧离曲线右移，导致其与氧亲和力降低[4,7]。一旦组织对氧的需求超过其所获得的氧，即发生组织缺氧，同时引起组织中的乳酸增加。氧亲和力降低有助于氧快速释放到缺氧组织中。血液中氧减少会使促红细胞生成素增加，从而刺激红细胞生长和生成增加。

由于人类通常是恒温的，温度对氧与血红蛋白的亲和力几乎没有影响。在运动过程中产生的较高体温可使氧离曲线右移并增加氧释放[2]；同理，在运动中氢离子浓度的增加也会使氧离曲线右移，亦有利于氧释放到组织中[4]。

与血红素的亲和力从高到低依次是一氧化氮（NO）、一氧化碳（CO），然后才是氧[6]。与氧比较，血红蛋白对一氧化碳的亲和力是它的 200~300 倍[6]。当 CO 与 Hb 结合时，形成碳氧血红蛋白（carboxyhemoglobin，HbCO），几乎不可被逆转，因此阻止了氧与血红素上结合位点的结合[9]。然而，结合了 1 个 CO 分子的血红蛋白可增加其他结合位点对氧的亲和力，使氧离曲线左移[9]。因此，随着血红蛋白对氧的亲和力的增加，释放到外周组织的氧进一步减少，会加重组织的缺氧[7]。

一氧化氮（NO）是具有多种作用的重要信号分子。它由血管内皮细胞产生，可扩散到平滑肌细胞。在平滑肌细胞内，它激活鸟苷酸环化酶（guanylate cyclase），将鸟苷三磷酸转化为环鸟苷单磷酸[5]。NO 对亚铁血红素具有高亲和力，因此由于解离速率慢而被隔离。与氧合血红蛋白反应的 NO 脱氧破坏了 NO 的活性。如果 NO 与紧密状态下的 Hb 结合，则形成 Hb-NO 复合物，它几乎失去了血管舒张作用[2]。反之，NO 若与松弛状态下的 Hb 结合，则亚铁离子被氧化产生高铁血红蛋白，而 NO 本身转化成了硝酸盐[2]。NO 若与铁血红素结合，则不会妨碍 NO 的信号传导功能。NO 与高铁 Hb 结合速度快，但解离速度也快。游离 Hb 对 NO 的反应速度比红细胞内的 Hb 快 1000 倍[5]。处于亚铁状态的 Hb 会阻止 NO 信号分子渗透进入平滑肌细胞；而处于三价铁状态的 Hb 不能阻止 NO 信号分子向平滑肌细胞内的渗透。

第五节 血红蛋白病

血红蛋白病（hemoglobinopathies）是由血红蛋白链结构发生突变所致，而地中海贫血综合征（thalassemia syndromes，TS）是由血红蛋白链的产生和表达发生突变所致（表 4-1 和表 4-2）[2]。由于自然原因，血红蛋白病的患病率很高，而血红蛋白病对某些感染性疾病（如疟疾）却有很好的保护作用[10]。杂合子存活率的改善抵消了纯合子繁殖成功率的降低。由于血红蛋白病普遍存在地理上的重叠，一种以上血红蛋白异常的共同遗传很常见，导致多种临床表型[4]。

表 4-1　α 地中海贫血常见类型

基因突变遗传	变异	表型	治疗
a-/aa	静止型 α-地中海贫血携带者	无症状	
--/aa	标准型 α-地中海贫血携带者	无症状	
--/a--	血红蛋白 H 病	表达变异，溶血性贫血，脾肿大	偶尔输血，铁螯合剂治疗
--/--	血红蛋白巴特胎儿水肿综合征	严重贫血，胎儿水肿	产前筛查和心理咨询，宫内输血

表 4-2　β 地中海贫血常见类型

基因型	变异	表型	治疗
B⁰/B B⁺/B	轻型	无症状、轻度贫血、MCV 和 MCH 降低	
B⁺/B⁺ B⁺/B⁰	中间型	严重程度不一，中度溶血性贫血，MCV 和 MCH 降低	偶尔输血
B⁰/B⁰	重型	输血依赖性溶血性贫血、MCV 和 MCH 降低、生长迟缓、食欲不振、脾肿大	定期输血和终身输血，造血干细胞移植

第六节 地中海贫血综合征

地中海贫血综合征（TS）是由一个或多个珠蛋白链亚单位表达降低引起的一组疾病[11]。作为一个整体，它们是最常见的单基因遗传病[12]。珠蛋白链中的一个表达减少就可能导致未受影响的其他珠蛋白链的表达增加，从而导致红细胞成熟异常。α-地中海贫血是一种常染色体隐性遗传病[1]。大多数α-地中海贫血病是由基因缺失引起的，少数是由一个或多个α-珠蛋白基因表达的点突变引起的[1]。由于α基因在每条染色体上都有复制，只有当所有四个基因都被剔除时，α珠蛋白链才有发生完全缺失的可能。若其中一条染色体上的α基因发生突变，则提示此人可能患有"静止型"α-地中海贫血[1]。当突变涉及两个基因时，就是标准型α-地中海贫血[1]。对于复合纯合子或杂合子，四个α珠蛋白基因中有三个缺失或突变并失去功能，就会产生血红蛋白H（HbH）[1,13]。由于它的不稳定性和高氧亲和力，HbH可产生细胞内沉积，降低红细胞膜的完整性，从而导致红细胞的无功能甚至早期死亡[13]。最严重的α-地中海贫血没有α珠蛋白基因的表达，被称为血红蛋白巴特胎儿水肿综合征（Hb Bart's Hydrops Fetalis Syndrome，Hb Bart's HFS）[1]。这些患者的Hb对氧具有极高的亲和力，因此它对氧的运输无效[4]。

α-地中海贫血患者的临床表现可从正常到重度贫血不等，Hb水平范围为7.5～15.5 g/dl，平均红细胞体积（MCV）< 79 fl，平均红细胞血红蛋白含量（MCH）< 27 pg，而红细胞计数正常，HbA$_2$百分比亦可正常或略有下降[13-15]。静止型或标准型α-地中海贫血患者常常无临床症状和体征，而在常规筛查或产前筛查中偶然发现[1,16]。HbH病由两种不同突变的复合杂合子或纯合子突变引起[13]，其α珠蛋白基因表达低于正常值的30%，其临床表现可有溶血性贫血、脾肿大和其他并发症[13,15]。因其基因型模式增多和表型表现可变，HbH已成为最具挑战性的血红蛋白病[13,15]，其临床表现的变化还受α珠蛋白的缺乏程度、环境和遗传因素的影响[13]。胎儿时期的α珠蛋白链合成约低于正常值的70%时，γ珠蛋白链的增加可发生Hb Bart's HFS，此综合征可以在新生儿筛查期间进行检测和量化[14-16]，其临床特征包括宫内贫血、肝脾肿大、心血管畸形、骨骼畸形、脑生长迟缓和水肿等[1]，因此，Hb Bart's HFS发生胎儿宫内死亡和产科并发症的风险很高[1]。

β-地中海贫血是异质性常染色体隐性遗传病，主要是由11号染色体β珠蛋白基因的点突变引起，导致异常产生或表达[10,16]。在个别种族或地理群体中，大多数β-地中海贫血是由四或五个特定突变引起的[4]。β-地中海贫血主要分为三型，重型（又称Cooley贫血和Mediterranean贫血）、中间型、轻型，它们的主要形式是β-珠蛋白基因的纯合子、复合或杂合子突变或缺失的变异[10,16]。

重型β-地中海贫血（thalassemia major，TM）或输血依赖性地中海贫血（transfusion dependent thalassemia，TDT）患者的β珠蛋白链产生严重受损，导致α珠蛋白链的积聚和在前体红细胞内的沉积[4]。TM患者经常有症状，包括生长迟缓、进行性苍白、喂养困难、腹泻及因进行性脾肿大引起的腹部膨隆，尤其是6～24个月的婴幼儿[10,14,16-17]。他们还有小细胞性贫血，其[Hb] < 7 g/dl、平均红细胞体积50～70 fl，平均红细胞血红蛋白含量仅为12～20 pg[10,14,16-17]。因此，TM患者常需要定期输血才能生存，而定期输血治疗可阻止异常红细胞的生成，但如果不同时给予铁螯合剂治疗，患者可能会出现铁超载相关并发症[10]；反之，若得不到定期输血治疗，患者将会出现生长发育迟缓、肌肉发育不良、肝脾肿大和骨髓膨胀性骨骼异常变化[10]。此外，如果没有定期输血治疗，大多数患者将死于高心输出量性心力衰竭。

中间型β-地中海贫血（TI）或非输血依赖性地中海贫血（NTDT）患者比TM患者出现临床症状晚，贫血程度亦较轻，不需要或仅需少量的输血治疗[10,16-17]。TI患者的[Hb]约为7～10 g/dl，平均红细胞体积为50～80 fl，平均红细胞血红蛋白含量为16～24 pg[10]。如果TI患者有症状，则常表现为苍白、轻度黄疸、肝脾肿大及骨质减少性和血栓形成等并发症[10]，亦可有高心输出量和肺动脉高压[10]。由于异常红细胞生成增加可导致肠道对铁的吸收增加，患者亦可能会出现铁超负荷[10]。

血红蛋白E（HbE）是东南亚地区地中海贫血最常见的形式，是β珠蛋白链中谷氨酸被赖氨酸取代所致[11]。纯合子HbE患者表现为轻度的珠蛋白链失衡，与杂合子型β-地中海贫血的表型相似[18]。HbE可与α-和β-地中海贫血共同遗传，可产生多种临床综合征[18]。

α-地中海贫血主要发生于热带和亚热带地区。高携带率被认为是由于携带者对恶性疟疾有更好的防护作用[1]。其重型主要分布于东南亚、地中海和中东地区[1]。而β-地中海贫血分布于热带和北非、地中海、中东以及南亚和东亚地区[4]。

第七节 镰状细胞病

血红蛋白分子结构变异引起的血红蛋白病是一类临床性疾病，包括镰状细胞贫血（sickle cell anemia，SCA）和其他镰状细胞病（sickle cell disease，SCD），还有其他结构变异如结构不稳定引起的溶血、氧亲和力改变的Hb、亚铁状态下铁离子不能稳固的Hb[16]。SCD是因β-珠蛋白链中的氨基酸被取代导致突变血红蛋白S的聚合所致[19]。SCD是一种常染色体隐性遗传病，包括β-珠蛋白基因突变导致相同临床综合征的所有疾病[20]。SCA是最常见的一种形式，也是从分子水平诊断的第一个人类疾病[4, 20]，是因11号染色体上的β-S等位基因纯合所致[20]，其核苷酸的变化就是核苷酸中亲水性谷氨酸被疏水性缬氨酸残基取代了[19]，从而导致血红蛋白四聚体的突变。含有两个突变β链亚基的脱氧Hb引起其疏水残基的外露[3]。疏水残基的相互结合促使HbS聚合物再聚合[20]。HbS聚合物的增多使细胞的刚性增加，引起红细胞膜扭曲变形，使红细胞发生镰变、僵硬，甚至发生过早破裂溶血[20]。HbS浓度越高，聚合速度越快；而HbF浓度越高，聚合速度越慢[19]。因此，一旦HbF从HbS聚合清除，脱氧HbS的聚合就被终止[20]。

HbS的聚合取决于HbS浓度、氧分压、温度、pH、2,3-DPG浓度和不同Hb分子的存在[3]。与HbA相比，HbS对氧的亲和力低下，这种低氧亲和力可加剧HbS的聚合，从而进一步降低HbS对氧的亲和力[3,20]。2,3-DPG亦会降低HbS对氧的亲和力，而镰状红细胞中2,3-DPG水平是高的[3, 19-20]。在低氧分压至高氧分压条件下，红细胞镰状和非镰状的反复变化容易导致细胞膜结构和功能的改变，以及钙分布的异常[3, 19-20]，最终，红细胞镰状变成永久性的，不能再恢复到双凹圆盘形的自然形状。

镰状细胞突变的地理分布取决于疟疾的流行和人口流动的地方性[3]。HbS对严重恶性疟疾具有防护作用，因此在撒哈拉以南非洲、地中海部分地区、中东和印度，镰状细胞等位基因发生频率最高[3]。临床症状多样性的部分原因是由于影响HbF水平的遗传修饰因素和α-地中海贫血的共同遗传所致。HbF（约占总Hb的10%～25%）可降低镰状细胞贫血的临床严重程度[3, 19-20]。

SCD患者有血管闭塞倾向，重者可发生缺血和急性疼痛性全身血管闭塞性危象（vaso-occlusive crisis，VAC）。血管闭塞性危象通常由炎症或环境刺激包括感染、缺氧、脱水或酸中毒引发。血管闭塞是由于红细胞的聚集受损，红细胞、炎症细胞和血管内皮之间的相互作用增加，止血机制激活所致[3, 19-20]。慢性溶血和镰状细胞畸形所致的血浆黏度增加可导致血流受损和局部缺血。呈镰状的红细胞可能被扣留引起短暂的血管堵塞。内皮细胞功能障碍和损伤可引起内皮细胞上的选择素、血管细胞黏附分子-1、白细胞介素-8上调[3, 19-20]。炎症标志物的增加可激活中性粒细胞、单核细胞和血小板并黏附于血管内皮细胞。血小板扣留引起的血小板减少是血管闭塞性危象发展成称之为急性胸部综合征（acute chest syndrome，ACS）的致死性肺损伤的一个预测因子[3]。

ACS是VAC的严重并发症，发生在血管堵塞性疼痛发作后的2～3天[3, 19-20]，如果不及时治疗，死亡率很高。它是由过度炎症引起的，在儿童常常由严重感染所致，因感染而引起大量中性粒细胞聚集、细胞因子释放、内皮-上皮屏障破坏、氧交换障碍和急性肺损伤。

随着血管堵塞、慢性溶血，尤其速度加快时，易引起进行性终末器官并发症。长时间的慢性贫血可导致心输出量增加、心室扩张和心室壁压力增加[3, 19]。血管内溶血因氧合Hb（oxy-Hb）与NO形成惰性硝酸盐增加而引起血管内皮损伤，从而导致NO依赖性血管舒张作用消失；同时，溶血释放的游离Hb增加又促进活性氧的形成[3, 19]。

目前，镰状细胞病有三种治疗方法：口服羟基脲片、输注红细胞和造血干细胞移植[3, 19-20]。羟基脲是一种核糖核苷酸还原酶抑制剂，可增加HbF的表达并降低白细胞数[21]，还可有效减少高收入国家血管闭塞性危象的发生、缩短住院时间和降低死亡率。输注红细胞[20]可有效减少循环中镰状红细胞而改善微血管血流。虽然定期输血会有铁超负荷、同种异体免疫和溶血性输血反应等并发症，但可很好地预防脑卒中和血管闭塞性危象。如果有人白细胞抗原相容供体，重型β-地中海贫血和镰状细胞病治疗可选择同种异体造血干细胞移植[1]。如果没有，自体造血干细胞的体外基因治疗也是一种可能的选择[1, 22]。体外慢病毒转导到造血干细胞是基因疗法治愈镰状细胞患者的突破[23]。

第八节 小结

血红蛋白是由四条珠蛋白链组成的四聚体蛋白，每条珠蛋白链都有一个带有中心铁离子的血红素分子。成人的主要血红蛋白是血红蛋白 A，由两个 α 和两个 β 珠蛋白亚基组成；其余血红蛋白，有血红蛋白 F（由两个 α 和两个 γ 珠蛋白链组成）和血红蛋白 A_2（由两个 α 和两个 δ 亚基组成）。每组亚铁血红素都可以与气体结合进行运输。当一组亚铁血红蛋白与氧结合时，会引起血红蛋白从紧密状态到松弛状态的结构变化，松弛状态使氧与其他血红素分子的亲和力增加。氧合血红蛋白解离曲线有助于理解不同因素如何影响血红蛋白与氧的亲和力。

血红蛋白病是最常见的单基因疾病，常在有影响血红蛋白链的结构、生成或表达的突变时发生。此类患者可能因血红蛋白 A 的表达减少或突变会有血红蛋白 F 和 A_2 的不同表达。地中海贫血是因影响血红蛋白表达和生成的突变而发生。临床表现可从轻度贫血到胎儿水肿不等，具体取决于受累血红蛋白链的生成和表达。镰状细胞病是影响血红蛋白链结构最常见的血红蛋白病。镰状细胞病患者虽可有效抵御疟疾，但会有各种症状，主要是由于镰状红细胞有诱发血管堵塞的倾向。

要点

- 血红蛋白在长骨和扁骨骨髓中的红细胞中产生。
- 血红蛋白是一种四聚体蛋白，由四条珠蛋白链组成，每条链包含一个带有中心铁离子的血红素分子。
- 血红蛋白以两种状态存在：紧密的脱氧状态和松弛的氧合状态。
- 血红蛋白是一种变构蛋白，因此当一个血红素分子与氧结合时，血红蛋白从紧密状态转变为松弛状态，从而增加其对氧的亲和力。
- 血红素还与其他气体结合，并将这些气体输送到不同的组织中。
- 氧离曲线有助于理解氧饱和度与氧分压之间的关系。
- 地中海贫血是一组常染色体隐性遗传疾病，由 α 基因或 β 基因的突变或缺失导致 α 珠蛋白链或 β 珠蛋白链减少引起。
- 地中海贫血患者可能会出现一系列严重的临床症状，这取决于两条染色体上的基因是否受到影响。
- 当存在引起血红蛋白链结构改变的突变时，就会发生血红蛋白病。
- 镰状细胞病是由于 β 珠蛋白链中的氨基酸被取代，导致血红蛋白聚合和红细胞呈镰状。
- 镰状细胞病患者有血管堵塞和缺血的倾向，重者可导致血管闭塞性危象。
- 目前可用于镰状细胞病的治疗方法包括口服羟基脲片、输注红细胞和造血干细胞移植。

参考文献

1. Farashi S, Harteveld CL. Molecular basis of alpha-thalassemia. Blood Cells Mol Dis. 2018;70:43–53.
2. Thomas C, Lumb AB. Physiology of haemoglobin. Continuing Educ Anaesth Crit Care Pain. 2012;12(5):251–6.
3. Kato GJ, et al. Sickle cell disease. Nat Rev Dis Primers. 2018;4:18010.
4. Marshall WJ, et al. Clinical biochemistry : metabolic and clinical aspects. 3rd ed. Edinburgh; New York: Churchill Livingstone/Elsevier; 2014. x, 932 pages.
5. Helms C, Kim-Shapiro DB. Hemoglobin-mediated nitric oxide signaling. Free Radic Biol Med. 2013;61:464–72.
6. Quaye IK. Extracellular hemoglobin: the case of a friend turned foe. Front Physiol. 2015;6:96.
7. Patel S, Jose A, Mohiuddin SS. Physiology, oxygen transport and carbon dioxide dissociation curve. Treasure Island: StatPearls; 2020.
8. Gell DA. Structure and function of haemoglobins. Blood Cells Mol Dis. 2018;70:13–42.
9. Benner A, et al. Physiology, Bohr effect. Treasure Island: StatPearls; 2020.
10. Origa R. beta-Thalassemia. Genet Med. 2017;19(6):609–19.
11. Kuesap J, et al. Coexistence of malaria and thalassemia in malaria endemic areas of Thailand. Korean J Parasitol. 2015;53(3):265–70.
12. Chapin JAG, Patricia J. Thalassemia syndromes. In: Hoffman R, editor. Hematology: basic principles and practice. Philadelphia: Elsevier; 2018. p. 546–70.
13. Farashi S, Najmabadi H. Diagnostic pitfalls of less well recognized HbH disease. Blood Cells Mol Dis. 2015;55(4):387–95.
14. Muncie HL Jr, Campbell J. Alpha and beta thalassemia. Am Fam Physician. 2009;80(4):339–44.
15. Vichinsky EP. Clinical manifestations of alpha-thalassemia. Cold Spring Harb Perspect Med. 2013;3(5):a011742.
16. Sabath DE. Molecular diagnosis of thalassemias and hemoglobinopathies: an ACLPS critical review. Am J Clin Pathol. 2017;148(1):6–15.

17. Viprakasit V, Ekwattanakit S. Clinical classification, screening and diagnosis for thalassemia. Hematol Oncol Clin North Am. 2018;32(2):193–211.
18. Fucharoen S, Weatherall DJ. The hemoglobin E thalassemias. Cold Spring Harb Perspect Med. 2012;2(8):1–15.
19. Sundd P, Gladwin MT, Novelli EM. Pathophysiology of sickle cell disease. Annu Rev Pathol. 2019;14:263–92.
20. Piel FB, Steinberg MH, Rees DC. Sickle cell disease. N Engl J Med. 2017;377(3):305.
21. Mangin O. High oxygen affinity hemoglobins. Rev Med Interne. 2017;38(2):106–12.
22. Coquerelle S, et al. Innovative curative treatment of beta thalassemia: cost-efficacy analysis of gene therapy versus allogenic hematopoietic stem-cell transplantation. Hum Gene Ther. 2019;30(6):753–61.
23. Ribeil JA, et al. Gene therapy in a patient with sickle cell disease. N Engl J Med. 2017;376(9):848–55.

贫血疾病全球负担

Matthew A. Warner, Angela C. Weyand
贾 济 郄文斌 译，屠伟峰 审校

第一节 引言

贫血（anemia），从其字面上来看，是由希腊语的词根"an"（没有）和"haima"（血液）组成，特指功能性循环红细胞数量的减少，因此检测红细胞（RBC）质量是评估贫血的最准确方法。不幸的是，这种检测是繁琐的，而且在大多数临床机构中都无法开展。因此，医疗专业人员被迫采用反映 RBC 容量的替代方法，包括血红蛋白浓度（即单位体积血液中所含血红蛋白的平均量）和血细胞比容（即红细胞在全血中所占容积的百分比），但这些检测的数据常受血管内容量状态变化和实验室时常发生的实验误差的影响，而且这些总是在现代医疗实践中无处不在。只要不是急性出血的情况下，由此得到红细胞或血红蛋白量值是真实可信的[1]。因此，贫血通常定义为血红蛋白浓度或血细胞比容值低于正常参考值。实际上，贫血可以描述为血红蛋白量（即载氧能力）不足，不能满足组织的氧需。

世界卫生组织（WHO）根据关于血红蛋白浓度的多项研究（表5-1）将贫血定义为低于 Hb 正常范围的下限值，即成年男性贫血患者的［Hb］< 13 g/dl 和非怀孕成年女性贫血患者的［Hb］< 12 g/dl[2]。虽然这可能反映了各种潜在生理因素的影响，认为成人血红蛋白的性别差异部分是由于雄激素对骨髓的刺激所致[3-4]。值得注意的是，血红蛋白的正常值来自于不同人群的研究结果，而这些采样人群因其规模有限，代表不了全球所有人群。事实上，已经注意到许多基于人群的调查，定义贫血有完全不同的 Hb 阈值[5]。况且，传统的贫血定义是基于观察到的特定人群中血红蛋白浓度的分布，而不是基于血红蛋白浓度本身的生理学意义，尽管以前的研究结果对基于血红蛋白浓度的贫血定义与其临床转归作出了非常重要的贡献[6-8]。

据报告，某些民族和种族（即黑人与白人相比）的血红蛋白浓度较低[9-11]，通常归因于黑人血红蛋白病（如地中海贫血）高发病率和其他非遗传因素，如黑人慢性疾病和铁缺乏发生率高。然而，即使承认这些血红蛋白病、铁缺乏和疾病负担差异的事实，血红蛋白浓度的长期种族差异是客观存在的[12-14]，最终制定不同种族间定义贫血的不同参考标准[15]。重要的是，低血红蛋白浓度与黑人和白人的死亡率增加相关[6, 16]，故在黑人中试图采用更低标准的血红蛋白浓度是不可想象的。除了前面提到的可能影响不同种族血红蛋白分布的因素外，黑人还可能存在影响健康的各种重要社会决定因素（如当地医疗保健随访和医疗保健水平较差，饮食习惯、生活条件和营养状况的差异，工资较低，结构性种族主义），这导致黑人耐受了较低的正常血红蛋白浓度，并长期生存。这些重要的健康决定因素往往很难在

表 5-1 多项研究中用于定义贫血的血红蛋白浓度

文献来源	男性（g/dl）	女性（g/dl）	低于截止值的正常百分比（%）
WHO（Blanc[1]）	13	12	未提供
Jandl[3]	14.2	12.2	2.5
Williams（Beutler[4]）	14	12.3	2.5
Wintrobe（Lee[5]）	13.2	11.6	未提供
Rapaport[6]	14	12	未提供
Goyette[7]	13.2	11.7	5
Tietz[8]	13.2	11.7	未提供
Hoffman[9]	13.5	12	2.5

Adapted from Beutler[63-64]
贫血定义为低于成人男性和女性血液［Hb］正常值的下限值。

基于人群研究中获得准确的评估，但仍有必要在未来的研究中密切关注和确定不同种族血红蛋白浓度差异的确切驱动因素。目前，最明智的做法是，我们承诺采用一致的血红蛋白阈值来定义贫血，而不考虑种族。

除种族外，血红蛋白值往往会随着年龄的增长而降低，确切的生理或病理因素尚不清楚[17]。随着年龄的增长，男性血红蛋白的下降通常比女性更快，因此血红蛋白浓度的性别差异随着年龄的增加而降低。此外，血红蛋白值受海拔高度的影响[18-19]，在海拔较高的地区生活和（或）训练的人，由于低氧血症导致的红细胞生成增加，血红蛋白量增加。其他低氧血症诱导的环境因素（如吸烟）也已知会促进红细胞生成。相反，据报道，耐力运动员的血红蛋白浓度低于同龄人群的平均值，其原因是多方面的，包括血浆容量增加的稀释效应[20]、铁缺乏的隐性胃肠出血[21]、重复性创伤引起的血管内溶血[22-24]、运动诱导的促炎细胞因子的刺激，以及包括随着铁转运和红细胞生成继发性受损引起的铁调素（hepcidin）上调[25]。相反，为提高运动成绩而长时间使用促红细胞生成素和类固醇等治疗可能会导致运动员发生红细胞增多症。值得注意的是，无论是儿童[26]，还是成人[27-29]的血红蛋白量与其最大有氧运动量密切相关，血红蛋白量每增加 1 g，则可使其最大摄氧量增加 4 ml/min（即 VO₂max；图 5-1）。

第二节　贫血的发展和分类

从广义上来说，贫血常发于下列三种情况之一：失血、红细胞生成受损或红细胞过早破坏，这些机制可以单独或同时发生在任何特定的患者中。

（1）按时间分类：失血性贫血因出血量多少、出血速度快慢和出血频次，可分为急性贫血和慢性贫血两类。红细胞生成受损通常与下列因素有关：①营养缺乏包括铁、维生素 B_{12} 和叶酸的缺乏；②疾病或与药物相关的骨髓衰竭或抑制；③炎症状态如铁利用受损和（或）刺激红细胞生成（erythropoiesis）的促激素（如促红细胞生成素、甲状腺激素、睾酮）减少；④疾病（终末期肾病、严重甲状腺功能减退症和性腺疾病）相关性促激素分泌减少。红细胞破坏（正常红细胞寿命为 100～120 天，如寿命缩短或破坏过多）又定义为溶血。溶血可以发生在血管内（即血管腔本身）或更多发生在血管外部位（如肝脏、脾脏），可继发于先天或后天疾病。此外，溶血亦可能由机械因素如人工心脏瓣膜和心室辅助装置所致。若临床上出现这些现象如尿液、黄疸发黑，或实验室检查显示乳酸脱氢酶水平升高、结合珠蛋白水平降低、间接胆红素水平升高、血红蛋白尿、血红蛋白血症等，应该高度怀疑有溶血的诊断。

（2）按速度分类：贫血可以按其发生的进展速度进行定义，进展迅速称为急性贫血，进展缓慢称为慢性贫血。急性贫血的最常见原因是出血，包括

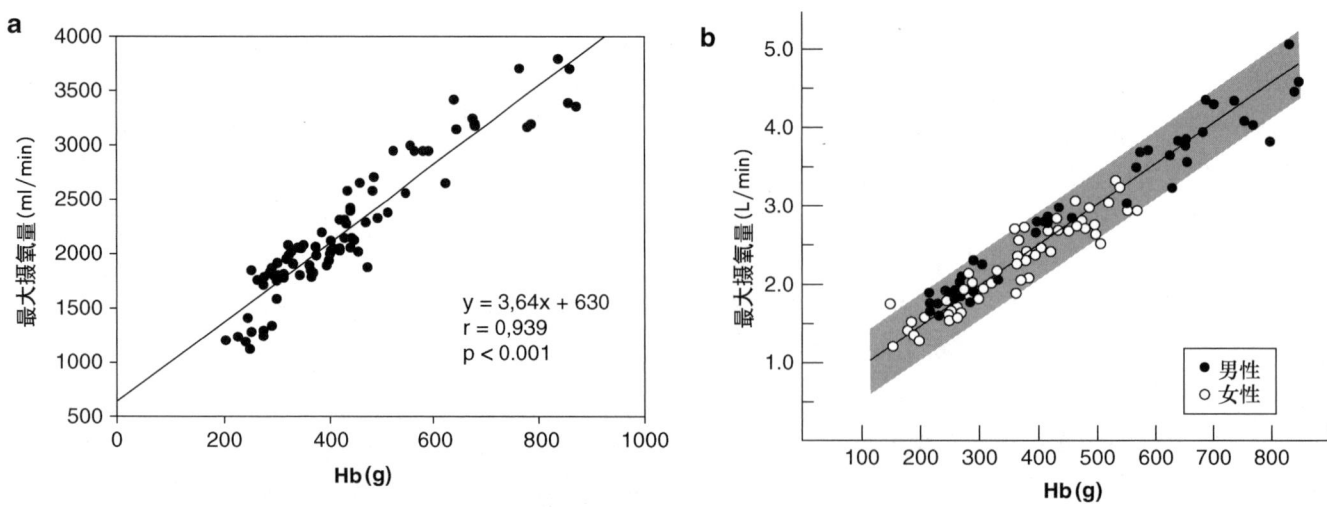

图 5-1　血红蛋白（Hb）量和最大摄氧量的关系，其中 a 图是儿童，b 图是成人（Adapted a from Prommer et al.[65] and b from Otto et al.[66]）

创伤性出血和非创伤性出血、外科或手术操作、静脉切开放血等医源性出血[30-32]。重要的是，血红蛋白浓度不能准确评估急性出血期间的红细胞量或组织氧合[33-35]。引起急性贫血的其他主要原因包括急性溶血、急性炎症、药物或感染诱发的骨髓抑制和血液稀释，尽管后者是由于代表血浆容量过剩而非实际血红蛋白缺乏所致[1]。慢性贫血的特点是红细胞容量随着时间的推移缓慢减少，并且常常伴各种慢性疾病（如慢性肾病、癌症、心力衰竭、慢性炎症或感染状态）或营养不良。铁缺乏仍然是引起贫血的主要全球营养缺乏，也是贫血的最常见原因[36]。这在中低收入国家的儿童和育龄妇女中尤为普遍[37-38]。铁缺乏通常在没有贫血的情况下发生，主要是由于饮食摄入不足、肠道吸收受损或反复失血所致。叶酸（folate）和维生素 B_{12} 缺乏是可能引起贫血的其他原因，且往往是在数月至数年后才发生。贫血，不管其是不是慢性，一定与患者的不良健康状况相关。

贫血还可以根据细胞形态学进行分类，最常用的是红细胞大小，正常红细胞的体积约为 80~100 fl。因此，贫血形态学评估的参考范围可根据平均红细胞体积（MCV）是否低于、高于或正好处于预期的正常范围而进行评估。MCV 超过 100 fl 可称之为巨细胞贫血，其常见原因包括叶酸和维生素 B_{12} 缺乏、酗酒、慢性肝病、甲状腺功能减退，以及与红细胞异常成熟相关的疾病（如急性白血病和骨髓增生异常综合征）。网织红细胞或未成熟红细胞体积都比成熟红细胞大，因此患有网状红细胞增多症（reticulocytosis）的任何临床情况都可引起巨细胞增多症（macrocytosis）。MCV 低于 80 fl 可称之为小细胞贫血，其常见原因包括缺铁性贫血、珠蛋白生成紊乱（即 α 和 β 地中海贫血）和血红素合成障碍（即铁粒细胞贫血）。MVC 正常的贫血定义为正常红细胞性贫血，值得引起重视的是 MCV 通常是通过在外周血涂片上使用自动细胞计数器检测结果获得的。因此，MCV 仅代表平均或典型的红细胞体积，确实混杂有部分微细胞或大细胞的红细胞亚群；因此，MCV 正常并不能排除小细胞或大细胞贫血的可能性。一般来说，正常细胞性贫血是指与红细胞生成障碍相关的潜在系统性疾病。

住院患者出现的贫血需要特别关注。由于贫血在社区居民中很常见，因此贫血在需要住院治疗的人群中也很常见也就不足为奇了。然而，许多以前没有贫血诊断的患者在住院期间会发生意外贫血，或称之为医院获得性贫血（hospital acquired anemia，HAA）。据报道，在所有事先不知道有贫血病史的住院患者中，有 33%~75% 的住院患者发生了 HAA[39-40]。HAA 的原因是多因素的，但最常见的是失血、血液稀释和红细胞生成障碍。失血常常是由于出血、手术和程序性出血以及通过静脉切开术引起的医源性出血引起的。静脉切开时每失血 50 ml 可使已患有中度至重度 HAA 的风险增加近 20%[31]。血液稀释是指循环血液中在不增加血红蛋白量同时增加血容量，从而导致血红蛋白浓度的降低。尽管血液稀释本身不是真正的贫血，但对于习惯于根据阈值血红蛋白浓度正常范围来诊断贫血而做出贫血治疗决定（如红细胞输注）的临床医生来说，血液稀释造成了严重的贫血。需要特别强调的是，我们要意识到血液稀释相关贫血的治疗应该是尽快减少过多的血容量（如利尿），而不是通过红细胞输注提高血红蛋白浓度而导致血容量进一步扩大。最后，住院患者红细胞生成障碍的风险较高，如炎症反应和感染性疾病可引起各种炎症细胞因子的激活和释放，从而导致铁的可用性降低和促红细胞生成素的减少[41-42]。危重症患者和需要长期住院的患者患 HAA 的风险特别大[43-44]。这种贫血在住院后可能会持续很长时间[41-43]，并与住院后身体功能损伤和康复相关[45]。

第三节 健康与贫血的社会影响

贫血对全球的健康有着非常巨大的影响，据资料显示约有 20 亿人（占全球人口的 1/4 以上）患有贫血[38]。低收入和中等收入国家的贫血患病率最高，同时存在巨大的不同地理区域之间的差异（图 5-2，彩图 2）。例如，撒哈拉以南非洲的贫血患病率约为 (50 000~60 000)/10 万人，远远高于西欧和美国的 15 000/10 万人[37]。铁缺乏是全球贫血的主要原因，约每 5 名女性中有 1 人、每 7 名男性中有 1 人患缺铁性贫血[37]。然而，贫血的原因因地理位置、年龄和性别而异[37-38]。值得注意的是，在中低收入国家，由于营养缺乏和慢性感染的高发生率，缺铁性贫血和营养不良性贫血常常并存。幸运的是，贫血随着时间的推移似乎有所改善，2013 年的全球

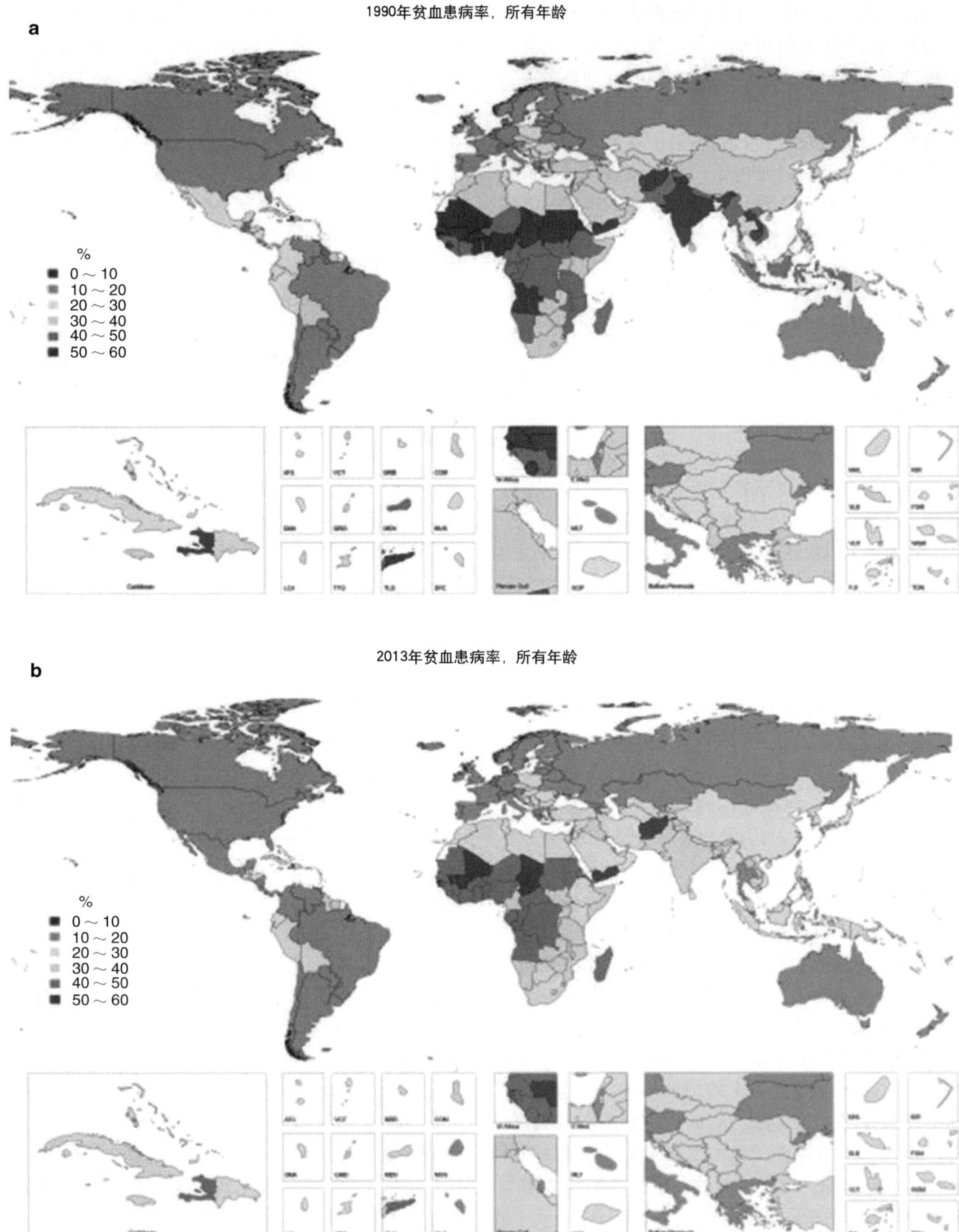

图 5-2　1990 年（a）和 2013 年（b）全球各地贫血患病率的差异（Adopted from Kassebaum[67]）

贫血患病率为 27%，低于 1990 年的 33%[38]，但贫血患病率仍然高得惊人。

贫血一直与不良健康结局有关，包括健康相关的生活质量和生存率下降[46]。由于红细胞是向重要器官和外周组织输送氧气的主要载体，因此贫血与一系列组织氧供不足相关的症状有关就不足为奇了。这些症状包括疲劳、虚弱、认知能力下降和注意力集中困难，但其症状可因生理上的代偿性和长期性各不相同。贫血症状可能会导致学习困难、工作效率降低、身体功能和生活质量下降。据估计，在全球范围内，贫血导致了 6800 多万伤残寿命损失年，约占全球所有原因导致的残疾总数的 10%[37]。这一负担不成比例地落在妇女和儿童身上。此外，育龄妇女的贫血与早产、低出生体重儿及孕产妇和婴儿死亡率的增加密切相关[47-48]，这进一步加剧了全球社会经济和健康的差距。

在住院患者中，贫血对住院期间的器官功能障碍和康复有明显影响，如急性肾损伤和心肌缺血[49-50]、住院时间延长[39]、死亡[39-40, 51]、再次入院[40, 52] 和住院费用增加[39]。在外科患者中，贫血同样对围术期不良事件有明显影响，如住院时间延长、输血需求增加、术后器官功能障碍和死亡率增加[50, 53-59]。尽管如此，择期手术患者仅有一小部分术前接受了贫血的专科评估和治疗，超过 1/4 患者未经专科治疗的贫血实施了手术[43]。此外，高达 90% 的患者在手术后发生了贫血[53]。重要的是，贫血是住院患者红细胞（RBC）输注的主要预测指标，而输血本身恰又与多种临床不良事件有关。各种临床试验一直证明，限制性红细胞输注（即 Hb < 7～8 g/dl）效果常常不亚于稍宽松的红细胞输注（即 Hb < 9～10 g/dl）[60-61]，但许多临床医生仍继续将同种异体输血作为治疗住院患者贫血的主要方法[62]。不幸的是，对于贫血，通常不是评估和治疗其病因，而是处于被忽视或"可耐受"的状态，直至［Hb］低于输血阈值。

第四节　总结

贫血是一种常见的疾病，表现为循环红细胞数量减少，通常由以下一种（或多种）原因引起：失血、红细胞生成障碍或红细胞过早破坏。贫血患者遍及全球，而更多患者不成比例地分布于中低收入国家。尽管贫血与许多临床的不良结局有关，但在似乎严重到需要输血之前，贫血仍常常被忽视。

要点

- 贫血表示血红蛋白量不足以满足周围组织的氧需求，即成年男性［Hb］低于 13 g/dl 和成年非孕妇［Hb］低于 12 g/dl。
- 贫血可通过导致其发生、进展速度的基础病理过程，也可通过实验室和形态学特征予以诊断。
- 铁缺乏是全球性贫血的最主要原因，尤其多见于儿童和妇女。
- 贫血影响着全球超过 25% 的人口，估计约占全球残疾总数的 10%，尤其低/中等收入国家的负担最重。
- 贫血的症状包括疲劳、注意力难以集中、有氧活动能力下降，以及伴随的生活质量下降。
- 贫血可增加患者的致残率和致死率，是输注同种异体血液的主要危险因素。

参考文献

1. Otto JM, Plumb JOM, Clissold E, et al. Hemoglobin concentration, total hemoglobin mass and plasma volume in patients: implications for anemia. Haematologica. 2017;102(9):1477–85. https://doi.org/10.3324/haematol.2017.169680.
2. WHO Scientific Group on Nutritional Anaemias & World Health Organization. (1968). Nutritional Anaemias: Report of a WHO Scientific Group [meeting Held in Geneva from 13 to 17 March 1967]. World Health Organization.
3. Murphy WG. The sex difference in haemoglobin levels in adults-Mechanisms, causes, and consequences. Published online 2014. https://doi.org/10.1016/j.blre.2013.12.003.
4. Kennedy BJ, Gilbertsen AS. Increased erythropoiesis induced by androgenic-hormone therapy. N Engl J Med. 1957;256(16):719–26. https://doi.org/10.1056/nejm195704182561601.
5. Beutler E, Waalen J. The definition of anemia: what is the lower limit of normal of the blood hemoglobin concentration? Blood. 2006;107(5):1747–50. https://doi.org/10.1182/blood-2005-07-3046.
6. Zakai NA, Katz R, Hirsch C, et al. A prospective study of anemia status, hemoglobin concentration, and mortality in an elderly cohort: the cardiovascular health study. Arch Intern Med. 2005;165(19):2214–20. https://doi.org/10.1001/archinte.165.19.2214.
7. Culleton BF, Manns BJ, Zhang J, Tonelli M, Klarenbach S, Hemmelgarn BR. Impact of anemia on hospitalization and mortality in older adults. Blood. 2006;107(10):3841–6. https://doi.org/10.1182/blood-2005-10-4308.
8. Ripoll JG, Smith MM, Hanson AC, et al. Sex-specific associations

between preoperative anemia and postoperative clinical outcomes in patients undergoing cardiac surgery. Anesth Analg. 2021; https://doi.org/10.1213/ANE.0000000000005392.
9. Dong X, de Leon CM, Artz A, Tang Y, Shah R, Evans D. A population-based study of hemoglobin, race, and mortality in elderly persons. J Gerontol Ser A Biol Sci Med Sci. 2008;63(8):873–8. https://doi.org/10.1093/gerona/63.8.873.
10. Johnson-Spear MA, Yip R. Hemoglobin difference between black and white women with comparable iron status: justification for race-specific anemia criteria. Am J Clin Nutr. 1994;60(1):117–21. https://doi.org/10.1093/ajcn/60.1.117.
11. Jackson RT. Separate hemoglobin standards for blacks and whites: a critical review of the case for separate and unequal hemoglobin standards. Med Hypotheses. 1990;32(3):181–9. https://doi.org/10.1016/0306-9877(90)90121-T.
12. Beutler E, West C. Hematologic differences between African-Americans and whites: the roles of iron deficiency and α-thalassemia on hemoglobin levels and mean corpuscular volume. Blood. 2005;106(2):740–5. https://doi.org/10.1182/blood-2005-02-0713.
13. Perry GS, Byers T, Yip R, Margen S. Iron nutrition does not account for the hemoglobin differences between blacks and whites. J Nutr. 1992;122(7):1417–24. https://doi.org/10.1093/jn/122.7.1417.
14. Zakai NA, McClure LA, Prineas R, et al. Correlates of anemia in American blacks and whites: the REGARDS Renal Ancillary study. Am J Epidemiol. 2009;169(3):355–64. https://doi.org/10.1093/aje/kwn355.
15. Lim E, Miyamura J, Chen JJ. Racial/ethnic-specific reference intervals for common laboratory tests: a comparison among Asians, Blacks, Hispanics, and White. Hawaii J Med Public Health. 2015;74(9):302–10. www.cdc.gov/nchs/nhanes.htm. Accessed 21 Jan 2021.
16. Denny SD, Kuchibhatla MN, Cohen HJ. Impact of anemia on mortality, cognition, and function in community-dwelling elderly. Am J Med. 2006;119(4):327–34. https://doi.org/10.1016/j.amjmed.2005.08.027.
17. Stauder R, Valent P, Theurl I. Anemia at older age: etiologies, clinical implications, and management. Blood. 2018;131(5):505–14. https://doi.org/10.1182/blood-2017-07-746446.
18. Strømme SB, Ingjer F. High altitude training. Nord Med. 1994;109(1):19–22. https://doi.org/10.2165/00007256-199214050-00002.
19. Heinicke K, Heinicke I, Schmidt W, Wolfarth B. A three-week traditional altitude training increases hemoglobin mass and red cell volume in elite biathlon athletes. Int J Sports Med. 2005;26(5):350–5. https://doi.org/10.1055/s-2004-821052.
20. Sawka MN, Convertino VA, Eichner ER, Schnieder SM, Young AJ. Blood volume: importance and adaptations to exercise training, environmental stresses, and trauma/sickness. Med Sci Sports Exerc. 2000;32(2):332–48. https://doi.org/10.1097/00005768-200002000-00012.
21. Rudzki SJ, Hazard H, Collinson D. Gastrointestinal blood loss in triathletes: It's etiology and relationship to sports anaemia. Aust J Sci Med Sport. 1995;27(1):3–8. Accessed 18 Dec 2020. https://europepmc.org/article/med/7780774.
22. Dufaux B, Hoederath A, Streitberger I, Hollmann W, Assmann G. Serum ferritin, transferrin, haptoglobin, and iron in middle- and long-distance runners, elite rowers, and professional racing cyclists. Int J Sports Med. 1981;2(1):43–6. https://doi.org/10.1055/s-2008-1034583.
23. Haymes EM, Lamanca JJ. Iron loss in runners during exercise implications and recommendations. Sport Med. 1989;7(5):277–85. https://doi.org/10.2165/00007256-198907050-00001.
24. Lippi G, Sanchis-Gomar F. Epidemiological, biological and clinical update on exercise-induced hemolysis. Ann Transl Med. 2019;7(12):270. https://doi.org/10.21037/atm.2019.05.41.
25. Peeling P, Dawson B, Goodman C, Landers G, Trinder D. Athletic induced iron deficiency: new insights into the role of inflammation, cytokines and hormones. Eur J Appl Physiol. 2008;103(4):381–91. https://doi.org/10.1007/s00421-008-0726-6.
26. Prommer N, Wachsmuth N, Thieme I, et al. Influence of endurance training during childhood on total hemoglobin mass. Front Physiol. 2018;9(MAR) https://doi.org/10.3389/fphys.2018.00251.
27. Schmidt W, Prommer N. Impact of alterations in total hemoglobin mass on V˙O2max. Exerc Sport Sci Rev. 2010;38(2):68–75. https://doi.org/10.1097/JES.0b013e3181d4957a.
28. Otto JM, Montgomery HE, Richards T. Haemoglobin concentration and mass as determinants of exercise performance and of surgical outcome. Extrem Physiol Med. 2013;2(1):33. https://doi.org/10.1186/2046-7648-2-33.
29. Gore C, Hahn A, Burge C, Telford R. VO$_2$ max and haemoglobin mass of trained athletes during high intensity training. Int J Sports Med. 1997;28(06):477–82. https://doi.org/10.1055/s-2007-972667.
30. Thavendiranathan P, Bagai A, Ebidia A, Detsky AS, Choudhry NK. Do blood tests cause anemia in hospitalized patients? The effect of diagnostic phlebotomy on hemoglobin and hematocrit levels. J Gen Intern Med. 2005;20(6):520–4. https://doi.org/10.1111/j.1525-1497.2005.0094.x.
31. Salisbury AC, Reid KJ, Alexander KP, et al. Diagnostic blood loss from phlebotomy and hospital-acquired anemia during acute myocardial infarction. Arch Intern Med. 2011;171(18):1646–53. https://doi.org/10.1001/archinternmed.2011.361.
32. Chant C, Wilson G, Friedrich JO. Anemia, transfusion, and phlebotomy practices in critically ill patients with prolonged ICU length of stay: a cohort study. Crit Care. 2006;10(5):R140. https://doi.org/10.1186/cc5054.
33. Gutierrez G, Reines HD, Wulf-Gutierrez ME. Clinical review: hemorrhagic shock. Crit Care. 2004;8(5):373–81. https://doi.org/10.1186/cc2851.
34. Nelson DP, King CE, Dodd SL, Schumacker PT, Cain SM. Systemic and intestinal limits of O2 extraction in the dog. J Appl Physiol. 1987;63(1):387–94. https://doi.org/10.1152/jappl.1987.63.1.387.
35. Will ND, Kor DJ, Frank RD, et al. Initial postoperative hemoglobin values and clinical outcomes in transfused patients undergoing noncardiac surgery. Anesth Analg. 2019;129(3):819–29. https://doi.org/10.1213/ANE.0000000000004287.
36. Miller JL. Iron deficiency anemia: a common and curable disease. Cold Spring Harb Perspect Med. 2013;3(7) https://doi.org/10.1101/cshperspect.a011866.
37. Kassebaum NJ, Jasrasaria R, Naghavi M, et al. A systematic analysis of global anemia burden from 1990 to 2010. Blood. 2014;123(5):615–24. https://doi.org/10.1182/blood-2013-06-508325.
38. Kassebaum NJ. The global burden of anemia. https://doi.org/10.1016/j.hoc.2015.11.002.
39. Koch CG, Li L, Sun Z, et al. Hospital-acquired anemia: prevalence, outcomes, and healthcare implications. J Hosp Med. 2013;8(9):506–12. https://doi.org/10.1002/jhm.2061.
40. Makam AN, Nguyen OK, Clark C, Halm EA. Incidence, predictors, and outcomes of hospital-acquired anemia. https://doi.org/10.12788/jhm.2712.
41. Bateman AP, McArdle F, Walsh TS. Time course of anemia during six months follow up following intensive care discharge and factors associated with impaired recovery of erythropoiesis. Crit Care Med. 2009;37(6):1906–12. https://doi.org/10.1097/CCM.0b013e3181a000cf.
42. Hayden SJ, Albert TJ, Watkins TR, Swenson ER. Anemia in critical illness. Am J Respir Crit Care Med. 2012;185(10):1049–57. https://doi.org/10.1164/rccm.201110-1915ci.
43. Warner MA, Hanson AC, Frank RD, et al. Prevalence and recovery from anemia following hospitalization for critical illness among adults in Minnesota, 2010–2016. JAMA Netw Open. 2020;3(9):e2017843.
44. Corwin HL, Gettinger A, Pearl RG, et al. The CRIT study: anemia and blood transfusion in the critically ill – current clinical practice in the United States. Crit Care Med. 2004;32(1):39–52. https://doi.org/10.1097/01.CCM.0000104112.34142.79.

45. Warner MA, Kor DJ, Frank RD, et al. Anemia in critically ill patients with acute respiratory distress syndrome and posthospitalization physical outcomes. J Intensive Care Med. 1(9) https://doi.org/10.1177/0885066620913262.
46. Wouters HJCM, van der Klauw MM, de Witte T, et al. Association of anemia with health-related quality of life and survival: a large population-based cohort study. Haematologica. 2019;104(3):468–76. https://doi.org/10.3324/haematol.2018.195552.
47. Murphy JF, Newcombe RG, O'Riordan J, Coles EC, Pearson JF. Relation of haemoglobin levels in first and second trimesters to outcome of pregnancy. Lancet. 1986;327(8488):992–5. https://doi.org/10.1016/S0140-6736(86)91269-9.
48. Smith C, Teng F, Branch E, Chu S, Joseph KS. Maternal and perinatal morbidity and mortality associated with anemia in pregnancy. Obstet Gynecol. 2019;134(6):1234–44. https://doi.org/10.1097/AOG.0000000000003557.
49. Fowler AJ, Ahmad T, Abbott TEF, et al. Association of preoperative anaemia with postoperative morbidity and mortality: an observational cohort study in low-, middle-, and high-income countries. Br J Anaesth. 2018;121(6):1227–35. https://doi.org/10.1016/j.bja.2018.08.026.
50. Ranucci M, Di Dedda U, Castelvecchio S, Menicanti L, Frigiola A, Pelissero G. Impact of preoperative anemia on outcome in adult cardiac surgery: a propensity-matched analysis. Ann Thorac Surg. 2012;94(4):1134–41. https://doi.org/10.1016/j.athoracsur.2012.04.042.
51. Warner MA, Hanson AC, Frank RD, et al. Prevalence of and recovery from anemia following hospitalization for critical illness among adults. JAMA Netw Open. 2020;3(9):e2017843. https://doi.org/10.1001/jamanetworkopen.2020.17843.
52. Koch CG, Li L, Sun Z, et al. Magnitude of anemia at discharge increases 30-day hospital readmissions. J Patient Saf. 2017;13(4):202–6. https://doi.org/10.1097/PTS.0000000000000138.
53. Shander A, Knight K, Thurer R, Adamson J, Spence R. Prevalence and outcomes of anemia in surgery: a systematic review of the literature. Am J Med. 2004;116:58–69. https://doi.org/10.1016/j.amjmed.2003.12.013.
54. Warner MA, Shore-Lesserson L, Shander A, Patel SY, Perelman SI, Guinn NR. Perioperative anemia. Anesth Analg. 2020:1. https://doi.org/10.1213/ANE.0000000000004727.
55. Matzek LJ, Hanson AC, Schulte PJ, Evans KD, Kor DJ, Warner MA. The prevalence and clinical significance of preoperative thrombocytopenia in adults undergoing elective surgery: an observational cohort study. Anesth Analg. 2021; https://doi.org/10.1213/ane.0000000000005347.
56. Mueller MM, Van Remoortel H, Meybohm P, et al. Patient Blood Management: recommendations from the 2018 Frankfurt consensus conference. JAMA J Am Med Assoc. 2019;321(10):983–97. https://doi.org/10.1001/jama.2019.0554.
57. Foss NB, Kristensen MT, Kehlet H. Anaemia impedes functional mobility after hip fracture surgery. Age Ageing. 2008;37(2):173–8. https://doi.org/10.1093/ageing/afm161.
58. Faraoni D, Dinardo JA, Goobie SM. Relationship between preoperative anemia and in-hospital mortality in children undergoing noncardiac surgery. Anesth Analg. 2016;123(6):1582–7. https://doi.org/10.1213/ANE.0000000000001499.
59. Fowler AJ, Ahmad T, Phull MK, Allard S, Gillies MA, Pearse RM. Meta-analysis of the association between preoperative anaemia and mortality after surgery. Br J Surg. 2015;102(11):1314–24. https://doi.org/10.1002/bjs.9861.
60. Hébert PC, Wells G, Blajchman MA, et al. A multicenter, randomized, controlled clinical trial of transfusion requirements in critical care. N Engl J Med. 1999;340(6):409–17. https://doi.org/10.1056/NEJM199902113400601.
61. Carson JL, Stanworth SJ, Alexander JH, et al. Clinical trials evaluating red blood cell transfusion thresholds: an updated systematic review and with additional focus on patients with cardiovascular disease. Am Heart J. 2018;200 https://doi.org/10.1016/j.ahj.2018.04.007.
62. Shander A, Goodnough LT. From tolerating anemia to treating anemia. Ann Intern Med. 2019;170(2):125–6. https://doi.org/10.7326/M18-3145.
63. Beutler E. The definition of anemia: what is the lower limit of normal of the blood hemoglobin concentration. Blood. 2006;107(5):1747–50.
64. Blanc B, Finch CA, Hallberg L, et al. Nutritional anaemias. Report of a WHO Scientific Group. WHO Tech Rep Ser. 1968;405: 1-40. Jandl JH. Blood. Boston, MA: Little, Brown and Company; 1996. Beutler E, Lichtman MA, Coller BS, Kipps TJ, Seligsohn U. Williams Hematology. New York, NY: McGraw-Hill; 2001. Lee GR, Foerster J, Lukens J, Paraskevas F, Greer JP, Rodgers GM. Wintrobe's Clinical Hematology. Baltimore, MD: Williams and Wilkins; 1998 Rapaport SI. Introduction to Hematology. Philadelphia, PA: JB Lippincott Company; 1987. Goyette RE. Hematology. A Comprehensive Guide to the Diagnosis and Treatment of Blood Disorders. Los Angeles, CA: Practice Management Information Corporation (PMIC); 1997. Tietz NW. Clinical Guide to Laboratory Tests. Philadelphia, PA: WB Saunders Co; 1995. Hoffman R, Benz EJ Jr, Shattil SJ, Furie B. Hematology: Basic Principles and Practice. New York, NY: Churchill-Livingstone; 2004.
65. Prommer N, et al. Influence of endurance training during childhood on total hemoglobin mass. Front Physiol. 2018;9:251.
66. Otto J, et al. Haemoglobin concentration and mass as determinants of exercise performance and or surgical outcome. Extreme Physiol Med. 2013;2(1):art33, 1–8.
67. Kassebaum NJ. The global burden of anemia. Hematol Oncol Clin North Am. 2016;30(2):247–308.

6 成分输血的发展简史、疗效与不良反应

William Davis, Amanda Frantz, Meghan Brennan, Corey S. Scher
李晨光 译，李 华 屠伟峰 审校

第一节 引言

输血是治疗一系列疾病的关键的、拯救生命的方法，是当今最常见的医疗干预措施之一。然而在美国和其他发达国家，全血很少被用于治疗；相反，血液在从献血者处采集过程中或采集后立即进行血液成分分离。这使得每种血液成分都能在最佳条件下处理和储存。血小板和某些凝血因子在储存在全血中时会很快失去其临床疗效。相反，当与红细胞分开处理和储存时，血小板和富含因子的血浆会保持其活力。此外，分离的血液成分可以根据所治疗的特定疾病需要什么成分输注什么成分，例如：凝血障碍也许可以用血小板、血浆或特定的凝血因子来治疗，而对有症状的贫血仅输注浓缩红细胞就可以了。

在大出血的情况下，患者通常缺乏所有的血液成分。即使在这样需输注等容量的全血情况下，已证明成分输血的临床效果不逊于输注全血。因此，全血的输注治疗仅限于少有特定的适应证，包括新生儿交换输血和一些心血管手术。虽然成分输血在比较发达的国家几乎已经普及，但在血库基础设施不发达的地区，全血仍在继续使用。

成分血液可以来自献血者的全血，也可以通过单采法直接采集。在任何一种情况下，全血首先是通过密度梯度离心法（density gradient centrifugation，DGC）进行离心处理，自上而下分为红细胞层、白膜层、血浆层，将各层的血液成分再进行分离，并制备成成分血液，每种成分血液的后续处理、保存和储存都是不一样的。

本章描述了主要血液成分的基本特征、加工和储存。这些成分包括浓缩红细胞、血浆制品和血小板。本章还讨论了这些成分血液或称血液制品的临床使用和生理作用。

第二节 红细胞成分

血液成分是来自供献血者的单采全血，首先取走全血、过滤出特定成分，剩余的其他成分回输给供血者。采集后，全血通过血液成分分离机离心，将红细胞与血小板和血浆分离开来，使全血分成了细胞成分，按其每一种细胞成分的最佳条件进行处理和储存，从而实现其靶向性治疗。血库，即血液成分的保存和长期储存单位，对维持可用血液制品的充足储存，及允许在输血前对血液制品进行筛选、测试和处理至关重要。

一、红细胞浓缩液

浓缩红细胞由红细胞浓缩（red cell concentrate，RCC）而成，是最常输注的血液制品。常见的输注指征包括：急性失血性贫血、症状性贫血和镰状细胞危象。RCC输注量一般为350 ml，其血细胞比容为60%。平均来说，在成人患者中输注一个单位RCC可以使血红蛋白增加 1 g/dl。

（一）RCC的采集和处理

全血被采集到含有缓冲的柠檬酸钠抗凝缓冲溶液（即抗凝剂，又称血液保存液）的血袋中，该溶

液通常含有柠檬酸盐、磷酸盐、葡萄糖或 CPDA-1（表 6-1）。所得的混合血液通过离心可分离成红细胞和富含血小板的血浆。浓缩的红细胞被分离出来，然后重新悬浮在血液保存液中（表 6-1）。为了制备血小板或新鲜冷冻血浆，全血必须在采集后的 8 h 内被分离成其组成部分并进行处理。如果想要从血液中分离出血小板，则在分离前需将全血保持在室温环境中[1]。

根据所使用的采血系统，每位献血者身上可采集 450～500 ml 的全血。假设供血者的血细胞比容为 42%，500 ml 全血中大约含有 210 ml 红细胞。在离心过程中，大约 90% 的血浆和血液保存液被去除[2]，使浓缩红细胞的血细胞比容可达到 80%～90%，加入血液保存液混合稀释后，血细胞比容降低到大约 60%[3]。RCC 的最终浓度既平衡了最小化单位容积的愿望和确保储存期间营养物质充分扩散的需要，又降低了其输注时的黏稠度。值得注意的是，1 单位 RCC 中 RBC 的实际容积和最终血红蛋白量因供血者血液中血细胞比容和血红蛋白量的不同而不同。此外，在过滤去除白细胞（WBC）过程中，RBC 数会减少，最多可减少至 15%[1]。

虽然绝大多数 RCC 来自献血者的全血，但 RBC 也可以通过单采采集。现在，在美国，大约 15% 的 RCC 通过单采采集的[4]。单采允许从每位献血者那里采集到 2 单位 RCC。如果这 2 单位 RCC 输给同一个患者，其好处是可以减少了献血者的暴露机会。此外，单采允许生产具有相同的 RBC 数量的 RCC[5]。现代单采设备的设计是为了采集特定容积的 RBC，从而生产出相对标准化的 RCC，研究证实通过单采采集的 RBC 质量与常规全血中采集的 RBC 相似[6]。

RCC 一般可在 4℃下储存 42 天，但储存时间的变化还要取决于处理方法、保存方案、机构政策和国家监管指南。例如，在德国和瑞士，使用了某些添加剂，RCC 可以储存 49 天[7]；而英国和荷兰的国家血液服务机构将 RCC 的储存时间限制在 35 天[7]。

（二）RCC 保存原则

为了改善组织的氧气输送，RBC 在储存过程中必须是存活的，并在输注入血后必须在循环内循环。因此，人们开发了 RCC 的保存和储存方法，以尽量减少体外溶血的程度，并最大限度地提高其输注入血后体内恢复的速度。人们早已认识到，在储存过程中，细胞内 ATP 的逐渐耗尽会损害红细胞输注入血循环后功能的恢复[8-9]。标准抗凝剂和添加剂溶液的几种成分，包括葡萄糖、腺嘌呤和磷酸盐，有助于在储存期间保持 ATP 水平，并促进其在输注入血后 ATP 的迅速再生。

RBC 因没有细胞核、线粒体和其他产生能量所需的细胞器，只能通过将葡萄糖分解成乳酸或丙酮酸来产生 ATP。全血含有足够的葡萄糖，可以在冰箱里储存大约 5 天[3]。添加剂溶液既可补充因血浆清除而损失的葡萄糖，又可补充充足的葡萄糖供应，可以实现其长时间的储存[1]。

细胞内磷酸盐的耗尽也被认为会影响输注入血后红细胞内 ATP 的再生。由于 2,3-DPG 在酸性储存环境中容易发生分解，因此磷酸盐在储存期间会慢慢从红细胞中渗漏[10]。抗凝剂溶液中超生理浓度的磷酸盐预存可减缓其从细胞中的扩散，减少了细胞内磷酸盐储存的消耗，适度改善了输注入血后红细胞功能的恢复[2]。最后，抗凝剂和添加剂溶液中含有腺嘌呤，腺嘌呤被证明可以在长时间的储存期间维持 ATP 的正常水平[11]。甘露醇是大多数添加剂溶液的最后一个主要成分，它的加入限制了红细胞的渗透性膨胀，进一步降低了储存期间的溶血率[2]；甘露醇还有一个额外的好处，那就是在储存环境中

表 6-1 常用抗凝剂和添加剂溶液的组成（所有浓度单位为 mmol/L）[2]

常用抗凝剂	CPD	CPDA-1
柠檬酸	14	14
柠檬酸钠	116	117
磷酸一钠	15.8	16
腺嘌呤	0	2
葡萄糖	141	142

常用添加剂	SAG-M	AS-1	AS-3	AS-5
氯化钠	150	154	70	154
磷酸盐	0	0	23	0
腺嘌呤	1.25	2	2	2
葡萄糖	45	111	55	45
甘露醇	30	41.2	0	29
柠檬酸	0	0	2	0
柠檬酸钠	0	0	30	0

吸收自由基[12]。

众所周知，用于储存红细胞的容器类型对体外溶血和体内恢复的速度有很大的影响。血液制品通常被储存在聚氯乙烯（polyvinyl chloride，PVC）血袋中。这种血袋对小气体分子具有渗透性，这使得 RBC 在糖酵解过程中产生的二氧化碳渗透释放，从而减缓了红细胞储存液 pH 值的下降。此外，PVC 中使用的增塑剂邻苯二甲酸二乙酯（diethylhexylphthalate，DEHP）会扩散到储存的血液中，在那里它可以稳定 RBC 膜并最大限度地减少 RBC 膜的损害。这些有益因素加在一起，大大降低了红细胞的溶血率，使血液在 PVC 血袋中的储存时间是其他塑料或玻璃容器的两倍[3]。

最后，储存前从采集的血液中过滤 WBC 可以减少体外溶血（ex vivo hemolysis），提高其输注入血后的体内恢复率[13]。近来，有研究证明上述效应可能与减弱 WBC 源性各种氧化性储存性损害有关[14]。虽然美国和欧洲已广泛采用减少白细胞的做法，但研究还没有证明其确切的临床效果[15]。

（三）RBC 储存性损害

RBC 离体储存的条件与人体血循环内有着明显的不同。最值得注意的是，RBC 是储存在持续低温且封闭的环境中，会出现许多代谢副产物的积累，并有可能引起红细胞的生化和结构发生累积性伤害。虽然其中一些伤害在输注入血循环后可以逆转，但也有些伤害对细胞功能会产生持久性的影响。在临床上，这些损害影响了 RCC 的治疗效果，并可能引起许多与红细胞输注相关的不良后果。

（四）代谢性损害

虽然在低温条件下细胞的各种代谢活动明显减慢，但 RBC 内的糖酵解仍在继续，乳酸在储存液中会逐渐增多，结果将使储存液 pH 值从开始时的 7.05，6 周后降至约 6.4[9]。储存液的酸性环境会降低代谢途径中关键限速酶的活性，导致 2,3-DPG 的快速消耗和 ATP 的逐渐耗尽[16]。这些关键限速酶在贮存过程中的氧化性损害又进一步影响红细胞的功能。值得注意的是，由于所有广泛使用的添加剂溶液中葡萄糖的浓度都很高，所以葡萄糖的可用性不是限制 ATP 生成的因素。

这些代谢性障碍在很大程度上在红细胞输注入血后可以很快被逆转，并使细胞内的 pH 值恢复正常，其中 ATP 和 2,3-DPG 的储存也很快得到再生。然而，在储存期间，这些代谢性损害亦会引起一连串不易逆转的生化和结构性变化。

1. 氧化损伤

红细胞因其细胞内铁和氧的含量高，较其他细胞更容易遭受氧化应激的损害。然而，红细胞在其进化过程中具备了应对如此氧化应激性损害的特有精准保护机制，以抵御氧化应激性损害。在有氧情况下，血红蛋白被缓慢地氧化成高铁血红蛋白，并产生活性氧（ROS）、超氧化物（O_2^-）等副产物（公式 6-1）。正常情况下，高铁血红蛋白会被一个依赖 NADH 的还原酶迅速还原成血红蛋白，而超氧化物被转化为过氧化氢（H_2O_2）（公式 6-2），随后 H_2O_2 通过与还原型谷胱甘肽（GSH）反应（公式 6-3）或被过氧化氢酶分解（公式 6-4）而消除。

$$HbFe(II)O_2 \rightarrow HbFe(III) + O_2^- \quad \text{（公式 6-1）}$$

$$2O_2^- + 2H^+ \rightarrow H_2O_2 + O_2$$
（超氧化物歧化酶） （公式 6-2）

$$H_2O_2 \rightarrow 2H_2O/GSH \rightarrow GSSG$$
（谷胱甘肽过氧化物酶） （公式 6-3）

$$2H_2O_2 \rightarrow 2H_2O + O_2 \text{（过氧化氢酶）（公式 6-4）}$$

$$GSSG + NADPH + H^+ \rightarrow 2GSH + NADP^+$$
（谷胱甘肽还原酶） （公式 6-5）

在低温条件下储存的红细胞损害了这些保护机制。此外，由于氧在低温下的溶解度增加，细胞外环境中的氧浓度上升。这两个因素是导致红细胞在储存期间对氧化性损害敏感性增加的重要因素。

ROS 的清除通常会伴随等量还原性产物如 GSH 的清除。在红细胞中，这些被清除的等量还原性产物又可通过依赖 ATP 的己糖单磷酸支路（hexose monophosphate shunt）中产生的 NADPH（公式 6-5）而恢复。上述储存过程中 ATP 的耗尽抑制了这些电子供体的产生，储存时间越长，氧化血红蛋白和 ROS 的积累越多。GSH 以其还原形式在清除 H_2O_2 中起着重要作用（公式 6-3）。然而，在储存期间，GSH 水平[17]和其相关酶的活性都有明显的下降，包括谷胱甘肽过氧化物酶和谷胱甘肽还原酶[18]。已证实相关的 H_2O_2 浓度上升是 RBC 氧化性损伤的一个重要介质[19]。虽然血红蛋白自氧化为高铁血红蛋白可能是可逆的，但随后 H_2O_2 引起的氧化会导致其不可逆转的降解[19]。这些反应伴随着额外氧化性产物的产生[20]，而变性血红蛋白释放的血红素又会对细胞膜造成氧化损伤。最后，降解的血红素释放出游离铁，可通过芬顿反应（Fenton reaction）生成羟基自由基[19]，从而进一步加重其氧化性损伤。暴露于增塑剂 DEHP 是储存 RBC 氧化应激的另一个原因。虽然已知 DEHP 可以降低 RBC 储存期间膜微囊化的速度，但它也与脂质过氧化的增加和维生素 E 和 GSH 的耗竭有关[21]。最后，红细胞暴露于超生理浓度的葡萄糖中，会导致血红蛋白的非酶性糖化[22]。

在对糖尿病患者的研究中，血红蛋白的糖化与 ROS 的形成和脂质过氧化的增加有关[23]。

红细胞在储存过程中暴露于高水平的氧化应激，会产生一些重要的功能性改变。高铁血红蛋白不能在生理浓度下与氧气结合，因此，氧化血红蛋白的积累损害了这些细胞有效地向组织输送氧气的能力[24]。更重要的是，细胞骨架蛋白的氧化和脂质膜的过氧化，可引起储存红细胞的结构特性的变化。

2. 膜不对称性

正常红细胞的特征是磷脂在其细胞膜内外表面上分布不对称性：胆碱磷脂（cholinephospholipids）定位于膜外侧，而氨基磷脂（aminophospholipids，APL），如磷脂酰丝氨酸（phosphatidylserine，PS）和磷脂酰乙醇胺（phosphoatidylethanollamine，PE）定位于膜内侧[25]。这种膜内、外侧磷脂分布的膜不对称性（membrane asymmetry，MAS）是由 ATP 依赖性氨基磷脂转位酶（ATP-dependent aminophospholipid translocase，AAPT）维持的，该酶将 PS 和 PE 从膜外侧转运到膜内侧[26]，并与磷脂干扰酶的活性相反，该酶介导磷脂跨膜的双向运动。

在储存过程中，细胞内 ATP、钾和 pH 值的下降都能抑制 AAPT[27-28]。然而，在低温储存条件下，所有酶的活性包括磷脂超氧化物歧化酶（phospholipid scramblases，PLS）都降低了。因此，当 RBC 仍在储存期间，膜内、外侧的磷脂不对称性损害是有限的。即使储存 5 周后，膜外侧 PS 表达的 RBC 比例约 0.5%～1.5%[27]。然而，在输注入血后的 24 h 内，有研究已证实 RBC 的膜不对称性的丧失会随着 PLS 活性的恢复而显著加速[28]，且这一过程可因储存期间细胞内钙的累积而继续增快。红细胞内 ATP 的耗尽使细胞内钙能量依赖性的流出减少，导致细胞内钙浓度上升。钙是红细胞衰亡的一个关键介质，可激活 PLS[29]。

输血后，红细胞膜外表面 PS 的外露，表示这些细胞将被脾脏和肝脏内的巨噬细胞所吞噬[28, 30]。因此，膜不对称性的丧失影响了红细胞形状和功能的恢复，并可能导致输血后血管外高溶血发生率。

PS 的外露也被认为有助于输注入血红细胞的凝血活性，因为带负电荷的 PS 是凝血因子Ⅱ、Ⅴ、Ⅶ、Ⅷ、Ⅸ和Ⅹ因子结合的靶向位点[29, 31]，它也被证明是凝血复合物的一个重要辅因子[29]。因此，RBC 膜外表面 PS 的外露会增加凝血酶生成速率。

此外，PS 在储存期间转移到 RBC 膜外表面，可增强输注入血的 RBC 与血管内皮细胞结合的能力[32]，这可能会增加输血源性微聚集物形成和小血管堵塞的风险概率[33]。最后，PS 的外露与微囊泡（microvesicles，MV）的形成有关[28]，被认为 MV 介导了许多与 RBC 输注相关的重要不良反应。

3. 微囊泡形成

微囊泡（MV）是由各种细胞类型释放的小的磷脂结合颗粒。它们由被表达其母细胞表面标记的双层膜所包围的胞质内容物组成。虽然 MV 的释放在体内起着重要的生理作用，但通过在 RBC 储存过程中发生的变化，RBC 源性 MV 生成大大增强[34]，其中最重要的是膜脂质和细胞骨架蛋白的氧化，这削弱了细胞膜和其下层细胞骨架之间的联系[35]，以及 PS 向膜外侧磷脂层的转移[28, 36]。由于这些变化和其他损伤，在 RCC 中发现的 MV 浓度随着储存时间的延长而增加[37]。

重要的是，研究发现认为输注入血的储存 RBC 的病理性 MV 会继续形成[28]。RBC 在储存期间的累积性损害使其更容易受到生理性应激的影响，从而导致体内 MV 的继续产生[38]。

RBC 源性 MV 一旦释放入血后迅速会被脾脏和肝脏内的巨噬细胞吞噬，从循环中清除[37]。尽管 MV 的半衰期很短，但输入体内后仍发挥着其各种重要的作用，如：已被证实 MV 不仅能促进凝血，还可损害缺氧性血管舒张，并增强输血的免疫调节作用。

体外和动物实验研究证明RBC源性MV可诱发血液的高凝状态，包括凝血酶的生成和纤维蛋白原（Fibrinogen）的激活呈剂量依赖性增加[39]。在人类，已知MV的形成在血栓前疾病状态下增加，如镰状细胞病和溶血性贫血[40]。有学者提出了几种机制来解释这些观察结果，例如，认为MV上的PS外露是通过促进凝血复合物的聚集而增强凝血酶的形成[33]；也有研究认为，RBC源性MV能够在没有组织因子的情况下启动凝血级联反应，很可能是通过激活凝血因子Ⅻ依赖性内在途径[41]。

RBC源性MV也是一氧化氮（NO）的有效清除剂。血红蛋白很容易与NO发生反应生成无生物活性的产物，如硝酸盐和高铁血红蛋白[42]。在生理条件下，通过这一反应消耗NO的速度受到红细胞内血红蛋白区域化的限制，如MV内的血红蛋白与NO的反应速度大约是非MV内Hb反应速率的1000倍[37]。因此，RBC源性MV有可能显著限制了NO的生物利用度，并破坏血管的平衡。

最后，有研究认为RBC源性MV有助于输血的免疫调节作用[43]。虽然对其临床意义尚有争议，但RBC源性MV已被证明具有各种免疫抑制作用和促进炎症作用，包括可以抑制巨噬细胞的活性、抑制促炎症介质TNF-α和IL-8的释放[44]；或通过激活中性粒细胞[45]和结合补体[46]，在输血相关性急性肺损伤（transfusion-associated acute lung injury，TRALI）的病理生理机制中发挥作用。

4. RBC变形能力下降

在保存和储存期间，RBC经历了一系列可预见的形态学变化[47]。正常RBC的特点是细胞骨架高度灵活，形态为双凹盘状。随着储存期间生化学损害的积累，RBC逐渐演变成球状形态[16]。这种异常的球形RBC比例随着储存时间的延长而持续增大[47]。

这些形态学变化的病因很复杂，但可能涉及细胞骨架-膜相互作用的功能障碍，以及细胞质黏度的增加。跨膜和细胞骨架蛋白的氧化削弱了细胞骨架，导致细胞包膜的可变性下降[33]；同样，研究已证实红细胞膜上的脂质过氧化的程度增加与红细胞膜的硬度呈正相关[32]。继发于ATP耗竭性细胞骨架蛋白的磷酸化通路受损也可引起红细胞膜可变性的丧失[48]。

在体内，非血红蛋白结合的2,3-DPG水平可影响和调节细胞骨架的硬度[49]，所以，储存期间红细胞内2,3-DPG的耗尽就失去了这一调节机制，且被认为会进一步损害输注入体血红细胞的变形能力。

储存期间，细胞膜上MVs的增加导致红细胞外表面面积的明显减少也可能是引起RBC变形能力下降的另一原因，由此产生的细胞密度和血红蛋白浓度的上升是导致其细胞质黏度明显增加的重要原因[50-51]。RBC机械性能的这些变化对输注入血的血细胞通过血管的流动有很大影响。储存血中红细胞膜弹性的丧失明显削弱了其穿越小血管的能力[33]，它还迫使这些红细胞进入邻近血管壁的正常无细胞层，在那里它们因清除了血管内皮细胞产生的NO而引起血管收缩[52]。储存期间发生的细胞结构性变化也被认为是导致输注入血后血管外溶血的重要原因。红细胞变形能力的降低导致输入体内的红细胞通过肝脏和脾脏的速度减慢，这也延长了这些红细胞与肝脏和脾脏的常驻巨噬细胞相互作用的时间，从而增加了被吞噬的机会[53]。

（五）生理上的考虑

虽然输注RBC是潜在的救命措施，但它们也可能引发各种副作用和不良事件。下面仅讨论一些罕见的输血源性不良事件，如溶血性输血反应、输血传播的感染、TRALI或输血相关性循环系统超负荷（transfusion-associated circulatory overload，TACO）。它们也是红细胞在加工和储存过程中发生的可预测变化的结果。

1. 溶血

虽然RBC在储存期间的溶血率很低，6周时平均为0.3%～0.4%，但多达四分之一的储存RBC可能在输血后数小时内从循环中被清除[54]，从而引起血细胞比容减少，并因此降低了输血的预期好处。然而，更重要的是这些副作用还会增加溶血率，且明显高于生理性上限水平。输注储存红细胞的血管外溶血很容易超过生理性螯合铁的能力，导致非转铁蛋白结合的铁释放到循环中[55]。铁是许多细菌的限制性营养物质，因此游离铁的存在会增加感染和败血症的风险[56]。非转铁蛋白结合的铁也可能通过芬顿反应产生活性氧而造成氧化性损伤[16]。可以预见的是，这些影响在输注多个RCC单位的情况下会被放大。

2. 氧气输送

将氧气输送到组织是血液氧含量和血液流动的主要功能，RBC 被认为是这两者的重要决定因素。虽然输血通常是为了改善氧气的输送，但储存性损害会影响输注入血的红细胞向组织有效输送氧气的能力。

如前所述，血红蛋白被氧化为高铁血红蛋白，使其不能运输氧气[24]。虽然高铁血红蛋白可能被还原成其功能状态，但长期暴露在氧化压力下会导致血红蛋白的不可逆转的降解[19]。在这两种情况下，红细胞携带氧气的能力都会降低。

在储存期间，红细胞内 2,3-DPG 和 ATP 的耗尽也会导致血红蛋白对氧气的亲和力增加。由此产生的氧解离曲线左移影响了氧气的解离释放，从而影响了组织吸收氧气的能力。储存红细胞输注入血后，细胞内的 2,3-DPG 迅速再生，7 h 内恢复 50% 以上，48～72 h 内完全恢复到输血前水平[57]。然而，在输血后不久，输注入血的红细胞特性仍有明显的改变。

RBC 也是缺氧性血管舒张的关键因素，可以根据局部血管内的氧气水平调节一氧化氮的可用性[58]。因此，RBC 在调节组织的血流量和氧气供应与代谢需求的匹配方面起着重要作用。输注储存的 RBC 可能通过破坏 NO 信号传导而诱发血管功能的损害[59]。无细胞的血红蛋白，无论是在 MV 中还是游离在溶液中，都很容易与 NO 发生反应[42]。如前所述，由于血液流变学特性的变化，储存 RBC 本身也会增加 NO 的清除作用[59]。在每一种情况下，输注储库的 RBC 会损害 NO 介导的缺氧性血管舒张，破坏维持氧稳态的重要调节机制。

3. 止血和血栓形成

众所周知，RBC 在止血和血栓形成中发挥着重要作用。在储存过程中 RBC 发生的许多变化有助于扩增红细胞的促凝作用。这种现象的重要性取决于临床情况，例如，在急性出血的情况下，输血的促凝作用可以帮助止血[33]。然而，在其他情况下，输血可能是增加血栓形成和血栓栓塞（如 VTE）风险的重要因素[60]。

储存 RBC 输注入血后强烈的促凝作用主要是由 RBC 在储存期间的结构和生化变化所引起的。在这些变化中，输注的 RBC 膜外表面逐渐暴露出来的 PS 可刺激凝血酶的生成，也促进输注入血后的 RBCs 与血管内皮细胞间的黏附，这可能导致 RBC 聚集复合物的形成和小血管的闭塞[32]。输注富含 PS 的 MV 也有类似的作用。

长期库存 RBC 的变形能力明显减弱会进一步增加其血栓形成的可能性。正常情况下，RBC 依靠灵活可变的细胞骨架和膜来穿过微血管，而将这些库存过的僵硬红细胞输注入血会阻塞这些血管，尤其微小血管，阻止氧气向更远组织的输送[33]。

除了舒张血管外，NO 还是血小板聚集和血管内皮细胞激活的强效抑制剂。输注库存的 RBC 通过减少血管中 NO 的生物利用度可促进血小板的活化[61]。最后，随着输注入血储存 RBC 数占比增加，其促凝血作用也随之增加。RBC 是血液黏度的重要决定因素，血液黏度随着 RBC 量的增加而呈非线性增加，血液黏度增加会减缓血流速度、促进血小板边缘化，这两种情况都可加快血凝块的形成[33]。

4. 免疫调节

已知储存血对受血者产生多种重要的免疫调节作用，但此现象直到 20 世纪 70 年代才被首次发现。有研究证实输血是影响器官移植后移植物存活率的重要关联因素[62-64]。然而，在大多数情况下，输血源性免疫抑制作用与器官移植后的许多不良临床结果密切相关。此外，有研究表明危重患者的输血与院内感染率呈正相关[65]；输血也与肿瘤手术切除后肿瘤复发的风险呈正相关[66]。越来越多的证据表明，输血会加重炎症反应[67]。虽然这些发现的临床意义尚不清楚，但多项临床前研究表明，输血不仅可以引起促炎症细胞因子的释放，还可引起中性粒细胞和单核细胞的激活[43]。

大量研究表明库存血中白细胞（WBC）越少，其受血者的免疫抑制作用越小，提示 WBC 在介导输血相关性免疫调节方面起着重要的作用[43]。各种 RBC 源性因子也被认为与输血相关性免疫调节有关。例如，库存血输注入血后产生的大量铁离子，具有促进炎症反应和免疫抑制的双重作用[43]。最后，RBC 源性 MV 具有明显的促进炎症作用，并可能在 TRALI 的发病机制中发挥重要作用[9]。

二、临床结果

尽管红细胞在库存期间会出现代谢和结构损伤，且随着时间延长而持续加重，但近期研究未能证明库存血输入体内后的临床结果与其库存时间有关系[68]，然而，这些结论仍有争议，有人推测献血来源及其处理方法的不同可能掩盖了血液库存时间对临床结果的影响[69]。

第三节 成分输血：所有治疗都是"黄灯区"

历史上，成分输血包括输注全血被用来解决止血障碍（disruptoins of hemostasis），如血浆蛋白功能失调或低下，血管内皮、补体系统和免疫球蛋白的破坏。输血可以输注全血或血液中的某一成分，因为患者常常很少需要全血的所有成分，因此直接给患者输注将在特殊情况下或患特殊疾病时所需的那部分血液成分可能更有效，并将这种输血方法称之为"成分输血"，亦可同时使多个患者从一份捐献的全血中受益。没有红细胞的血液成分被称为血浆[70]，它是血液中的一种黄色液体成分，它使全血血细胞悬浮。血浆是血液中的液体部分，携带着血细胞和蛋白质循环于全身各处。血浆约占人体总血容量的55%，是细胞外液（细胞外所有体液）的血管内部分。虽然血浆主要是水（容量占比高达95%），但它含有重要的溶解性蛋白质（容量占比为6%~8%，包括血清白蛋白、球蛋白和纤维蛋白原等）、葡萄糖、凝血因子、电解质（Na^+、Ca^{2+}、Mg^{2+}、HCO_3^-、Cl^-等）、激素、二氧化碳（血浆是排泄物运输的主要介质）和氧气。它在维持血管内渗透压中起着至关重要的作用，如保持电解质浓度平衡、保护身体免受感染和其他血液疾病的影响。

与输注全血比较，成分输血在救治创伤性急性失血患者的存活方面没有统计学差异[71]，同时由于该研究方法非常复杂，要做好这种比较很具挑战性。另外，由于该项目设计复杂，无法得出任何结论来回答这个问题。在这一人群中，与输注全血比较，成分输血患者同样适合输注全血。

第四节 血浆输注

血浆的历史最早可以追溯到 Andreas Vesalius（1514—1564）。William Henson 在 1770 年发现了纤维蛋白原，因纤维蛋白原遇到了一个外表面即血管内皮层，开始了对血浆的研究。Charles Drew（1904年6月3日—1950年4月1日）是一位外科医生和输血领域的医学研究者，他开发了血液储存技术。在第二次世界大战早期，他将自己的专业知识用于发展大规模的血库[72]。1940年，José Antonio Grifols Lucas 博士开创了一种叫做血浆置换的技术，捐献血中的红细胞几乎在与血浆分离后立即返输回体内，此项技术至今仍在临床应用[73-74]。

（一）新鲜冰冻血浆起始于血浆置换术的问世

凝血因子一旦被激活，会捕获血浆中的RBC、防止血浆从血液中分离，即启动凝血过程。血浆是血液中的一种淡黄色液体成分，悬浮着全血的血细胞。血浆是血液的液体部分，携带血细胞和蛋白质到全身各处，血浆约占人体总血容量的55%。虽然血浆主要是水，但它含有重要的溶解性蛋白质（如球蛋白、纤维蛋白原等），及葡萄糖、凝血因子、电解质、激素、二氧化碳和氧气。血浆中总共有500多种不同的蛋白质。血浆是代谢排泄物运输的主要介质，在维持血管内渗透压中发挥着至关重要的作用，如保持电解质浓度平衡、保护身体免受感染和其他血液疾病的影响。

1918年，有人提出用输注血浆来替代输注全血和其他成分输血[74]。在第二次世界大战中开发出粉状或条状的干燥血浆，并得到首次使用。美国在参加第二次世界大战之前，只有液体血浆和全血可用。血浆是通过离心法（单采）从全血中分离出来的。血浆有几种制剂：即新鲜冰冻血浆（fresh frozen plasma，FFP）、24 h内冰冻血浆（plasma frozen within 24 hours，PF24）、解冻血浆（thawed plasma，TP）、液相血浆（liquid plasma，LP）和固相去污剂处理血浆（solid detergent plasma）[75]。

全血含有各种免疫细胞，如单核细胞（单核细胞和淋巴细胞）、非多形核细胞（粒细胞）。密度梯度离心法可以将免疫细胞与其他全血成分如红细胞、血小板和血浆进行分离。

血浆获得了FDA批准，在1~6℃下可储存40天。由于液相血浆是以液体状态储存的，所以血浆可以立即输注，也非常适合运输。血浆可在自采集到全血单位到期后5天内随时从全血中分离出来。全血通常用CPD或CP2D抗凝血保存溶液采集，在美国的保存期为21天。液相血浆在1～6℃下冷藏保存，其最长保质期为26天。每个单位血浆中某些凝血因子的数量是不同的。血液制品中因子V和因子Ⅶ量随着储存时间延长而逐步减少。在紧急情况下，足够数量的凝血因子仍然是一个有用的起点。

液相血浆是从液相全血中分离和制备出来的，输注前不需要加温解冻，可直接输注。因此，血浆输注在"正接受大量输血的患者进行早期治疗"中非常有用（《关于使用人类血液和血液成分的信息通告》，2013年11月，第21页）。越来越多的创伤中心正在使用液相血浆作为需解冻血浆成分输血的"桥梁"[76]。

溶剂和去污前处理过的血浆（solvent/detergent-treated plasma，SD血浆，也可缩写成SDP）减少了使用未经病毒灭活的FFP的风险。SDP消除了因输注血浆传播病毒的风险，如人类免疫缺陷病毒（HIV）、乙型肝炎病毒（HBV）和丙型肝炎病毒（HCV）等病毒。SDP的制备过程包括采集成千上万个体献血者的血浆[77]，这一过程通过稀释大大降低了病毒含量，并中和了抗体。血浆池（plasma pool）也降低了针对血细胞和血浆蛋白的抗体滴度，使得血浆蛋白的含量更加标准化。

PF24是"静脉采血后24 h内冰冻的血浆"的简称，也有医疗机构将其写成"FP24"[78]。在美国，这种血制品可以从全血或血浆采集而制成（注意与PF24听起来相似的"PF24RT24"的区别）。PF24与"FFP"有一个非常具体的区别：

- **FFP**：采集后8 h内放入冰箱（温度＜－18℃）冻存。
- **PF24**：采集后8 h内放入冰箱（1～6℃）冷藏，24 h内转入冰箱（温度＜－18℃）冻存。

两种冰冻血浆虽放入冰箱冻存仅相差16 h，但PF24中某些"不稳定凝血因子"会出现轻度到中度的下降[79]。与FFP相比，PF24 h中Ⅷ因子会有一些减少，但V因子水平在两种冰冻血浆之间没有明显的差别。此外，PF24中凝血抑制剂蛋白C（protein C）也会减少。理论上，PF24在临床上不应该用于V因子或Ⅷ因子缺乏患者。在临床上，这两种冰冻血浆可以互换使用。目前，PF24不能用于制作冷沉淀（由于Ⅷ因子水平下降），但与FFP一样，它可以被重新标记为解冻血浆（Thawed Plasma，TP）[80]。

所有形式的血浆都可用于处理对血凝块形成和稳固至关重要的特异因子缺乏导致的出血。FFP和PF24可以互换使用。TP和LP不适合用于特异因子缺乏的患者，应该选用缺乏的特异因子浓度高的血浆制品。SD血浆适用于血栓性血小板减少性紫癜（thrombotic thrombocytopenic purpura，TTP），以及在肝移植和心脏手术中获得性多因子缺乏患者的血浆置换[80]。

FFP输注可随时被富含凝血因子和蛋白质的成分血浆取代，若没有高浓度特异因子的成分血浆时，可输注FFP。当遇到凝血因子获得性不足和血管内皮功能障碍时，FFP仍有输注价值[81]。血管内皮细胞影响凝血级联反应的各个步骤，如抑制组织因子级联反应。血管内皮细胞在凝血和纤维蛋白溶解之间担当着重要的平衡角色[81]。

大量输血方案（massive transfusion protocols，MTP）旨在推进平衡复苏、避免凝血功能障碍，一般情况下，每次输注1 U pRBCs、1 U FFP和1 U血小板[82]。该方案没有止血功能，当凝血因子水平接近正常值低限时，大量FFP可能导致TRALI和TACO[83]。临床数据提示TRALI由于输注库存过久或怀孕患者的捐献血产生的同种异体抗体所致。输注仅从男性或从未怀孕的女性身上采集的捐献血，TRALI已显著降低[83]。

Ⅳ因子凝血酶原复合物浓缩制剂（4-factor prothrombin complex concentrate，4F PCC）如Kcentra[84]是完全拮抗华法林（warfarin）的理想选择，鉴于其输注需量少，Kcentra可以有效减轻过量输注FFP所致的TRALI和TACO。当无法获得Kcentra时，FFP仍可选用。TTP的治疗采用换血疗法，以清除血液中的具有Ⅰ型血小板反应蛋白基序的解整合素和金属蛋白酶成分-13（ADAMTS-13）[85]。这种酶可以防止在富含血小板的小血管中形成血栓，后者可导致称之为TTP的血小板减少和微血管病性溶血性贫血。Kcentra现在已经上市，但这些药物的疗效还有待证实。

COVID-19的大流行重新强调了病毒感染后恢复期血浆（convalescent plasma）在清除病毒方面的作用，此血浆是从已经被病毒感染的献血者体内采集的，其采集、储存和输注都遵循了制备其他血浆制品相同的技术。因不知道每位献血者所感染病毒的量，故也无法验证其确切的疗效。但是，对此种恢复期血浆的需求紧迫性仍很高，而且对其他治疗疗效不显著甚至失败的患者很有帮助。随着医学病毒学的进步，用于治疗的单克隆抗体和用于预防的疫苗仍然是阻止COVID-19大流行的主要科学努力方向。

（二）冷沉淀

冷沉淀英文单词"cryoprecipitate"的前缀"cryo"源于它的制备过程。FFP 放置在 1～6℃环境中解冻。先将血浆中在此低温下仍没有溶解的蛋白质提取出来，然后进行离心分离，便可获得不同的蛋白质[86]，如纤维蛋白原、Ⅷ因子、ⅩⅢ因子、von Willebrand 因子和纤维连接蛋白（fibronectin），然后将其冷冻在 10～20 ml 容积的容器中，其储存时间可长达 12 个月。然后，一旦解冻，它必须在 4 h 内使用。

在 20 世纪 70 年代至 90 年代，冷沉淀广泛用于治疗血友病 A 和系列凝血因子缺乏症。血清纤维蛋白原一旦低于 100 mg/ml，就提示该输注冷沉淀治疗，每输注冷沉淀 0.1 U/kg 可使血浆中的纤维蛋白原浓度提高约 5 mg/dl[87]。

20 世纪 60 年代初期，冷沉淀除了用于治疗血友病 A 外，还广泛用于肝移植、出血和产科并发症的治疗。纤维蛋白原是稀释性血液丢失和直接出血后最早耗尽的凝血因子。含有较高纤维蛋白原水平的冷沉淀是创伤性凝血病中最先使用的血液制品。纤维蛋白原的丢失可引起纤维蛋白溶解、血清纤维蛋白原水平低和功能低下。在一篇有关战创伤后出血的论文中，早期输注纤维蛋白原可有效地提高这些大出血患者的存活率[88]。

冷沉淀用于创伤以外的遗传性凝血病治疗已有悠久的历史。冷沉淀在创伤性出血中的作用直观有效，但直到最近才对其进行研究，如"冷沉淀在大量输血患者中的作用：来自创伤质量改进计划（Trauma Quality Improvement Program，TQIP）数据库的结果可能会改变对它的认识"。一项出色的研究设计，确定了冷沉淀的辅助使用可以降低大量输血患者的死亡率而不增加并发症[89]。

有人认为，在大多数临床情况下，纤维蛋白原浓缩制剂可以取代冷沉淀。Jensen 等[90]比较了出血患者使用纤维蛋白原浓缩液和冷沉淀的效果和安全性。然而，美国临床研究机构审查委员会（Institutional Review Board，IRB）不会批准患者在两种纤维蛋白原制剂之间进行随机选择，更不用说，这一研究不可能收集到有意义的临床试验数据。为了回答这个问题，在 Cochrane、EMBASE 和 Medline 等电子数据中回顾分析了两项非随机临床试验，并对非随机试验（meta 分析）进行了严格审查，死亡率是其最终终点[91]。

治疗纤溶亢进（hyperfibrinolysis）是一个高危险的临床事件，因为抗纤溶治疗虽可阻止产生稳固血栓的形成过程，也引发血栓栓塞事件。在出血状态下，尽早给予氨基己酸或氨甲环酸可有效阻止纤维蛋白的溶解[92]，但它们是一把"双刃剑"，因为它们还可预防导致血栓栓塞事件的纤维蛋白溶解。冷沉淀、纤维蛋白原浓缩制剂和ⅩⅢ因子已被用于预防和治疗纤维蛋白溶解。Cushing 等[93]对这些治疗方法进行了比较，以确定在添加氨基己酸的情况下，其中一种治疗方法是否比其他两种更好，采集的血液标本中添加了"组织凝血酶原激活剂（tissue plasminogen activator，TPA）"，TPA 通常既能防止血块稳固，又能促进纤维蛋白溶解[94]。这些血液标本是采用血栓弹力图（thromboelastography，TEG）进行检测，冷沉淀在体外模型中显示它较纤维蛋白浓缩制剂更好地减轻纤溶亢进，同时也提示减少成本是治疗纤溶亢进的一个重要因素[95]。

第五节　血小板

血小板是全血通过变速离心获得的无核血液成分，是血液中最小和最轻的细胞成分，离心后会悬浮在血细胞层的最上面层，通过不同的离心速度可获得三种血小板制品：①富血小板血浆（platelet rich plasma concentrates，PRP）；②白色细胞层浓缩血小板（buffy coat platelet concentrates，BPCs）；③单采浓缩血小板（apheresis platelet concentrates，APCs）。这个制备方法的风险在于得到的血小板可能被激活[96]。

血小板是一种无核细胞，在正常人血液循环中平均寿命为 7～10 天。血小板内有三个不同的颗粒：α 颗粒、致密颗粒（或称 δ 颗粒）和溶酶体颗粒[97]。

α 颗粒含有蛋白质、趋化因子和生长因子；δ 颗粒含有与止血至关重要的 ADP、血清素、多磷酸盐、谷氨酸、组胺和钙离子；溶酶体颗粒含有降解糖蛋白、糖脂和葡糖胺的酶。糖脂和糖蛋白之间的主要区别是：糖脂是结合了碳水化合物的脂质，而糖蛋白是结合了碳水化合物的蛋白质。糖脂和糖蛋白通过与周围的水分子形成氢键来稳定细胞膜。它们也是药物、激素和抗体结合的部位，为细胞信号传导发挥着受体的作用[98]。当有上述物质与受体发生化学性结合时，会引起细胞的反应，这可能是直接反应，或引起细胞内瀑布样级联反应，这个过程被称之为细胞通讯或细胞信号传递[98]。

血小板在止血和血栓形成中发挥着很重要的作用。若血小板一旦黏附在受伤的血管壁上，黏附会依赖于细胞表面的糖蛋白传递血小板内的信号级联反应。NO和前列环素不仅可维持血管基膜的完整性，还可减少血管内皮的破坏和减少基质蛋白在血循环中的暴露[99]。

血小板的黏附和激活会招募更多的血小板，并通过三个途径形成血栓。被激活的血小板向凝血部位聚集并释放促进凝血的血栓素（thromboxane）和ADP。当血液通过破损的血管壁渗入组织时，它们接触到构成血管的内皮细胞上表达的组织因子。这些组织因子的激活可引起凝血酶的产生，随之凝血酶活化并介导血小板聚集。这种血管内外的联合作用进一步增强血块的回缩，"堵住"血管的受伤部位，并开始产生纤维蛋白，从而启动纤维蛋白-血小板网络使血血栓进一步凝固，形成一个稳定的血块，但这一反应过强可能形成血栓。

这种血小板栓子会招引白细胞迁移到新形成的血凝块。从本质上讲，血小板有两个作用：即在血管损伤部位的止血和免疫。血小板激活导致δ颗粒内容物的释放，如可介导T细胞激活和分化的血清素和趋化因子（regulated upon activation; normal T cell expressed and secreted factor, RANTES, 也称为CCLL5, 即C-C基序配体5）[100]，一旦释放就会吸引单核细胞、嗜酸性粒细胞、B和T细胞，以及自然杀伤细胞的聚集。

血小板的其他作用包括在炎症过程中的相互作用，如在动脉粥样硬化的小鼠模型中的贡献，增加癌症患者的血栓风险，破坏入侵的细菌和病毒的特定宿主。血小板以上每一种作用中的机制都已被熟知，可以与单核细胞、嗜酸性粒细胞、B细胞和T细胞相互作用，并可改变炎症过程。血小板被单核细胞激活，它们的聚集被认为是血小板激活的一个标志。血小板可减少嗜酸性粒细胞的凋亡，并可能增强过敏性反应。在临床上，嗜酸粒细胞寿命的延长可使身体出现各种疾病，如哮喘[101]。

进行腰穿化疗同时输注血小板的情况在临床上并不少见。特发性血小板减少性紫癜（idiopathic thrombocytopenic purpura, ITP）患者脾脏功能正常时输注血小板也不少见。血小板输注入血后很快起效[102-103]。各类患者和血制品相关性因素会影响输注入血的血小板的临床效果。这些因素几乎数不胜数，如生理因素包括体重和身高，病理因素包括脾脏肿大、发热、感染、弥散性血管内凝血和以前的人类白细胞抗原（human leukocyte antigen, HLA）同种异体免疫。此外，与损伤性反应有关的血小板因素包括血小板输注量减少、ABO血型不相容，以及血小板储存时间超过48 h。如果排除了上述因素，则输注血小板会直接增加血液中的血小板数量，但是，对于某些人来说，这种好处可能只是暂时的，他们可能需要更多次的输注。

第六节　血小板激活和黏附

血管内皮损伤导致与血液循环中的血小板结合的胶原蛋白外露，即循环中血小板与胶原蛋白的特异性糖蛋白Ⅰa/Ⅱa受体的结合。血管内皮细胞的外表面受体和血小板中释放的血管性血友病因子（vWF）可增强其黏附力。这种相互作用同时又可激活血小板，而vWF在血小板的糖蛋白Ⅱb/Ⅸ/Ⅴ和基于胶原蛋白的糖蛋白之间形成额外的连结[104]。

血小板一进入细胞外基质（extracellular matrix, ECM），就会增加ECM中胶原蛋白与血小板糖蛋白Ⅵ间的相互作用。胶原蛋白与糖蛋白Ⅵ的结合就会启动一个级联反应，导致血小板整合素（platelet intergrins, PI）的激活[105]。PI是一种促进细胞-细胞和细胞-细胞外基质结合的跨膜受体，而且是一种异质二聚体（heterodimers），总是且只有两个亚基：α和β亚基。PI激活可引起血小板与细胞外基质紧密结合，这一过程使血小板黏附在血管受损部位[105]。

激活的血小板不仅将其储存的颗粒释放到血浆中，这些颗粒包括ADP、5-羟色胺、血小板活化因子、vWF、血小板因子4和血栓素A_2（thromboxane A_2, TXA_2），还可激活更多的血小板。这些颗粒内容物可激活一个G-链接蛋白受体的级联反应[106]，引起血小板胞质中钙离子浓度的增加，高浓度的钙激活蛋白激酶C，蛋白激酶C又依次激活磷脂酶A_2（phosphlipase A_2, PLA_2）。然后，PLA_2修饰PI膜上的糖蛋白Ⅱb/Ⅲa，以增加其与纤维蛋白原的结合力[107]。激活的血小板形状由球形变为星形，及纤维蛋白原与糖蛋白Ⅱb/Ⅲa的交联有助于邻近血小板的聚集[108]。

要点

- 成分输血对某些特定的凝血功能障碍非常有效。
- 在出血的情况下，床旁检测可以指导需要输注哪种成分血液。
- 在大多数创伤病例中，冷沉淀应该是首选的成分血液。
- 在有发展成 TACO 或 TRALI 的风险时，输注几个单位的 FFP 可以有效控制凝血功能障碍。
- 人造凝血因子浓缩制剂（artificial factor concentrates，AFC）可以取代 FFP 和冷沉淀进行的输注治疗，因此，成分输血的不良反应将不再是一个问题。
- 当血管内皮的完整性受到损伤时，血小板的功能会迅速恶化。

参考文献

1. McCullough J. Transfusion medicine. 4th ed. Chichester; Hoboken: Wiley; 2017.
2. Simon TL, McCullough J, Snyder EL, Solheim BG, Strauss RG. Rossi's principles of transfusion medicine. 5th ed. Chichester; Hoboken: Wiley; 2016.
3. Hess JR. An update on solutions for red cell storage. Vox Sang. 2006;91(1):13–9. PubMed PMID: 16756596. Epub 2006/06/08. eng.
4. Jones JM, Sapiano MRP, Savinkina AA, Haass KA, Baker ML, Henry RA, et al. Slowing decline in blood collection and transfusion in the United States – 2017. Transfusion. 2020;60(Suppl 2):S1–9. PubMed PMID: 32086817. PMCID: PMC7201859. Epub 2020/02/23. eng.
5. Moog R. Collection of red blood cell units by apheresis. Transfus Apher Sci. 2013;48(2):141–3. PubMed PMID: 23507240. Epub 2013/03/20. eng.
6. Harrison JF. Automated red cell collection--quality and value. Transfus Med. 2006;16(3):155–64. PubMed PMID: 16764593. Epub 2006/06/13. eng.
7. Flegel WA, Natanson C, Klein HG. Does prolonged storage of red blood cells cause harm? Br J Haematol. 2014;165(1):3–16. PubMed PMID: 24460532. PMCID: PMC5515544. Epub 2014/01/28. eng.
8. Nakao K, Wada T, Kamiyama T, Nakao M, Nagano K. A direct relationship between adenosine triphosphate-level and in vivo viability of erythrocytes. Nature. 1962;194:877–8. PubMed PMID: 14478201. Epub 1962/06/02. eng.
9. Hess JR. Measures of stored red blood cell quality. Vox Sang. 2014;107(1):1–9. PubMed PMID: 24446817. Epub 2014/01/23. eng.
10. Hess JR, Hill HR, Oliver CK, Lippert LE, Greenwalt TJ. Alkaline CPD and the preservation of RBC 2,3-DPG. Transfusion. 2002;42(6):747–52. PubMed PMID: 12147028. Epub 2002/07/31. eng.
11. Peck CC, Moore GL, Bolin RB. Adenine in blood preservation. Crit Rev Clin Lab Sci. 1981;13(3):173–212. PubMed PMID: 7018331. Epub 1981/01/01. eng.
12. Beutler E, Kuhl W. Volume control of erythrocytes during storage. The role of mannitol. Transfusion. 1988;28(4):353–7. PubMed PMID: 3133847. Epub 1988/07/01. eng.
13. Heaton WA, Holme S, Smith K, Brecher ME, Pineda A, AuBuchon JP, et al. Effects of 3-5 log10 pre-storage leucocyte depletion on red cell storage and metabolism. Br J Haematol. 1994;87(2):363–8. PubMed PMID: 7947280. Epub 1994/06/01. eng.
14. Antonelou MH, Tzounakas VL, Velentzas AD, Stamoulis KE, Kriebardis AG, Papassideri IS. Effects of pre-storage leukoreduction on stored red blood cells signaling: a time-course evaluation from shape to proteome. J Proteome. 2012;76 Spec No:220–38. PubMed PMID: 22796353. Epub 2012/07/17. eng.
15. Simancas-Racines D, Osorio D, Martí-Carvajal AJ, Arevalo-Rodriguez I. Leukoreduction for the prevention of adverse reactions from allogeneic blood transfusion. Cochrane Database Syst Rev. 2015;(12):CD009745. PubMed PMID: 26633306. Epub 2015/12/04. eng.
16. Yoshida T, Prudent M, D'Alessandro A. Red blood cell storage lesion: causes and potential clinical consequences. Blood Transfus. 2019;17(1):27–52. PubMed PMID: 30653459. PMCID: PMC6343598 Inc., and the company is commercialising a hypoxic RCC storage technology. MP declares that there are no conflicts of interest associated with this publication, but that he receives financial support (analytical measurements) from Hemanext for a research project on Hemanext bags. ADA is a founder of Omix Technologies Inc. and a consultant for Hemanext Inc. Epub 2019/01/18. eng.
17. Jóźwik M, Szczypka M, Gajewska J, Laskowska-Klita T. Antioxidant defence of red blood cells and plasma in stored human blood. Clin Chim Acta. 1997;267(2):129–42. PubMed PMID: 9469248. Epub 1998/02/20. eng.
18. Leonart MS, Nascimento AJ, Nonoyama K, Pelissari CB, Barretto OC. Enzymes and membrane proteins of ADSOL-preserved red blood cells. Sao Paulo Med J. 2000;118(2):41–5. PubMed PMID: 10772695. Epub 2000/04/20. eng.
19. Kanias T, Acker JP. Biopreservation of red blood cells--the struggle with hemoglobin oxidation. FEBS J. 2010;277(2):343–56. PubMed PMID: 19968714. Epub 2009/12/09. eng.
20. Sztiller M, Puchala M, Kowalczyk A, Bartosz G. The influence of ferrylhemoglobin and methemoglobin on the human erythrocyte membrane. Redox Rep. 2006;11(6):263–71. PubMed PMID: 17207308. Epub 2007/01/09. eng.
21. Deepa Devi KV, Manoj Kumar V, Arun P, Santhosh A, Padmakumaran Nair KG, Lakshmi LR, et al. Increased lipid peroxidation of erythrocytes in blood stored in polyvinyl chloride blood storage bags plasticized with di-[2-ethyl hexyl] phthalate and effect of antioxidants. Vox Sang. 1998;75(3):198–204. PubMed PMID: 9852407. Epub 1998/12/16. eng.
22. D'Alessandro A, Mirasole C, Zolla L. Haemoglobin glycation (Hb1Ac) increases during red blood cell storage: a MALDI-TOF mass-spectrometry-based investigation. Vox Sang. 2013;105(2):177–80. PubMed PMID: 23521396. Epub 2013/03/26. eng.
23. Inouye M, Hashimoto H, Mio T, Sumino K. Levels of lipid peroxidation product and glycated hemoglobin A1c in the erythrocytes of diabetic patients. Clin Chim Acta. 1998;276(2):163–72. PubMed PMID: 9764734. Epub 1998/10/09. eng.
24. Wright RO, Lewander WJ, Woolf AD. Methemoglobinemia: etiology, pharmacology, and clinical management. Ann Emerg Med. 1999;34(5):646–56. PubMed PMID: 10533013. Epub 1999/10/26. eng.
25. Op den Kamp JA. Lipid asymmetry in membranes. Annu Rev Biochem. 1979;48:47–71. PubMed PMID: 382989. Epub 1979/01/01. eng.
26. Seigneuret M, Devaux PF. ATP-dependent asymmetric distribution of spin-labeled phospholipids in the erythrocyte membrane: relation to shape changes. Proc Natl Acad Sci U S A. 1984;81(12):3751–5. PubMed PMID: 6587389. PMCID:

27. Verhoeven AJ, Hilarius PM, Dekkers DW, Lagerberg JW, de Korte D. Prolonged storage of red blood cells affects aminophospholipid translocase activity. Vox Sang. 2006;91(3):244–51. PubMed PMID: 16958837. Epub 2006/09/09. eng.
28. Burger P, Kostova E, Bloem E, Hilarius-Stokman P, Meijer AB, van den Berg TK, et al. Potassium leakage primes stored erythrocytes for phosphatidylserine exposure and shedding of procoagulant vesicles. Br J Haematol. 2013;160(3):377–86. PubMed PMID: 23190498. Epub 2012/11/30. eng.
29. Kay JG, Grinstein S. Phosphatidylserine-mediated cellular signaling. Adv Exp Med Biol. 2013;991:177–93. PubMed PMID: 23775696. Epub 2013/06/19. eng.
30. Boas FE, Forman L, Beutler E. Phosphatidylserine exposure and red cell viability in red cell aging and in hemolytic anemia. Proc Natl Acad Sci U S A. 1998;95(6):3077–81. PubMed PMID: 9501218. PMCID: PMC19697. Epub 1998/04/18. eng.
31. Whelihan MF, Mann KG. The role of the red cell membrane in thrombin generation. Thromb Res. 2013;131(5):377–82. PubMed PMID: 23402970. Epub 2013/02/14. eng.
32. Wautier MP, Héron E, Picot J, Colin Y, Hermine O, Wautier JL. Red blood cell phosphatidylserine exposure is responsible for increased erythrocyte adhesion to endothelium in central retinal vein occlusion. J Thromb Haemost. 2011;9(5):1049–55. PubMed PMID: 21362128. Epub 2011/03/03. eng.
33. Weisel JW, Litvinov RI. Red blood cells: the forgotten player in hemostasis and thrombosis. J Thromb Haemost. 2019;17(2):271–82. PubMed PMID: doi:10.1111/jth.14360.
34. Leal JKF, Adjobo-Hermans MJW, Bosman G. Red blood cell homeostasis: mechanisms and effects of microvesicle generation in health and disease. Front Physiol. 2018;9:703. PubMed PMID: 29937736. PMCID: PMC6002509. Epub 2018/06/26. eng.
35. Sut C, Tariket S, Chou ML, Garraud O, Laradi S, Hamzeh-Cognasse H, et al. Duration of red blood cell storage and inflammatory marker generation. Blood Transfus. 2017;15(2):145–52. PubMed PMID: 28263172. PMCID: PMC5336336. Epub 2017/03/07. eng.
36. Morel O, Jesel L, Freyssinet JM, Toti F. Cellular mechanisms underlying the formation of circulating microparticles. Arterioscler Thromb Vasc Biol. 2011;31(1):15–26. PubMed PMID: 21160064. Epub 2010/12/17. eng.
37. Donadee C, Raat NJ, Kanias T, Tejero J, Lee JS, Kelley EE, et al. Nitric oxide scavenging by red blood cell microparticles and cell-free hemoglobin as a mechanism for the red cell storage lesion. Circulation. 2011;124(4):465–76. PubMed PMID: 21747051. PMCID: PMC3891836. Epub 2011/07/13. eng.
38. Antonelou MH, Seghatchian J. Update on extracellular vesicles inside red blood cell storage units: adjust the sails closer to the new wind. Transfus Apher Sci. 2016;55(1):92–104. PubMed PMID: 27452642. Epub 2016/07/28. eng.
39. Kim Y, Xia BT, Jung AD, Chang AL, Abplanalp WA, Caldwell CC, et al. Microparticles from stored red blood cells promote a hypercoagulable state in a murine model of transfusion. Surgery. 2018;163(2):423–9. PubMed PMID: 29198748. PMCID: PMC5780240. Epub 2017/12/05. eng.
40. van Beers EJ, Schaap MC, Berckmans RJ, Nieuwland R, Sturk A, van Doormaal FF, et al. Circulating erythrocyte-derived microparticles are associated with coagulation activation in sickle cell disease. Haematologica. 2009;94(11):1513–9. PubMed PMID: 19815831. PMCID: PMC2770961. Epub 2009/10/10. eng.
41. Van Der Meijden PE, Van Schilfgaarde M, Van Oerle R, Renné T, ten Cate H, Spronk HM. Platelet- and erythrocyte-derived microparticles trigger thrombin generation via factor XIIa. J Thromb Haemost. 2012;10(7):1355–62. PubMed PMID: 22537188. Epub 2012/04/28. eng.
42. Azarov I, Liu C, Reynolds H, Tsekouras Z, Lee JS, Gladwin MT, et al. Mechanisms of slower nitric oxide uptake by red blood cells and other hemoglobin-containing vesicles. J Biol Chem. 2011;286(38):33567–79. PubMed PMID: 21808057. PMCID: PMC3190873. Epub 2011/08/03. eng.
43. Remy KE, Hall MW, Cholette J, Juffermans NP, Nicol K, Doctor A, et al. Mechanisms of red blood cell transfusion-related immunomodulation. Transfusion. 2018;58(3):804–15. PubMed PMID: 29383722. PMCID: PMC6592041. Epub 2018/02/01. eng.
44. Sadallah S, Eken C, Schifferli JA. Erythrocyte-derived ectosomes have immunosuppressive properties. J Leukoc Biol. 2008;84(5):1316–25. PubMed PMID: 18685086. Epub 2008/08/08. eng.
45. Belizaire RM, Prakash PS, Richter JR, Robinson BR, Edwards MJ, Caldwell CC, et al. Microparticles from stored red blood cells activate neutrophils and cause lung injury after hemorrhage and resuscitation. J Am Coll Surg. 2012;214(4):648–55; discussion 56–7. PubMed PMID: 22342784. PMCID: PMC4034387. Epub 2012/02/22. eng.
46. Zecher D, Cumpelik A, Schifferli JA. Erythrocyte-derived microvesicles amplify systemic inflammation by thrombin-dependent activation of complement. Arterioscler Thromb Vasc Biol. 2014;34(2):313–20. PubMed PMID: 24311376. Epub 2013/12/07. eng.
47. Berezina TL, Zaets SB, Morgan C, Spillert CR, Kamiyama M, Spolarics Z, et al. Influence of storage on red blood cell rheological properties. J Surg Res. 2002;102(1):6–12. PubMed PMID: 11792145. Epub 2002/01/17. eng.
48. Park Y, Best CA, Auth T, Gov NS, Safran SA, Popescu G, et al. Metabolic remodeling of the human red blood cell membrane. Proc Natl Acad Sci U S A. 2010;107(4):1289–94. PubMed PMID: 20080583. PMCID: PMC2802590. Epub 2010/01/19. eng.
49. De Rosa MC, Carelli Alinovi C, Galtieri A, Scatena R, Giardina B. The plasma membrane of erythrocytes plays a fundamental role in the transport of oxygen, carbon dioxide and nitric oxide and in the maintenance of the reduced state of the heme iron. Gene. 2007;398(1–2):162–71. PubMed PMID: 17573207. Epub 2007/06/19. eng.
50. Bosman GJ, Werre JM, Willekens FL, Novotný VM. Erythrocyte ageing in vivo and in vitro: structural aspects and implications for transfusion. Transfus Med. 2008;18(6):335–47. PubMed PMID: 19140816. Epub 2009/01/15. eng.
51. Antonelou MH, Kriebardis AG, Papassideri IS. Aging and death signalling in mature red cells: from basic science to transfusion practice. Blood Transfus. 2010;8(Suppl 3):s39–47. PubMed PMID: 20606748. PMCID: PMC2897187. Epub 2010/07/08. eng.
52. Yalcin O, Ortiz D, Tsai AG, Johnson PC, Cabrales P. Microhemodynamic aberrations created by transfusion of stored blood. Transfusion. 2014;54(4):1015–27. PubMed PMID: 23901933. PMCID: PMC4105299. Epub 2013/08/02. eng.
53. Qadri SM, Bissinger R, Solh Z, Oldenborg PA. Eryptosis in health and disease: a paradigm shift towards understanding the (patho)physiological implications of programmed cell death of erythrocytes. Blood Rev. 2017;31(6):349–61. PubMed PMID: 28669393. Epub 2017/07/04. eng.
54. Dumont LJ, AuBuchon JP. Evaluation of proposed FDA criteria for the evaluation of radiolabeled red cell recovery trials. Transfusion. 2008;48(6):1053–60. PubMed PMID: 18298603. Epub 2008/02/27. eng.
55. Rapido F, Brittenham GM, Bandyopadhyay S, La Carpia F, L'Acqua C, McMahon DJ, et al. Prolonged red cell storage before transfusion increases extravascular hemolysis. J Clin Invest. 2017;127(1):375–82. PubMed PMID: 27941245. PMCID: PMC5199711. Epub 2016/12/13. eng.
56. Hod EA, Spitalnik SL. Stored red blood cell transfusions: iron, inflammation, immunity, and infection. Transfus Clin Biol. 2012;19(3):84–9. PubMed PMID: 22682673. PMCID: PMC6551602. Epub 2012/06/12. eng.
57. Heaton A, Keegan T, Holme S. In vivo regeneration of red cell 2,3-diphosphoglycerate following transfusion of DPG-depleted AS-1, AS-3 and CPDA-1 red cells. Br J Haematol. 1989;71(1):131–6. PubMed PMID: 2492818. Epub 1989/01/01. eng.

58. Singel DJ, Stamler JS. Chemical physiology of blood flow regulation by red blood cells: the role of nitric oxide and S-nitrosohemoglobin. Annu Rev Physiol. 2005;67:99–145. PubMed PMID: 15709954. Epub 2005/02/16. eng.
59. Liu C, Liu X, Janes J, Stapley R, Patel RP, Gladwin MT, et al. Mechanism of faster NO scavenging by older stored red blood cells. Redox Biol. 2014;2:211–9. PubMed PMID: 24494195. PMCID: PMC3909782. Epub 2014/02/05. eng.
60. Goel R, Patel EU, Cushing MM, Frank SM, Ness PM, Takemoto CM, et al. Association of perioperative red blood cell transfusions with Venous thromboembolism in a North American registry. JAMA Surg. 2018;153(9):826–33. PubMed PMID: 29898202. PMCID: PMC6233649. Epub 2018/06/14. eng.
61. Rother RP, Bell L, Hillmen P, Gladwin MT. The clinical sequelae of intravascular hemolysis and extracellular plasma hemoglobin: a novel mechanism of human disease. JAMA. 2005;293(13):1653–62. PubMed PMID: 15811985. Epub 2005/04/07. eng.63.
62. Opelz G, Terasaki PI. Improvement of kidney-graft survival with increased numbers of blood transfusions. N Engl J Med. 1978;299(15):799–803. PubMed PMID: 357971. Epub 1978/10/12. eng.
63. Fernández FG, Jaramillo A, Ewald G, Rogers J, Pasque MK, Mohanakumar T, et al. Blood transfusions decrease the incidence of acute rejection in cardiac allograft recipients. J Heart Lung Transplant. 2005;24(7 Suppl):S255–61. PubMed PMID: 15993782. Epub 2005/07/05. eng.
64. Opelz G, Vanrenterghem Y, Kirste G, Gray DW, Horsburgh T, Lachance JG, et al. Prospective evaluation of pretransplant blood transfusions in cadaver kidney recipients. Transplantation. 1997;63(7):964–7. PubMed PMID: 9112348. Epub 1997/04/15. eng.
65. Taylor RW, Manganaro L, O'Brien J, Trottier SJ, Parkar N, Veremakis C. Impact of allogenic packed red blood cell transfusion on nosocomial infection rates in the critically ill patient. Crit Care Med. 2002;30(10):2249–54. PubMed PMID: 12394952. Epub 2002/10/24. eng.
66. Cata JP, Wang H, Gottumukkala V, Reuben J, Sessler DI. Inflammatory response, immunosuppression, and cancer recurrence after perioperative blood transfusions. Br J Anaesth. 2013;110(5):690–701. PubMed PMID: 23599512. PMCID: PMC3630286. Epub 2013/04/20. eng.
67. Muszynski JA, Spinella PC, Cholette JM, Acker JP, Hall MW, Juffermans NP, et al. Transfusion-related immunomodulation: review of the literature and implications for pediatric critical illness. Transfusion. 2017;57(1):195–206. PubMed PMID: 27696473. Epub 2016/10/04. eng.
68. Shah A, McKechnie S, Brunskill SJ, Stanworth SJ. Fresh versus old red cell transfusions: what have the recent clinical trials found? Curr Opin Hematol. 2016;23(6):550–6. PubMed PMID: 27518928. Epub 2016/10/18. eng.
69. Sparrow RL. Red blood cell components: time to revisit the sources of variability. Blood Transfus. 2017;15(2):116–25. PubMed PMID: 28263168. PMCID: PMC5336332. Epub 2017/03/07. eng.
70. Maton A, Hopkins G, McGaughlin Johnson S, Warner J, Lahart D, Wright J. Human biology and health. Englewood Cliffs: Prentice Hall; 2017. ISBN 0-13-981176-
71. Avery P, Morton S, Tucker H, Dean L, Ross Davenport R. Whole blood transfusion versus component therapy in adult trauma patients with acute major hemorrhage. Emerg Med J. 2020;37(6):370–8.
72. Parker-Kelly D, Hobbs CP. Keeping Dr. Richards Drew's legacy alive. J Med Libr Assoc. 2019;107(3):449–53.
73. Grífols-Lucas JA. Use of plasmapheresis in blood donors. Br Med J. 1952;1(4763):854. https://doi.org/10.1136/bmj.1.4763.854. PMC 2023259. PMID 14916171.
74. Lewisohn R. The development of the technique of blood transfusion since 1907; with special reference to contributions by members of the staff of the Mount Sinai Hospital. J Mt Sinai Hosp. 1944;10:605–22.
75. Garraud O. Are all therapeutic plasma preparations the same: is it worth assessing them in clinical trials? Transfus Apher Sci. 2017;56(6):920–3.
76. Hartwell G, Barbeau J, Wade C, Holcomb J. Better hemostatic profiles of never-frozen liquid plasma compared with thawed fresh frozen plasma 1. J Trauma Acute Care Surg. 2013;74(1):84–90.
77. Marietta M, Franchini M, Bindi L, et al. Is solvent/detergent plasma better than standard fresh-frozen plasma? A systematic review and an expert consensus document. Blood Transfus. 2016;14(4):277–86.
78. Alhumaidan H, Cheves T, Holme S, Sweeney J. Stability of coagulation factors in plasma prepared after a 24-hour room temperature hold. Transfusion. 2010;50(9):1934–42.
79. Naghadeh HT, Roudkenar MH. A study of the quantity of some stable and labile coagulation factors in fresh-frozen plasma produced from whole blood stored for 24 hours in Iran. Blood Transfus. 2009;7(1):39–42.
80. Prajeeda M, Rendo MJ, Reddoch-Cardenas KM, Burris JK, Meledeo, Cap AP. Recent advances in the use of fresh frozen plasma, cryoprecipitate, immunoglobulins and clotting factors for transfusion support in patients with hematologic disease. Semin Hematol. 2020;57:73–82.
81. Rockey DC. Endothelial dysfunction in advanced liver disease. Am J Med Sci. 2015;349(1):6–16.
82. Menseses E, Bonva D, Mclenney M, Elkbulia A. Massive transfusion protocol in adult trauma population. Am J Emerg Med. 2020;38(12):2661–5.
83. Roubinian N. TACO and TRALI: biology, risk factors, and prevention strategies. Hematology Am Soc Hematol Educ Program. 2018;2018(1):585–94.
84. Schwebach AA, Waybright RA, Johnson TJ. Fixed-dose four-factor prothrombin complex concentrate for vitamin K antagonist reversal: does one dose fit all? Pharmacotherapy. 2019;39(5):599–608. https://doi.org/10.1002/phar.2261. Epub 2019 Apr 21. PMID: 30892733 Review.
85. Plautz WE, Raval JS, Dyer MR, Rollins-Raval MA, Zuckerbraun BS, Neal MD. ADAMTS13: origins, applications, and prospects. Transfusion. 2018;58(10):2453–62. https://doi.org/10.1111/trf.14804. Epub 2018 Sep 12. PMID: 30208220 87. Burka ER, Puffer T, Martinez J. Transfusion.
86. Burka ET, Puffer T, Martinez. The influence of donor characteristics and preparation methods on the potency of human cryoprecipitate. Transfusion. 1975;15(4):323–8. https://doi.org/10.1046/j.1537-2995.1975.15476034551.x.
87. Subramaniyan R, Marwaha N, Jain A, Ahluwalia J. Factors affecting the quality of cryoprecipitate. Transfus Sci. 2017;11(1):33–9. https://doi.org/10.4103/0973-6247.200778. PMID: 28316438
88. Gurney JM, Spinella PC. Blood transfusion management in the severely bleeding military patient. Curr Opin Anaesthesiol. 2018;31(2):207–14.
89. Ditillo M, Hanna K, Castanon L, Zeeshn M. The role of cryoprecipitate in massively transfused patients: improvement program database may change your mind. J Trauma Acute Care Surg. 2020;89(2):336–43.
90. Jensen NHL, Stensballe, Afshari A. Comparing efficacy and safety of fibrinogen concentrate to cryoprecipitate in bleeding patients: a systematic review. Acta Anaesthesilogica. 2016;60:1033–42.
91. Quilten ZK, Bailey M, Cameron PA, Stanworth SJ, Venardos K, Wood EM, Cooper DJ. Fibrinogen concentration and use of fibrinogen supplementation with cryoprecipitate in patients with critical bleeding receiving massive transfusion: a bi-national cohort study. Br J Haematol. 2017;179(1):131–41.
92. McCormack P. Tranexamic acid: a review of its use in the treatment of hyperfibrinolysis. Transfusion. 2012;72(5):585–617.

93. Cushing MM, Fitzgerald MM, Harris RM, Asmis LM, Haas T. Influence of cryoprecipitate, factor XIII, and fibrinogen concentrate on hyperfibrinolysis. Transfusion. 2017;57(10):2502–10. https://doi.org/10.1111/trf.14259. Epub 2017 Jul 21.

94. Gall L, Brohl K, Davenport R. Diagnosis and treatment of hyperfibrinolysis in trauma (a European perspective). Semin Thromb Hemost. 2017;43(2):224–3.

95. Levy JH, Koster A, Quinones QJ, Milling TJ, Key NS. Antifibrinolytic therapy and perioperative considerations. Anesthesiology. 2018;128(3):657.

96. Greening DW, Sparrow RL, Simpson RJ. Preparation of platelet concentrates. Methods Mol Biol (Clifton, NJ). 2011;728:267–712.

97. Ambrosio AL, Di Pietro SM. Blood mechanism of platelet alpha-granule biogenesis: study of cargo transport and the VPS33B-VPS16B complex in a model system Ambrosio AL, Di Pietro SM. Blood Adv. 2019;3(17):2617–26.

98. Koupenovaa M, Clancy L, Corkery HA, Freedman JE. Circulating platelets as mediators of immunity, inflammation and thrombosis. Circ Res. 2018;122(2):337–51.

99. Gromotowicz-Poplawawska A, Kloza AM, et al. Nitric oxide as a modulator in platelet- and endothelium-dependent antithrombotic effect of eplerenone in diabetic rats. J Physiol Pharmacol. 2019;70(2)

100. Bajogiannis C, Sachse M, Stamatelopoulos K, Stellos K. Platelet-derived chemokines in inflammation and atherosclerosis. Cytokine. 2019;122:154–7.

101. Page CP, Coyle AJ. The interaction between PAF, platelets and eosinophils in bronchial asthma. Eur Respir J Suppl. 1989;6:483s–487.

102. Slichter S, Davis K, Enright H, et al. Factors affecting post-transfusion platelet increments, platelet refractoriness, and platelet transfusion intervals in thrombocytopenic patients. Blood. 2005;105(10):4106–14.

103. Sebsebe L. Factors affecting posttransfusion platelet efficiency "close relationship between patient and product". Transfus Clin Biol. 2007;14(1):90–3.

104. Lepage AM, Lebouve JP, Cazenave C, et al. The $\alpha IIb\beta 3$ integrin and GPIb-V-IX complex identify distinct stages in the maturation of CD34+cord blood cells to megakaryocytes. Blood. [cit. 2012-06-12].

105. Jandrot-Perrus M, Busfield S, Lagrue AH, Xiong X, Debili N, Chickering T, Le Couedic JP, Goodearl A, Dussault B, Fraser C, Vainchenker W, Villeval JL. Cloning, characterization, and functional studies of human and mouse glycoprotein VI: a platelet-specific collagen receptor from the immunoglobulin superfamily. Blood. 2000;96(5):177–8.

106. Hattul SJ, Hoxie JA, Cunningham M, Brass LF. Changes in the platelet membrane glycoprotein IIb. IIIa complex during platelet activation. J Biol Chem. 1985;260(20):11107–14.

107. Calvete JJ. On the structure and function of platelet integrin alpha IIb beta 3, the fibrinogen receptor. Proc Soc Exp Biol Med. 1995;208(4):346–60.

108. Dumin JA, Dickeson SK, Stricker TP, Bhattacharyya-Pakrasi M, Roby JD, Santoro SA, Parks WC. Pro-collagenase-1 (matrix metalloproteinase-1) binds the alpha (2) beta (1) integrin upon release from keratinocytes migrating on type I collagen. J Biol Chem (United States). 2001;276(31):29368–74.

同种异体输血：并发症和副作用 7

Matthew Hammer

王元元　邓岩军　译，汪明灯　王　琛　审校

第一节　引言

各个专科的医生经常需要决定是否给患者输血，包括住院患者和门诊患者。可能需要输血的临床情况似乎是无限的，包括创伤、产后出血、补充术中失血、接受化疗的肿瘤患者、慢性贫血患者等。病人输血前，临床医生应该权衡输注血液制品固有的益处和常见的严重风险。本章将识别和描述血液制品使用中最常见和最危险的急性不良反应和副作用，包括感染性、免疫性和循环系统并发症。相当罕见或无重要临床意义的输注血液制品的不良反应和副作用不在本章讨论。

第二节　感染性并发症

在过去的几十年里，通过同种异体输血传播病毒是一个令人遗憾的严重不良反应，明显增加输血者的病毒感染发生率和死亡率。高敏感筛查试验的出现大大降低了病毒的传播，但临床医生仍应注意这种罕见但有潜在的致死性严重并发症。

一、人类免疫缺陷病毒

通过输血传播人类免疫缺陷病毒（HIV）是一个长期困扰的难题，尤其是20世纪80年代爆发流行期间。自1999年从美国引进高灵敏微池核酸检测（highly sensitive minipool nucleic acid testing）以来，HIV传播的风险已经明显下降[1]。从1999年到2008年的十年间，美国红十字会（American Red Cross，ARC）观察到通过输血传播HIV的概率已降至1/200万[1]。但如果在遇到一位新感染者至能检测到HIV病毒之前的短暂窗口期献血，这种极度罕见的HIV感染仍有可能发生。

二、丙型肝炎病毒

1999年，在上述高灵敏微池核酸检测之前，美国已常规采用核酸检测对献血的丙型肝炎病毒（HCV）患者进行筛查，发现经输血传播的HCV感染已明显减少[2]。ARC数据显示HCV的传播风险发生率已低于1/100万[2]。

三、乙型肝炎病毒

同样地，在过去的40年里，随着越来越灵敏的检测方法和疫苗的出现，输血导致的乙型肝炎病毒（HBV）传播的发生率下降，尽管其发生仍明显高于HIV和HCV，这可能是与血清转换窗和病毒载量极低的献血者有关[3]，其传染风险发生率约于1/50万至1/110万之间[3]。

四、脓毒性输血反应

输注血小板的临床医生必须高度警惕其脓毒性输血反应（septic transfusion reaction，STR），是一种潜在的致死性并发症。这是因为血小板通常需要在室温下保存，很容易受到细菌污染，尽管在其监管和检测方面取得了很大进展，但这一问题仍将持

续存在[4]。其发生率约为 1/5000[5]。其临床通常表现为全身性炎症反应综合征（systemic inflammatory response syndrome，SIRS）症状。一旦怀疑是 STR，临床医生应及时对所有输血单位进行革兰氏染色和培养[5]。

第三节　免疫介导性并发症

虽然上述病毒性病原体通过经输血传播的事件已经非常罕见，但临床医生必须意识到临床上更为常见的免疫介导性并发症的风险。此类并发症根据其发生率和死亡率不同，可分为几个亚型：

溶血性输血反应

溶血性输血反应（hemolytic transfusion reaction，HTR）即对已有抗体的患者输注红细胞而引起的溶血，是输血过程中最紧急和最危险的不良反应之一，可分为急性（在输血后 24 h 内出现症状和体征）和迟发性 HTR（输血后 24 h 后出现症状和体征）。在过去的几十年里，致死性 HTR 很高，但自 2005 年以来已明显下降，每年的死亡约有 1～4 例[6]。这与改进的安全协议和输血前电子核查减少了 ABO 不相容血液输注有关。2016 年美国血库协会（American Association of Blood Banks，AABB）的一份实践指南指出，致死性溶血性输血反应的风险为 1/972 000[7]。美国食品药品监督管理局（Food and Drug Administration，FDA）有一个所有输血相关死亡的数据库，2014 年到 2018 年，18% 的死亡涉及溶血反应，其中 7% 为 ABO 血型介导，11% 为非 ABO 血型介导。临床上输血患者出现发热、腹痛和血尿三联征，则提醒临床医生可患者可能发生了急性 HTR，但同时也可能伴随出现其他症状，如僵硬、寒颤、低血压和少尿[6]。一旦怀疑有 HTR，应立即停止输血，并将所有已输注的血袋和剩余的血液送回血库作进一步的 ABO 血型、Rh 因子和抗体检测。直接抗球蛋白检验（a direct antiglobulin test，DAGT），又称之为 Coombs' 检测可确定是否发生溶血，但如果溶血的红细胞已被清除，如仅从获得样品之前的循环中取的血样，则可能出现假阴性结果[6]。HTR 的治疗包括支持性救治，如足够的血容量和重要器官的有效灌注，病情危重者，则可能需要的生命支持如使用升压药、强心药，甚至通气支持等。

目前还没有证据表明有特效的预防和干预措施[5]，主要根据患者出现的临床表现进行个体化对症救治。

迟发性溶血性输血反应是指在输血后 24 h 至 30 天内发生的 HTR。这种反应往往比急性 HTR 更轻，而且临床上常常容易被忽视，但对于患有镰刀型细胞疾病患者来说，其症状和体征可能更严重[6]。发生迟发性 HTR 的绝大多数患者都会有不同程度的贫血和黄疸，如早期的实验室检查显示血红蛋白和结合珠蛋白低下、乳酸脱氢酶和胆红素升高，治疗前需全面了解患者输血史，治疗无特殊，按贫血进行常规治疗即可[6]。

第四节　变态反应和过敏性并发症

一、变态性输血反应

变态性输血反应（allergic transfusion reaction，ATR）或称输血的变态反应，是临床输血中常见的输血反应，其发生率为输血者的 3%[8]，可能更高。其最常见的临床表现有荨麻疹、瘙痒症和脸红，轻重不一且常可变[9]。推测可以由过敏原和非过敏原依赖性两种途径所致，且前者属于 IgE 介导组胺释放的 I 型超敏反应[10]。如果在输血过程中出现此型不良反应，绝大多数患者的症状和体征较轻，但也可演变成很严重的输血反应（见下述"过敏性输血反应"）。如果怀疑是输血引起的变态反应，应暂停输血，并立即使用抗组胺药物如苯海拉明，并观察一段时间。若输血反应仅表现在皮肤层面，且治疗后症状不继续加重并有缓解迹象，可恢复输血；同时要防止继续输血后的罕见不良事件。但是，如果停止输血后，上述症状持续存在甚至加重，则应停止输血，应考虑其他更严重的病因。研究表明用抗组胺药预处理并不能有效地预防 ATR[8]，因此须对曾经因输血发生过上述输血反应的患者面对再次输血时严密监测其输血的不良反应。回顾性研究表明输注通过清除血浆或浓缩的红细胞和血小板，可以有效降低输血性过敏反应，但只推荐给曾发生过严重输血反应的患者使用[11]。

二、过敏性输血反应

过敏性输血反应（anaphylactic transfusion reaction，AATR）也归属于Ⅰ型超敏反应，但较为严重，往往在输血后1h内出现，其中以血管性水肿、心血管及呼吸系统损害最为常见[12]。但危及生命的比较罕见，每输100 000 U血液才发生8次[5]。一旦怀疑发生AATR，应立即静脉使用肾上腺素，必要时使用血管收缩药维持循环，建立人工气道保持气道通畅，同时考虑类固醇或抗组胺类等药物治疗[5]。AATR的发生多与IgA缺乏有关，但其确切机制尚不清楚。组胺释放诱发的过敏反应多在输血后数小时内急性发作，因此既往有过敏史的患者建议选择洗涤红细胞或者浓缩红细胞。

三、发热性输血反应

发热性输血反应（febrile transfusion reactions，FTR）是输血治疗中最常见的不良反应之一，尤其输注血小板及红细胞。正常情况下，输血后体温会有所升高，一般为1～2℃[13]，如体温升高超过2℃，应考虑其他原因，如HTR或脓毒症，其临床表现各不相同，可有寒战、肢体僵硬及低血压等。FTR与献血者的白细胞密切相关，其可能机制与受血者抗体相关作用或与血液储存期间及输注前释放的累积性促炎症细胞因子的作用有关[14]。一旦怀疑FTR，应立即停止输血，密切监测患者血流动力学及临床症状，以排除更严重的发热原因。如出现躯体不适或肢体僵硬，可给予退热药或哌替啶对症处理。上述发热反应大多为自限性的，如无持续高热或严重的并存疾病，不需要住院治疗。2019年荟萃分析提示，预防性使用对乙酰氨基酚及抗组胺药物对于降低发热性输血反应无统计学差异，但其中有极小部分研究显示对既往有输血不良反应者有意义，因此预防性使用上述药物能否使患者获益，仍存在很大争议[15]。另一项回顾性研究发现，给予输注少白细胞的同种异体红细胞或血小板患者的发热性输血反应发生率可有效降低[16]。

第五节 心肺并发症

一、输血相关循环超负荷

输血相关性循环超负荷（TACO）是在快速输注大量血制品后发生的一种严重、可危及生命、诊断困难的并发症。因其第一症状常常表现呼吸困难和窘迫，易被误诊为输血相关性急性肺损伤（TRALI）。2000年起，对此症状陆续对其进行几种定义，其中最近于2016年由国家医疗安全网络（National Healthcare Safety Network，NHSN）发布的[17]，即患者在6h内出现以下3个或以上症状时方可诊断为TACO，包括：呼吸窘迫、液体正平衡、脑利钠肽（BNP）升高、影像学检查提示肺水肿、左心功能衰竭及中心静脉压升高征象[17]，其病理生理学机制尚不完全清楚。目前提出一个二次打击机制，第一次打击是指患者本有严重的并存疾病，如充血性心力衰竭或肾功能不全；第二次打击是指在第一次打击基础上输血量过多、输血速度过快，或者对某种血液制品成分发生不良反应[18]，两者共同引起上述临床症状和体征。尽管对TACO的有效防治进行了广泛深入的临床研究，但支持性紧急救治仍是目前公认的有效治疗。

二、输血相关性急性肺损伤

TRALI是一种与输注血制品相关的、潜在致命的肺部并发症，是输血相关性死亡的主要原因。患者相关性危险因素包括：严重肝脏疾病、休克、血容量过负荷、慢性酒精中毒和高水平IL-8等[19]。如患者在输血期间或输血后短时间内出现呼吸窘迫，需高度怀疑发生TRALI的可能。自2004年以来，美国心肺血液研究所（National Heart, Lung, and Blood Institute，NHLBI）已制定了TRALI诊断标准[20]。随着对TRALI病理生理学机制的深入研究，也为了与其他疾病进行更好的鉴别，2019年相关专家更新了其诊断标准。更新后的诊断标准将TRALI分为两型：①Ⅰ型：在输血后6h内出现急性缺氧并在影像学上提示明显肺水肿，但不合并左心房压升高症状，也不伴有急性呼吸窘迫综合征（ARDS）的危险因素[21]；②Ⅱ型：在原有ARDS危险因素情况下，输注大量血制品后肺部情况出现急剧恶化的临床表现[21]。正如TACO病例一样，大多数TRALI的病例也经历着二次打击：第一次打击为启动因素，如内皮细胞的激活引起中性粒细胞向肺泡内迁移[22]，其刺激因素未完全明确，可能是创伤、脓毒症、手术和重症等并存疾病[23]；第二次打击因输血治疗而发生，可能是血液储存期间累积的抗体和其他介质，激活中性粒细胞，引发炎症瀑布反应，最终导致肺损伤和肺水肿[22]。输血相关的危险因素包括输注血浆和输注一定量的人白细胞抗原Ⅱ类抗体和抗人中性粒细胞抗原[19]。过去的20年，尽管TRALI仍然是美国输血相关性死亡的主要原因，但是对抗体的筛查和多输注男性的血浆已明显降低了其发生率[23]。一旦怀疑患者发生TRALI，临床医生应密切关注患者的呼吸状况，以便及时进行呼吸支持。一般情况下，给予吸氧或者无创呼吸机辅助通气等处理就能得到有效改善，但许多患者需要气管插管和呼吸支持。针对ARDS的气管插管患者，应采取肺保护性通气策略[24]。一旦怀疑是TRALI，应立即通知输血科或血库，禁止将该献血者的血制品再用于其他患者。

第六节 结论

近几十年来，通过对献血者的筛查以及输血方案的改良，虽有效降低了输血相关性并发症的发生，但仍不能完全避免。虽然许多输血不良反应比较轻，也没有给患者造成严重后果，但可以造成患者焦虑和不满意，同时消耗了医疗资源，甚至拒绝再次输注血制品。因此，临床医生拟给患者输注血制品时务必谨慎，既要熟知输血并发症的体征和症状，又要熟知如何进行治疗。随时与血库值班人员保持沟通，有助于临床医生采取尽量减少输血并发症发生的有效措施，且有助于有效治疗并发症。

要点

- 尽可能将输血性病毒性肝炎及HIV的传播降为零。
- 各种输血并发症的临床症状及体征非常相似且难以鉴别，其严重程度从无症状到死亡。
- 一般来说，立即停止输血、与血库工作人员沟通以及支持性救治是处理输血并发症的主要措施，实验室检查有助于明确诊断。
- TRALI和TACO都是输注血液制品相关的高发生率及高死亡率并发症，尤其给已患有并存疾病输注大量血液制品的患者，针对这些患者的血制品输注务必谨慎和严格管理。

参考文献

1. Zou S, Dorsey KA, Notari EP, et al. Prevalence, incidence, and residual risk of human immunodeficiency virus and hepatitis C virus infections among United States blood donors since the introduction of nucleic acid testing. Transfusion. 2010;50(7):1495–504.
2. Zou S, Stramer SL, Dodd RY. Donor testing and risk: current prevalence, incidence, and residual risk of transfusion-transmissible agents in US allogeneic donations. Transfus Med Rev. 2012;26(2):119–28.
3. Niederhauser C. Reducing the risk of hepatitis B virus transfusion-transmitted infection. J Blood Med. 2011;2:91–102.
4. Hong H, Xiao W, Lazarus HM, Good CE, Maitta RW, Jacobs MR. Detection of septic transfusion reactions to platelet transfusions by active and passive surveillance. Blood. 2016;127(4):496–502.
5. Delaney M, Wendel S, Bercovitz RS, Cid J, Cohn C, Dunbar NM, Apelseth TO, Stanworth SJ, Tinmouth A, Van de Watering L, Waters JH, Yazer M, Ziman A, Biomedical Excellence for Safer Transfusion (BEST) Collaborative. Transfusion reactions: prevention, diagnosis, and treatment. Lancet. 2016;388(10061):2825–36.
6. Panch SR, Montemayor-Garcia C, Klein HG. Hemolytic transfusion reactions. N Engl J Med. 2019;381(2):150–62.
7. Carson JL, Guyatt G, Heddle NM, Grossman BJ, Cohn CS, Fung MK, Gernsheimer T, Holcomb JB, Kaplan LJ, Katz LM, Peterson N, Ramsey G, Rao SV, Roback JD, Shander A, Tobian AA. Clinical practice guidelines from the AABB: red blood cell transfusion thresholds and storage. JAMA. 2016;316(19):2025–35.
8. Savage WJ. Transfusion reactions. Hematol Oncol Clin North Am. 2016;30(3):619–34.
9. Domen RE, Hoeltge GA. Allergic transfusion reactions: an evaluation of 273 consecutive reactions. Arch Pathol Lab Med. 2003;127(3):316–20.
10. Hirayama F. Current understanding of allergic transfusion reactions: incidence, pathogenesis, laboratory tests, prevention and treatment. Br J Haematol. 2013;160(4):434–44.
11. Tobian AA, Savage WJ, Tisch DJ, Thoman S, King KE, Ness PM. Prevention of allergic transfusion reactions to platelets and red blood cells through plasma reduction. Transfusion. 2011;51(8):1676–83.
12. Goel R, Tobian AA, Shaz BH. Noninfectious transfusion-associated adverse events and their mitigation strategies. Blood. 2019;133(17):1831–9.
13. Cohen R, Escorcia A, Tasmin F, Lima A, Lin Y, Lieberman L, Pendergrast J, Callum J, Cserti-Gazdewich C. Feeling the burn: the significant burden of febrile nonhemolytic transfusion reactions. Transfusion. 2017;57(7):1674–83.
14. King K, Shirey R, Thoman S, Bensen-Kennedy D, Tanz W, Ness P. Universal leukoreduction decreases the incidence of febrile nonhemolytic transfusion reactions to RBCs. Transfusion. 2004;44(1):25–9.
15. Ning S, Solh Z, Donald MA, Morin P. Premedication for the prevention of nonhemolytic transfusion reactions: a systematic review and meta-analysis. Transfusion. 2019;59(12):3609–16.
16. Yazer MH, Podlosky L, Clarke G, Nahirniak SM. The effect of

prestorage WBC reduction on the rates of febrile nonhemolytic transfusion reactions to platelet concentrates and RBC. Transfusion. 2004;44(1):10–5.
17. Centers for Disease Control. National healthcare safety network biovigilance component hemovigilance module surveillance protocol. https://www.cdc.gov/nhsn/pdfs/biovigilance/bv-hv-protocol-current.pdf. Accessed 29 Nov 2020.
18. Semple JW, Rebetz J, Kapur R. Transfusion-associated circulatory overload and transfusion-related acute lung injury. Blood. 2019;133(17):1840–53.
19. Popovsky MA. Transfusion-related acute lung injury: three decades of progress but miles to go before we sleep. Transfusion. 2015;55(5):930–4.
20. Kleinman S, Caulfield T, Chan P, Davenport R, McFarland J, McPhedran S, Meade M, Morrison D, Pinsent T, Robillard P, Slinger P. Toward an understanding of transfusion-related acute lung injury: a statement of a consensus panel. Transfusion. 2004;44(12):1774–89.
21. Vlaar APJ, Toy P, Fung M, Looney MR, Juffermans NP, Bux J, Bolton-Maggs P, Peters AL, Silliman CC, Kor DJ, Kleinman S. A consensus redefinition of transfusion-related acute lung injury. Transfusion. 2019;59(7):2465–76.
22. Vossoughi S, Gorlin J, Kessler DA, Hillyer CD, Van Buren NL, Jimenez A, Shaz BH. Ten years of TRALI mitigation: measuring our progress. Transfusion. 2019;59(8):2567–74.
23. Otrock ZK, Liu C, Grossman J. Transfusion-related acute lung injury risk mitigation: an update. Vox Sang. 2017;112(8):694–703.
24. Friedman T, Javidroozi M, Lobel G, Shander A. Complications of allogeneic blood product administration, with emphasis on transfusion-related acute lung injury and transfusion-associated circulatory overload. Adv Anesth. 2017;35(1):159–73.

血红蛋白氧载体（HBOCs）对微循环的影响 8

Anthony T.W. Cheung, Peter C.Y. Chen
谢展利 汪红华 译，王 琛 屠伟峰 审校

第一节 背景

重度失血性休克患者如果未能及时（≤1 h）救治，就可导致不可逆转的多脏器损伤甚至死亡。通常情况下，对于严重失血患者，输注同种异体血液曾是一个各医院的标准治疗方案，且被认为是"金标准"[1-2]。然而，当遇到不能及时获得甚至无法获得同种异体血液时，尤其农村或战地前线，通常只能通过输注血浆扩容剂（包括晶体液和胶体液）进行替代治疗[2-4]，常用晶体液包括生理盐水和乳酸林格氏液（Ringer's solution）；胶体液包括羟乙基淀粉如 Hespan®、牛血清白蛋白（BSA）和人造血液代用品如血红蛋白氧载体（hemoglobin-based oxygen carriers，HBOCs），HBOC 中的血红蛋白（Hb）发挥着胶体的作用。Hb 由四条相连的球蛋白链组成，是红细胞（RBC）内的蛋白质分子，由珠蛋白肽链和血色素（因血色素呈红色，又称之为血红素）组成。Hb 主要负责氧气和二氧化碳的运输，并在组织和脏器微循环中进行气体交换，即将氧气从肺组织运输到机体需要的组织，再将组织中产生的二氧化碳运回到肺部而排出体外。针对严重失血患者的救治，Hb 是不能直接输入体循环血液的，因为它随即会裂解成二聚体和单体，无论是二聚体还是单体都对肾脏有毒，将会导致不可逆的肾损害。如果想研究 Hb 在治疗失血性休克中的作用，就必须使用 HBOCs。HBOCs 是一组携带氧气的血红蛋白分子，它们可以以四聚体的形式聚集在一起，对输注者没有毒性作用。目前已经开发了几代 HBOCs，尽管它们都是以 Hb 为基础的，但每一种的设计和制备技术都不同，可能会有不同的副作用或不良反应。当人们想研究 HBOCs 对微循环的影响时，应该对不同年代的几种 HBOCs 同时进行研究，以便得到更具有说服力的结果。在本章中，我们将重点讨论早期的四代 HBOCs，包括 Oxyglobin®、Hemoglobin Glutamer-200（bovine）®、Biopure® 和 Hemolink™，及最新一代非血红蛋白型载氧人造血液代用品（PEGylated RBC）对微循环的影响。

无论是失血性休克，还是输血治疗都会影响心血管系统的整体功能，体循环包括大循环和微循环，虽然这两种循环的功能明显不同，但都能无缝地、同样重要地共同维持身体的内稳态平衡。通过大循环将氧气和营养物质输送到组织器官，但更重要的是，氧气和二氧化碳的交换（无论在肺部还是在其他组织器官），及所有细胞功能的完成实际上都是在微循环层面进行的，这是循环系统存在的价值所在（正如 Marcos Intaglieta 教授在 1999 年微循环学会年会上为 Eugene Landis 奖所发表的获奖演讲中恰当地描述的那样）[1]。本章的主题虽介绍了一般的微循环，但重点介绍了识别标志性血管病变特征的重要性，这些独特的生物标志物可精准反映血液病理学的改变，反映失血性休克对其影响，以及作为一种治疗方式 HBOC 的输注对其产生的效果。

本章关注的微循环研究，重点是处理由小动脉、小静脉和毛细血管组成的有序网络。文献检索显示，我们通常无法充分研究同一微循环中所有三种类型微血管的血流特征和血管病变，如某些微血管床可能具有非常密集的毛细血管，且小动脉和小静脉很少（例如，人类指甲皱襞、仓鼠皮肤褶皱），而另一些微血管网可能是研究小动脉和微静脉的理想位置，

但不一定适合研究毛细血管（例如，人和犬的球结膜）。此外，值得注意的是，"毛细血管（capillary）"一词的使用相当宽泛，在文献中的"capillary"不仅仅是指毛细血管，而常指所有微血管。例如，Davis和Landau主编的《临床毛细血管显微镜（Clinical Capillary Microscopy）》一书中包含了一系列静态图片，展示的血管病变特征不一定出现在毛细血管中，而主要是出现在小动脉和小静脉中[5]。加州大学戴维斯分校（University of California, Davis, UCD）和加州大学圣地亚哥分校（University of California, San Diego, UCSD）的实验室里，研究者建立了两种用于失血性休克和输注HBOC研究的动物模型：其中仓鼠背部皮肤皱褶观察窗"专"用于毛细血管的研究，而改良后的威格斯失血性休克犬模型"主要"用于小动脉和小静脉的研究，但有时也用于毛细血管的研究，以解释整体血管病变图。

球结膜微血管因其最便于观察常被用作微循环的研究，它既是一个组织良好的微血管床，又有一个小动脉、小静脉和毛细血管组成的最有序微血管网。1966年，Davis和Landau联合主编的《临床毛细血管显微镜》专著，基于289张各种疾病患者的球结膜、手指甲襞和舌下微循环的病理图片的观察和探讨，揭示了疾病严重程度与微血管病变的关系，这是医学文献中首次展示了患者小动脉、小静脉和毛细血管的病理特征（血管病变）[5]。所有病理图像都是最出色的，不仅图像分辨率好，而且显示与疾病密切相关的标志性（特异性，unique）血管病变特征。这些图片的唯一不足是静态图像，无法显示血管形态、血管动态和疾病进展的纵向和时间相关的变化。换句话说，静态图像在某个特定时刻被冻结，无法予以纵向（时间有关的随访）和实时（干预治疗对疾病进展的影响）解读。不同疾病引起的血管病变标志性病理图像特征及其疾病进展的关系启发我们可设计一种视频方法来实时记录结膜微循环的变化，以便随后进行纵向分析。为了消除静态图像的局限性，我们设计并制作了一种专门用于小动物（啮齿动物/仓鼠）皮肤皱襞以及两种专门用于大型动物（人和犬）球结膜的计算机辅助活体显微镜（computer-assisted intravital microscopes, CAIM），以观察并持续记录微循环中动态、形态的测量及实时活动。结膜微血管并非仅被选为一个易于观察的实时研究位置（人体研究中仅有的三部位之一），还出于相关其解剖和生理原因。球结膜一直被认为是眼睛表面的组成部分，而球结膜微循环直接起源于颈动脉，实际上它通常被认为是颅内颈动脉的终末微血管床活动[6-7]。这种解剖关系强烈暗示球结膜和颅内血管病变之间存在着密切联系，可被视为一个通道（可以说是一个虫洞"worm hole"），它可以直接反映大脑本身尤其颅内动脉的活动；换句话说，通过眼睛这个窗可观察颅内的情况。1988年在一项美国卒中脆弱性和预测的双盲多中心研究中，其中镰状细胞病合作研究（cooperative study of sickle cell disease, CSSCD）部分，UCD医学中心和奥克兰儿童医院的一项无关研究的结果独立证明了结膜微循环的这种关系及其重要性，结果显示："镰状细胞病患者的颅内血流速度（经颅多普勒超声测量）与结膜血流异常速度（计算机辅助活体显微镜测量）存在很好的相关性"[8]。美国国家卫生研究院（National Institutes of Health, NIH）资助的CSSCD研究肯定了"颅外"球结膜微循环在血管病变研究中的生理学相关性和重要性，以预测青少年患者的"颅内"卒中的风险，并验证了结膜微循环中的异常血流速度作为一种独立的生物标志物，以预测镰状细胞病的青少年对位于Willis环的颅内动脉发生阻塞性卒中的易感性[8]。与成熟且临床认可的多普勒超声技术并驾齐驱新开发的CAIM技术，进一步验证了该新技术的临床接受度，并显著提高了该微循环实时研究的可靠性和可信性。

此外，大多数结膜小动脉和小静脉具有不同的关键标志性特征和轮廓［例如，血管形状如弯曲，独特的毛细血管或小动脉血流模式，如箱形汽车滴流、淤泥流和漫流（box-car trickled flow, sludging and bulk flow），受损血管、血管增宽、血管增生、血管分布、含铁血黄素沉积等］，这在后续随访研究可以被识别和再定位（图8-1 c、d）。换言之，将每条血管作为自身的基线对照，可以纵向研究疾病/血管病中的大多数结膜微血管的变化（图8-3 c、d）。在UCD医疗中心的一项IRB批准的多病种研究中，发现疾病严重程度标志性血管病变特征与患者的临床预后密切相关，研究的疾病患者包括1型和2型糖尿病、高血压、镰状细胞病和阿尔茨海默病患者，及同时接受胰-肾移植的糖尿病患者和近视隐形眼镜

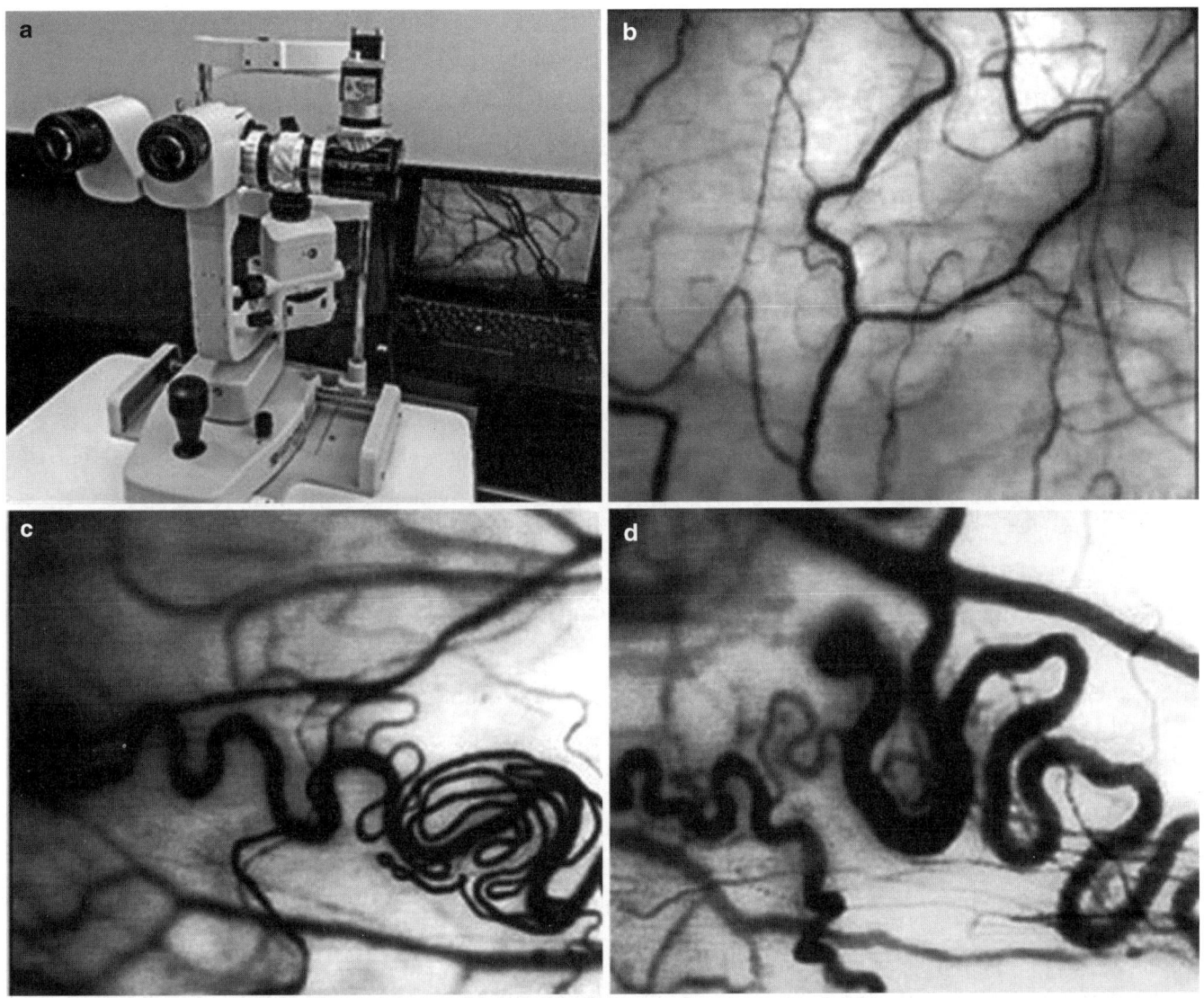

图 8-1 （a）一个基于裂隙灯的 CAIM 系统。该系统由 UCD 医疗中心和奥克兰儿童医院成功研制并应用于 NIH-CSSCD 多中心临床试验和 UCD 多疾病研究。（b）在一名健康成人志愿者（无血管疾病史）的眼结膜微循环中捕获到一个典型（教科书级）的图像。注意，正常大小的小动脉、小静脉和毛细血管均匀有序地分布在一个有序组织的网络中。（c）一张严重血管病变患者的眼结膜微循环图像。注意，小动脉和小静脉的混乱组织，毛细血管的不均匀分布，以及许多异常但具有独特的形状和大小的血管。任何血管的独特形状可以与其同一血管重新定位和比对，并可继续研究。还注意到位于图中央的一根大血管独特的扭曲形状，这种异常正弦波图型提示患者有高血压病，并可以确诊。这条血管内的压力很高，已造成其左侧远端的血管损伤，血液从受损部位渗出。（d）另一名患者的眼结膜微循环图像。所有小静脉的直径异常增宽。此外，还可以看到视野中央受损血管的恢复端。毛细血管分布非常不均匀，在图的右上角部分毛细血管明显缺失区（图 8-1b～d，光学放大倍数为 4.5 倍）

使用者[8-19]。尽管我们可娴熟使用CAIM技术研究结膜微血管，但任何科学家或临床医生不能对未经伦理同意的志愿者为采集实验数据而进行实验性或侵入性研究（例如，故意诱导严重失血和实验性输血）。鉴于这些考虑，HBOC治疗对微循环实时影响的研究最好选择在仓鼠背部皮肤皱褶窗口模型和犬失血性休克模型中进行，并采用CAIM的显微镜和视频技术实时观察。

第二节 对微循环的影响：仓鼠的皮肤皱褶研究

仓鼠背部皮肤皱褶窗口模型已被美国UCSD（如 Intaglietta、Tsai、Chen、Cheung、Winslow 等）、法国 Messmer 等广泛采用，用于失血性休克、血液稀释、血浆扩容、毛细血管灌注、毛细血管流动障碍、氧合、功能性毛细血管密度（functional capillary density，FCD）、HBOC 设计研究，以及 HBOC 作为氧气负载血浆扩容剂的有效性研究[1, 4, 20-30]。

如前一报告所述，在麻醉[戊巴比妥钠，如宁比泰（Nembutal）]的情况下，将改良版的背窗腔植入叙利亚金黄仓鼠体内[4]，留置颈动脉和颈静脉导管以便于输血和采血，以进行血液化学检测。所有仓鼠在实验前恢复 48 h。在实验过程中，将每只完全恢复并清醒的仓鼠放在定制的有机玻璃固定器中，窗口直接位于 CAIM 系统的物镜下方，以便使用 COHU CCD 摄像机进行观察和视频记录（见图 8-2 a～d，彩图 3）[4]。

在这项以毛细血管为导向的输血研究中，我们使用了最新一代的载氧人造血液代用品即聚乙二醇化红细胞（PEGylated RBC），它与早期的 HBOCs 有着显著的差异。将 25 只仓鼠输注不同浓度的 PEGylated RBC（Cerus Corporation，Concord，CA，USA），并将 4 只仓鼠输注同种异体（供体）血液（即不含聚乙二醇化的仓鼠红细胞）作为对照。在输注 PEGylated RBC 之前，检测血细胞比容、总血红蛋白和氧合（PO_2）作为基线值（实验前正常对照值）。在生命体征和测量结果稳定后，通过颈动脉导管将浓度为 0.05～22 mM（含 5 kDa 聚合物）和浓度为 0.05～5 mM（含 20 kDa 聚合物）的 PEGylated RBC 溶液（等于受体仓鼠计算总血容量的 10%）输入仓鼠体内。通过窗口观察微循环对最大负荷输血的反应，并持续记录 1 h。在录像结束时，再次测量血液中的血细胞比容和总血红蛋白（使用抽取的静脉血样），同时持续监测 PO_2。选定视频序列测量血管直径和血流速度，与输血前的基线值进行比较，以确定 PEGylated RBC 对微循环的影响，结果显示：输血后，总血容量和血细胞比容略有增加，总血红蛋白无明显变化，且在整个研究过程中，PO_2 基本保持不变，这个结果令人惊讶，因为 PEGylated RBC 可以是个很好的氧载体，但这一观察结果也令人怀疑，此血液代用品在组织水平释放氧气时，氧合测量并不

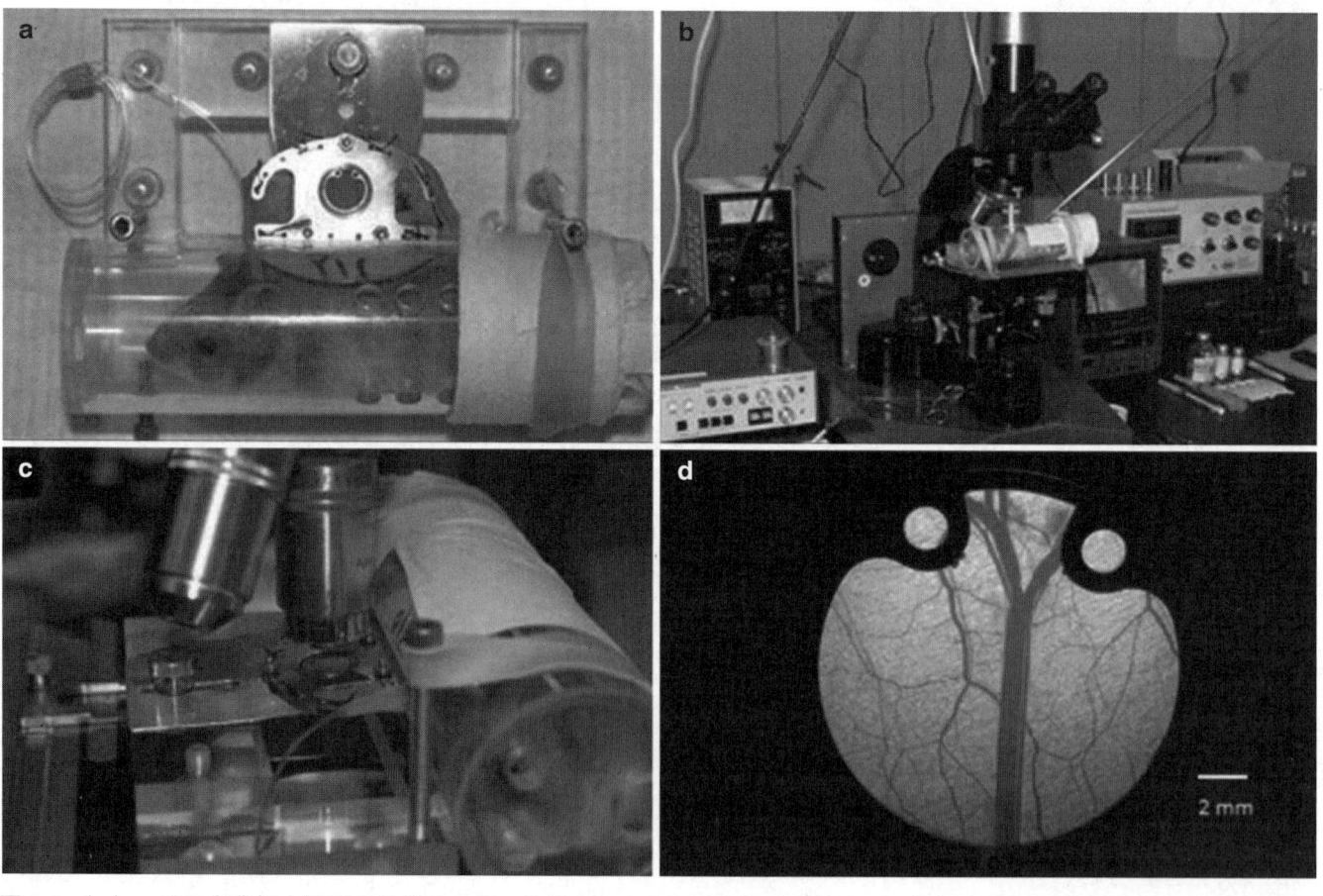

图 8-2 （a）一只已有背侧皮褶窗室的实验仓鼠，静躺在一个定制的有机玻璃箱内。（b）将仓鼠箱固定在 Leitz 活体显微镜标本台上。（c）在显微镜下观察仓鼠背上皮褶窗室。（d）通过窗室可以看到的仓鼠皮褶微循环并可随时捕捉所需要的图像。请注意，显微镜下所能看到的大部分血管都是毛细血管，图中央直径较宽大的血管是一根小静脉，其旁边有一个伴行的血管是小动脉

能在短时间内充分反映组织 PO_2 水平[2-3]。至于对微循环的实时影响，毛细血管直径和血流速度发生了明显但其变化无显著统计学差别。总之，10% 的最大负荷输血对皮肤皱褶微循环和血液化学仅造成了明显但不显著的变化。如果进行等容量输血，针对失血性休克的输血可能会有不同的结果。有趣的是，这项最大负荷输血研究确实证实输注 PEGylated RBC 是没有毒性的，而且仓鼠对它的耐受性很好。鉴于上述结果，将使用犬失血性休克模型对大型动物进行等容量交换输血（即抽吸大量血液建立失血性休克后，输注等容量的 PEGylated RBC 作为治疗）随访研究，以进一步观察 PEGylated RBC 输注对微循环的影响。

Intaglietta、Tsai、Winslow、Messmer 等[24-28, 31-32]广泛利用仓鼠背部皮肤皱褶窗口模型来研究了最大负荷输血和交换输注 HBOCs，极大支持了输注 HBOCs 对毛细血管功能的认识和理解。他们的最大负荷输血研究结果与我们的仓鼠研究结果十分相似。然而，他们有关深入理解血液稀释、扩容、组织氧合和认识血液的物理特性如何发挥作用的长期合作研究，其最大贡献在于发现血浆扩容剂和 HBOCs 可影响微血管功能和毛细血管完整性[1, 20-30, 33]。从全局层面考虑时，他们的集体贡献有助于鉴别早期几代 HBOCs 设计中的基本缺陷，如 HBOCs 对微循环的影响既未预测又无点评，也没有"设计"过，以至于其物理特性与微循环特性不一致[1, 25, 28]。此外，已有研究表明，这些 HBOCs 存在于血浆中可导致血管收缩和组织氧释放减少的矛盾效应，这与失血性休克患者所需的结果正好相反[25, 29-30]。他们发现的设计缺陷，以及血液稀释、血浆扩容和氧合研究的结果现在可以提供一个很有价值的认识，包括避免什么，如何设计新一代功能性 HOBC 系列产品，这样才不会发生上述不良反应甚至致命后果[24-25, 28]。

第三节 对微循环的影响：犬球结膜研究

在大多数一年级医学生的生理学教学课程中，一系列相互关联的讲座和以犬为基础的实验室课程，都致力于让医学生在使用手术室监护仪和生命支持设备方面有实践经验，并对生理学概念有深入的了解，通过亲身体验和认识犬的器官功能、心肺活动和生命体征监测，进一步诠释人体解剖和人类疾病。在加州大学 Davis（UCD）医学院，我们扩展了课程内容，新增了一个特殊的失血性休克课程，该课程基于在装备齐全的手术室环境中对改良的 Wiggers 犬模型[2-3, 34]，其中失血性休克期间心血管、肺、氧合和血液化学变化，以及输血治疗是本课程的主题，但没有失血性休克中有关微循环的系列研究。然而，出于研究目的而非教学目的，我们的实验室进一步拓展了上述课程内容，结合 CAIM 技术，采用并改良了 Wiggers 犬模型，以研究失血性休克（≥ 50% 失血）和 HBOC 输注治疗对微循环的实时影响[2-3]。

在这项基于手术的实时微循环研究中，共使用了 10 只犬，其中 6 只输注了 Oxyglobin® 血液代用品，4 只输注自体血作为对照。静脉注射丙泊酚（2～4 mg/kg）和地西泮（0.5 mg/kg）进行麻醉诱导，随后进行气管内插管。通过使用异氟烷和芬太尼维持麻醉，尽可能减少影响血流动力学的其他因素。每只已麻醉的犬都切除脾脏并让其恢复 1 h，同时收集、测量脾脏中的血量，将其纳入犬总血容量中。在 1 h 恢复期结束时，监测全身功能、氧合和其他生命体征作为放血前（基线）的基础参考值，同时采用 CAIM 技术对结膜微循环进行了监测录像，以作为后续分析、比较和相关性研究的基础参考值。10 只犬放血前获得的全身功能、氧合、血细胞比容、总血红蛋白和血液血红蛋白量，以及球结膜微循环测量（血管直径、血管分布和血流速度）值都具有可比性，其中对 CAIM 技术测得的球结膜微循环血管图像进行了量化分析，微循环血管的平均直径为小动脉 27±9 μm、小静脉 43±12 μm 和毛细血管 ≤ 10 μm。当完成上述基础值测量和视频记录后，立即以 32～36 ml/(kg·h) 的速度从侧隐静脉和股静脉中抽血（犬总血容量按体重计算，包括切除的脾脏中收集的血量），直到使平均动脉压（MAP）为 45～50 mmHg 时停止，抽出的血液量约占总血容量的 50%（一项旨在建立急性但非致命性失血性休克的临床标准），抽血的持续时间大约 45 min。四只对照犬抽出来的血液收集起来保存好，需用于自体输血。在抽血结束后的 1 h 适应期内（失血后低血压期或称休克性低血压期），重复放血前观察指标的测量和录像（失血后低血压期测量），需特别强调的是视频记录要确保与出血前阶段记录的是同一血尽可能短的时间内得到积极有效的治疗（如输注同种异体血或血浆扩容液），微循环将发生完全不可逆地衰竭，甚至死亡[35]。这种病理过程有助于解释"黄金时间"标准与此类患者的成功救治和成功生存中的价值。

鉴于"黄金时间"的基本原理和深刻理解，确保犬模型成功的输血和犬的最终存活，已可成功地将这一"黄金时间"推演到应用于人类解释。然而，若滥用这一"黄金时间"标准，可能会出现一些不幸和矛盾的事件，甚至出乎意料的结局。在从边远农村或边远地区送往医院的失血性休克患者漫长转运途中，血管加压素（又称精氨酸血管加压素，或称抗利尿激素，是一种强效的血管收缩剂）常被用作院前（途中）的治疗药物，以提高心输出量（CO）、血流再分布，以改善增加组织低灌注、防止组织缺氧，从而争取导致微循环和微血管功能和完整性的"黄金时间"，防止或减少因微血管完整性丧失和微循环最终衰竭引起的并发症。然而，据报道，在某些情况下，血管加压素治疗可能会导致偶见的意外不良反应，如坏死性皮肤损伤和胃肠道溃疡[36-37]。在犬失血性休克模型中，CAIM监控图像显示，这种应用血管加压素后的缺血性损伤是由于用药后随机且广泛的血管收缩致血流严重减少和微循环毛细血管功能严重损伤所致[31]。应用血管加压素后的CAIM视频显示使用相同剂量血管加压素的相同部位的微血管（见图8-3c、d），清楚地表明血管加压素不仅引起血流重新分配，也没有因此改善组织氧合和避免组织缺氧，相反，这种治疗在微循环中引起了广泛的多灶性血管收缩，甚至导致血流急剧停止，从而导致严重的组织缺血和病理性损伤[31]。在这项研究中，血管加压素引起球结膜微循环中的小动脉、小静脉和毛细血管的血流显著减少，如图8-3c所示，表现出一致的血管分布和血流模式。用药后小血管严重收缩，甚至有些小血管因血流消失而从CAIM视野中消失，导致球结膜的表面呈"白化"的贫血外观，如图8-3d所示，在以前的报告中也有类似描述[31]。如图8-3d所示，在大多数情况下，CAIM视频或截图照片可准确定位实时小血管损伤（如收缩点、血管直径缩小、毛细血管消失等）。这项血管加压素研究实际是我们关于HBOCs对微循环实时影响研究的直接复制研究。唯一不同的是我们没有使用HBOCs，而是用这种成熟的CAIM技术来探索模拟院前（途中）输注HBOC的效果；同样很容易意识到，如果没有小动脉、小静脉和毛细血管独特的标志性特征（利用相同部位的微循环进行前后且实时比对的观察）和CAIM技术的情况下，就无法进行此类纵向研究。

鉴于上述球结膜微血管研究方法的建立和CAIM技术应用的基础上，我们的实验室开创性建立了一个完全基于手术室仪器设备的真空生物站（见图8-3a、b），可以探索未来的人造血液代用品，以及在实时环境中测试药物的疗效和治疗方案的有效性，如Flocor®（人体研究）和血管加压素（犬研究）治疗[18, 31]。事实上，受到对Oxyglobin®实时影响研究的成功结果的鼓舞，我们实验室又开展了类似于Oxyglobin®的其他三种HBOCs血液代用品（Hemoglobin Glutamer-200（bovine）®、Biopure®和Hemolink™）的研究。有趣的是，另三种HBOCs对微循环产生了类似于Oxyglobin®相同的结果，同时验证了CAIM技术的可靠性。此外，我们还利用失血性休克犬模型评估了有害物（如铅、乳酸盐）对HBOCs功能的影响[32, 38-40]，及HBOCs对微循环的治疗效果[18, 31, 41]。

失血性休克犬模型的成功建立和应用为研究失血性休克和微循环的其他动物模型设计提供了依据。最近，我们的实验室成功建立了失血性休克兔模型，以进一步探索最新一代聚乙二醇血浆扩容剂如EAF-Hexa-聚乙二醇白蛋白（EAF-PEGylated BSA）对微循环的影响，并与输血治疗中使用的聚乙二醇红细胞、晶体液和胶体液液的效果进行比较[42]。

从历史角度来看，人造血液代用品的发展可以追溯到第二次世界大战中使用牛血清白蛋白作为非载氧血浆扩容剂治疗战场上伤员的严重失血。因此，有必要开发一种更好的血浆扩容剂用于农村或战场受伤伤员的容量治疗，也希望在开发过程中加入具有与氧结合和脱离特性的血浆扩容剂，这是现场医务人员和急诊室医生所真心盼望的。正是这种客观真实的必要需求和期盼才有了早期和研制的几款HBOC产品，其设计原理是基于无毒性的牛HBOCs。已有产品Oxyglobin®、Hemoglobin Glutamer-200（bovine）®、Biopure®和Hemolink™，是20世纪70年代至90年代用于失血性休克治疗的、可供选择的紧急输血。牛血红蛋白因具有携氧属性、免疫性能及其容易获得的特性成为这些早期

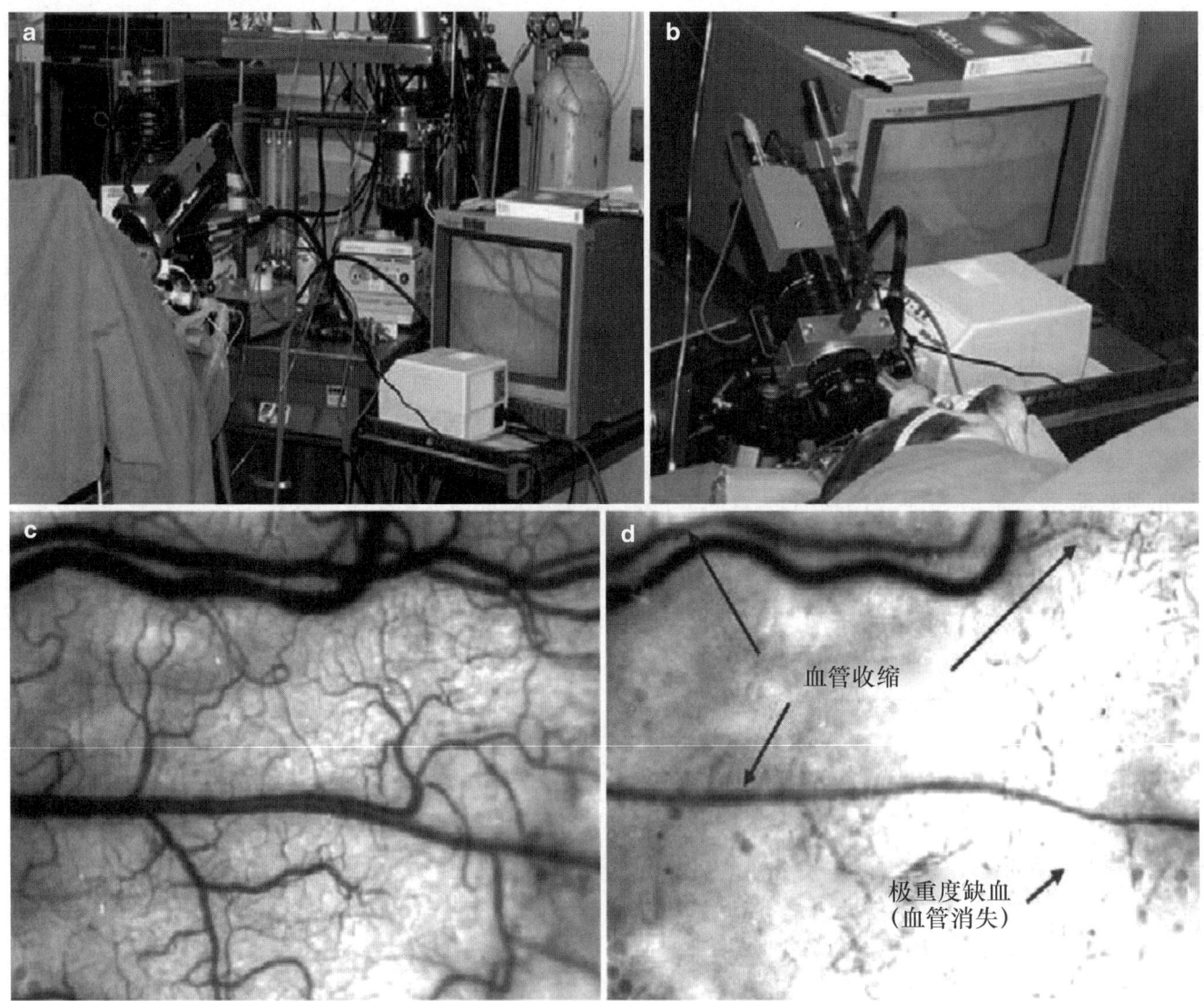

图 8-3 （a）基于手术室设计设备齐全的生物站的一部分。COHU CCD 摄像机位于眼球结膜附近，并与眼结膜微循环对齐，以便精准聚焦。（b）摄像头聚焦在球结膜上的特写视图，显示器屏幕上显示了球结膜血管的图像。（c）血管加压素治疗前的犬正常眼结膜微循环图像，清晰可见一组有序排列的眼结膜小动脉、小静脉和毛细血管网络。（d）血管加压素治疗后眼结膜血管图（图 8-3c 的相同部位）。大多数血管出现广泛收缩，许多小动脉和小静脉的小分支因血流停止从图像中消失。此外，所有的毛细血管由于没有活跃的血流几乎完全消失。与用药前同一血管、同一部位测得的数据进行比较，显著提高了数据采集的准确性和可靠性（图 8-3c 与图 8-3d 的对比，光学放大倍数均为 4.5×）

血液代用品的基本骨架和核心。除了关注其毒性研究外，更多的关注重点是研究它的化学、生物化学和氧化特性。然而，有关 HBOCs 对受体微血管的实时影响，及它对微血管的变化或治疗的可能失败恰恰被忽略了或很少研究。因此，在输血治疗中这些血液代用品使用的结果令人失望。事实上，HBOCs 在某些情况下被证实是有害的，如在急诊室抢救严重失血患者导致的意外死亡[1]。这些令人沮丧的结果是由于他们在其设计中没有认识到微循环重要性的缺陷所致，微循环既是细胞活动和发挥功能的关键部位，也是组织器官发生缺氧、无氧呼吸和代谢甚至最终衰竭的地方。在过去的二十年里，随着一种新型共轭（conjugating）技术的出现，人们研制出了新一代更先进、设计更优越的人造血液代用品，即不是通过聚合途径来构建 HBOCs（它们基本上属于聚合的血红蛋白四聚体），最新一代的血液代用品（PEGylated RBC and PEGylated BSA）是通过将聚乙二醇（PEG）与红细胞（RBC）或牛血清白蛋白（BSA）共轭而成，这款新产品具有了良好血浆扩容特性（包括高黏度）、减少液体渗出和维持渗透压尽可能短的时间内得到积极有效的治疗（如输注同种异体血或血浆扩容液），微循环将发生完全不可逆地衰竭，甚至死亡[35]。这种病理过程有助于解释"黄金时间"标准与此类患者的成功救治和成功生存中的价值。

鉴于"黄金时间"的基本原理和深刻理解，确保犬模型成功的输血和犬的最终存活，已可成功地将这一"黄金时间"推演到应用于人类解释。然而，若滥用这一"黄金时间"标准，可能会出现一些不幸和矛盾的事件，甚至出乎意料的结局。在从边远农村或边远地区送往医院的失血性休克患者漫长转运途中，血管加压素（又称精氨酸血管加压素，或称抗利尿激素，是一种强效的血管收缩剂）常被用作院前（途中）的治疗药物，以提高心输出量（CO）、血流再分布，以改善增加组织低灌注、防止组织缺氧，从而争取导致微循环和微血管功能和完整性的"黄金时间"，防止或减少因微血管完整性丧失和微循环最终衰竭引起的并发症。然而，据报道，在某些情况下，血管加压素治疗可能会导致偶见的意外不良反应，如坏死性皮肤损伤和胃肠道溃疡[36-37]。在犬失血性休克模型中，CAIM监控图像显示，这种应用血管加压素后的缺血性损伤是由于用药后随机且广泛的血管收缩致血流严重减少和微循环毛细血管功能严重损伤所致[31]。应用血管加压素后的CAIM视频显示使用相同剂量血管加压素的相同部位的微血管（见图8-3c、d），清楚地表明血管加压素不仅引起血流重新分配，也没有因此改善组织氧合和避免组织缺氧，相反，这种治疗在微循环中引起了广泛的多灶性血管收缩，甚至导致血流急剧停止，从而导致严重的组织缺血和病理性损伤[31]。在这项研究中，血管加压素引起球结膜微循环中的小动脉、小静脉和毛细血管的血流显著减少，如图8-3c所示，表现出一致的血管分布和血流模式。用药后小血管严重收缩，甚至有些小血管因血流消失而从CAIM视野中消失，导致球结膜的表面呈"白化"的贫血外观，如图8-3d所示，在以前的报告中也有类似描述[31]。如图8-3 d所示，在大多数情况下，CAIM视频或截图照片可准确定位实时小血管损伤（如收缩点、血管直径缩小、毛细血管消失等）。这项血管加压素研究实际是我们关于HBOCs对微循环实时影响研究的直接复制研究。唯一不同的是我们没有使用HBOCs，而是用这种成熟的CAIM技术来探索模拟院前（途中）输注HBOC的效果；同样很容易意识到，如果没有小动脉、小静脉和毛细血管独特的标志性特征（利用相同部位的微循环进行前后且实时比对的观察）和CAIM技术的情况下，就无法进行此类纵向研究。

鉴于上述球结膜微血管研究方法的建立和CAIM技术应用的基础上，我们的实验室开创性建立了一个完全基于手术室仪器设备的真空生物站（见图8-3a、b），可以探索未来的人造血液代用品，以及在实时环境中测试药物的疗效和治疗方案的有效性，如Flocor®（人体研究）和血管加压素（犬研究）治疗[18, 31]。事实上，受到对Oxyglobin®实时影响研究的成功结果的鼓舞，我们实验室又开展了类似于Oxyglobin®的其他三种HBOCs血液代用品（Hemoglobin Glutamer-200（bovine）®、Biopure®和Hemolink™）的研究。有趣的是，另三种HBOCs对微循环产生了类似于Oxyglobin®相同的结果，同时验证了CAIM技术的可靠性。此外，我们还利用失血性休克犬模型评估了有害物（如铅、乳酸盐）对HBOCs功能的影响[32, 38-40]，及HBOCs对微循环的治疗效果[18, 31, 41]。

失血性休克犬模型的成功建立和应用为研究失血性休克和微循环的其他动物模型设计提供了依据。最近，我们的实验室成功建立了失血性休克兔模型，以进一步探索最新一代聚乙二醇血浆扩容剂如EAF-Hexa-聚乙二醇白蛋白（EAF-PEGylated BSA）对微循环的影响，并与输血治疗中使用的聚乙二醇红细胞、晶体液和胶体液液的效果进行比较[42]。

从历史角度来看，人造血液代用品的发展可以追溯到第二次世界大战中使用牛血清白蛋白作为非载氧血浆扩容剂治疗战场上伤员的严重失血。因此，有必要开发一种更好的血浆扩容剂用于农村或战场受伤伤员的容量治疗，也希望在开发过程中加入具有与氧结合和脱离特性的血浆扩容剂，这是现场医务人员和急诊室医生所真心盼望的。正是这种客观真实的必要需求和期盼才有了早期和研制的几款HBOC产品，其设计原理是基于无毒性的牛HBOCs。已有产品Oxyglobin®、Hemoglobin Glutamer-200（bovine）®、Biopure®和Hemolink™，是20世纪70年代至90年代用于失血性休克治疗的、可供选择的紧急输血。牛血红蛋白因具有携氧属性、免疫性能及其容易获得的特性成为这些早期

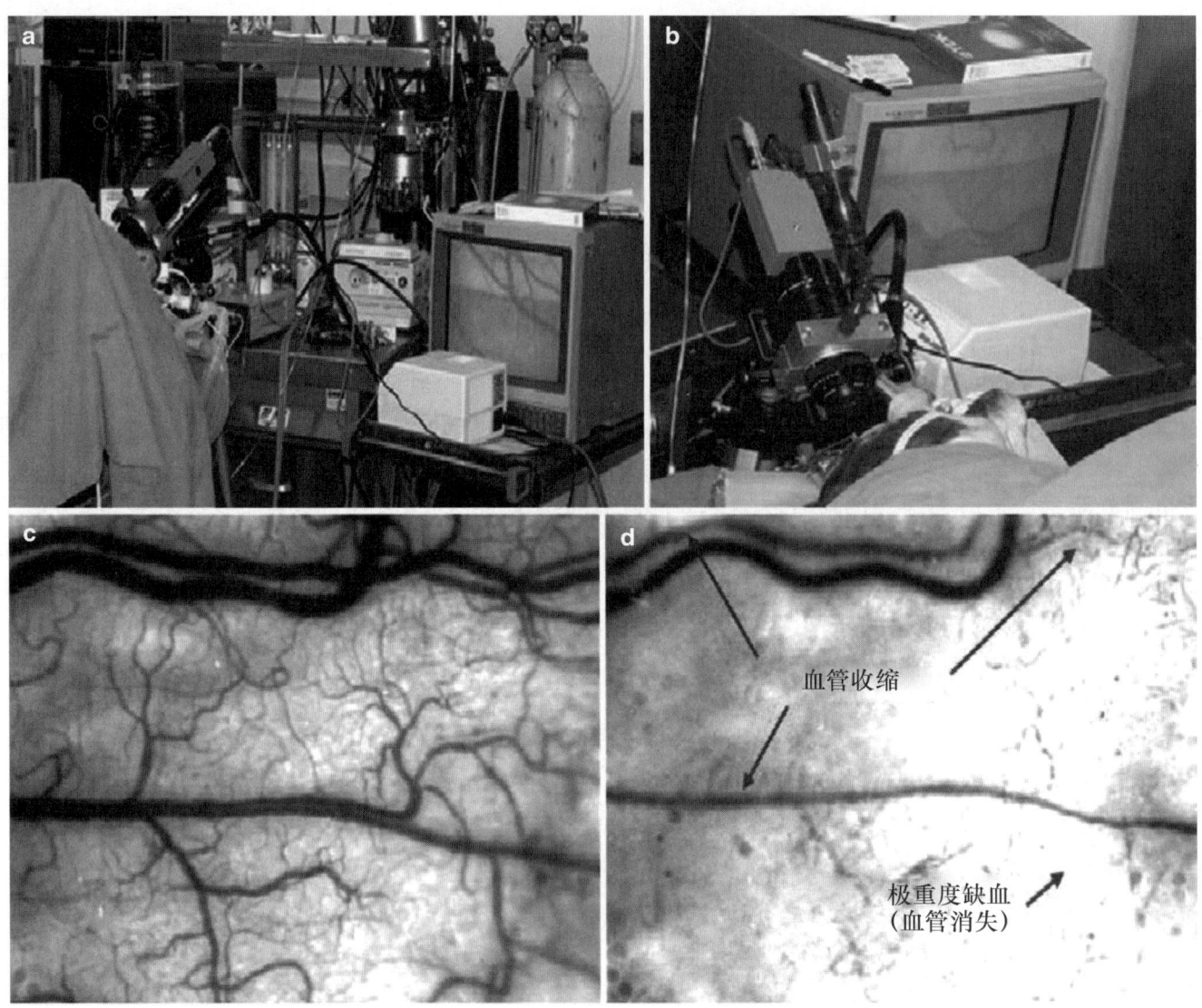

图8-3 （a）基于手术室设计设备齐全的生物站的一部分。COHU CCD 摄像机位于眼球结膜附近，并与眼结膜微循环对齐，以便精准聚焦。（b）摄像头聚焦在球结膜上的特写视图，显示器屏幕上显示了球结膜血管的图像。（c）血管加压素治疗前的犬正常眼结膜微循环图像，清晰可见一组有序排列的眼结膜小动脉、小静脉和毛细血管网络。（d）血管加压素治疗后眼结膜血管图（图8-3c 的相同部位）。大多数血管出现广泛收缩，许多小动脉和小静脉的小分支因血流停止从图像中消失。此外，所有的毛细血管由于没有活跃的血流几乎完全消失。与用药前同一血管、同一部位测得的数据进行比较，显著提高了数据采集的准确性和可靠性（图8-3c 与图8-3d 的对比，光学放大倍数均为 4.5×）

血液代用品的基本骨架和核心。除了关注其毒性研究外，更多的关注重点是研究它的化学、生物化学和氧化特性。然而，有关 HBOCs 对受体微血管的实时影响，及它对微血管的变化或治疗的可能失败恰恰被忽略了或很少研究。因此，在输血治疗中这些血液代用品使用的结果令人失望。事实上，HBOCs 在某些情况下被证实是有害的，如在急诊室抢救严重失血患者导致的意外死亡[1]。这些令人沮丧的结果是由于他们在其设计中没有认识到微循环重要性的缺陷所致，微循环既是细胞活动和发挥功能的关键部位，也是组织器官发生缺氧、无氧呼吸和代谢甚至最终衰竭的地方。在过去的二十年里，随着一种新型共轭（conjugating）技术的出现，人们研制出了新一代更先进、设计更优越的人造血液代用品，即不是通过聚合途径来构建 HBOCs（它们基本上属于聚合的血红蛋白四聚体），最新一代的血液代用品（PEGylated RBC and PEGylated BSA）是通过将聚乙二醇（PEG）与红细胞（RBC）或牛血清白蛋白（BSA）共轭而成，这款新产品具有了良好血浆扩容特性（包括高黏度）、减少液体渗出和维持渗透压特性，并完全消除了免疫并发症，且不必考虑人类红细胞的血型差异。基本上，绝大多数不是所有的 PEGylated RBC 使用了人类红细胞，尤其当血库储存的红细胞接近法律允许的保存期结束时具有无与伦比的优越性；同理，我们仍缺乏 PEG 化产品对输血患者微循环影响的深入了解，但是，鉴于我们使用的改良失血性休克 Wiggers 犬模型和 CAIM 技术的经验，最新一代 PEGylated RBC and PEGylated BSA 对微循环的实时影响研究在我们的实验室变得很容易进行。此外，我们实验室先前的研究已经奠定了研究聚乙二醇修饰红细胞和聚集二醇修饰 BSA 的基础[4, 42]。在这些研究中，微循环中能反映输注 HBOCs 和聚乙二醇化产品的结果和有效性的唯一生物标记物的鉴定已被确定为未来聚乙二醇化产品的疗效评估和有效性结果确定的标志性关键参考[2-4, 32, 41-42]。

对于任何以转化研究为导向的科学家和临床医生来说，能有效地利用动物研究获得的结果和技术，甚至更好地把这些成果直接成为人类应用的铺路石，提示着他们研究工作的一个很有高度的靶向性目标——可以说是为寻找"圣杯（holy grail）"的研究。除了专注于动物研究外，我们实验室还拓展了 CAIM 技术适用于 UCD IRB 批准的多重疾病对人球结膜微循环的临床研究，旨在确定某些疾病的标志性血管病变特征，以补充与特定疾病的临床评估、预测、诊断和预后的关联性[7-18]。这项 UCD IRB 批准的多重疾病临床研究是在 UCD 医学中心启动的，是基于在失血性休克犬模型中用 CAIM 技术成功记录（录像）结膜活动和血管病变的系列实验研究[2-3]。这些多重疾病的临床研究最终确立了各种疾病的标志性标准，成为这些疾病预测和早期诊断的生物标志物[8-18]。在一项关于高血压病的研究中，其独特的血管病变特征就是血管弯曲——此特征已被认为是诊断患者高血压的独特性（标志性）生物标志物（见图 8-1 c、d）。事实上，UCSD 已故的 Benjamin Zweifach 教授提出这种独特的血管扭曲特征是由于持续的组织重塑过程，这种重塑过程源于高血压对血管内皮壁上的持续损伤，并将这些"扭曲"血管称之为"高血压"血管。此外，我们成功地研究了患有多种疾病（包括 1 型糖尿病、2 型糖尿病、高血压、镰状细胞性贫血和阿尔茨海默病，以及隐形眼镜使用者的眼部并发症）患者的球结膜血管病变[8-17]。如前所述，CAIM 已成功地用于预测青少年镰状细胞病患者脑卒中的发生，又如在 CSSCD 多中心卒中预测研究中，通过观察颅外结膜血管血流速度的显著变化作为生物标志物，预测 Willis 圈（放射科医生进行临床诊断）颅内血管即将发生的脑卒中[8]。CAIM 技术还成功用于一项双盲临床试验，以验证 Poloxamer 188（Flocor®）在治疗镰状细胞疾病疼痛危象期间血管阻塞的有效性[18]。最近，我们用 CAIM 技术证实了血浆同型半胱氨酸水平与青少年和成年镰状细胞病患者眼结膜血管病变的关系[19]。

总之，在临床实践中，CAIM 作为一种客观的定量工具，可用于各种患者的微循环研究。从基于 CAIM 的结膜微循环研究中获得的独立的独特标志性生物标志物，可以为患者快速分诊、疾病预测、早期检测、诊断、严重程度确定和可靠的预后结果作出重大贡献。**想象一下，基于眼结膜生物标志物对即将发生的颅内卒中的诊断进行快速分诊，能够立即将一名 6 岁镰状细胞病患者转送并进行挽救生命的紧急手术、干细胞移植或基因治疗；这些活动将为任何研究科学家提供最有价值、最令人满意、最温暖的感觉和成就感——拯救了生命，完成了一项伟大的工作。**人们可以期待未来基于 CAIM 的微循环研究在失血性休克、药物有效性研究和新一代人造血液代用品有效性评估方面会取得同样的成功和影响。

要点

- 球结膜微血管是颅内颈动脉的直接延伸。
- 眼结膜小动脉和小静脉具有独特的形状和形态（如弯曲 / 扭曲、分支）；需进行纵向研究时可以重新定位——每个血管都可以作为自己的参考对照。
- 疾病的严重程度和进展可以与有助于判断预后和及时分诊的眼结膜血管病变密切相关。
- 失血性休克最有效的治疗方式是同种异体输血。
- 严重失血（40%～50%）后，需要在失血性休克发生后的 1 h 内进行同种异体输血才能有效（称之为黄金时间或黄金 1 小时）。

致谢：我们衷心感谢 UCD 医疗中心和奥克兰儿童医院的临床医生和护士、患者及其家属——如果没有他们的帮助和支持，CSSCD 和多重疾病临床研究将无法取得成果。此外，我们还感谢 UCD 和 UCSD 病理学研究员、研究员、研究生和机器车间专家的贡献。非常感谢 Adonis Stassinopoulos 博士和 Cerus 公司（Concord，CA，USA）的协助。我们感谢 UCD 病理学 Edmondson 奖学金、霍华德-休斯医学研究所 SHARP 奖学金、加州大学的两项专业发展奖（获奖者 ATW Cheung）、美国心脏协会资助 AHA0050789Y、Flocor® 第三阶段临床试验资助（Theradex Inc，Princeton，NJ），以及美国国立卫生研究院（NIH-R29-HL55181，NIH-U10-HL52183，NIH-M01-RR01271，NIH-R21-DK69801，NIH-K24-AT00596，NIH-UL1-RRO24146，NIH-R01-HL20985）的研究资助，没有他们的慷慨支持，各种临床研究就无法进行。

参考文献

1. Intaglietta M. Microcirculatory basis for the design of artificial blood. Microcirculation. 1999;6:247–58.
2. Cheung ATW, Duong PL, Driessen B, Chen PCY, Jahr JS, et al. Systemic function, oxygenation and microvascular correlation during treatment of hemorrhagic shock with blood substitutes. Artif Cells Blood Substit Microcir. 2006;34:325–34.
3. Cheung ATW, To (Duong) PL, Chan DM, Ramanujam S, Barbosa MA, et al. Comparison of treatment modalities for hemorrhagic shock. Artif Cells Blood Substit Microcirc. 2007;35:175–90.
4. Chen PCY, Huang W, Stassinopoulos A, Cheung ATW. Effects of PEGylated red blood cells on microcirculation. Artif Cells Blood Substit Microcirc. 2008;36:295–309.
5. Davis E, Landau J. Clinical capillary microscopy. Charles C Thomas; 1966.
6. Colombatti R, Andemariam B. Microvasculopathy and biomarkers in sickle cell disease: the promise of non-invasive real-time in vivo tools. Br J Haematol. 2020. https://doi.org/10.1111/bjh.16705.
7. Sahidi M, Wanek J, Gaynes B, Wu T. Quantitative assessment of conjunctival microvascular circulation of the human eye. Springfield (Illinois) and Fort Lauderdale (Florida), USA. Microvasc Res. 2010;79(2):109–13.
8. Cheung ATW, Harmatz P, Wun T, Chen PC, Larkin EC, et al. Correlation of intracranial vessel velocity (measured by transcranial Doppler ultrasonography) with abnormal conjunctival vessel velocity (measured by computer-assisted intravital microscopy) in sickle cell disease. Blood. 2001;97:3401–4.
9. Cheung ATW, Tomic (Smith) MM, Chen PCY, Miguelino E, Li CS, et al. Correlation of microvascular abnormalities and endothelial dysfunction in Type-1 Diabetes Mellitus (T1DM): a real-time intravital microscopy study. Clin Hemorheol Microcirc. 2009;42:285–95.
10. To WJ, Telander DG, Lloyd ME, Chen PCY, Cheung ATW. Correlation of conjunctival microangiopathy with retinopathy in Type-2 diabetes mellitus (T2DM) patients. Clin Hemorheol Microcirc. 2011;47:131–41.
11. Cheung ATW, Hu BS, Wong SA, Chow J, Chan MS, et al. Microvascular abnormalities in the bulbar conjunctiva of contact lens users. Clin Hemorheol Microcirc. 2012;51:77–86.
12. Cheung ATW, Chen PCY, Wong KY, Banerjee A, Tracy BD, et al. Microvascular complications in orthokeratology (Ortho-K): a real-time study on the microvasculature in Ortho-K treatment. Clin Hemorheol Microcirc. 2019;72:119–28.
13. Smith MM, Chen PCY, Li CS, Ramanujam S, Cheung ATW. Whole blood viscosity and microvascular abnormalities in Alzheimer's disease. Clin Hemorheol Microcirc. 2009;41:229–39.
14. Chew SH, Tomic (Smith) MM, Cheung ATW. Alzheimer's disease: more than amyloid. Clin Hemorheol Microcirc. 2010;46:69–73.
15. To WJ, O'Brien VP, Banerjee A, Gutierrez AN, Li JJ, et al. Real-time studies of hypertension using non-mydriatic fundus photography and computer-assisted intravital microscopy. Clin Hemorheol Microcirc. 2012;51:1–13.
16. Cheung ATW, Chen PCY, Larkin EC, Duong PL, Ramanujam S, et al. Microvascular abnormalities in sickle cell disease: a computer-assisted intravital microscopy study. Blood. 2002;99:3999–4005.
17. Cheung ATW, Miller JW, Craig SM, To PL, Lin X, et al. Comparison of real-time microvascular abnormalities in pediatric and adult sickle cell anemia patients. Am J Hematol. 2010;85:899–901.
18. Cheung ATW, Chan MS, Ramanujam S, Rangswami A, Curl K, et al. Effects of Poloxamer 188 treatment on sickle cell vaso-occlusive crisis: computer-assisted intravital microscopy study. J Investig Med. 2004;52(6):1–5.
19. Samarron SL, Miller JW, Cheung ATW, Chen PCY, Lin X, et al. Homocysteine is associated with severity of microvasculopathy in sickle cell disease patients. Br J Haematol. 2019. https://doi.org/10.1111/bjh.16618.
20. Intaglietta M. Microcirculatory effects of hemodilution: background and analysis. In: Tuma RF, White JV, Messmer K, editors. The role of hemodilution in optimal patient care. Munchen., FRG: Zuckschwerdt W; 1989. p. 21–41.
21. Intaglietta M, Johnson PC, Winslow RM. Microvascular and tissue distribution. Cardiovasc Res. 1996;32:632–43.
22. Kerger H, Saltzman DJ, Menger MD, Messmer K, Intaglietta M. Systemic and subcutaneous microvascular pO_2 dissociation during 4-h hemorrhagic shock in conscious hamster. Am J Phys. 1996;270:H827–36.
23. Messmer K. Hemodilution. Surg Clin N Am. 1975;55:659–78.
24. Messmer K, Kreimeier U, Intaglietta M. Present state of intentional hemodilution. Eur Surg Res. 1986;18:254–63.
25. Tsai AG, Friesenecker B, Kerger H, Sakai H, Intaglietta M. The mechanism of tissue oxygenation and the design of oxygen carrying plasma expanders. In: Winslow RM, Vandegriff KD, Intaglietta M, editors. Advances in blood substitutes, industrial opportunities and medical challenges. Boston: Birkhauser; 1997. p. 189–206.
26. Tsai AG, Friesenecker B, McCarty M, Sakai H, Intaglietta M. Plasma viscosity regulates capillary perfusion during extreme hemodilution in hamster skin fold model. Am J Phys. 1998;275:H2170–80.
27. Tsai AG, Kerger H, Intaglietta M. Microcirculatory consequences of blood substitutes with αα-hemoglobin. In: Winslow RM, Vandegriff KD, Intaglietta M, editors. Blood substitutes, physiological basis of efficacy. Boston: Birkhauser; 1995. p. 155–74.
28. Winslow RM. Blood substitutes. Sci Med. 1997;4:54–63.
29. Tsai AG, Kerger H, Intaglietta M. Microvascular oxygen distribution: effects due to free hemoglobin in plasma. In: Winslow RM, Vandegriff KD, Intaglietta M, editors. Blood substitutes. New challenges. Boston: Birkhauser; 1996. p. 124–31.
30. Macdonald VW, Winslow RM, Marini MA, Klinker MT. Coronary vasoconstrictor activity of purified and modified human hemoglobin. Biomater Artif Cells Artif Organs. 1990;18:263–82.
31. Cheung ATW, Driessen B, Ramanujam S, Barbosa M, Chan D, et al. Vasopressin treatment in hemorrhagic shock. Medimond Editore - Int Proc. 2004:81–5.
32. Cheung ATW, Jahr JS, Driessen B, Duong PL, Chan MS, et al. The effects of hemoglobin-based oxygen carrier (Hemoglobin Glutamer-200 Bovine) on the microcirculation in a canine hypovolemia model: a non-invasive computer-assisted intravital microscopy study. Anesth Analg. 2006;2:65–71.
33. Tsai AG, Friesenecker B, Mazzoni MC, Kerger H, Buerk DG, et al.

Micovascular and tissue oxygen gradients in the rat mesentery. Proc Natl Acad Sci U S A. 1998;95:6590–5.
34. Wiggers HC, Ingraham RC, Dille J. Hemorrhagic-hypotension shock in locally anesthesized dogs. Am J Phys. 1945;143:126–33.
35. Munoz C, Aletti F, Govender K, Cabrales P, Kistler EB. Resuscitation after hemorrhagic shock in the microcirculation: targeting optimal oxygen delivery in the design of artificial blood substitutes. Blood Substit Microcirc. 2020;7:1–11. (Article 585638).
36. Kahn JM, Kress JP, Hall JB. Skin necrosis after extravasation of low dose vasopressin for septic shock. Crit Care Med. 2002;30:1899–901.
37. Laszlo F, Pavo I, Szepes Z. Deleterious action of vasopressin in gastroduodenal ulceration: experimental and clinical observations. Scand J Gastroenterol Suppl. 1998;228:62–7.
38. Jahr JS, Osgood S, Rothenberg SJ, Li Q-L, Butch AW, Gunther RA, Cheung AT, Driessen B. Lactate interference by hemoglobin-based oxygen carriers (Oxyglobin, Hemopure and Hemolink). Anesthesia and Analgesia 2005;100:431–6.
39. Osgood SL, Jahr JS, Desai P, Tsukamoto J, Driessen B. Does methemoglobin from oxidized HBOC (Hemoglobin glutamer-200) interfere with lactate measurement (YSI 2700 Biochemistry Analyzer)? Anesthesia and Analgesia 2005;100:437–9.
40. Khan AK, Jahr JS, Nesargi S, Rothenberg SJ, Tang Z, et al. Does lead interfere with hemoglobin-based oxygen carrier (HBOC) function. Anesth Analg. 2003;96:1813–20.
41. Driessen B, Zarucco L, Gunther RA, Burns PM, Lamb SV, et al. Effects of low volume Hemoglobin Glutamer-200 (bovine) versus saline and arginine vasopressin resuscitation on systemic and skeletal muscle blood flow and oxygenation in a canine hemorrhagic shock model. Crit Care Med. 2007;35:1–9.
42. To PL, Gunther RA, Jahr JS, Holtby B, Driessen B, et al. Comparison of the macro-circulatory effects of the new generation plasma expander EAF-HEXA-PEGylated albumin (EAF-PEG-BSA) in a rabbit hemorrhagic shock model: a comparison with conventional crystalloid and colloid solutions. J Anesth Clin Res. 2013;4(8). https://doi.org/10.4172/2155-6148.1000343

9 一氧化氮和血红蛋白：生理学意义

Xinggui Shen, Alan D. Kaye, Elyse M. Cornett, Christopher G. Kevil
李晨光 汪红华 译，王 琛 屠伟峰 审校

第一节 引言

1998年，诺贝尔生理学或医学奖授予Robert Furchgott、Louis Ignarro 和 Ferid Murad 博士，以表彰他们发现一氧化氮（nitric oxide，NO）在心脑血管系统中作为信号分子的重要性。现在已经明确的是，NO的生物利用度不仅在维持心血管健康方面，而且在免疫、止血、细胞生长和生存等功能方面都起着核心作用。因此，保持足够和足量的生物可利用的NO是组织稳态和整体健康的关键。重要的是，NO与含血红素的蛋白（包括血红蛋白）反应，形成不同的蛋白，包括亚硝基血红蛋白或S-亚硝基血红蛋白，这些蛋白可以受氧分压的调节。NO/亚硝酰阴离子与蛋白硫醇（protein thiols）的反应可合成亚硝基硫醇，亚硝基硫醇分解又可生成NO。此外，NO还可以与活性氧（ROS）通过扩散限制反应生成活性氮（RNS），如NO与超氧化物反应生成过氧亚硝酰阴离子（$ONOO^-$）。

NO是一种无色的气体自由基，因有一个不配对的电子使其具有高度活性。NO可以轻易地与氧气和水反应，分别转化为二氧化氮和亚硝酸（HNO_2）。HNO_2是一种弱的单碱酸，pKa为3.39。NO可以通过酶促或非酶促的途径产生。在某些病理生理条件下，NO的非酶促生成是通过亚硝酸盐/硝酸盐还原机制而发生[1]。NO生成的主要机制是通过一氧化氮合成酶（NOS）家族进行的，包括神经元NOS（NOS 1）、诱导型NOS（NOS 2）和内皮型NOS（NOS 3）[2]。NOS是一种具有N端加氧酶和C端还原酶结构域的同源二聚体，其间的连接体是钙调素（calmodulin，CaM）。通过NOS生成NO需要几个因子，包括底物精氨酸、共基质分子氧和还原型烟酰胺腺嘌呤二核苷酸磷酸（NADPH），以及辅助因子，包括黄素腺嘌呤二核苷酸（FAD）、黄素单核苷酸（FMN）和四氢生物蝶呤（BH4）。L-精氨酸通过NOS氧化-还原反应产生NO的过程涉及一系列步骤：包括从还原酶结构域状态下NADPH的电子通过FAD和FMN传递到加氧酶结构域状态下的血红素，其间还需要CaM结构域参与电子的传递，以增强细胞内钙（Ca^{2+}）的结合。在加氧酶结构域，电子将L-精氨酸氧化为L-瓜氨酸，并产生NO[3]。BH4为稳定激活的NOS二聚体及引导催化电子流向L-精氨酸过程中发挥着重要作用[4]。此外，已有研究非酶促NO的生成涉及宿主共生细菌将硝酸盐还原为亚硝酸盐，同时生成单电子NO；在允许的组织条件下或通过蛋白质生物化学（如脱氧血红蛋白和黄嘌呤氧化还原酶）将亚硝酸还原回NO[5]。

NO也称为内皮源性舒张因子，它作为一种血管舒张剂可调节血管张力、血压和血流动力学，作为一种硝酸盐补充疗法（nitrate donor therapy）又在治疗心绞痛、心力衰竭、肺动脉高压和阴茎勃起功能障碍中发挥作用。此外，鉴于其强大的抗氧化、抗凝血和抗血栓特性，它又可在抗动脉粥样硬化和抗血栓形成中发挥很好作用。NO信号调节骨骼肌和心肌的收缩力和代谢，并与胰岛素信号紧密配合。血管和肌肉的NO信号对骨骼肌和心肌能量需求和供应进行协调，对整个身体的碳水化合物和脂肪酸平衡至关重要。线粒体中的NO信号传递担负着NO绝大部分的代谢效应，在低生理水平下，它连接着细胞的能量需求和线粒体的能量供应，同时也影响

线粒体的氧化应激和钙处理。线粒体也是与炎症引起的过量 NO 水平相关的潜在致命性不良影响的场所。衰老、氧化应激、炎症、内皮功能障碍、血管疾病、胰岛素抵抗和 2 型糖尿病都是 NO 缺乏的临床特征。富 NO 疗法（NO-enrichment therapy）无论从血流动力学层面，还是从新陈代谢层面上来说都是有益的，但是，对脓毒症休克状态下产生过量 NO 的防治应引起足够的重视[6]。

第二节 NO 对心血管的影响

一、NO 对心脏的影响

NO 在心肌收缩、心率调节、限制梗死后心脏重塑，以及缺血预处理和后处理保护中都发挥着重要作用。低浓度的 NO 可抑制磷酸二酯酶Ⅲ，以阻止 cAMP 的水解。随着蛋白激酶 A 的激活，肌膜电压和肌膜兰尼丁受体（ryanodine）Ca^{2+} 通道打开，增加心肌收缩力。NO 水平升高导致 cGMP 输出增加，引起蛋白激酶 G（PKG）的激活和肌膜 Ca^{2+} 通道的阻断，从而导致心脏抑制。此外，NO 在心力衰竭时对降低肾上腺素刺激的心肌收缩反应中发挥作用。NOS 的抑制可引起心率的明显减慢。值得注意的是，如果压力感受器被血压变化激活，NOS 抑制的即时效应很可能发生改变。最后，NO 可以通过 cGMP 途径对心肌梗死后心脏重塑的有害因素发挥保护作用，NO 主要通过鸟苷酸环化酶-cGMP 途径发挥防御作用，从而激活 PKG，打开线粒体 ATP 敏感的钾通道，并堵住线粒体通透性的转移孔。由血管和心内膜内 NOS 生成的 NO，以及神经元和诱导性 NOS 生成的 NO，主要作用于肌肉。尽管内皮型 NOS 在心肌收缩力的基础调节中起着重要作用，但诱导型 NOS 是引起感染性休克中发生心脏抑制的主要原因[7]。

二、NO 对血管的影响

血管内皮细胞可产生引起血管舒张的 NO，它是最强效的内源性血管扩张剂，主要影响大血管而不是微血管。NO/cGMP/cGK 信号通过自分泌增加内皮细胞内的 NO 和 BH4 水平引起血管舒张，和通过旁分泌降低细胞质 Ca^{2+} 浓度和降低肌纤维 Ca^{2+} 敏感性，引起邻近的血管平滑肌细胞（vascular smooth muscle cells，VSMC）松弛[8]。NO 亦参与了血流介导的血管扩张，且对血管收缩药有拮抗作用，以此来减轻血管硬化程度和降低血压。因此，NO 在血流调节、血管张力和血压调节中起着关键作用[9]。

内皮细胞会持续地受到机械性、化学性和缺血性的损害。来自骨髓的内皮干细胞和祖细胞（EPCs）参与了损伤部位的修复过程，使内皮功能正常化。NO 保护着 EPCs 的血管修复和血管再生的功能。最后，NO 通过 cGMP 依赖和非依赖路径抑制血小板的激活、聚集和对内皮的黏附[8]。

三、NO 和血流动力学调节

由内皮型一氧化氮合酶（eNOS）合成的 NO 通过舒张血管降低血管阻力、抑制血小板聚集和黏附，对冠状动脉血流的调节发挥着至关重要的作用，从而预防冠状动脉的循环衰竭、血栓形成和动脉粥样硬化。当冠状动脉灌注受损时，NO 会降低心肌耗氧量。吸烟、盐分摄入过多、肥胖、老化、高血脂、高血糖和高血压等致病因素都会损害内皮细胞功能，其他如 NOS 的表达和活性降低，NO 的生物利用率下降，氧自由基和内源性 NOS 抑制剂的产生增加，都会引起内皮细胞功能紊乱。超氧化物的增加是由 NADPH 氧化酶、黄嘌呤氧化酶和 NOS 解偶联（NOS uncoupling）等介导引起的。因二甲基精氨酸-二甲基氨基水解酶和丙氨酸-乙醛酸转氨酶-2 不能催化其降解而导致一种内源性 NOS 抑制剂如二甲基精氨酸浓度的不同步性升高。冠状动脉血流减少是由血管周围的氮能神经激活引起的冠状动脉扩张受损导致的。nNOS 单独或与 eNOS 共同产生的 NO 可保护心肌免受严重的缺血损伤。缺血引起的 iNOS 表达增加可引起心肌收缩功能障碍。预防和治疗措施，如改变生活方式和使用旨在消除内皮功能紊乱，或消除 nNOS 源性 NO 剥夺等致病因素的治疗药物，对预防冠状动脉疾病至关重要[10]。

第三节 血红蛋白

血红蛋白（Hb）是由骨髓中原红细胞和在骨髓细胞分化过程中网织红细胞内合成。脱核后的网织红细胞在进入血管系统之前，因有部分残留 RNA 的存在可合成少量的血红蛋白。首先，血红素分子是由原卟啉Ⅸ和铁（Fe^{2+}）结合而成，由以铁离子为核心的四个吡咯分子组成，然后，每个血红素分子是与被称之为珠蛋白的长多肽链聚合而形成的血红蛋白链。四条血红蛋白链松散地结合在一起，形成一个完整的 Hb 分子。基于氨基酸序列的差异，珠蛋白链（如 α、β、γ）间亦存在着细微的差异。在成人，最常见的 Hb 是四聚体，即由两个 α 亚基（141 个氨基酸残基）和两个 β 亚基（146 个氨基酸残基）组成，分子量为 64 kDa[11]。

Hb 与氧的结合是松散且可逆的。铁离子是氧结合的部位，每个血红素可以结合一个氧分子。铁离子可以以两种化学状态存在，即亚铁（Fe^{2+}）和三价铁（Fe^{3+}）。重要的是，当铁处于亚铁状态时，Hb 才与氧结合。当血红素铁被氧化成三价铁时，就不能与氧结合。铁为三价铁时的血红蛋白被称为高铁血红蛋白（metHb），然而，metHb 还可以在高铁血红蛋白还原酶作用下被还原成二价铁而激活，重新与氧气结合[12]。

一旦氧气与血红素结合，单个珠蛋白链之间的静电力就会降低，使其他珠蛋白链暴露出氧气结合点，增加对氧气的亲和力。因此，Hb 只有在肺部高 O_2 压力下结合氧气，而在外周组织低 O_2 压力下释放氧气。Hb 对氧气的亲和力受到很多因素的制约，详见其他相关章节。然而，氢气和二氧化碳会降低 Hb 对氧气的亲和力，而 2,3-DPG 因稳固脱氧血红蛋白构型也会降低 Hb 对氧气的亲和力。因为不同的反应性化学介质，也因为 Hb 在红细胞中的浓度很高，红细胞脂质双分子层膜的有效阻隔显得非常重要。这层红细胞膜保护血红蛋白四聚体不被解离，从而避免了经肾排泄且对肾有毒的血红蛋白二聚体、单体的形成[13]。此外，如果 Hb 没有被分隔开来，就会降低其对氧的结合和交换效率，同时也会发生二次氧化还原反应，从而损害细胞和组织。

第四节 NO 与血红蛋白间的相互作用

Hb 与 NO 反应的速率受 NO 扩散入血红素口袋（heme pocket）的速度限制。当 Hb 被氧化时，硝酸盐就形成，这被称为双氧合反应（dioxygenation reaction）。从生物学角度来说，由于硝酸盐在达到双氧合反应浓度时是惰性的，所以 Hb 曾经被认为在 NO 信号传导中发挥的唯一作用是抑制它。然而，已经发现了 Hb 可以保存、调节甚至产生 NO 活性的几种机制。这些机制包括反应物质的划分，及来自或转化成其他 NO 运输物质如亚硝基硫醇或亚硝酸盐的转换。尽管在这一领域进行了许多研究，但关于 NO 活性保存的确切机制，以及 Hb 是否及如何产生 NO 活性的基本问题仍不清楚。

一、亚硝酸盐血红蛋白

Hb 只有在铁血红素为亚铁状态时才会与氧结合，形成氧合血红蛋白（oxyHb）。NO 也可以与亚铁血红素结合，形成亚硝基铁血红素，包括 α-亚硝基和 β-亚硝基血红蛋白。电子顺磁共振（electron paramagnetic resonance，EPR）通常被用来区分这两种物质。对于 α-亚硝基血红素来说，组氨酸和铁之间的键是断开的，因此呈五边形的形状，其中一个与 NO 结合，另四个与血红素卟啉环结合。NO 对亚铁血红素（ferrous heme）的亲和力非常显著，其解离常数（Kd）为 $10^{-10} \sim 10^{-11}$ M[14]，这意味着 Hb 可能是血液中 NO 的生化"库"，尤其与到红细胞内的 [Hb] 关系密切。NO 也可以与铁血红素（ferric heme）结合，但亲和力要低得多（Kd = 2.5×10^{-4} M）。最后，NO 介导生成的亚硝基硫醇（nitroso thiol）发生在 β-亚基的半胱氨酸残基（cys93）上，形成 S-亚硝基血红蛋白（S-nitroshemoglobin，SNO-Hb）。

二、NO 的生物活性和血红蛋白

NO 与 oxyHb 反应生成 metHb 和硝酸盐，其反应速率为 $(6\sim8)\times10^{-7}/(M \cdot S)$[15-17]。重要的是，这一反应的速率主要受限于 NO 向血红素口袋的扩散[18-19]。血液中含有 10 mM 血红素，NO 在有氧条件下的半衰期约为 1 μs，在如此短的时间内，NO 可以扩散约 0.1 μm（假设扩散常数为 3000 μm²/s），因此，任何扩散到血液中并遇到 oxyHb 的 NO 都会迅速转化合成硝酸盐[20]。血浆中硝酸盐的含量通常为几十微摩尔[21]，而 NO 的含量为纳摩尔或更少[22]。因此，NO 转化合成硝酸盐并不会显著增加血浆中的硝酸盐浓度。

NO 还可以与脱氧亚铁血红蛋白（deoxygenated ferrous hemoglobin）结合。原则上，NO 可以与血红素解离，解离速率常数（dissociation rate constant，DRC）分别为：① T 状态（紧密状态）下 DRC：α 血红素为 $4×10^{-4}$/s、β 血红素为 $1×10^{-3}$/s；② R 状态（松弛状态）下 DRC：α 血红素为 $1×10^{-5}$/s[23-25]。因此，血红素亚硝基化不能永久地从生物 NO 信号池中清除 NO。

S-亚硝基硫醇可能是 NO 生物活性的有效转运载体，以最终释放结合态或模拟态 NO[26-27]。虽然这个反应比 NO 与氧合 Hb 或脱氧 Hb 的反应慢得多[28]，但大部分 NO^+ 可以在硫醇基团间转移，从而形成 SNO-Hb。这是一种非常有效的转导 NO 生物活性的方式[29]。Stamler 及其同事已经揭示了这种耐人寻味的机制[30-32]，这一机制的核心部分是在组织中形成 SNO-Hb，将 NO 转移到 β 93 半胱氨酸残基，在 T 状态向 R 状态转变过程中生成 SNO-Hb[31]。

三、NO、红细胞生物学和血液替代品

如上所述，NO 对组织功能和健康都很重要，同时还与含血红素的蛋白（如血红蛋白）有很强的化学反应性。因此，现在很清楚，血液替代方法可能通过降低 NO 的水平或功能来介导病理性副作用[33]。众所周知，无细胞、交联的血红蛋白制剂可显著耗尽 NO，从而引发系列心血管并发症。有研究显示 LEH 代用品将会有一定的好前景，因 Hb 包含在双脂质层内，消除了上述副作用和并发症。虽然这种方法已经显示出一定的前景，但重新研究可以增加组织氧合的 NO-Hb 间生物化学的相互作用，还有待继续努力。

第五节 NO 清除

通过对衰老、患病红细胞和自然发生的突变血红蛋白的离体研究，以及动物和人类在体研究，已经取得了许多发现，所以，预防血红素介导的 Hb 氧化毒性的替代直接干预策略已得到了快速发展，很容易在 HBOCs 中加入抗氧化清除蛋白和铁还原剂，就可有效减轻 Hb 损伤的促氧化反应和保护 Hb 功能。例如，谷胱甘肽（GSH）是一种很重要的自由基清除剂，也是一种有效的内源性抗氧化剂，有助于保护红细胞免受氧化损伤，它已与血红蛋白交联。血凝素（hemopexin，HPX）是一种急性期血浆蛋白，在循环中的浓度为 8～21 mM，它可将血浆中的血红素输送到肝脏被清除，故称其为是一种血浆血红素的特异性清除剂；此外，与肝珠蛋白（heptoglobin，Hp）一样，它也是一种抗 Hb 氧化产物的主要血浆保护剂。与其他血浆血红素清除剂（如白蛋白、高密度和低密度脂蛋白以及 α1-微球蛋白）相比，HPX 具有最紧密的结合动力学[34]。

第六节 结论

综上所述，NO 和 Hb 参与了重要的生化功能，这些功能是氧气输送和二氧化碳排除所必需的，以满足组织和器官内的局部代谢需求。然而，关于红细胞中 NO 化学生物学的确切机制及其保存，以及如何让 Hb 在急性、慢性创伤或疾病环境中改变 NO 的功能，仍有许多问题。因此，如何将 Hb 与 NO 间的深入研究成为未来重要而振奋的领域。在这方面，NO 仍将是未来任何 Hb 相关的血制品的一个重要考虑因素。

要点

- 血红蛋白（Hb）与一氧化氮（NO）的反应速度受制于 NO 扩散入血红素口袋的速度。
- 当 Hb 被氧化时，会发生产生硝酸盐的化学反应。
- 由于硝酸盐在双氧反应过程中达到的量在生物学上是惰性的，所以之前只认为 Hb 在 NO 信号传递中具有抑制功能。

- 然而，已经发现了 Hb 可以通过几种途径以保存、调节甚至产生 NO 作用。
- 这些途径包括反应物质的划分，以及来自或转化成其他 NO 运输物质如亚硝基硫醇或亚硝酸。
- 尽管已有了大量的研究，但对 NO 活性保护的确切过程，及 Hb 何时和如何产生 NO 活性的基本问题仍不很清楚。

参考文献

1. Kevil CG, Kolluru GK, Pattillo CB, Giordano T. Inorganic nitrite therapy: historical perspective and future directions. Free Radic Biol Med. 2011;51(3):576–93.
2. Förstermann U, Münzel T. Endothelial nitric oxide synthase in vascular disease: from marvel to menace. Circulation. 2006;113(13):1708–14.
3. Förstermann U, Sessa WC. Nitric oxide synthases: regulation and function. Eur Heart J. 2012;33(7):829–37, 837a–837d.
4. Tzeng E, Billiar TR, Robbins PD, Loftus M, Stuehr DJ. Expression of human inducible nitric oxide synthase in a tetrahydrobiopterin (H4B)-deficient cell line: H4B promotes assembly of enzyme subunits into an active dimer. Proc Natl Acad Sci U S A. 1995;92(25):11771–5.
5. Bir SC, Kolluru GK, McCarthy P, Shen X, Pardue S, Pattillo CB, et al. Hydrogen sulfide stimulates ischemic vascular remodeling through nitric oxide synthase and nitrite reduction activity regulating hypoxia-inducible factor-1α and vascular endothelial growth factor-dependent angiogenesis. J Am Heart Assoc. 2012;1(5):e004093.
6. Levine AB, Punihaole D, Levine TB. Characterization of the role of nitric oxide and its clinical applications. Cardiology. 2012;122(1):55–68.
7. Rastaldo R, Pagliaro P, Cappello S, Penna C, Mancardi D, Westerhof N, et al. Nitric oxide and cardiac function. Life Sci. 2007;81(10):779–93.
8. Münzel T, Feil R, Mülsch A, Lohmann SM, Hofmann F, Walter U. Physiology and pathophysiology of vascular signaling controlled by cyclic guanosine 3′,5′-cyclic monophosphate–dependent protein kinase. Circulation. 2003;108(18):2172–83.
9. Aicher A, Heeschen C, Mildner-Rihm C, Urbich C, Ihling C, Technau-Ihling K, et al. Essential role of endothelial nitric oxide synthase for mobilization of stem and progenitor cells. Nat Med. 2003;9(11):1370–6.
10. Toda N, Toda H. Coronary hemodynamic regulation by nitric oxide in experimental animals: recent advances. Eur J Pharmacol. 2011;667(1–3):41–9.
11. Van Beekvelt MC, Colier WN, Wevers RA, Van Engelen BG. Performance of near-infrared spectroscopy in measuring local O(2) consumption and blood flow in skeletal muscle. J Appl Physiol (1985). 2001;90(2):511–9.
12. Linberg R, Conover CD, Shum KL, Shorr RG. Hemoglobin based oxygen carriers: how much methemoglobin is too much? Artif Cells Blood Substit Immobil Biotechnol. 1998;26(2):133–48.
13. Stowell CP, Levin J, Spiess BD, Winslow RM. Progress in the development of RBC substitutes. Transfusion. 2001;41(2):287–99.
14. Cooper CE. Nitric oxide and iron proteins. Biochim Biophys Acta. 1999;1411(2):290–309.
15. Doyle MP, Hoekstra JW. Oxidation of nitrogen oxides by bound dioxygen in hemoproteins. J Inorg Biochem. 1981;14(4):351–8.
16. Eich RF, Li T, Lemon DD, Doherty DH, Curry SR, Aitken JF, et al. Mechanism of NO-induced oxidation of myoglobin and hemoglobin. Biochemistry. 1996;35(22):6976–83.
17. Herold S, Exner M, Nauser T. Kinetic and mechanistic studies of the NO*-mediated oxidation of oxymyoglobin and oxyhemoglobin. Biochemistry. 2001;40(11):3385–95.
18. Olson JS, Rohlfs RJ, Gibson QH. Ligand recombination to the alpha and beta subunits of human hemoglobin. J Biol Chem. 1987;262(27):12930–8.
19. Olson JS, Phillips GN. Kinetic pathways and barriers for ligand binding to myoglobin. J Biol Chem. 1996;271(30):17593–6.
20. Helms C, Kim-Shapiro DB. Hemoglobin-mediated nitric oxide signaling. Free Radic Biol Med. 2013;61:464–72.
21. Lundberg JO, Weitzberg E, Gladwin MT. The nitrate-nitrite-nitric oxide pathway in physiology and therapeutics. Nat Rev Drug Discov. 2008;7(2):156–67.
22. Hall CN, Garthwaite J. What is the real physiological NO concentration in vivo? Nitric Oxide. 2009;21(2):92–103.
23. Moore EG, Gibson QH. Cooperativity in the dissociation of nitric oxide from hemoglobin. J Biol Chem. 1976;251(9):2788–94.
24. Azizi F, Kielbasa JE, Adeyiga AM, Maree RD, Frazier M, Yakubu M, et al. Rates of nitric oxide dissociation from hemoglobin. Free Radic Biol Med. 2005;39(2):145–51.
25. Sharma VS, Ranney HM. The dissociation of NO from nitrosylhemoglobin. J Biol Chem. 1978;253(18):6467–72.
26. Zhang Y, Hogg N. S-Nitrosothiols: cellular formation and transport. Free Radic Biol Med. 2005;38(7):831–8.
27. Hogg N. Biological chemistry and clinical potential of S-nitrosothiols. Free Radic Biol Med. 2000;28(10):1478–86.
28. Spencer NY, Patel NK, Keszler A, Hogg N. Oxidation and nitrosylation of oxyhemoglobin by S-nitrosoglutathione via nitroxyl anion. Free Radic Biol Med. 2003;35(11):1515–26.
29. Hogg N. The biochemistry and physiology of S-nitrosothiols. Annu Rev Pharmacol Toxicol. 2002;42:585–600.
30. Pawloski JR, Hess DT, Stamler JS. Export by red blood cells of nitric oxide bioactivity. Nature. 2001;409(6820):622–6.
31. McMahon TJ, Moon RE, Luschinger BP, Carraway MS, Stone AE, Stolp BW, et al. Nitric oxide in the human respiratory cycle. Nat Med. 2002;8(7):711–7.
32. Singel DJ, Stamler JS. Chemical physiology of blood flow regulation by red blood cells: the role of nitric oxide and S-nitrosohemoglobin. Annu Rev Physiol. 2005;67:99–145.
33. Cabrales P, Friedman JM. HBOC vasoactivity: interplay between nitric oxide scavenging and capacity to generate bioactive nitric oxide species. Antioxid Redox Signal. 2013;18(17):2284–97.
34. Alayash AI. Mechanisms of toxicity and modulation of hemoglobin-based oxygen carriers. Shock. 2019;52(1 Suppl):41–9.

纳米生物技术血液代用品的发展简史 10

Thomas Ming Swi Chang

张奕涵 龚圣原 译，姚伟锋 黑子清 审校

第一节 引言

过去60年间，全球范围内已对不同类型的纳米生物技术血液代用品（nanobiotechnology-based blood substitutes，NBBS）开展了深入和广泛的研究[1-31, 33-38, 40-49, 51-62, 64-75, 77-100, 102-125]。众多研究团队在这一领域做出了广泛而卓越的贡献。鉴于这一领域涉及内容较广，本章仅就其中几个重点内容进行阐述，其他细节内容参见本书的其他章节。

一、溶血液和无基质血红蛋白溶液

早在1937年，Amberson等[7]已尝试使用溶血液（hemolysate），即包含红细胞膜基质在内的红细胞溶解后产物（图10-1，彩图4）。1967年，Rabiner[85]移除了溶血液中的细胞膜基质，研制出无基质血红蛋白溶液（stroma-free hemoglobin，SFHb），旨在避免其产生肾毒性（图10-1），其实SFHb溶液中还包含了多种红细胞活性酶（active RBC enzymes）。

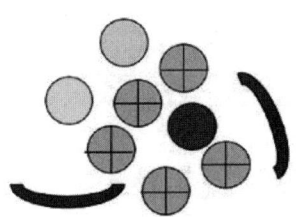 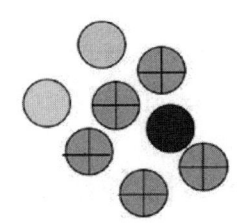

溶血液
红细胞内容物加上
细胞膜基质
(Amberson 1937)

无基质血红蛋白溶液
仅含有红细胞内容物，
无细胞膜基质
(Rabiner 1967)

图10-1 左图：溶血液。右图：无基质血红蛋白溶液，仅含有血红蛋白与红细胞活性酶

1978年，Savitsky等[93]开展了一项以人为对象的临床前研究，发现SFHb仍可诱发肾毒性及心血管不良反应，其中四聚体血红蛋白分子是导致这些肾毒性和心血管并发症的主要因素，输注入血的血红蛋白四聚体会进一步裂解为毒性更强的二聚体。我们也已知道，游离的血红蛋白也会产生其他种种问题。

二、有关纳米生物技术红细胞代用品的早期基础研究

1957年，Chang等[18]率先制备成了含有Hb和红细胞活性酶的人造红细胞（artificial red blood cells，ARBCs）（图10-2）。ARBCs的氧解离曲线（oxygen dissociation curve，ODC）与正常红细胞非常相近[18]，细胞内Hb仍维持四聚体状态，还包含有各种活性酶诸如碳酸酐酶、催化酶等[19, 30]，而且这些ARBCs的膜上因没有了血型抗原，因此不会被血浆中的血型抗体诱导发生聚集[22]。然而，唯一的主要问题这些即使其直径已微小至1μm（1000 nm）的ARBCs在循环中仍会被快速清除[22]。由此，他带领研究团队开始研究基于纳米生物技术（nanobiotechnology）的红细胞代用品如聚合血红蛋白（polyhemoglobin，PolyHb）与共轭血红蛋白（conjugated hemoglobin）[19-21]（图10-2，彩图5）。

三、基于纳米生物技术的聚合血红蛋白

1964年，Chang等[19]首先采用双功能剂（bifunctional agents）对Hb上的活性氨基酸进行交联，将Hb分子交联成polyHb（图10-2），采用的第一个双功能剂是癸二酰氯（sebacyl chloride）[19]。

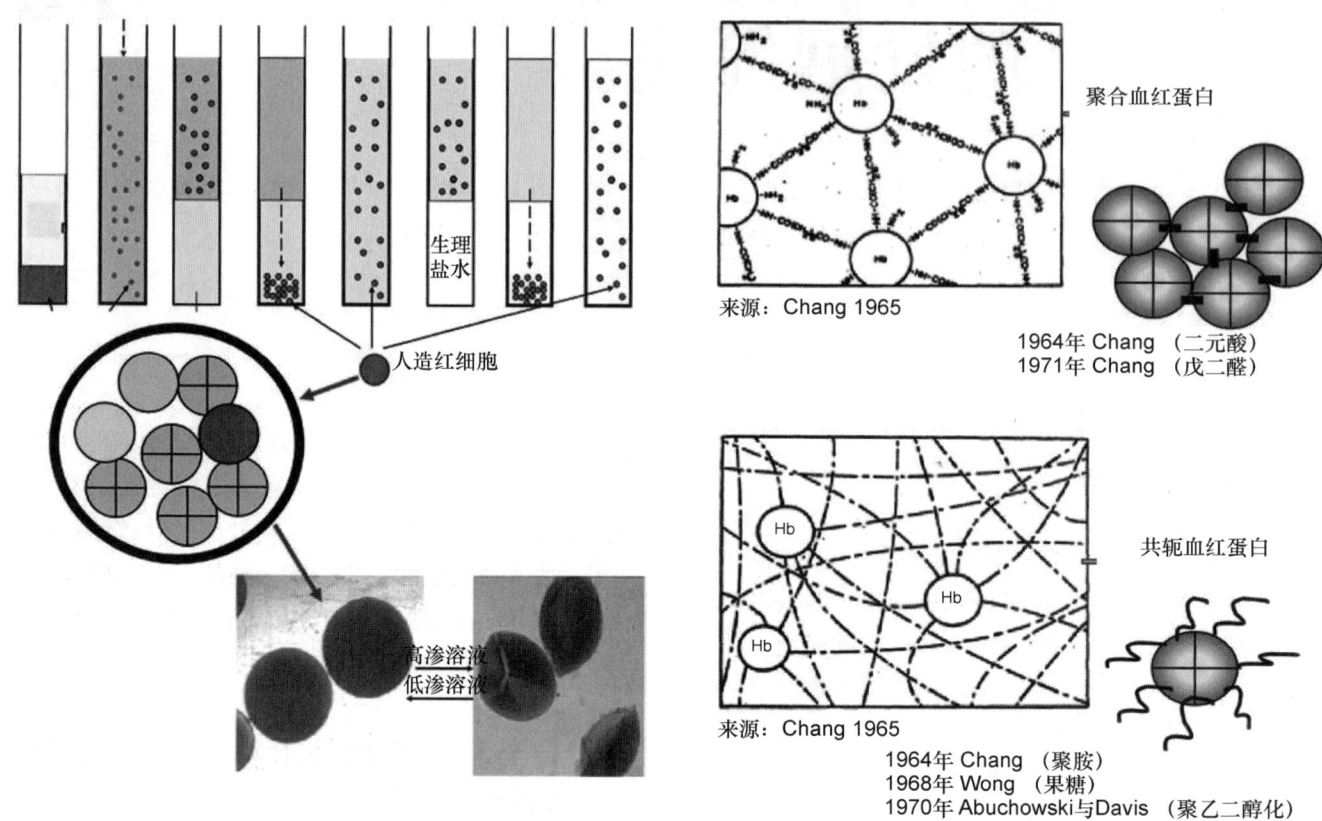

图 10-2 左上图：乳液法制备人造红细胞（ARBCs）。左下图：微米级 ARBCs 在高渗或低渗溶液中可发生可逆性"锯齿化"改变。右上图：聚合血红蛋白。右下图：共轭血红蛋白（Updated from Chang[20, 26] with copyright permission）

$$Cl\text{-}CO\text{-}(CH_2)_8\text{-}CO\text{-}Cl \ + \ HB\text{-}NH_2 \ = \ HB\text{-}NH\text{-}CO\text{-}(CH_2)_8\text{-}CO\text{-}NH\text{-}HB$$

癸二酰氯　　　　　血红蛋白　　　交联后的 PolyHb（Chang，1964）

采用的第二个双功能剂是戊二醛（glutaraldehyde）（Chang 等，1971），用于交联 Hb（10 gm/dl）和微量的催化酶，其反应式如下：

$$H\text{-}CO\text{-}(CH_2)_3\text{-}CO\text{-}H \ + \ HB\text{-}NH_2 \ = \ HB\text{-}NH\text{-}CO\text{-}(CH_2)_3\text{-}CO\text{-}NH\text{-}HB$$

戊二醛　　　　　血红蛋白　　　交联后的 PolyHb（Chang，1971）

1971 年的戊二醛反应式中，可对交联反应进行微调，让交联后的 Hb 能维持可溶状态[21]。这可引起其空间位阻力小，底物弥散更容易，有助于促进 Hb 分子间相互交联（分子间交联），也能促进 Hb 内部交联（分子内交联）。这一原则此后被全球多个研究团队所采用。

第二节　第一代血红蛋白氧载体

一、四种常见的血红蛋白氧载体

最先研发了四类 HBOCs（图 10-3），它们分别为：聚合血红蛋白（PolyHb）、共轭血红蛋白（conjugated Hb）、分子内交联的四聚体血红蛋白（crosslinked tetrameric Hb）及重组人血红蛋白

（recombinant human Hb）。

二、HIV 感染献血危机期间的研究进展

如图 10-3 所示，修饰 Hb（modified Hb）的大部分基本原则早在 20 世纪 60 年代已为人所知。不幸的是，当时这类产品缺乏公众需求，并未引起关注。因此，仅有少部分研究者在进行基于纳米生物技术手段研制修饰 Hb 的研究，这类研究在 20 世纪 80 年代突然增多，尤其当 HIV 患者的捐献血为一项重大的公共危机时。因此，全球各地诸多研究团队开始后知后觉地在这一领域开展了深入与广泛的研究（表 10-1）。

红细胞有三大主要功能：①运输氧分子；②清除损伤性氧自由基；③运输二氧化碳分子。鉴于献血者血液中 HIV 的紧迫性，要求在最短的时间内研制出最简单氧气载体系统，旨在替代红细胞功能进行救治此类患者。

三、分子内交联血红蛋白

起初，最全面的研究莫过于 Baxter 等[15-16, 84, 105]的分子内交联四聚体 Hb（intramolecularly crosslinked tetrameric hemoglobin）。临床试验中观察到的血管收缩，提示血管壁内皮层的细胞间连接是允许四聚体 Hb 进入组织间隙，在那里结合和清除了维持血管平滑肌正常张力的 NO；换句话说，透入组织间隙的 Hb 发挥着一个 NO 的"吸纳池"作用，而引起血管和其他平滑肌（如食管与消化道平滑肌）的收缩。然而，若这个 NO 清除过程被稳定的分子内交联牛 Hb[116] 或吸入 NO[119-121] 而阻止，则血管或其他平滑肌的收缩作用消失。

表 10-1　HIV 感染献血危机与活跃研究团队

PolyHb、共轭 Hb 与 X 交联 Hb 四聚体
Acharya, Agishi, Alayash, Bakker, Baldwin, Blumenstein, Benesch, Biro, Bonhard, Bucci, Burhop, Chang, D'Agnillo, DeAngello, DeVenuto, DeWoskin, Estep, Fagrell, Faivre, Feola, Fratantoni, Gawryl, Gould, Greenburg, Gulati, Hess, Hori, Hsia, Hughes, Intaglietta, Iwashita, Jacobs, Jesch, Keipert, Klugger, Liu, Lowe, MacDonald, Magnin, Manning, Meinert, Messmer, McKenzie, Moss, Nelson, Nose, Panter, Pearce, Powanda, Privalle, Przybelski, Pluira, Rausch, Seetharama, Sehgal, Sekiguchi, Sideman, Shorr, Su, Tsai, Valeri, Vandegriff, Winslow, Wong, Yang 等
重组与转基因血红蛋白
Casparl, Fronticelli, Hoffman, Kumar, Lemon, Looker, Olson, Shih, Shoemaker, Stetler 等
包裹血红蛋白（人造红细胞）
Beissinger, Chang, Djordjevich, Farmer, Feuerstein, Gaber, Goin, Horinouchi, Hunt, Ikeda, Kondo, Kobayashi, Lee, Lutz, Miller, Nishiya, Ogata, Powanda, Phillips, Rabinovic, Rudolph, Sakai, Schmidt, Snohara, Su, Szebeni, Takahasi, Takaori, Takeoka, Tsuchida, Usuba, Yu and many others 等

四、聚合血红蛋白

1971 年，使用戊二醛交联聚合血红蛋白（glutaraldehyde crosslinked PolyHb）的基本原理[21] 是全球范围内各中心最专一、最全面的研究热点。早期发表经典范例的团队如下：1980 年 Dudziak 与 Bonhard[40]，1982 年 DeVent 与 Zegna[37]，1982 年 Keipert 与 Chang[57]，1983 年 Feola 等[44]，1988 年 Moss 与 Gould[46, 74] 等团队，以及 Wong 与 Rausch，Greenburg 与 Kim[47]，Pearce 与 Gawryl[80]，Jahr[55] 等合作的 Biopure 等团队，也有其他交联剂如 Hisa 等[52] 采用的 o-棉子糖（o-raffnose）和 Bucci 等采用的 OxyVita® Hb[13, 113]。重要的关键案例如下：

第一代人造血红蛋白（首批报导）

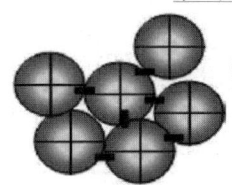

聚合血红蛋白（基于纳米生物技术制备）
1964 年 Chang（癸二元酸）
1971 年 Chang（戊二醛）

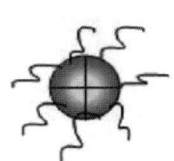

共轭血红蛋白
1964 年 Chang（聚胺）
1968 年 Chang（果糖）
1970 年 Abuchowski 与 Davis（聚乙二醇化）
1980 年 Iwashita（聚乙二醇）

交联血红蛋白四聚体
1968 年 Bunn 与 Jandi
1979 年 Walder（琥珀酰水杨酸）

重组人血红蛋白
1990 年 Hoffman

图 10-3　四种研究最为成熟的一代血红蛋白氧载体

（一）戊二醛交联的人 PolyHb

Moss 与 Gould 领导的团队创建了诺思菲尔德实验室（Northfield Laboratory），并开展了戊二醛交联的人 PolyHb 的研究[46, 74]，171 例受试者的临床试验结果提示，这种 PolyHb 可替代创伤手术大量出血后的输血，并维持 Hb 于 8～10 g/dl 安全手术的水平，没有发现有副作用[74]。

2009 年，Moore 等[73] 报导了 PolyHb 用于以院前急救患者为研究对象的多中心随机对照试验。由于不需要血型检测及交叉配血，直接可用于院前急救。这一研究纳入了 700 例失血性休克患者，结果显示输注 PolyHb 可以使这类患者到达医院 14 h 仍维持正常生命体征，而不需要输血（表 10-2）。在生理盐水对照组中，同类患者的绝大多数在到达医院后短期内急需输血。

与生理盐水对照组比较，PolyHeme 输注组非致死性心肌损伤发生率明显下降（3% vs 0.6%），其风险/收益分析结果显示：如本章题目所示，作者的客观目标是探索 PolyHeme 在无法获得献血时的应用价值。基于他们的研究结果，如果没有献血者血液可输注，对照组中的许多患者可能会死亡。这种情况下，输注该产品的收益远远超出了 3% 非致死性心肌损伤所带来的风险。另一方面，如果能够获得献血者血液可输注，则其风险要低于输注 PolyHeme，除非可输注的献血者血液存在一些潜在问题，如 HIV 感染或其他传染病献血者血液。

（二）戊二醛交联的牛 PolyHb

1983 年，Feola 等[44] 团队研究了使用牛源性 Hb 替代过了有效保存期人库存血的 Hb，作为底料制备成了 PolyHb。Bing Wong 与 Carl Rausch 提取了超纯化的牛源性 Hb，用于制备戊二醛交联牛源性 PolyHb，并联合创建了 Biopure 公司。基于 PolyHb 的研发与临床试验结果发表了几篇论著，包括 Pearce 和 Gawryl[80]、Greenburg 和 Kim[47]、Jahr 等[54-55]，及 Mer 等[72]。其中一项研究以择期骨科手术患者为研究对象，开展了以正常红细胞（RBCs）为对照组的多国、多中心、随机、单盲Ⅲ期临床试验（表 10-3），入选参与此项研究的患者共计 688 名，在围术期首次决定输注红细胞时，按 1∶1 比例随机分成 2 组，即 PolyHb 输注组或 RBC 输注组，其中，PolyHb 输注组中有 59.4% 的患者在到达随访终点之前均无需输注正常红细胞，有 96.3% 的患者在术后第 1 天可避免输注红细胞，同时高达 70.3% 的患者直到术后第 7 天都无需输注红细胞。因此，南非与俄罗斯均批准了 PolyHb 在临床患者中的常规应用。Mer 等[72] 为治疗这些患者的临床医生讨论了血红蛋白谷氨酸 -250（牛）南非使用指南。Jahr[54] 为此进行了最近的全面的讨论。

五、共轭血红蛋白

1964 年，Chang 等[19-20] 研究表明，在双胺存在的情况下，癸二酰氯交联 Hb 与聚酰胺（polyamide）交联合成共轭血红蛋白（图 10-2）。1988 年，Wong 等[99, 114] 将单个 Hb 分子与可溶性右旋糖酐交联。1977 年，Abuchowski 等[2] 研制成了聚乙二醇 Hb（polyethyleneglyco-hemoglobin，PEG-Hb）。此类使用 PEG 交联的方法后来在日本[53]、美国[3, 96, 112]、中国[7] 与其他地区均得到推广。其中 Sangart 公司的 Winslow 与 Keipert 等[112] 及中国的 Liu 等[63, 67] 是为这一技术做出突出贡献的两大团队。其他一些将其与抗氧化功能结合起来的研究组将在这节讨论。

表 10-2　PolyHeme 相关临床试验

人聚合 Hb 在无法获取血制品时用于失血性休克治疗：美国多中心临床试验（Moore et al. J Am Coll Surg, 2009, 208: 1-13）	
救护车上	医院
PolyHeme 组	入院后 14 h 无需输血
生理盐水对照组	入院后半小时需要输血
注：风险/收益分析见正文	

表 10-3　Biopure 公司的临床试验

PolyHb 谷氨酸 -250（牛）
纳入了 688 例择期骨科手术患者的Ⅲ期临床试验
1∶1 随机分成 2 组，即聚合 Hb 输注组和 RBC 输注组
96.3% 的患者在术后第 1 天无需输注红细胞
70.3% 的患者术后 7 天内均无需输注红细胞
59.4% 的患者术后全程均无需输注红细胞
2002 年南非与俄罗斯批准该药上市，以避免 HIV 血液的输注，
由此，避免输注 HIV 血液的初始目标，最终得以实现。
参考文献：Pearce & Gawryl, 2006, Jahr et al. 2008, Greenburg et al. 2008, Mer et al. 2016

六、一氧化氮

一氧化氮（NO）在预防血管收缩中发挥着重要作用。Hb 对 NO 具有很强的亲和力，因此游离 Hb 增加是引起血管收缩的原因之一。

（一）吸入 NO 可预防血管收缩

Yu 与 Zapol 等[119-120]研究表明给清醒小鼠持续输注 HBOC-201（Hemopure，OPK Biotech）会诱发系统性高血压，这一反应可通过吸入 NO 预防。在清醒绵羊给予 NO 吸入预处理可有效预防 HBOC-201 输注诱发的系统性高血压与肺动脉高压。与野生型健康小鼠相比，血管内皮细胞功能异常的小鼠会在输注 PolyHeme 期间会出现血管收缩，这一反应同样可通过吸入 NO 而缓解。给清醒绵羊输注 PolyHeme 会诱发肺动脉高压，这一反应可通过输注前预防性吸入 NO，并在输注时维持小剂量吸入 NO 进行预防。

（二）吡哆醛化血红蛋白聚氧乙烯作为 NO 清除剂在分布性休克中的应用

Apex 生物科学公司（Apex bioscience）在一项多中心随机安慰剂对照Ⅲ期临床试验中研究了吡哆醛化血红蛋白聚氧乙烯（PHP）在分布性休克（distributive shock）中的作用[104]，比较了基于血红蛋白的 NO 清除剂 PHP 相对于安慰剂的有效性与安全性：患者随机输注 0.25 mL/（kg·h）PHP［即相当于输注 20 mg/（kg·h）Hb］组或同量安慰剂，输注时间长达 150 h，病情需要时常规使用血管紧张素。这一试验在中期分析后即被终止。

七、其他来源的人造 Hb

除了过了有效保存期的人献血者血液 Hb 外，Feola 等[44]发现牛 Hb 也是一种代用品。如，其他人造 Hb 包括：Zhu 与 Chen 等[123-124]研发的猪源性 Hb，Yang 等[64]用人胎盘血制备的 Hb，Zal 等[88,121]从沙蚕中提取的天然新型氧载体，后者具有很高的携氧能力和独特的抗氧化活性。另外，重组技术也研制了多种人造 Hb。

八、生物工程与重组技术

1990 年，Hoffman 等[51]首次报导了在大肠杆菌中成功实现全功能人四聚体 Hb 的表达。Looker[69]与 Shoemaker[95]等延续了这一研究。为了预防 NO 过度清除，Doherty 等[39]研发了一种特别设计的重组 Hb。

最近，Bülow 等[55]对 HBOC 的蛋白质工程进行了广泛深入的研究，以取代 Hb 的化学合成方法。利用定点突变与基因融合技术优化血液代用品的特性，选用了较成人 Hb 具备更多优点的胎儿 Hb（HbF）。他们使用 XTEN 技术从基因层面对 Hb 进行了修饰改造，即将从基因层面将 XTEN 多聚体与 HbF 融合蛋白（fHbF）相连，旨在替代 PEG。他们还研发了一种基于植物 Hb（plant Hb）的绿色代用品。与人 Hb 相比，植物 Hb 具有稳定性好、自氧化低、血红素丢失少等优点。从其生产角度来说，植物 Hb 在大肠杆菌内的异源表达（heterologous expression）量较人 Hb 高出 30%～40%。

九、讨论

这些聚合 Hb 或共轭 Hb 通常含有较高比例的没有交联的血红蛋白分子，它们可能会引起内皮细胞功能障碍、氧自由基增多等副作用。在制备不同类型的 HBOCs 过程中，没有交联的血红蛋白分子比例差别会很大。因此，作者尚不能将不同类型 HBOC 的临床试验和不同的临床试验简单写成一篇荟萃分析[77]。

第三节 基于纳米生物技术的抗氧化功能氧载体

一、引言

鉴于 HIV 感染献血危机及血液代用品的迫切需求，HBOC 的研发到得了迅速发展。有此情况下，仅选用了超纯化 Hb（ultrapure hemoglobin，UPHb）。UPHb 适用于仅在需要增加强氧供的情况，如择期骨科手术患者。动脉堵塞引起脑卒中和心脏病发作，直径 7～8 μm 的 RBCs 很难流过部分阻塞的血管来提供远端组织所需的氧气，而 HBOCs 将是一种溶液，可以绕过血管闭塞段向需氧的组织输送氧气。然而，在缺血的组织中，仅有氧载体为再灌注输送氧气可能会释放损伤性氧自由基，加重缺血再灌注损伤（ischemia reperfusion injuries，IRI）[4-5]。

二、PolyHb-CAT-SOD

20世纪90年代早期，D'Agnillo与Chang等[35]研制成了一种与过氧化氢酶（catalase，CAT）和超氧化物歧化酶（superoxide dismutase，SOD）两种抗氧化酶（antioxidant enzymes）交联的可溶性聚合Hb复合物（称之PolyHb-SOD-CAT），它具有携带氧气与清除氧自由基的双重功能（图10-4），而且在此复合物中SOC与CAT的抗氧化能力较红细胞内的酶活性明显增强。

在失血性休克合并有脑缺血达90 min的大鼠模型中，输注PolyHb-SOD-CAT没有引起脑水肿（图10-4）[83]；另一方面，输注PolyHb或是含有游离Hb、SOD与CAT混合溶液的患者都发生了显著的脑水肿（图10-4）。PolyHb再灌注可导致血脑屏障通透性和脑组织水含量（脑水肿）的明显增加。相反，PolyHb-SOD-CAT没有出现输注PolyHb的系列副作用（图10-4）。

长时间严重持续失血性休克引发的IRI还会因伴有肠道屏障损伤、大肠杆菌或内毒素移位进入体循环而导致不可逆性休克。因此，我们使用大鼠肠缺血再灌注模型对离体小肠进行体外灌注研究[86]。我们于1997年报导了输注PolyHb进行再灌注后，缺血小肠会释放损伤性氧自由基，但是输注PolyHb-SOD-CAT进行再灌注并不会增加氧自由基的释放。这一结果对小肠手术或移植手术中的器官保存具有重要意义[86]。还有人将它用于大鼠肾脏[32]或胰岛细胞[76]进行研究。

三、氮氧化物与PEG-Hb的共价结合

Hsia等[14, 70]拓展了PolyHb-SOD-CAT方法，即基于氮氧化物（nitroxidant）共价结合基础上，研制成了含有合成抗氧化剂共价的PEG-Hb。多硝基化让PEG-Hb具有了拟SOD活性。他们观察了多硝基化PEG-Hb（polynitroylated pegylated hemoglobin，PNPH，如SanFlow）用于创伤性脑损伤（traumatic brain injury，TBI）合并低血压的出血性TBI小鼠模型中的出血性休克和出血性脑卒中的治疗效果，他

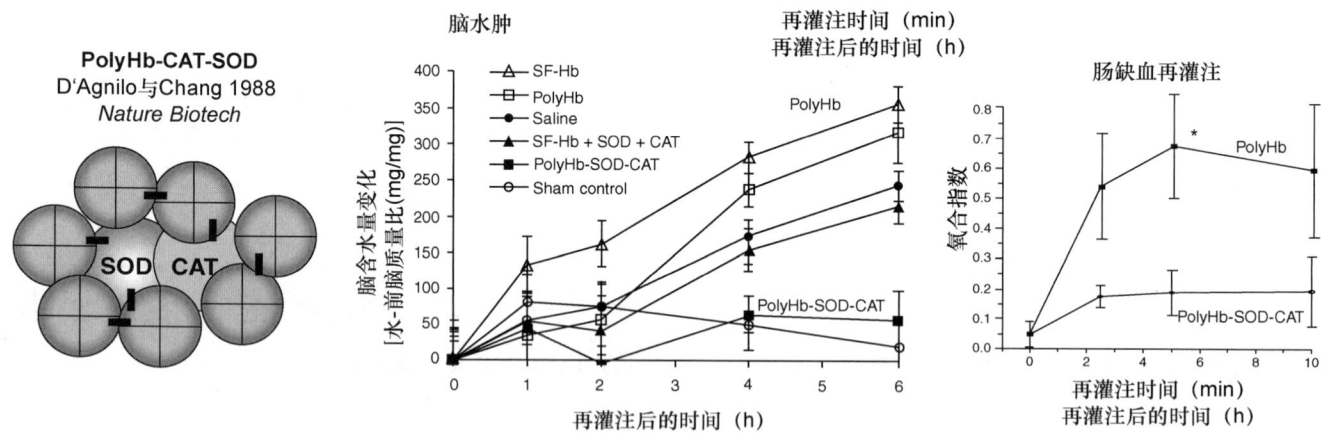

其他方法：
- Hisa团队：以氮氧化物共价连接原理为基础，结合了合成抗氧化剂的共轭血红蛋白（Buehler等，2004；Ma与Hsia，2013）
- Yangd团队：利用维生素C还原人脐带血内高铁血红蛋白
- Alayash团队：一类可用来对抗氧化应激的血红蛋白-结合珠蛋白复合物（2004）
- Zal团队：具有抗氧化活性的沙蚕血红蛋白（Rousselot等，2006）
- Simoni团队：在其修饰Hb中增加了抗氧化功能的溶液
- Abuchowski团队：双联一氧化碳聚乙二醇化牛源性血红蛋白，具有抗炎症与抗血管收缩特性（2017）
- 其他

图10-4 左上图：PolyHb-CAT-SOD。中上图：与聚合Hb不同，输注PolyHb-CAT-SOD不会在大鼠脑缺血再灌注模型中诱发脑水肿。右上图：与聚合Hb不同，PolyHb-CAT-SOD在缺血小肠中不会导致损伤性氧自由基的释放。下面：其他方法

们也观察了其用于大脑中动脉短暂夹闭法建立的脑卒中模型中的治疗效果。输注 PNPH 能够更好地在再灌注建立前通过侧支循环维持氧输送，还可以在再灌注后损伤神经提供保护作用。该研究还显示在出血性休克致 TBI 小鼠模型液体复苏时，按失血量 1/10 的 SanFlow 与晶体液联合输注时较输注失血量等量的新鲜全血能有效地维持平均动脉压，且更稳定、更高水平，结果显示 SanFlow 输注可以维持满足小鼠脑神经功能需要临界氧输送（critical oxygen delivery）的大脑灌注压（cerebral perfusion pressure，CPP），且不引起颅内压（intracranial pressure，ICP）升高和脑水肿。

四、双一氧化碳和氧输送剂

Abuchowski 等[1] 报导了一种双一氧化碳和氧输送剂（dual carbon monoxide and oxygen delivery agent），它既有一氧化碳的抗炎作用和抗血管收缩能力，还可改善 PEG 流变学，尤其是 PEG 化牛 Hb 引起的缺氧组织的氧输送。他们完成了其临床前试验研究和临床研究，结果显示了其安全性和有效性的证据。失血性休克与局灶性脑缺血动物模型中证实，SANGUINATE® 能有效地下调炎症标志物、增加氧输送、提高生存率。早期人体临床试验结果显示单次剂量或多次剂量的 SANGUINATE® 均未导致有临床意义的副作用和不良反应，其有效性主要表现在神经功能改善、炎性标志物水平降低、脑血流增加以及升压药物的减量或停用。

五、用作抗氧剂的维生素 C

Yang 等[117] 的研究表明维生素 C 可以为人脐带血来源的 HBOCs 提供抗氧化保护作用，并有效降低 HBOC 的高铁血红蛋白（MetHb）含量。这是增强 HBOCs 安全性与有效性的一项重要策略。我们的研究也证实了这一点[17]。

六、其他抗氧化方法

Alayash 等[5, 56] 已在其他文献中详细报导过肝珠蛋白（Haptoglobin）复合体也有抗氧化应激的作用。Zal 等[88] 亦报道过另一种有抗氧化作用的沙蠋 Hb（Arenicola marina Hb），下文会有详细阐述。Simon 在他们的修饰 Hb 中增加一种具有抗氧化功能的药理溶液。

七、移植器官保存中的应用

最近，有一项很前瞻性的进展将 HBOCs 用于移植器官的保存。因其仅在体外使用而不需输注入人体，因此它的使用和推广要求相对更宽松。

（一）早期的基础研究

1997 年，我们研究了 PolyHb 在离体小肠的体外灌注[86]，发现 PolyHb 对缺血小肠进行再灌注后会释放伤害性氧自由基（图 10-4），但使用 PolyHb-SOD-CAT 进行再灌注不增加氧自由基的释放，这对移植器官的保存具有很重要的临床意义。其他研究结果也支持这一发现，例如韩国的 Chang 等[32] 将其用于大鼠移植肾的保存，及 Nadithe 与 Bae 等[76] 用于移植的胰岛细胞保存。

（二）Light 研究团队

该团队研制成了一种基于血红蛋白的氧载体溶液（VIR-XV1），结合机器灌注（machine perfusion，MP）用于同种异体肝移植保存[103]。为了避免 MP 期间 RBC 的复杂使用，他们使用了一种牛源性戊二醛聚合血红蛋白氧载体（BD-HBOC）溶液作为保存液，MP（Liver Assist® device）持续灌注 12 h（21℃）保存的同种异体猪肝进行移植并获得了成功，亦因此促使 VirTech Bio 公司设计了 VIR-XV1，它是一种用更大分子量（分子量 > 500 kD，P_{50} = 36 mmHg）聚合的人源性戊二醛 Hb。组织学检查和 EM 分析结果显示这种保存液保存的肝组织完整性在 9 h 内仍非常好。结果显示 VIR-XV1 灌注组保存肝的组织和 EM 结果在整个实验过程中一直完好无损，而原 BD-HBOC 灌注组，当体外灌注达 9～12 h 后，保存的肝组织内会出现进行性内皮细胞损伤、脱落，及肝窦内细胞残骸堆积。然后，这两种 HBOCs 在持续灌注 12 h 期间均能保障保存肝的正常氧输送和二氧化碳排出。

（三）Zal 研究团队

该团队研制出了一种来自沙蠋（Arenicola

Marina）的、具有抗氧化特性的新型天然氧载体（HEMO₂life®）[88]，并将此氧载体作为一种辅助剂，添加于器官保存液，用于冷缺血与再灌注时段[121]。他们报导了HEMO₂life®用于肝移植和肺移植IRI猪模型的研究：①在肾移植研究中，移植后2周的血清肌酐有所改善，持续随访3个月的血清肌酐结果与前2周一样亦得到有效改善。②在肺移植项目研究中，在灌注5 h后，移植肺血管阻力降低（$P < 0.05$）、氧合比升高（$P < 0.05$）。与IRI相关的几项标志物在HEMO₂life®组中呈改善趋势。由此可见，HEMO₂life®在改善IRI是有效的。迄今为止，正在进行的临床试验结果令人期盼。用适当的溶液冷贮存（cold storage，CS）是移植肝保存的一个标准，然而，持续低温机器灌注（continuous hypothermic machine perfusion，CHMP）虽然更有效，但更复杂、更昂贵。该团队评估了添加了M101® CS移植肝保存液对原位猪肝移植的效果，结果显示，与CS组比较，CS＋M101组移植肝再灌注损伤减轻，而CS＋M101组与CHMP组或CHMP＋M101组之间比较没有显著统计学差异。另外，CS＋M101组中的炎症细胞激活水平也显著低于单纯CS组。

第四节 红细胞三项功能都增加的纳米生物技术氧载体

一、引言

Sims等[98]与Tronstad等[101]用一种新微电极检测了严重出血性休克动物模型的组织二氧化碳分压（PCO_2），发现严重出血性休克动物的死亡和心肌缺血与其组织内PCO_2水平升高呈正有关。红细胞内的碳酸酐酶（carbonic anhydrase，CA）是将组织二氧化碳输送到肺部排出的主要方法。由SFHb相互交联合成的PolySFHb仍可含有不同浓度的红细胞活性酶，其最终的产物中的酶活性各不相同，但均会低于其红细胞内的酶活性。

二、PolyHb-SOD-CAT-CA

基于上述原因，我们采用纳米生物技术，将CA、Hb和抗氧化酶进行聚合，制备出增强型过氧化氢酶-超氧化物歧化酶-碳酸酐酶浓度的聚合血红蛋白（polyhemoglobin with enhanced catalase-Superoxide dismutase-carbonic anhydrase，PolyHb-SOD-CAT-CA）[10]（图10-5，彩图6）。这种聚合血红蛋白不仅具备了红细胞的三大功能，而且因提高了三种红细胞活性酶浓度进一步增强了RBC的三大功能。这些红细胞活性酶可从牛源性红细胞中大量提取[49]。我们将其用于失血量达血容量2/3并持续90 min的失血性休克动物模型中[10]（图10-5）进行研究，结果发现，与输注全血组比较，PolyHb-SOD-CAT-CA可使细胞内的高PCO_2降低，抬高的ST段降低，升高的肌钙蛋白和乳酸降低，心脏与肠道损伤减轻，且在同一实验室模型中，它效果明显优于polyHb和polySFHb[10]。

我们发现PolyHb-SOD-CAT-CA可以进行冻干处理。众所周知，红细胞在室温下仅能存放1天，而它被制备成冻干粉剂后可在室温存放长达320天[11]，且在4℃环境下可存放360天以上，而同样条件下异体血仅能保存40天。该冻干粉剂可巴氏消毒法（加温至68℃持续2 h）消毒。有一项长时间安全性研究，即进行30%血容量的交换输血后予以输注5%血容量的该产品，持续4周[48]，结果显示该产品是安全的，且没有出现免疫性问题，与此相关的细节参见以下章节。

第五节 纳米级人造红细胞

一、早期人造红细胞

第一批人造红细胞由Chang等[18]在1957至1964年期间研发问世（图10-2），离体培养的人造红细胞具有了氧解离曲线、碳酸酐酶活性[19]和过氧化氢酶活性[30]的所有功能，但这些人造红细胞膜上没有血型抗原，故在遇到有抗体的血浆或血液时不会发生聚合[22]。然而，这些红细胞存在的唯一主要问题是它们在循环中会被快速清除。自那时起，许多研究致力于通过减少被网状内皮细胞的吞噬来提高这些红细胞在循环中的存活。研究发现从生物红细胞（biological red blood cells）内去除唾液酸（sialic acid）后，会像人造红细胞一样在循环中快速被清除[20, 22]。这促使我们尝试对人造红细胞的

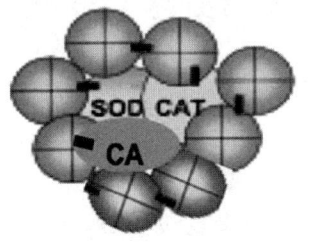
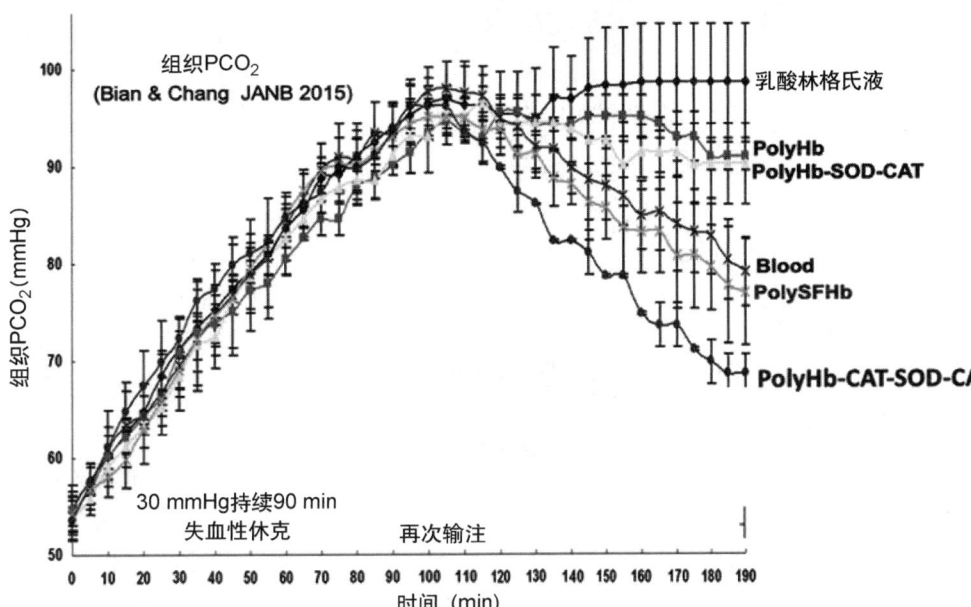
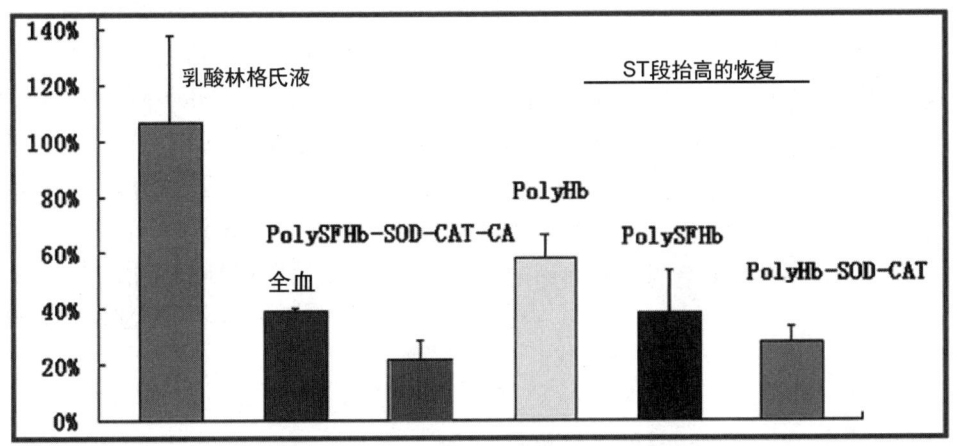

图 10-5 左上图：过氧化氢酶-超氧化物歧化酶-碳酸酐酶交联的增强型聚合血红蛋白中的红细胞活性酶浓度可达天然红细胞的 6 倍。在大鼠失血性休克模型中，失血占 2/3 总血容量满 90 min 后的研究结果如下：右上图：组织内 PCO_2 显著快速降低。右下图：缺血心肌的快速恢复。上述图表由 Chang 等团队提供

表面进行修饰，包括使用合成聚合物、带负电聚合物、交联蛋白、脂蛋白、脂质聚合物、增加表面多糖体等等[20, 22]。

二、双层脂质膜纳米人造红细胞（图 10-6）

1965 年，Bangham 等[8] 报导用于基础膜研究的脂质体的制备，每个脂质体由似洋葱（onion）状同心脂质双层的微球组成。这一多层脂质体限制了可包封的水溶性药物如包括 Hb 的量。因此，他们将 Chang 等[18-20] 使用乙醚制备人造细胞的基本原理（图 10-2）扩展为他们所称的"乙醚挥发法"，以形成用于药物递送的单双层脂质脂膜脂质体（single bilayer lipid membrane liposomes）[36]。

Djordjevich 与 Miller 等[38] 又在此基础上，拓展研发出了亚微米级的脂质膜人造红细胞（submicron lipid membrane artificial RBC）（图 10-6）。紧随其后有两大研究团队，即 1988 到 1994 年间的 Famer 与 Rudolph 等[43, 89] 和 1999 年的 Philips[82] 分别报导了脂质膜中加入聚乙二醇（polyethylene glycol，PEG）进行修饰，结果使这些人造红细胞在大鼠体内的循

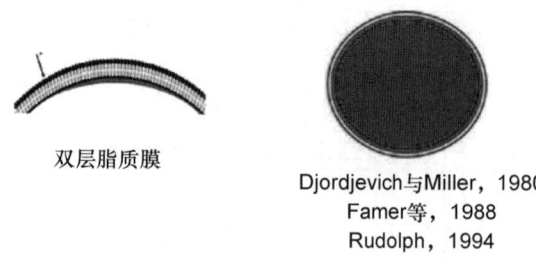
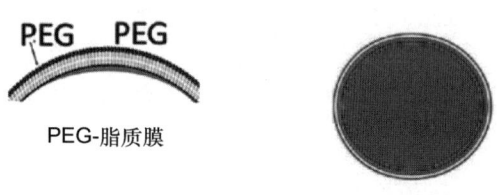

图 10-6 双层脂质膜与 PEG-脂质膜的纳米人造红细胞

环半衰期延长至 36 h。随后，Tsuchida 等[101]和紧随其后的 Sakai 等[90-92]在日本率先开展此项目研究。这些进展使得现在有可能扩大详细的临床前研究，以至在日本开展了临床试验[92]。更多的进展和细节将在本书后续由 Sakai 主笔的章节中详细阐述。

三、可生物降解的纳米级聚合人造细胞

基于本团队在 1976 年研制成功的可生物降解的微米级聚合膜人造细胞（micron dimension biodegradable polymeric membrane artificial cells）的方法基础上加以改进，我们进一步研发出了纳米级聚乳酸（polylactide，PLA）人造红细胞（nano dimension PLA artificial red blood cells）[24, 26] 和 PEG-PLA 膜人造红细胞（PEG-PLA membrane artificial red blood cells）[31]。

与脂质膜不同的是，上述两种人造细胞膜可穿透水溶性的中小分子。纳米级 PLA 人造红细胞上的聚乳酸膜（polylactide membrane）可生物降解成乳酸，最终降解为水和二氧化碳，因此不会滞留于网状内皮系统。这些直径 80 ～ 150 nm 的人造红细胞含有多种红细胞活性酶，能将 metHb 转化为 Hb[31]（图 10-7）。加入一种还原剂如抗坏血酸（即维生素 C），能够预防 metHb 的增加[31]；而加入葡萄糖与 NADH 后，这些纳米人造红细胞内的埃姆登-迈耶霍夫（Embden Meyerhof）酶系统可进一步降低 metHb 水平[31]（图 10-7）。

我们使用 PEG-聚乳酸共聚物膜（PEG-polylactide copolymer membrane）比聚合血红蛋白在循环内的停留时间增加 1 倍[31]。在大鼠模型中，给大鼠输注其 1/3 血容量的人造红细胞时，即使长时间输注也不会

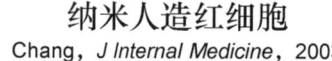
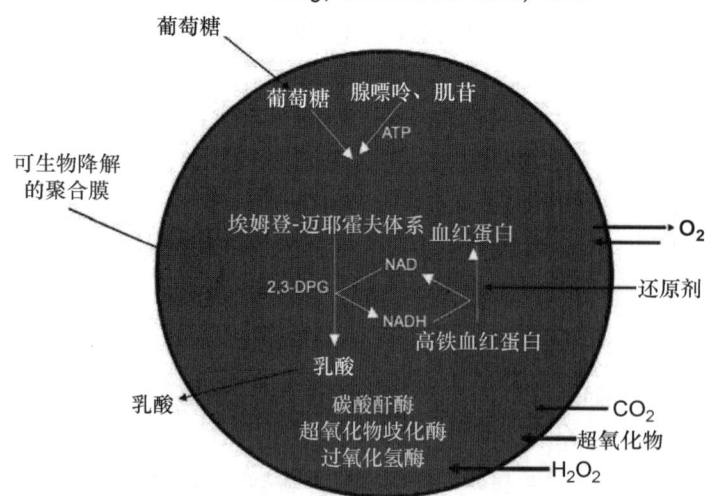
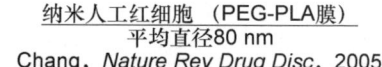
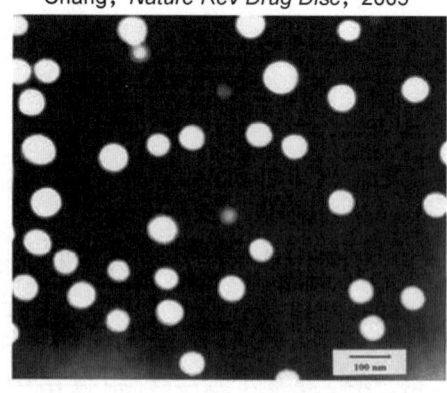

图 10-7 右图：纳米 PEG-PLA 膜人造红细胞的电镜图。左图：可生物降解的聚合膜纳米人造红细胞内含有血红蛋白和所有的红细胞活性酶。这类膜不可让大分子通过，但能让葡萄糖与血浆来源的还原性物质通过（With copyright permission from Chang 2007）

对肾脏[65]或肝脏[66]引起不良反应。我们的近期研究显示在失血量达总血容量 2/3 的大鼠失血性休克模型中，维持 MAP 约 30 mmHg 的休克状态达 1 h 后，输注含有 PolyHb-SOD-CAT-CA 的纳米级 PEG-PLA 膜人造红细胞可有效地成功复苏失血性休克，并降低组织内升高的 PCO_2[109]。

四、纳米级人造红细胞膜和结构的变异

PEG-脂质囊泡（PEG-lipid vesicles）更像是脂质聚合物膜人造细胞（lipid-polymer membrane artificial cells）[22]，而不再是纯化的脂质囊泡（lipid vesicles）。因此，聚合物膜人造细胞可分为脂质膜人造红细胞、PEG-脂质膜人造红细胞，及不同类型的聚合物膜人造红细胞，现在后者产品还包括聚合体（polymersomes）、纳米包囊（nanocapsules）、纳米颗粒（nanoparticles）和囊泡（vesicles）及其他。下面列举了几个潜在的应用实例。

Bäumler 等[9]制备的血红蛋白氧载体 HbMP-700 具有更强的携氧能力。他们将 Hb 与碳酸锰（$MnCO_3$）进行共沉淀后迅速加入人血清白蛋白（HSA）进行交联。碳酸锰沉淀物（$MnCO_3$ template）的溶解可产生平均直径约 710±60 nm 的聚合成亚微米级 HbMP-700，它不会清除 NO，并且在共沉淀过程中可以负载疏水性或亲水性纳米颗粒（NP）或超顺磁性纳米颗粒（如 SPIONs）。HbMP-700 不仅不会被吞噬细胞识别，还可向低 PO_2 的组织输送氧气，缓慢释放不运动的 NPs 或活性酶，若与 SPIONs 结合还可在 MRI 影像上被识别出来。这一载体的表面还可进行抗体或多肽的修饰。

Huang 等[107]通过蛋白-聚合物共轭聚合形成了氧载体纳米颗粒药物输送系统的"Hemosome"产品。它的成功制备是基于蛋白质在等电点状态下会有轻微反应的自聚合特性，方法简单，而制备产生的产物还具有很好的生物相容性。在这一研究中，选择白蛋白和血红蛋白为模型蛋白（model protein），制备出空的、可以载药的纳米颗粒，在其制备过程中，Hb 既不发生变性，也不失活，且保留了它的携氧能力。

Komatsu 等[62]制备一种人造氧载体的血红蛋白-白蛋白簇（Hemoglobin-Albumin Cluster）"HemoAct™"产品，由中心的血红蛋白和外周的人血清白蛋白（HSA）组成。利用异双功能交联剂（heterobifunctional cross-linker）α-琥珀酰亚胺-ω-马来酰亚胺将 Hb 表面的赖氨酸氨基与 HSA 的半胱氨酸-34 残端进行共价键连接。与天然 Hb 比较，HemoAct™ 具有更高、更强的氧亲和力（P_{50} = 9Torr）。给麻醉大鼠静脉注射虽可引起血管收缩，但血压不会明显升高。碘标记的 HemoAct™ 在血循环中的半衰期[32]要比 HSA 的半衰期更长。

以上仅是一些人造红细胞进行修饰后的案例，此类修饰的类型非常多样，具有无限的可能性[28]。但是，在设计此类修饰改造时，我们还应考虑到其对人造红细胞功能特点的影响。

五、无功能或有功能的细胞膜（图 10-8，彩图 7）

混悬液容积固定时，颗粒直径越小，其总表面积就越大。因此，直径 100～200 nm 人造红细胞的 10 ml 总表面积是同等容积直径 7 μm（7000 nm）人

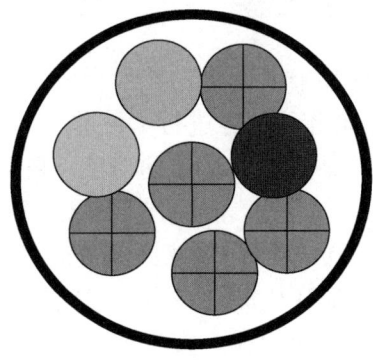
颗粒型纳米红细胞
无功能PEG-PLA或PEG-磷脂膜

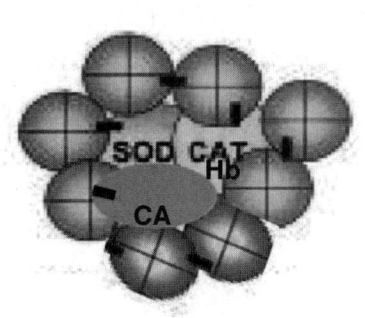
可溶性纳米红细胞
有功能的血红蛋白膜

图 10-8　无功能膜与有功能膜对比

造红细胞的 100 倍。这也意味着细胞膜材料的总用量将大大增加。因此，PEG-脂质膜和 PEG-PLA 膜的纳米红细胞都含有大量无功能的脂质膜或聚乳酸膜。一方面，对于含有可溶性纳米生物技术治疗的人造红细胞 PolyHb-SOD-CAT-CA，它的"膜"对携带着氧的 Hb 是有功能的，属于有功能的细胞膜（图 10-4）；另一方面，由于不同材料都可以包封，所以膜包封系统也更是多种多样的。

六、其他研究领域

（一）具有血小板功能的纳米生物技术氧载体

聚合 Hb 可在重度失血时替代血红蛋白，但在极大量失血时，血小板同样也需要被替代，以避免出现凝血功能障碍。我们利用纳米生物技术将 Hb 与纤维蛋白原进行重组，合成 PolyHb-纤维蛋白制剂（PolyHb-fibrinogent）[115]。我们在大鼠模型中观察了这一制剂的效果，发现当 PolyHb 替换超过总血容量 80% 的全血时，会导致凝血功能障碍[115]，而使用 PolyHb-纤维蛋白制剂时，替代量达到总血容量 98% 的全血时也不会导致凝血异常。

（二）具有肿瘤抑制功能的纳米生物技术氧载体

肿瘤内的异常微循环会导致携氧红细胞（oxygen carrying red blood cells）的灌注量下降。Robinson 与 Teicher[87] 的研究表明 PolyHb 更容易灌注到微循环异常的肿瘤中进行供氧，从而为化疗与放疗提供所需的含氧微环境。Shorr 等[96] 在肿瘤化疗与放疗中使用 PEG 共轭血红蛋白治疗。Pearce 与 Gawry 等[80] 研究表明 PolyHb 可抑制肿瘤生长，增加大鼠脑神经胶质肉瘤模型的生存寿命。Han 等[50] 在肿瘤异种移植模型中使用 PEG 共轭血红蛋白与顺铂联合治疗。我们将酪氨酸酶与 Hb 交联形成一类可溶性 PolyHb-酪氨酸酶复合物（a soluble PolyHb-tyrosinase complex）[118]。这类复合物具有双重功能，在供氧的同时还能降低循环内黑色素瘤生长所需的酪氨酸的水平。静脉注射这一复合物能够延缓黑色素瘤生长，且不会在受试动物中产生不良反应。我们近期的另一项研究使用了含有 PolyHb-酪氨酸酶复合物的 PLA 膜纳米人造红细胞，用于大鼠黑色素瘤模型的肿瘤内注射治疗[106]，发挥了既增加氧供，又清除酪氨酸的双重作用，以抑制黑色素瘤的生长[106]。

（三）干细胞

干细胞（stem cells）在制造各类人造血细胞中具有很大的应用潜力[71]，基于血小板和白细胞应用需求量少，干细胞更适用于血小板与白细胞的制造。即使如此，与纳米生物技术衍生的血小板明显不同，天然血小板必须在室温下保存，且只能保存 5 天，并存在可能有细菌感染的问题。尽管在人造红细胞领域已开展了诸多研究，但仍不可能满足临床需求的大量 RBCs 的供应[71]。如能实现，则将成为许多输注红细胞治疗的临床疾病的重要稀缺资源的来源和保障。即使如此，在某些情况下使用时，这些人造 RBCs 仍存在许多使用天然 RBCs 时会遇到的问题。

（四）未来的发展

人造细胞的细胞膜和内容物拥有无限变化的可能性[28]（图 10-9）。现研制的人造细胞，大的如同天然细胞，小到微米级、纳米级甚至分子级。每一种人造细胞的构型可有无限的变化，每一种构型的变化都给予一个新术语，这可能会对每位新来者带来很多困惑（图 10-9）。尽管已对一些新术语进行了整合和梳理[28]（图 10-9）。我们仅仅触及了人造细胞潜在拓展、创新和临床应用等方面的巨大潜力的冰山一角（图 10-9）。到目前为止，此领域许多最新前沿性资料可在其他地方查阅[28]。

第六节　总结与讨论

一、前车之鉴

首例基于纳米生物技术合成的血液代用品早在 20 世纪 60 年代已经进行了报道。大多数人都以为血液代用品是件非常简单的事件，可以在需要时很快研发出来。因此，血液代用品相关的研究一直未受到重视。1989 年 HIV 感染献血危机爆发时，还没有可用的血液代用品，许多人因输注了 HIV 感染者的献血而传染了 HIV。直到那时，世界各地学者们才对血液代用品开始密集的研究与开发。这时学者们

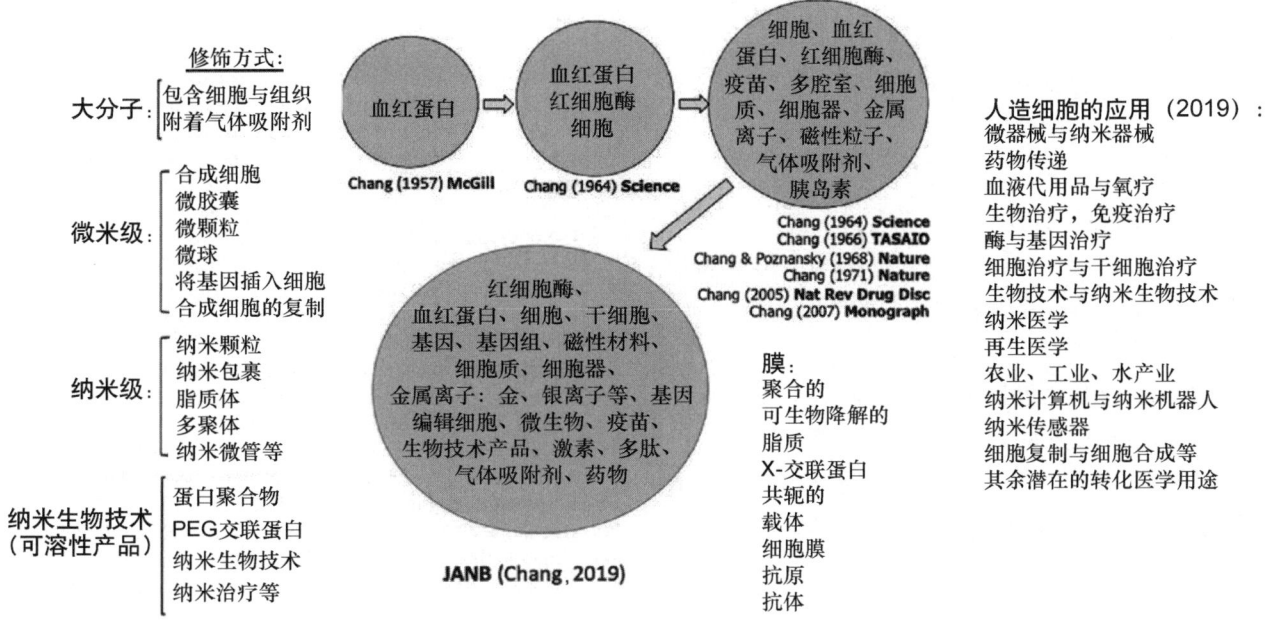

图 10-9 中：人造细胞的基本理念促使了早期各类人造细胞的诞生。目前人造细胞的内容物和细胞膜材料具有无限的改造潜力。左：人造细胞的大小、构型和相应术语的变异。右：应用范围（From Chang 2019 with copyright permission）

才发现血液代用品的研究和开发需要像癌症和其他疾病一样进行长期的医学研究时，为时已晚。这也就是为什么 20 多年过去之后，PolyHb 只有在南非与俄罗斯获批，可以在临床使用。

二、砥砺前行

血液代用品领域仍需要开展更多的研究和开发。迄今为止，国际研究进展表明，从简单到复杂的量身定制研究和开发血液代用品是可能的。当务之急是说干就干、不再等待。我们需要分析每一代血液代用品的特定适应证。一方面，如果在治疗某种疾病时仅需要一种单纯氧载体，就不需要使用复合型产品。另一方面，如果复合型产品有使用的适应证，就应该及时选用。我们还应注重世界各地正进行许多重要项目和产品的研究，包括开发其他新颖方法如新型交联剂，探究新型原材料如猪源性、牛源性、人脐带红细胞、重组蛋白、沙蠋等来源的血红蛋白，开展与一氧化氮、氧化应激、结合珠蛋白、供氧效率相关的基础研究；还有现有产品的安全性与有效性分析等等诸多方向的研究。

迄今为止，在肿瘤、罕见病、分子生物学和其他领域等基础研究和开发已投入了大量的资源。在血液代用品研究领域期待获得同样的资源支持是不现实的，我们应该在没有像医学院校、工业研究和开发有充足的研究资源情况下，研究和开发出一种完美的血液代用品。让我们行动起来，不要等到下一场用血危机爆发后，再次迫于局势进行补救性的研究与开发。

要点

- 迄今为止，国际研究进展表明，从最简单的氧载体至增加了抗氧化剂与二氧化碳载体的氧载体进行量身定制式的研究和开发已成为可能。
- 我们需要分析不同类型的血液代用品的具体适应证。如果当某种疾病的治疗仅需用一种单纯氧载体，就不必使用复合型产品。但如果复合型产品有使用的适应证，就应该及时选用。
- 我们还应加强对世界各地正在进行的许多重要项目和产品的研究，包括开发其他新颖方法如新型交联剂，探究新型原材料如猪源性、牛源性、人脐带红细胞、重组蛋白、沙蠋等来源的血红蛋白，开展与一氧化氮、氧化应激、结合珠蛋白、供氧效率相关的基础研究，以及现有产品的安全性与有效性分析等诸多方向的研究。

- 迄今为止，在肿瘤、罕见病、分子生物学和其他领域等基础研究和开发已投入了大量的资源。在血液代用品研究领域期待获得同样的资源支持是不现实的，我们应该在没有像医学院校、工业研究和开发有充足的研究资源情况下，研究和开发出一种完美的血液代用品。
- 让我们行动起来，不要等到下一场用血危机爆发后，再次迫于局势进行补救性的研究与开发。

声明

本章的部分内容包括文本和图片，来源于作者的研究论文，已获得版权许可。

本章的部分内容包文本和图片，来源于作者发表于 *Artificial Cells, Nanomedicine and Biotechnology* (Taylor & Francis 出版社) 等的论文，已获得版权许可。

作者在这一领域的研究得到了加拿大卫生研究院和加拿大卫生研究院-加拿大血液服务中心联合基金的资助，上述机构均为加拿大政府直属管理的非营利组织。本文的观点仅代表作者本人的观点，不一定与资助组织或加拿大政府的观点相符。

参考文献

1. Abuchowski A. SANGUINATE® PEGylated bovine hemoglobin with dual carbon monoxide and oxygen delivery agent with anti-inflammatory and anti-vasoconstrictive properties. Abstract 2017 International Symposium on blood substitutes www.artcell.mcgill.ca. 2017.
2. Abuchowski A, Es TV, Palczuk NC, Davis FF. Alteration of immunological properties of bovine serum albumi by convalent attachment of polyethylene glycol. J Biol Chem. 1977;252:2578–3581.
3. Acharya SA, Tsai AG, Intaglietta M. EAF PEG hemoglobins: novel class of non-hypertensive resuscitation fluids: simplicity and advantages of extension arm chemistry for PEGylation. In: Chang TMS, editor. Selected topics in nanomedicine. Singapore: World Science Publisher/Imperial College Press; 2013.
4. Alayash AI. Oxygen therapeutics: can we tame Hb. Nat Rev Drug Discov. 2004;3:152–9.
5. Alayash AI. Unravelling of hemoglobin oxidative toxicity: thirty years of investigation. In: Chang TMS, Bulow L, Jahr JS, Sakai H, Yang CM, editors. Nanobiotherapeutic based blood substitutes. Singapore: World Science Publisher; 2021.
6. Alomari EAH, Ronda L, Bettati S, Mozzarelli A, Bruno S. Modulation of oxygen affinity in hemoglobin-based oxygen carriers. In: Chang TMS, Bulow L, Jahr JS, Sakai H, Yang CM, editors. Nanobiotherapeutic based blood substitutes. Singapore: World Science Publisher; 2021.
7. Amberson WR. Blood substitute. Biol Rev. 1937;12:48.
8. Bangham AD, et al. Diffusion of univalent ions across the lamellae of swollenphospholipids. J Mol Biol. 1965;13:238–52.
9. Bäumler H, Georgieva R. Hemoglobin-based oxygen carriers HbMP-700 can deliver more than oxygen. Biomacromolecules. 2010;11:1480–7.
10. Bian Y, Chang TMS. A novel nanobiotherapeutical Poly-[hemoglobin-superoxide dismutase-catalase-carbonic anhydrase] with no cardiac toxicity for the resuscitation of a 90 minutes sustained severe hemorrhagic shock rat model with 2/3 blood volume loss. Artif Cells Nanomed Biotechnol. 2015;43(1):1–9. http://www.medicine.mcgill.ca/artcell/2015bian&chang.pdf.
11. Bian Y, Guo C, Chang TMS. Temperature stability of Poly-[hemoglobinsuperoxide dismutase–catalase- carbonic anhydrase] in the form of a solution or in the lyophilized form during storage at −80 °C, 4 °C, 25 °C and 37 °C or pasteurization at 70 °C. Artif Cells Nanomed Biotechnol. 2016;44:41–7.
12. Biro G. Rationale, evidence-based transfusion: a physiologist's perspective. In: Chang TMS, Bulow L, Jahr JS, Sakai H, Yang CM, editors. Nanobiotherapeutic based blood substitutes. Singapore: World Science Publisher; 2021.
13. Bucci E. Basic science offers a challenge for developing hemoglobin based oxygen carriers into therapeutic agent. Artif Cells Blood Substit Immobil Biotechnol. 2011;39:206–13.
14. Buehler PW, Haney CR, Gulati A, Ma L, Hsia CJ. Polynitroxyl hemoglobin: a pharmacokinetic study of covalently bound nitroxides to hemoglobin platforms. Free Radic Biol Med. 2004;37(1):124–35.
15. Bunn HF, Jandl JH. The renal handling of hemoglobin. Trans Assoc Am Phys. 1968;81:147.
16. Burhop KE, Estep TE. Hb induced myocardial lesions. Artif Cells Blood Substit Immobil Biotechnol. 2001;29:101–6.
17. Chan G, Chang TMS. Dual effects include antioxidant and pro-oxidation of ascorbic acid on the redox properties of bovine hemoglobin. In: Chang TMS, Bulow L, Jahr JS, Sakai H, Yang CM, editors. Nanobiotherapeutic based blood substitutes. Singapore: World Science Publisher; 2021.
18. Chang TMS. Hemoglobin corpuscles. Report of a research project for Honours Physiology, Medical Library, McGill University. Also reprinted in full in Chang;s 2007 Monograph on "Artificial Cells". 1957.
19. Chang TMS. Semipermeable microcapsules. Science. 1964;146:524–5.
20. Chang TMS. Semipermeable aqueous microcapsules. Ph.D. Thesis, McGill University. 1965.
21. Chang TMS. Stabilisation of enzymes by microencapsulation with a concentrated protein solution or by microencapsulation followed by cross-linking with glutaraldehyde. Biochem Biophys Res Commun. 1971;44:1531–6.
22. Chang TMS. Artificial cells. Springfield: Charles C. Thomas; 1972. (out of print but available for free online viewing/download at www.artcell.mcgill.ca).
23. Chang TMS. Biodegradable semipermeable microcapsules containing enzymes, hormones, vaccines, and other biologicals. J Bioeng. 1976;1:25–32.
24. Chang TMS. Red blood cell substitutes: principles, methods, products and clinical trials, vol. I (Monograph). Basel: Karger/Landes Systems; 1997. (available for free online viewing at www.artcell.mcgill.ca or www.artificialcell.info).
25. Chang TMS. Therapeutic applications of polymeric artificial cells. Nat Rev Drug Discov. 2005;4:221–35.
26. Chang TMS. Monograph on "ARTIFICIAL CELLS: biotechnology, nanotechnology, blood substitutes, regenerative medicine, bioencapsulation, cell/stem cell therapy". Singapore: World Scientific Publisher/Imperial College Press; 2007, 435 pages. (available for free online viewing/download at www.artcell.mcgill.ca)
27. Chang TMS. Translational feasibility of soluble nanobiotherapeutics with enhanced red blood cell functions. Artif Cells Nanomed Biotechnol. 2017;45:671–6.
28. Chang TMS. ARTIFICIAL CELL evolves into nanomedcine, biotherapeutics, blood substitutes, drug delivery, enzyme/gene therapy, cancer therapy, cell/stem cell therapy, nanoparticles, lipo-

somes, bioencapsulation, replicating synthetic cells, cell encapsulation/scaffold, biosorbent/immunosorbent hemoperfusion/plasmapheresis, regenerative medicine, encapsulated microbe, nanobiotechnology, nanotechnology. Artif Cells Nanomed Biotechnol. 2019;47(1):997–1013. https://doi.org/10.1080/21691401.2019.1577885.
29. Chang TMS. Artificial Cells, Blood Substitutes and Nanomedicine website containing reviews and monographs for free online viewing or download www.artcell.mcgill.ca. 2021.
30. Chang TMS, Poznansky MJ. Semipermeable microcapsules containing catalase for enzyme replacement in acatalsaemic mice. Nature. 1968;218:242–5.
31. Chang TMS, Powanda D, Yu WP. Analysis of polyethyleneglycolpolylactide nano-dimension artificial red blood cells in maintaining systemic hemoglobin levels and prevention of methemoglobin formation. Artif Cells Blood Substit Immobil Biotechnol. 2003;31:231–48.
32. Chang EJ, Lee TH, Mun KC, et al. Effects of polyhemoglobinantioxidant enzyme complex on ischemia-reperfusion in kidney. Transplant Proc. 2004;36:1952–4.
33. Chang TMS, Jiang WH, D'Agnillo F, Razack S. Nanobiotherapeutics as preservation fluids for organs ans cells. In: Chang TMS, Bulow L, Jahr JS, Sakai H, Yang CM, editors. Nanobiotherapeutic based blood substitutes. Singapore: World Science Publisher; 2021.
34. Chang TMS, Bulow L, Jar J, Saika H, Yang CM, editors. Book on Nanobitherapeutic based blood substitutes. Singapore: World Science Publisher; 2021.
35. D'Agnillo F, Chang TMS. Polyhemoglobin-superoxide dismutasecatalase as a blood substitute with antioxidant properties. Nat Biotechnol. 1998;16:667–71.
36. Deamer DW, Bangham AD. Large-volume liposomes by an ether vaporization method. Biochim Biophys Acta. 1976;443:629–34.
37. DeVenuto F, Zegna A. Blood exchange with pyridoxalatedpolymerized hemoglobin. Surg Gynecol Obstet. 1982;155:342.
38. Djordjevich L, Miller IF. Synthetic erythrocytes from lipid encapsulated hemoglobin. Exp Hematol. 1980;8:584.
39. Doherty DH, Doyle MP, Curry SR, et al. Rate of reaction with nitric oxide determine the hypertensive effect of cell free hemoglobin. Nat Biotechnol. 1998;16:672–6.
40. Dudziak R, Bonhard K. The development of hemoglobin preparations for various indications. Anesth. 1980;29:181.
41. Estep TN. Hemoglobin based oxygen carriers, volume expansion, fluid management, and anemia. In: Chang TMS, Bulow L, Jahr JS, Sakai H, Yang CM, editors. Nanobiotherapeutic based blood substitutes. Singapore: World Science Publisher; 2021.
42. Estep TN. Hemoglobin based oxygen carriers and myocardial infarction: assessment of potential mechanisms. In: Chang TMS, Bulow L, Jahr JS, Sakai H, Yang CM, editors. Nanobiotherapeutic based blood substitutes. Singapore: World Science Publisher; 2021.
43. Farmer MC, Rudolph AS, Vandegriff KD, Havre MD, Bayne SA, Johnson SA. Lipsome-encapsulated hemoglobin: oxygen binding properties and respiratory function. Biomater Artif Cells Artif Organs. 1988;16:289–99.
44. Feola M, Gonzalez H, Canizaro PC, Bingham D. Development of bovine stroma-free hemoglobin solution as a blood substitute. Surg Gynecol Obstet. 1983;157:399.
45. Fratantoni JC. Points to consider on efficacy evaluation of hemoglobin and perfluorocarbon based oxygen carriers. Transfusion. 1994;34:712–71.
46. Gould SA, et al. The life-sustaining capacity of human polymerized hemoglobin when red cells might be unavailable. J Am Coll Surg. 2002;195:445–52.
47. Greenburg AG, Kim HW. Evaluating new red cell substitutes: a critical analysis of toxicity models. Biomater Artif Cell Immobil Biotechnol. 1992;20:575–81.
48. Guo C, Chang TMS. Long term safety and immunological effects of a nanobiotherapeutic, bovine poly-[hemoglobin-catalasesuperoxide dismutase-carbonic anhydrase], after four weekly 5% blood volume toploading followed by a challenge of 30% exchange transfusion. Artif Cells Nanomed Biotechnol. 2018;46(7):1349–63. www.artcell.mcgill.ca/safety_immune.pdf.
49. Guo C, Gynn M, Chang TMS. Extraction of superoxide dismutase, catalase and carbonic anhydrase from stroma-free red blood cell hemolysate for the preparation of the nanobiotechnological complex of PolyHemoglobin-superoxide dismutase-catalase-carbonic anhydrase. Artif Cells Nanomed Biotechnol. 2015;43(3):157–62.
50. Han JQ, Yu MH, Dai M, Li HW, Xiu RJ, Liu Q. Decreased expression of MDR1 in PEG-conjugated hemoglobin solution combined cisplatin treatment in a tumor xenograft model. Artif Cells Blood Substit Immobil Biotechnol. 2012;40:239–44.
51. Hoffman SJ, Looker DL, Roehrich JM, et al. Expression of fully functional tetrameric human hemoglobin in Escherichia coli. Proc Natl Acad Sci U S A. 1990;87:8521–5.
52. Hsia JC, Song DL, Er SS, Wong LTL. Pharmacokinetic studies on a raffinose-polymerized human hemoglobin in the rat. Biomater Artif Cell Immobil Biotechnol. 1992;20:587–96.
53. Iwashita Y. Relationship between chemical properties and biological properties of pyridoxalated hemoglobin-polyoxyethylene. Biomater Artif Cell Immobil Biotechnol. 1992;20:299–308.
54. Jahr JS. Hemoglobin-glutamer 250 (bovine) [HBOC-201, Hemopure®] clinical use in South Africa and comprehensive review of cardiac outcomes and risk/benefit in PeerReviewed, indexed studies in humans and animal models. In: Chang TMS, Bulow L, Jahr JS, Sakai H, Yang CM, editors. Nanobiotherapeutic based blood substitutes. Singapore: World Science Publisher; 2021.
55. Jahr JS, Mackenzie C, Pearce LB, Pitman A, Greenburg AG. HBOC-201 as an alternative to blood transfusion: efficacy and safety evaluation in a multicenter phase III trial in elective orthopaedic surgery. J Trauma. 2008;64:1484–97.
56. Jia YP, Alayash AI. Molecular basis of haptoglobin and hemoglobin complex formation and protection against oxidative stress and damage. In: Chang TMS, editor. Selected topics in nanomedicine. Singapore: World Science Publisher/Imperial College Press; 2013.
57. Keipert P, Chang TMS. In-vivo effects of total and partial isovolemic exchange transfusion in fully conscious rats using pyridoxalated polyhemoglobin solution as a colloidal oxygen-delivery blood substitute. Vox Sang. 1987;53:7–14.
58. Kettisen K, Bülow L. Cysteine mutations in recombinant fetal hemoglobin influence oxidative side-reactions. In: Chang TMS, Bulow L, Jahr JS, Sakai H, Yang CM, editors. Nanobiotherapeutic based blood substitutes. Singapore: World Science Publisher; 2021.
59. Kim HW, Greenburg AG, editors. Hemoglobin-based oxygen carriers as red cell substitutes and oxygen therapeutics. New York, London: Springer; 2014. 738 pages.
60. Klein HG. The prospects for red-cell substitutes. N Engl J Med. 2000;342(22):1666–8.
61. Kobayashi K, Tsuchida E, Horinouchi H, editors. Artificial oxygen carriers. Singapore: Spring; 2005.
62. Komatsu T. Hemoglobin-albumin cluster "HemoAct™" as an artificial O_2-carrier. Abstract, 2017 International Symposium on Blood Substitutes. www.artcell.mcgill.ca. 2017.
63. Li XZ, Zhang XW, Liu Q. Determination of the molecular weight distribution of PEGylated bovine hemoglobin (PEG-bHb). Artif Cells Blood Substit Immobil Biotechnol. 2005;33:13–28.
64. Li T, Yu R, Zhang HH, Liang WG, Yang XM, Yang CM. A method for purification and viral inactivation of human placenta hemoglobin. Artif Cells Blood Substit Immobil Biotechnol. 2006;34(2):175–88.
65. Liu ZC, Chang TMS. Effects of PEG-PLA-nano artificial cells containing hemoglobin on kidney function and renal histology in rats. Artif Cells Blood Substit Immobil Biotechnol. 2008;36:421–30.

66. Liu ZC, Chang TMS. Long term effects on the histology and function of livers and spleens in rats after 33% toploading of PEG-PLA-nano artificial red blood cells. Artif Cells Blood Substit Immobil Biotechnol. 2008;36:513–24.
67. Liu Q, Xiu RJ. Proceedings of the XI ISBS Symposium at Peking Union Medical College, Chinese Academy of Medical Sciences. Artif Cells Blood Substit Immobil Biotechnol. 2008;36(3):169–293.
68. Liu XB, Li CX, Qi X, Wong BL, Man K. The application of hemoglobin-based oxygen carriers in liver cancer treatment in rodent models. In: Chang TMS, Bulow L, Jahr JS, Sakai H, Yang CM, editors. Nanobiotherapeutic based blood substitutes. Wahington D.C.: World Science Publisher; 2021.
69. Looker D, Abbott-Brown D, Cozart P, et al. A human recombinant hemoglobin designed for use as a blood substitute. Nature. 1992;356:258–60.
70. Ma L, Hsia CJC. Polynitroxylated hemoglobin as a multifunctional therapeutic for critical care and transfusion medicine. In: Chang TMS, editor. Selected topics in nanomedicine. Singapore: World Science Publisher/Imperial College Press; 2013.
71. Mazurier C, Douay L, Lapillonne H. Red blood cells from induced pluripotent stem cells: hurdles and developments. Curr Opin Hematol. 2011;18:249–53.
72. Mer M, Hodgson E, Wallis L, Jacobson B, Levien L, Snyman J, Sussman MJ, James M, van Gelder A, Allgaier R, Jahr JS. Hemoglobin glutamer-250 (bovine) in South Africa: consensus usage guidelines from clinician experts who have treated patients. Transfusion. 2016;56:2631–16.
73. Moore E, Moore FA, Fabian TC, Bernard AC, Fulda GJ, Hoyt DB, et al. Human polymerized hemoglobin for the treatment of hemorrhagic shock when blood is unavailable: the USA multicenter trial. J Am Coll Surg. 2009;208:1–13.
74. Moss GS, Gould SA, Sehgal LR, Sehgal HL, Rosen AL. Hemoglobin solution - from tetramer to polymer. Biomater Artif Cells Artif Organs. 1988;16:57–69.
75. Nadithe V, Bae YH. Hemoglobin conjugates with antioxidant enzymes (hemoglobin-superoxide dismutase-catalase) via poly(ethylene glycol) crosslinker for protection of pancreatic beta RINm5F cells in hypoxia. Tissue Eng. 2011;17:24532462.
76. Nadithe V, Bae YH. Hemoglobin conjugates with antioxidant enzymes (hemoglobin-superoxide dismutase-catalase) via poly(ethylene glycol) crosslinker for protection of pancreatic beta RINm5F cells in hypoxia. Tissue Eng. 2011;17:2453–62.
77. Natanson C, Kern SJ, Lurie P, Banks SM, Wolfe SM. Cell-free hemoglobin-based blood substitutes and risk of myocardial infarction and death: a meta-analysis. JAMA. 2008;299:2304–12.
78. Ono-Uruga Y, Tozawa K, Ikeda Y, Matsubara Y. Megakaryocytes and platelets from novel human adipose tissue-derived mesenchymal stem cells: development of cell based regenerative medicine. In: Chang TMS, Bulow L, Jahr JS, Sakai H, Yang CM, editors. Nanobiotherapeutic based blood substitutes. Singapore: World Science Publisher; 2021.
79. Park YK, Abuchowski A, Davis S, Davis F. Pharmacology of Escherichia coli-L-asparaginase polyethylene glycol adduct. Anticancer Res. 1981;1:373–6.
80. Pearce LB, Gawryl MS. Overview of preclinical and clinical efficacy of Biopure's HBOCs. In: Chang TMS, editor. Blood substitutes: principles, methods, products and clinical trials, vol. 2. Basel: Karger; 1998. p. 82–98.
81. Perutz MF. Stereochemical mechanism of oxygen transport by hemoglobin. Proc R Soc Lond B. 1980;208:135.
82. Philips WT, Klpper RW, Awasthi VD, Rudolph AS, Cliff R, Kwasiborski VV, Goins BA. Polyethylene glyco-modified liposome-encapsulated Hb: a long circulating red cell substitute. J Pharmacol Exp Ther. 1999;288:665–70.
83. Powanda D, Chang TMS. Cross-linked polyhemoglobin-superoxide dismutase-catalase supplies oxygen without causing blood brain barrier disruption or brain edema in a rat model of transient global brain ischemia-reperfusion. Artif Cells Blood Substit Immobil Biotechnol. 2002;30:25–42.
84. Przybelski R, Blue J, Nanvaty M, Goldberg C, Estep T, Schmitz T. Clinical studies with diaspirin cross-linked hemoglobin solution (DCLHb™): a review and update. Artif Cells Blood Substit Immobil Biotechnol. 1996;24(abstracts issue):407.
85. Rabiner SF, Helbert JR, Lopas H, Friedman LH. Evaluation of stroma free hemoglobin solution as a plasma expander. J Exp Med. 1967;126:1127.
86. Razack S, D'Agnillo F, Chang TMS. Crosslinked hemoglobin-superoxide dismutase-catalase scavenges free radicals in a rat model of intestinal ischemia reperfusion injury. Artif Cells Blood Substit Immobil Biotechnol. 1997;25:181–92.
87. Robinson MF, Dupuis NP, Kusumoto T, Liu F, Menon K, Teicher BA. Increased tumor oxygenation and radiation sensitivity in two rat tumors by a hemoglobin-based oxygen carrying preparation. Artif Cells Blood Substit Immobil Biotechnol. 1995;23:431–8.
88. Rousselot M, Delpy E, Drieu La Rochelle C, Lagente V, Pirow R, Rees JF, Hagege A, Le Guen D, Hourdez S, Zal F. Arenicola marina extracellular hemoglobin: a new promising blood substitute. Biotechnol J. 2006;1(3):333–45.
89. Rudolph AS. Encapsulated hemolgobin: current issues and future goals. Artif Cells Blood Substit Immobil Biotechnol. 1994;22:347–60.
90. Sakai H. Biocompatibility of a highly concentrated fluid of hemoglobin-vesicles as a transfusion alternative. In: Chang TMS, editor. Selected topics in nanomedicine. Singapore: World Science Publisher/Imperial College Press; 2013.
91. Sakai H, Yamada M. Prevention of methemoglobin formation in artificial red cells (hemoglobin-vesicles). In: Chang TMS, Bulow L, Jahr JS, Sakai H, Yang CM, editors. Nanobiotherapeutic based blood substitutes. Singapore: World Science Publisher; 2021.
92. Sakai H, Azuma H, Horinouchi H, Kobayashi K. Translational research of Hbvesicles (artificial red cells) for a transfusion alternative and O_2/CO therapeutics. In: Chang TMS, Bulow L, Jahr JS, Sakai H, Yang CM, editors. Nanobiotherapeutic based blood substitutes. Singapore: World Science Publisher; 2021.
93. Savitsky JP, Doozi J, Black J, Arnold JD. A clinical safety trial of stroma free hemoglobin. Clin Pharmacol Ther. 1978;23:73.
94. Sheng Y, Yuan Y, Liu C, Tao X, Shan X, Xu F. In vitro macrophage uptake and in vivo biodistribution of PLA–PEG nanoparticles loaded with hemoglobin as blood substitutes: effect of PEG content. J Mater Sci Mater Med. 2009;20(9):1881–91.
95. Shoemaker S, Gerber M, Evans G, Paik L, Scoggin C. (Somatogen Co.USA). Initial clinical experience with a rationally designed genetically engineered recombinant human hemoglobin. Artif Cells Blood Substit Immobil Biotechnol. 1994;22:457–65.
96. Shorr RG, Viau AT, Abuchowski A. Phase 1B safety evaluation of PEG hemoglobin as an adjuvant to radiation therapy in human cancer patients. Artif Cells Blood Substit Immobil Biotechnol. 1996;24(abstracts issue):407.
97. Simoni J, Simoni G, Lox CD, Prien SD, Shires GT. Modified hemoglobin solution with desired pharmacological properties does not activate nuclear transcription factor NF-kappa B in human vascular endothelial cells. Artif Cells Blood Substit Immobil Biotechnol. 1997;25:193–210.
98. Sims C, Seigne P, Menconi M, Monarca J, Barlow C, Pettit J, Puyana JC. Skeletal muscle acidosis correlates with the severity of blood volume loss during shock and resuscitation. J Trauma. 2001;51:1137–46.
99. Tam SC, Blumenstein J, Wong JT. Dextran hemoglobin. Proc Natl Acad Sci USA. 1976;73:2128.
100. Timm B, Elmer J. Enhancing the stability of Lumbricus terrestris Erythrocruorin (LtEc) for use as a blood substitute. In: Chang TMS, Bulow L, Jahr JS, Sakai H, Yang CM, editors. Nanobiotherapeutic based blood substitutes. Singapore: World Science Publisher; 2021.
101. Tronstad C, Pischke SE, Holhjem L, Tonnessen TI, Martinsen OG,

Grimnes S. Early detection of cardiac ischemia using a conductometric PCO 2 sensor: real-time drift correction and parameterization. Physiol Meas. 2010;31:1241–55.

102. Tsuchida E, Sakai H, Horinouchi H, Kobayashi K. Hemoglobin Vesicles. Artif Cell Blood Substit Biotechnol. 2006;34:581–8.

103. Vandegriff KD, Malavalli A, Light WR. Development of a new HBOC for liver allograft preservation in combination with machine perfusion—clearing the wait list. In: Chang TMS, Bulow L, Jahr JS, Sakai H, Yang CM, editors. Nanobiotherapeutic based blood substitutes. Singapore: World Science Publisher; 2021.

104. Vincent JL, Privalle CT, Singer M, Lorente JA, DeAngelo J. Multicenter randomized, placebo-controlled phase III study of pyridoxalated hemoglobin polyoxyethylene in distributive shock (PHOENIX)*. Crit Care Med. 2015;43(1):57–64.

105. Walder JA, Zaugg RH, Walder RY, Steele JM, Klotz IM, IM. Diaspirins that cross-link alpha chains of hemoglobin: bis(3,5-dibromosalicyl) succinate and bis(3,5-dibormosalicyl) fumarate. Biochemistry. 1979;18:4265–70.

106. Wang Y, Chang TMS. A polymer-lipid membrane artificial cell nanocarrier containing enzyme-oxygen biotherapeutic inhibits the growth of B16F10 melanoma in 3D culture and in a mouse model. Artif Cells Nanomed Biotechnol. 2021;49(1):461–70.

107. Wang Y, Huang Y. "Hemosome" by protein−polymer conjugate assembly as oxygen carrier. Abstract. 2017 International Symposium on Blood Substitutes. www.artcell.mcgill.ca. 2017.

108. Wang Y, et al. Polymerized human placenta hemoglobin (PolyPHb) attenuates myocardial infarction injury in rats. Artif Cells Blood Substit Immobil Biotechnol. 2012;40(1–2):7–13.

109. Wei G, Bian YZ, Chang TMS. PLA-PEG nanoencapsulated nano artificial red blood cells that act as O_2 and CO_2 carrier with enhanced antioxidant activity: polyhemoglobin-superoxide dismutase-catalase-carbonic anhydrase. Artif Cells Nanomed Biotechnol. 2013;41(4):232–9.

110. Weiskopf RB. Hemoglobin-based oxygen carriers: disclosed history and the way ahead: the relativity of safety. Anesth Analg. 2014;119:758–60.

111. Wetzler M, Sanford BL, Kurtzberg J, DeOliveira D, Frankel SR, Powell BL, Kolitz JE, Bloomfield CD, Larson RA. Effective asparagine depletion with pegylated asparaginase results in improved outcomes in adult acute lymphoblastic leukemia: cancer and leukemia group B study 9511. Blood. 2007;109(10):4164–7.

112. Winslow RM, editor. Blood substitutes. Amsterdam: Academic; 2006.

113. Wollocko H, Harrington J, Jahr JS, Steier K, Wollocko J. OxyVita® Hb: a step forward in delivering oxygen carrying capacity for therapeutic applications. In: Chang TMS, Bulow L, Jahr JS, Sakai H, Yang CM, editors. Nanobiotherapeutic based blood substitutes. World Science Publisher; 2021.

114. Wong JT. Rightshifted dextran-hemoglobin as blood substitute. Biomater Artif Cells Artif Organs. 1988;16:237–45.

115. Wong N, Chang TMS. Polyhemoglobin-fibrinogen: a novel blood substitutes with platelet-like activity for extreme hemodilution. Artif Cells Blood Substit Immobil Biotechnol. 2007;35:481–9.

116. Wong BL, Kwok SY. Method for the preparation of a heat stable oxygen carriercontaining pharmaceutical composition, United States Patent 7,932,356, April 26, 2011.

117. Yang CM, Liu J, Zhao TM, editors. Chinese transfusion medicine. Beijing: People's Medical Publishing House; 2021, 937 pages

118. Yu BL, Chang TMS. In vitro and in vivo effects of polyhemoglobintyrosinase on murine B16F10 melanoma. Melanoma Res J. 2004;14:197–202.

119. Yu B, Zapol WM. Hemoglobin-based oxygen carriers and inhaled nitric oxide. In: Chang TMS, Bulow L, Jahr JS, Sakai H, Yang CM, editors. Nanobiotherapeutic based blood substitutes. Singapore: World Science Publisher; 2021.

120. Yu BL, Shahid M, Egorina EM, Sovershaev MA, Raher MJ, Lei C, Wu MX, Bloch KD, Zapol WM. Endothelial dysfunction enhances vasoconstriction due to scavenging of nitric oxide by a hemoglobin-based oxygen carrier. Anesthesiology. 2010;112:586–94.

121. Zal F. Use of HEMO2life - an innovative oxygen carrier in organ transplantation. Abstract, 2017 International Symposium on Blood Substitutes. www.artcell.mcgill.ca. 2017.

122. Zhoa L. Strategies to decrease the oxidative toxicity of hemoglobin-based oxygen carriers. In: Chang TMS, Bulow L, Jahr JS, Sakai H, Yang CM, editors. Nanobiotherapeutic based blood substitutes. Singapore: World Science Publisher; 2021.

123. Zhu YJW, Chen C. Glutaraldehyde polymerized porcine haemoglobin. In: Chang TMS, editor. Selected topics in nanomedicine. Singapore: World Science Publisher/Imperial College Press; 2013.

124. Zhu H, Yan K, Dang X, Huang H, Chen E, Chen B, Chao L, Chang TMS, Dai P, Chen C. Immune safety evaluation of polymerized porcine hemoglobin (pPolyHb) - a potential red blood cell substitutes. In: Chang TMS, Bulow L, Jahr JS, Sakai H, Yang CM, editors. Nanobiotherapeutic based blood substitutes. Singapore: World Science Publisher; 2021.

125. Zuck TF. Difficulties in demonstrating efficacy of blood substitutes. Artif Cells Blood Substit Immobil Biotechnol. (Guest editor: R.Winslow). 1994;22:945–54.

第 2 部分
氧治疗的药理学与生理学

血液代用品的分类　　11

Henry Liu，Alan D. Kaye，Thomas Verbeek，Kristin Brennan，
Rageev Dalal，Patrick McQuillan，Jonathan S. Jahr

罗伟峰　译，汪传喜　审校

第一节　引言

血液是人类生命的重要物质。对血液置换的需求最早可以追溯到有记载的人类历史上。在古代，医学家尝试了许多物质，如牛奶、植物树脂、啤酒、羊血、尿液等作为人体血液的替代品[1-2]。在血液的许多功能中，血液最重要的功能是将氧气从肺部输送到身体所有的器官和组织[3-4]。血液置换的古老用途并不仅仅是为了其救命的携氧功能，而是相信置换一个人的血液可以治愈某些疾病或改善人格[2]。在现代，全世界对各种挽救生命的同种异体输血有着巨大的需求[4-5]。然而，用于临床输注的人体血液几乎总是供不应求[5]，因此，对血液替代性产品的需求是巨大的。因为血液的关键功能是将氧气输送到组织以满足代谢活动中对氧气的需求，其最受瞩目的莫非是血红蛋白的携氧功能，因此认为红细胞替代治疗就是氧气治疗[6]。毫无疑问，同种异体血液短缺并不是研究血液代用品的唯一驱动力，同种异体输血有关的并发症和副作用，以及一些患者出于宗教原因拒绝接受他人人体血液，也是热衷于寻找替代人体血液代用品背后的主要驱动力。自20世纪70年代以来，人们在开发用于许多临床适应证的血液代用品方面做了重大努力。血液代用品的潜在临床益处包括普遍相容性、保质期长、可在室温下储存、无疾病传播、无抗原反应、无免疫效应、增强氧气输送、潜在充足供应及改善流变学特性。世界各地有许多处于不同研发阶段的产品。有些产品获得了政府批准可用于临床患者，有些虽获得了政府批准，但后来由于在临床试验或患者使用期间遇到的各种临床问题而被搁置，有些正在进行不同阶段的临床试验，有些仍处于实验室试验阶段。由于血液代用品相关产品开发机制的复杂性和技术应用的不断增加，简明而实用的分类对医疗服务提供者似乎是必要的，方便临床医务工作者更好地了解这种干预方法，以帮助那些急需改善氧气运输、挽救生命或避免同种异体输血的严重副作用的患者[7]。

第二节　血液组成

人体血液由液态血浆（约55%）和有形成分（约45%）组成。血浆呈淡黄色或草黄色，作为全血的液体基础，血浆中含有不同数量的水（91%）、蛋白质（约占7%，包括白蛋白、球蛋白、纤维蛋白原），和其他溶质（营养素、离子、废物、气体、调节物质）。有形成分包括红细胞（RBC）、白细胞（WBC）和血小板[3-4]，如图11-1（彩图8）所示。因此，血液代用品的分类将包括红细胞、白细胞、血小板和血浆的代用品。血液成分治疗将在本书的独立章节中讨论。

一、血液代用品的分类

（一）基于血液成分的分类

1. 红细胞代用品

红细胞代用品（red blood cell substitutes），用于将氧气从肺部输送到身体的器官和组织，作为红细胞的替代品，目前包括以下四个主要类别：①血红蛋白氧载体（hemoglobin-based oxygen carriers，HBOCs）；在一些文献中也可称之为修饰血红蛋白

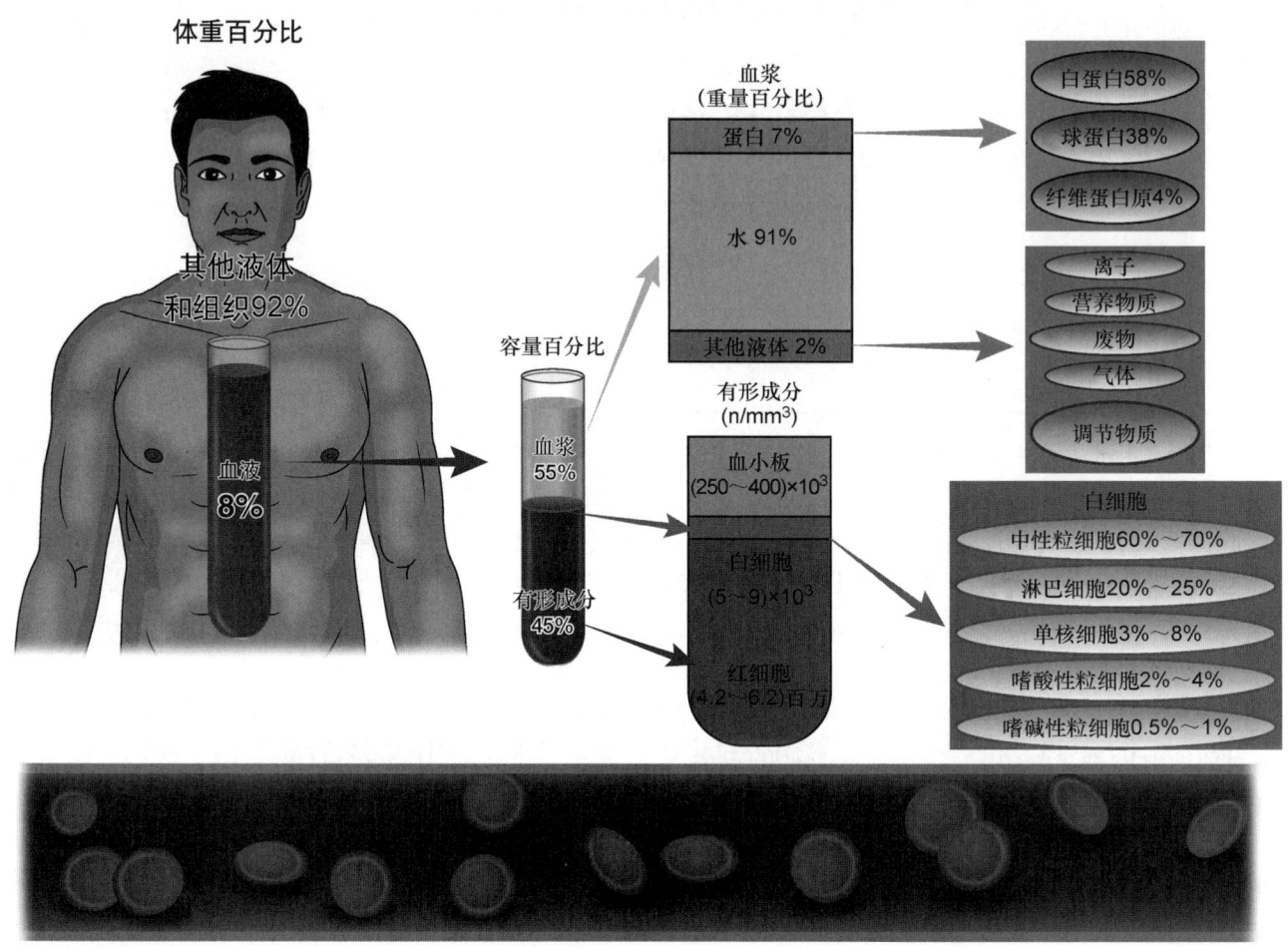

图 11-1 人体血液成分

溶液（modified hemoglobin solutions，MHS）；②全氟碳氧载体（perfluorocarbon-based oxygen carriers，PFBOCs）；③基因工程重组血红蛋白；④人造和培养的红细胞。红细胞代用品基本上是为了替代红细胞的携氧功能而制备的[6-7]。该组可以按照本章后面的描述进一步分类。

2. 白细胞代用品

白细胞（white blood cells 或 leukocytes，WBC）是人体免疫系统的基本组成部分，参与保护我们的机体免受外来物入侵和感染性病原体的侵害。所有的白细胞都是由骨髓中的造血干细胞产生的。白细胞遍布整个人体。对于严重白细胞减少的患者，输注粒细胞已被证明是治疗进行性感染的有效方法。然而，因为输注足量的相容性粒细胞是极其困难的，粒细胞输注疗法尚未被广泛接受。随着重组粒细胞集落刺激因子（recombinant granulocyte colony-stimulating factor，rG-CSF）的日益普及使用，通过刺激正常捐献者可产生大量粒细胞[8]。因此，至今为止尚没有真正意义上的白细胞代用品（white blood cell substitutes，或 leukocyte substitutes）

3. 血小板代用品

血小板是血液中的细胞成分之一。血小板通过血小板黏附、活化和聚集等一系列级联反应促进止血。纤维蛋白原是血栓形成和血小板聚集的关键蛋白。许多所谓的血小板代用品（platelet substitutes）也是含有纤维蛋白原分子。血小板代用品可以是细胞性的血栓型红细胞，也可以是非细胞性的脂质体衍生物或纤维蛋白原包被的白蛋白颗粒[9]。血小板代用品可分为以下几类：

（1）细胞性血小板代用品

1）通过含有 RGD（Arg-Gly-Asp）序列多肽与红细胞结合的修饰红细胞（Modified Erythrocytes）或血栓型红细胞（Thromboerythrocytes），这些红细胞将选择性地与激活的血小板结合，而其红细胞的流变学特性无明显的变化[9]。

2）通过添加含有 H12 的多肽、纤维蛋白原 γ-链十二肽的修饰红细胞或血栓型红细胞。

3）血小板体（plateletsomes）：含有各种血小板膜蛋白如 GPⅡb-3、GPⅠb、GPⅥ/Ⅲ等的脂质体（lipidsome）[10]。

（2）非细胞性促凝血因子

1）包被有纤维蛋白原的白蛋白颗粒：血栓球（thrompospheres）、合成细胞（synthocytes）。

2）改善血小板功能的制剂：抗纤溶剂、重组活化凝血因子Ⅶ。

3）促血小板生成剂：白细胞介素 11（IL-11）。

4. 血浆代用品

在临床实践中，输注各种血浆代用品（plasma substitutes）是最常见的医疗干预措施之一。血浆置换也被认为是一种血容量置换。虽然没有理想的血浆代用品，许多市售的血浆代用品每天都在世界各地医疗机构中广泛使用[11-12]。这些产品可分为晶体溶液、天然胶体溶液和合成胶体溶液。

（1）晶体液

1）生理盐水：生理盐水含 154 mmol/L 钠、154 mmol/L 氯，渗透压 278 mOsm/L，pH 5.5。生理盐水不含钾，因此对患有肾脏疾病等的高钾血症患者有好处。

2）乳酸林格氏液：乳酸林格氏液含钠 130 mmol/L、氯 109 mmol/L、钾 4 mmol/L、乳酸 28 mmol/L，为低渗溶液（276 mOsm/L），pH 6.5。

3）复方电解质液 A（Plasmalyte A）及其同系物：复方电解质液 A 含钠 140 mmol/L、氯 98 mmol/L、钾 5 mmol/L、镁 3 mmol/L、乙酸 27 mmol/L、葡萄糖酸 23 mmol/L，渗透压为 294 mOsm/L，pH 为 7.4。

（2）天然胶体液：白蛋白是人体血浆中天然存在的一种蛋白质。

（3）合成胶体液

1）羟乙基淀粉：来自玉米淀粉的支链淀粉水解衍生物。

2）右旋糖酐：由葡萄糖缩合而成的一种复杂的支链聚合多碳化合物。

3）明胶：由胶原蛋白水解而成的一组产品。

（二）红细胞代用品的分类

1. 血红蛋白氧载体（HBOCs）

Dr. Amberson 在 1933 年首次尝试 HBOC 即牛的溶血物，证明它可以在哺乳动物体内运输氧气[13]；于 1943 年再次率先使用无细胞的血红蛋白溶液用来替换人体的血液[14]。这些最初研究的无细胞血红蛋白溶液不能替代同种异体的人体血液，因为它们引起许多往往致命的副作用[15]。最常见的副作用是高血压、急性肾衰竭和心脏毒性[1, 14]。1957 年报道了第一个关于微包膜血红蛋白（microencapsulated hemoglobin）的研究[16]。在经历了 20 多年的休眠期之后，在 20 世纪 80 年代，随着人类免疫缺陷病毒（HIV）的发现和与输血相关性疾病（blood transfusion-related disease, BTRD）如 AIDS、肝炎传播的推动，血液代用品的研究重新被点燃。稳定、安全、最重要的是可负担起的血液代用品将向人们提供更多的携氧产品，从而减少全球血液制品供应的不平衡，这一直是 WHO 千年来的一个重点。WHO 认为，合成生物学和代谢工程学（synthetic biology and metabolic engineering technology, SB-MET）的发展为构建很有前景的血红蛋白代用品的候选物创造了一个独特的机会[17-19]。随着 SB-MET 不断持续发展，各种复杂多样的挑战不再难以克服。HBOCs 现已成为同种异体人体血液最常见的代用品。它也是研究最多，拥有最多原型或开发的产品[6]。

基于血红蛋白分子被生物化学修饰、保护性包装或生产的分子机制，HBOCs 可分为以下几类（表11-1）（图 11-2，彩图 9）：

（1）交联血红蛋白四聚体：交联血红蛋白四聚体（cross-linked hemoglobin tetramer）简称交联四聚体，因稳定了 Hb 分子而可以防止其经肾过滤[6, 18]。采用一种位点特异性交联剂（a site-specific crosslinker）使 Hb 中的两个 α- 和两个 β- 亚基之间的分子进行了交联，例如 HemAssist 即双阿司匹林交联血红蛋白（diaspirin cross-linked hemoglobin）（Baxter 公司产品，Ⅲ期临床试验失败）。

表 11-1　红细胞代用品的分类[6]

分类		制备物的修饰	产品（公司）	动物和（或）人体试验中明显的副作用	现状
HBOCs	交联	α-α 交联（Fumarate）（人 Hb）	HemAssist（Baxter，IL）	HTN、MI、CVA、高死亡率	Ⅲ期临床试验于 1999 年停止
	交联和共轭	交联 & 共轭（人 Hb）	PHP/Hemoximer（Apex bioscience）	HTN、ARF、致死性脑血管意外、MI	PHP：已完成Ⅱ期临床试验，由 2011 年被废弃
	交联和聚合	交联 & 聚合（人 Hb）	Hemolink（oraffinose）（Hemosol, Toronto, Canada）	HTN、严重心脏毒性、MI、CVA、TIA、高死亡率	已Ⅲ临床试验，但已被废弃
			PolyHeme（Northfeld Labs, Evanston，IL）	HTN、MI、CVA、TIA、ARF、高死亡率	Ⅲ期临床试验在美国完成，但没获得 FDA 的批准，于 2009 年被废弃
	聚合	戊二醛聚合反应（牛 Hb）	Hemopure（Biopure）	HTN、肝酶升高、高铁血红蛋白血症、少尿	Ⅲ期临床试验在创伤和心脏外科完成。在南非和俄罗斯批准供患者使用
			Oxyglobin（Biopure）		设计获得美国和欧洲批准，并批准用于犬类临床试验
		聚合（零链接）（牛 Hb）	OxyVita（OXYVITA Inc. Windsor，NY）	动物实验正在进行	临床前试验正在进行研究正在进行
	HBOC 共轭	马来酰亚胺聚乙二醇化人血红蛋白（oxy）	Hemospan（MP40x）（Sangart, San Diego, CA）	HTN、MI、CVA、TIA、MI、ARF、高死亡率	Ⅱ、Ⅲ期临床试验完成，开发计划于 2015 年搁置
		聚乙二醇化羧基血红蛋白（牛 Hb）	Sanguinate（Prolong, South Plainfield, NJ）	头晕、嗜睡、肌肉骨骼不良反应	Ⅱ期临床试验完成，Ⅲ期临床试验没有完成。被终结。研究正在进行
		吡哆醛化血红蛋白聚氧乙烯结合物（PHP）	Hemoximer（Apex inc.）	高死亡率	2011 年Ⅲ期临床试验因无效而终止。废弃
	包膜	LEAcHb	Dr. Chang in McGill		研究正在进行
	天然血红蛋白	赤红素	蚯蚓、陆正蚓		研究正在进行
		多毛沙蚕蚓	HemO$_2$Life by Hemarina, Brittany，France		Ⅰ期临床试验正在进行研究正在进行
全氟碳血红蛋白			Flusol-DA-20（Green Cross，Japan）		美国因副其作用，未批准
			Oxygent（Alliance, San Diego，CA）	增加 CVA	因成本过高，于 2011 年停产
			Oxycyte（Tenax therapeutics）	增加 ICH & 影响免疫系统	Ⅱb 临床试验完成，但被终止
			PHER-O2（Sanguine Corp）	血液代用品	研究进行中
			NVX-108（NuvOx Pharma）	用作辐照敏化剂，不是血液代用品	研究进行中
			Perftoran（Russian academy）as Vidaphor（FlurO2 Therapeutics）	头晕、肾脏痛、低血压充血、肺部症状、↑HR、↓BP、↑体温、头痛	俄罗斯和墨西哥可用，美国等待临床试验

（续表）

分类	制备物的修饰	产品（公司）	动物和（或）人体试验中明显的副作用	现状
基因工程	重组	Optro（Somatogen & Eli Lilly）	HTN、高死亡率	Ⅱ期临床试验完成，开发终止
培养或人造红细胞	人造红细胞	仿生或纳米技术重组红细胞		研究进行中
	培养的红细胞	干细胞		研究进行中

注：HBOC/HBOCs（hemoglobin-based oxygen carriers），血红蛋白氧载体；PFBOC（Perfluorocarbon-Based Oxygen Carriers），全氟碳血红蛋白；HTN（hypertension），高血压；MI（myocardial infarction），心肌梗死；CVA［cerebrovascular accident (stroke)］，脑血管意外（卒中）；TIA（transient ischemic attack），短暂性脑缺血发作；ARF（acute renal failure），急性肾衰竭；RBC/RBCs（red blood cells），红细胞；ICH（intracerebral hemorrhage），颅内出血；HR（heart rate），心率；BP（blood pressure），血压

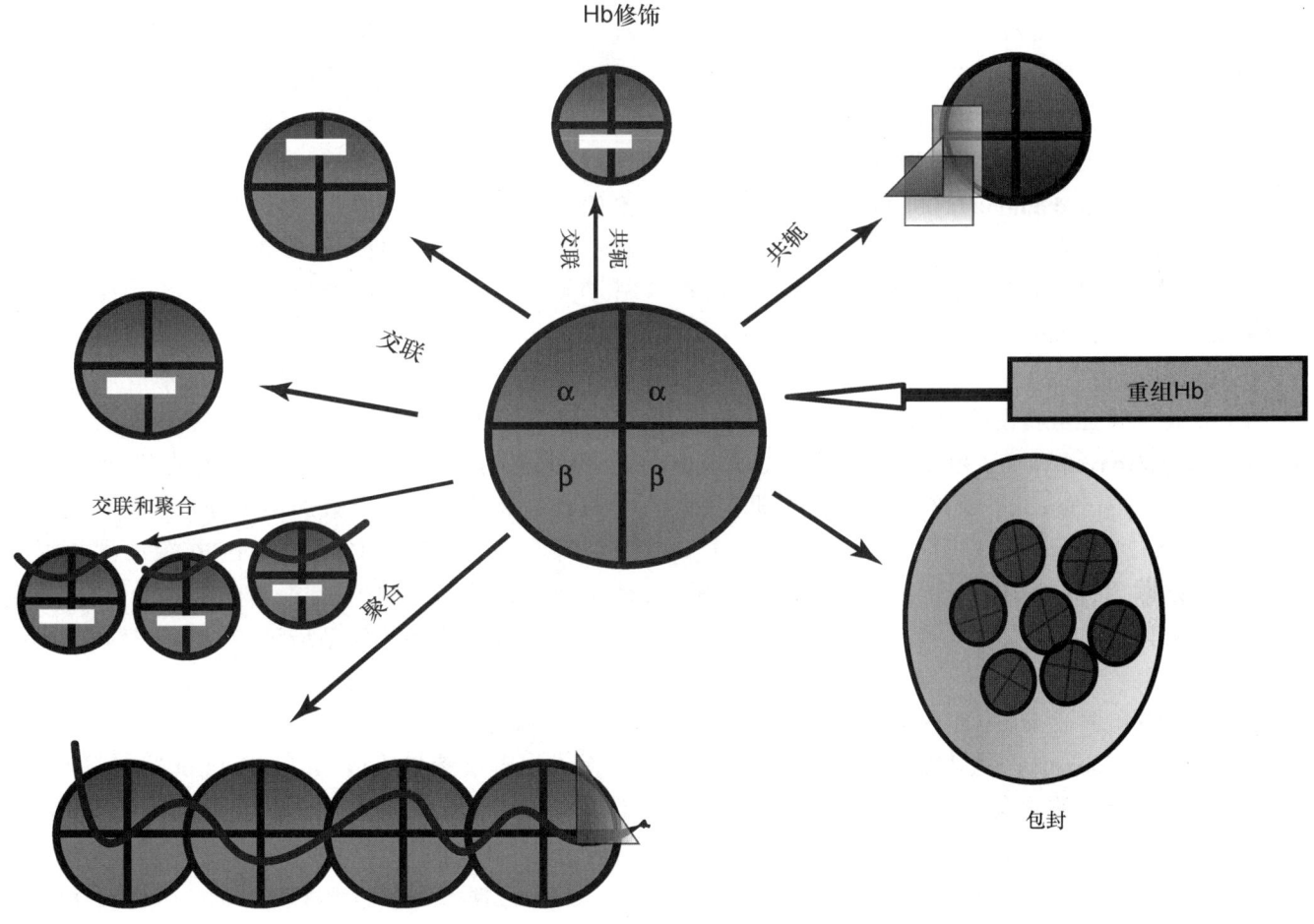

图 11-2 Hb 修饰机制

（2）聚合血红蛋白四聚体：聚合血红蛋白四聚体（polymerized hemoglobin tetramer）简称聚合四聚体，即血红蛋白分子表面氨基酸基团通过戊二醛（glutaraldehyde）或 O-棉子糖（O-raffinose）等试剂连接。血红蛋白分子的聚合可以减少与四聚体血红蛋白输注有关的一些固有问题，如血管内滞留时间短、胶体渗透性低和血管收缩。分子量为 65 kD 或以下的血红蛋白四聚体可穿透血管内皮层，结合并耗尽血管腔和血管壁内 NO，而引起严重的血管收缩；而分子量超过 130 kD 的聚合血红蛋白则留在血管腔内[20]，只结合血管腔内的 NO。据报道，这种复合物有一些轻微的副作用，这些聚合的血红蛋白

分子与下列之一连接体结合可产生：

1) 戊二醛类 HBOCs：如 HemoPure（来自牛血红蛋白）、PolyHeme（来自人血红蛋白）。

2) O-棉子糖类 HBOCs：如 OxyVita（一种牛多聚血红蛋白）在室温下可贮存1年以上。Hemolink 也与 O-棉子糖交联而成。

(3) 共轭血红蛋白四聚体（conjugated hemoglobin tetramer）：通过将大分子附着在血红蛋白分子的表面基团上，增大血红蛋白分子，从而显著减少其外渗，并显著延长其在血液循环中的半衰期[6]。然而，这些血红蛋白分子仍然比红细胞小得多，可以更容易地进入到更小、更细的体循环毛细血管网。因此，它们对脑卒中患者非常有利，也可用于增加肿瘤对化疗的敏感性。以下三种大分子已经被成功地与血红蛋白共轭，形成了更大的血红蛋白分子：

1) 马来酰亚胺聚乙二醇化人血红蛋白（Maleimide-PEGylated human hemoglobin）：如 Sangart 公司的 Hemospan 产品。

2) 聚乙二醇化牛羧基血红蛋白（PEGylated bovine carboxy-hemoglobin）：如 Prolong Pharmaceuticals 公司的 Sanguinate 产品。

3) 吡哆醛化血红蛋白聚氧乙烯（Pyridoxalated Hemoglobin polyoxyethylene，PHP）共轭物：如 Apex Bioscience 公司的 Hemoximer 产品（已进入Ⅲ期临床试验，但于2011年在欧洲终止）。

(4) 交联和聚合 Hb：如 Northfield 公司的 PolyHeme/SFH-P，是与戊二醛聚合的无基质交联人血红蛋白[21]。

(5) 交联和共轭 Hb：如 Apex Bioscience 公司生产的 PHP（Hemoximer）也可以归到这一类。

(6) 天然无细胞血红蛋白：天然无细胞血红蛋白（natural acellular hemoglobin）是一种由多毛动物沙蚕（polychaete Arenicola marina）分离而来的自然细胞外血红蛋白，如 Hemarina（Hemarina SA，法国），具有广阔的临床应用前景[22]。另一种来自普通蚯蚓（common earthworm）（如 Lumbricus terrestris）的天然血红蛋白分子是一种分子量为400 KD 的聚合物，能携带氧气并可以在血管内循环[23]。

(7) 脂质体包裹血红蛋白：脂质体包裹血红蛋白（liposome-encapsulated hemoglobin）即血红蛋白分子基本上被包裹在一个稳定的磷脂双层囊泡中。1957年，Chang 等[24]人首次进行了微包膜血红蛋白分子的实验，这种胆固醇分子的磷脂双层膜可起到类似红细胞膜的作用，从而提高了脂质体包裹肌动蛋白-血红蛋白（liposome-encapsulated actin-hemoglobin，LEAcHb）的刚性和力学稳定性[24]。

2. 全氟碳氧载体

在过去的80年里，一个生物相容的、非血液源性的、纯人工合成的氧载体一直是无数生物医学家的梦想。全氟碳化物（perfluorocarbons，PFCs）是一个结构类似于碳氢化合物（hydrocarbon）的化学惰性分子，但其氢基团上的氢被氟取代。PFCs 比红细胞小100倍。PFCs 因其不溶于水而可以在脂质溶液中乳化[25]。长达数十年的追求似乎在隧道尽头看到了一束希望之光。然而，事实证明，将它带至临床患者的床边使用仍是一项极其艰巨的任务。毫无疑问，PFC 是一个令人向往的分子，它是最有希望并且具有强大的输送呼吸气体（氧气和二氧化碳）能力的化学制剂。研究者已经对 PFC 分子进行了大量的修饰，从而形成了现在的全氟碳氧载体（Perfluorocarbon-Based Oxygen Carriers，PFBOCs），已非常接近于人类的临床应用。全氟碳化物分子可以携带氧气和二氧化碳且不与这些分子结合[18]，而是让氧分子溶解于液滴的分子腔中。乳化 PFBOC 中的氧化水平与接触全氟碳化物分子的氧分压呈正比关系。输入人体循环系统的 PFBOC 被网状内皮系统清除，然后通过呼吸系统呼出体外[25]。现今 PFBOC 产品在许多临床适应证中显示出潜在的适用性[26-28]，相关产品已有几款（表11-1）（图11-2），五种全氟碳化物如下：

(1) 全氟萘烷（Perfluorodecalin）：一种十烷衍生物，其所有氢原子全被氟原子取代，PHER-O2 就属于这一类。

(2) 全氟三丙胺（Perfluorotrypropylamine，PFTPA）：由三丁胺合成的一种有机氟化合物，所有氢原子都被氟原子取代，有时称为 FC43。Fluosol-DA 是 PFTPA 的一个例子。

(3) 全氟辛基溴（Perfluorooctyl bromide）：Perflubron 是全氟辛基烷的一种不透射线的合成液体。

(4) 全氟丁基乙烯（Perfluorobutyl ethylene，PFBE）：它在欧洲没有安全问题的记录。

(5) 全氟叔丁基环己烷（Perfluorotert-butyl cyclohexane）：Oxycyte 属于这一类。

氧化剂、NVX-108 和 Oxycyte 也属于这一类，所以，目前 FDA 只批准了 Fluosol-DA-20。

3. 基因重组血红蛋白

基因重组血红蛋白（Genetic Engineered Recombinant Hemoglobin，GERH）是利用重组 DNA 技术在非人类生物体如大肠杆菌和酵母中，产生修饰的血红蛋白分子[29]。当使用这些技术时，一些天然人类血红蛋白的氨基酸序列将被取代，以防止其解离成二聚体并保持氧亲和力。通过质粒载体（plasmid vector）将血红蛋白基因转移到大肠杆菌细胞中，这些转移的血红蛋白基因的基因表达将诱导大肠杆菌生成血红蛋白蛋白质。这项技术虽然与因输血传播疾病无关[30]，但是这项技术并不便宜，其生成的高成本是医药企业进行大规模生产的主要障碍。Optro 是第一款此类产品。由 Somatogen 公司生产的 Optro 和 Eli Lilly 是一种人血红蛋白的基因工程变异体，是 GERH 中的长老。

4. 人造和培养红细胞

尽管追求与真正的人红细胞几乎一模一样的人造红细胞仍旧是个梦想，但纳米技术的最新发展和其他技术革新已经使这个梦想更加接近现实。新一代的人造红细胞是红细胞代用品的希望之光[31]。

（1）多功能红细胞的生物仿制重建：Guo 等[32] 报道了一种基于二氧化硅细胞（silica cell）的生物复制方法。他们设计并构建了综合重建的 RRBCs，这些红细胞在大小、变形性、双凹形、携氧能力甚至循环时间等方面模仿了天然红细胞的特性。这个过程包括四个步骤：红细胞生物复制、层层聚合物沉积、二氧化硅精密蚀刻、红细胞血影膜囊泡融合。

（2）使用纳米生物技术的人造红细胞：有些临床情况下，通常只需要人造红细胞增加从肺部向组织输送的氧气。然而，某些情况下，它需要的不仅仅是携带氧气，还需要有其他功能。因此，含有抗氧化酶的新型聚血红蛋白正在开发中。脂质膜人造红细胞（lipid membrane artificial red blood cells）和可生物降解的聚合纳米人造红细胞（biodegradable polymeric nano-artificial red blood cells）的创新再次给医学和生理学带来了梦想和希望。基于纳米生物技术的人造红细胞不仅可起到氧载体的作用，而且还是具有抗氧化活性的氧载体，以及完全接近红细胞代用品的作用[31, 33]。

值得注意的是，一些文献将脂质体包裹血红蛋白（liposome encapsulated hemoglobin）称之为人造红细胞，因为脂质体双分子层膜可看作是包裹血红蛋白分子的细胞膜。

（3）培养红细胞

干细胞已在体外诱导生成的培养红细胞（cultured red blood cells），研究人员目前面临着开发更大规模培养方法的挑战，以满足临床相关细胞数量的要求。最近，外周血单个核细胞也在体外成功用于培养红细胞。此外，这些培养红细胞是可以个体化订制的。大规模、经济有效的生产依赖于培养条件的优化[34]。

（4）基于血红蛋白不同来源的红细胞代用品分类

1）人血红蛋白：基本上来自那些过期储存的人体血液。

2）牛血红蛋白：来自牛血，可以大量生产。

3）无脊椎动物天然血红蛋白：①沙蚕蚓：HemO$_2$Life 是法国 Hemarina 公司开发的；②常见的普通蚯蚓：Erythrocuorin。

4）来自大肠杆菌或酵母的基因工程重组血红蛋白：这一类也有大规模生产的潜力。

（5）基于红细胞膜的红细胞代用品分类

1）无细胞的血红蛋白分子

（a）天然无细胞的血红蛋白：这一类目前包括两种来源：沙蚕蚓（HemO$_2$Life 由法国 Hemarina 公司开发的）和常见的普通蚯蚓（Erythrocuorin 分子可以携带氧分子）。

（b）天然人或牛血红蛋白：天然人血红蛋白来自过期的人血，而牛血红蛋白则来自牛血制品。

- 聚合血红蛋白：正常的血红蛋白分子是由两条 α 链和两条 β 链组成的四聚体。血红蛋白分子的聚合可显著增加无细胞的血红蛋白产品的大小，从而减少外渗和延长循环半衰期。聚合主要通过戊二醛完成。

- 交联血红蛋白：血红蛋白单体链的交联可以延长其在血液中的半衰期。这些交联可发生在两个 α 链或两个 β 链之间。连接物可以是双阿司匹林或 O-棉子糖。人们相信 α-α 链交联可以防止氧合血红蛋白解离成 αβ 二聚体，而这种二聚体很容易被肾脏排出。

- 共轭血红蛋白：血红蛋白与抗氧化酶的结合可以

潜在地保护血红蛋白分子免受自由基的伤害。
- 交联和聚合的血红蛋白：血红蛋白分子也可以交联和聚合，以进一步提高其半衰期和（或）减少血管外渗出。
- 微囊包被的天然血红蛋白：血红蛋白分子被脂层包裹，以防止氧化应激性伤害、延长半衰期。

2）血红蛋白分子可以被脂质体脂质层包裹，延长其循环半衰期，改善其生物分布，减轻常见的游离血红蛋白引起的毒性。人造膜的细胞有以下二种：

（a）仿生重建的红细胞：利用目前的仿制技术，有可能构建和合成重建红细胞，在大小、变形性、双凹形、携氧能力甚至循环时间等方面几乎模仿了天然红细胞全部特征[32]。

（b）纳米技术的人造红细胞

3）培养的红细胞

如前所述，干细胞可以培养产生红细胞和外周血单个核细胞可以成功地培养再生红细胞。

（6）基于有机分子的红细胞代用品分类

1）有机：所有血红蛋白氧载体。载氧分子是生物分子，如天然或合成的血红蛋白分子。

2）无机：全氟碳氧载体。载氧分子不是生物分子，而是无机化学分子，例如全氟碳化物的分子。

（7）基于合成或者自然分子的红细胞代用品分类

1）天然分子氧载体：这包括修饰的天然人类或动物的HBOCs、脂质体包裹血红蛋白、重组/转基因血红蛋白、来自普通蚯蚓或多毛沙蚯蚓的天然无细胞的血红蛋白、培养的红细胞和白蛋白-血红素杂交体。

2）合成氧载体：这一类包括PFBOCs、人造红细胞、合成金属螯合物、脂质血红素囊泡和血红蛋白水溶体。

（三）理想红细胞代用品

理想的红细胞代用品应具备以下特点[25]。然而，目前可用的产品都未符合这些标准。

（1）良好携氧能力：≥生物血液；
（2）兼容性好（无需交叉配血）；
（3）无病原体（无血液传播感染）；
（4）保质期长，且易于贮存；
（5）供应充足，即时/容易获得；
（6）副作用最小，无毒/毒性最低；
（7）可有效扩容；
（8）合理的循环半衰期（图11-3）。

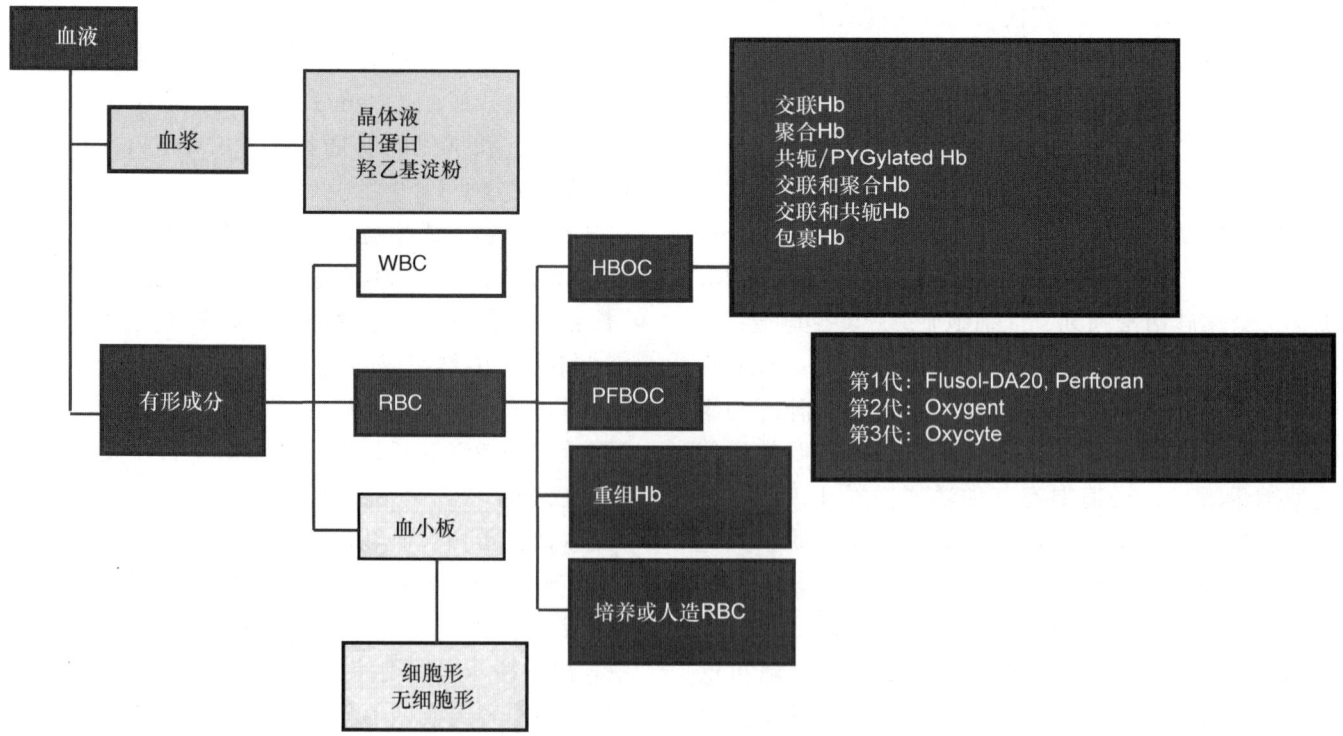

图11-3 血液代用品的分类（WBC，白细胞；RBC，红细胞；HBOC，血红蛋白氧载体；PFBOC，全氟碳血红蛋白；Hb，血红蛋白）

（四）血液代用品潜在适应证

使用血液代用品的潜在临床适应证包括：

（1）创伤患者的血容量置换和稳定治疗[25]；

（2）潜在大量失血的重大外科手术需急性等容血液稀释和围手术期血容量补充；

（3）心血管外科手术：体外循环泵预充液、深低温和术中血容量补充，或作为心脏停搏液；

（4）血液病治疗[35]；

（5）实体瘤的氧合作用以增加其对放疗和化疗的敏感性；

（6）镰状细胞病、脑卒中和外周血管疾病患者的缺血组织灌注；

（7）器官保存：器官移植运送途中的器官保存；

（8）药物载体：共轭血红蛋白和全氟碳化物可作为药物载体；

（9）造影剂：全氟辛基溴可作为具有载氧功能的造影剂，用于超声、CT扫描、MRI、血管造影术、肝脏、脾脏和肿瘤成像等显影检查；

（10）其他：厌氧感染、空气栓塞、一氧化碳中毒。

第三节　小结

同种异体人类血液代用品的研究已经进行了80年。各阶段都有许多产品。本章介绍了血液代用品的不同分类。血液代用品根据血液成分可分为红细胞、白细胞、血小板和血浆代用品。红细胞代用品可进一步分为血红蛋白氧载体（HBOCs）、全氟碳氧载体（PCBOCs）、基因工程重组血红蛋白氧载体、以及培养或人造红细胞。红细胞代用品也可以根据血红蛋白的来源、细胞膜的有否、有机或无机氧载体以及合成或天然分子进行分类。

要点

- 全球同种异体人类血液供应的短缺将持续，并可能进一步恶化。
- 80年后，只有少数产品（Hemopure，Perftoran）被批准在有限的地区临床试用，这些努力的积累将带来一个具有光明前景的突破。
- 血液代用品可根据血液成分分为红细胞、白细胞、血小板和血浆替代品。
- 红细胞代用品可分为HBOCs、PCBOCs、基因工程重组Hb及培养或人造红细胞。
- 红细胞代用品亦可根据血红蛋白来源、有机或无机分子、天然或合成分子作进一步分类。

声明：

所有的作者都没有利益冲突。

参考文献

1. Looker D, Abbott-Brown D, Cozart P, Durfee S, Hoffman S, Mathews AJ, et al. A human recombinant haemoglobin designed for use as a blood substitute. Nature. 1992;356:258–60. https://doi.org/10.1038/356258a0.
2. Sarkar S. Artificial blood. Indian J Crit Care Med. 2008;12(3):140–4. https://doi.org/10.4103/0972-5229.43685.
3. Cohn EJ. Blood: a brief survey of its chemical components and of their natural functions and clinical uses. Blood. 2015;126(24):2531. https://doi.org/10.1182/blood-2015-10-676718. PMID: 26635404.
4. Mathew J, Sankar P, Varacallo M. Physiology, blood plasma. [Updated 2020 Oct 27]. In: StatPearls [Internet]. Treasure Island (FL): StatPearls Publishing; 2020. Available from: https://www.ncbi.nlm.nih.gov/books/NBK531504/.
5. Stanworth SJ, New HV, Apelseth TO, et al. Effects of the COVID-19 pandemic on supply and use of blood for transfusion. Lancet Haematol. 2020;7(10):e756–64. https://doi.org/10.1016/S2352-3026(20)30186-1.
6. Jahr JS, Guinn NR, Lowery DR, Shore-Lesserson L, Shander A. Blood substitutes and oxygen therapeutics: a review. Anesth Analg. 2021;132(1):119–29. https://doi.org/10.1213/ANE.0000000000003957. PMID: 30925560.
7. Armstrong SH. The management of blood preservation and blood substitutes. Bull N Y Acad Med. 1946;22(9):451–64. PMCID: PMC1871538.
8. West KA, Conry-Cantilena C. Granulocyte transfusions: current science and perspectives. Semin Hematol. 2019;56(4):241–7. https://doi.org/10.1053/j.seminhematol.2019.11.002. Epub 2019 Nov 8. PMID: 31836030.
9. Coller BS, Springer KT, Beer JH, Mohandas N, Scudder LE, Norton KJ, West SM. Thromboerythrocytes. In vitro studies of a potential autologous, semi-artificial alternative to platelet transfusions. J Clin Invest. 1992;89(2):546–55. https://doi.org/10.1172/JCI115619. PMID: 1737845; PMCID: PMC442886.
10. Wu D, Jin X, Wang X, Ma B, Lou C, Qu H, et al. Engineering temperature-sensitive plateletsomes as a tailored chemotherapy platform in combination with HIFU ablation for cancer treatment. Theranostics. 2019;9(13):3966–79. https://doi.org/10.7150/thno.32172. PMID: 31281525; PMCID: PMC6587342.
11. Safar P, Takaori M, Kirimli B, Kampschulte S, Nemoto E. Plasma substitutes for resuscitation. Prog Clin Biol Res. 1978;19:91–107. PMID: 78501.
12. Wiedermann CJ. Do plasma substitutes have additional properties beyond correcting volume deficits? Shock 25:2103-116, 2006. Shock. 2007;27(3):339–42. https://doi.org/10.1097/01.shk.0000258373.10244.5e. PMID: 17304118.
13. Amberson WR, Mulder AG, Steggerda FR, Flexner J, Pankratz DS. Mammalian life without red blood corpuscles. Science. 1933;78(2014):106–7.
14. Amberson WR, Flexner J, Steggerda FR, Mulder AG, Tendler MJ, Pankratz DS, et al. On the use of ringer-locke solutions containing hemoglobin as a substitute for normal blood in mammals. J Cell

Comp Physiol. 1943;5:359.
15. Li S, Nickels J, Palmer AF. Liposome-encapsulated actin-hemoglobin (LEAcHb) artificial blood substitutes. Biomaterials. 2005 Jun;26(17):3759–69. https://doi.org/10.1016/j.biomaterials.2004.09.015.
16. Chang TMS. Hemoglobin corpuscles. J Biomater Artif Cells Artif Organs. 1988;16:1–9.
17. Liu L, Martínez JL, Liu Z, Petranovic D, Nielsen J. Balanced globin protein expression and heme biosynthesis improve production of human hemoglobin in Saccharomyces cerevisiae. Metab Eng. 2014;21:9–16. https://doi.org/10.1016/j.ymben.2013.10.010.
18. Hill SE. Oxygen therapeutics-current concepts. Can J Anaesth. 2001;48(4 Suppl):S32–40.
19. Martínez JL, Petranovic D, Nielsen J. Heme metabolism in stress regulation and protein production: from Cinderella to a key player. Bioengineered. 2016;7:112–5. https://doi.org/10.1080/21655979.2015.1126016.
20. Moore EE, Moore FA, Fabian TC, Bernard AC, Fulda GJ, Hoyt DB, Duane TM, Weireter LJ Jr, Gomez GA, Cipolle MD, Rodman GH Jr, Malangoni MA, Hides GA, Omert LA, Gould SA, PolyHeme Study Group. Human polymerized hemoglobin for the treatment of hemorrhagic shock when blood is unavailable: the USA multicenter trial. J Am Coll Surg. 2009;208(1):1–13. https://doi.org/10.1016/j.jamcollsurg.2008.09.023. Epub 2008 Nov 7. PMID: 19228496.
21. Chen JY, Scerbo M, Kramer G. A review of blood substitutes: examining the history, clinical trial results, and ethics of hemoglobin-based oxygen carriers. Clinics (Sao Paulo). 2009;64(8):803–13. https://doi.org/10.1590/S1807-59322009000800016. PMCID: PMC2728196.
22. Batool F, Stutz C, Petit C, Benkirane-Jessel N, Delpy E, Zal F, et al. A therapeutic oxygen carrier isolated from Arenicola marina decreased P. gingivalis induced inflammation and tissue destruction. Sci Rep. 2020;10(1):14745. https://doi.org/10.1038/s41598-020-71593-8. PMID: 32901057; PMCID: PMC7479608.
23. Elmer J, Palmer AF, Cabrales P. Oxygen delivery during extreme anemia with ultra-pure earthworm hemoglobin. Life Sci. 2012;91(17–18):852–9. https://doi.org/10.1016/j.lfs.2012.08.036. Epub 2012 Sep 13. PMID: 22982347; PMCID: PMC3511863.
24. Chang TMS. Hemoglobin corpuscles. Report of research project for Honours B.Sc., McGill University, 1957.
25. Haldar R, Gupta D, Chitranshi S, Singh MK, Sachan S. Artificial blood: a futuristic dimension of modern day transfusion sciences. Cardiovasc Hematol Agents Med Chem. 2019;17(1):11–6. https://doi.org/10.2174/1871525717666190617120045.
26. Riess JG. Oxygen carriers ("blood substitutes")-raison d'Etre, chemistry and some physiology. Chem Rev. 2001;101:2797–919.
27. Jägers J, Wrobeln A, Ferenz KB. Perfluorocarbon-based oxygen carriers: from physics to physiology. Pflugers Arch. 2021;473(2):139–50. https://doi.org/10.1007/s00424-020-02482-2.
28. Riess JG, Le Blanc M. Solubility and transport phenomena in perfluorochemicals relevant to blood substitution and other biomedical applications. Pure Appl Chem. 1982;54:2383–406. https://doi.org/10.1351/pac198254122383.
29. Ishchuk OP, Martínez JL, Petranovic D. Improving the production of cofactor-containing proteins: production of human hemoglobin in yeast. Methods Mol Biol. 2019;1923:243–64. https://doi.org/10.1007/978-1-4939-9024-5_11. PMID: 30737744.
30. Funaki R, Okamoto W, Endo C, Morita Y, Kihira K, Komatsu T. Genetically engineered haemoglobin wrapped covalently with human serum albumins as an artificial O2 carrier. J Mater Chem B. 2020;8(6):1139–45. https://doi.org/10.1039/c9tb02184a. Epub 2019 Dec 16. PMID: 31840728.
31. Chang TM. From artificial red blood cells, oxygen carriers, and oxygen therapeutics to artificial cells, nanomedicine, and beyond. Artif Cells Blood Substit Immobil Biotechnol. 2012;40(3):197–9. https://doi.org/10.3109/10731199.2012.662408. Epub 2012 Mar 13. PMID: 22409281; PMCID: PMC3566225.
32. Guo J, Agola JO, Serda R, Franco S, Lei Q, Wang L, Minster J, Croissant JG, Butler KS, Zhu W, Brinker CJ. Biomimetic rebuilding of multifunctional red blood cells: modular design using functional components. ACS Nano. 2020;14(7):7847–59. https://doi.org/10.1021/acsnano.9b08714. Epub 2020 May 11. PMID: 32391687.
33. Chang TM. Blood substitutes based on nanobiotechnology. Trends Biotechnol. 2006;24(8):372–7. https://doi.org/10.1016/j.tibtech.2006.06.005. Epub 2006 Jul 11. PMID: 16815577.
34. Heshusius S, Heideveld E, Burger P, Thiel-Valkhof M, Sellink E, Varga E, et al. Large-scale in vitro production of red blood cells from human peripheral blood mononuclear cells. Blood Adv. 2019;3(21):3337–50. https://doi.org/10.1182/bloodadvances.2019000689. PMID: 31698463; PMCID: PMC6855111.
35. Zhang N, Wei MY, Ma Q. Nanomedicines: a potential treatment for blood disorder diseases. Front Bioeng Biotechnol. 2019;7:369. https://doi.org/10.3389/fbioe.2019.00369. PMID: 31850329; PMCID: PMC6892756.

12 血红蛋白氧载体：简史、药理学和设计策略、主要产品的临床试验回顾、正在进行的研究和相关凝血问题

Jonathan S. Jahr, Kimia Roghani, Yll Buqa, Allen Rojhani, Preya Jhita, Hae Won Kim

李呤雨　译，朱　涛　审校

缩略词

℃	degrees centigrade	摄氏度
2,3-DPG	2,3 Diphosphoglycerate	2,3-二磷酸甘油酸
CABG	coronary artery bypass graft	冠状动脉旁路移植术
cADP	collagen and adenosine diphosphate, a reagent for PFA-100 measurement of platelet adhesion	胶原蛋白和二磷酸腺苷，一种 PFA-100 测定血小板黏附的试剂
cEPI	collagen and epinephrine, a reagent for PFA-100 measurement of platelet adhesion	胶原蛋白和肾上腺素，一种 PFA-100 测定血小板黏附的试剂
CO	carbon monoxide	一氧化碳
Cu	copper	铜
DBBF	Bis（dibromosalicyl）fumarate	富马酸双（二溴水杨酸）酯
dl	deciliter	分升（100 ml）
EU	European Union	欧洲联盟
FDA	United States Food and Drug Administration	美国食品药品监督管理局
g	gram	克
g/dl	gram per deciliter	克/分升
Hb	hemoglobin	血红蛋白
Hb_4	four strands of hemoglobin to form tetramer	四股血红蛋白单体形成的四聚体血红蛋白
HBOC	hemoglobin-based oxygen carrier	血红蛋白氧载体
HIV	human immunodeficiency virus	人类免疫缺陷病毒
IND	Investigational New Drug Application	研究新药申请
kDa	kilodalton	千道尔顿

L	liter		升
Lys	lysine		赖氨酸
M	molar concentration		摩尔浓度
M101	HEMO$_2$-life		HEMO$_2$-life
MA	Massachusetts		马萨诸塞州
MAL-PEG	maleimido polyethylene glycol		马来酰亚胺聚乙二醇
mg/dl	milligrams per deciliter		毫克/分升
NO	nitric oxide		一氧化氮
O$_2$	oxygen		氧气
PEG	polyethylene glycol		聚乙二醇
PFA-100	Platelet Function Analyzer-100		血小板功能分析仪-100
PLP	pyridoxal-5'-phosphate		吡哆醛5'-磷酸
pRBC	packed red blood cells		浓缩红细胞
r	recombinant		重组
RBC	red blood cell		红细胞
SFH	Stroma-Free Hemoglobin		无基质血红蛋白
SOD	superoxide dismutase		超氧化物歧化酶
TACO	transfusion associated circulatory overload		输血相关循环超负荷
US	United States		美国
Zn	zinc		[化]锌
α	alpha		α
β	beta		β

第一节　引言

输注红细胞（RBC）治疗急、慢性贫血有诸多严重缺点，包括输血风险、志愿者需求问题、有限的"血液供应"与日益增长的需求矛盾，特别是在新型冠状病毒肺炎（COVID-19）等大流行期间，红细胞在紧急情况下往往无法获得，或不能输注储存红细胞。近100年来，人类一直在尝试使用基于血红蛋白的氧载体简称血红蛋白氧载体（Hemoglobin-based Oxygen Carriers，HBOCs）或氧治疗仿制红细胞功能，并已取得了巨大进展。本章将①概述 HBOC 的背景；②讨论如何设计 HBOCs，以及研发的 HBOCs 在药理学和生理学上的不同；③重点介绍进行人体试验的所有主要产品，包括一种被广泛研究并已在两个国家获批用于人体的产品（Hemopure）；④介绍仍处于临床前研发阶段的新产品；⑤最后介绍转化和临床试验，探讨某些 HBOCs 是否会导致凝血问题。

自1934年以来，人类对 HBOCs 进行了广泛的研究。Amberson 于1934年首次使用牛血红蛋白输注于犬类，随后在1949年[1]，他纯化了人类血红蛋白并输注给贫血患者。美国陆军研发了一种四聚体交联血红蛋白，并由百特公司（Baxter Corporation）生产（即双阿司匹林交联血红蛋白），但该产品增加并发症发生率和死亡率而未能通过临床试验[2]。20世纪80年代中期，一些公司研发了二代血红蛋白氧载体，如 Biopure 公司（Cambridge，MA）研发的 Oxyglobin 和 Hemopure。2001年，Hemopure 获得南非药品管制委员会（the Medicines Control Council in South Africa）批准用于治疗贫血，随后在俄罗斯和其他国家也获得批准。1997年和1998年，Oxyglobin 分别获得美国 FDA 和欧盟批准用于治疗犬类贫血。迄今，已有大量研究在动物模型[3-5]和临床试验评估这些产品，并成功通过Ⅰ期和Ⅱ期试验[3-6]。Hemopure 是第一个完成Ⅲ期临床试验的产品（第二个是 PolyHeme，多聚血红蛋白，下面讨论），而其他产品由于不良事件较多，出于安全考虑，其Ⅲ期试验要么提前终止，要么被监管机构暂停。

第二节 输血医学

自 1795 年以来，输血一直是医院最常用的治疗手段。血液储存技术的改进已大大降低了输血相关性传染病发生，如南美锥虫病（Chagas disease）、AIDS、HCV、疟疾等，并解决了生物相容性问题、输血相关循环超负荷（TACO）[8]，但因其使用频率高，输血相关并发症也频繁发生，如铁超载和输血相关急性肺损伤（TRALI）等[7]更显突出。

骨科手术围手术期输血率高，如全关节成形术和脊柱内固定术[9]，与年老体弱、围手术期失血和贫血耐受性降低有关[10]。65 岁以上患者的血液使用量占围手术期输注红细胞的 50% 以上，预计在未来 30 年内将增加一倍[11]。根据较早数据，预计美国将出现 400 万单位的血液短缺。随着老龄化人口中外科手术量和血液使用量增加，而同时献血者减少，这将对全美国甚至世界各地的红细胞使用产生深远影响[12]。

尽管实施了红细胞保护策略提高了血液安全性，但红细胞及其成分供应仍无法满足日益增长的需求[13]。

红细胞和血液制品供应减少，以及输血风险迫使人类研发人造氧载体（artificial oxygen carriers，AOCs）和其他血液代用品，如凝血因子和血小板。如果 AOCs 能够高效、低成本生产，并被证明安全有效，且可长期、稳定保存，那么这些产品将会彻底改变院内、院外的医疗活动。

第三节 HBOCs 的历史

20 世纪 30 年代，Amberson 首次记录了 HBOCs 的产生，他将自制的牛血红蛋白输注给犬，并将人血红蛋白输注给无法接受红细胞输注的出血产妇[1]。虽然所有动物和人在输注血红蛋白后均得到短暂改善，但不幸的是，他们均死于血红蛋白降解后形成的二聚体阻塞肾小管造成的肾衰竭，类似于溶血造成的肾衰竭。

HBOCs 的早期制备包括裂解红细胞膜，以产生无胞膜、无基质结构的血红蛋白，因为基质的输注可导致黄疸、化学性胰腺炎和食管炎，并最终导致肾衰竭。早期 HBOCs 的毒性包括肾衰竭、一氧化氮（NO）清除所致的血管收缩、高氧化产生的高铁血红蛋白血症。新一代 HBOCs 旨在改善这些症状[14]。这些毒性出现主要是由于血红蛋白四聚体解离成二聚体所致，可能与血红蛋白化学分子构形的变化以及微循环问题有关。为减少这些毒性，目前发展了多种血红蛋白修饰技术，如交联、聚合和聚乙烯甘氨醇（聚乙二醇化）偶联等，该内容在下节"如何制备 HBOCs 中进行了回顾"[14]，参见表 12-1：在临床研究中测试的 HBOCs 概要[14]。

第四节 如何制备 HBOCs？

一、无基质血红蛋白

早期分离血红蛋白方法之一就是产生无基质血红蛋白（stroma-free hemoglobin，SFH），即从人红细胞中分离出来的纯化血红蛋白，不含红细胞膜和结构碎片（基质）。纯化 SFH 可通过多种方法实现，其中之一就是血红蛋白结晶：在结晶时，先使用水和甲苯裂解 RBCs，随后离心、沉淀，沉淀物再用磷酸盐缓冲液洗涤，即可获得无细胞膜的血红蛋白晶体（hemoglobin crystals）[15]。SFH 也可用市售的血细胞分离器进行分离：即捐献血通过分离器离心分成血浆和红细胞，移走血浆，使用低渗液裂解红细胞，分离基质，剩下的即是血红蛋白裂解液[16]，最后用选择性 DEAE-纤维素吸附可产生 SFH。过期红细胞可用生理盐水洗涤，在 4℃下 5000 rpm 离心，蒸馏水溶血 30 min，然后再次在 4℃下 5000 rpm 离心 30 min，将裂解液与 DEAE-52 混合，然后通过真空过滤分离，标准肾透析缓冲液进行透析，再通过压力过滤分离即可获得 SFH[17]。

二、α-α 交联血红蛋白

动物和人类的正常血红蛋白是四聚体血红蛋白（Hb4），由以非共价键结合的两条相同 α 链和两条相同 β 链组成。为延长 Hb 在体内的半衰期，两个

表 12-1 在临床研究中测试的 HBOCs 概要

产品	公司	来源	修饰	发展状况
PEG-Hb	恩松，皮斯卡塔韦，新泽西州	牛	聚乙二醇共轭（聚乙二醇化）	Ib期，肿瘤放射增敏，于1996年停止
HemAssist（DCLHb，双阿司匹林交联 Hb）	Baxter, Deerfield, 伊利诺伊州	人	分子内双阿司匹林 α-α 交联四聚体	III期心脏手术，急性等容性血液稀释，创伤/脑血管意外于1999年停止
Optro	Somatogen, Boulder, 科罗拉多	重组	分子内交联 β 链突变（108个赖氨酸）	II期于1999年中止
PHP/Hemoximer	Curacyte/Apex Bioscience, 三角公园，北卡罗来纳州	人	表面改性的聚氧乙烯焦化聚合物	III期，因分布性休克于2011年停止
Oxygent	Alliance Pharmaceutical Corp, 圣地亚哥，加利福尼亚州	化学	人工化学乳剂	III期，于2001年停止
HemoLink（raffimer 交联血红蛋白）	Hemosol, 多伦多，加拿大	人	O-raffnose 在分子内和分子间交联	II/III期，手术、急性等容性血液稀释/心脏手术，于2004年停止
PolyHeme（聚合人血红蛋白）	Northfeld, 埃文斯顿，伊利诺伊州	人	戊二醛聚合	III期，创伤、手术，于2009年停止
Hemospan（MP4）	Sangart Inc, 圣地亚哥，加利福尼亚州	人	马来酰亚胺-聚乙二醇改性血红蛋白	II期发布，III期完成，2015年停止
Hemopure（谷氨酰胺血红蛋白-250[牛]）	2014通过血红蛋白氧化获得，苏德顿，宾夕法尼亚州	牛	戊二醛聚合	III期，围手术期输血，急性等容性血液稀释、心脏手术。在南非和俄罗斯被批准用于成人择期手术患者围手术期贫血治疗。可在美国通过扩展途径获得
Sanguinate	Prolong Pharmaceuticals, 南普兰菲尔德，新泽西州	牛	聚乙二醇偶联（聚乙二醇化）羧基血红蛋白	II期试验完成，III期临床试验未完成
HemO$_2$Life	Hemarina, Morlaix, 布列塔尼，法国	海洋无脊椎动物	六角形双层连接珠蛋白分子	I期试验正在进行中
OxyVita Hb	OXYVITA Inc, 温莎，纽约州	牛	癸二酰双阿司匹林稳定血红蛋白	临床前试验正在进行中

Adapted and modifed from Jahr et al.[14]

单独的 α 链也可能交联，其优点是 α-α 交联可防止氧合血红蛋白解离成易被肾脏排泄的 αβ-二聚体[18]。Snyder 等[18] 发现，与单独 α 链 Hb 比较，HbXL99（α-α 交联 Hb）在大鼠体内的半衰期从 90 min 提高到 3.3 h。为交联这两个 α 链的常用交联剂是双富马酸（二溴水杨酸）（DBBF）。首先，要使用 SFH 须先进行脱氧，即 Hb 先与还原剂如亚硫酸氢钠（sodium dithionite）或柠檬酸亚铁（ferrous citrate）在室温下反应 1～3 h 以达到脱氧。然后加入交联剂，最好选 DBBF，因为 DBBF 对血红蛋白 α 链上的每个 Lys 99 残基均具有高度特异性。新型 α-α 交联血红蛋白可以使用色谱法将未反应的 Hb 分离出来。这种 α-α 交联 Hb 可防止 αβ-二聚化和肾排泄[19]。

三、戊二醛聚合血红蛋白

血红蛋白可与戊二醛聚合形成一个大的 HBOC，以降低其外渗和减少对 NO 清除的风险。使用这种方法研发出来的两个著名 HBOCs 是 Hemopure

（HBOC-201）和PolyHeme。Hemopure是用戊二醛聚合的纯化牛血红蛋白，稳定性好，可使用乳酸林格液配制。PolyHeme是以过期人红细胞为原料，经吡哆醛-5'-磷酸（pyridoxal-5'-phosphate，PLP）修饰、戊二醛[14]聚合而成。总的来说，戊二醛溶液由许多聚合物组成，它们在多个交联位点与血红蛋白发生反应，产生一种异质的Hb混合物（或称戊二醛聚合Hb）。戊二醛的聚合过程包括氧化还原电位降低和铁自氧化速率增加[20]。为制备可溶性聚合物，在20℃环境下将0.05M磷酸盐缓冲液（pH6.8）与100 mg/ml人氧合血红蛋白和3.3 mg/ml的戊二醛混合而成，20 min后，加入甘氨酸，再将此溶液磷酸缓冲液进行透析。不溶性聚合物的制备过程如下：将0.05 M磷酸盐缓冲液（pH6.8）与100 mg/ml Hb和3.3 mg/ml戊二醛混合后在-30℃冷冻2 h，然后在4℃中缓慢加热，再用甘氨酸溶液和磷酸盐缓冲液冲洗掉不可溶性泡沫。

四、重组HBOCs

无细胞重组血红蛋白（acellular recombinant hemoglobin）可以用作氧载体。类似于由人或动物血红蛋白构建的HBOCs即称为重组血红蛋白氧载体（rHBOCs）可替代红细胞进行输注。重组Hb（recombinant hemoglobin，rHb）的最大优点就是可以利用分子生物学工程大规模生产，且不需要人血红蛋白。rHb可通过将α或β珠蛋白cDNAs融合到噬菌体编码区，在大肠杆菌（E. Coli）产生。然后，这种由E.Coli产生的融合蛋白进行回收并重新折叠，以形成四聚体血红蛋白[21]。一个类似的、更新的系统可将α或β珠蛋白基因作为转录物整合到tac启动子，然后将外源血红素引入大肠杆菌细胞质，产生功能性Hb四聚体[22]。

五、零链接HBOCs

另一种聚合血红蛋白是零链接血红蛋白（zero-linked hemoglobin），这是因血红蛋白表面的羧基被碳二亚胺激活所致，引起羧基产生共价键与相邻血红蛋白分子的氨基相结合。零链接因其连接的聚合物中没有留下任何化学物质而得名，不同于戊二醛或其他聚合技术[23]。

六、聚乙二醇HBOCs

聚乙二醇HBOC即将聚乙二醇加到了血红蛋白中，研发出的两种重要的代表性产品是PHP（Hemoximer），如Hemospan和Sanguinate。整个生产过程包括从牛或过期人血液中提取血红蛋白聚乙二醇化，然后加入马来酰亚胺（maleimide）以生成Hemospan（MP4），或将聚乙二醇化血红蛋白与一氧化碳杂交生成Sanguinate[7]。血红蛋白可在无氧或有氧条件下进行聚乙二醇化，分别产生脱氧PEG-Hb（deoxyPEG-Hb）或有氧PEG-Hb（oxyPEG-Hb）：①脱氧PEG-Hb的产生过程如下：20℃环境下先将50 mM磷酸钠、100 mM KCl、0.5 mM EDTA置于1 L反应瓶，并将其pH调整至7.0，加入六磷酸肌醇（inositol hexaphosphate），使血红蛋白与亚氨基硫醇（iminothiolane）反应，然后加入马来酰亚胺聚乙二醇（MAL-PEG），得到的混合液用磷酸盐缓冲盐水清洗，去除未反应MAL-PEG，并用过滤器过滤以去除内毒素。②有氧PEG-Hb的制备：在5℃环境下，在1 L瓶中进行有氧的PEG共轭，并在pH=7.4的磷酸盐缓冲盐水中用IMT对3 mM血红蛋白处理4 h，然后加入MAL-PEG孵育2 h，加入半胱氨酸溶液终止反应，并用过滤器过滤以去除内毒素[24]。

七、无脊椎动物的血红蛋白

Hemarina的多款产品，包括HEMO$_2$-life，源自一种大型细胞外血红蛋白分子，这种天然分子存在于无脊椎动物（通常被称为海蚯蚓，lugworm）体内。与人类血红蛋白只能结合4个氧分子比较，它可以结合156个氧分子[25]。此外，HEMO$_2$-life在4～37℃的温度范围内都可结合氧分子，其体积仅为人类红细胞的1/250[26]。HEMO$_2$-life的这些特性可更好地为人体血氧转运发挥作用。法国Lupon等[26]研究了包装和转运HEMO$_2$-life的最佳方式：将1 g活性细胞外HEMO$_2$-life、203.3 mg氯化镁、105.2 mg氯化钠、100.3 mg葡萄糖酸钠、73.5 mg醋酸钠、7.5 mg氯化钾、7.3 mg氯化钙、35.2 mg维生素C和20 mg水混合配制成20 ml溶液中，用于注射。研究人员发现HEMO$_2$-life半衰期为48～72 h，清除期最长为4天。Alix等[25]还研究了将HEMO$_2$-life（M101）添加至冷保存液中保存离体肝脏，结果发现，M101 在保存过程中有效地延长了移植物富氧保存时间，明显减少移植后损伤。该小组还报道，M101 具有内源性铜/锌超氧化物歧化酶（SOD）活性，可能有助于预防移植后损伤。

第五节　HBOCs 的药理学和生理学

表 12-2 展示了 HBOCs 的药理学和生理学。

一、HBOCs 的发展

如前所述，第一代血液代用品 SFH 是通过超滤法或结晶法技术制备而成。由超滤法制备的 SFH 没有血管收缩性，在离体灌注也不产生心肌抑制因子[7]。然而，随着实验研究持续推进，发现 SFH 有许多副作用和不良反应，但为探索和明确其不良反应的原因仍作出了很有价值的贡献。

根据 SFH 实验反馈的大量信息，推测交联可能有助于减少 SFH 的不良反应。自 20 世纪 60 年代中期，研究人员一直致力于交联血红蛋白，这一努力在 20 世纪 80 年代加速，因当时 AIDS 开始流行，军方担心这种流行会耗尽血液供应。输血对于治疗受伤士兵来说至关重要，因此研发血液代替品成为了迫切需求。

二、αα-Hb 和 HemAssist 的研发

莱特曼陆军研究所（Army Institute of Research at Letterman，LAIR）的科学家小组成功研发出一种交联血红蛋白，可明显降低 SFH 使用中所发生的肾毒性[28]。为能够大规模生产，LAIR 与 Baxter Healthcare 签订了研究合同，他们利用双富马酸（二溴水杨基）[bis（3,5-dibromosalicyl）fumarate，DBBF] 成功交联了血红蛋白的 α 链[28]。军方称该产品为 DBBF-Hb，最终命名为 αα-Hb，而 Baxter（Deerfield，IL）称该产品为双阿司匹林交联血红蛋白（diaspirin-crosslinked Hb，DCLHb），商品名为 HemAssist。然而，LAIR 和 Baxter 之间并非合作关系，因为 Baxter 的重点是增加产量，而 LAIR 的关注点是解决血管收缩效应和其他生物学问题。在对模拟战场创伤的猪模型进行研究后，LAIR 停止了试图生产该产品。基于猪实验所得结果，LAIR 宣告 αα-Hb 因其有极强的血管收缩性、太大的毒性，不能作为血液代用品使用[28]。

LAIR 的这一决定再次被进一步证实，αα-Hb 可造成高血压和肺动脉高压，使血管阻力加倍增加，这与抑制 NO 合成酶的效果相当[29]。然而百特公司（Baxter）打算继续生产 HemAssist 并进行人体试验，因为在向美国 FDA 申请时，Baxter 明确声明他们的产品 HemAssist 与 LAIR 生产的 DBBF-Hb 存在重大差异[28]。但最终，HemAssist 如同 DBBF-Hb，也因为血管活性过强而失败。

Saxena 等[30]发表的关于 HemAssist 的重要研究确定了两例主要不良事件：一例患者出现了短暂性肾功能不全和胰腺功能不全；另一例患者同时出现了致命性脑水肿和肺水肿。在 Sloan 等[31]进行的研究中也发现了类似结果，与生理盐水组比较，输注 HemAssist 组 28 天死亡率明显增加（7% vs 46%）。Baxter 这一失败进一步凸显了应用于人体前进行临床前试验的重要性。

三、Hemolink 的研发

在 HemAssist 研究停止前，Hemosol Inc.（Mississauga，ON，CA）研发了最早的第二代血红蛋白氧载体即 Hemolink。Hemolink 原料为过期人血红蛋白，是一种棉子糖（raffinose）交联 HBOC[27]，其可使用的适应证是心脏手术，且并已达到人体临床试验状态。在心脏手术期间使用术中自体献血（intraoperative autologous donation，IAD）的 II 期临床试验中，输注了 Hemolink 患者可明显减少术者同种异体红细胞的需要，这一效果可一直延续至手术结束后[32]。Hill 等[33]在另一项 II 期剂量递增试验中发现，输注了 Hemolink 可明显减少 CABG 手术患者同种异体红细胞的需要。

由于担心其可能增加并发症发生率和死亡率，Hemolink 在 IIb 期临床试验期间主动终止[27, 34]。在 Hemolink 输注组，心脏不良事件发生率呈不成比例的升高，尽管较高的不良事件发生率或许可能与 Hemolink 输注组糖尿病患者数量较多有关[34]。HBOCs 有助于恢复丢失的血液载氧能力，并最终促进血压的提升[35]，是研发 Hemolink 的合理理由。然而，虽然输注 Hemolink 因其血管收缩确实升高中心血压，但它同时引起了下游毛细血管血供的减少，并可能是导致心肌缺血的原因。

表 12-2　HBOCs 的药理学和生理学

产品	HemAssist	HemoLink	Hemoximer	PolyHeme	Oxyglobin	Hemopure	Hemospan	OxyVita	Sanguinate	Hemarina
制作方法	α-α 交联 Hb	聚合的人 Hb，用 o-raffinose 交联	吡哆酸血红蛋白聚氧乙烯共轭物	戊二醛聚合人 Hb	无细胞聚合 Hb	纯化的无细胞戊二醛交联聚合	聚乙二醇化血红蛋白加马来酰亚胺	零交联聚合	聚乙二醇化羧基 Hb	源于胞外血红蛋白大分子
来源	人 Hb	人 Hb	人 Hb	人 Hb	牛 Hb	牛 Hb	人 Hb	牛 Hb	牛 Hb	海蚯蚓
Hb 浓度（g/dl）	10	10	8	10	13	13	4.2	6	4～5	4
P50（mmHg）	32	39±12	23.4	20～22	34	40	6	6.4	7～16	7.05±0.93
希尔系数	2.9	1.0±0.2		1.7	1.3	1	1.2	1.2		
黏度（cp）	1.2	1.1	3	1.9～2.2	2.8	1.3	2.5	2.8		1.23
胶体渗透压（mmHg）	42	25.4	49	20～25 20～25	42	25	55	2.2		1
pH 值	7.4	7.5±0.5	7.4		7.8	7.6～7.*	7.5±0.2	7.5	8	6.5～7.5
解决方案		LR			LR	LR	LR	LR	磷酸盐缓冲液	可注射缓冲液
人类半衰期（h）	6～12	15～18		24	18～43	19	20～36	72	7.9～13.8	48～72
稳定/储存	＜5℃ 1 年余	氧合状态：-80℃ 去氧状态：4℃		4～8℃：1 年余	室温：3 年	室温：3 年		冻干：5 年 液态：室温下 1 年	48 ℃：4 年 室温：2 年	-20℃±5℃/ -80℃±10℃ 5 年
分子量（kDa）	64	＞100	109	150	200	250	90	33 000	109～120	3600

Adapted and modified from Reference [27] and from personal communication February 2021 with: HemAssist: Dr. Tim Estep, Hemolink: Dr. Davy C.H. Cheng, Hemoximer: Dr. Joe DeAngelo, PolyHeme: Dr. Eugene Moore & Dr. Alexis Craloey, Hemopure: Dr. Abe Abuchowski, Hemospan: Dr. Peter Keipert, Sanguinate: Dr. Greg Dube', Hemospan: Dr. Hanna Wollocko, OxyVita: Dr. Franck Zal and Eric Delpy

* 译者注：原文如此，有误

四、PolyHeme 的研发

一个反复出现的问题是 HBOCs 因其有血管活性的四聚体引起的血管收缩特性。研究人员认为这种血管活性四聚体的特性是由于其小分子四聚体经内皮外渗，与 NO 结合，导致 NO 清除而引起无限制或严重的血管收缩[36]。

为减少其血管外渗出，Northfield 实验室使用戊二醛聚合人血红蛋白研发了一种几乎不含四聚体且分子量足够大的 HBOC。PolyHeme 聚合技术延长了其在血管腔内循环滞留时间，随后予以纯化，直至去除几乎所有未聚合的四聚体，随之减少了其与 NO 的相互作用，也消除了其对血管的收缩作用[36]。

假如将 PolyHeme 当作一种复苏液，又有其使用适应证，尤其遇到既不能及时手术，又拿不到 RBC 输注等紧急情况下，它在避免贫血的发生和延缓不可避免的死亡特别有应用前景[27]。

早期临床试验显示 PolyHeme 能在危及生命的 Hb 水平紧急情况下，成功地提高低 Hb 血液的携氧能力，并在其大量失血期间维持氧气运输。鉴于这些结果，FDA 批准了其Ⅲ期临床试验。Moore 等[36]发表的这项关键的多中心临床试验意义重大，不仅是因为其临床结果，更因为其引发的伦理问题。该方案集中在事关两个生存好处的假设：① PolyHeme 输注可早期替代在没有血液情况下红细胞的携氧能力；② PolyHeme 输注可替代损伤后第一个 12 h 内的输血，并可减轻输注同种异体血液引起的免疫-炎症反应和器官功能损伤。

该研究招募了 700 多名患者，并分为"院前"和"院内"两个阶段。院前阶段，伤残创伤患者分标准救治（生理盐水）组和 PolyHeme 救治组。院内阶段：院前输注生理盐水组入院后替换输注同种异体红细胞；院前输注 PolyHeme 组入院后继续输注 PolyHeme，而没有输注同种异体红细胞的标准救治。虽然 PolyHeme 组患者需要和输注的红细胞更少，但此组更多受试者被诊断患有"可疑心肌梗死"[36]。

该项研究因其结果为阴性而停止于第Ⅲ期[27]，其中伦理问题来源于入院后进行的部分临床试验。自 1996 年以后，FDA 已发布规定，免除特定紧急研究方案中的知情同意要求。因此，参与这项临床试验的研究人员一旦受试者在输注 PolyHeme 前到达医院，不需要获得个人同意。受试者一旦到了医院，输血是创伤患者救治的标准，然而，这些创伤患者通常因为伤势太重而不可能同意放弃输注红细胞（即标准救治），而是按照不需要知情同意书的试验方案执行。

五、Hemoximer 的研发

表 12-3 示 Hemoximer（PHP）的研发。

表 12-3 Hemoximer（PHP）的研发

令人信服的证据表明，NO 是分布性休克中血管舒张和低血压的病因。在成功进行的Ⅱ期临床研究中，PHP 已被证明可逆转血管舒张并解决此类休克相关的低血压
PHOENIX 试验是一项欧洲的安慰剂对照Ⅲ期研究，使用 NO 清除剂 PHP/Hemoximer 治疗儿茶酚胺抵抗的分布性休克患者
这项Ⅲ期、多中心、随机、安慰剂对照研究，比较了持续输注 PHP/Hemoximer ＋ 常规升压药治疗、安慰剂（生理盐水）＋ 常规升压药治疗儿茶酚胺抵抗型分布性休克患者的疗效。此外，将评估这种新治疗方法的安全性和耐受性
纳入试验的患者必须经过充分液体复苏，并需要求去甲肾上腺素剂量 ≥ 0.3 μg/（kg·min），才能维持平均动脉血压 ≥ 65 mmHg。此外，患者需满足至少两个全身炎症反应的标准（"SIRS"标准）。PHP/Hemoximer 作为活性化合物，或安慰剂，以 0.25 mL/（kg·h）的速度连续静脉输注最长 150 h
通过 PHP 显著降低 28 天全因死亡率证明其有效性。次要终点包括：存活时间、在 ICU 的存活天数，以及使用机械通气、升压药的时间
这项研究由 Curacyte AG 于 2009 年在奥地利、比利时、德国、西班牙、荷兰和英国发起。报告了对 300 名患者（占试验中研究人群的 66%）的安全性和死亡率数据进行的第三次中期分析结果。统计结果由一个独立的数据监测委员会（DMB）以非盲方式进行审查。DMB 由来自美国和欧洲的重症监护医生、一名生物伦理专家和一名统计学家组成。DMB 最后得出了一致结论：应该终止这项研究
该试验旨在从统计学上证明，与安慰剂（＋标准治疗）比较，接受 PHP 治疗对患者的生存益处。主要指标为 28 天生存率，次要指标为第 60 天和第 90 天生存率。在对三分之二的患者进行治疗后，PHP/Hemoximer 组的死亡人数超过了安慰剂组。鉴于该研究的当前状态，该研究不可能证明 PHP/Hemoximer 对 28 天全因死亡率有统计学显著影响。因此，继续 PHOENIX 的研究，招募新的患者，以检测不可能的差异，是不道德的。根据 DMB 的建议，Curacyte AG 暂停了 PHOENIX 的试验

Reprinted from：vm-lifescience.com/curacyte-phase-iii-distributiveshock-trial-phoenix-trial-terminated-for-futility/ Accessed 2.16.2021

六、Hemopure 的研发和 HEM-0115 的关键试验总结/讨论

最后一个讨论的二代 HBOC 产品是 Biopure 的 Hemopure（HBOC-201），这是研究最广泛的 HBOCs 之一（现由美国宾夕法尼亚州索德顿血红蛋白氧疗公司生产）。Hemopure 的血红蛋白从牛红细胞中提取，经过纯化后与戊二醛聚合，经过严格的清洁过程，由 FDA 验证确保去除细菌、真菌、寄生虫、病毒和朊病毒。Hemopure 主要用于贫血或低灌注情况下维持缺血组织的供氧。与其他二代 HBOCs 不同的是，Hemopure 在南非（2001 年）和俄罗斯（2006年）获得了用于治疗急性外科贫血患者的许可。

Hemopure 是一种无细胞的、纯化的戊二醛交联聚合牛血红蛋白［内含［Hb］13.6 g/dl（30～35 g/250 ml，即 1 单位）］，保存于 pH 值为 7.6～7.9 的乳酸林格氏液中，P_{50} 为 40 mmHg。Hemopure 可在 20℃下保存长达 3 年，不需要交叉配血，不依赖于 2,3-二磷酸甘油酸（2,3-DPG）而释放氧气，血循环半衰期为 19 h[37]。

在输注红细胞作为对照的四项不同研究发现，Hemopure 可减少同种异体红细胞的输注[27]。在 Levy 等[5] 进行的一项随机双盲试验中评价了 Hemopure 对心脏手术后由血液稀释引起的中度贫血的疗效，将 98 例择期心脏手术患者随机分为对照组（红细胞输注组）和 Hemopure 输注组，观察两组患者术后输注红细胞情况，结果显示在输注 Hemopure 的 50 例患者中，17 例术后不需要输注任何红细胞。重点是，这项研究虽得出 Hemopure 可降低 1/3 患者术后输血需求的好结论，但这项研究并没有比较其术后死亡率和并发症发生率，因此无法就其相对于输血的疗效得出有效的结论。

HEM-0115 研究的更详细描述如下[37]：

该研究是Ⅲ期、单盲、多中心的临床对照试验，评估 Hemopure 作为一种替代性输血在择期骨科手术中的安全性和有效性。试验对象包括 18 岁以上的男性和女性（非怀孕/哺乳期妇女）受试者 688 名，随机分配到 Hemopure 输注组或红细胞输注组。通过预设前瞻性二分法直接进行成对/匹配分析（Hemopure 输注组中治疗成功与失败的比较；红细胞输注组中使用类似预设二分法，根据对额外携氧能力中、高的要求分组）。该假设拟证明 Hemopure 能够安全减少甚至避免围手术期输血。

在大多数受试者中，Hemopure 输注可减少对红细胞输注的需求。一项比较 Hemopure 和红细胞的安全性分析显示，受试者年龄、容量超负荷和治疗不足 2 组间出现不平衡，这些问题主要发生在单独输注 Hemopure 不足的受试者。研究结论提示，80 岁以下具有中度临床上有输注红细胞需求的受试者可输注多达 10 个单位的 Hemopure，且避免红细胞的输注，并确保了患者的安全。

该里程碑式的重要研究目的是证明 HBOC-201 使用的有效性、安全性及其副作用。Hemopure 治疗超过了预期的主要终点，即避免了 35% 的输血，且在 6 周的随访评估中观察到，它避免输血的百分比升至 59%。

低血细胞比容标准管理最有趣的评估之一是输血标准是否与当前的输血实践相关，研究表明，这一临床输血决定必须根据患者的临床状况调整，包括心脏疾病、药物和其他一系列因素[38-39]。

一种通用的输血阈值（an universal transfusion trigger）已不再被广泛认可，因为人们认识到，输血的决定因素实际上相当复杂，因需血患者的个体因素复杂性，实际开始输血的决定远远超出最新英国（2007 年）和美国（2006 年）指南[40-41]所要求总 Hb 水平即输血阈值，当下更喜欢用输血"阈值"一词。

匹配分析和溯源分析结果表明，如单独使用 Hemopure 不能满足 80 岁或以上患者额外氧需时，未来 Hemopure 的适应证应该限制在无法获得血液的时候使用。输注 Hemopure 时需要警惕患者血容量状态，避免液体超负荷。如果存在超负荷，则需要积极处理。合并心脏疾病的患者对低 Hb 耐受性较差，发生并发症和死亡率风险更大。

多个大型回顾性研究提供的有力证据显示，对于老年患者和心脏病患者，相对于正常偏低的 Hb 和 Hct 水平就可能增加并发症和死亡率风险[42-43]。

在 Hemopure 输注组（H 组）中，超过 59% 的受试者不需要输注红细胞。与输血组（红细胞输注组，R 组）比较，Hemopure 受试者出现的不良反应和严重不良事件（serious adverse events, SAEs）更多，这可能与容量超负荷和治疗不足有关。

Hemopure 输注组的大多数受试者没有输血，但两组（H 组 vs. R 组）的安全性分析并不理想，可能与受试者的年龄、水肿状态、容量超负荷、Hemopure

的潜在风险，以及 Hemopure 治疗患者不能接受其他治疗等因素有关。尽管如此，患有中度急性贫血的 80 岁以上老人在使用高达 10 个单位的 Hemopure 后仍可安全避免输血。

七、特别值得关注的不良事件

从药物治疗的角度来看，HBOCs 的血管活性问题引起了大家的广泛关注，有资料显示其中某些 HBOCs 具有更强的血管活性[44]，它可使血压瞬间升高，平均收缩压（systolic blood pressure，SBP）比输注 PRBCs 者高出 10～15 mmHg。

HBOC-201 治疗组与对照组之间心肌标志物 CK-MB 无显著差异，但肌钙蛋白升高有差异：18 例肌钙蛋白升高的 HBOC-201 治疗患者中，其中 5 例呈持续性升高。

"研究限制和评论"一节中的分析结果提示，对于 80 岁以下的择期骨科手术患者，当预测其最大手术用血量"需要"三个单位以下红细胞时，可以输注 10 个单位的 Hemopure，可安全、有效地避免红细胞输注。当无法输注红细胞时，Hemopure 可能是合适的，也可能是最佳选择。

总之，HEM-0115 的 III 期研究证实，Hemopure 可减少甚至避免骨科手术患者红细胞的输注。688 名受试者被随机分配到 H 组或 R 组，在长达 6 天内，H 组患者接受了最多 325 g / 2500 ml 的 Hemopure 输注，然后根据需要再输注红细胞。Hemopure 输注减少了超过 59% 的受试者对红细胞的需求，但 Hemopure 治疗患者不良反应的发生率也显著增加[45]。

八、Hemopure 的最近临床试验

LaMuraglia 等[46]研究发现，拟行主动脉手术的贫血患者，术前接受 Hemopure 治疗可避免近三分之一患者输注红细胞。基于这两项研究，术前、术后输注 Hemopure 均有助于减少红细胞输注的需求。一项测定 Hemopure 在创伤者效果的试验由于存在设计问题和研究合理性问题，FDA 尚未批准该试验[45]。如前所述，PolyHeme 在创伤环境中的应用试验设计存在重大伦理问题，进一步试验需要更为全面的设计方案才能获得批准。

然而最近美国国防部在南非批准并资助了一项 Hemopure 用于创伤患者的试验（https://www.dvidshub.net/news/printable/311421访问时间为2021年1月31日），见表12-4。

九、第三代 HBOCs 的发展

在 HBOCs 早期研究遭遇挫折后，研发商开始研发能够消除交联/聚合 HBOCs（crosslinked/polymerized HBOCs）相关的毒性、生物和化学不良事件的产品。研究人员没有研发替代捐献血的产品，而是将重点转移到研发人造氧载体，用于无法获得红细胞或由于健康或宗教原因（如，耶和华见证人信徒）而无法输血的患者，并得出结论：人造氧载体作为血液代用品可用来预防或治疗缺血性疾病，从而降低贫血、低灌注或缺血相关死亡率[7]。

一种专注于减轻缺血性疾病的产品，而不是替代捐献血的产品，将更容易获得足够有效性，以获

表 12-4　南非 Hemopure 创伤试验计划

美国陆军外科研究和急救医学研究所、南非斯泰伦博斯大学（Stellenbosch University，SU）的专家进行了一项大型多中心临床试验，以评估合成血制品用于创伤患者院前复苏
外科研究所正在根据 2016 年美国大使馆实施的关于研究、开发、测试、评估国防协调办公室（RDT＆E）协议，通过美国非洲司令部科学部进行协调
位于圣安东尼奥的中心，致力于战斗伤员护理，将与泰伦博斯大学急诊医学部医学与健康科学学院合作
开普敦大学、夸祖鲁-纳塔尔大学、威特沃特斯兰德大学和比勒陀利亚大学参与了临床试验，这些单位共同代表了南非学术急救医学机构
11 月 27 日至 30 日，各方在开普敦举行了第一次重大规划会议，讨论了斯泰伦博斯大学的 Tygerburg 多中心、前瞻性、随机临床研究，对比生物冻干血浆和 Hemopure 用于治疗严重出血的创伤患者
该研究将评估使用血红蛋白氧载体 Hemopure（HbO$_2$ therapeutics LLC）和冻干血浆（freeze-dried plasma，FDP）（美国国家生物制品研究所，the US National Biologics Institute）对院前创伤患者（到达医院急诊室前）的复苏效果
由于创伤引起的严重失血是年轻人死亡和残疾的主要原因。创伤后出血每年导致全球 150 万人死亡
在南非，创伤导致的负担很重，尤其是对年轻人
早期诊断、快速控制出血、早期使用救护车将患者快速送往高级医疗机构，可以提高存活率和改善创伤预后

Reprinted from https://www.dvidshub.net/news/printable/311421accessed 1/31/2021

得监管部门的批准。Hemospan（MP4）由 Sangart 公司（位于 San Diego，CA）生产，它是由过期的人体血液为原料，经马来酰亚胺-聚乙二醇修饰而制成。MP4 被认为是一种血浆扩容剂，因它与提出的无升高血压作用有关，故有别于以往的血管收缩性 HBOCs。MP4 在 I 期研究中取得了良好的结果：健康受试者没有出现高血压或胃肠道不良反应[47]。

尽管 MP4 显示出了它的希望，但在美国对它的进一步研究已被叫停，其原因是 2008 年 Natanson 等[48]发表了一项有关 HBOC 试验患者心肌梗死（MI）和死亡风险荟萃分析的文章，虽然该荟萃分析仅告知主要的统计分析结果的不一致性，并没有结论性的确定结果。尽管该荟萃分析的方法不一致，FDA 还是立即叫停了所有的 HBOC 临床试验[49]。幸运的是，欧盟和其他许多国家的监管机构在完成安全审查后，允许 HBOC 临床试验继续进行。

在世界各个国家进行 Hemospan 用于创伤试验后，FDA 要求更多的信息才批准 IIc 期的临床试验。尽管 FDA 最终批准了该临床试验，但 Sangar 却因无法获得足够的资金而终止临床试验[49]。

另一个专注于减少缺氧和缓解组织缺血由 Prolong 制药公司（Prolong Pharmaceuticals）生产的 HBOC 产品 Sanguinate，它是聚乙二醇化的牛羟基血红蛋白，它释放一氧化碳（CO）并转运 O_2。然而，由于 CO、O_2 结合于相同位点，因此二者不能同时进行。据推测，Sanguinate 最初产品是 CO-Sanguinate，输注后在循环中释放出一氧化碳，随后在肺内氧合形成 O_2-Sanguinate，并随血液将氧气输送到组织，但制造商从未通过数据来展示 Sanguinate 实际工作原理。

假如 Sanguinate 的这种双重作用（即安全性和作用机制，用于鉴别 HBOCs 类型）有助于抑制血管收缩、减少血管外渗出、抑制游离氧自由基形成、增强血液流变性能、增加组织氧合，但是，这些假说并未被一一验证[50]。这种双重作用，即所谓的其安全性和作用机制，使其有别于其他 HBOCs，而制造商也试图研发和验证 CO-MP_4。

Misra 等[50]在一项单中心、单盲、安慰剂对照、单剂量的 I 期临床研究（健康志愿者）显示，Sanguinate 在 80 mg/kg、120 mg/kg 或 160 mg/kg 剂量下具有良好的安全性。

一旦确定 Sanguinate 在健康患者临床试验中是安全的，就可纳入紧急研究性新药（Investigational New Drug，IND）的扩大使用，如患有镰状贫血，或 β-地中海贫血，以及拒绝输注他人血液的耶和华见证人信徒。有一患者脑血氧仅 40~50 mmHg，对刺激无反应。Sanguinate 使用后患者脑血氧饱和度值上升至正常范围，也恢复了其精神状态，开始对刺激有反应，该患者脑功能的改善提示输注的 Sanguinate 已将氧气输送至缺血脑组织[50]。

一项随机、开放标签的 Ib 期临床的安全研究结果显示，Sanguinate 输注是安全的，不会引起严重的治疗相关不良事件[51]。该研究支持 Sanguinate 输注在治疗镰状红细胞贫血患者中获益的观点。

另一研究领域发现 Sanguinate 在治疗蛛网膜下腔出血（subarachnoid hemorrhage，SAH）中也是获益的。Dhar 等[52]评估了 Sanguinate 在可能发生迟发性脑缺血（delayed cerebral ischemia，DCI）风险的 SAH 患者中的治疗作用。该研究虽观察的患者少（仅 12 名），但结果显示 Sanguinate 能有效改善脑血流（CBF）和脆弱脑区的血流代谢平衡。

OxyVita 是一种新型 HBOC 产品，它因消除早期 HBOCs 带来的问题，显示出良好的前景，但尚未进行临床试验。OxyVita 是一种通过交联牛四聚体而生成的零交联血红蛋白聚合物，该技术不再使用早期 HBOC 制造中的任何外源性结合剂（如 raffinose or glutaraldehyde）。由于该产品具有超高分子量（2000~3000 kDa）、无外源性结合剂的特点，OxyVita 很少外渗到血管外容易产生 NO 的血管内皮细胞下层，因此，它避免了早期 HBOCs 血管外渗出清除 NO 的常见问题。OxyVita 可在室温下安全储存，其液态形式可储存 12 个月[27]，其冻干形式储存长达 5 年，因此，存储方便是其的一个主要优势。另有研究发现，OxyVita 因无早期 HBOCs 血管外渗出作用，且比红细胞能更有效地将氧气输向缺血组织[53]。该产品似乎很有前景，但仍需要更进一步的临床研究。

OxyVita 是一种不同于其他 HBOCs 的产品，它看起来似乎是由于避免了其他 HBOCs 渗透到循环系统（包括淋巴）外清除了 NO 而引起的血管收缩作用。在猫模型中，淋巴液中未检测出输注的 OxyVita，也未出现任何血管收缩作用。这可能是由于 OxyVita 血管外渗出减少使 NO 的清除最小化，从而没有了其他 HBOCs 输注后的血管收缩问题。

最后要讨论的 HBOC 产品是 $HemO_2Life$，它来源于海蚯蚓（Arenicola marina）的细胞外血红蛋白

（M101）。海蚯蚓是一种无脊椎海洋蠕虫（蚓），在涨潮时会经历缺氧和低温期[14]。大分子（3600 kDa）生物聚合物表现出强大的 O_2 结合能力，并通过简单的浓度梯度释放 O_2 而无需变构效应物辅助[54]。它已经作为一种离体器官保存液的成分而在市场上销售。

现正在进行 $HemO_2Life$ 用于器官保存的研究。器官移植中常见的并发症是缺血再灌注损伤（IRI）[55]。尽管通过降低酶的活性以降低缺血的风险，但仍需要有效的氧气输送系统。基于此，研究人员验证了 $HemO_2Life$ 在肾移植前对离体器官保存的效果。牛肾脏在保存前经历 60 min 的热缺血（增加移植后并发症），以模拟储存过久的供体肾和循环停止后的尸体肾。添加了 $HemO_2Life$ 的器官保存液可有效减少短期肾功能损失、保存组织完整性，全面改善了器官保存[55]。在继成功用于牛的研究后，$HemO_2Life$ 首次在人体进行了试验。

Le Meur 等[56]进行了一项多中心安全性研究，将 $HemO_2Life$ 器官保存液用于遗体捐献者中 60 个肾脏切取全程的保存，并与对侧不含 $HemO_2Life$ 的器官保存液切取肾脏进行比较，结果显示 $HemO_2Life$ 器官保存液组移植肾功能的延迟恢复者占比明显减少、肌酐水平更低，提示其移植肾功能更好。从完成初步试验的数据来看，$HemO_2Life$ 对器官保存有利，如没有不良事件、与 $HemO_2Life$ 有关的移植器官丢弃更少、无移植后死亡，也未见 $HemO_2Life$ 相关性过敏或免疫反应。

第六节 凝血与 HBOCs

一、引言

凝血（coagulation）是一个复杂的过程，它通过激活化学反应消除引起颗粒间相互排斥的负电荷，这些颗粒形成凝块或使凝聚物漂浮至血液中液体界面，被撇去。为了更好地理解凝血的重要性，不同的科学家研发了不同的方法和凝血剂，以便对不同的适应证选用合适的凝血剂[57]。然而不管什么时候研发的生物制品如 HBOCs，均须明确其是通过促凝，还是抗凝发挥作用的，因为它们对氧运输能力的改善可因血凝块的形成或抗凝血作用而减弱甚至消失。

最初对 HBOCs 担忧的问题是它可能激活血小板，因为血红蛋白可清除具有抗血小板聚集作用的内皮型 NO。因此，随着 OxyVita 的成功研发，及其潜在凝血副作用的发现，Jahr 等[58]研究了新一代 HBOCs 或 Oxyglobin（HBOC-200, the veterinary congener to Hemopure），旨在描述和分析 OxyVita 或 Oxyglobin 的作用，并与其他血液稀释剂进行比较，研究其分子量和分子特异性是否会影响其使用结果，于是通过血栓弹力图（TEG）检测比较了它们的低、中、高、非常高浓度对凝血的影响[58]。

TEG 分析结果显示，OxyVita 和 Oxyglobin 对凝血的最大偏差是血凝块强度（clot strength）。在低、中稀释度下，这种活性的大小相当于 6% 羟乙基淀粉，但显著大于 0.9% 生理盐水溶液。在最高浓度稀释下，OxyVita 和 Oxyglobin 的血凝块强度显著低于 6% 羟乙基淀粉、0.9% 生理盐水和全血[58]。

氧化的 Oxyglobin 导致高铁血红蛋白水平升高可能意味着会引起额外的凝血问题，这很可能是由于它影响了血小板功能，以及影响了凝血蛋白与氧自由基的反应所致。这些因素可以可能与凝血因子相互作用引起了血小板表面氧化还原敏感区域（redox-sensitive areas）的改变。HBOCs 输注引起的高铁血红蛋白血症完全有可能导致血红蛋白水平显著升高甚至超过 10%，从而导致凝血障碍[59]。

现有的 OxyVita 产品呈粉末状，由液体形式冻干而成[60]。粉剂稀释时需选用合适的缓冲液，以确保最终输注产品含有合适的电解质和合适的渗透压。用于军事或民用创伤时的稀释时也是个影响因素[60]。

两种不同分子量的 HBOCs（OxyVita，新一代零连接聚合牛 HBOCs，17-33 兆道尔顿；Oxyglobin，200 kDa）和 6% 羟乙基淀粉（670 kDa）与生理盐水的体外凝血干扰进行比较，TEG 检测结果表明两种 HBOCs 在低、中稀释度条件下均能降低血凝块强度（MA 和 G）[61]。

由于 OxyVita 利用了零链聚合的修饰，这种修饰是将化学激活剂添加牛血红蛋白二聚体间而交联成"超级聚合物"大分子[62]。如前期研究和讨论中所说，这种独特的设计可能有助于解决凝血问题。

冻干 OxyVita 重新配成溶液后，其性质与原始液体相似。OxyVita 的水溶解时间为 10～30 s，其功能与液体形式相似[63]。

对于出血患者，OxyVita 的推荐使用是小容量复苏方案。由于目前用于创伤后出血救治使用大量液体是没有携氧功能的，而 HBOCs 可能是帮助携带氧气输送到缺氧组织的理想液体[64]。然而，基于这种想法，Hemopure 亦可能用于创伤患者：由于 Hemopure 可能无法替代红细胞，它的价值在于在受伤现场或医疗场所救治严重创伤患者中使用，以等待红细胞的再生或获得可输注血液制品[65]。

作为新一代 HBOCs，零链接血红蛋白聚合物可能解决前两代 HBOCs 遇到的问题，并有望成为一种普遍适用的 HBOC[27]。

一种替代红细胞输送氧气、替代中度输血的广泛需求的血液代用品，人们开始寻找人造氧载体，主要是由人或牛血红蛋白或化学修饰或基因工程合成的 HBOCs[66]。

最后，引述 OxyVita 系列研究中的一篇论文进行小结，该研究成功模拟了创伤性失血性休克的复苏，并由此产生了因输注晶体或胶体溶液引起了不同程度的血液稀释[67]，准确地分析了输注生理盐水、6% 羟乙基淀粉（670 KDa）、Hb-200 或 OxyVita 使血液稀释至 1 : 11、1 : 5、1 : 2 或 1 : 1 时对凝血的影响，其研究结果被认为是有效且可重复的[67]。

二、Hemopure 对血小板功能影响的单中心临床研究

之前 HEM-0115 单中心临床试验研究比较了输注红细胞或输注 Hemopure 前、后血小板功能的影响[61]，血小板功能使用血小板功能分析仪 -100（Platelet Function Analyzer-100，PFA-100）（西门子医疗保健诊断有限公司，Tarrytown，NY）进行评估，该系统能模拟原发性止血的复杂过程，并有助于快速检测高剪切力下的血小板功能障碍，这是第一个可商业化的体外检测系统，它在体外模拟了血管损伤后的血小板黏附和聚集过程[68]。根据已有的和未公开的数据库资料，结果显示，与输注红细胞组比较，输注 Hemopure 患者不需要更多的无红细胞的血液制品，如新鲜冰冻血浆、冷沉淀和血小板（发表于 AABB 摘要：Williams J 等，Transfusion 2002）。在"血液输注后"一段时间内，反映血小板黏附性指标，如 cEPI 或 cADP（前者是反映阿司匹林非依赖性血小板黏附，后者反映阿司匹林依赖性血小板黏附）在 Hemopure 组和 RBC 组之间，存在显著统计学差异，输注 Hemopure 组 cEPI 和 cADP 显著升高。

cEPI 和 cADP 的升高可能与出血风险的增加有关；但是，cEPI 或 cADP 的这种增加可因 Hemopure（其半衰期约 1 天）"输注 1 天后"减少了 50% 而逆转。研究者解释为仅 cEPI 的增加是由于 Hemopure 组患者的 Hb 浓度低于红细胞组患者所致；cEPI 和 cADP 同时增加可能由于输注 Hemopure 引起的血液过度稀释所致，而不是 Hemopure 本身。另外，需说明的是，两组患者输注前的 cEPI 或 cADP 正常，组间比较无统计学异常[61]。

在这项临床试验中，多个时间点评估了 Hemopure 对骨科手术患者的影响，对照组输注浓缩红细胞，八个时间点即基础值（手术开始和麻醉诱导前）、决定输注前、输注后、输注后的第 1、2、3、9 和 21 天，该研究共评估了 27 名受试者，其中 Hemopure 输注组 12 名、浓缩红细胞输注组 15 名，结果显示，cEPI- 胶原蛋白 / 肾上腺素或 cADP 胶原蛋白 /ADP 诱导的血小板功能在基础值和输注前间比较，两组间没有显著统计学差异；与基础值比较，Hemopure 输注组在输注前、输注后、输注后第 1 天，cEPI 升高，但无显著统计学差异。此外，与基础值和输注前比较，Hemopure 输注组 cADP 在输注后显著升高。红细胞输注组 cEPI 和 cADP 在所有时间点无显著统计学差异。

这项研究结果提示 Hemopure 输注可能会引起血小板聚集的风险。尽管 Hemopure 输注前、后 cEPI 和 cADP 值有显著统计学差异，cEPI 和 cADP 平均值明显高于有记录的正常上限，但尚未超过非闭合时间（non-closure time），因此提示仍有可能发生凝血事件。

一项评估 Hemopure 对血小板功能影响的动物实验研究显示，动物经 Hemopure 或 6% 羟乙基淀粉复苏后初期，血小板功能分析仪闭合时间（the platelet function analyser closure time，PFA-CT）显著延长（一般认为 > 300 s 为闭合时间延长）：羟乙基淀粉组，PFA-CT 在输注 6% 羟乙基淀粉 24 h 后恢复正常，但在 HBOC-201 组 PFA-CT 在输注 Hemopure 24 h 后达峰值，72 h 才恢复正常[69]。研究者认为，PFA-CT 延长可能是由于 Hemopure 或羟乙基淀粉的分子表面糖蛋白对血小板功能产生短暂影响所致，但并不会像阿司匹林长期治疗那样，破坏血小板功能。

一项体外实验通过 TEG 检测比较了两种不同分子量的 HBOCs 和 6% 羟乙基淀粉对凝血的影响，生理盐水为对照治疗液，结果表明，当输注两种不同

分子量的 HBOCs 引起低、中稀释度时均引起血凝块强度（MA 和 G）的下降，其对凝血的干扰效应与 6% 羟乙基淀粉相似，但显著大于生理盐水的干扰强度[58]。在 HEM-0115 试验中，许多受试者以 6% 羟乙基淀粉作为扩容液进行处理，通过 TEG 亦证实了它对血小板功能有明显的影响，为研究血小板功能提供了重要线索。

采用 PFA-100 分析明确提示 Hemopure 输注组较红细胞输注组对血液制品的输注需要更少。在"输注后"一段时间内，两组间 cEPI 和 cADP 存在明显差异，其中 Hemopure 输注组的 cEPI 和 cADP 明显升高，这可能会增加出血的风险[70]。但是，cEPI 或 cADP 的这种增加可因 Hemopure（其半衰期约 1 天）"输注 1 天后"减少了 50% 而逆转。

cEPI 增加的原因可能是研究中发现输注 Hemopure 组患者 Hb 浓度低于输注红细胞组；cEPI 和 cADP 的增加可能是由于输注 Hemopure 引起血液稀释所致，而与 Hemopure 产品本身无关。cEPI 或 cADP 测量值与"输注前"和基础值比较，都没有显著统计学差异。

根据这项研究，cEPI 和 cADP 值在不同的疾病和不同状态下是如何变化的？在 PFA-100 检测中，cEPI 试剂盒的总灵敏度（86%）高于 cADP 试剂盒（81%），其中对药物相关血小板功能障碍尤其敏感[70]；但对 PFA-100 检测结果的临床预测价值仍有争议，因为血小板减少症引起的严重出血是罕见的，并且只发生在伴有凝血障碍或血管解剖缺陷的患者中[71]。

麻醉剂吸入药（如氟烷、七氟烷）和静脉麻醉剂（如丙泊酚）对血小板功能的影响会导致血小板功能的可逆性抑制，并呈剂量依赖性。七氟烷和丙泊酚在术后 1 h 对血小板功能仍有延迟抑制作用[72]，尽管结果表明，通过与其基础值和输血前检测值比较，麻醉药物或手术对 PFA-CT 没有显著影响。此外，已知某些食物分子和食物也会抑制血小板功能，如脂肪酸和可可粉（cocoa）[72]。

无细胞血红蛋白（cell-free Hb）容易自氧化为高铁血红蛋白，已有研究证实外科患者输注 Hemopure 可引起血浆高铁血红蛋白浓度百分比呈剂量依赖性增加，常常表现为延迟性反应性升高，输注后 3 天达峰值[73]。正常人的高铁血红蛋白浓度平均值为 3.66%，但在输注大剂量 Hemopure（2.5 g/kg）治疗的患者中，其平均值可升高至 7.1%。在此氧化过程中，可产生活性氧自由基。血小板含有硫醇基团和邻近硫醇的几种糖蛋白受体是氧化还原的敏感结构，这些糖蛋白受体包括糖蛋白 GpⅡb/Ⅲa 黏附受体和 P2Y12ABT ADP 受体在血小板的活化和聚集中起着重要作用。二硫化物异构酶（disulphide isomerase），如血小板聚集过程发挥作用的蛋白质二硫化物异构酶（protein disulphide isomerase），是另一种氧化还原的敏感结构。血液中的氧化还原稳态很大程度上取决于血小板跨脂质膜氧化还原系统，但这种稳态易被氧化反应过程中产生的活性氧自由基所破坏[73]。

这项近期支持性引用早期研究工作有助于理解如何解释这些血小板的功能变化。

基于一项将 Hemopure 用于新适应证的研究，如人类肝脏的研究，它作为一种 HBOC 产品很有影响力，因为 HBOCs 可用前，血液中能运输氧气的只有红细胞。研究者发表了需机器灌注的离体肝脏灌注模型（NMP-1）中首次在常温下将 Hemopure 用于离体肝脏灌注保存效果的研究，结果，与红细胞制品灌注比较，Hemopure 灌注在血资源保障、流变学、免疫反应方面很有优势[74]。

基于研究者诊断，使用 HBOC 处理心肌梗死（MI）及发病率临床研究中，注意到两者间的失衡或差异，并提出了可能的各种毒性机制来解释产生这些差异的可能原因[75]。研究者已对 HBOCs（由人 Hb 制成的，而不是用牛 Hb 研制成的 Hemopure）和血液复合使用进行了体外研究，这种复合物不可能会引起血小板的聚集或活化，但某些激动剂的反应可能会被放大[76]。然而，用牛 Hb 研制成的 HBOCs 可能会导致血凝块形成障碍[75]。一篇第一代 HBOCs 研究人员所发表的回顾性综述很重要，也很支持这一结果，认为如果 HBOCs 会引起凝血功能障碍，那么这将大大削弱其在创伤患者或其他大量失血和急性贫血患者中复苏的能力。

凝血在很大程度上取决于足够的血小板活性。已证实羟乙基淀粉溶液中的高分子量聚合物与凝血功能障碍有关。在这项研究中，与输注红细胞比较，Hemopure 可能引起轻度的血小板功能障碍[77]。这篇综述也证实了参考文献[76]中的陈述。

捐献的人类血液是所有红细胞和血浆制品的来源，因此其血液中病毒的安全性显得尤为重要。鉴于血库对捐献血的常规检测，捐献血红细胞和血浆制品中几乎没有了脂质包膜性病毒（如人类免疫缺陷病毒、乙型和丙型肝炎病毒）的风险[78]。虽然关于这些捐献血病毒的传播问题已得到很好解决，普遍被大众所接受，但随着人口老龄化、血液需求的增加，及血液捐献者的持续减少和新型病毒的不断（如COVID-19）出现，应高度重视血液代用品如HBOCs的实际需求。尽管使用各种HBOCs都存在其固有的风险，但轻视甚至拒绝这些产品的需求是没有远见的。

三、Hemopure的小结

Hemopure是商用聚合血红蛋白研发最深入的典型代表产品。这些HBOC分子的化学交联是随机的，可同时在分子间或分子内发生交联，因此研发成的HBOC产品都是大分子，从而消除前面提到的无细胞HBOC相关的副作用，如血管收缩和高血压。但不幸的是，临床研究显示这两种聚合血红蛋白输注后都可引起严重高血压[79]。

由于红细胞和所有其他血液制品均来自捐献的人类血液，因此病毒污染的安全性是最为重要的。因对于脂质包膜性病毒（如HIV、丙型肝炎和乙型肝炎）的传播风险没有那么大，故血浆衍生性溶液的传播会显得很小[78]。但是，似乎不会通过捐献血液传播的各种新型病毒（如COVID-19）会不断出现，虽然血库的检测和清除过程需要数年后才能启动和实施。

第七节　总结与展望

本章回顾了HBOCs从早期到近期完成的各种临床试验研究，并讨论了各种HBOCs的制备及其药理学和生理学特性。已经使用了约50年历史的人类捐献血液及其衍生制品，可以用红细胞、血小板、凝血因子和血浆/白蛋白替代全血输注。基于有关HBOCs产品已发表的文章和相关网络综述，本章向读者更新了一些HBOCs产品的最新应用情况，并试图侧重于介绍当前HBOCs产品的风险及获益，同时向读者介绍了较新的HBOCs产品，这些新产品有朝一日可能有效地为改善那些面临无法获得或选择使用血液制品患者的预后[70, 80-83]。

输注捐献血液对严重贫血的患者来说可能是一种救命的治疗方法。捐献血液因长期短缺且无法替代而变成了一种珍贵的商品。全球人口的老龄化和人口的动态变化将进一步加剧血液资源的短缺。据预测，在未来几十年需要输血的老年人数量将远远超过可捐献血液的年轻人。如果没有其他的备选血液制品或氧气输送产品，这种不平衡很可能会导致血液资源短缺的危机，从而造成无数本可有效救治的患者死亡。为了缓解目前的血液短缺和预防未来的供应危机，当下亟需投资、重振旗鼓，研发新的安全有效的血液代用品。

自20世纪80年代初以来，基于修饰（交联、聚合或共轭）的人或牛Hb的HBOCs已被研发成红细胞代用品的主要备选产品，其中一些已经在临床试验（HemAssist、Hemopure、PolyHeme、Hemolink、Hemospan、Hemoximer、Sanguinate）中进行了检测和评估。然而，在Ⅱ～Ⅲ期临床试验中，HBOCs治疗中发现了一些不良事件甚至严重不良事件，如高血压、肺动脉高压、心功能不全、凝血功能障碍和酶异常[76]。这直接导致了研究的早期叫停，或某些产品虽然完成了Ⅲ期的临床试验，但因其安全问题而未能获得监管部门的批准而终止。

尽管Hemopure在南非和俄罗斯获得了监管部门的批准，可用于治疗人类贫血，但除了Oxyglobin（是一种由FDA及其欧盟和英国监管部门批准的兽用产品）之外，没有一种HBOC产品在美国和其他发达经济体获得批准而用于临床。

普遍认同的是，HBOCs治疗后所观察到的肺部和全身高血压反应是由铁血红素（iron-heme）引起的。铁血红素是所有HBOCs的常见辅基，其通过清除血管内皮细胞产生的一氧化氮（NO，一种强效血管扩张剂），从而引起血管收缩和血压升高。内源性NO也可在心肌细胞中产生，其对心脏收缩和节律具有重要的调节作用。因此HBOCs通过干扰心脏NO信号转导，可能导致一些心脏相关性不良事件。此外，还可能与HBOC氧化还原介导的自由基产生和其他未知毒性机制有关。其他不良事件或严重不良事件的机制尚未明确。

考虑到在HBOCs临床试验中所遇到的问题，新一代HBOCs亟待研发，以显著降低NO的反应活性，同时保持其最佳的氧结合和氧输送特性。此外，也十分期待新型HBOCs具备良好的氧化还原特性和稳定性，可以做到无需冷冻而长期储存。

这些目标都是科学家面临的挑战。在强有力的研究支持下，可以实现更好地理解 HBOCs 在临床相关模型中的化学、生理学和药理学特性。不幸的是，当前不仅未能获得监管机构的批准，还得面对媒体的负面报道，会对 HBOCs 的研发创新造成毁灭性的打击。然而，许多有前景的新产品正在研发和测试中，其中多数尚处于大学内或制造商的最基础研发阶段。

尽管对于新的 HBOC 产品有着迫切需要，但在当前的负面环境和缺乏政府支持的条件下，新型 HBOCs 的研发难以保证必要的研发资金支持。在当前现状和有限资源下，学术界（基础研究由政府和工业界提供资金）和投资行业（扩大规模和制造业由天使/风险资本提供资金）与政府（提供启动资金和监管支持）之间的合作与协调将有助于研发新的或改进的 HBOCs，以成功获得监管部门的批准并最终用于临床[84]。有了政府的启动资金支持，这样的联盟就可以实施并开始运作，相互协助，以在十年或二十年内研发一种或多种安全有效的血液代用品。此外，对于目前临床试验中的 HBOCs，如 Hemopure、Hemarina's HEMO$_2$-life 等，尽管仍有一些副作用存在，但具有挽救生命的优势，如对于那些副作用较弱的患者在面临严重贫血，或没有血液可输或不能输注的紧急情况下，HBOCs 可有效改善氧气输送，使患者获益甚至起死回生。

要点

- 血液是一种捐献的血液制品，但随着人口老龄化、捐献者减少和需求增加，可能很快会出现供应的紧缺。
- 已研发成功的血红蛋白氧载体（HBOCs）可以改善这种供应紧缺的窘况，并为任何病因引起的缺氧组织输送氧气，如急性贫血或出血。
- 如同所有药物一样，HBOCs 会有些固有的不良反应，必须被理解和接受，才能达到所期待的治疗效果。
- 新一代 HBOCs 的配方避免了 NO 清除、高血压和化学性胰腺炎的副作用，或被用作辅助用药。
- Hemopure 在南非和俄罗斯被批准用于人类，并可扩大使用；Oxyglobin 在美国和欧盟被批准用于动物。
- Hemarina 由海蚯蚓（可在低潮时的空气中生存）的血红蛋白制成，是天然、未改变的血红蛋白，因其仿生能自然提供更多的氧气。

参考文献

1. Jahr JS, Walker V, Manoochehri K. Blood substitutes as pharmacotherapies in clinical practice. Curr Opin Anaesthesiol. 2007;20(4):325–30.
2. Schubert A, Przybelski RJ, Eidt JF, Lasky LC, Marks KE, Karafa M, et al. Diaspirin-crosslinked hemoglobin reduces blood transfusion in noncardiac surgery: a multicenter, randomized, controlled, double-blinded trial. Anesth Analg. 2003;97(2):323–32, table of contents.
3. Kasper SM, Walter M, Grüne F, Bischoff A, Erasmi H, Buzello W. Effects of a hemoglobin-based oxygen carrier (HBOC-201) on hemodynamics and oxygen transport in patients undergoing preoperative hemodilution for elective abdominal aortic surgery. Anesth Analg. 1996;83(5):921–7.
4. Greenburg AG, Kim HW. Use of an oxygen therapeutic as an adjunct to intraoperative autologous donation to reduce transfusion requirements in patients undergoing coronary artery bypass graft surgery. J Am Coll Surg. 2004;198(3):373–83; discussion 84–5.
5. Levy JH, Goodnough LT, Greilich PE, Parr GV, Stewart RW, Gratz I, et al. Polymerized bovine hemoglobin solution as a replacement for allogeneic red blood cell transfusion after cardiac surgery: results of a randomized, double-blind trial. J Thorac Cardiovasc Surg. 2002;124(1):35–42.
6. Rentko V, Pearce B, Moon-Massat P, Gawryl M. Hemopure® (HBOC-201, Hemoglobin Glutamer-250 (Bovine)): preclinical studies. Blood Substitutes. Burlington, MA: Academic Press; 2006. p. 424–36.
7. Khan F, Singh K, Friedman MT. Artificial blood: the history and current perspectives of blood substitutes. Discoveries (Craiova). 2020;8(1):e104.
8. Roghani K, Holtby RJ, Jahr JS. Effects of hemoglobin-based oxygen carriers on blood coagulation. J Funct Biomater. 2014;5(4):288–95.
9. Rosenblatt MA. Strategies for minimizing the use of allogeneic blood during orthopedic surgery. Mt Sinai J Med. 2002;69(1–2):83–7.
10. Habler O, Meier J, Pape A, Zwissler B. Indications for blood transfusion during orthopedic surgery. Orthopade. 2004;33(7):774–83.
11. Goodnough LT, Brecher ME, Kanter MH, AuBuchon JP. Transfusion medicine. First of two parts – blood transfusion. N Engl J Med. 1999;340(6):438–47.
12. Vamvakas EC. Epidemiology of red blood cell utilization. Transfus Med Rev. 1996;10(1):44–61.
13. Tobias JD. Strategies for minimizing blood loss in orthopedic surgery. Semin Hematol. 2004;41(1 Suppl 1):145–56.
14. Jahr JS, Guinn NR, Lowery DR, Shore-Lesserson L, Shander A. Blood substitutes and oxygen therapeutics: a review. Anesth Analg. 2021;132(1):119–29.
15. De Venuto F, Zuck TF, Zegna AI, Moores WY. Characteristics of stroma-free hemoglobin prepared by crystallization. J Lab Clin Med. 1977;89(3):509–16.
16. Winslow RM, Vandegriff KD. Inventors method for production of stroma-free hemoglobin. United States of America 2004. https://patents.google.com/patent/US7989414B2/en. Accessed 03/01/2021.
17. Cheung LC, Storm CB, Gabriel BW, Anderson WA. The preparation of stroma-free hemoglobin by selective DEAE-cellulose absorption. Anal Biochem. 1984;137(2):481–4.
18. Snyder SR, Welty EV, Walder RY, Williams LA, Walder JA. HbXL99 alpha: a hemoglobin derivative that is cross-linked

between the alpha subunits is useful as a blood substitute. Proc Natl Acad Sci. 1987;84(20):7280–4.
19. Walder JA, inventor; University of Iowa Research Foundation (Iowa City, IA, US), assignee. Production of alpha-alpha cross-linked hemoglobins in high yield. United States patent US Patent Re. 34,271. 1993.
20. Chevalier A, Guillochon D, Nedjar N, Piot JM, Vijayalakshmi MW, Thomas D. Glutaraldehyde effect on hemoglobin: evidence for an ion environment modification based on electron paramagnetic resonance and Mossbauer spectroscopies. Biochem Cell Biol. 1990;68(4):813–8.
21. Varnado CL, Mollan TL, Birukou I, Smith BJZ, Henderson DP, Olson JS. Development of recombinant hemoglobin-based oxygen carriers. Antioxid Redox Signal. 2013;18(17):2314–28.
22. Natarajan C, Jiang X, Fago A, Weber RE, Moriyama H, Storz JF. Expression and purification of recombinant hemoglobin in Escherichia coli. PLoS One. 2011;6(5):e20176.
23. Bucci E, Kwansa H, Koehler RC, Matheson B. Development of zero-link polymers of hemoglobin, which do not extravasate and do not induce pressure increases upon infusion. Artif Cells Blood Substit Immobil Biotechnol. 2007;35(1):11–8.
24. Ea A, Ronda L, Bruno S, Paredi G, Marchetti M, Bettati S, et al. High- and low-affinity PEGylated hemoglobin-based oxygen carriers: differential oxidative stress in a Guinea pig transfusion model. Free Radic Biol Med. 2018;124:299–310.
25. Alix P, Val-Laillet D, Turlin B, Ben Mosbah I, Burel A, Bobillier E, et al. Adding the oxygen carrier M101 to a cold-storage solution could be an alternative to HOPE for liver graft preservation. JHEP Rep. 2020;2(4):100119.
26. Lupon E, Lellouch AG, Zal F, Cetrulo CL Jr, Lantieri LA. Combating hypoxemia in COVID-19 patients with a natural oxygen carrier, HEMO(2)Life® (M101). Med Hypotheses. 2021;146:110421.
27. Jahr JS, Akha AS, Holtby RJ. Crosslinked, polymerized, and PEG-conjugated hemoglobin-based oxygen carriers: clinical safety and efficacy of recent and current products. Curr Drug Discov Technol. 2012;9(3):158–65.
28. Winslow RM. Alphaalpha-crosslinked hemoglobin: was failure predicted by preclinical testing? Vox Sang. 2000;79(1):1–20.
29. Hess JR. Review of modified hemoglobin research at letterman: attempts to delineate the toxicity of cell-free tetrameric hemoglobin. Artif Cells Blood Substit Immobil Biotechnol. 1995;23(3):277–89.
30. Saxena R, Wijnhoud AD, Carton H, Hacke W, Kaste M, Przybelski RJ, et al. Controlled safety study of a hemoglobin-based oxygen carrier, DCLHb, in acute ischemic stroke. Stroke. 1999;30(5):993–6.
31. Sloan EP, Koenigsberg M, Gens D, Cipolle M, Runge J, Mallory MN, et al. Diaspirin cross-linked hemoglobin (DCLHb) in the treatment of severe traumatic hemorrhagic shock: a randomized controlled efficacy trial. JAMA. 1999;282(19):1857–64.
32. Cheng DC, Mazer CD, Martineau R, Ralph-Edwards A, Karski J, Robblee J, et al. A phase II dose-response study of hemoglobin raffimer (Hemolink) in elective coronary artery bypass surgery. J Thorac Cardiovasc Surg. 2004;127(1):79–86.
33. Hill SE, Gottschalk LI, Grichnik K. Safety and preliminary efficacy of hemoglobin raffimer for patients undergoing coronary artery bypass surgery. J Cardiothorac Vasc Anesth. 2002;16(6):695–702.
34. Greenburg AG, Kim HW. Hemoglobin-based oxygen carriers. Crit Care. 2004;8 Suppl 2(Suppl 2):S61–4.
35. Salazar Vázquez BY, Wettstein R, Cabrales P, Tsai AG, Intaglietta M. Microvascular experimental evidence on the relative significance of restoring oxygen carrying capacity vs. blood viscosity in shock resuscitation. Biochim Biophys Acta. 2008;1784(10):1421–7.
36. Moore EE, Moore FA, Fabian TC, Bernard AC, Fulda GJ, Hoyt DB, et al. Human polymerized hemoglobin for the treatment of hemorrhagic shock when blood is unavailable: the USA multicenter trial. J Am Coll Surg. 2009;208(1):1–13.
37. Jahr JS, Mackenzie C, Pearce LB, Pitman A, Greenburg AG. HBOC-201 as an alternative to blood transfusion: efficacy and safety evaluation in a multicenter phase III trial in elective orthopedic surgery. J Trauma. 2008;64(6):1484–97.
38. Practice guidelines for perioperative blood transfusion and adjuvant therapies: an updated report by the American Society of Anesthesiologists Task Force on Perioperative Blood Transfusion and Adjuvant Therapies. Anesthesiology. 2006;105(1):198–208.
39. McClelland DBL, editor. Handbook of transfusion medicine. 4th ed. London, UK: United Kingdom Blood Services; 2007.
40. Murphy MF, Wallington TB, Kelsey P, Boulton F, Bruce M, Cohen H, et al. Guidelines for the clinical use of red cell transfusions. Br J Haematol. 2001;113(1):24–31.
41. Practice Guidelines for blood component therapy. A report by the American Society of Anesthesiologists Task Force on blood component therapy. Anesthesiology. 1996;84(3):732–47.
42. Go AS, Yang J, Ackerson LM, Lepper K, Robbins S, Massie BM, et al. Hemoglobin level, chronic kidney disease, and the risks of death and hospitalization in adults with chronic heart failure: the Anemia in Chronic Heart Failure: Outcomes and Resource Utilization (ANCHOR) Study. Circulation. 2006;113(23):2713–23.
43. Kim HW, Tai J, Greenburg AG. Active myogenic tone: a requisite for hemoglobin mediated vascular contraction? Artif Cells Blood Substit Immobil Biotechnol. 2004;32(3):339–51.
44. Kim HW, Greenburg AG. Mechanisms for vasoconstriction and decreased blood flow following intravenous administration of cell-free native hemoglobin solutions. Adv Exp Med Biol. 2005;566:397–401.
45. Chen JY, Scerbo M, Kramer G. A review of blood substitutes: examining the history, clinical trial results, and ethics of hemoglobin-based oxygen carriers. Clinics (Sao Paulo). 2009;64(8):803–13.
46. LaMuraglia GM, O'Hara PJ, Baker WH, Naslund TC, Norris EJ, Li J, et al. The reduction of the allogenic transfusion requirement in aortic surgery with a hemoglobin-based solution. J Vasc Surg. 2000;31(2):299–308.
47. Björkholm M, Fagrell B, Przybelski R, Winslow N, Young M, Winslow RM. A phase I single blind clinical trial of a new oxygen transport agent (MP4), human hemoglobin modified with maleimide-activated polyethylene glycol. Haematologica. 2005;90(4):505–15.
48. Natanson C, Kern SJ, Lurie P, Banks SM, Wolfe SM. Cell-free hemoglobin-based blood substitutes and risk of myocardial infarction and death: a meta-analysis. JAMA. 2008;299(19):2304–12.
49. Keipert PE. Hemoglobin-based oxygen carrier (HBOC) development in trauma: previous regulatory challenges, lessons learned, and a path forward. Adv Exp Med Biol. 2017;977:343–50.
50. Misra H, Lickliter J, Kazo F, Abuchowski A. PEGylated carboxyhemoglobin bovine (SANGUINATE): results of a phase I clinical trial. Artif Organs. 2014;38(8):702–7.
51. Misra H, Bainbridge J, Berryman J, Abuchowski A, Galvez KM, Uribe LF, et al. A phase Ib open label, randomized, safety study of SANGUINATE™ in patients with sickle cell anemia. Rev Bras Hematol Hemoter. 2017;39(1):20–7.
52. Dhar R, Misra H, Diringer MN. SANGUINATE™ (PEGylated carboxyhemoglobin bovine) improves cerebral blood flow to vulnerable brain regions at risk of delayed cerebral ischemia after subarachnoid hemorrhage. Neurocrit Care. 2017;27(3):341–9.
53. Cabrales P, Sun G, Zhou Y, Harris DR, Tsai AG, Intaglietta M, et al. Effects of the molecular mass of tense-state polymerized bovine hemoglobin on blood pressure and vasoconstriction. J Appl Physiol (1985). 2009;107(5):1548–58.
54. Kasil A, Giraud S, Couturier P, Amiri A, Danion J, Donatini G, et al. Individual and combined impact of oxygen and oxygen transporter supplementation during kidney machine preservation in a porcine preclinical kidney transplantation model. Int J Mol Sci. 2019;20(8):1992.
55. Kaminski J, Hannaert P, Kasil A, Thuillier R, Leize E, Delpy E, et al. Efficacy of the natural oxygen transporter HEMO(2) life(®) in cold preservation in a preclinical porcine model of donation after cardiac death. Transpl Int. 2019;32(9):985–96.
56. Le Meur Y, Badet L, Essig M, Thierry A, Büchler M, Drouin S,

et al. First-in-human use of a marine oxygen carrier (M101) for organ preservation: a safety and proof-of-principle study. Am J Transplant. 2020;20(6):1729–38.
57. Palta S, Saroa R, Palta A. Overview of the coagulation system. Indian J Anaesth. 2014;58(5):515–23.
58. Jahr JS, Weeks DL, Desai P, Lim JC, Butch AW, Gunther R, et al. Does OxyVita, a new-generation hemoglobin-based oxygen carrier, or oxyglobin acutely interfere with coagulation compared with normal saline or 6% hetastarch? An ex vivo thromboelastography study. J Cardiothorac Vasc Anesth. 2008;22(1):34–9.
59. Moallempour M, Jahr JS, Lim JC, Weeks D, Butch A, Driessen B. Methemoglobin effects on coagulation: a dose-response study with HBOC-200 (Oxyglobin) in a thrombelastogram model. J Cardiothorac Vasc Anesth. 2009;23(1):41–7.
60. Harrington JP, Wollocko H. Molecular design properties of OxyVita hemoglobin, a new generation therapeutic oxygen carrier: a review. J Funct Biomater. 2011;2(4):414–24.
61. Jahr JS, Liu H, Albert OK, Gull A, Moallempour M, Lim J, et al. Does HBOC-201 (Hemopure) affect platelet function in orthopedic surgery: a single-site analysis from a multicenter study. Am J Ther. 2010;17(2):140–7.
62. Harrington J, Wollocko H. Zero-link hemoglobin (OxyVita®): impact of molecular design characteristics on pre-clinical studies. In: Hemoglobin-based oxygen carriers as red cell substitutes and oxygen therapeutics. Berlin, Heidelberg: Springer Berlin Heidelberg; 2014. p. 283–97.
63. Harrington JP, Wollocko J, Kostecki E, Wollocko H. Physicochemical characteristics of OxyVita hemoglobin, a zero-linked polymer: liquid and powder preparations. Artif Cells Blood Substit Immobil Biotechnol. 2011;39(1):12–8.
64. Reynolds PS, Barbee RW, Skaflen MD, Ward KR. Low-volume resuscitation cocktail extends survival after severe hemorrhagic shock. Shock. 2007;28(1):45–52.
65. Jahr JS, Moallempour M, Lim JC. HBOC-201, hemoglobin glutamer-250 (bovine), Hemopure (Biopure Corporation). Expert Opin Biol Ther. 2008;8(9):1425–33.
66. Kluger R, Foot JS, Vandersteen AA. Protein-protein coupling and its application to functional red cell substitutes. Chem Commun (Camb). 2010;46(8):1194–202.
67. Jahr J, Driessen B, Gunther R, Lurie F, Lin J, Cheung A. Translational advances in second and third generation hemoglobin based oxygen carriers: one research team's perspective. Artif Blood. 2009;17:1–7.
68. https://www.siemens-healthineers.com/en-us/hemostasis/systems/pfa-100. Accessed 16 Jan 2021.
69. Arnaud F, Hammett M, Asher L, Philbin N, Rice J, Dong F, et al. Effects of bovine polymerized hemoglobin on coagulation in controlled hemorrhagic shock in swine. Shock. 2005;24(2):145–52.
70. Chung M, Mayer L, Nourmand H, You M, Jahr J. Chapter 26: blood, blood products, and substitutes. In: Kaye A, Kaye A, Urman R, editors. Essentials of pharmacology for anesthesia, pain medicine, and critical care. New York: Springer; 2015. p. 421–32.
71. Kozek-Langenecker SA. The effects of drugs used in anaesthesia on platelet membrane receptors and on platelet function. Curr Drug Targets. 2002;3(3):247–58.
72. Jilma B. Platelet function analyzer (PFA-100): a tool to quantify congenital or acquired platelet dysfunction. J Lab Clin Med. 2001;138(3):152–63.
73. Essex DW, Li M. Redox modification of platelet glycoproteins. Curr Drug Targets. 2006;7(10):1233–41.
74. Laing RW, Bhogal RH, Wallace L, Boteon Y, Neil DAH, Smith A, et al. The use of an acellular oxygen carrier in a human liver model of normothermic machine perfusion. Transplantation. 2017;101(11):2746–56.
75. Estep TN. Haemoglobin-based oxygen carriers and myocardial infarction. Artif Cells Nanomed Biotechnol. 2019;47(1):593–601.
76. Silverman TA, Weiskopf RB. Hemoglobin-based oxygen carriers-current status and future directions. Anesthesiology. 2009;111:946–63.
77. Roghani K, Holtby RJ, Jahr JS. Effects of haemoglobin-based oxygen carriers on blood coagulation. J Funct Biomater. Columbus, OH. 2014;5(4):288–95. https://doi.org/10.3390/jfb5040288.
78. Velthove KJ, Strengers PFW. 33 - Blood, blood components, plasma, and plasma products. In: Aronson JK, editor. Side effects of drugs annual. 34. Elsevier; 2012. p. 509–29.
79. Rameez S. Engineering cellular hemoglobin-based oxygen carriers for use in transfusion medicine. The Ohio State University; 2011.
80. Jahr JS. Editorial: Do approved blood substitutes reduce myocardial infarction size: is this the critical question? Br J Anaesth. 2009;103:470–1.
81. Jahr JS. Editorial: are newer generation hemoglobin-based oxygen carriers safe: do they offer an answer? Vasc Pharmacol. 2011;52:214.
82. Jahr JS, Sadighi A, Doherty L, Kim HW. Hemoglobin-based oxygen carriers: history, limits, brief summary of the state of the art, including clinical trials. In: Bettati S, Mozzarelli A, editors. Oxygen therapeutics: from transfusion to artificial blood. New York: Wiley.
83. Kim HW, Mozzarelli A, Sakai H, Jahr JS. Academia–industry collaboration in blood substitute development: issues, case histories and a proposal. Chemistry and biochemistry of oxygen therapeutics. In: Kim HW, Greenburg AG, editors. Hemoglobin-based oxygen carriers as red cell substitutes and oxygen therapeutics. Berlin, Heidelberg: Springer Berlin Heidelberg; 2013. p. 413–28.
84. Kim HW, Jahr JS, Mozzarelli A, Sakai H. International consortium for development of hemoglobin-based oxygen carriers, oxygen therapeutics and multifunctional resuscitation fluids–a white paper. In: Kim HW, Greenburg AG, editors. Hemoglobin-based oxygen carriers as red cell substitutes and oxygen therapeutics. Berlin, Heidelberg: Springer Berlin Heidelberg; 2013. p. 737–46.

13 血红蛋白氧载体并发症及临床安全问题

Ahmad Alli，Aleksander Dokollari，C. David Mazer
李吟雨 译，朱 涛 审校

第一节 引言

出于浓缩红细胞资源有限和对同种异体血安全性的担忧，目前已经研发出了血红蛋白氧载体（HBOCs）治疗贫血[1]。虽已研发出了几种HBOC产品，但由于品种的差异、临床试验的失败、研究结果的解释差异和潜在的安全问题，其临床应用的道路变得复杂。这些问题可能带来预后不确定的种种并发症，轻的仅表现短暂的肝酶升高，重的则可引起心肌梗死（myocardial infarction，MI）和脑血管意外（卒中）。某些接受这些复合物治疗的患者可能引起更为严重的不良事件，如更高的并发症发生率和死亡率[2]。据推测，继发于游离血红蛋白清除一氧化氮（NO）作用所致的血管收缩可能是导致血压升高、氧供减少和器官缺血的潜在病理生理机制[3]。HBOCs制造商试图通过分子修饰来减少这些影响，随后的每一代HBOCs似乎都比前一代更安全。尽管许多HBOCs候选分子进行了有效的Ⅰ期甚至Ⅱ/Ⅲ期试验[4]，但迄今只有少数产品可用于临床和科研。特定患者群体中出现的中性或阴性结果被各国监管机构如美国FDA终止进入Ⅲ期试验，随后许多公司也因此放弃了进一步研究或直接关闭。Natanson等[5]在2008年进行的一项有争议的负面荟萃分析，虽引起了广泛的批评，但对血红蛋白的进一步研发产生了重大影响。

第二节 对Natanson等荟萃分析的批评

2008年，Natanson等[5]发表了一项关于HBOCs临床试验的荟萃分析。该报告包括16项试验、五种不同产品，其中HemAssist（9项）、Hemopure（1项，来自数据库内美国FDA报告）、Hemolink（2项）、PolyHeme（3项）和Hemospan（1项）。新闻稿和美国FDA听证会数据被纳入研究数据，健康志愿者试验被排除在外，研究数据包括择期手术、创伤和脑血管意外患者。首先，死亡和心肌梗死（MI）被确定为感兴趣的结果。研究表明接受HBOC治疗患者的相对死亡风险增加（RR 1.30，95% CI 1.05～1.61）；MI风险也显著增加（RR 2.71，95% CI 1.67～4.40）。创伤患者的MI或死亡无显著增加，可能由于该亚组患者相对较年轻。但是，年龄因素并不能对心脏手术患者MI和死亡无显著差异做出合理解释。作者认为，直到获得更多的临床前动物实验数据，特别是毒性研究数据发表之前，不应进行进一步HBOCs临床试验。他们还发现，HBOC制造商公布阴性试验结果存在3～5年的延迟，如果无延迟，临床试验可能会更早停止，一些死亡可能避免。

这项荟萃分析受到了广泛批评，一些问题也得到了澄清。**首先**，该分析将各种HBOC化合物视为等效物。正如本书之前内容表述，不同HBOC化合物之间的分子差异导致药效学特性极大不同，特别是与一氧化氮的相互作用和氧结合亲和力。事实上，当该项研究作者将分析分为低四聚体和高四聚体亚组时，MI或死亡风险在高四聚体组中无显著差异（置信区间包括1），这意味着更新一代、分子量更大的四聚体分子更加安全；但这一结果没有在讨论部分中详细阐述。**其次**，纳入的对照组患者群有所不同，对照组患者分别接受了血液、晶体或胶体液治疗，而这些患者被错误地合并在对照组。正如过去二十年来在重症医学领域争论的那样，胶体和晶体液对患者的临床结局有不同影响[6]。特别是对照组针对特定临床情况下的患者，例如，血液制品更适合用于创伤性出血患者，而不是择期手术中失血患者。**再次**，该研究包括了各种各样的临床情况：因外伤或脑血管意外而需要接受复苏的患者和那些行择期手术的患者被归为同一组。对于创伤性休克患者而言，扩容和一氧化氮清除可能是有益的，而这些作用对血容量和血压都正常的择期手术患者可能是有害的。在不同的临床情况下，患者的潜在危险因素也不同，如接受血管外科手术的患者本身就属于MI和死亡的高危人群。**最后**，产品的应用剂量范围为50～3000ml，且剂量疗程从1～6天之间不等。从统计学角度来看，因为每个纳入的研究都有各自不同的人群特征、纳排标准和治疗方案，该研究基于阴性的异质性检验结果而选择固定效应模型来合并相对风险值（RR）的做法似乎不太合适。虽然作者已经证明了统计学异质性的不显著，但该荟萃分析研究中明显的临床异质性使结论产生争议。

该研究发表后，有学者给出版杂志（JAMA）写了几封批评该研究方法学和其他方面的信。Levien等[7]提到，在南非进行的一项针对336名患者进行的Hemopure研究未被纳入荟萃分析。这些作者还强调，HBOC的使用应该针对不能选择库存血液的患者群体，例如耶和华见证人信徒和严重自身免疫性溶血性贫血患者。进一步的批评包括其不准确或缺失试验数据的纠正[8-9]，解释延迟公布阴性试验结果的原因[10]，以及继续谨慎开展HBOCs临床试验的理由[11-13]。

尽管存在上述和其他方面的反对意见，美国FDA在该研究在线发表后不久举行的计划会议上斟酌了该研究结论。监管机构决定，在批准任何进一步的HBOC临床试验进行之前，要"仔细权衡其潜在的风险和获益"。随后，美国FDA暂停了所有涉及HBOC的进一步临床试验。

Natanson的文章中隐含着另一个令人困惑的问题是，绝大多数研究数据（高达75%），尤其是关于Hemopure的相关研究并没有发表，而是从美国FDA听证会的记录中检索出来的[5]。人们似乎有理由担心，基于商业利益的积极发表偏见和美国FDA发布的延迟，可能在分析HBOCs的实用性和安全性的公开数据中发挥重要作用。一个名为"公民"的公共倡导团体以公众对在平民创伤患者身上测试HBOCs的担忧为由起诉美国FDA，要求其向公众开放一个计划讨论，特别是Hemopure会议上讨论的血液代用品[14]。在随后的采访中，Natanson还声称，制造商在公布数据方面犹豫不决，只有法律的威胁才会迫使他们公开。

当Hemopure的制造商Biopure于2008年起诉Charles Natanson博士商业诽谤、诋毁和故意干扰时，Natanson的荟萃分析发表在学术界引起了共鸣[15]。进一步加剧该争论的是Natanson博士未能披露一个关键的利益冲突[16]。该诉讼最终被撤销，而Biopure被HBO_2 Therapeutics收购。

HBOCs的研究是复杂的，需要考虑化合物的分子特征和患者的个体因素等。HBOCs也应同合成胶体一样，被认为是不同的化合物且需要独立评估。可以明确的是，任何关于评估HBOCs"安全性"问题的研究都应该精心设计与支持，并密切关注患者特征、化合物药理学和伦理问题。

第三节 特定HBOCs的安全问题

一、HemAssist

20世纪80年代，莱特曼陆军研究所（LAIR）与Baxter公司联合发明了一种名为HemAssist的双阿司匹林交联血红蛋白（DAC-bH）。它是一种在四聚体分子α-链间进行分子内交联的无基质人血红蛋白。LAIR发起的研究结果发现，血管收缩相关不良事件令人灰心。在与Baxter产生一些分歧后中断合作。Baxter在Ⅰ期、Ⅱ期和最终的Ⅲ期临床试验中对该产品进行了评估，他们报告了静脉红细胞流速显著增加（小动脉收缩2min），小动脉血管运动频率和幅度在小动脉网的不同部位均有明显改变，无微循环紊乱发生。此外，Baxter发现了在输注HemAssist后平均动脉压升高的同时伴有心动过缓[17]。HemAssist的六项临床试验在血管收缩、脑血管意外和存活率方面产生了相互矛盾的结果[18-23]。1997年，Baxter启动了自己的临床研究，研究对象是被救护车运离现场或到达急诊室的患者[22]。数据安全监测委员会（The data safety monitoring committee，DAMC）发现，接受HemAssist的患者死亡率为46%，而接受0.9%盐水的患者死亡率为17%。HemAssist的有效性明显低于标准监护，因此该研究终止。最后，另一项欧洲研究评估了HemAssist用于严重失血性休克患者，在预防组织缺氧引起的多器官功能衰竭（MOF）方面的有效性，但仍未发现任何获益[23]。该研究在完成之前被停止，产品的生产也一起中止。

二、Optro

1992年，Somatogen等[24]报道了Optro（rHb1.1，一种用于临床的重组人血红蛋白）的产生，Optro是由大肠杆菌产生的基因工程蛋白（a genetically engineered protein），由两个α-珠蛋白肽的四聚体组成，与其他早期的无细胞结构血红蛋白相比，半衰期更长（因此减少了肾功能损伤），但氧亲和力降低。该公司与制药公司Eli-Lilly建立了合作伙伴关系。最初小规模临床研究展示了其相对安全性，其主要的不良反应包括自限性高血压、致热性，及胆红素、淀粉酶和肝酶轻度升高[25]；对肾功能无影响。其中高血压反应引起密切关注，例如在最危重情况下，平均动脉压可上升到144 mmHg；随后Ⅱ期临床试验出现了类似副作用。Eli-Lilly终止了与其合作关系，进一步临床试验也被禁止[26]。

三、Hemolink

Hemolink是由Hemosol Biopharma（米西索加，加拿大）开发的一种棉子糖交联聚合人血红蛋白（O-raffinose cross-linked and polymerized human hemoglobin），其主要目标是用作体外循环和其他情况下的潜在血液代用品。在此期间，患者自身血液可储存起来供后期输血。Hill等[27]进行了一项Ⅱ期临床试验纳入了60名CABG患者。患者被随机分为Hemolink组或羟乙基淀粉（溶于6%氯化钠溶液）组，接受Hemolink治疗的患者血压更高、黄疸更重，以及AST和脂肪酶也明显升高，但其严重不良事件发生率两组间没有显著统计差异，且Hemolink组红细胞输注量减少。Cheng等[28]在一项Ⅱ期剂量反应研究中也对CABG患者进行了评估并得到类似结果。在另一项Ⅲ期试验中纳入299名CABG患者，尽管Hemolink组输血较少，但不良事件发生率比对照组高出10%[29]。这些不良事件包括高血压、心肌梗死、黄疸、肝酶和胰酶升高以及尿液颜色异常。尽管这些初期结果看来很有希望，但进一步试验仍被叫停，部分原因是接受Hemolink治疗的患者心脏不良事件发生率增加。

四、PolyHeme

PolyHeme由诺斯菲尔德实验室（Northfield Laboratories）研发，来源于人类血细胞，溶于电解质溶液。首次评价PolyHeme与同种异体输血治疗创伤患者效果的研究表明，PolyHeme能够维持血红蛋白浓度，并减少了3.5个单位的同种异体红细胞输注[30]。另一项研究将PolyHeme与历史对照组进行比较，但美国FDA认为该研究设计不合理[31]，因此不承认Ⅲ期临床试验研究结果。另一项Ⅲ期试验于2006年12月至2007年5月，586名创伤性失血性休克患者纳入研究，实验组为PolyHeme治疗（279例），对照组为医院标准治疗（307例）[32-33]，30天内随访发现，PolyHeme组生存率为88.9%，而对照组为90.9%；其不良反应定义为贫血、发热或电解质失衡中至少有一种不良反应发生率在PolyHeme组为93%，而在对照组为88%。此外，美国国际注册评审委员会（IRB）对该研究的最终批准存在几个问题。审查委员会（the reviewing committee）认为，试验中对没有输血需求的患者就诊时输注同种异体血有违道德。2009年5月，美国FDA拒绝批准PolyHeme，同年6月，诺斯菲尔德实验室公司申请破产。

五、MP40x-Hemospan（"第三代"）

Hemospan后来被称为MP40x，是Sangart公司开发的一种"氧治疗剂（oxygen therapeutic）"，而不是完全的血液替代品。Hemospan是一种马来酰亚胺共轭人血红蛋白（a maleimide conjugated human hemoglobin），体积更大，氧亲和力更强。这些特性有望增加其血管内停留时间和维持正常血管张力，从而增加组织供氧[34]。这种化合物的研究主要集中在骨科择期手术背景下，初步研究结果十分乐观。Olofsson 等[35]通过对 90 例接受择期髋关节手术患者的研究发现，尽管 MP40x 组肝酶和脂肪酶轻度升高，但没有出现严重不良反应。在类似人群中进行的剂量反应研究中呈现出轻度至中度不良事件，如恶心、高铁血红蛋白血症和肝酶升高[36]。有两名患者肌钙蛋白短暂升高，但心电图无变化，且无症状。据报道，只有一名患者在给药后血压升高。Olofsson 等[4]随后进行了Ⅲ期多中心、随机、对照研究，该研究纳入 367 例首次接受髋关节置换术的择期患者，随机接受羟乙基淀粉或 MP40x 治疗。研究发现，虽然 MP40x 可降低低血压的发生率，但仍有较多不良反应，如血压、肝酶、脂肪酶和肌钙蛋白升高，但没有发现严重不良事件。作者因此得出结论：MP40x 的不良事件并不能在本研究人群中得到完全证实。Sangart 随后停止了该产品的生产。

六、Hemopure（Biopure、OPK Pharma、HbO$_2$ 疗法）

Hemopure 即血红蛋白谷氨酰胺 250（hemoglobin glutamer 250，HBOC-201）是一种高度纯化的戊二醛聚合牛血红蛋白（glutaraldehyde-polymerized bovine hemoglobin）。最初的原代产品血红蛋白谷氨酰胺 301/200（HBOC-200）在美国（1997）和欧洲（1998）获得兽药批准。HBOC-201 是随后被开发出来的人用产品，2001 年才获准于南非用于紧急外科出血，2010 年在俄罗斯获准用于急性全因性贫血。在美国，HBOC-201 进入美国 FDA 的"扩大准入（Expanded Access）"类别。

尽管围绕 Natanson 的荟萃分析及其对所有 HBOC 发展的寒蝉效应（chilling effect）存在争议，但 Hemopure 仍然是研究最广泛的 HBOC。几项病例系列研究、观察性研究和随机对照试验证明了该化合物在某些临床情况下的安全性和有效性。HBOC-201 的稳定性范围根据其保存温度不同，波动于 18 个月到 3 年，输注时不需要交叉配血。此外它是无菌产品，可即开即用。最常见的副作用包括高血压、高铁血红蛋白血症、肝酶和胆红素升高、容量超负荷、头痛、腹部绞痛、贲门失弛缓症和头痛[11, 37-47]。在大多数情况下，这些副作用是短暂的，且容易治疗。

最大规模的 HBOCs 随机对照试验于 2008 年发表。在"HEM-0115"试验中，Jahr 等[48]将 693 名接受骨科择期手术的患者随机分为两组，一组接受 Hemopure 输注，另一组根据临床输血标准接受浓缩红细胞输注，术后随访 6 周。HBOC 组出现 977 次不良事件。但许多不良事件被作者归结于 HBOC-201 产生的已知生理效应。值得关注的不良事件包括皮肤变色、胃肠道副反应、一过性轻度高血压和一过性肝酶和脂肪酶水平升高。HBOC-201 组比 PRBC 组多 35 例严重不良事件，HBOC-201 组的心脏相关不良事件和脑血管意外发生率更高。论文进一步分析提出了导致试验组严重不良事件加重的三个危险因素：①患者年龄；②容量超负荷；③治疗不充分。80 岁以上患者发生心脏不良事件的占比较大。两组死亡率无差异。

2008 年，这项随机对照试验结果和其他未发表的 HBOC-201 数据在美国 FDA 分析汇总后，因为心脏和脑血管事件累积风险较高，进一步研究被暂停。

2014 年，Van Hemelrijck 等[49]发布了 1998—1999 年的随机对照试验中未发表的数据。作者描述了一项在非心脏手术人群中使用 HBOC-201 与输注红细胞的对照试验。高血压、吞咽困难、恶心、腹痛和皮肤变色等不良事件在 HBOC-201 组更为常见。然而，两组之间严重不良事件的风险，特别是心脏不良事件和死亡，没有显著差异。

2019 年，Mackenzie 等[50]发表的一篇综述纳入了前述病例系列和随机对照试验，分析了 1701 例 HBOC-201 临床应用数据。结果发现：HBOC-201 常见不良事件包括短暂性血压升高、黄疸、高铁血红蛋白血症、肝酶和胰酶升高、脉搏血氧饱和度下降和黑便。所有不良事件都被认为不是严重且为一过性。未发现心脏毒性。

最后，来自南非临床使用的数据促成了一组由临床专家在实践中使用 Hemopure 的"共识使用指南"[51]。该指南包括关于 Hemopure 的适应证、禁忌证、剂量和给药方式、副反应监测和治疗方式。值得注意的是，作者阐明应预防性避免对 80 岁以上、患有心脏病以及容量超负荷患者使用 Hemopure。这些因素在 2008 年随机对照试验中确定为严重不良事件的危险因素。

Jahr 等[52]的综述纳入六项研究，比较了 HBOC-201 与胶体和白蛋白用于动物模型的心脏结局。据报道，HBOC-201 可将心肌梗死后心肌坏死的发生率降低 50%。此外，HBOC-201 恢复体循环血压和氧气输送的能力更强，且组织氧合没有减少、心脏功能没有改变。HBOC-201 对心肌收缩、心肌每搏功（myocardial stroke work）和血管阻塞后反应性充血无影响。其中一项研究报告发现，与人血清白蛋白相比，HBOC-201 使脑和肾组织氧合增加，且不影响高铁血红蛋白水平和心脏血流动力学[53]。另一项犬模型研究强调了 HBOC-201 组和对照组的结局存在差异[54]。输注 1 h 后，HBOC-201 组血小板计数和血细胞比容水平较高；此外，HBOC-201 组心肌酶显著降低，梗死面积减少 56%。另一组研究也报道了类似结果趋势，证明 HBOC-201 可有效预防缺血引起的平均主动脉压、每搏量、心输出量和左心室收缩压降低，及局部室壁运动的异常改变[55]。Ortiz 等[56]在另一个动物模型中比较血液和 HBOCs 的结局，结果发现，与血液组比较，HBOC-201 需要在较高氧分压情况下释放氧气；关于平均动脉压，两组之间没有显著统计学差异，但血液中 PCO_2 显著升高，从而引起氧摄取率更高、动脉更舒张。Mongan 等[57]的研究得出了相似结果：与人血清白蛋白生理盐水溶液比较，HBOC-201 组平均动脉压、全身和肺血管阻力明显升高，静脉血氧分压明显降低，但两组间器官灌注和组织血管阻力无显著统计学差异。最后，这些动物研究得到了临床数据的支持。一项评估 HBOC-201 在行择期经皮冠状动脉介入治疗（用于稳定型心绞痛和非 ST 段抬高型心肌梗死患者）中安全性的研究，将患者随机分为 3 组：230 ml HBOC-201、115 ml HBOC-201、230 ml 人工胶体（Voluven-Fresenius）对照组，结果显示 HBOC-201 组均出现高血压，但确定了 HBOC-201 对冠状血管系统无收缩作用，且不增加左心室每搏功[58]。

意识到前期、近期关于 HBOCs 在临床中的有效性和安全性的数据，美国 FDA 与国立卫生研究院（NIH）和美国军方在 2017 年的一次会议同意，应考虑对 HBOCs 进行更进一步研究和开发[59]。

美国国防部和南非斯泰伦博斯大学正在合作评估 Hemopure 和冻干血浆在南非平民创伤院前急救中的应用[60]。这项研究正在 21 家医院和 27 个救护车基地进行；并希望在 3 年内招募 1400 名患者。由于该化合物已在南非获得批准，基于良好的临床实践原则设计出一项合乎伦理的试验难度不大。如在美国等司法管辖区，则对无法获得知情同意的患者在院前试验中使用未经批准的药物，将面临伦理不确定性的阻碍。

七、Sanguinate（Prolong Pharmaceutical）

Sanguinate 是最近由 Prolong Pharmaceutical 生产开发的聚乙二醇化牛源性碳氧血红蛋白分子，精心设计它用来释放一氧化碳（CO）和携带氧气[61]。这种独特的特性通过释放 CO 有效阻抑 HBOC 对 NO 清除。CO 释放会引起血管舒张，并已被证明具有抗炎作用，Sanguinate 可通过释放 CO 改善 HBOC 的 NO 清除性能[62]。一项针对不同剂量组的 I 期临床研究证明了其良好的安全性，在健康志愿者中未发现其严重的不良事件[63]。然而，除嗜睡和头晕等非特异性事件外，还注意到轻度短暂性高血压，这种高血压在 72 h 内未经治疗而自行消退。所有组中都观察到了触珠蛋白减少，这说明血红蛋白去除的正常稳态机制。由于 CO 的血管扩张特性，Sanguinate 治疗的目标人群是患有镰状红细胞疾病（sickle cell disease，SCD）患者，其特征是严重局部血管收缩和血管闭塞。Misra 等[64]对目前未处于危险期的 SCD 患者进行了 Ib 期临床试验，在接受 Sanguinate 治疗的患者组中出现了一过性高血压。最常见的不良事件是关节痛和肌肉疼痛，75% 的接受 Sanguinate 治疗的患者出现了这种情况。最令人担忧的是，在接受 Sanguinate 的患者中有 25% 出现血清肌钙蛋白 I 水平升高，同时有些显性症状，如酶水平短暂性升高。这些不良事件在高剂量组更常见。作者据此得出结论，该化合物可安全用于稳定性 SCD 患者。Sanguinate 仍在几项临床试验进行评估，尽管尚未获得临床使用许可，但它已通过美国 FDA "扩大准入"类别上市，并有已发表的案例研究支持其使用和安全性。耶和华见证人信徒已经使用 Sanguinate 作为输血代用品。使用 Sanguinate 的临床病例包括手术出血、严重脓毒症、血栓性血小板减少性紫癜和产后出血[65-69]。如前所述，最常见副作用包括一过性高血压、肌肉骨骼疼痛和肌钙蛋白升高。

第四节 不良事件

虽然 Natanson 的荟萃分析结果和随后的美国

FDA裁决中，认为游离血红蛋白氧载体（HBOCs）具有不同的类别效应，结果很明显，尽管HBOCs的每一代和每一种变异会出现类似的不良事件，但这些不良事件的严重程度在不同化合物间存在显著差异。大多数HBOCs常见的可能不良事件包括高血压、贲门失弛缓症、恶心、腹痛、皮肤变色、肝酶升高、胰酶升高和容量超负荷。更罕见的严重不良事件，如心肌梗死、心力衰竭、心律失常和脑血管意外[70-71]，但它们往往存在于特定患者和特定产品；同时，也已经注意到血氧饱和度的下降，但这通常可归结于并存的心力衰竭，或继发于HBOCs的氧结合特性而导致的血氧仪读数不准确。不良反应和可能的治疗方法请参见表13-1。

这些反应可能由HBOC引起的NO清除、高氧化和血红素解体相关的毒性介导所致。NO减少和高氧化介导的自动调节的破坏会引起血管收缩，导致血压升高和器官血流量减少。随着全身血管阻力和动脉血压升高，心输出量逐渐减少，可能伴随氧气输送减少。上述机制可用于解释输注这些药物时常见的血压升高反应。严重高血压反应极为罕见，可通过钙通道阻滞剂或β-受体阻滞剂进行干预治疗。

表13-1 HBOC的潜在不良反应及其处理

不良反应	机制	处理
高血压（系统性和肺高压）	NO清除，血管自身调节消失[3, 70]	抗高血压药：CCBs、β受体阻滞剂、硝酸盐类药物
高铁血红蛋白血症	NADPH还原酶水平超负荷，高铁血红蛋白增加[43, 70]	如超过15%，服用维生素C或亚甲蓝
贲门失弛缓症	食管下括约肌松弛受损，由NO清除引起SMC收缩[41]	抗胆碱能药物[51]
液体过量	等渗液扩容[43, 48]	停止输液，利尿，血管扩张剂
肝酶增加	可能为比色法受干扰[43, 74]	观察并重复检验
心输出量减少	容量超负荷和血管收缩[43, 71]	停止输液，利尿，血管扩张剂，正性肌力药
SpO₂下降（5%～10%）	HB-O₂曲线偏移[51]	动脉血气分析。通常是短暂的
皮肤/尿液变黑	游离血红蛋白的分解	观察并用抗组胺药对症治疗

然而，尽管氧供减少可能与心肌梗死和脑血管意外等严重不良事件有关，但有数据对这一假设提出了质疑[72]，说明HBOCs与已经存在的功能失调的内皮细胞之间发生了更为复杂的相互作用。Hare等[73]报道称，给予Pentastarch后模型动物大脑皮质区域血流量明显增加，但尾状核组织的氧分压无明显变化。

NO的消耗是其他平滑肌收缩的原因，特别是在胃肠道，会导致贲门失弛缓症、恶心和腹痛，但目前没有文献报道胃肠道缺血或穿孔。

游离血红蛋白的分解可能导致卟啉负载、胆红素和皮肤黄疸增加。此外，由于消耗了现有NADPH还原酶，细胞外血红蛋白更容易被氧化形成高铁血红蛋白。高铁血红蛋白血症可能会对心脏、代谢和神经系统产生影响，尤其当高铁血红蛋白水平高于50%时。尽管高铁血红蛋白血症发生在输注所有游离血红蛋白血液代用品后，但其水平很少超过15%～20%，且很容易治疗。抗坏血酸已成功用于游离血红蛋白氧化的治疗[40]。高铁血红蛋白血症严重者，可输注亚甲蓝（methylene blue）。

血容量超负荷会增加心脏负荷（cardiac strain），从而增加心肌缺血和心律失常的风险。因HBOCs是高渗压溶液，所以推荐缓慢输注。如机体已存在血容量超负荷，则严禁使用HBOCs。与既往HBOCs制剂不同，第二代和第三代对肾功能无明显影响，大多数研究也表明未见其有明显肾毒性。

最后，肝酶和胰酶水平通常会短暂性升高，但并未见肝炎或胰腺炎的其他特征。这种影响尚未得到很好的阐明，可能是与血浆中存在的游离血红蛋白含量成正比引起的实验室仪器误差所致[74]。有关持续性胰腺或肝功能障碍未见报道。

第五节 结论

院前和住院急性贫血患者对同种异体库血的需求不断增加。库存血液供应的波动不可预测。在某些偏远地区，如战场，甚至在大多数院外平民创伤环境中，库存血液常常完全无法获得。某些情况下严禁同种异体血输入，例如严重自身免疫性溶血性贫血患者，或耶和华见证人信徒。HBOCs是同种异体输血的潜在代用品，可有效恢复血容量、改善器官灌注和氧供。不幸的是，文献中记载自20世纪90

年代后期HBOCs首次在临床上出现以来，此类化合物的研究一直挫折重重。最初的无基质血红蛋白对肾脏有不良影响，并引起明显高血压。随后几代聚合血红蛋白的分子量越来越大，且其半衰期更长和肾脏并发症更少。血压升高是继发于NO消耗和血管-内皮功能调节的失调，虽然很容易管理，但可能仍是一个问题。此外，HBOCs的高渗透压特性可导致反应敏感患者的血容量扩张和超负荷。高血压和高血容量在高危群体中可导致心脏不良事件，如心律失常、心肌梗死、心力衰竭和神经系统不良事件。其他可能的不良反应如肝酶和胰腺酶升高、皮肤和尿液变色，高铁血红蛋白血症多为一过性，似乎没有长期的影响。尽管这些轻微的不良反应在没有心脏疾病风险因素的患者中相对可控且不明显，但监管机构一直不愿意批准在随机对照试验中对这些产品进行试验。输血虽然存在风险，但这些风险相对罕见，也已被广泛接受。因此，现在更难设计出一个伦理上可接受的研究，将手术或创伤患者随机分组，接受HBOC或血液治疗，因为金标准（捐献血液）随时可满足，且与试验药物比较，其风险更低。尽管在像战场这样的有输血需要的地区进行此类研究在伦理上更容易被接受，但其数据收集不准确或不完整的风险很高。另一个选择是在只能使用HBOCs的人群中进行研究，例如严重自身免疫性溶血性贫血患者或耶和华见证人信徒，但这不可能有足够大的样本量进行统计分析。

不幸的是，监管机构历来将所有HBOCs归为一类，忽略了不同化合物的组成和不同代之间的作用和不良事件的可变性，由此导致了HBOCs临床研究的中断，尤其在2008年到2015年期间。然而，HBOC-201（Hemopure）已在南非和俄罗斯获得了临床使用许可，在美国也属于美国FDA的"同情使用（compassionate use）"或"扩大使用（expanded access）"类别。此外，Sanguinate也是一种很有前景的血红蛋白分子，并具有良好的安全性，目前正在进行早期临床研究。许多相关病例报告和系列研究已经发表，阐明了这些血红蛋白氧载体的安全性和临床疗效。

这些研究报告的积累，及进一步Ⅰ期临床试验以证明其药效机制，再次为进一步研究HBOCs打开了大门。

参考文献

1. Points to consider in the safety evaluation of hemoglobin-based oxygen carriers. Center for Biologics Evaluation and Research. Transfusion. 1991;31(4):369–71.
2. Mackenzie CF. Haemoglobin-based oxygen carriers: is the benefit worth the risk? Br J Hosp Med. 2009;70(1):26–30.
3. Taverne YJ, de Wijs-Meijler D, Te Lintel HM, Moon-Massat PF, Dube GP, Duncker DJ, et al. Normalization of hemoglobin-based oxygen carrier-201 induced vasoconstriction: targeting nitric oxide and endothelin. J Appl Physiol. 1985;122(5):1227–37.
4. Olofsson CI, Górecki AZ, Dirksen R, Kofranek I, Majewski JA, Mazurkiewicz T, et al. Evaluation of MP4OX for prevention of perioperative hypotension in patients undergoing primary hip arthroplasty with spinal anesthesia: a randomized, double-blind, multicenter study. Anesthesiology. 2011;114(5):1048–63.
5. Natanson C, Kern SJ, Lurie P, Banks SM, Wolfe SM. Cell-free hemoglobin-based blood substitutes and risk of myocardial infarction and death: a meta-analysis. JAMA. 2008;299(19):2304–12.
6. Perel P, Roberts I, Ker K. Colloids versus crystalloids for fluid resuscitation in critically ill patients. Cochrane Database Syst Rev. 2013;(2):Cd000567.
7. Levien LJ. Bovine hemoglobin (hemopure): clinical use in South Africa. Vox Sang. 2006;91:22.
8. Keipert PE, Olofsson C, Winslow RM. Hemoglobin-based blood substitutes and risk of myocardial infarction and death. JAMA. 2008;300(11):1295–9.
9. Shander A, Javidroozi M, Thompson G. Hemoglobin-based blood substitutes and risk of myocardial infarction and death. JAMA. 2008;300(11):1295–9.
10. Lewis RJ, Fost N. Hemoglobin-based blood substitutes and risk of myocardial infarction and death. JAMA. 2008;300(11):1295–9.
11. Donahue LL, Shapira I, Shander A, Kolitz J, Allen S, Greenburg G. Management of acute anemia in a Jehovah's witness patient with acute lymphoblastic leukemia with polymerized bovine hemoglobin-based oxygen carrier: a case report and review of literature. Transfusion. 2010;50(7):1561–7.
12. Sauaia A, Moore EE, Banerjee A. Hemoglobin-based blood substitutes and risk of myocardial infarction and death. JAMA. 2008;300(11):1295–9.
13. Sarani B, Gracias V. Hemoglobin-based blood substitutes and risk of myocardial infarction and death. JAMA. 2008;300(11):1295–9.
14. Citizen P. Wolfe v. FDA. 2006. Available from: https://www.citizen.org/litigation/sidney-wolfe-v-fda/.
15. Ledford H. Company sues researcher over unfavourable review Nature. 2008. Available from: https://www.nature.com/news/2008/081111/full/news.2008.1219.html.
16. Natanson C. Incomplete financial disclosure in a study of cell-free hemoglobin-based blood substitutes and risks of myocardial infarction and death. JAMA. 2008;300(11):1300.
17. Nolte D, Steinhauser P, Pickelmann S, Berger S, Härtl R, Messmer K. Effects of diaspirin-cross-linked hemoglobin (DCLHb) on local tissue oxygen tension in striated skin muscle: an efficacy study in the hamster. J Lab Clin Med. 1997;130(3):328–38.
18. Lamy ML, Daily EK, Brichant JF, Larbuisson RP, Demeyere RH, Vandermeersch EA, et al. Randomized trial of diaspirin cross-linked hemoglobin solution as an alternative to blood transfusion after cardiac surgery. The DCLHb cardiac surgery trial collaborative group. Anesthesiology. 2000;92(3):646–56.
19. Saxena R, Wijnhoud AD, Carton H, Hacke W, Kaste M, Przybelski RJ, et al. Controlled safety study of a hemoglobin-based oxygen carrier, DCLHb, in acute ischemic stroke. Stroke. 1999;30(5):993–6.
20. Schubert A, Przybelski RJ, Eidt JF, Lasky LC, Marks KE, Karafa M, et al. Diaspirin-crosslinked hemoglobin reduces blood transfusion in noncardiac surgery: a multicenter, randomized, controlled, double-blinded trial. Anesth Anal. 2003;97(2):323–32.

21. Sloan EP, Koenigsberg M, Gens D, Cipolle M, Runge J, Mallory MN, Rodman G Jr., et al. Diaspirin cross-linked hemoglobin (DCLHb) in the treatment of severe traumatic hemorrhagic shock: a randomized controlled efficacy trial. (0098–7484 (Print)).
22. Corporation BH. Baxter Ends U.S. Trauma Study of HemAssist(TM) (DCLHb) 1998 [cited 2021 22 March]. Available from: http://web.archive.org/web/19981205122026/dclhb.er.uic.edu/press_release.htm.
23. Kerner T, Ahlers O, Veit S, Riou B, Saunders M, Pison U, et al. DCL-Hb for trauma patients with severe hemorrhagic shock: the European "on-scene" multicenter study. Intensive Care Med. 2003;29(3):378–85.
24. Looker D, Abbott-Brown D, Cozart P, Durfee S, Hoffman S, Mathews AJ, et al. A human recombinant haemoglobin designed for use as a blood substitute. Nature. 1992;356(6366):258–60.
25. Hayes JK, Stanley TH, Lind GH, East K, Smith B, Kessler K. A double-blind study to evaluate the safety of recombinant human hemoglobin in surgical patients during general anesthesia. J Cardiothorac Vasc Anesth. 2001;15(5):593–602.
26. Brower V. Blood products have future despite recent setbacks. Nat Biotechnol. 1997;15(6):507.
27. Hill SE, Gottschalk LI, Grichnik K. Safety and preliminary efficacy of hemoglobin raffimer for patients undergoing coronary artery bypass surgery. J Cardiothorac Vasc Anesth. 2002;16(6):695–702.
28. Cheng DC, Mazer CD, Martineau R, Ralph-Edwards A, Karski J, Robblee J, et al. A phase II dose-response study of hemoglobin raffimer (Hemolink) in elective coronary artery bypass surgery. J Thorac Cardiovasc Surg. 2004;127(1):79–86.
29. Greenburg AG, Kim HW. Use of an oxygen therapeutic as an adjunct to intraoperative autologous donation to reduce transfusion requirements in patients undergoing coronary artery bypass graft surgery. J Am Coll Surg. 2004;198(3):373–83; discussion 84–5.
30. Gould SA, Moore EE, Hoyt DB, Burch JM, Haenel JB, Garcia J, DeWoskin R, et al. The first randomized trial of human polymerized hemoglobin as a blood substitute in acute trauma and emergent surgery. (1072–7515 (Print)).
31. Gould SA, Moore EE, Hoyt DB, Ness PM, Norris EJ, Carson JL, et al. The life-sustaining capacity of human polymerized hemoglobin when red cells might be unavailable. J Am Coll Surg. 2002;195(4):445–52; discussion 52–5.
32. States U, Commission SAE. For annual and transition reports pursuant to section 13 OR 15(d) of the Securities Exchange Act of 1934: Commission file number 0–24050 Northfield Laboratories Inc. 2007 [cited 2021 22 March]. Available from: https://sec.report/Document/0000950137-07-012373/.
33. Release. NLP. Northfield Laboratories reports results of pivotal Phase III trauma study 2007 [cited 2021 22 March]. Available from: https://www.marketscreener.com/quote/stock/NORTHFIELD-LABORATORIES-10188/news/Northfield-Labs-nbsp-Northfield-Laboratories-Reports-Results-of-Pivotal-Phase-III-Trauma-Study-367744/.
34. Vandegriff KD, Winslow RM. Hemospan: design principles for a new class of oxygen therapeutic. Artif Organs. 2009;33(2):133–8.
35. Olofsson C, Ahl T, Johansson T, Larsson S, Nellgård P, Ponzer S, et al. A multicenter clinical study of the safety and activity of maleimide-polyethylene glycol-modified hemoglobin (Hemospan) in patients undergoing major orthopedic surgery. Anesthesiology. 2006;105(6):1153–63.
36. Olofsson C, Nygårds EB, Ponzer S, Fagrell B, Przybelski R, Keipert PE, et al. A randomized, single-blind, increasing dose safety trial of an oxygen-carrying plasma expander (Hemospan) administered to orthopaedic surgery patients with spinal anaesthesia. Transfus Med. 2008;18(1):28–39.
37. Stefan DC, Uys R, Wessels G. Hemopure transfusion in a child with severe anemia. Pediatr Hematol Oncol. 2007;24(4):269–73.
38. Pachinburavan M, Marik PE. Bovine blood and neuromuscular paralysis as a bridge to recovery in a patent with severe autoimmune hemolytic anemia. CTS Clin Transl Sci. 2008;1(2):172–3.
39. Marinaro J, Smith J, Tawil I, Billstrand M, Crookston KP. HBOC-201 use in traumatic brain injury: case report and review of literature. Transfusion. 2009;49(10):2054–9.
40. Fitzgerald MC, Chan JY, Ross AW, Liew SM, Butt WW, Baguley D, et al. A synthetic haemoglobin-based oxygen carrier and the reversal of cardiac hypoxia secondary to severe anaemia following trauma. Med J Aust. 2011;194(9):471–3.
41. Epperla N, Strouse C, VanSandt AM, Foy P. Difficult to swallow: warm autoimmune hemolytic anemia in a Jehovah's witness treated with hemoglobin concentrate complicated by achalasia. Transfusion. 2016;56(7):1801–6.
42. Posluszny JA, Napolitano LM. Hemoglobin-based oxygen carrier for traumatic hemorrhagic shock treatment in a Jehovah's witness. Arch Trauma Res. 2016;5(2):3.
43. Gomez MF, Aljure O, Ciancio G, Lynn M. Hemoglobin-based oxygen carrier rescues double-transplant patient from life-threatening anemia. Am J Transplant. 2017;17(7):1941–4.
44. Davis JM, El-Haj N, Shah NN, Schwartz G, Block M, Wall J, et al. Use of the blood substitute HBOC-201 in critically ill patients during sickle crisis: a three-case series. Transfusion. 2018;58(1):132–7.
45. Unnikrishnan A, Pelletier JPR, Bari S, Zumberg M, Shahmohamadi A, Spiess BD, et al. Anti-N and anti-do(a) immunoglobulin G alloantibody-mediated delayed hemolytic transfusion reaction with hyperhemolysis in sickle cell disease treated with eculizumab and HBOC-201: case report and review of the literature. Transfusion. 2019;59(6):1907–10.
46. Rubinstein MM, Goss C, Avecilla ST, Dub GP, Riely GJ, Mones JV. Management of thymoma-associated pure red cell aplasia: a novel use of blood substitute HBOC-201 in a Jehovah's witness. Clin Case Rep. 2020;8(2):289–92.
47. Zumberg M, Gorlin J, Griffiths EA, Schwartz G, Fletcher BS, Walsh K, et al. A case study of 10 patients administered HBOC-201 in high doses over a prolonged period: outcomes during severe anemia when transfusion is not an option. Transfusion. 2020;60(5):932–9.
48. Jahr JS, Mackenzie C, Pearce LB, Pitman A, Greenburg AG. HBOC-201 as an alternative to blood transfusion: efficacy and safety evaluation in a multicenter phase III trial in elective orthopedic surgery. J Trauma. 2008;64(6):1484–97.
49. Van Hemelrijck J, Levien LJ, Veeckman L, Pitman A, Zafirelis Z, Standl T. A safety and efficacy evaluation of hemoglobin-based oxygen carrier HBOC-201 in a randomized, multicenter red blood cell controlled trial in noncardiac surgery patients. Anesth Analg. 2014;119(4):766–76.
50. Mackenzie CF, Dube GP, Pitman A, Zafirelis M. Users guide to pitfalls and lessons learned about HBOC-201 during clinical trials, expanded access, and clinical use in 1,701 patients. Shock. 2019;52:92–9.
51. Mer M, Hodgson E, Wallis L, Jacobson B, Levien L, Snyman J, et al. Hemoglobin glutamer-250 (bovine) in South Africa: consensus usage guidelines from clinician experts who have treated patients. Transfusion. 2016;56(10):2631–6.
52. Jahr JS, Tseng K, Brown AP, Dube' G. Hemoglobin-glutamer 250 (bovine) [HBOC-201, Hemopure®] Clinical use in South Africa and worsened or improved cardiac outcomes-a comprehensive review of risk/benefit in peer-reviewed, indexed studies in humans and animal models. (Chapter for Nanobiotherapeutic based Blood Substitutes, Edited by Chang TMS, Bulow L, Jahr J, Sakai H, Yang C). 2021;207–47
53. Muir WW, Ilangovan G, Zweier JL, Moon-Massat PF, Rentko VT. Vital organ tissue oxygenation after serial normovolemic exchange transfusion with HBOC-201 in anesthetized swine. Shock. 2011;35(6):597–603.
54. Caswell JE, Strange MB, Rimmer DM 3rd, Gibson MF, Cole P, Lefer DJ. A novel hemoglobin-based blood substitute protects against myocardial reperfusion injury. Am J Physiol Heart Circ Physiol. 2005;288(4):H1796–801.

55. Te Lintel HM, Dubé GP, Regar E, de Boer M, Vranckx P, van der Giessen WJ, et al. Preoxygenated hemoglobin-based oxygen carrier HBOC-201 annihilates myocardial ischemia during brief coronary artery occlusion in pigs. Am J Physiol Heart Circ Physiol. 2010;298(3):H1103–13.
56. Ortiz D, Barros M, Yan S, Cabrales P. Resuscitation from hemorrhagic shock using polymerized hemoglobin compared to blood. Am J Emerg Med. 2014;32(3):248–55.
57. Mongan PD, Moon-Massat PF, Rentko V, Mihok S, Dragovich A, Sharma P. Regional blood flow after serial normovolemic exchange transfusion with HBOC-201 (Hemopure) in anesthetized swine. J Trauma. 2009;67(1):51–60.
58. Serruys PW, Vranckx P, Slagboom T, Regar E, Meliga E, de Winter RJ, et al. Haemodynamic effects, safety, and tolerability of haemoglobin-based oxygen carrier-201 in patients undergoing PCI for CAD. EuroIntervention. 2008;3(5):600–9.
59. Khalili R. Future blood: tools and technology for the battlefield and beyond. 2017. Available from: https://www.army.mil/article/182662/future_blood_tools_and_technology_for_the_battlefield_and_beyond.
60. Stellenbosch Uo. SU awarded contract to direct large clinical study in trauma resuscitation. 2018. Available from: https://www.sun.ac.za/english/Lists/news/DispForm.aspx?ID=6060.
61. Abuchowski A. PEGylated bovine carboxyhemoglobin (SANGUINATE™): results of clinical safety testing and use in patients. Adv Exp Med Biol. 2016;876:461–7.
62. Abuchowski A. SANGUINATE (PEGylated carboxyhemoglobin bovine): mechanism of action and clinical update. Artif Organs. 2017;41(4):346–50.
63. Misra H, Lickliter J, Kazo F, Abuchowski A. PEGylated carboxyhemoglobin bovine (SANGUINATE): results of a phase I clinical trial. Artif Organs. 2014;38(8):702–7.
64. Misra H, Bainbridge J, Berryman J, Abuchowski A, Galvez KM, Uribe LF, et al. A phase Ib open label, randomized, safety study of SANGUINATE™ in patients with sickle cell anemia. Rev Bras Hematol Hemoter. 2017;39(1):20–7.
65. Sam C, Desai P, Laber D, Patel A, Visweshwar N, Jaglal M. Pegylated bovine carboxyhaemoglobin utilisation in a thrombotic thrombocytopenic purpura patient. Transfus Med. 2017;27(4):300–2.
66. McConachie S, Wahby K, Almadrahi Z, Wilhelm S. Early experiences with PEGylated carboxyhemoglobin bovine in anemic Jehovah's witnesses: a case series and review of the literature. J Pharm Pract. 2020;33(3):372–7.
67. Thenuwara K, Thomas J, Ibsen M, Ituk U, Choi K, Nickel E, et al. Use of hyperbaric oxygen therapy and PEGylated carboxyhemoglobin bovine in a Jehovah's witness with life-threatening anemia following postpartum hemorrhage. Int J Obstet Anesth. 2017;29:73–80.
68. Holzner ML, DeMaria S, Haydel B, Smith N, Flaherty D, Florman S. Pegylated bovine carboxyhemoglobin (SANGUINATE) in a Jehovah's witness undergoing liver transplant: a case report. Transplant Proc. 2018;50(10):4012–4.
69. Brotman I, Kocher M, McHugh S. Bovine hemoglobin-based oxygen carrier treatment in a severely anemic Jehovah's witness patient after cystoprostatectomy and nephrectomy: a case report. A A Pract. 2019;12(7):243–5.
70. Alayash AI. Mechanisms of toxicity and modulation of hemoglobin-based oxygen carriers. Shock. 2019;52(1S Suppl 1):41–9.
71. Silverman Toby A, Weiskopf Richard B. For the planning C, the S. hemoglobin-based oxygen carriers: current status and future directions. Anesthesiology. 2009;111(5):946–63.
72. Estep TN. Haemoglobin-based oxygen carriers and myocardial infarction. Artif Cell Nanomed Biotechnol. 2019;47(1):593–601.
73. Hare GM, Hum KM, Kim SY, Barr A, Baker AJ, Mazer CD. Increased cerebral tissue oxygen tension after extensive hemodilution with a hemoglobin-based oxygen carrier. Anesth Analg. 2004;99(2):528–35, table of contents.
74. Korte EA, Pozzi N, Wardrip N, Ayyoubi MT, Jortani SA. Analytical interference of HBOC-201 (Hemopure, a synthetic hemoglobin-based oxygen carrier) on four common clinical chemistry platforms. Clin Chim Acta. 2018;482:33–9.

血红蛋白的氧化毒性

14

Abdu I. Alayash

徐 靓　王 宇 译，招伟贤 审校

第一节　正常与病态红细胞的氧化反应中：能学到什么？

一、血红蛋白氧化与胞质抗氧化蛋白

红细胞（RBCs）从肺到组织往返循环，其血红蛋白（Hb）上的血红素亚基会可逆地与氧结合。当血红素上的铁被氧化为三价铁（$HbFe^{3+}$）时被称为自氧化（类似于平常的铁生锈）。正常条件下体内的抗氧化蛋白可控制铁氧化在可耐受水平，而正常 RBCs 的 Hb 自然氧化的程度可达总 Hb 的 1%～3%[1]。

携氧的 $HbFe^{2+}$ 的缓慢自氧化可生成为一种不含氧的 $HbFe^{3+}$，即高铁 Hb（metHb），这是一单电子转导过程，并生成一个超氧离子（O_2^-），后者迅速分解并转化成一强氧化剂即过氧化氢（H_2O_2）（反应式 14-1），而此 H_2O_2 可通过 $HbFe^{2+}$（反应式 14-2）或 $HbFe^{3+}$（反应式 14-3）触发氧化级联反应，导致强氧化性的高价铁 Hb（$HbFe^{4+}$）形成。H_2O_2 与 metHb 反应产生次级自由基。然而，与经典的过氧化物酶不同，Hb 利用这种自由基，它会迁移到蛋白质上被称为氧化"热点"区域的一组氨基酸上，该区域主要位于 β-半胱氨酸 93（βCys93）位点[2]。

$HbFe^{2+}O_2 \rightarrow HbFe^{3+} +$
　$O_2^{·-}$ 自氧化　　　　　　（反应式 14-1）

$HbFe^{2+}O_2 + H_2O_2 \rightarrow HbFe^{4+} +$
　$O_2^- + H_2O + O_2$ 氧化修饰　（反应式 14-2）

$HbFe^{3+} + H_2O_2 \rightarrow ·HbFe^{4+} + O_2^- +$
　H_2O 自由基移至 βCys93　　（反应式 14-3）

除 Hb 铁自然氧化外，RBCs 持续暴露在内、外源活性氧自由基（ROS）中，ROS 会影响 RBC 的柔韧性和变形能力[3]。

RBCs 拥有强大的抗氧化机制，是为了使 Hb 在血液循环中能保持二价铁的功能形式。当这些细胞达到其生命周期的终点时，由于抗氧化防御机制的减弱，Hb 氧化和旁路氧化反应会加剧[3]。RBCs 抗氧化防御酶包括超氧化物歧化酶（SOD）、过氧化氢酶（CAT）、谷胱甘肽过氧化物酶（GPX）和谷胱甘肽还原酶（GR），以及小分子抗氧化剂，如谷胱甘肽（GSH）、维生素 E 和维生素 C。此外，RBCs 还有一个质膜氧化还原系统（plasma membrane redox system），将电子从细胞内的底物转导至细胞外的电子受体，可能是 NAD^+ 或维生素 C。因此，RBC 的独特功能是通过选择性屏障来保护 Hb、运输气体和其他配体，并提供酶机制来维持 Hb 处于功能性无毒状态[4]。

二、红细胞带 3 蛋白在血红蛋白氧化中的作用

带 3 蛋白及其相关蛋白是 RBC 膜的组成部分，主要在 Cl^- 和 HCO_3^- 交换中发挥，从而维持 RBC 膜内外的酸平衡和离子分布，及 RBC 形状的完整性和持久性[5]。近年来，带 3 蛋白在维持 RBC 氧化还原平衡的总体作用已得到确认。最后，基于带 3 蛋白的离子交换能力，它已成为评估 RBC 氧化反应的合适细胞模型[6]。

Hb 与带 3 蛋白的结构依赖性相互作用，及其调节糖酵解的作用已被充分证实[7]，但 Hb 介导的氧化反应（即 βCys93 氧化）与带 3 蛋白之间的相互作用则尚未明确。然而，近期对正常小鼠、转基因镰状细胞病（SCD）小鼠和 SCD 患者的血液进行了研究，结果显示 Hb 氧化中间产物特别是高铁

基Hb（ferryl Hb）（但不是hemichromes）与带3蛋白之间确实存在直接接触[8-9]。用蛋白质组学方法（a proteomic methodology）分析SCD小鼠和患者的RBCs，发现Hb直接与带3蛋白相互作用氧化还原转变成更高的氧化状态（ferryl），导致带3蛋白网的氧化修饰和其他PTMs的出现，如Hb自身的磷酸化和泛素化（ubiquitination）[9-10]（见下）。

三、血红蛋白驱动的氧化反应促进微粒的形成

SCD是一遗传性疾病，主要由于β-珠蛋白基因单点突变，产生了不带电荷的氨基酸，使得缬氨酸（valine, Val）取代了6号位置上带负电荷的谷氨酸（glutamate, Glu）。在脱氧Hb构象中，在Val和其他非带电氨基酸之间形成"黏性斑块"，致使脱氧Hb分子在RBC内聚合成长纤维。这会使RBC通过狭窄的微毛细血管时可塑变形性减弱，导致血管堵塞和最终溶血[1]。镰状RBCs可持续受内、外源性氧化应激的影响。例如最近研究发现，这些细胞内部存在活性形式的NADH氧化酶，成为活性氧（ROS）的来源[11]。另一研究也发现，SCD红细胞保留了一些线粒体，此也可成为ROS的来源之一[12]。

最近的机制研究证实，SCD红细胞内的氧化应激是由Hb氧化旁路反应驱动的[9-10]。但这些反应的潜在生理影响还没有完全阐明。从多种异常氧化环境中分离出的SCD红细胞，与正常RBCs相比，其HbS比HbA更不耐受氧化，显示有明显不同的假性氧化反应酶活性，如反应式14-1、反应式14-2和反应式14-3所述。该HbS显示的自氧化速率比正常Hb大几倍。例如，单次给予一定剂量的过氧化氢时metHb可迅速形成。然而与HbA不同的是，高铁基Hbs在溶液中保持时间更长，自动还原速度比HbA更慢。这种异常的氧化还原周期导致了高铁基Hbs的氧化修饰和错误折叠或展开，最终引起血红素的毒性丢失[13-14]。

已有研究证实SCD小鼠和人SCD患者RBCs中微粒（microparticles, MPs）在Hb向更高的氧化形式转化过程中急剧增加，虽然这些微粒在非微粒的富RBC样品中也可检测到。metHb（一旦形成）表现出几种氧化路径，包括βCys93的不可逆氧化及βLys96和βLys145的泛素化。高铁基Hb也会靶向氧化带3蛋白，这导致带3蛋白介导的复合物的形成（与Hb和其他膜蛋白反应）和泛素-蛋白酶体系统（ubiquitin-proteasome system, UPS）通路的激活。当MPs与内皮细胞一起培养时，会导致线粒体功能障碍和细胞凋亡。这些结果表明，Hb的氧化驱动了SCD红细胞内的氧化路径，据此，也可推测抗氧化干预可减缓或阻止SCD的Hb氧化的旁路反应[9-10]。

四、β-半胱氨酸93在血红蛋白氧化稳定性中的作用

由于HbS在溶液中的氧化反应（如上所述）速度比HbA快，可以更精确地检测HbS的蛋白结构和其他稳定性控制参数。多种光度法、质谱法和电子顺磁共振（EPR）技术可用于阐明Hb分子内的氧化路径及分子外的反应靶点。由于HbS不能有效利用其高铁游离基，该高铁基会迁移到被称为"氧化热点"的一簇易感氨基酸上，且不可逆地将βCys93的残基氧化[13-14]。

βCys93已被证实参与Hb变构机制作用，此外还参与NO的运输和O_2^-的解毒[2]。多项研究表明，βcys93（位于β=β亚基界面的F螺旋附近的表面）是高铁基氧化Hb的最终位点。氧的结合导致Hb氧化并伴随生成H_2O_2和O_2^-[15]。βCys93可迅速被低浓度氧化剂H_2O_2不可逆地氧化成为半胱氨酸，导致Hb失去稳定性、蛋白质错误折叠和血红素丢失。因此，氧化型βCys93可作为氧化状态的指标，评估即将输注的RBCs或患者RBC中Hb的氧化状态。因此，可以通过改变氧化还原活性氨基酸的特异位点来减少高铁血红素，或通过直接化学修饰屏蔽βCys93来提高Hb的抗氧化性，藉此提供一种保护性的治疗策略[2, 16]。

第二节 基因和化学修饰的HBOCs：分子修饰的影响

一、化学和基因修饰对HBOCs氧化的影响

一般来说，所有含Hb的氧载体（HBOCs）都来自于库存的人捐献血液，或某些情况下来自动物血液。Hb从RBCs中分离出来，然后用传统的分离

技术和过滤方法纯化去除 RBCs 的蛋白质。一些制造商采用进一步的色谱法生产高度纯化的 HbA（称为 HbA_0），作为后续化学修饰的原料[17]；但也有使用无基质 Hb（SFH），这种所谓的 SFH 理论上仍会含有其他 RBC 蛋白质[18]。主要的化学修饰如戊二醛和聚乙二醇已广泛用于产生 Hbs，它们引入分子间和分子内修饰，产生稳定的四聚体或共轭/聚合分子。在许多情况下，这些用于修饰 Hb 的化学试剂可引起 Hb 分子的非位点特异性和随机性修饰[19]。

或者，Hb 的基因修饰也被用于 HBOCs。一家制造商基于突变的 Presbyterian Hb，对大肠杆菌 Hb 的四聚体进行基因修饰，即在两个 α 亚基加入一个以共价连接的氨基酸如甘氨酸（Glycine，Gly），现已进入到早期临床试验[20]。一些机构也研发出多种基因改造的 HBOCs[21]。也有研究用囊泡将 Hb 封装起来成为人造 RBCs，此囊泡为含有酶和其他必要蛋白质的系统，最初只用于动物研究。目前第二代囊泡已在研究当中[22]。一般来说，HBOCs 更容易发生自氧化、氧化和丢失血红素，主要是由于 RBC 外的化学修饰是随机的[23]。在氧化应激条件下，经过修饰的人、牛或重组 HBOCs 发生的氧化反应比未修饰过的更为严重，导致更高水平的铁酰基（$HbFe^{4+}$）积累[23]。

二、改变 HBOCs 的氧亲和力对自氧化和氧化反应的影响

在一篇具有里程碑意义的论文[23]中，我们最近完成了对所有人类、牛和基因工程 HBOC 的全面生化和生物物理比较，这些 HBOCs（至少某些案例）已在晚期临床试验中在人体中进行了测试。其中一些商业 HBOCs 最近才提供给独立调查人员。为了实现这一目标，我们测定了所有 HBOCs 在不同实验条件下的氧平衡、配体结合动力学、以及氧化动力学、氧化还原反应和血红素释放动力学等。通常，与天然的人和牛 Hb 相比，蛋白质与戊二醛的聚合和 POE 聚乙二醇化可引起氧平衡曲线（OECs）的位置和形状改变。在一些聚合的 HBOCs 中，一个常见的现象是其 OECs 在 90~100 mmHg 的正常生理范围内氧饱和度低下。然而，采用 Adair 常数生成的完整 OECs 使我们能够准确地确定这些经修饰 Hbs 的氧合参数，以反映它们在生理条件下的真实氧合特性。化学修饰的另一个结果是氧结合协同性的丧失，可以由 Hill 系数（n）值下降表示，通过天然人和牛蛋白质相应值的计算而获得 HBOCs 的某些 Hill 系数值。也有研究者测定了氧与人、牛 HBOCs 结合的玻尔效应曲线（Bohr effect curves，即氧合曲线），以及在相同 pH 范围内的来自天然蛋白 HBOCs 的玻尔效应曲线。人和牛的天然 Hbs 即使在广泛的酸性和碱性 pH 范围内依然显示典型的 s 型玻尔效应曲线，但几乎所有 HBOCs 的玻尔效应明显降低[23]。这种 pH 值变化引起的 HBOC 玻尔效应降低提示，这些改良的 Hb 可能因血液 pH 的波动而功能减弱。研究还显示，几乎所有已知的具有不同氧亲和力的 HBOCs，都显示其血红素铁自氧化率与其各自的氧亲和力（P_{50}）之间没有很明显的相关性[24]。此结果可为研发低氧亲和力又不削弱其自氧化旁路反应的 HBOCs 提供借鉴。

三、化学修饰对 HBOCs 血红素流失的影响

为了解决 HBOCs 四聚体因被分解成二聚体而被快速清除问题，早期采用了化学、物理或基因等方法对 Hb 进行修饰，例如采用聚合、共轭和封装成囊泡等，取得一定的成效[25]。

聚合和共轭方案显著规避了 HOBCs 在血液循环中寿命短和肾脏毒性等问题。尽管采取了分子间和分子内交联修饰，依然存在因自氧化和旁路氧化反应等导致的 HBOCs 无法折叠等结构改变[26]。

研究采用重组全肌红蛋白（recombinant holomyoglobin，不含血红素）作为受体，从所有已知 HBOCs（包括铁结合形式的 Hb）中提取血红素。近期已有报道了各种 HBOCs 的血红素损失率。在这些实验中，在室温下快速混合后监测血红素转移的速率。不同的 HBOCs 显示出不同的血红素损失速率，其中非交联 HBOCs 的血红素损失速率最高。由于某些损失的血红素来自于 HBOC 二聚体，此部分血红素可以通过 HBOCs 与触珠蛋白（Hp）反应来监测，因为 Hp 与 Hb 二聚体可发生快速反应[23]。

四、非特异性位点修饰对 HBOCs 氧化稳定性的影响

戊二醛等聚合试剂可随机在分子内和分子间修

饰 Hb 分子。这种修饰的位点是非特异性的，可产生大量不同分子量的各种异构体。这种化学修饰被广泛用于人和牛无基质 Hb（SFHs）的聚合，生成氧合特性和自氧化动力学不同的聚合物[23]。虽然一些研究针对 Cys93 靶位采用小分子连接剂和氨基酸来将 PEG 分子连接于特异的位点上，但采用聚乙二醇聚合的 PEGHb 的聚合点仍然是高度非特异的[27]。有关非特异性位点修饰如何影响蛋白质的稳定性和安全性，以及人类 HbA_0 如何通过活性糖在分子内和分子间进行交联修饰将在下述介绍[28-29]。

人脱氧 HbA_0 与氧化棉子糖（O-raffinose）反应产生出一类低氧亲和力的"血液代用品"，并稳定在一种非协调的 T 型结构中。先用尺寸排除色谱法（size-exclusion chromatography，SEC）大致了解氧化蜜三糖修饰 HbA_0 多相聚合物（O-R-PolyHbA$_0$）的基本特征，即可将其分离出 6 个不同组分，分子量范围从 64 到约 600 kDa。检测显示，所有组分的氧离和氧合动力参数几乎相同，提示所有 O-R-PolyHbA$_0$ 组分的氧合特性是一致的 [Hill 系数（n）= 1.0]。采用质谱技术观测未处理过和处理过的 HbA_0、原始的 O-R-PolyHbA$_0$ 和 O-R-PolyHbA$_0$ 组分，意外发现建议的分子内交联位点（如 β1Lys82、β2Lys82 和 β1Val1）并非如 Hb 生产商所声称的主要位于中心空腔内[30]。除 βCys93 和 αCys104 加速铁氧化外，与氧化棉子糖交联的分子间没有可识别的修饰位点。βCys93 的这种随机、非特异性位点修饰反映了该蛋白的氧化稳定性，这可能为该氧载体的毒性解释提供依据[30]。

第三节 抗血红蛋白氧化的对策及安全 HBOCs 的设计

一、阻断一氧化氮与血流动力学失衡的控制

1980 年初，NO 已被发现可自动调节体循环和肺循环血管张力（见最近的综述[31]）。若因输注了 HBOCs 清除了作为血管舒张剂的 NO，就会引起血管收缩，导致体循环和肺循环血压增高、心输出量减少。虽然 NO 被清除所引起的血流动力学失衡实际上是短暂的（血压升高持续 1~2 h）；然而，这一短暂的心血管反应却对 HBOCs 领域产生了巨大的影响，控制因输注 HBOCs 引起的心血管反应已成为 HBOC 的优先研究和发展目标[32]。这种反应主要发生在血红素基团，几秒钟即完成，并产生明显血管收缩，使体循环和肺循环血压升高（平均动脉压变化大约 15~30 mmHg）。不过此血压升高在人和动物都是可预测的，且可在 2 h 内恢复正常[33]。

1996 年有推测认为，某些情况下，RBC 内的 Hb 分子结构能够通过松散（R）和紧密（T）之间的改变将 NO 并转送到 βCys93。这种所谓的"SNO-Hb"最后被 RBC 输送，起到血管舒张作用[34]。但另一推测认为，亚硝酸盐可通过酶促反应（如亚硝酸还原酶）由 Hb 转化而来，是 NO 生成的另一来源，但此过程需要脱氧 Hb 作为起始中间介质[35]。这两个假设都是基于体外实验，缺少有效的动物研究支持。但如果没有这些介质，从 RBCs 或游离 Hb 产生 NO、或通过药理诱导 Hb 还原酶生成 NO 在机制上是困难的，尤其因为 Hb 会迅速且不可逆地消耗 NO。为尽快利用 NO 的这一新特性，对 SCD 患者给予枸橼酸西地那非以促进 NO 产生，但遇到了意想不到的结果而终止了试验（https://www.nlm.nih.gov/databases/alerts/pulmonary_hypertension.html）。其他的研究，如模拟战伤条件下失血性休克大型动物（猪）输注含亚硝酸盐的 HBOCs，结果出现了血压短暂下降，并增加了肺部并发症风险，包括肺水肿和充血[36]。

为克服 Hb-NO 反应，研发了几种方法，包括囊泡封装，将 Hb"保护"起来，屏蔽其有害的血管活性作用。其他还有添加抗高血压药物，以阻断对相关区域血管的影响，这些区域可能涉及 Hb 与血管系统之间的相互作用。也有研究针对 NO 合成通路受抑制或使用 NO 供体来控制输注 HBOCs 后出现的血压升高，但遗憾的是，这些研究对 HBOCs 的不良作用几乎无影响或无长效影响[26]。

二、控制 HBOC 氧化毒性的抗氧化剂和还原剂

几个体外和体内研究证明血浆抗氧化物如抗坏血酸（ascorbic acid，AA）和尿酸（uric acid，UA）对维持 Hb 和 HBOCs 在非氧化性功能状态起着关键作用[26]。这两种天然抗氧化物对于维持 HBOCs 在还原的功能状态至关重要。因为维持 Hb 于亚铁形态才能有效保障氧的释放，而当 Hb 被氧化为 metHb

时，则可触发其他氧化途径，从而增加 Hb 的不良反应（反应式 14-1、反应式 14-2 和反应式 14-3）。

人和某些哺乳动物（如豚鼠）无法合成内源性 AA，这是由于进化时肝脏 L-葡萄糖酸内酯氧化酶（L-gluconolactone oxidase，LGO）基因失去了表达，而 LGO 是 AA 生物合成中的关键酶[37]。与 AA 产生物种（大鼠和小鼠）相比，非 AA 产生物种组织中的超氧化物歧化酶（SOD）等关键酶的抗氧化活性显著提高。此外，其他血浆抗氧化物，特别是 UA 的作用在没有 AA 产生的情况下得到了加强[38]。

通过比较大鼠（AA 产生者）和豚鼠（非 AA 产生者）注射相同的 HBOC（牛聚合 Hb 如 Oxyglobin™），证明内源性抗氧化机制具有强大能力。与大鼠相比，注入豚鼠体内的 HBOC 出现明显的氧化不稳定性，高铁 HBOC 水平增加 4 倍[39]。利用高效液相色谱和质谱分析这些动物血样也证实，AA 与非 AA 产生动物血液中 HBOCs 的氧化明显不同[39]。

最近，开发者更主张添加抗氧化剂如 AA 到 HBOCs，以控制其在血液中氧化。一例大量失血的耶和华见证人患者个案显示，给予大剂量 AA 后 HBOC 的氧化明显减低，即使该患者输入的 HBOCs 已达到总 Hb 的 50%[40]。

其他抗氧化剂，如亚硒酸钠（sodium selenites），可以减轻 Hb 产生的肠黏膜上皮损伤和大鼠肠系膜静脉渗漏[41]。另一抗氧化剂乙酰半胱氨酸与多种 HBOCs 合用也做了体内试验[42]。总的来说，抗氧化剂与 HBOCs 联合使用可能有助于减轻氧化反应。

RBC 抗氧化酶（主要是 SOD 和过氧化氢酶）具有维持亚铁形态 Hb，并加速对 ROS 诱发的氧化应激的反应性，将其与 Hb 分子交联，可能有助于控制 Hb 自身产生的 ROS[43]。例如，谷胱甘肽（GSH）是一重要的自由基清除剂和有效的内源性抗氧化剂，也与 Hb 交联来协助保护 RBCs 免受氧化性损伤[44]。

三、用突变血红蛋白构建氧化稳定的 HBOCs：Providence 突变案例

在全世界不同地区人群中，有数以千计的 Hb 自然发生变异。进化压力导致某些变异 Hb 可以抵抗氧化挑战。但大多数突变增加了 Hb 的氧化降解，最终导致循环障碍[45]。

此前发现一自然变异 Hb 如 Providence（βLys82 → Asp 即 βK82D）突变，比普通人的 HbA 更能阻止 H_2O_2 的降解[46]。基于这一初步发现，我们随之将该突变改造成基因交联的 Hb 四聚体（rHb0.1/βK82D），并证实 βK82D 突变对 H_2O_2 的降解具有更强的抵抗性，其机制可能是通过抑制 β93 半胱氨酸侧链的氧化[47]。紧接着，我们在另一个以氧化不稳定性闻名的镰状细胞 Hb（HbS）中测试了 βK82D 突变的这种非凡稳定性。已知突变的 HbS（βE6V）氧化速度比正常 HbA 更快，且其高氧化形态的铁酰基（$HbFe4^+$）可保持很长时间，随后还可靶向攻击"热点"氨基酸，包括 βcys93[13]。我们发现，当有 H_2O_2 攻击时，βE6V/βK82D 形式的 Hb 可显著提高 βE6V 的抗 H_2O_2 氧化，从而显著延迟了 βE6V 的降解时间[14]。

βK82D 在镰状细胞和交联 Hb 中表现出的非凡保护作用，可能是将 βCys93 的不可逆氧化水平降至最低。已知 βCys93 氧化为半胱氨酸会扰乱 β2FG 角之间界面的大量氢键和盐桥网络。虽然尚不清楚天然 βLys82 取代 Asp82（位于距离 β-血红素约 18.3Å 处）是否还参与了血红素的电子转移[47]，但 βK82D 突变引起的更高氧化稳定性归因于 βCys93 侧链反应的变化，这可能是由于间接静电效应或蛋白质结构局部动力学的改变所致[14]。

我们最近研究了 βK82D 突变对组织氧合和线粒体功能的影响，其基本原理是基于一例 βK82D 突变患者的轶事报道：该患者因血液氧合特性的改变，临床表现出轻度贫血和红细胞生成增加。该患者的氧亲和力显著高于正常受试者（P_{50} = 21.1 mmHg，对照组 P_{50} = 29.0 mmHg）[48]。此外，还有另一例罕见 SCD 患者，因其 βK82D 突变使疾病的症状减轻[49]。在 SCD 的背景下，βK82D 突变对病程和病情的影响可能不完全是由于氧平衡曲线（oxygen equilibrium curve）的微小左移（更小的 P_{50}），而可能是患者抗氧化应激能力的全面改善[47]。

探索引入含有 βK82D 的 Hb 对培养内皮细胞中血管内皮氧化-还原稳态和能量代谢的影响，发现了通过增强基础细胞的糖酵解和糖酵解能力来改变其生物能量功能。此外，与天然 Hbs 相比，输注含有 βK82D 突变的 Hb 可引起血红素加氧酶-1（heme oxygenase-1）和铁蛋白（ferritin）表达的降低。这些都提示 βK82D 的存在可显著增加 HBOCs 的抗氧化作用。总之，Providence βK82D 突变为镰状细胞病的治疗和安全有效的氧气治疗提供了一个潜在的

基因编辑靶点[16]。

四、触珠蛋白和血红素结合蛋白是抵抗游离 Hb 和血红素的第一道防线

溶血发生时，血液中的触珠蛋白（Hp）与循环中 Hb 亚基（αβ 二聚体）紧密结合。然后这个 Hb-Hp 复合物被黏附到巨噬细胞膜，通过膜上的 CD163 受体安全降解，血红素随后被降解为一氧化碳（CO）、胆红素和胆绿素等副产物[50]。Hp 是个四聚体结构，由两个 α 链（每个约 9 kDa）和两个 β 链（每个约 33 kDa）的二聚体通过二硫键共价连接组成。Hp 和 Hb 之间的结合是生物系统中已知最强的非共价相互作用之一。当 Hb-Hp 复合物释放入血，会损害肾脏对 Hb 二聚体的过滤和清除，但可将 Hb 引导到 CD163 上，由巨噬细胞吞噬和降解[50]。除通过这种强结合对 Hb 进行物理隔离外，Hp 还可以解除 Hb 的毒性，并限制 Hb 对组织产生毒性的过氧化副反应。

近年来，我们在分子水平上研究了 Hp 对 Hb 的作用机制。Hp 分子通过与晶体学研究中最近发现的所谓热点氨基酸（包括 βCys93 在内的 Hb 热点氨基酸）紧密结合，为 Hb 提供抗氧化保护[51]。其次，已有证据表明 Hp 可以使血红素活性位点不受限制地发挥作用，从而导致氧化剂的消除，并使血红素产生自由基扩散到 Hb 分子上的关键 Tyr 残基[52-53]。自由基最终可能直接与 Hp 分子发生反应，从而使 Hb 分子处于更安全的非活性氧化还原状态[54]。Hb 与 Hp 结合的另一个好处是这种新形成的复合物可以大大延缓血红素的释放[54]。

对于 Hp 是否可以在临床上用于清除和氧化灭活通常以四聚体聚合结构而稳定的 HBOCs，仍然是一个悬而未决的问题。由于 Hp 可能主要与二聚体 Hb 结合，而与分子内和分子间都有许多交联的 HBOCs 则无或很少结合，但与非交联的共轭 HBOC 的结合则异常强烈[23]。令人惊奇的是，四聚体形式的 β 交联 HBOCs 比 α 交联蛋白对 Hp 有更强的亲和力[55]。最近的动物研究证实，采用与 Hp 相似的方式对 Hb 分子进行隔离（而不是以 NO 为基础的短期治疗）可能有助于对抗溶血性贫血时游离 Hb 引起的血管活性和氧化毒性[56-57]。

血红素结合蛋白（HPX）是一种急性期血浆蛋白，存在于血液循环中，浓度范围为 8～21 mM[58]。HPX 是血浆血红素的特异清除剂，可将血红素运送到肝脏清除。和 Hp 一样，HPX 是血浆中防止 Hb 氧化产物血红素的关键保护剂。与其他血浆血红素清除剂（如白蛋白，高、低密度脂蛋白和 1-微球蛋白）相比，HPX 具有最紧密的结合动力学[59]。在狗、豚鼠和镰状细胞小鼠的大量体内研究证实，Hp 和 HPX 对无细胞 Hb 的毒性有限制作用[56, 60]。

第四节 总结与结论

过去 30 年中，为研发安全有效的 HBOCs 进行了大量的研究和探索，但在美国至今尚无一种 HBOC 获批应用于临床。制药和学术界为解决 HBOCs 共有的血管活性问题投入了大量精力，但对这些产品引发的氧化毒性还未有充分重视和研究。近年对 Hb 氧化毒性的分子机制有了更多的了解，促进了新的分子修饰技术发展。这些发展将如同近期临床应用成功的 HBOCs 一样，使产品的有效性和安全性得到认可。（更多细节见参考文献[19]）。

要点

- 新近研究表明，红细胞膜及其内部胞质的氧化变化是由血红蛋白所驱动。
- 当血红蛋白因溶血而游离或用作 HBOC 时，会发生类似但更严重的氧化副反应。
- 分子修饰设计现已发展到可以控制血红蛋白内部的氧化变化，同时加入抗氧化添加剂可以为医疗提供足够安全的 HBOC 产品。

参考文献

1. Dickerson RE, Gies I. Hemoglobin: structure, function, evolution, and pathology. California: The Benjamin/Cummings Publishing Company; 1983.
2. Alayash AI. βCysteine 93 in human hemoglobin: a gateway to oxidative stability in health and disease. Lab Invest. 2020. https://doi.org/10.1038/s41374-020-00492-3.
3. Nagababu E, Chrest FJ, Rifkind JM. Hydrogen-peroxide-induced heme degradation in red blood cells: the protective roles of catalase and glutathione peroxidase. Biochim Biophys Acta. 2003;1620:211–7.
4. Rizvi SI, Jha R, Maurya PK. Erythrocyte plasma membrane redox system in human aging. Rejuvenation Res. 2006;9:470–4.

5. Jay DG. Role of band 3 in homeostasis and cell shape. Cell. 1996;86:853–4. https://doi.org/10.1016/s0092-8674(00)80160-9.
6. Morabito R, Remigante A, Cordaro M, Trichilo V, Loddo S, Dossena S, Marino A. Impact of acute inflammation on band 3 protein anion exchange capability in human erythrocytes. Arch Physiol Biochem. 2020:1–7. https://doi.org/10.1080/13813455.2020.1764 04836.
7. Rogers SC, et al. Sickle hemoglobin disturbs normal coupling among erythrocyte O2 content, glycolysis, and antioxidant capacity. Blood. 2013;121(9):1651–62. https://doi.org/10.1182/blood-2012-02-414037.
8. Welbourn EM, Wilson MT, Yusof A, Metodiev MV, Cooper CE. The mechanism of formation, structure and physiological relevance of covalent hemoglobin attachment to the erythrocyte membrane. Free Radic Biol Med. 2017;103:95–106.
9. Jana S, Strader MB, Meng F, Hicks W, Kassa T, Tarandovskiy I, De Paoli S, Simak J, Heaven MR, Belcher JD, Vercellotti GM, Alayash AI. JCI Insight. 2018;3(21):e120451. https://doi.org/10.1172/jci.insight.120451. PMID: 30385713.
10. Strader MB, Jana S, Meng F, Heaven MR, Shet AS, Thein SL. Alayash AI post-translational modification as a response to cellular stress induced by hemoglobin oxidation in sickle cell disease. Sci Rep. 2020;10(1):14218. https://doi.org/10.1038/s41598-020-71096-6. PMID: 32848178.
11. George A, et al. Erythrocyte NADPH oxidase activity modulated by Rac GTPases, PKC, and plasma cytokines contributes to oxidative stress in sickle cell disease. Blood. 2013;121:2099–107. https://doi.org/10.1182/blood-2012-07-441188.
12. Jagadeeswaran R, et al. Pharmacological inhibition of LSD1 and mTOR reduces mitochondrial retention and associated ROS levels in the red blood cells of sickle cell disease. Exp Hematol. 2017;50:46–52. https://doi.org/10.1016/j.exphem.2017.02.003.
13. Kassa T, et al. Sickle cell hemoglobin in the ferryl state promotes betaCys-93 oxidation and mitochondrial dysfunction in epithelial lung cells (E10). J Biol Chem. 2015;290:27939–58. https://doi.org/10.1074/jbc.M115.651257.
14. Meng F, Kassa T, Strader MB, Soman J, Olson JS, Alayash AI. Substitutions in the β subunits of sickle-cell hemoglobin improve oxidative stability and increase the delay time of sickle-cell fiber formation. J Biol Chem. 2019;294:4145–59.
15. Jia Y, Buehler PW, Boykins RA, Venable RM, Alayash AI. Structural basis of peroxide-mediated changes in human hemoglobin: a novel oxidative pathway. J Biol Chem. 2007;282:4894–907.
16. Jana S, Strader MB, Alayash AI. The Providence mutation (βK82D) in human hemoglobin substantially reduces βcysteine 93 oxidation and oxidative stress in endothelial cells. Int J Mol Sci. 2020;21(24):E9453. https://doi.org/10.3390/ijms21249453. PMID: 33322551 C.
17. Adamson JG, Moore C. Hemolink, an O-Raffinose crosslinked hemoglobin-based oxygen carrier. In: Chang TMS, editor. In blood substitutes, principles, methods, products and clinical trials; 1998. pp. 62–79.
18. Privalle T, Talarico T, Keng T, et al. Pyridoxalated hemoglobin polyoxyethylene: a nitric oxide scavenger with antioxidant activity for the treatment of nitric oxide-induced shock. Free Radic Biol Med. 2000;28:1507–17.
19. Alayash AI. Mechanisms of toxicity and modulation of hemoglobin-based oxygen carriers. Shock. 2019;(1S Suppl 1):41–49. https://doi.org/10.1097/SHK. PMID: 29112106.
20. Looker D, Abbott-Brown D, Cozart P, Durfee S, Hoffman S, et al. A human recombinant haemoglobin designed for use as a blood substitute. Nature. 1992;356:258–60.
21. Alomari E, Ronda L, Bruno S, Paredi G, Marchetti M, Bettati S, et al. High- and low-affinity PEGylated hemoglobin-based oxygen carriers: differential oxidative stress in a Guinea pig transfusion model. Free Radic Biol Med. 2018;124:299–310. https://doi.org/10.1016/j.freeradbiomed.2018.06.018.
22. Azuma H, Fujihara M, Sakai H. Biocompatibility of HbV: liposome-encapsulated hemoglobin molecules-liposome effects on immune function. J Funct Biomater. 2017;8(3):24. https://doi.org/10.3390/jfb8030024.
23. Meng F, Kassa T, Jana S, Wood F, Zhang X, Jia Y, et al. Comprehensive biochemical and biophysical characterization of hemoglobin-based oxygen carrier therapeutics: all HBOCs are not created equally. Bioconjug Chem. 2018;29:1560–75.
24. Nagababu E, Ramasamy S, Rifkind JM, Jia Y, Alayash AI. Site-specific cross-linking of human and bovine hemoglobins differentially alters oxygen binding and redox side reactions producing rhombic heme and heme degradation. Biochemistry. 2002;41:7407–15. https://doi.org/10.1021/bi0121048.
25. Taguchi K, Yamasaki K, Maruyama T, Otagiri M. Comparison of the pharmacokinetic properties of hemoglobin-based oxygen carriers. J Funct Biomater. 2017. https://doi.org/10.3390/jfb8010011.
26. Buehler PW, Alayash AI. Oxidation of hemoglobin: mechanisms of control in vitro and in vivo. Transfus Altern Transfus Med. 2007;9:204–12.
27. Khan I, Dantsker D, Samuni U, Friedman AJ, Bonaventura C, Manjula B, et al. βCys393 modified hemoglobin: kinetic and conformational consequences. Biochemistry. 2001;40:7581–92.
28. Hill SE, Gottschalk LI, Grichnik K. Safety and preliminary efficacy of hemoglobin raffimer for patients undergoing coronary artery bypass surgery. J Cardiothorac Vasc Anesth 2002. https://doi.org/10.1053/jcan.2002.128416.
29. Silverman TA, Weiskopf RB, Planning Committee and the Speakers. Hemoglobin-based oxygen carriers: current status and future directions. Anesthesiology. 2009; https://doi.org/10.1097/ALN.0b013e3181ba3c2c.
30. Boykins RA, Buehler PW, Jia Y, Venable R, Alayash AI. O-raffinose crosslinked hemoglobin lacks site-specific chemistry in the central cavity: structural and functional consequences of beta93Cys modification. Proteins. 2005. https://doi.org/10.1002/prot.20453.
31. Lancaster JR Jr. Historical origins of the discovery of mammalian nitric oxide (nitrogen monoxide) production/physiology/pathophysiology. Biochem Pharmacol. 2020. https://doi.org/10.1016/j.bcp.2020.113793.
32. Estep TN. Issues in the development of hemoglobin-based oxygen carriers. Semin Hematol. 2019; https://doi.org/10.1053/j.seminhematol.2019.11.006.
33. Yu B, Shahid M, Egorina EM, Sovershaev MA, Raher MJ, Lei C, et al. Endothelial dysfunction enhances vasoconstriction due to scavenging of nitric oxide by a hemoglobin-based oxygen carrier. Anesthesiology. 2010. https://doi.org/10.1097/ALN.0b013e3181cd7838.
34. Jia L, Bonaventura C, Bonaventura J, Stamler JS. S-nitrosohaemoglobin: a dynamic activity of blood involved in vascular control. Nature. 1996;380:221–6.
35. Minneci PC, Deans KJ, Shiva S, Zhi H, Banks SM, Kern S, et al. Nitrite reductase activity of hemoglobin as a systemic nitric oxide generator mechanism to detoxify plasma hemoglobin produced during hemolysis. Am J Physiol. 2008;295:H743–54.
36. Moon-Massat P, Scultetus A, Arnaud F, Brown A, Haque A, Saha B, et al. Effect of HBOC-201 and sodium nitrite resuscitation after uncontrolled haemorrhagic shock in swine. Injury. 2012;43:638–47.
37. Chatterjee I. Evolution and biosynthesis of ascorbic acid. Science. 1973;182:1271–2.
38. Cooper CE, Silaghi-Dumitrescu R, Rukengwa M, Alayash AI, Buehler PW. Peroxidase activity of hemoglobin towards ascorbate and urate: a synergistic protective strategy against toxicity of Hemoglobin-Based Oxygen Carriers (HBOC). Biochim

39. Buehler PW, D'Agnillo F, Hoffman V, Alayash AI. Effects of endogenous ascorbate on oxidation, oxygenation, and toxicokinetics of cell-free modified hemoglobin after exchange transfusion in rat and Guinea pig. J Pharmacol Exp Ther. 2007. https://doi.org/10.1124/jpet.107.126409.
40. Fitzgerald MC, Chan JY, Ross AW, Liew SM, Butt WW, Baguley D, Salem HH, Russ MK, Deasy C, Martin KE, et al. A synthetic haemoglobin-based oxygen carrier and the reversal of cardiac hypoxia secondary to severe anaemia following trauma. Med J Aust. 2011;194:471–3.
41. Baldwin AL, Wiley EB, Summers AG, Alayash AI. Sodium selenite reduces hemoglobin-induced venular leakage in the rat mesentery. Am J Physiol Heart Circ Physiol. 2003. https://doi.org/10.1152/ajpheart.00562.2002.
42. Song BK, Richard Light W, Vandegriff KD, Tucker J, Nugent WH. Systemic and microvascular comparison of lactated Ringer's solution, VIR-HBOC, and alpha-alpha crosslinked haemoglobin-based oxygen carrier in a rat 10% topload model. Artif Cells Nanomed Biotechnol. 2020;48:1079–88.
43. D'Agnillo F, Chang TM. Polyhemoglobin-superoxide dismutase-catalase as a blood substitute with antioxidant properties. Nat Biotechnol. 1998;16(7):667–71. https://doi.org/10.1038/nbt0798-667. PMID: 9661202.
44. Simoni J, Simoni G, Wesson DE, Griswold JA, Feola M. A novel hemoglobin-adenosine-glutathione based blood substitute: evaluation of its effects on human blood ex vivo. ASAIO J. 2000;46:679–92. https://doi.org/10.1097/00002480-200011000-00007.
45. Thom CS, Dickson CF, Gell DA, Weiss MJ. Hemoglobin variants: biochemical properties and clinical correlates. Cold Spring Harb Perspect Med. 2013. https://doi.org/10.1101/cshperspect.a011858.
46. Abraham B, Hicks W, Jia Y, Baek JH, Miller JL, Alayash AI. Isolated Hb Providence beta82Asn and beta82Asp fractions are more stable than native HbA(0) under oxidative stress conditions. Biochemistry. 2011;50:9752–66. https://doi.org/10.1021/bi200876e.
47. Strader MB, Bangle R, Parker Siburt CJ, Varnado CL, Soman J, Benitez Cardenas AS, Samuel PP, Singleton EW, Crumbliss AL, Olson JS, Alayash AI. Engineering oxidative stability in human hemoglobin based on the Hb providence (betaK82D) mutation and genetic cross-linking. Biochem J. 2017;474:4171–92. https://doi.org/10.1042/BCJ20170491.
48. Bonaventura J, Bonaventura C, Sullivan B, Ferruzzi G, McCurdy PR, Fox J, et al. Hemoglobin providence. Functional consequences of two alterations of the 2,3-diphosphoglycerate binding site at position beta 82. J Biol Chem. 1976;251:7563–71.
49. Gale RE, Blair NE, Huehns ER, Clegg JB. Hb A-like sickle haemoglobin: Hb S-providence. Br J Haematol. 1988;70:251–2.
50. Alayash AI. Haptoglobin: old protein with new functions. Clin Chim Acta. 2011;412:493–8. https://doi.org/10.1016/j.cca.2010.12.011.
51. Alayash AI, Andersen CB, Moestrup SK, Bülow L. Haptoglobin: the hemoglobin detoxifier in plasma. Trends Biotechnol. 2013;31:2–3. https://doi.org/10.1016/j.tibtech.2012.10.003.
52. Cooper CE, Schaer DJ, Buehler PW, Wilson MT, Reeder BJ, Silkstone G, et al. Haptoglobin binding stabilizes hemoglobin ferryl iron and the globin radical on tyrosine beta145. Antioxid Redox Signal. 2013;18:2264–73. https://doi.org/10.1089/ars.2012.4547.
53. Svistunenko DA, Manole A. Tyrosyl radical in haemoglobin and haptoglobin-haemoglobin complex: how does haptoglobin make haemoglobin less toxic? J Biomed Res. 2019;34:281–91. https://doi.org/10.7555/JBR.33.20180084.
54. Mollan TL, Jia Y, Banerjee S, Wu G, Kreulen RT, Tsai AL, et al. Redox properties of human hemoglobin in complex with fractionated dimeric and polymeric human haptoglobin. Free Radic Biol Med. 2014;69:265–77. https://doi.org/10.1016/j.freeradbiomed.2014.01.030.
55. Jia Y, Wood F, Buehler PW, Alayash AI. Haptoglobin preferentially binds beta but not alpha subunits cross-linked hemoglobin tetramers with minimal effects on ligand and redox reactions. PLoS One. 2013. https://doi.org/10.1371/journal.pone.0059841.
56. Boretti FS, Buehler PW, D'Agnillo F, Kluge K, Glaus T, Butt OI, et al. Sequestration of extracellular hemoglobin within a haptoglobin complex decreases its hypertensive and oxidative effects in dogs and Guinea pigs. J Clin Invest. 2009;119:2271–80. https://doi.org/10.1172/JCI39115.
57. Schaer DJ, Buehler PW, Alayash AI, Belcher JD, Vercellotti GM. Hemolysis and free hemoglobin revisited: exploring hemoglobin and hemin scavengers as a novel class of therapeutic proteins. Blood. 2013;121:1276–84. https://doi.org/10.1182/blood-2012-11-451229.
58. Schaer DJ, Alayash AI. Clearance and control mechanisms of hemoglobin from cradle to grave. Antioxid Redox Signal. 2010;12:181–4. https://doi.org/10.1089/ars.2009.2923.
59. Buehler PW, Karnaukhova E, Gelderman MP, Alayash AI. Blood aging, safety, and transfusion: capturing the "radical" menace. Antioxid Redox Signal. 2011;14:1713–28. https://doi.org/10.1089/ars.2010.3447.
60. Belcher JD, Chen C, Nguyen J, Milbauer L, Abdulla F, Alayash AI, et al. Heme triggers TLR4 signaling leading to endothelial cell activation and vaso-occlusion in murine sickle cell disease. Blood. 2014;123:377–90. https://doi.org/10.1182/blood-2013-04-495887.

纳米氧载体和纳米药物载体 15

Hans Bäumler, Yu Xiong, Radostina Georgieva
张奕涵 关 宇 译，姚伟锋 黑子清 审校

第一节 背景/引言

目前在欧盟和美国尚无获批上市的人造氧载体。作为数十年来科学研究的热点之一，血红蛋白氧载体（HBOCs）被认为是最有希望被成功制备的候选产品之一。HBOC的制造是复杂的，目前同时也存在更简单的纳米和微米粒子制造方法，其中包括三个关键步骤：不溶性金属碳酸盐与生物聚合物进行共沉淀（Co-precipitation of insoluble metal carbonates with biopolymers）、共沉淀生物聚合物进行交联（Cross-linking of co-precipitated biopolymers），最后将碳酸盐模板进行溶解（Dissolution of the carbonate templates）（称之为CCD技术）。它在温和条件下，通过几个步骤就可以制造由不同生物聚合物组成的颗粒，包括血红蛋白和生物活性剂[1]。

迄今为止，此类产品未能获批的主要障碍是开发商声称制造普遍的适用性血液代用品。但事实上，研发针对特定适应证的血液代用品似乎更有希望。例如，不仅将氧气输送到组织，而且将治疗肿瘤的药物输送到特定的靶向部位似乎特别有吸引力，向肿瘤细胞输送氧气，氧气可明显增加抗肿瘤药物治疗和辐射治疗对肿瘤细胞的敏感性。

对肿瘤组织进行放射治疗的一个效果，就是促使肿瘤组织产生更多的活性氧（ROS），而ROS可引进肿瘤细胞的死亡[2]。由于肿瘤组织中的低氧含量是放射治疗癌症的最主要并发症之一，因为肿瘤组织中的氧是肿瘤组织中ROS产生的基础。

线粒体是产生细胞ROS的主要细胞器，同时氧化酶（如NAPDH氧化酶、环氧化酶、脂氧化酶或胸腺嘧啶磷酸化酶）也对细胞ROS池起了重要作用。ROS由肿瘤细胞产生的，同时也由肿瘤微环境（tumor microenvironment，TME）中的细胞产生。肿瘤细胞产生的ROS在肿瘤发生过程中起着重要作用。然而，其余具有浸润能力的非肿瘤细胞，如肿瘤相关的成纤维细胞产生的ROS，以及局部TME的整体氧化状态也对肿瘤生物学发挥着重要而深远的作用。

ROS是肿瘤中重要的信号分子。虽然高ROS水平可能导致组织损伤和细胞死亡，低ROS水平可能具有促进细胞增殖的作用。简单来说，低ROS水平在正常生理过程中也可以出现（如转录调节、分化和增殖等），中等ROS水平则会促进新生血管生成（如肿瘤新生长和转移）。而只有达到高ROS水平时才会导致免疫失调、细胞凋亡和自噬等细胞毒性作用[2]。

因此，增强肿瘤组织的氧气供应似乎是放疗的一个重要关键因素，这可以在药物载体的帮助下实现，该药物载体不仅将细胞增殖抑制药物而且将氧气输送到肿瘤组织。HBOCs是可以满足这些要求的理想候选载体。除了传递氧气外，HBOC中的含铁成分还可以通过将过氧化氢转化为更具活性的羟基自由基来加速ROS的产生。同时，HBOCs还可携带肿瘤细胞增殖抑制药物，经过溶酶体消化后将药物在肿瘤细胞内释放（图15-1，彩图10）。

在本章中，我们将介绍CCD技术。CCD技术作为一种通用的方法，适用于生物聚合物微粒和纳米颗粒（包括HBOCs）的制备，并且还可以将亲水性和疏水性药物组装到这些颗粒中。

图 15-1 肿瘤细胞内线粒体和 HBOC 产生 ROS 的过程。HBOCs 释放氧气和药物（红圈表示从 HBOC 释放的药物）。线粒体接受氧和氧自由基，将它们经超氧化物歧化酶（SOD）转化为过氧化氢（H_2O_2），过氧化氢酶可将 H_2O_2 转化为水。但血红蛋白也催化 H_2O_2（芬顿反应）并产生非常活泼的羟基自由基（注：Mn-SOD，锰-SOD）

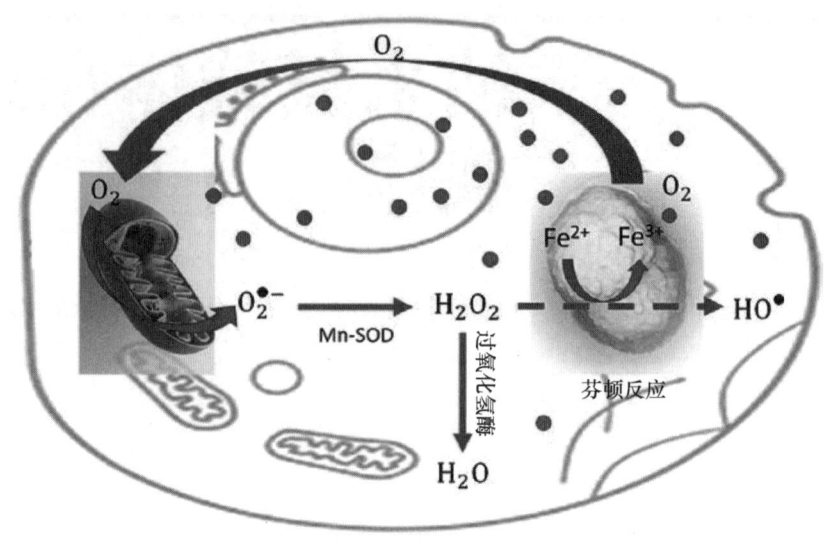

第二节　基于纳米技术的 CCD 技术

CCD 技术最早由 Bäumler 和 Georgieva[1] 报道。在温和条件下，它通过几个步骤（图 15-2，彩图 11）制造由不同聚合物和生物活性物质组成的颗粒[3-6]。这种颗粒的性质取决于制造的条件、共沉淀无机盐的选择、生物聚合物和添加剂的性质[5]。在 CCD 技术的第一篇文献报道中，多室颗粒与独立装载有不同生物分子、酶和磁性纳米颗粒的同心腔室合成在一起，其中 β-葡萄糖苷酶（β-Glu）、葡萄糖氧化酶（GOX）和辣根过氧化物酶（HRP）也均已合装于微通道反应器中，每种酶存在于隔开独立的微腔室内，而且其酶活性和酶级联反应都得到了成功的验证。

第三节　CCD 技术制造的氧载体

事实上，通过这种 CCD 技术，已成功地合成出了作为氧载体的血红蛋白颗粒和作为药物载体的生物聚合物颗粒。$CaCO_3$ 模板化的 Hb 颗粒几乎是球形的，粒径为 2～5 pm，Hb 包封效率为 8%～50%[3]。$CaCO_3$ 模板化的 Hb 颗粒中的 Hb 含量约为红细胞 Hb 含量的三分之一[3]。相比之下，$MnCO_3$ 模板化的 Hb 颗粒表现出均匀的"花生"形状和亚微粒尺寸，具有接近 100% 的非常高的 Hb 包封效率[5]。共沉淀后加入人血清白蛋白（HSA）会降低 Hb 包埋效率，但可防止颗粒凝聚成团块。此类受 HSA 保护的 $MnCO_3$ 模板化 Hb 颗粒的 Hb 含量仍然可达到正常红细胞

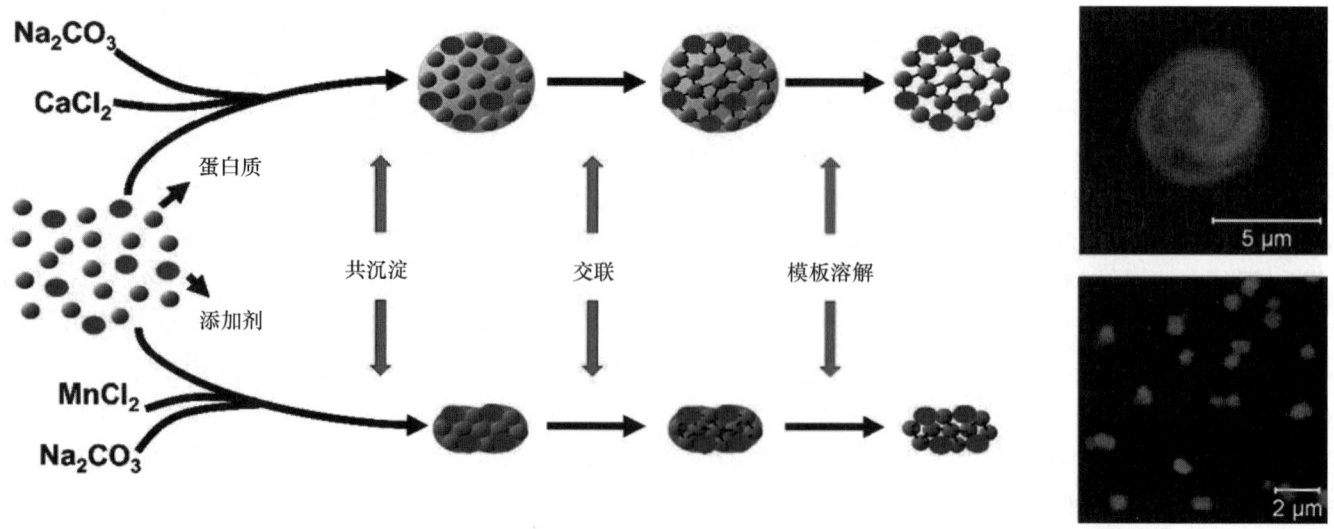

图 15-2　参考文献［5］后修改的 CCD 技术原理：上方的流程为 $CaCO_3$ 模板化形成血红蛋白微粒的过程，下方的流程为锰模板化形成亚微粒的过程，盐基质对颗粒大小的影响非常显著

Hb含量的80%[4]。两种Hb颗粒在体外实验中均表现出较高的氧亲和力，P_{50}均小于10 mmHg，且免疫原性较低[3-4]。采用原子力显微镜技术（atomic force microscopy，AFM）观察了Hb颗粒在干、湿状态下的变形能力。通过Ames试验（Ames test）和哺乳动物细胞基因突变试验（mammalian cell gene mutation assay）[7]，结果证实血红蛋白颗粒没有突变性。在体内研究中，小鼠微核试验（micronucleous test）结果证实Hb颗粒的上清液没有突变性[7]。在体外用浓缩的Hb颗粒悬浮液成功地灌注了离体的小鼠肾小球，可观察到了输入肾小球的小动脉，没有出现明显的血管收缩，且可维持正常灌注，表明通过CCD技术制备的Hb颗粒不会输送过多氧气，NO亦有限清除[4]。

在持续改良过程中，使用超声处理可将Hb颗粒尺寸减小到250 nm左右[8]。Schakowski等[9]用天然交联剂京尼平（genipin）换成毒性戊二醛制备了白蛋白包被的Hb微胶囊。为了减少HBOCs的自氧化，Hu等[10]采用CCD法和无戊二醛交联的聚多巴胺修饰制备了稳定的Hb-PDA抗氧化颗粒。Hb-PDA颗粒能清除85%的羟基自由基，减轻H_2O_2引起的氧化损伤。

通过使用大分子交联剂高碘酸氧化右旋糖酐（per-iodate oxidized dextran），CCD技术进一步将共沉淀与交联Hb简化至一个步骤，因为这一交联剂能与Hb一同结合到无机盐模板中[11]。

戊二醛（GA）与Hb交联会产生一定量的高铁血红蛋白（MetHb），这是HBOC生产的主要障碍。MetHb是一种与铁离子状态（Fe^{3+}）的血红素铁结合的血红蛋白（Hb）衍生物，不具有输送氧气的能力。HBOCs悬浮液中，MetHb的定量测定对于生产过程的质量控制是必不可少的，但由于粒子具有强烈的光散射性质，普通分光光度法不适用。另外，Kaewprayoon等[12]研究证明^1H_2O NMR弛豫分析是直接测量血红蛋白亚微粒颗粒（Hb-MP）样品中总Hb和MetHb浓度的完美方法。纵向弛豫率$1/T_1$随MetHb浓度的增加呈线性增加（图15-3a），而横向弛豫率$1/T_2$早期则随Hb总浓度的增加而增加（图15-3b）。在两种线性回归中，决定系数（R^2）均高于0.99。

该方法不需要进行耗时的颗粒预处理或消化，也不受光散射的影响。因此，该方法可作为今后Hb-MP及类似血红蛋白氧载体质量控制的首选方法。

第四节 CCD技术制造的药物载体

CCD技术是制备生物聚合物的药物载体纳米颗粒和微粒颗粒的一种简便易行的方法。采用CCD法已经可以成功地将几种亲水性或疏水性模型药物装载于白蛋白颗粒中。阿霉素（doxorubicin，DOX）可有效地装载到通过CCD技术制备的HSA亚微粒颗粒中，形成DOX-HSA-MPs[13]。在pH为7.4的磷酸盐缓冲盐水中，载药颗粒体外释放的DOX在5 h内小于1%，而在蛋白质消化酶混合物（Pronase®）存在的情况下，载药颗粒在相同时间内可释放高达40%

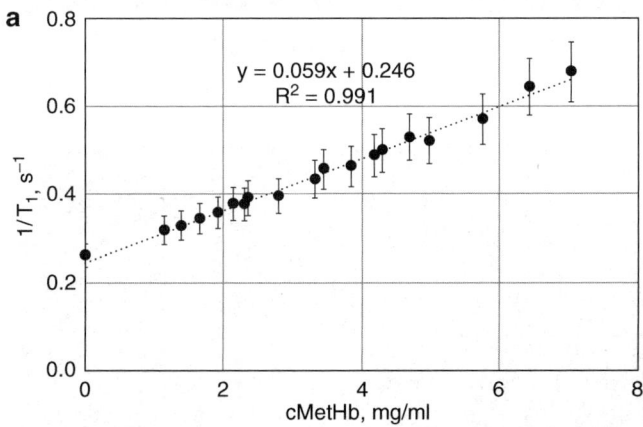
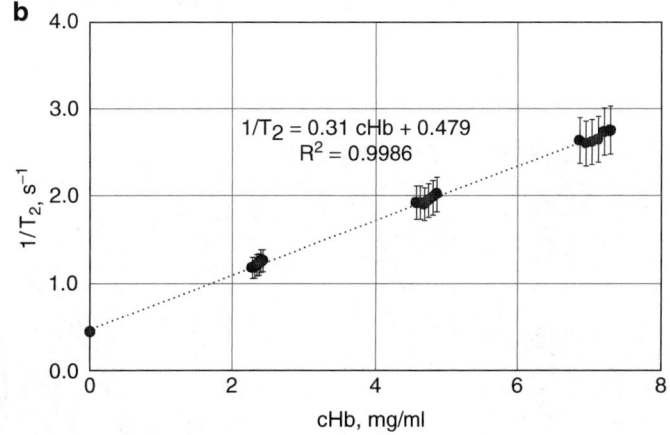

图15-3 0.02% GA制备的Hb-MPs/MetHb-MPs混悬液的弛豫率。Hb-MPs和MetHb-MPs分别按100/0、80/20、60/40、40/60、20/80和0/100比例混合后，再分别用2%、4%、6%的PPV稀释制备混悬液。（a）纵向弛豫率（$1/T_1$）和（b）横向弛豫率（$1/T_2$）与悬浮液中总Hb浓度的关系。使用0.94T Minispec mq40弛豫分析仪（Bruker Analytik，Rheinstetten，Germany）在质子频率为40 MHz和预设温度为37℃下进行测量[12]

的包封 DOX[13]。

此外，使用肺癌细胞系 A549 作为靶向模型，结果显示 DOX-HSA-MPs 被高达 98% 的细胞内吞，并最终定位于细胞溶酶体中（图 15-4，彩图 12），72 h 后肿瘤细胞的细胞代谢活性明显降低[13]。因此，DOX-HSA-MPs 是一种将药物递送应用于癌症治疗的可行的代表性替代方案。

通过 CCD 技术，疏水性物质或提取物也可以被嵌入 HSA 颗粒中。Jantakee 等[14]从家蚕蚕茧中提取出非丝胶蛋白（non-sericin，NS）成分，NS 提取物中含有不易溶于水相体系的类胡萝卜素和黄酮类化合物，被装配到 HSA 颗粒（NS-HSA-MPs），以提高 HSA 颗粒的生物利用度和生物效应。

核黄素（Riboflavin，RF），一种低分子量、低水溶性的维生素也成功被装配于 HSA 颗粒（RF-HSA-MPs）中（图 15-5，彩图 13）[15]。

RF-HSA-MPs 表现出良好的血液相容性。RF 从颗粒中的释放呈以 Fickian 扩散机制为主的双相分布的特点，表明 RF-HSA-MPs 可以作为一种长期的药物传递系统，并且 CCD 技术适用于不同分子量的各种生物分子[15]。以邻硝基苄基衍生物如 4-溴甲基-3-硝基苯甲酸（4-bromomethyl-3-nitrobenzoic acid，BNBA）为交联剂，可制备光敏性牛血清白蛋白（BSA）-BNBA 颗粒[16]。这类颗粒可以在 365 nm 紫外线照射时，在酸性环境下分解，释放出所搭载的大分子。该体系可作为负载大分子药物的潜在载体，通过相应的刺激与响应机制来控制药物的释放[16]。

在另一个修饰的 CCD 技术流程中，GOX 和 Hb 被额外的多层被膜共同包封，以构建酶级联微反应器（MRs）[17]。在生理浓度的葡萄糖下，GOX-Hb MRs 在弱酸性条件下表现出高级联反应活性。GOX 可催化葡萄糖氧化生成葡萄糖酸和 H_2O_2，而 H_2O_2 可在同一微反应器中被 Hb 分解生成羟基自由基（OH·），羟基自由基可显著抑制耐甲氧西林金黄色葡萄球菌（MRSA）的生长和生物膜的形成[17]。

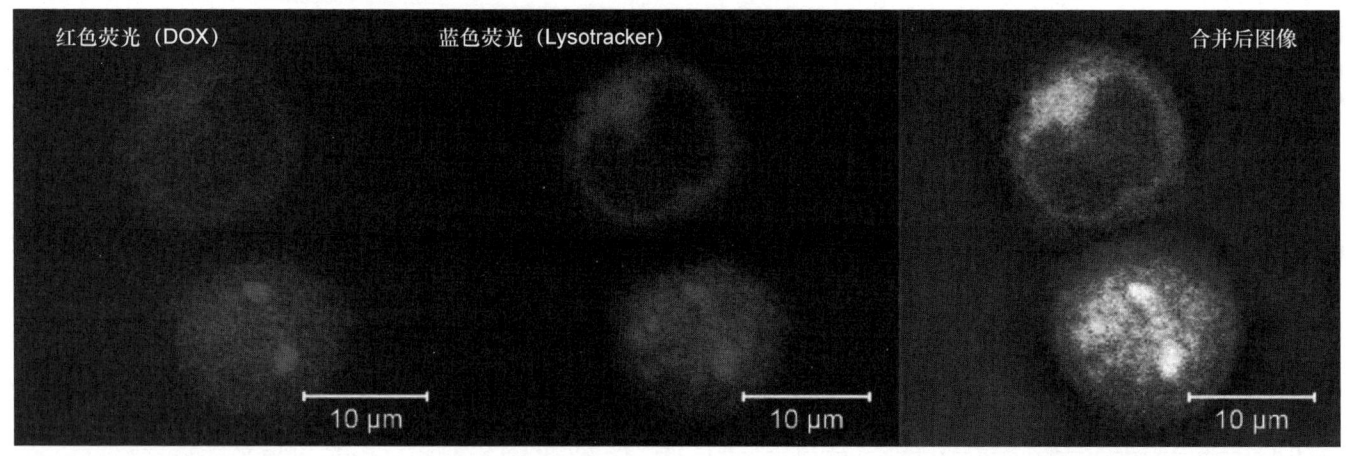

图 15-4 由 DOX-HSA-MPs（5000 粒/细胞）孵育 24 h 后的 A549 细胞经 Lysotracker® 深红探针染色后在激光共聚焦扫描显微镜（CLSM）下单个荧光通道与叠加模式下的典型图像[13]

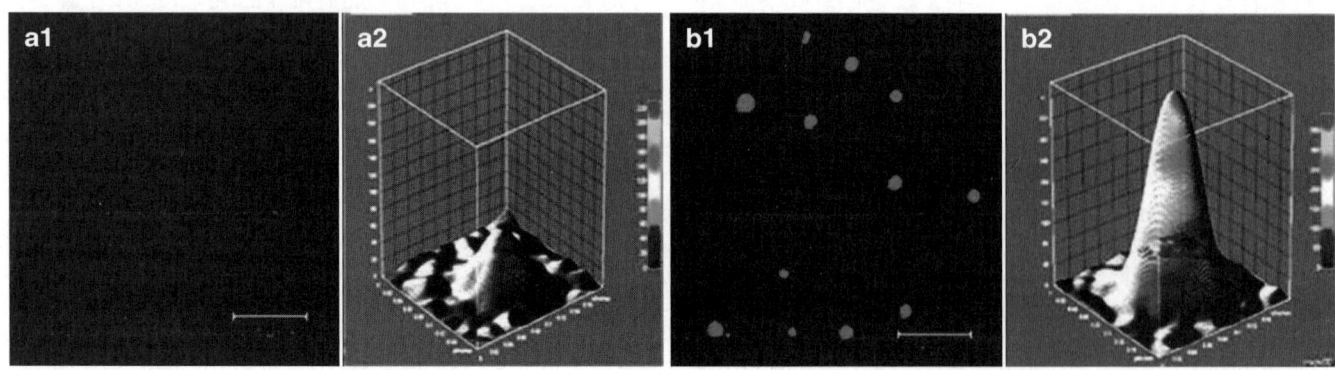

图 15-5 荧光模式下 HSA-MPs（a1）和 RF-HSA-MP（b1）的共聚焦显微照片。（a2）代表 HSA-MPs 和（b2）RF-HSA-MPs 的荧光发射强度的三维彩色映射表面图[15]

第五节 总结

利用CCD技术制备的血红蛋白颗粒不仅可用于氧的输送，而且可作为药物载体，具有广阔的应用前景。几种亲水或疏水药物如核黄素或阿霉素已经可以成功地嵌入白蛋白颗粒中。以肺癌细胞系A549为靶标模型，结果表明DOX-HSA-MPs可被肿瘤细胞内吞并定位于溶酶体中，最终可导致肺癌细胞的细胞代谢活性显著降低。

要点

- 可以携带氧气和药物的血红蛋白亚微粒颗粒，适用于癌症治疗。
- 该颗粒可以通过CCD技术轻松制备。
- 该颗粒能够通过携带氧气进入肿瘤细胞增加供氧而增强ROS的生成，并在肿瘤细胞中释放药物。
- 该颗粒可被肿瘤细胞内吞，并在蛋白质颗粒分解后激发药物活性。
- 药物随颗粒直接进入肿瘤，并且依据颗粒表面不同结构，仅在肿瘤微环境中发挥作用。具有白蛋白受体的肿瘤细胞是最常用的靶点。

参考文献

1. Bäumler H, Georgieva R. Coupled enzyme reactions in multicompartment microparticles. Biomacromolecules. 2010;11:1480–7.
2. Weinberg F, Ramnath N, Nagrath D. Reactive oxygen species in the tumor microenvironment: an overview. Cancers (Basel). 2019;11:1191.
3. Xiong Y, Steffen A, Andreas K, Müller S, Sternberg N, Georgieva R, Bäumler H. Hemoglobin-based oxygen carrier microparticles: synthesis, properties, and in vitro and in vivo investigations. Biomacromolecules. 2012;13:3292–300.
4. Xiong Y, Liu ZZ, Georgieva R, Smuda K, Steffen A, Sendeski M, Voigt A, Patzak A, Bäumler H. Nonvasoconstrictive hemoglobin particles as oxygen carriers. ACS Nano. 2013;7:7454–61.
5. Xiong Y, Georgieva R, Steffen A, Smuda K, Bäumler H. Structure and properties of hybrid biopolymer particles fabricated by co-precipitation cross-linking dissolution procedure. J Colloid Interface Sci. 2018;514:156–64.
6. Bäumler H, Xiong Y, Liu ZZ, Patzak A, Georgieva R. Novel hemoglobin particles-promising new-generation hemoglobin-based oxygen carriers. Artif Organs. 2014;38:708–14.
7. Kao I, Xiong Y, Steffen A, Smuda K, Zhao L, Georgieva R, Pruss A, Bäumler H. Preclinical in vitro safety investigations of submicron sized hemoglobin based oxygen carrier HbMP-700. Artif Organs. 2018;42:549–59.
8. McDonel EM, Hickey R, Palmer AF. Sonication effectively reduces nanoparticle size in hemoglobin-based oxygen carriers (HBOCs) produced through coprecipitation: implications for red blood cell substitutes. ACS Appl Nano Mater. 2020;3:11736–42.
9. Schakowski KM, Linders J, Ferenz KB, Kirsch M. Synthesis and characterisation of aqueous haemoglobin-based microcapsules coated by genipin-cross-linked albumin. J Microencapsul. 2020;37:193–204.
10. Hu J, Wang Q, Wang Y, You G, Li P, Zhao L, Zhou H. Polydopamine-based surface modification of hemoglobin particles for stability enhancement of oxygen carriers. J Colloid Interface Sci. 2020;571:326–36.
11. Kloypan C, Prapan A, Suwannasom N, Chaiwaree S, Kaewprayoon W, Steffen A, Xiong Y, Baisaeng N, Georgieva R, Bäumler H. Improved oxygen storage capacity of haemoglobin submicron particles by one-pot formulation. Artif Cells Nanomed Biotechnol. 2018;46:S964–72.
12. Kaewprayoon W, Suwannasom N, Kloypan C, Steffen A, Xiong Y, Schellenberger E, Pruß A, Georgieva R, Bäumler H. Determination of methemoglobin in hemoglobin submicron particles using NMR relaxometry. Int J Mol Sci. 2020;21:1–13.
13. Chaiwaree S, Prapan A, Suwannasom N, Laporte T, Neumann T, Pruß A, Georgieva R, Bäumler H. Doxorubicin–loaded human serum albumin submicron particles: preparation, characterization and in vitro cellular uptake. Pharmaceutics. 2020;12:1–15.
14. Jantakee K, Prapan A, Chaiwaree S, Suwannasom N, Kaewprayoon W, Georgieva R, Tragoolpua Y, Bäumler H. Fabrication and characterization of human serum albumin particles loaded with non-sericin extract obtained from silk cocoon as a carrier system for hydrophobic substances. Polymers (Basel). 2021;13:334.
15. Suwannasom N, Smuda K, Kloypan C, Kaewprayoon W, Baisaeng N, Prapan A, Chaiwaree S, Georgieva R, Bäumler H. Albumin submicron particles with entrapped riboflavin-fabrication and characterization. Nano. 2019. https://doi.org/10.3390/nano9030482.
16. Li H, Xiong Y, Zhang Y, Tong W, Georgieva R, Bäumler H, Gao C. Photo-decomposable sub-micrometer albumin particles cross-linked by ortho-nitrobenzyl derivatives. Macromol Chem Phys. 2017;218(1700413):1–6.
17. Li T, Li J, Pang Q, Ma L, Tong W, Gao C. Construction of microreactors for cascade reaction and their potential applications as antibacterial agents. ACS Appl Mater Interfaces. 2019;11:6789–95.

全氟碳氧载体

Alan D. Kaye, Karla Samaniego, Sumitra Miriyala, Benjamin C. Miller, Elyse M. Cornett, Steven A. Conrad

姚媛媛 译，严敏 审校

第一节 引言

目前，红细胞输注仍然是临床上急性或慢性失血情况下增加患者血液携氧能力的最有效手段。输血是一种常见的临床治疗方案，在美国，每年有超过450万人接受输血，需要输血的人数已经超过了现有献血的人数，血液短缺日益加剧，而且血液制品也具有很大的局限性，可能带来发生率较低但值得关注的风险[1-2]。捐献血经过处理，将红细胞从血浆和血小板中分离出来。血液必须在低温下储存，保质期只有42天，在大多数情况下必须进行费时的血液相容性检测，以降低潜在的致命并发症-输血反应的风险。在急性贫血发生时，一种可以快速施用且无不相容风险的携氧代用品将对急危重病医学产生重大影响。对于慢性贫血而言，人造氧载体（artificial oxygen carrier，AOC）的出现可以减少围手术期输血的需要。尽管AOC不会取代对血液的需求，但在许多传统需要输血的临床情况下，它有助于减少所需的输血量。

AOC主要有两大类，分别基于血红蛋白或基于全氟碳氧载体（hemoglobin-based or perfluorocarbon-based oxygen carriers）[3]。这些化合物不能提供血液的所有功能，如免疫功能、凝血和酸碱缓冲功能，因此不是真正的血液代用品。它们仅仅复制了红细胞的携氧功能，因此称之为AOC（或称之为血液代用品）更为合适。本章将重点介绍使用全氟碳作为氧载体来运输氧气的相关应用。

第二节 化学和物理特性

全氟碳是一种由氟原子替代所有氢原子的碳氢化合物，其化学结构缩写为C_xF_y。氟是电负性最强的元素之一，具有最高的电子亲和力和低极化率。氟的化学特性促成了它的多种生理特性，使其成为非常理想的人造氧载体。

与氢相比，氟的低极化率和稍大的尺寸使得全氟碳在构象上不同于它们的碳氢化合物的对应物。与具有线性、锯齿样形状并表现出构象灵活性的碳氢化合物相比，基于该骨架的全氟碳化合物呈现出与氟的位阻排斥（steric repulsion）相关的螺旋形状，并变成刚性的棒状结构[4-5]。氟的电负性产生强C—F键，相邻键的存在增强了该键，产生化学和热稳定性，并因致密的电子层而进一步增强。尽管C—F键极性极强，但并不会像人们预期的那样使整个分子极化。事实上，全氟碳是目前存在的非极性最强的溶剂之一，因为同一分子内的所有偶极矩相互抵消，整个化合物呈现为非极性[4-5]。

氟的低极化率是全氟碳化物中分子间作用力较弱的原因。因为全氟碳不像它们的碳氢化合物那样密集，它们在水中的表面积与体积之比更大。这导致它们与水的范德华交互作用（van der Waals interaction）较弱，因此全氟碳具有高度疏水性[4,6]。此外，C—F键的强极性可防止形成脂溶性所需的感应偶极子和范德华力（van der Waals force），这意味着全氟碳也有高度疏脂性[4,7]。由于其同时具有疏水性和疏脂性，全氟碳在生物学上是惰性的。它们不被人体代谢，而是在呼气时通过网状内皮系统和肺清除[4,8]。

全氟碳的低水溶性和生物惰性使其被应用在商业造影剂中。上述特性使注射的造影剂微粒子保持稳定，并延长造影剂在体内的时间便于超声检查[4,9]。

如前所述，全氟碳分子之间的作用力很弱，液体黏度低于水但密度是水的两倍，且表面张力低。由于其疏水性，它们不与水或血液混溶[10]。一般来说，全氟碳在生物和化学上是惰性的，但某些化合物在体内会表现出毒性。一些全氟碳中含其他卤素如溴，这会改变它的某些特性，例如射线可透性。

全氟碳由于其分子间相互作用较弱，对包括氧气和二氧化碳在内的气体溶解度高，因此它们被用作人造氧载体[11]。与血红蛋白相比，全氟碳在化学上是惰性的，不会与气道内气体结合。强C—F键使其分子稳定，而氟原子对中心碳原子的空间屏蔽增加了额外的动力学稳定性并抑制其活动性[4,12]。由于全氟碳的惰性，因此在一氧化碳（CO）的存在情况下其仍能发挥作用，甚至可以通过运输过量的CO来加速CO中毒的恢复[7,13-14]。全氟碳对呼吸具有化学惰性，也使其可用于治疗潜水减压病（decompression sickness），此病是由气体过饱和引起的，主要是由迅速降压后血液和组织中聚集的氮气释放入血所致，氮气以气泡的形式存在于血液中会阻塞小血管。动物研究已经表明，全氟碳可有效清除氮气并预防栓塞[7,15]。

第三节 全氟碳复合物

根据产品中使用的主要全氟碳骨架，全氟碳可分为五类：①全氟萘烷；②全氟辛溴化物；③叔丁基全氟环己烷；④全氟正戊烷；⑤全氟多烷[7]。表16-1总结了这些全氟碳的特性。这些全氟碳已制成多种化合物用于临床开发。

全氟化学血液代用品如fluosol-DA于1989年获得美国食品药品监督管理局（FDA）批准用于冠状动脉成形术（coronary angioplasty，CAP），但后来由于保质期有限以及与补体激活相关的副作用，该批准于1994年撤回[7]。Perftoran是一种7:3的全氟萘烷和全氟-N-(4-甲基环己基)-哌啶（perfluoro-N-(4-methylcyclohexyl)-piperidine）的混合物，2005年至2010年在多个国家被批准用于治疗失血，但目前尚未正式获准使用[7]。新的全氟碳Oxygent和Oxycyte在美国进行了人体试验，但截至目前，尚未获得美国FDA批准使用[7]。Oxycyte成功完成了Ⅱ期临床试验，但由于入组患者人数不足和财务原因，于2014年被赞助商放弃。Oxygent进入Ⅲ期临床试验，由于后来被证明存在与产品相关的安全问题被暂时搁置[7]。在最初的Ⅲ期临床试验期间，人们认为Oxygent产品会导致出血过多和脑卒中等神经系统事件，导致该公司暂停其试验[11]。随后对临床研究数据的分析发现，观察到的不良事件是研究行为本身而非全氟碳化物乳剂导致。有证据表明，出血和神经系统事件是由于临床试验患者的过度血液稀释引起的[11]。此外，有研究发现，在快速自体血液采集过程中，血压管理不善也会导致其中一些患者的大脑灌注减少[11]。针对这些发现，中国和欧洲部分地区正在启动新的临床试验[7]。

表16-1 用于氧气输送和相关用途的全氟碳

产品分级	全氟萘烷	全氟辛溴化物	叔丁基全氟环己烷	全氟正戊烷
分子式	$C_{10}F_{18}$	C_8BrF_{17}	$C_{10}F_{20}$	C_5F_{12}
结构	环形	线性	环形	线性
氧气溶解度	403 ml/L	527 ml/L	/	800 ml/L
代表性化合物	Fluosol-DA（20%乳化）Perftoran	Perflubron Oxygent, Imagent	Oxycyte	APF-30M
临床应用进展	• 急救复苏时人造氧载体 • 经皮冠状动脉成形术（PCA） • 闭塞性血管疾病	可注射造影剂 液体通气 肺灌洗	创伤性脑损伤	急性缺血性脑卒中
美国监管审批情况	1989年批准用于PCA，1994年停产	1993年批准作为造影剂使用，现已停产	未批准使用	未批准使用

第四节 全氟碳氧输送

1966年，Clark和Gollan率先研究证明全氟碳化物液体具有巨大的携带和输送氧气的能力[4,7,11]。全氟萘烷是被研究最多的全氟碳化物之一，其对氧分子的溶解度是水的1000倍[7]。强分子内力与弱分子间力的结合使全氟碳化物液体表现出几乎与理想流体一样的特性：易溶解相似、具有低内聚性的气体，如氧气（O_2）、二氧化碳（CO_2）、一氧化氮（NO）等[4]。全氟碳利用松散的范德华力溶解氧气进行输送的机制与血红蛋白利用氧分子和血红素中铁原子之间的化学键运输氧气的方式形成鲜明对比。全氟碳化物溶液的氧吸收是线性的，这与血红蛋白的S形氧吸收曲线形成对比。血红蛋白随着与氧气的结合产生不同氧亲和力[11]。这种线性关系表示气体在全氟碳中的溶解遵循亨利定律（Henry's law），该定律指出溶解在液体中的气体量与气体的分压成正比。因此，升高动脉氧分压可以最大限度地发挥全氟碳化物溶液的携氧能力[4]。同时全氟碳能够对氧气快速吸收，以及在组织需要时快速和大量地释放[4-5,7]。与红细胞（RBCs）相比，全氟碳化物与氧气的结合和释放速度是其2倍，组织从全氟碳中获取氧气的速度是RBC的3倍，这是因为全氟碳可以释放90%以上的负载氧[4,16]。此外，当将全氟碳乳剂添加到血浆中时，氧气的溶解度将增加10～50倍[17-18]。

全氟碳由于其强疏水性和不混溶性，不能直接静脉内给药，而是必须乳化形成热力学亚稳态但动力学稳定的混合物[9]。血管内氧气输送需要有包括乳液稳定、可以快速排泄的低蒸气压等特性。这些理想特性在全氟碳中并不常见，但具有轻微亲油特性的如F-辛基溴（F-octyl bromide）即全氟溴烷（perfubron）更符合要求。

尽管全氟碳在失血情况下和手术中作为RBC代用品有一些吸引人的特点，但其疏水性使它无法与血液等水性介质混溶。要在急性失血的情况下使用它们，必须将其制成稳定的、乳化的或封装的形式以供血管内使用[4-5,16]。这促进了多代全氟碳制剂的研发。

第五节 临床应用

鉴于浓缩RBC资源的有限性及人口老龄化对此需求的不断增长，RBC代用品的研究变得越发重要[19-20]。使用纯合成化合物作为氧载体的目标是提供一种具有无限供应、普遍兼容、无疾病传染、避免输血相关反应和并发症的代用品[7,16]。

开发的第一代全氟碳乳剂之一是Fluosol-DA，它是一种结合了Pluronic-68和蛋黄磷脂进行乳化的全氟萘烷产品。Fluosol-DA是唯一获得美国FDA批准的全氟碳化合物，于1989年至1994年上市使用，其适应证是治疗组织缺血再灌注的经皮冠状动脉球囊扩张术（percutaneous transluminal coronary balloon angioplasty）[21-22]。第一代全氟碳乳剂有几个缺点，例如氧气输送效率较低、在血管内半衰期短、需在零度下储存以及乳化剂对补体的激活[22]。第二代全氟碳乳剂，如全氟碳氧载体如Oxygent，通过提高全氟碳化物含量，使用天然磷脂进行乳化并且不需要零度储存，解决了上述一些问题[22]。然而，这些产品具有类似的副作用，例如细胞因子介导的过程和血小板黏附[22]。

另一个治疗失血性休克有前景且副作用轻微的产品是Perftoran。Perftoran研发于俄罗斯，于1996年获准用于治疗出血和各种缺血性疾病，它是一种基于全氟萘烷的产品，使用Proxanol-268替代蛋黄磷脂作为乳化剂[23]。据报道，Perftoran已被使用超过35 000次，并且由于产品尺寸更小、不良事件更少[23]，益处更大。截至目前，$FluorO_2$ Therapeutics公司（$FluorO_2$ Therapeutics, Inc.）计划在美国生产Perftoran（更名为Vidaphor），并应用于临床试验[24]。正在研究的另一种有前景的全氟碳化物溶液是一种由被生物相容性白蛋白胶囊包封的全氟代卡林核心组成。这类白蛋白衍生的全氟碳溶液在动物模型中证明其在功能上可用作人造氧载体，又有较好的生物相容性，且无严重的副作用[11]。一项临床前研究表明，这些全氟碳溶液在大量血液稀释的情况下可作为急救的RBC代用品[25]。尽管目前还没有全氟碳化物溶液作为常规血液代用品用于人类，但临床研究仍在进行中。全氟碳产品的进一步改进使未来合成血液代用品成为可能。

在应用其他血液保护技术的情况下，同时将全氟碳氧载体应用于有出血风险的外科手术，可避免或减少输注同种异体血液[3]。显然，全氟碳的一个主要应用领域是在大量失血的创伤或手术环境中替代输血[5]。

第六节　未来发展方向

一、液体通气

人类与其他呼吸空气的物种一样，通过肺交换氧气和二氧化碳，肺内存在空气-血液交换界面。在鱼类及其他脊椎和无脊椎动物中，鳃充当从水中提取氧气的呼吸器官。当人类发生急性肺损伤时，肺泡上皮细胞炎症性损伤和表面活性物质的损失以及肺泡表面张力的升高会导致肺泡塌陷和（或）肺泡水肿。据推测，用液体而非空气填充肺可以消除气液体界面（以及随之而来的表面张力），减少肺不张，恢复肺泡结构，并改善气体交换。想要达到此目的，进入肺部的液体必须能够携带足够的氧气以满足输送需要。全氟碳可以满足以上需求。以这种方式使用全氟碳被称为液体通气，即用含氧的全氟化学液体而非含氧气体混合物注入肺。使用全氟碳而非氮气作为氧气和二氧化碳的生化惰性载体，在理论上对治疗急性肺损伤有若干好处。

液体通气有两种主要方法：完全液体通气和部分液体通气。完全液体通气包括用液体填充所有潜在的空气空间，包括气道无效腔。全氟碳的运动黏度接近于水，密度大约是水的两倍。由于全氟碳比气体密度更大、黏滞性更强，其扩散速度慢，扩散系数大。液体呼吸所需的功超过了呼吸肌保持通气做的功。因此必须使用特殊的呼吸机来提供液体潮气量，补充全氟碳中的氧气，排出二氧化碳，以维持肺部气体交换[26]。完全液体通气具有技术挑战性，目前仍处于临床前试验和评估阶段，尚未进入临床试验阶段。

部分液体通气与完全液体通气的不同之处在于仅用全氟碳化物（约30 ml/kg）填充功能残气量，并使用传统的呼吸机来提供潮气量。这种方法使用全氟溴烷作为全氟碳，并已进入了早期临床试验[27]，但可能导致当时常见的大潮气量相关的气压伤等并发症。

在如肺部药物治疗和放射成像等非呼吸系统应用中可能具有潜在的临床用途[20]。

二、白蛋白衍生全氟碳溶液

在临床试验中，大多数人造血红蛋白氧载体都有严重的副作用，因此进一步的研发被暂时叫停。虽然血红蛋白氧载体必须保持特定的大小，以避免局部一氧化氮从内皮细胞中清除，但全氟碳氧载体的乳化颗粒往往由于奥斯瓦尔德成熟（Oswald ripening）和絮凝而增粗。Wrobeln等[14]成功合成了纳米级的全氟碳氧载体，其核心是全氟萘烷，被生物相容性白蛋白壳（包囊）包绕。在大量血液稀释大鼠模型中，将大鼠体内约95%血容量用含有包囊（干预）的血浆类似溶液置换，与不含包囊的血浆类似溶液（对照）相比，对小肠和肾脏等缺氧敏感器官有保护作用。这项研究作为"概念证明"，表明此类包囊式氧载体是一种可能挽救生命的红细胞替代物。使用这些胶囊式氧载体，即使在血细胞比容极低的情况下，也可以避免组织缺氧[25]。

第七节　总结

人造氧载体分为两类：一类基于血红蛋白，另一类基于全氟碳。两者都不能完全替代血液，但能向组织输送氧气。几十年来，全氟碳已作为氧载体在一系列生物应用中进行了研究。这些化合物在化学和生理上是惰性的，具有温度和储存稳定性，几乎没有传染的风险，并且具有良好的气体输送特性。全氟碳是气体分散化学品，不适合直接注入血管内，需要进行乳化或其他稳定纳米颗粒生成等制备而成。当与其他血液保护措施结合使用时，全氟碳氧载体有可能补偿外科手术期间的失血，同时避免或减少对同种异体输血的需求。

参考文献

1. Delaney M, Wendel S, Bercovitz RS, Cid J, Cohn C, Dunbar NM, et al. Transfusion reactions: prevention, diagnosis, and treatment. Lancet. 2016;388(10061):2825–36.
2. Goodnough LT. Risks of blood transfusion. Crit Care Med. 2003;31(12 Suppl):S678–86.
3. Henkel-Hanke T, Oleck M. Artificial oxygen carriers: a current

review. AANA J. 2007;75(3):205–11.
4. Riess JG. Understanding the fundamentals of perfluorocarbons and perfluorocarbon emulsions relevant to in vivo oxygen delivery. Artif Cells Blood Substit Immobil Biotechnol. 2005;33(1):47–63.
5. Spahn DR. Blood substitutes. Artificial oxygen carriers: perfluorocarbon emulsions. Crit Care. 1999;3(5):R93–7.
6. Dalvi VH, Rossky PJ. Molecular origins of fluorocarbon hydrophobicity. Proc Natl Acad Sci U S A. 2010;107(31):13603–7.
7. Jagers J, Wrobeln A, Ferenz KB. Perfluorocarbon-based oxygen carriers: from physics to physiology. Pflugers Arch. 2021;473(2):139–50.
8. Haldar R, Gupta D, Chitranshi S, Singh MK, Sachan S. Artificial blood: a futuristic dimension of modern day transfusion sciences. Cardiovasc Hematol Agents Med Chem. 2019;17(1):11–6.
9. Schutt EG, Klein DH, Mattrey RM, Riess JG. Injectable microbubbles as contrast agents for diagnostic ultrasound imaging: the key role of perfluorochemicals. Angew Chem Int Ed Engl. 2003;42(28):3218–35.
10. Lemal DM. Perspective on fluorocarbon chemistry. J Org Chem. 2004;69(1):1–11.
11. Riess JG. Perfluorocarbon-based oxygen delivery. Artif Cells Blood Substit Immobil Biotechnol. 2006;34(6):567–80.
12. Kirsch P. Modern fluoroorganic chemistry: synthesis, reactivity, applications. 2nd ed. John Wiley & Sons, Inc; 2013.
13. Yokoyama K. Effect of perfluorochemical (PFC) emulsion on acute carbon monoxide poisoning in rats. Jpn J Surg. 1978;8(4):342–52.
14. Wrobeln A, Laudien J, Gross-Heitfeld C, Linders J, Mayer C, Wilde B, et al. Albumin-derived perfluorocarbon-based artificial oxygen carriers: a physico-chemical characterization and first in vivo evaluation of biocompatibility. Eur J Pharm Biopharm. 2017;115:52–64.
15. Mayer D, Ferenz KB. Perfluorocarbons for the treatment of decompression illness: how to bridge the gap between theory and practice. Eur J Appl Physiol. 2019;119(11–12):2421–33.
16. Khan F, Singh K, Friedman MT. Artificial blood: the history and current perspectives of blood substitutes. Discoveries (Craiova). 2020;8(1):e104.
17. Ferenz KB, Steinbicker AU. Artificial oxygen carriers-past, present, and future-a review of the most innovative and clinically relevant concepts. J Pharmacol Exp Ther. 2019;369(2):300–10.
18. Spiess BD. Perfluorocarbon gas transport: an overview of medical history with yet unrealized potentials. Shock. 2019;52(1S Suppl 1):7–12.
19. Eggleton CD, Roy TK, Popel AS. Predictions of capillary oxygen transport in the presence of fluorocarbon additives. Am J Physiol. 1998;275(6):H2250–7.
20. Wrobeln A, Schluter KD, Linders J, Zahres M, Mayer C, Kirsch M, et al. Functionality of albumin-derived perfluorocarbon-based artificial oxygen carriers in the Langendorff-heart (dagger). Artif Cells Nanomed Biotechnol. 2017;45(4):723–30.
21. Bachert SE, Dogra P, Boral LI. Alternatives to transfusion. Am J Clin Pathol. 2020;153(3):287–93.
22. Williamson LM, Devine DV. Challenges in the management of the blood supply. Lancet. 2013;381(9880):1866–75.
23. Castro CI, Briceno JC. Perfluorocarbon-based oxygen carriers: review of products and trials. Artif Organs. 2010;34(8):622–34.
24. Latson GW. Perftoran (Vidaphor)-Introduction to Western medicine. Shock. 2019;52(1S Suppl 1):65–9.
25. Jahr JS, Guinn NR, Lowery DR, Shore-Lesserson L, Shander A. Blood substitutes and oxygen therapeutics: a review. Anesth Analg. 2021;132(1):119–29.
26. Wrobeln A, Jagers J, Quinting T, Schreiber T, Kirsch M, Fandrey J, et al. Albumin-derived perfluorocarbon-based artificial oxygen carriers can avoid hypoxic tissue damage in massive hemodilution. Sci Rep. 2020;10(1):11950.
27. Hirschl RB, Conrad S, Kaiser R, Zwischenberger JB, Bartlett RH, Booth F, et al. Partial liquid ventilation in adult patients with ARDS: a multicenter phase I-II trial. Ann Surg. 1998;228(5):692–700.

血小板代用品 17

Chancellor Donald，Marc J. Kahn
王莎莎 译，赵高峰 审校

第一节 引言

血小板是血液的细胞成分之一，通过黏附、活化、聚集等过程促进止血。在美国，每年输注超过200万单位的血小板[1]。血液循环中血小板（circulating platelets）来源于骨髓中巨核细胞的细胞膜，因此没有细胞核。血小板是直径为2~3μm的小盘状体；激活后，其外膜会突起，有助于形成稳定的凝块。血小板含有α-颗粒和致密颗粒，这些颗粒释放的促凝物质会促进血栓的形成。α-颗粒含有凝血调节因子，包括因子Ⅴ和因子Ⅷ以及纤维蛋白原，而致密颗粒含有血小板活化剂，如ADP、钙和血清素。

当胶原蛋白暴露时，血小板黏附在受损的内皮细胞上。血小板通过血小板受体GPⅠb-Ⅸ-Ⅴ和配体血管性血友病因子（vWF）黏附于受损的内皮。暴露的胶原蛋白通过GPⅥ和黏附分子α2β1与血小板结合。黏附的血小板是生理性止血的基础，与胶原蛋白黏附后，血小板被激活，此过程涉及一系列复杂的机制，包括血小板膜和受体启动聚集的"由内而外"信号传递，以及微环境促进血小板膜受体改变以促进血栓形成的"由外而内"信号传递。血小板激活的特征还包括血小板产生血栓素A_2、组织因子结合因子Ⅶ、凝血酶的产生和血小板释放ADP。血小板激活后迅速发生血小板聚集，并激活血小板纤维蛋白原受体GPα2b-β3。纤维蛋白原及其受体形成多层血小板聚集物，堵塞受损的血管。此外，血小板的激活促进血小板颗粒内容物的释放，从而进一步将更多的血小板募集到血管损伤部位。最后，血小板磷脂表面作为凝血级联反应中几个重要步骤的底物，其结果是形成稳定的纤维蛋白凝块。

除了在止血方面作用外，人们越来越认识到血小板在炎症反应和免疫反应中也起着重要作用。本章将不再进一步讨论这些功能，而是将重点放在血小板代用品，以帮助止血和促进血栓形成。

鉴于大量患者需要控制止血，血小板代用品的研发仍然是一个活跃的研究领域。血小板代用品的研究方向可分为：①修饰红细胞衍生物的研制；②使用非细胞纳米颗粒促进止血和血栓形成；③使用非细胞止血剂改善血小板功能；④使用促血小板生成素来增加血小板减少患者的血小板数量。

第二节 修饰的红细胞

决定血小板聚集的主要因素是纤维蛋白原利用血小板整合素受体GPα2b-β3结合血小板的能力。每个血小板上有超过80 000个受体可以结合超过40 000个纤维蛋白原分子[2]。受体GPα2b-β3会识别纤维蛋白原中的精氨酸-甘氨酸-天冬氨酸（arginine-glycine-aspartic acid，AGA）氨基酸序列。20世纪90年代初，Coller等[3]创造了血栓性红细胞（thromboerythrocyte），这是最早的合成血小板的例子之一。血栓性红细胞被修饰成包含AGA序列的多肽。这些结构中含有一个7氨基酸肽段以足够高的浓度与红细胞共价连接，以利于聚集。血栓性红细胞被发现与正常血小板聚集，并与正常血小板上发现的GPα2b-β3聚集。幸运的是，在动物模型中，当血栓性红细胞进入血液循环时，溶血很少。不幸的是，血栓性红细胞被发现具有免疫源性，限制了其临床应用[4]。

除红细胞膜外，脂质体也是一种有吸引力的基质，因其很容易引入并保持在血液循环中，并且可以结合疏水性和亲水性部分，已被用于制造生物工程血小板代用品（bioengineered platelet substitutes，BEPS）。已经开发了含有各种血小板膜蛋白如GPα2b-β3、GPIb和GPVI/III的血小板体（plateletsomes）、脂质体[5]。遗憾的是，迄今为止，研究发现这些产物可被脾脏迅速清除出血循环系统，极大地降低了它们的治疗效果[6]。此外，一些脂质体制剂在储存一段时间后会失去稳定性[7]。

第三节 非细胞性止血剂

如前所述，纤维蛋白原是血栓形成和血小板聚集中必不可少的蛋白质。纤维蛋白原中的AGA序列与GPα2b-β3上的血小板整合素结合，并被用于生成上述的修饰红细胞。与GPα2b-β3结合的纤维蛋白原蛋白中另一类序列是 ^{400}HHLGGAKQAGDV^{411}，简称为H12，是一种纤维蛋白原γ-链十二肽，位于C-链的羧基端[8]。将H12共轭到聚乙二醇链修饰的聚合白蛋白颗粒表面，产生血液相容性颗粒（H12-PEG-polyAlb），延长其在血液中停留时间，增强其体外和体内稳定性。H12-PEG-polyAlb能明显缩短严重血小板减少的兔的耳出血时间，对内源性和外源性凝血活性无抑制或促进作用[9]。

插入片段或甲醛固定的血小板表面有纤维蛋白原以增强血小板聚集[10]，这一发现促成两种纤维蛋白原囊包白蛋白颗粒（fibrinogen-coated albumin particles，FAP）的发展。

第一种FAP制剂是血栓球（thrombospheres），它的作用机制尚不清楚，但在血小板减少的兔中，它可有效缩短耳微血管出血时间，注射后它的作用时间至少72h。正常兔中未发现血栓球有形成血栓倾向性，也未缩短血小板的存活时间[11]。

另一种FAM制剂是合成细胞。关于其作用机制，在内皮细胞基质包裹的灌注室中，用正常和血小板减少的人的血液进行的实验证明了FAP和天然血小板之间的相互作用。研究表明，FAP可促进血小板与内皮细胞基质的黏附，并纠正血小板相对少的血液中血小板聚集体形成的障碍。在兔静脉血栓模型中，未观察到FAP微囊潜在的全身促血栓形成作用[12]。

还开发了一种新的血小板代用品，该代用品由对大接触面积的圆盘状纳米片组成，而不是传统的小接触面积球形载体。将H12肽连接到由可生物降解的聚合物poly（d, l-lactide-co-glycolide）（PLGA）制成的独立纳米片的表面。在流动条件下，所得H12-PLGA纳米片以H12-PLGA微粒的2倍速率与黏附在胶原表面的活化血小板特异性相互作用，并以二维扩散方式显示血小板血栓形成[13]。迄今为止，还没有一种非细胞血小板代用品在患者中得到充分研究，从而获得美国FDA的批准。

第四节 改善血小板功能的药物

有学者探索了抗纤溶赖氨酸类似物氨甲环酸（tranexamic acid）和氨基己酸（aminocaproic acid）作为预防血小板输注的辅助药物的疗效，研究显示这些药物有助于稳定出血后形成的血栓，从而减少进一步出血的可能以及输注血小板的需要。一项荟萃分析表明，在有出血风险的血液科患者中使用抗纤溶药物的证据非常有限。这些试验不足以评估抗纤溶药物是否减少出血或增加血栓栓塞事件的风险[14]。

在一项多中心参与的、双盲安慰剂对照的随机临床试验中，评估了预防性使用氨甲环酸作为常规输血治疗的辅助手段对出血和输血需求的影响，研究结果表明，正在接受血液系统恶性肿瘤治疗的严重血小板减少患者除常规血小板输注外，预防性使用氨甲环酸对WHO 2$^+$出血的发生率没有影响，而观察到氨甲环酸组的血栓阻塞发生率增加，但其他类型的血栓事件没有增加[15]。

据报道，重组活化因子Ⅶ（rFⅦa）可控制血小板减少症患者的出血[16]。rFⅦa在使用之前需要设计适当的临床试验来充分评估治疗血小板减少症患者的疗效。

第五节 促血小板生成素类药物

如前所说，尽管付出了巨大的努力，但开发一个能在血循环中存活并提供止血作用的真正意义上的血小板代用品仍然很难。对于血小板减少症患者，增加骨髓中天然血小板生成的干预措施已被证明是一种更好的解决方案。

白细胞介素 11（IL-11）是一种促进巨核细胞成熟的细胞因子。1990 年 Oprelvekin 作为促血小板生成素类药物中的第一个品种上市，以促进化疗后的血小板恢复[17]。

随着鉴定和克隆的促血小板生成素（thrombopoietin，TPO）作为支持巨核细胞增殖和分化为血小板生成细胞的药物，几种 TPO 类似物已被开发用于临床[18]。早期的血栓生成素受体激动剂研究，包括全长 TPO（full-length TPO），由于抗体形成表现出与内源性 TPO 的交叉反应，是不成功的[19]。第二代制剂包括小分子艾曲波帕（eltrombopag）和肽体罗米司亭（romiplostim）。这两种药物都被批准用于提高化疗后以及免疫性血小板减少性紫癜（immune thrombocytopenic purpura，ITP）或丙型肝炎患者的血小板数量。第三代分子阿伐曲泊帕（avatrombopag）已被批准用于 ITP 患者和慢性肝病患者围术期血小板减少症的治疗[20]。芦曲波帕（lusutrombopag）是另一种被批准的，用于增加血小板数量的口服小分子。还有其他具有类似作用机制的药物正在开发中。这些药物是安全的，其主要副作用是血小板增多的并发症。在缺乏真正的合成血小板的情况下，这些药物在诱导血小板减少症患者的先天血小板生成方面是非常重要的。

第六节 结论

目前尚无可用的真正人工合成血小板。随着纳米技术的进步，一种真正的血小板代用品或许可以开发出来。在此之前，对于血小板减少症患者，最好的方案是研发出促进骨髓微环境中巨核细胞增殖和血小板生成的分子，并开发更好的药物来增强血小板功能。

要点

- 血小板对促进止血至关重要。
- 血小板功能的特点是黏附、激活、聚集。
- 血小板代用品可分为红细胞衍生物、脂质体产品和纳米颗粒。
- 迄今为止，还没有一种可行的血小板代用品。

参考文献

1. Ellingson KD, Sapianzo MRP, Haass KA, et al. Continue decline in blood collection and transfusion in the United States-2015. Transfusion. 2017;27:1588–98.
2. Wagner CL, Mascelli MA, Neblock DS, Weisman HF, Coller BS, Jordan RE. Analysis of GPIIb/IIIa receptor number by quantification of 7E3 binding to human platelets. Blood. 1996;88:907–14.
3. Coller BS, Springer KT, Beer JH, et al. Thromboerythrocytes. In vitro studies of potential autologous, semi-artificial alternative to platelet transfusions. J Clin Invest. 1992;89:546–55.
4. Chan LWG, White NJ, Pun SH. Synthetic strategies for engineering intravenous hemostats. Bioconjug Chem. 2015;26(7):1224–36.
5. Nishiya T, Kainoh M, Murata M, Handa M, Ikeda Y. Platelet interactions with liposomes carrying recombinant platelet membrane glycoproteins or fibrinogen: approach to platelet substitutes. Artif Cells Blood Substit Immobil Biotechnol. 2001;29:453–64.
6. Fisher TH, Merricks E, Bellinger DA, et al. Splenic clearance mechanisms of rehydrated, lyophilized platelets. Artif Cells Blood Substit Immobil Biotechnol. 2001;29(6):439–51.
7. Casals E, Galan AM, Escolar G, Gallardo M, Estelrich J. Physical stability of liposomes bearing hemostatic activity. Chem Phys Lipids. 2003;125(2):139–46.
8. Andrieux A, Hudry-Clergeon G, Ryckewart JJ, et al. Amino acid sequences in fibrinogen mediating its interaction with its platelet receptor, GPIIIbIIIa. J Biol Chem. 1989;264:9258–65.
9. Okamura Y, et al. Haemostatic effects of polymerized albumin particles carrying fibrinogen γ-chain dodecapeptide as platelet substitutes in severely thrombocytopenic rabbits. Transfus Med. 2008;18:158–66.
10. Coller BS. Interaction of normal, thrombasthenic, and Bernard-Soulier platelets with immobilized fibrinogen: defective platelet-fibrinogen interaction in thrombasthenia. Blood. 1980;55:169–78.
11. Yen RCK, Ho TWC, Blajchman MA. A new haemostatic agent: thrombospheres shorten the bleeding time in thrombocytopenic rabbits. Thromb Haemost. 1995;73:986–9.
12. Levi M, Friederich PW, Middleton S, de Groot PG, Wu YP, Harris R, Biemond BJ, Heijnen HF, Levin J, Cate JW. Fibrinogen-coated albumin microcapsules reduce bleeding in severely thrombocytopenic rabbits. Nat Med. 1999;5:107–11.
13. Okamura Y, Fukui Y, Kabata K, Suzuki H, Handa M, Ikeda Y, Takeoka S. Novel platelet substitutes: disk-shaped biodegradable nanosheets and their enhanced effects on platelet aggregation. Bioconjug Chem. 2009;20:1958–65.
14. Estcourt LJ, et al. Antifibrinolytics (lysine analogues) for the prevention of bleeding in people with haematological disorders. Cochrane Database Syst Rev. 2016;(3):CD009733.
15. Gernsheimer TB, Brown SP, Triulzi DJ, et al. Effects of tranexamic acid prophylaxis on bleeding outcomes in hematologic malignancy: the a-TREAT trial. Blood. 2020;136(Supplement 1):1–2.
16. Kristensen J, Killander A, Hippe E, Helleberg C, Ellegard J, Holm M, Kutti J, Mellqvist UH, Johansson JE, Glazer S, Hedner U. Clinical experience with recombinant factor VIIa in patients with thrombocytopenia. Haemostasis. 1996;26(Suppl. 1):159–64.
17. Wilde MI, Faulds D. Oprelvekin: a review of its pharmacology and therapeutic potential in chemotherapy-induced thrombocytopenia. BioDrugs. 1998;10(2):159–71.
18. Kaushansky K. Thrombopoietin: understanding and manipulating platelet production. Annu Rev Med. 1997;48:1–11.
19. Basser RL, O'Flaherty E, Green M, et al. Development of pancytopenia with neutralizing antibodies to thrombopoietin after multicycle chemotherapy supported by megakaryocyte growth and development factor. Blood. 2002;99:2599–602.
20. Cheloff AZ, Al-Samkari H. Avatrombopag for the treatment of immune thrombocytopenia and thrombocytopenia of liver disease. J Blood Med. 2019;10:313–21.

血浆代用品

18

Christopher Ryan Hofman, Alexander Huynh, Henry Liu
何军臣 欧阳剑杰 梁楚瑜 译，招伟贤 审校

第一节 背景

血浆代用品广泛应用于创伤、出血、败血症、大手术和烧伤等危重患者的液体复苏抢救。

过去几十年间，对胶体液和晶体液的理想代用品一直存在着争论。除天然胶体白蛋白外，人工合成胶体如羟乙基淀粉（hydroxyethyl starches，HES）、右旋糖酐、明胶液等的问世，使争论进一步扩大。临床医生面对种类繁多的产品该如何选择，需要对产品的药代动力学、药效学和副作用加以细致考虑[1]。

低血容量可以是绝对的（血容量丢失）或相对的（血容量再分配），但二者均可能无法维持器官灌注、血管壁张力及静脉回流，最终导致心输出量不足而出现休克状态[1]。在急症患者中，扩充血容量是"拯救脓毒症"复苏指南（"Surviving Sepsis" resuscitation guideline）中推荐的用于脓毒症或脓毒症休克患者的一线干预措施。这种状态被定义为由宿主对感染反应失调引起致命性器官功能障碍[2]。这种低血容量状态包括液体广泛分布到间质组织、血管舒张，还有因出血、腹泻、呕吐或液体摄入减少等导致的液体丢失。营养物质、废物和氧气的输送需要血管内有一定的血液容量，否则将会引发多种并发症，并最终导致多器官功能障碍[3]。已证明循环血容量丢失超过30%引起的低灌注压降低就可导致多器官功能的衰竭和死亡[4]。

理想液体代用品的选择一直存在争议。理想液体应能在血管内保留数小时，并具有细胞外液相似的化学成分，各种成分应能在体内代谢和排出体外，也必须是安全、无菌和不易产生器官毒性[5]。这些液体可分为晶体液和胶体液两大类。晶体液按其张力和电解质成分可进一步细分。常用的晶体液包括3%盐水、0.9%氯化钠、醋酸钠林格氏液、乳酸林格氏液（LR）和5%葡萄糖溶液。胶体液是高分子物质溶于晶体液中的液体，具有较高的胶体渗透压，可维持血容量。常用的胶体液包括白蛋白、羟乙基淀粉（HES）、右旋糖酐和明胶液（表18-1）。

基于不同病情患者的液体复苏研究改变了以往依靠经验来指导液体治疗[6]。2001年一项标志性研究，早期目标导向性治疗（early goal-directed therapy，EDGT）发现，及时静脉输液对改善住院患者的死亡率至关重要。标准方案包括动脉和中心静脉置管，维持目标中心静脉压（CVP）8～12 mmHg，平均动脉压（MAP）65 mmHg，尿量至少0.5 mL/（kg·h）。EDGT组除标准监测外，还测量中心静脉氧饱和度（SvO_2），每30 min静脉输入500 ml晶体液，维持设置的CVP、SvO_2和MAP目标值[7]。最近，三个多中心进行了ProCess、ARISE和ProMISe临床试验，结果显示EGDT与常规处理并无差异，因此，对EGDT的疗效提出了质疑[8-10]。但无论结果如何，仍然建议脓毒症患者应早期液体治疗，以纠正低血容量、改善血压和优化组织灌注。但最佳输液量、输液速度和所达到终点仍然未知，且在持续优化发展[11]。

第二节 晶体液

一、等渗液

晶体液由液体和电解质离子组成，二者比例不同决定了晶体液的张力。晶体液在1832年霍乱大流行期间首次出现，由水、钠、氯化物和碳酸氢盐组成[12]。历史上，0.9%氯化钠液是最常用的静脉输注液体[13]。而使用张力及电解质组成更接近人体血浆

表 18-1　常用的容量置换解决方案

类型	溶液	来源	浓度	优点	缺点
晶体	生理盐水	电解质溶液	0.9%	廉价、来源广、轻度高渗、TBI中优选	高氯代谢性酸中毒；限制血管内扩张；第三间隙液体过载
	平衡溶液	电解质溶液		接近血浆渗透压、更生理	电解质/乳酸的潜在积累；在神经外科次选
	高渗盐水	电解质溶液	2%、3%、5%、7%	与其他晶体液相比有短暂血流动力学改善、增强渗透活性/液体潴留、降低ICP、增加T细胞/白细胞介素增殖	快速给药可能导致脑桥髓鞘溶解；过量给药会加剧容量过载；长期输注可能需要中心静脉通路
	低渗盐水	电解质溶液	0.45%、0.30%、0.18%	治疗高渗性脱水/自由水丢失	过快给药可引起脑水肿；过量给药可加重电解质紊乱
天然胶体	白蛋白	人体	4%、5%、25%	潜在抗炎作用，研究各不相同潜在的脓毒症益处	昂贵，并非随时可用；在多种情况下（创伤、TBI）并不优于晶体液
合成胶体	羟乙基淀粉	马铃薯/玉米	6%、10%	比其他胶体液更经济有效，最大使用剂量高于其他胶体，降低ICU新发心衰发生率	时有过敏反应、凝血障碍；增加ICU中肝肾衰竭发生率，需进行替代治疗
	右旋糖苷	肠膜明串珠菌	10% 右旋糖苷40、6% 右旋糖苷70	改善血液黏度、降低免疫介导白细胞与内皮细胞间的相互作用、改善使用时 ECMO/CPB 的微循环	过敏反应；凝血障碍；潜在干扰交叉配型；肾功能损害
	明胶	牛	3.5%、4.0%	经济实惠、代谢快、半衰期短、更安全的最大使用量、比其他胶体液肾功能损害风险更低	过敏反应；凝血障碍；循环障碍；肾功能损害依然明显

注：TBI（traumatic brain injury），创伤性脑外伤；ICP（intracranial pressure），颅内压；ECMO（extracorporeal membrane oxygenation），体外膜肺氧合；CPB（cardiopulmonary bypass），体外循环

的液体越来越受欢迎[14]。平衡液是以碳酸氢盐或缓冲液代替氯离子，以减少酸碱平衡紊乱[15]。等张晶体液又可分为两大类，包括氯化钠液和生理平衡液。平衡液包括乳酸林格氏液和醋酸钠林格氏液。

（一）生理盐水

生理盐水一词源于1882年荷兰生理学家Hartog Hamburger，他提出人体血液的氯化钠浓度如同0.9%浓度的盐[12]。生理盐水含有相同浓度的钠和氯离子，均为154 mmol/L，与细胞外液等渗，渗透压约为308 mOsm/L，但细胞外液中的钠离子和氯离子超过了正常生理水平[16]。这种高氯负荷与高氯酸中毒的发展有关。此外，还介绍了高氯酸中毒可造成肾损害、免疫功能障碍和重病患者无法康复等不良反应[17-18]。

（二）乳酸林格氏液

乳酸林格氏液（LR，又称Hartmann液或乳酸钠液）由氯化钠、乳酸钠、氯化钾和氯化钙和水混合而成[19]。溶液渗透压为273 mOsm/L，低于血清。LR因可加重水肿，在脑水肿患者应避免使用。LR的另一常见风险是高钾血症或乳酸性酸中毒。LR中的钾浓度虽为4 mEq/L，但由于细胞内和细胞外的分布容积较大，且细胞内外平衡分布，即使在肾衰竭患者也很少见到钾增高[20-21]。许多争论认为，输注生理盐水引起的酸中毒风险高于输注乳酸林格液引起的高钾血症，也有认为输注LR因含有28 mmol/L的乳酸钠有增高血清乳酸水平的风险。乳酸需要由肝脏和肾脏进行代谢，大剂量输注可短暂升高血清乳酸水平。研究显示，脓毒症患者分别输注1 L和30 ml/kg 乳酸林格氏液及生理盐水，未见平均乳酸水

平有差异[22, 23]。LR还含有钙离子，虽与输注的血液制品不相容，但可与柠檬酸盐螯合，并有形成血栓的风险。

（三）醋酸钠林格氏液及同类

设计成类似于血浆成分的醋酸钠林格液（plasmalyte），于1982年问世。此液体含有钠、钾、氯和镁等离子，浓度与血浆相似，其渗透压约为291 mOsm/kg，介于280～296 mOsm/kg正常生理范围。醋酸钠林格氏液和乳酸林格氏液的主要区别之一是加入了镁离子而不含钙。对有高镁血症风险患者应注意醋酸钠林格氏液中的镁。虽然醋酸钠林格氏液中含有镁离子，但不适用于治疗低镁血症。与乳酸林格氏液相似，醋酸钠林格氏液含有5 mmol/L钾离子，对有高钾血症风险患者应谨慎使用。至今未有对醋酸钠林格氏液过敏反应的病例报道[24]。有趣的是，有患者输注醋酸钠林格氏液后半乳甘露聚糖（galactomannan，GM）抗原检测呈假阳性。GM是免疫缺陷患者肺曲霉菌病的标记物[25]。

多年来，为了寻找理想平衡晶体液进行了许多研究。盐水和平衡晶体液的研究范围从临床前到健康志愿者、急病患者、手术患者和危重患者。健康受试者接受2 L生理盐水或醋酸钠林格氏液1 h后，与醋酸钠林格氏液组比较，生理盐水组患者的肾动脉血流速度、肾皮质灌注和尿量减低、血管外液体渗出量增加[26]。

已有平衡晶体液与生理盐水应用于感染性休克复苏的观察研究[27-28]。一项来自SIRs数据库的10万例回顾分析显示，输注含氯较多液体患者的死亡风险增加（OR 1.09，95%CI）[27]。另一项6000例成年患者的倾向匹配（propensity-matched，PSM）分析发现，接受平衡晶体液患者的住院死亡绝对风险降低3.2%[28]。许多研究着眼于不同晶体液之间的术中差异。限制静脉输注高氯液体以减少急性肾损伤（Limiting IV Chloride to Reduce AKI，LICRA）研究是迄今为至生理盐水和平衡晶体液对比的最大研究试验。该试验是单中心、双交叉试验，在1126例心脏手术成年患者中作低氯和高氯溶液比较。观察结果显示，两组间AKI发生率无明显差异[29]。在接受骨科和结直肠手术患者中，生理盐水与乳酸林格氏液（Saline vs. Lactated Ringers，SOLAR）临床试验也显示术后并发症没有差异[30]。

许多研究也涉及危重症患者，例如0.9%氯化钠与Plasmalyte-148用于ICU液体治疗（0.9% Saline vs Plasmalyte-148 for ICU fluid Therapy，SPLIT）临床试验比较了2278例ICU患者，这些患者大部分是心血管手术后入院，研究结果显示，Plasmalyte-148与生理盐水的住院死亡风险比为0.87[31]。SALT试验（isotonic Solution Administration Logistical Testing）对974例急诊科转入ICU的成人进行乳酸林格氏液和生理盐水治疗的比较，观察结果显示，乳酸林格氏液与生理盐水治疗的30天住院死亡率优势比为0.91（95% CI 0.64～1.30）。与生理盐水组相比，乳酸林格氏液也降低了死亡率、新增肾脏替代治疗或肾功能损害发生率[32]。

SMART临床试验（isotonic Solutions and Major Adverse Renal events Trial）观察比较了来自5个ICU的15802例患者，主要临床终点为30天内主要不良肾事件（Major Adverse Renal Events within 30 days，MAKE30）、综合死亡和持续肾功能障碍，结果显示生理盐水组MAKE30增加，平衡溶液组MAKE30绝对风险降低3.7%（0.6%～6.9%），住院死亡率降低4.2%（-7.9%～16.4%）[33]。正如所料，对理想等渗液的研究试验非常之多，而决定使用某种晶体液则取决于多种因素，包括成本效益、临床判断和数据驱动。

二、低渗溶液和高渗溶液

基于渗透压已开发出多种不同液体并在医疗临床中使用，包括低渗溶液和高渗溶液。虽然这些溶液并非主要用作复苏时扩充血容量，但可替代血浆并有着不同的医学用途。常用的低渗溶液包括葡萄糖水溶液和0.45%氯化钠。20世纪50年代中期以来，低渗溶液一直用于儿童。这项研究详细说明了儿童所需摄入的液体量，发现钠的标准摄入量约为每天4 mmol/kg[34]。含钠量约为30～50 mmol/L的低渗溶液符合这一要求，并使其在儿科中得到使用。然而，低渗溶液的副作用难免对其广泛应用产生顾虑，尤其是低钠血症和脑水肿。水从低渗的血浆被动渗透转运到脑可导致严重神经并发症。一篇Cochrane综合数据显示，接受等渗液患者发生低钠血症的风险显著低于接受低渗液者（17% vs. 34%）[35]，接受低渗液患者的血清钠水平比接受等渗液患者更低[36]。

高渗液有不同的配方,包括 3%～7.5% 氯化钠。这些溶液的钠和氯浓度远高于正常血清水平。美国 FDA 批准高渗液的用途为纠正低钠血症和颅内高压。高浓度 NaCl 的渗透压高于血浆,会产生渗透梯度,使组织中液体进入血管内。与等渗液相比,高渗溶液可使平均动脉压(MAP)、每搏量(SC)和心输出量(CO)增加[37]。此外,已发现只需要较少容量的高渗盐水即可达到生理盐水相似的血浆容量扩充效应[38]。高渗溶液在颅内高压患者的应用归因于它能增加血清渗透压,使液体从血管外间隙进入血管内。研究表明 3% 高渗盐水降颅内压的效应与 20% 甘露醇相似[39]。严重低钠血症患者可应用高渗盐水纠正,但最佳方案应随时修正和有限度的应用。由于存在中央脑桥脱髓鞘风险,作者建议在头 24 h 内钠增加最多为 6～12 mEq/L,48 h 内增达 18 mEq/L[40],而且建议首选从中心静脉通路输入。

第三节　胶体液

一、天然蛋白胶体-白蛋白

白蛋白是天然存在人类血清中的血浆蛋白。血液分离技术的发展促进了白蛋白的分离、纯化和随后的市场营销(图 18-1)。白蛋白分子量为 66.5 kDa,它来源于混合的人血浆,通过超滤、加热、灭菌获得。纯化后的蛋白质组分中,白蛋白浓度高达 83%～96%,剩下的是各种球蛋白。美国 FDA 获批的白蛋白说明书适应证包括低血容量、腹水,以及烧伤、急性肾病、急性呼吸窘迫综合征和体外循环患者的低白蛋白血症[42]。白蛋白通常有 4%、5%、20% 和 25% 的浓度可供选择,还有更高浓度的白蛋白,主要用于严重肝病和休克患者[43]。尽管白蛋白上市已有悠久历史,但它的生产和销售成本仍然很高,全世界都限制了它的使用。一项名为生理盐水与白蛋白溶液评估(Saline versus Albumin Fluid Evaluation, SAFE)的多中心双盲随机对照试验研究,评估结果发现,一瓶 500 ml 的 4% 白蛋白售价为 61.80 欧元,或 75.62 美元[44]。低浓度的白蛋白是相对等渗的,而高浓度的白蛋白基本上是高渗的。500 ml 5% 白蛋白可扩增血浆容量约 500～750 ml,而 100 ml 25% 的白蛋白使血浆容量扩增约 450 ml。

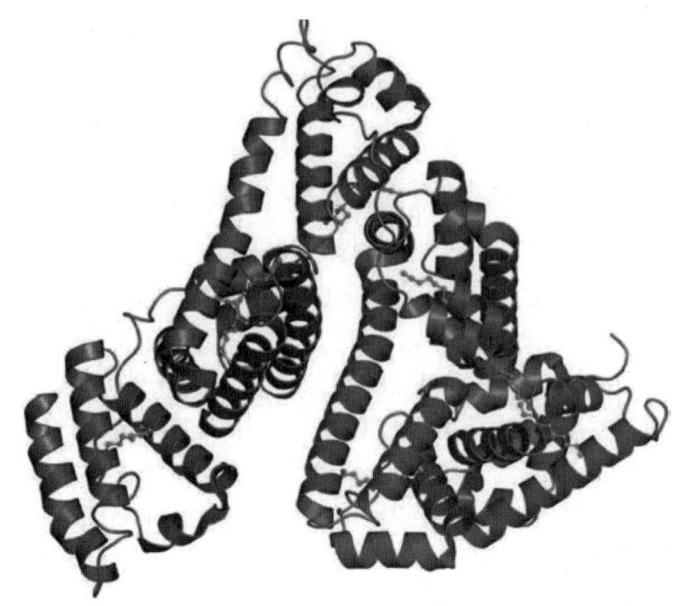

图 18-1　血清白蛋白分子结构三维图[41]

白蛋白在血管内的停留时间约 4 h[45],这是近似值,因血浆容量的增加还可能取决于输入速率和全身性疾病状态(如肝硬化)[46-47]。

既往多项研究试图阐明白蛋白在改善器官灌注和组织氧合中的作用。早期 1 篇包括 1419 例患者 30 项随机对照试验的 Cochrane 荟萃分析结果认为低血容量、烧伤或低蛋白血症患者输注白蛋白的死亡风险比输注晶体液队列更高(相对危险度 1.68,受到伤害的例数 = 17)[48],从那以后,这种情况受到更多关注和研究。随后 SAFE 对 6997 例 ICU 患者分别给予 4% 白蛋白或晶体液治疗并进行 28 天随访,评估结果显示,两个队列之间总死亡率和新发器官衰竭没有显著差异,但研究中为使平均动脉压和心率维持一致,白蛋白和生理盐水的输入比例为 1 : 1.4;研究发现不同性质病理对预后有不同影响。脑创伤患者使用白蛋白治疗确实与术后死亡率增加有关(相对危险度 1.63),尽管是在治疗后 2 年。在接受白蛋白治疗的低白蛋白血症组中,这些患者没有表现出其死亡率有显著统计学差异;而在 28 天研究窗口中,接受白蛋白治疗的严重脓毒症患者死亡率降低(相对危险度 0.71)[44]。从这些观察研究中推断出的数据估计了在严重脓毒血症情况下使用白蛋白治疗的成本效益,此类患者群体的真实入院和出院情况,加上估计的预期寿命,每挽救 1 条生命和每年挽救 1 次生命的成本分别 6037 欧元(7385 美元)和 617 欧元(755 美元)[49]。上述研究仅限于成年人群。有证据显示，儿科患者的死亡率没有显著统计学上的差异。灌注受损的儿童在 48 h 接受白蛋白或生理盐水输注复苏，两组 48 h 死亡率并无显著差异，尽管两组在 48 h 的死亡人数都有所增加[50]。

阐明白蛋白在炎症过程和内皮细胞活化中作用的研究大多局限于体外研究，结论有限。与羟乙基淀粉相比，用人白蛋白处理牛细胞会产生轻度的抗炎特性[51]。大鼠模型显示，与晶体液相比，白蛋白可防止失血性休克时出现的肺损伤[52]。相反，人脐静脉组织模型显示白蛋白介导的内皮细胞黏附分子（如 e-selectin、ICAM-1、VCAM1）增加，可能会使危重患者病情恶化[53]。从临床层面来讲，白蛋白虽可能没有有害作用，但获得的有益效果亦有限。在创伤情况下，可溶性黏附分子（如 sELAM-1、sICAM-1、sVCAM-1、sGMP-140）的血浆浓度保持在基线水平，与羟乙基淀粉液输注组比较，白蛋白输注组的可溶性黏附分子浓度有所增加，其确切机制尚不清楚；作者推测，炎症介质浓度一致性无变化可能是它们尚未受到影响，也可能保持不变，或许会变差[54]。

白蛋白输注潜在的不利影响并不限于炎症的争论，顾虑更多的是过敏反应。据报道的过敏反应发生率为 1/6600，其中严重的过敏反应为 1/30 000[55]。美国 FDA 认为曾经有过敏史或有过敏症是其使用的主要禁忌证。另一主要问题是在血容量增加的情况（如严重贫血、心力衰竭）下，复苏时输注白蛋白液，可能会引起甚至加重循环血容量过多[56]。白蛋白在毛细血管或屏障组织受损（如肺或血脑屏障受损等）时亦应谨慎使用。正常情况下允许渗出液转移的过滤屏障功能消失，但现在会导致白蛋白/渗透压介导的液体潴留。在这些情况下，白蛋白渗漏到组织间隙可加剧肺损害或脑水肿。有证据表明，在权衡输注白蛋白的风险和益处时，白蛋白介导的凝血障碍是另一种需要考虑的并发症。体外研究显示，组蛋白（histone）介导的血小板聚集与白蛋白输注量呈剂量依赖性负相关，而当血浆中的白蛋白耗尽时血小板恢复正常[57]。另有研究表明，白蛋白可增加来自环过氧化物具有抗血小板聚集作用的前列腺素 D_2 和 E_2 的产生[58-59]。

二、合成胶体

羟乙基淀粉（HES）是支链淀粉（amylopectin）的水解物，支链淀粉是一种高度支链的玉米淀粉，其中葡萄糖分子在六个碳位中的一个或多个被羟乙基化（图 18-2）。HES 的变化取决于分子取代的程度（即羟乙基修饰淀粉分子上葡萄糖单元的比例）和 CS-C6 的取代的比例。这些变化导致其分子量变得更大，同时改变了其降解/清除速率[61]。由于其变化种类繁多，HES 化合物以其特殊方式命名（表 18-2）。例如，Hespan 为生理盐水中含 6% HES 450/0.7，其中 6% 表示溶液浓度、450 表示平均分子量（kDs）、

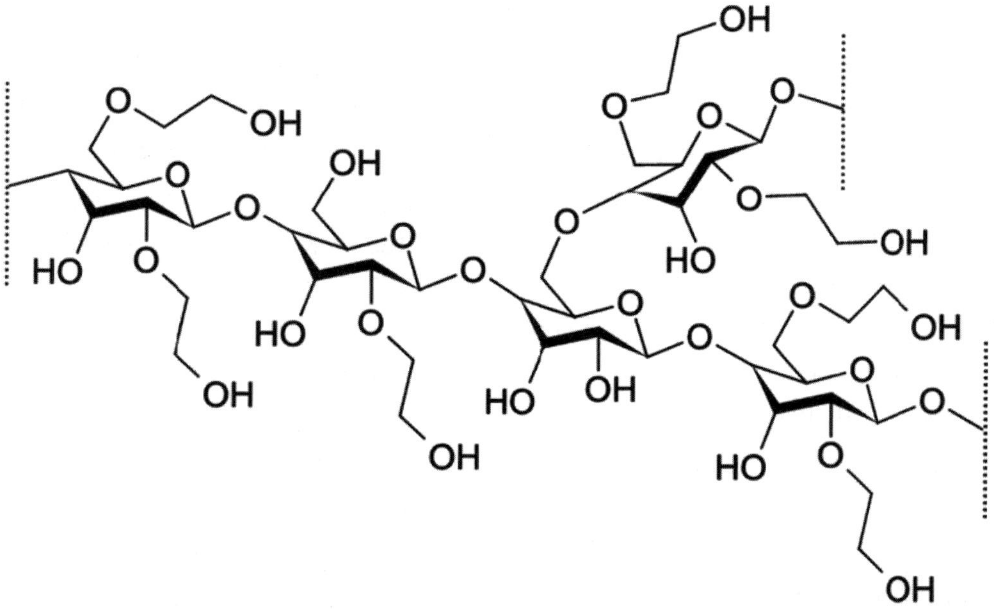

图 18-2 羟乙基淀粉的结构[60]

表 18-2 羟乙基淀粉制剂

羟乙基淀粉制剂	浓度	平均分子量（kDa）	摩尔取代	C2/C6 比率	渗透压（mOsmol/kg）	每日最大剂量（ml/kg）
Hextend	6% 羟乙基淀粉平衡液	670	0.75	5:1	307	20
Hespan	6% 羟乙基淀粉 0.9% 氯化钠	600	0.75	5:1	309	20
Hestar	6% pentastarch 0.9% 氯化钠	200	0.5	5:1	308	33
Haes-Steril	6% tetrastarch 0.9% 氯化钠	200	0.43~0.55	5:1	308~310	33
	10% tetrastarch 0.9% 氯化钠					20
Venofundin	6% tetrastarch 0.9% 氯化钠	130	0.42	6:1	309	50
Tetraspan	6% tetrastarch 平衡液	130	0.42	6:1	296	50
	10% tetrastarch 平衡液					33
Tetrahes	6% tetrastarch 0.9% 氯化钠	130	0.4	>8:1	308	50
VetStarch	6% tetrastarch 0.9% 氯化钠	130	0.4	9:1	308	50
Voluven	6% tetrastarch 0.9% 氯化钠	130	0.4	9:1	308	50
Volulyte	6% tetrastarch 平衡液中	130	0.4	9:1	286.5	50

0.7 表示分子取代的程度，即每 10 个葡萄糖单元中约有 7 个被羟乙基修饰）[62]。6%HES 通常是等渗的，可以 1:1 的比例替代其他胶体（如白蛋白、血液制品）。10%HES 是高渗溶液，可扩充容量大约 145%。

羟乙基淀粉分子量通常采用平均分子量来表示，但也有些采用淀粉数均分子量（number average molecular weight）表示。这个计算简单说就是聚合物的总重量除以分子的总数。因此，平均分子量受聚合物中较大分子的影响，并报告较大分子的数量。两种计算的比率解释了每种聚合物的不均匀程度。当使用聚合物溶液时，其渗透性由单个颗粒的重量决定，而非总的平均分子量。如引入不均匀溶液时，较小、容易分解的颗粒将被清除，而较大的颗粒保留下来。此外，较大的颗粒分解仍可表现出其渗透性，直到被进一步分解并清除。不同分子量颗粒的比例差异可能没有临床意义，因为较小的颗粒被清除时其渗透性可被较大颗粒及其相对较多的分解颗粒所抵消。最终，分子量差异对临床效应的影响远小于摩尔取代（molar substitutions）。这在分子量相似但摩尔取代不同的产品中得到证明[63]。

羟乙基取代葡萄糖聚合物可增加水溶性并抑制酶促分解，这通常被称之为每个葡萄糖亚基上的羟乙基基团的数量。每个葡萄糖亚基上可能有多个残基。羟乙基取代程度指的是羟乙基取代基的总数除以葡萄糖残基总数，因此，当比较取代度时，可无需考虑残基数。取代度决定了产品的命名。摩尔取代为 0.7 的羟乙基淀粉溶液称之为 hetastarches、0.6 为 hexastarches、0.5 为 pentastarches、0.4 为 tetrastarches[64]。新一代羟乙基淀粉的取代度较小，旨在减少其在血浆中长时间潴留的风险。取代度 0.4 的 tetrastarches 比 0.5 的 pentastarches 和 0.7 的 hetastarches 的血浆清除快 20 倍[65]。

HES 命名法中未确定的一个关键药代动力学特性是 C2/C6 比率。如前所述，羟乙基基团可以连接到葡萄糖亚基上的多个位点，连接最多的是葡萄糖分子的 C2 和 C6。HES 的酶水解是通过血清 α-淀粉酶进行的。C6 取代度高的 HES 产品比 C2 取代度高者会更易被酶水解。因此，C2/C6 比值越高的羟乙基淀粉越能耐受酶解。随着 C2/C6 比增加到 >8:1 的高比值，血浆浓度和渗透压都随之增加[66-67]。

HES 溶液是使用和研究最广泛的合成胶体，常常在军队和 ICU 环境中使用和报告，因它比白蛋白及其他胶体更具成本效益。与其他合成胶体类似，体内潴留限制了 HES 的最大允许输注量。与其他合成胶体溶液比较，HES 的最大优势也是其最大使用输注量（约 50 ml/kg）。研究表明，脓毒症时可优先输注 HES 溶液。在菌血症治疗患者中，HES 还表现出抗炎特性并保护胃肠道微血管[68]。HES 溶液的不良反应也屡有报道。有关 HES 溶液输注的一篇最大规模的综述是 CHEST 研究即晶体液和 HES 临床试验，结果显示脓毒症、创伤或创伤性脑损伤患者输注HES溶液或生理盐水的90天死亡率无显著统计学差异，而且新发心力衰竭是降低的，但肝衰竭和需替代治疗的肾衰竭发生率增加[69]。与其他合成胶体比较，HES溶液过敏反应的发生率更高[70]。所有的HES溶液都影响凝血和血小板功能，但新型的、降解较快的HES对凝血和血小板功能的影响较轻，其机制尚不明确；但发现凝血因子Ⅷ、血管性血友病因子和血小板计数降低达80%。在凝血延迟研究中发现这种情况可出现在输注剂量低于最大允许量的HES溶液时，使出血并发症增加[71-72]。HES在体内潴留时间的长短与产品的新旧和使用的剂量有关。这在肝、肌肉、脾、胎盘、肠和皮肤中证实，放射性标记HES给药后50天仍可以在组织中检测到不同数量的HES[73]。除了限制其最大输注剂量外，HES的潴留可引起广泛的瘙痒。

三、右旋糖酐（10%右旋糖酐40、6%右旋糖酐70）

右旋糖酐（Dextran）是由肠系膜明串珠菌（Leuconostoc mesenteroides）将葡萄糖分子聚合成的高分子多糖。这种多糖被加工成不同分子量，因此每个市售产品都以其目标分子量命名。最常见的是右旋糖酐40和右旋糖酐70，分子量分别为40 kD和70 kD。这些制剂具有较高的水结合能力。1 g右旋糖酐40可保留30 ml水，而1 g右旋糖酐70可保留20～25 ml水，导致其容积增加100%～150%[74]。与白蛋白相比，右旋糖酐在血管内潴留时间更长。尽管右旋糖酐在12 h内仍有40%保留在血循环中，但右旋糖酐40大部分在5 h内被清除，右旋糖酐70大部分在6～8 h内被清除。两种右旋糖酐几乎完全通过肾脏清除，少量可进入间质和胃肠道[75]。

除一般扩容外，右旋糖酐还用于缺血、缺血后和再灌注损伤的容量复苏。动物研究表明，在相同血液稀释度下右旋糖酐比其他血浆代用品能更显著降低血液黏度[76]。理论上，血液黏度的改善可降低活化白细胞与内皮细胞的黏附，限制白细胞的膜上活化可减少有害介质释放。作者还推测此作用与右旋糖酐与黏附分子结合有关。对此已有动物模型证实，右旋糖酐可减低缺血和失血性休克后免疫介导的白细胞与内皮细胞的相互作用[77-79]。右旋糖酐随后用于显微再植手术、体外循环和心肺转流中，以改善微循环功能。

右旋糖酐未能广泛应用主要与其副作用有关。右旋糖酐引起的过敏反应比其他任何合成胶体都要严重得多。预先给予含有3 g右旋糖酐-1的单次剂量20 ml可降低其过敏反应的发生率，可能是由于右旋糖酐-1结合了抗体而形成无活性复合物所致。但是，由于右旋糖酐-1也是一种右旋糖酐，预处理同样会有过敏的风险，况且，这种预处理并不能完全消除对右旋糖酐40或70引起的过敏反应的风险。右旋糖酐可加剧凝血病、诱发血管性血友病样状态，结果是血管性血友病因子和Ⅷ因子活性减弱，血小板黏附性降低。

有研究发现右旋糖酐也可增加纤维蛋白的溶解，而且呈剂量依赖性，还随右旋糖酐分子量的增大而增加。因此，右旋糖酐的最大建议剂量为1.5 g/（kg·d），以防止其加重出血使输血增加[80]。有报道右旋糖酐还会干扰交叉配血。外周血涂片显示右旋糖酐可使红细胞群集形成假性凝集。这种情况可用生理盐水洗涤几次患者的红细胞来解决[81-82]。右旋糖酐引起肾损害已有报道证实，如加重急性肾衰竭、恶化慢性肾衰竭，尽管肾衰竭更多与原有的肾疾病、少尿、血流动力学不稳定、高龄和长期右旋糖酐应用更密切有关。其机制可能是右旋糖酐分子在肾小管中积累，导致肾小管堵塞、肿胀和空泡化[83]。

四、明胶

明胶是由胶原蛋白水解形成的一组产物，通常来源于水解的牛结缔组织，冷却后形成胶状。尽管来自动物，明胶产品应是无菌和不含防腐剂，并且在30℃以下可稳定保存3年。早期的明胶液（大约1915年）比其他血浆扩容剂具有更高的分子量，部分产品的分子量在100 kD以上。这些明胶液表现出明显的渗透效应，但也增加了血黏度的相关风险。因低温时易凝固使其贮存变得困难[84]。

随后开发了多种不同分子量和化学修饰的溶液。琥珀酰化或流体修饰明胶（如Gelofusine、Plasmagel、Plasmion），是通过加入琥珀酸进行修饰的20 kD多肽。4%琥珀酰明胶是一种无防腐剂的电解质（Na^+ 154、K^+ 0.4、Ca^{2+} 0.4和Cl^- 120 mmol/L）溶液，这种明胶液在快速液体复苏中被认为是有用的。其低氯含量可能更适合于高氯性酸中毒和过多输入生理盐水时输注，而其低钙含量有助于输血情况下同时输注[84]。尿素交联明胶（urea-crosslinked gelatins，如Polygeline和Hemacel）为12～15 kD多肽与二异氰酸六甲酯交联形成分子量为5～50 kD的化合物，其平均分子量为24.5 kD。3.5%脲联明胶是一种不含防腐剂的电解质液（Na^+ 145、K^+ 5.1、Ca^{2+} 6.25和Cl^- 145 mmol/L）。这种明胶液钾离子和氯离子浓度相对较高[84-85]。氧聚明胶（Oxypolygelatin，如Gelifundol）是第二代明胶中最早开发的产品之一，通过过氧化氢氧化修饰。氧聚明胶液是含电解质（Na^+ 130、HCO_3^- 30、Cl^- 100 mmol/L）的5.5%溶液[86-87]。自20世纪90年代以来，氧聚明胶虽然归类为新一代明胶，但却没有被重点使用或推介。

明胶的扩容效应达70%～80%，大于晶体液，其扩容和血液稀释能力与HES相当[88]。明胶制品也能快速经肾排泄，代谢量不到3%。肾损害风险也比其他血浆扩容剂小。给药后24 h，71%明胶随尿排出，16%留存于血管外组织，13%留存在血浆中。与其他合成胶体不同，明胶因可快速转移而无需为其设置使用上限。其生产成本也明显低于其他胶体。由于性价比高及无剂量限制，可以减轻因其半衰期（约2.5 h）短而增加用量带来的问题[84,89]。因此，明胶的临床适应证包括急性失血性低血容量、等容血液稀释、体外循环和椎管内麻醉容量预充[89-90]。

明胶应用会使过敏和类过敏反应增加。与其他合成胶体相比，明胶的这类反应发生率更高。荟萃分析表明，死亡率的风险比为1.15，过敏反应的风险比为3.01[70,91]。早期研究表明，明胶除血液稀释外，对凝血作用影响不大。越来越多证据表明，明胶的扩容效果更出色，尽管临床预后尚不清楚。凝血不良与凝血酶原时间和国际标准化比值增加及血栓弹力图的反应时间延长有关[92]。已证明明胶可以抑制瑞斯托霉素诱导血小板聚集（ristocetin-induced platelet agglutination），并对GPⅡb-Ⅲa的表达产生不同的影响[93-94]。由于明胶可增加毛细血管液体渗出，可导致循环功能受损，但停止输注明胶后可恢复[95]。荟萃分析显示，使用明胶出现循环障碍时血浆肾素活性增加、白蛋白排泄增加，及α/β-微球蛋白尿增加，这导致了急性肾损伤和（或）肾衰竭的1.35风险比[61,91]。

第四节　总结

理想的复苏液体应是能显著增加血浆容量，同时有相似的渗透压和细胞外液等渗成分，并限制向第三间隙外渗。使用过程或之后无不良作用。其残留可被追踪，并在较短时间内完全清除和排出。其消除也无需器官系统的功能处于最佳的状态。产品应生产容易，性价比高，随时可使用，保质期长，无需特殊储存要求。目前所使用的任何产品都不能达到这些参数。然而，对创伤和重症治疗领域最佳复苏产品进行了几十年研究和发展之后，许多机制、适应证和副作用不同的产品进入了市场。尽管这些胶体液的生物化学和药效动力特性似如期所望，但在血流动力学方面却并未显示比晶体液有更明确的优势。这种无统计学意义的优势加上多种多样的副作用，很大程度上导致合成胶体液被排除在一般复苏指南和建议之外。白蛋白尽管在某些情况下使用可能受益，但因价格高昂以及与晶体液相比统计效益很有限，其使用常常是受限制的。平衡盐液已成为临床多数情况下输注液体，尽管其自身也有安全性和有效性方面的顾虑。

最后，并非每个产品都适用于所有场合或临床情况。特定产品的使用往往取决于其实用性、临床偏好和成本效益。

要点

- 理想的血浆代用品理论上应增加血浆容积，并有与细胞外液相似的成分，没有副作用，具有成本效益和保质期较长。
- 传统的晶体液价格便宜，适用性广，且众所周知。晶体液通常认为是标准的血浆代用品，尽管会潴留到间质中，并加剧液体过载和电解质堆积。
- 人血清白蛋白是天然的胶体液，通过渗透压可有效扩充容量，扩容效应取决于其浓度。白蛋白价格昂贵，但实用性有限，对脓毒症有利，但对烧伤和创伤性脑损伤可能是有害的。其他临床情况下使用也少有统计效益，限制了其广泛使用。
- 羟乙基淀粉包括多种聚合物，其渗透性取决于其分子量和基团取代度。近期的产品具有成本效益，并证明在心力衰竭时有潜在好处，但过敏反应、凝血障碍和肝肾衰竭等不良反应限制了其广泛使用。

- 右旋糖酐是由葡萄糖分子聚合成的高分子多糖，通常有两种分子量，即右旋糖酐40和右旋糖酐70。右旋糖酐表现出显著的保水作用，并有改善血液黏度、白细胞相互作用和微循环血流，但其广泛使用受到不良反应的限制，包括过敏反应、凝血障碍和肾衰竭。
- 明胶来源于水解的牛结缔组织，冷却后形成凝胶。新一代明胶具有性价高、保质期稳定和良好的保水作用。明胶的高清除率使其有安全的最大允许剂量，但广泛使用受到其不良反应的限制，包括过敏反应、凝血障碍和肾衰竭。

参考文献

1. Perner A, Cecconi M, Cronhjort M, Darmon M, Jakob SM, et al. Expert statement for the management of hypovolemia in sepsis. Intensive Care Med. 2018;44(6):791–8.
2. Rhodes A, Evans LE, Alhazzani W, Levy MM, Antonelli M, et al. Surviving sepsis campaign: international guidelines for management of sepsis and septic shock: 2016. Intensive Care Med. 2017;43(3):304–77.
3. Mullen JV, Wise R, Vermeulen G, Monnen PJ, Malbrain M. Assessment of hypovolaemia in the critically ill. Anesthesiol Intensive Ther. 2018;50(2):150–9.
4. Rossaint R, Bouillon B, Cerny V, Coats TJ, Duranteau J, et al. The European guideline on management of major bleeding and coagulopathy following trauma: fourth edition. Crit Care. 2016;20:100.
5. MacDonald N, Pearse RM. Are we close to the ideal intravenous fluid? Br J Anaesth. 2017;119:63–71.
6. Angus DC, van der Poll T. Severe sepsis and septic shock. N Engl J Med. 2013;369:840–51.
7. Rivers E, Nguyen B, Havsted S, Ressler J, Muzzin A, et al. Early goal-directed therapy in the treatment of severe sepsis and septic shock. N Engl J Med. 2001;345:1368–77.
8. Yealy DM, Kellum JA, Huang DT, Barnato AE, Weissfeld LA, et al. A randomized trial of protocol-based care for early septic shock. N Engl J Med. 2014;370:1683–93.
9. Peake SL, Delaney A, Bailey M, Bellomo R, Cameron PA, et al. Goal-directed resuscitation for patients with early septic shock. N Engl J Med. 2014;371:1496–506.
10. Mouncey PR, Osborn TM, Power GS, Harrison DA, Sadique MZ, et al. Trial of early, goal-directed resuscitation for septic shock. N Engl J Med. 2015;372:1301–11.
11. Semler MW, Rice TW. Sepsis resuscitation: fluid choice and dose. Clin Chest Med. 2016;37:241–50.
12. Awad S, Alllison SP, Lobo DN. The history of 0.9% saline. Clin Nutr. 2008;27(2):179–88.
13. Finfer S, Liu B, Taylor C, Bellomo R, Billot L, et al. Resuscitation fluid in critically ill adults: an international cross sectional study in 391 intensive care units. Crit Care. 2010;14(5):R185.
14. Hammond NE, Taylor C, Finfer S, Machado FR, An Y, et al. Patterns of intravenous fluid resuscitation use in adult intensive care patients between 2007 and 2014: an international cross-sectional study. PLoS One. 2017;12(5):e0176292.
15. Morgan TJ. The ideal crystalloid – what is "balanced"?. Curr Opin Crit Care. 2013;19:299–307.
16. Lobo DN. Intravenous 0.9% saline and general surgical patients: a problem, not a solution. Ann Surg. 2012;255:830–2.
17. Kellum JA, Song M, Li J. Science review: extracellular acidosis and the immune response: clinical and physiologic implications. Crit Care. 2004;8(5):331–6.
18. Shaw AD, Bagshaw SM, Goldstein SL, Scherer LA, Duan M, et al. Major complications, mortality, and resource utilization after open abdominal surgery: 0.9% saline compared to plasma-lyte. Ann Surg. 2012;255:821–9.
19. Iqbal U, Anwar H, Scribani M. Ringer's lactate versus normal saline in acute pancreatitis: a systemic review and meta-analysis. J Dig Dis. 2018;19(6):335–41.
20. Khajavi MR, Etezadi F, Moharari RS, Imani F, Meysamie AP, et al. Effects of normal saline vs. lactated ringer's during renal transplantation. Ren Fail. 2008;30(5):535–9.
21. Modi MP, Vora KS, Parikh GP, Shah VR. A comparative study of impact of infusion of ringer's lactate solution versus normal saline on acid-base balance and serum electrolytes during live related renal transplantation. Saudi J Kidney Dis Transpl. 2012;23(1):135–7.
22. Didwania A, Miller J, Kassel D, Jackson EV Jr, Chernow B. Effect of intravenous lactated Ringer's solution infusion on the circulating lactate concentration: part 3. Results of a prospective, randomised, double-blind, placebo- controlled trial. Crit Care Med. 1997;25:1851–4.
23. Zitek T, Skaggs ZD, Rahbar A, Patel J, Khan M. Does intravenous lactated ringers solution raise serum lactate? J Emerg Med. 2018;55(3):313–8.
24. Weinberg L, Collins N, Van Mourik K, Tan C, Bellomo R. Plasma-Lyte 148: a clinical review. World K Crit Care Med. 2016;5(4):235–50.
25. Petraitiene R, Petraitis V, Witt JR 3rd, Durkin MM, Bacher JD, et al. Galactctomannan antigenemia after infusion of gluconate-containing Plasma-lyte. J Clin Microbio. 2011;40:4330–2.
26. Chowdhury AH, Cox EF, Francis ST, Lobo DN. A randomized controlled, double blind crossover study on the effects of 2-L infusions of saline and Plasma-Lyte 148 on renal blood flow and renal cortical tissue perfusion in healthy volunteers. Ann Surg. 2012;256:18–24.
27. Shaw AD, Raghunathan K, Peyerl FW, Munson SH, Paluszkiewicz SM, et al. Association between intravenous chloride load during resuscitation and in-hospital mortality among patients with SIRS. Intensive Care Med. 2014;40:1897–905.
28. Raghunathan K, Shaw A, Nathanson, Stürmer T, Brookhart A, et al. Association between the choice of IV crystalloid and in-hospital mortality among critically ill adults with sepsis. Crit Care Med. 2014;42:1585–91.
29. McIlroy D, Murphy D, Kasza K, Bhatia D, Wutzlhofer L, et al. Effects of restricting perioperative use of intravenous chloride on kidney injury in patients undergoing cardiac surgery: the LICRA pragmatic controlled trial. Intensive Care Med. 2017;42:795–806.
30. Maheshwari K, Turan A, Makarova N, Ma C, Esa WAS, et al. Saline versus lactated ringer's solution: the saline or lactated ringer's (SOLAR) trial. Anesthesiology. 2020;132(4):614–24.
31. Young P, Bailey M, Beasley R, Henderson S, Mackle D, et al. Effect of a buffered crystalloid solution vs saline on acute kidney injury among patients in the intensive care unit: the SPLIT randomized clinical trial. JAMA. 2015;314:1701–10.
32. Semler MW, Wanderer JP, Ehrenfeld JM, Stollings JL, Self WH, et al. Balanced crystalloids versus saline in the intensive care unit: the SALT randomized trial. Am J Respir Crit Care Med. 2017;195:1362–72.
33. Semler MW, Self WH, Wanderer JP, Ehrenfeld JM, Wang L, et al. Balanced crystalloids versus saline in critically ill adults. N Engl J Med. 2018;378:829–39.
34. Holliday MA, Segar WE. The maintenance need for water in parenteral fluid therapy. Pediatrics. 1957;19(5):823–32.
35. McNab S, Ware R, Neville K, Choong K, Coulthard MG, et al. Isotonic versus hypotonic solutions for maintenance intravenous

fluid administration in children. Cochrane Database Syst Rev. 2014;(12):CD009457.
36. Friedman J, Beck C, DeGroot J, Geary DF, Sklansky DJ, et al. Comparison of isotonic and hypotonic intravenous maintenance fluids: a randomized clinical trial. JAMA Pediatr. 2015;169(5):455–1.
37. Pfortmueller CA, Schefold JC. Hypertonic saline in critical illness – a systematic review. J Crit Care. 2017;42:168–77.
38. Joseph B, Aziz H, Snell M, Pandit V, Hays D, et al. The physiological effects of hyperosmolar resuscitation: 5% vs 3% hypertonic saline. Am J Surg. 2014;208(5):697–702.
39. Sokhal N, Rath GP, Chaturvedi A, Singh M, Dash HH. Comparison of 20% mannitol and 3% hypertonic saline on intracranial pressure and systemic hemodynamics. J Clin Neurosci. 2017;42:148–54.
40. Adrogue HJ, Madias NE. Hyponatremia. N Engl J Med. 2000;342(21):1581–9.
41. Swaminathan J. Cartoon representation of the molecular structure of protein registered with 1e7f code, 2009. Public domain, Wikimedia Commons Accessed 23 Feb 2021.
42. 5% human albumin [package insert]. Bio Products Laboratory Ltd., Durham. https://www.fda.gov/media/113691/download. Accessed 18 Dec 2020.
43. Lira A, Pinsky MR. Choices in fluid type and volume during resuscitation: impact on patient outcomes. Ann Intensive Care. 2014;4:38.
44. Finfer S, Bellomo R, Boyce N, French J, Myburgh J, et al. A comparison of albumin and saline for fluid resuscitation in the intensive care unit. N Engl J Med. 2004;350:2247–56.
45. McChaon R, Hardman J. Pharmacology of plasma expanders. Anaesth Intensive Care Med. 2007;8(2):79–81.
46. Statkevicius S, Bonnevier J, Fisher J, Bark BP, Larsson E, et al. Albumin infusion rate and plasma volume expansion: a randomized clinical trial in postoperative patients after major surgery. Crit Care. 2019;23(1):191.
47. Brinch K, Møller S, Bendtsen F, Becker U, Henriksen JH. Plasma volume expansion by albumin in cirrhosis. Relation to blood volume distribution, arterial compliance and severity of disease. J Hepatol. 2003;39(1):24–31.
48. Cochrane Injuries Group Albumin Reviewers. Human albumin administration in critically ill patients: systematic review of randomised controlled trials. BMJ. 1998;317(7153):235–40.
49. Guidet B, Mosqueda GJ, Priol G, Aegerter P. The COASST study: cost-effectiveness of albumin in severe sepsis and septic shock. J Crit Care. 2007;22(3):197–203.
50. Maitland K, Kiguli S, Opoka RO, Engoru C, Olupot-Olupot P, et al. Mortality after fluid bolus in African children with shock. N Engl J Med. 2011;364:2483–95.
51. Lang JD, Figueroa M, Chumley P, Aslan M, Hurt J. Albumin and hydroxyethyl starch modulate oxidative inflammatory injury to vascular endothelium. Anesthesiology. 2004;100:51–8.
52. Zhang H, Voglis S, Kim CH, Slutsky AS. Effects of albumin and Ringer's lactate on production of lung cytokines and hydrogen peroxide after resuscitated hemorrhage and endotoxemia in rats. Crit Care Med. 2003;31:1515–22.
53. Nohé B, Dieterich HJ, Eichner M, Unertl K. Certain batches of albumin solutions influence the expression of endothelial cell adhesion molecules. Intensive Care Med. 1999;25:1381–5.
54. Boldt J, Heesen M, Padberg W, Martin K, Hempelmann G. The influence of volume therapy and pentoxifylline infusion on circulating adhesion molecules in trauma patients. Anaesthesia. 1996;51(6):529–35.
55. McClelland DB. ABC of transfusion: human albumin solutions. BMJ. 1990;300:35–7.
56. Laxenaire MC, Charpentier C, Feldman L. Anaphylactoid reactions to colloid plasma substitutes: incidence, risk factors, mechanisms. A french multicenter prospective study. Ann Fr Anesth Reanim. 1994;13(3):301–10.
57. Lam FW, Cruz MA, Leung HE, Parikh KS, Smith CW, et al. Histone induced platelet aggregation is inhibited by normal albumin. Thromb Res. 2013;132(1):69–76.
58. Gresele P, Deckmyn H, Huybrechts E, Vermylen J. Serum albumin enhances the impairment of platelet aggregation with thromboxane synthase inhibition by increasing the formation of prostaglandin D2. Biochem Pharmacol. 1984;33(13):2083–8.
59. Frederick ED, Hausburg MA, Thomas GW, Rael LT, Brody E, et al. The low molecular weight fraction of human serum albumin upregulates COX2, prostaglandin E2, and prostaglandin D2 under inflammatory conditions in osteoarthritic knee synovial fibroblasts. Biochem Biophys Rep. 2016;8:68–74.
60. Mattern R. Structure of hydroxyethyl starch, 2009. Public domain, Wikimedia Commons. Accessed 23 Feb 2021.
61. Davidson IJ. Renal impact of fluid management with colloids: a comparative review. Eur J Anaesthesiol. 2006;23(9):721–38.
62. Westphal M, James MFM, Kozek-Langenecker S, Stocker R, Guidet B, Van Aken H, Warner MA. Hydroxyethyl starches: different products – different effects. Anesthesiology. 2009;111:187–202.
63. Asskali F, Förster HL. The accumulation of different substituted hydroxyethyl starches (HES) following repeated infusions in healthy volunteers. Anasthaesiol Intens Notfall Schmerz. 1999;34:537–41.
64. Kozek-Langenecker SA. Effects of hydroxyethyl starch solutions on hemostasis. Anesthesiology. 2005;103:654–60.
65. Jungheinrich C, Sauermann W, Bepperling F, Vogt NH. Volume efficacy and reduced influence on measures of coagulation using hydroxyethyl starch 130/0.4 (6%) with an optimised in vivo molecular weight in orthopedic surgery: a randomised, double-blind study. Drugs R&D. 2004;5:1–9.
66. Gandhi SD, Weiskopf RB, Jungheinrich C, Koorn R, Miller D, Shangraw RE, Prough DS, Baus D, Bepperling F, Warltier DC. Volume replacement therapy during major orthopedic surgery using voluven® (hydroxyethyl starch 130/0.4) or hetastarch. Anesthesiology. 2007;106:1120–7.
67. Jungheinrich C, Neff TA. Pharmacokinetics of hydroxyethyl starch. Clin Pharmacokinet. 2005;44:681–99.
68. Schäper J, Ahmed R, Schäfer T, Elster A, Enigk F, Habazettl H, et al. Volume therapy with colloid solutions preserves intestinal microvascular perfusion in endotoxaemia. Resuscitation. 2008;76(1):120–8.
69. Myburgh JA, Finfer S, Bellomo R, Billot L, Cass A, Gattas D, et al. Hydroxyethyl starch or saline for fluid resuscitation in intensive care. N Engl J Med. 2012;367:1901–11.
70. Barron ME, Wilkes MM, Navickis RJ. A systematic review of the comparative safety of colloids. Arch Surg. 2004;139(5):552–63.
71. de Jonge E, Levi M, Buller R, Berends F, Kesecioglu J. Decreased circulating levels of von Willebrand factor after intravenous administration of a rapidly degradable hydroxyethyl starch (HES 200/0.5/6) in healthy human subjects. Intensive Care Med. 2001;27:1825–9.
72. Linder P, Ickx B. The effects of colloid solutions on hemostasis. Can J Anesth. 2006;53:30–s39.
73. Leuschner J, Opitz J, Winkler A, Scharpf R, Bepperling F. Tissue storage of 14C-labelled hydroxyethyl starch (HES) 130/0.4 and HES 200/0.5 after repeated intravenous administration to rats. Drugs RD. 2003;4:331–8.
74. Martino P, editor. The ICU book. Colloid and crystalloid resuscitation. 3rd edition. Philadelphia: Churchill Livingstone; 2007. p. 233–54..
75. Mitra S, Khandelwal P. Are all colloids same? How to select the right colloid? Indian J Anaesth. 2009;53(5):592–607.
76. Menger MD, Sack FU, Hammersen F, Messmer K. Tissue oxygenation after prolonged ischemia in skeletal muscle: therapeutic effect of prophylactic isovolemic hemodilution. Adv Exp Med Biol. 1989;248:387–95.
77. Nolte D, Illner A, Menger MD. Reduction of postischemic leukocyte-endothelial interaction by Dextran 70 and not by hydroxyethyl starch 200/0.62. Int J Microcirc Clin Exp. 1992;11:210–6.
78. Schmand J, Ayala A, Chaudry IH. Effects of trauma, duration of

hypotension, and resuscitation regimen on cellular immunity after hemorrhagic shock. Crit Care Med. 1994;22:1076–83.
79. Bauer M, Marzi I, Ziegenfuss T, Seeck G, Buhren V, et al. Comparative effects of crystalloid and small volume hypertonic hyperoncotic fluid resuscitation on hepatic microcirculation after hemorrhagic shock. Circ Shock. 1993;40:187–93.
80. Kaye AD, Kucera IJ. Intravascular fluid and electrolyte physiology. In: Miller RD, editor. Miller's anesthesia. 6th ed. Philadelphia: Churchill Livingstone; 2005. p. 1763–98.
81. Nearman HS, Herman ML. Toxic effects of colloids in the intensive care unit. Crit Care Clin. 1991;7(3):713–23.
82. Arora K, Stocks C, Bryan E, Harrison C. ABO discrepancy caused by iron dextran. Am J Clin Pathol. 2012;138(suppl_2):A315.
83. Dubois MJ, Vincent JL. Colloid fluids. In: Hahn RG, Prough DS, Svensen CH, editors. Perioperative fluid therapy. 1st ed. New York: Wiley; 2007. p. 153–611.
84. Roberts J, Nightingale P. Properties and use of gelatins. In: Webb AR, editor. Therapeutics. Germany: Braun; 2003. p. 45–52.
85. Saddler JM, Horsey PJ. The new generation gelatins: a review of their history, manufacture, and properties. Anaesthesia. 1987;42:998–1004.
86. Campbell DH, Koepfli JB. The preparation and properties of a modified gelatin (oxypolygelatin) as an oncotic substitute for serum albumin. Technical Information Pilot, Issues 18900–21399, 1952 Reference Abstracts. p. 3804.
87. Daniels FH, Nedev ND, Cataldo T, Leonard EF, Cortell S. The use of polyelectrolytes as osmotic agents for peritoneal dialysis. Kidney Int. 1988;33:925–9.
88. Awad S, Dharmavaram S, Wearn CS, Dube MG, Lobo DN. Effects of an intraoperative infusion of 4% succinylated gelatine [Gelofusine[R]] and 6% hydroxyethyl starch [Voluven[R]] on blood volume. Br J Anaesth. 2012;109(2):168–76.
89. Goodnough L, Monk T. Autologous transfusion. In: Miller RD, editor. Miller's anesthesia. 6th ed. Philadelphia; 2005. p. 1831–43.
90. Baraka AS, Taha SK, Ghabach MB, Sibaii AA, Nader AM. Intravascular administration of polymerized gelatin versus isotonic saline for prevention of spinal-induced hypotension. Anesth Analg. 1994;78(2):301–5.
91. Moeller C, Fleischmann C, Thomas-Rueddel D, Vlasakov V, Rochwerg B, Theurer P, Gattinoni L, Reinhart K, Hartog CS. How safe is gelatin? A systematic review and meta-analysis of gelatin-containing plasma expanders vs crystalloids and albumin. J Crit Care. 2016;35:75–83.
92. Sawhney C, Subramanian A, Kaur M, Anjum A, Albert V, Soni KD, Kumar A. Assessment of hemostatic changes after crystalloid and colloid fluid preloading in trauma patients using standard coagulation parameters and thromboelastography. Saudi J Anaesth. 2013;7(1):48–56.
93. Thaler U, Deusch E, Kozek-Langenecker SA. In vitro effects of gelatin solutions on platelet function: a comparison with hydroxyethyl starch solutions. Anaesthesia. 2005;60(6):554–9.
94. Evans PA, Heptinstall S, Crowhurst EC, Davies T, Glenn JR, et al. Prospective double-blind randomized study of the effects of four intravenous fluids on platelet function and hemostasis in elective hip surgery. J Thromb Haemost. 2003;1(10):2140–8.
95. Holbeck S, Grände PO. Effects on capillary fluid permeability and fluid exchange of albumin, dextran, gelatin, and hydroxyethyl starch in cat skeletal muscle. Crit Care Med. 2000;28(4):1089–95.

第 3 部分
开发中的血液代用品

19 增强红细胞三种主要功能的可溶性纳米生物治疗剂

Thomas Ming Swi Chang

张奕涵 关宇 译，姚伟锋 黑子清 审校

第一节 引言

一、总论

含有无基质血红蛋白（stroma-free Hb，SFHb）的人造红细胞（Artificial RBC，ARBC）[1]，需要具备红细胞三项主要功能：①运输氧；②清除氧自由基；③运输二氧化碳。我们还用戊二醛与 SFHb 进行交联[2]形成交联无基质 Hb（crosslinked SFHb）[3]。此前，有许多学者都以为人造红细胞是一类非常容易制备的产品，在出现临床需求时即可被快速研发后应用；因此，当时在世界范围内深度开发的是其余类型的人造细胞[4]。

二、血红蛋白氧载体

在人类免疫缺陷病毒（HIV）突然来袭的 20 世纪 80 年代，由于缺少血液代用品，大量患者使用含有 HIV 感染的同种异体血而感染。被 HIV 感染的同种异体血危机，促使研究者们开始关注尚不具备红细胞其余功能的简单氧载体。因此，Biopure 公司利用戊二醛将超纯化牛血红蛋白交联形成聚合血红蛋白（PolyHb），仅具有红细胞运输氧的功能。该产品已在南非和俄罗斯获批使用，旨在避免使用受 HIV 感染的血液[5]。在一项使用了另一类聚合血红蛋白的临床试验中[6]，发现这类产品会轻度增加非致死性心肌梗死的发生率，这一结果让人对其产生顾虑。以往认为其可能原因在于聚合血红蛋白缺少抗氧化活性[7]。

三、具有抗氧化活性的氧载体

于是，我们在将血红蛋白（Hb）与两种 RBC 抗氧化酶即超氧化物歧化酶（SOD）和过氧化氢酶（CAT）进行交联而形成的 Poly-Hb-SOD-CAT 的基础上，研发出一种由 Hb 和抗氧化酶组成的可溶性纳米生物复合物[7]。随后，还研发制备了含有合成抗氧化剂如聚乙醇化血红蛋白（PNPH）[8]的共轭血红蛋白。上述药物都能清除氧自由基，避免缺血再灌注损伤。其他研制产品见本书的另外章节讨论，包括 Simoni、Rousselot、Jia 与 Alayash 等研究。

四、具备抗氧化活性的氧和二氧化碳载体

在持续严重失血性休克的情况下，我们是否需要同时具备红细胞三大功能的代用品呢？Sim 等[9]动物实验提示，细胞内二氧化碳分压（PCO_2）升高与严重失血性休克动物的死亡率增加相关。而 Tronstad 等[10]发现细胞内 PCO_2 升高与心肌缺血相关。因此我们制备了具备更强的 RBC 三种功能的可溶性纳米生物药剂，在抗氧化酶基础上继续添加碳酸酐酶（CA），形成新型可溶性纳米生物复合物，即 Poly-[Hb-SOD-CAT-CA] 复合物[11-15]。通过增加酶的含量，我们增强了这一产品清除氧自由基和转运二氧化碳的两大红细胞功能[11-15]。

第二节 增强红细胞三大功能的可溶性纳米生物治疗药：Poly-[Hb-SOD-CAT-CA]

一、方法

我们将血红蛋白（Hb）、超氧化物歧化酶（SOD）、过氧化氢酶（CAT）和碳酸酐酶（CA）进行了交联，形成可溶性 Poly-[Hb-SOD-CAT] 纳米生物复合物[7]，它不仅拥有了红细胞（RBC）三种主要功能，而且还可以通过增加该复合物中 RBC 酶的浓度来增强 RBC 的三种主要功能。因此，我们可以增强 Poly-[Hb-SOD-CAT] 复合物的酶活性。例如，Poly-[Hb-SOD-CAT-CA] 复合物中的酶浓度（U/dl，其中 SOD 195K、CAT 3500K、CA 1300K）显著高于聚合无基质血红蛋白（Poly-SFHb）中的酶浓度（SOD 70K、CAT 470K、CA 950K）。我们采用 RBC 酶提取的最新技术，可以调节该复合物中的酶浓度，且较 RBC 中的酶浓度提升 2 倍、4 倍、6 倍[16]。

二、放血 2/3 血容量并维持 90 min 大鼠失血性休克模型中的实验结果

该研究建立的大鼠模型，通过让失血量达到 2/3 血容量，控制平均动脉压（MAP）在 30 mmHg 水平并维持 90 min[11]。除乳酸林格氏液外，其余血液代用品进行的溶液复苏都会使各处理组的 MAP 有所恢复（图 19-1，彩图 14）。数据分析显示，增强了酶功能的 Poly-[Hb-SOD-CAT-CA] 显著优于全血（$P < 0.05$），主要体现在①组织升高的 PCO_2 降低（图 19-1）；②抬高的 ST 段恢复（图 19-2）；③肌钙蛋白水平更低；④升高的乳酸下降；⑤小肠、肾、心脏（图 19-2）的组织学改善[11]。Poly-SFHb 是无基质血红蛋白交联复合物，包含有血红蛋白和与红细胞内浓度相近的 RBC 酶。其有效性虽不如 Poly-[Hb-SOD-CAT-CA]，但表现出与 RBCs 等效的作用（图 19-2），且明显优于 Poly-Hb[11]。

我们在该研究中发现小肠组织切片出现了显著的变化（图 19-2）[11]。使用动物自体全血再灌注时，可见肠绒毛上皮的部分脱落，提示组织有损伤，但其腺体结构仍然完整（图 19-2）。Poly-Hb 组中则可见绒毛损伤和腺体的部分破坏（图 19-2），但大多数腺体结构仍保持完整。Poly-[Hb-SOD-CAT-CA] 组中可见黏膜结构较完整（图 19-2），无明显损伤。心脏组织学方面，与输注全血、Poly-SFHb 或 Poly-Hb 相比，Poly-[Hb-SOD-CAT-CA] 组织中未见明显损伤（图 19-2）。

第三节 最大负荷量连续 4 周后进行 30% 血容量置换的研究：安全性和免疫原性评估[14]

一、一般资料

我们在大鼠模型中，每周输注扩容液为 1/10 血容量的最大负荷量，连续 4 周，随后再置换 30% 血容量后[12]，跟踪观察动物健康情况、生长状态、生化结果、组织学改变，同时亦关注了纳米生物技术复合体的免疫学特性的重要问题[12]。采用高敏感性与特异性的方法检测牛源性血红蛋白和牛源性酶的抗体，结果没有发现有特异性抗体；在 4 周观察期间，每次输注最大负荷量前后没有引起血压的变化。大量血红蛋白形成的纳米结构似乎可以将少量的红细胞酶包裹在内，阻隔了它的免疫反应（图 19-3）。

二、结果

为了评价牛 Poly-[Hb-SOD-CAT-CA] 在大鼠中的长期安全性和免疫原性，我们进行为期 4 周的 5% 血容量的负荷量输注，随后再进行 30% 血容量的置换[12]。与接受乳酸林格氏液的对照组相比，灌注牛源性 Poly-[Hb-SOD-CAT-CA] 溶液组在生长状态、生化检验、血压方面的结果并无显著差异。在 4 周注观察期间，每次输注前后的 MAP 并无明显改变。在为期 4 周容量负荷和 30% 血容量置换后，对其安全性和免疫反应进行了评估，包括采用了 Ouchterlony 双向扩散法、总 IgG、IgM 水平和补体激活水平监测。

随后我们还针对聚合体以下每种牛源性组分：Hb、CAT、SOD、CA，定量检测其特异性抗体。在为期 4 周负荷量输注后，每只大鼠均进行了 30% 血容量的置换。在最后一周 30% 血容量置换前后，均

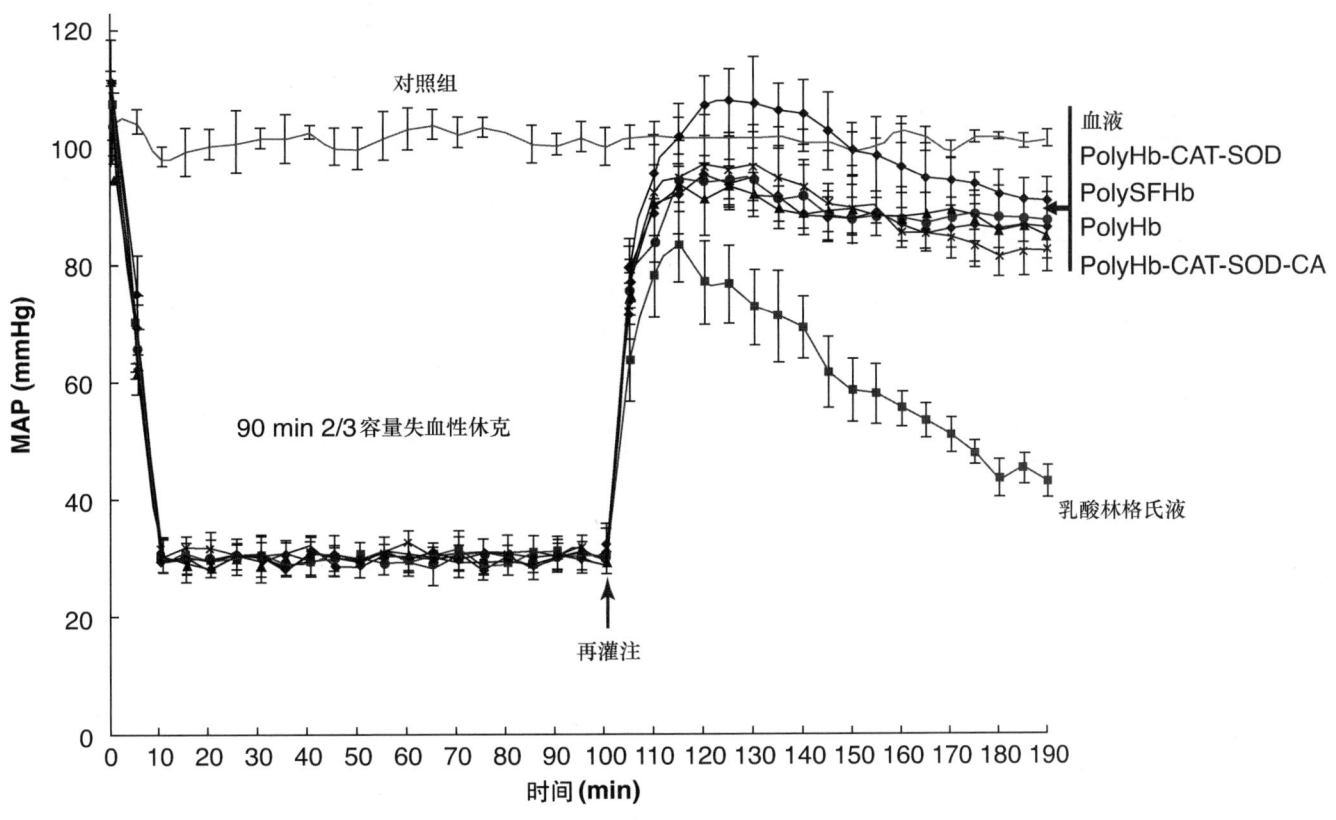

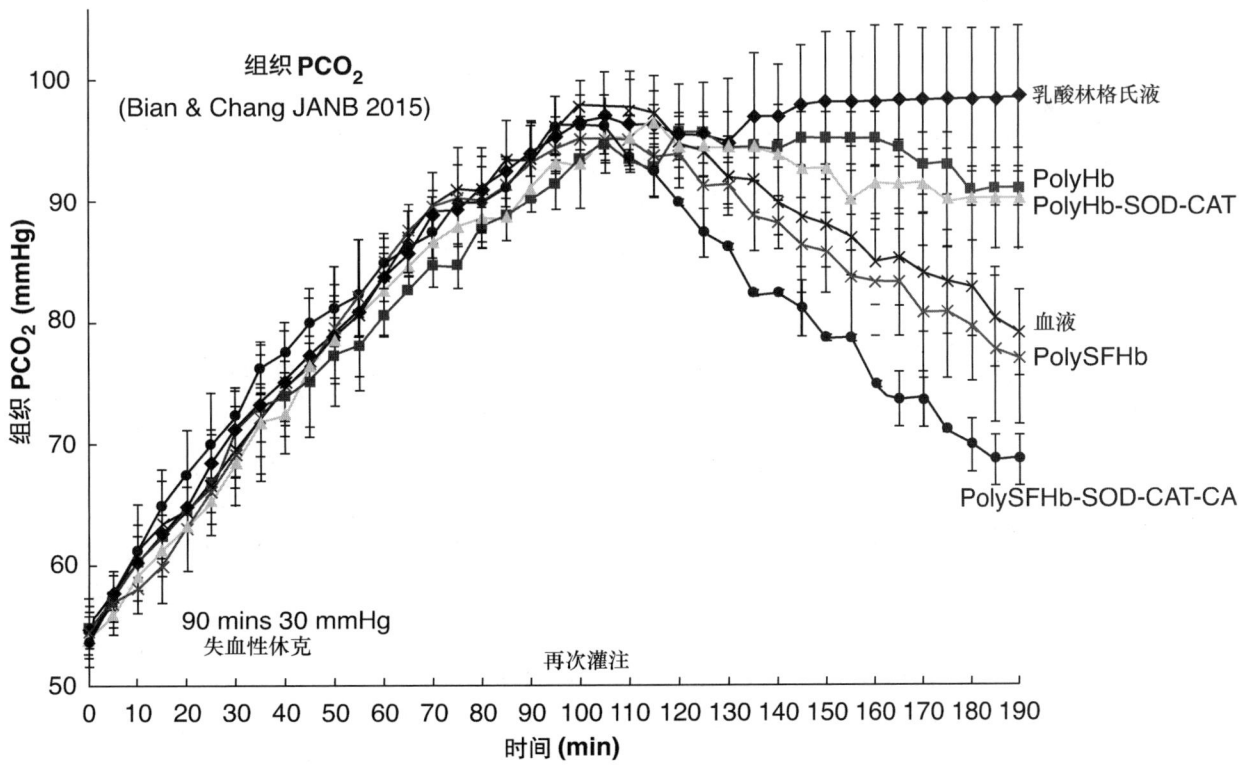

图 19-1 上图：放血 2/3 血容量并维持 90 min 的失血性休克模型。不同灌注液对平均动脉压的影响。下图：90 min 失血性休克对胞内二氧化碳分压（PCO_2）的影响以及不同灌注液的处理效应（From Bian & Chang [11] with copyright permission）

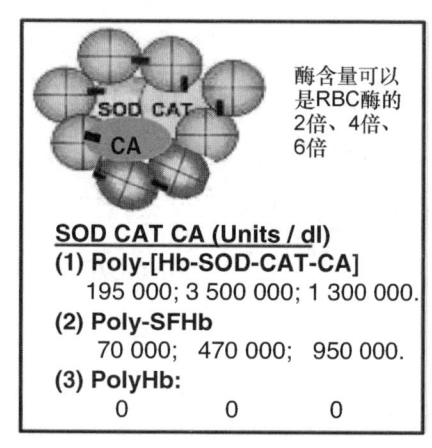
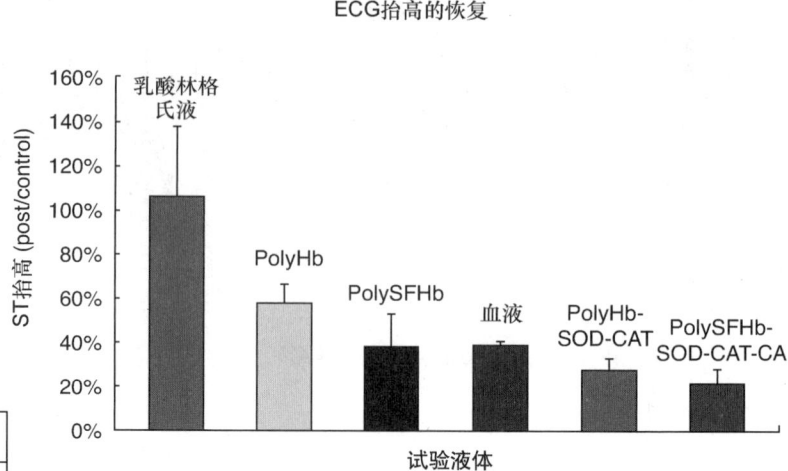
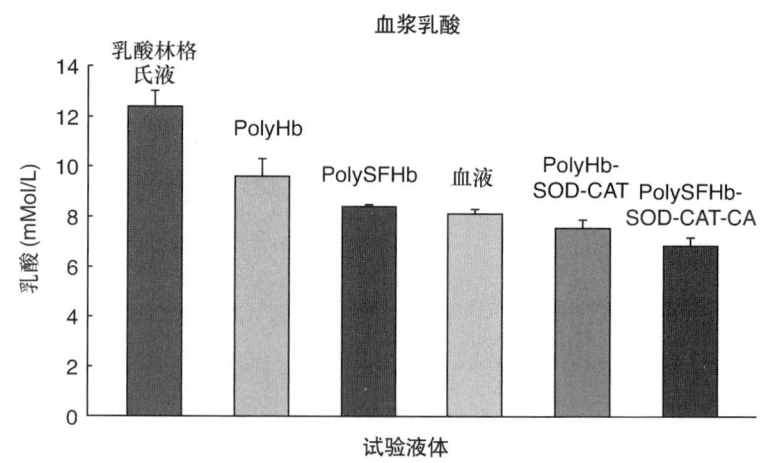

图 19-2　左上图：不同体系中的酶浓度。右上图：不同灌注液对心脏恢复的影响，以 ST 段抬高后恢复情况表示。右下图：血乳酸水平：Poly-［Hb-SOD-CAT-CA］使血乳酸水平从 18% 2.3 mM/L 下降至 6.9% 0.3 mM/L，显著低于乳酸林格氏液、Poly-Hb、血液、Poly-SFHb、Poly-［Hb-SOD-CAT］各处理组。左下图：心脏和小肠的组织病理结果（From Bian & Chang[11] with copyright permission）。

进行了 MAP、组胺或胰蛋白酶含量的检测，结果显示血液置换无明显安全性问题，也无不良免疫反应。在置换 30% 血容量后的 1 周，所有大鼠均存活。

三、过敏反应试验

肥大细胞的组胺释放是因过敏反应所致（图 19-3），但组胺是不稳定的，血浆组胺的测定也不准确。胰蛋白酶（tryptase）同样在过敏反应中由肥大细胞释放，相比之下更为稳定，因此测定其血浆含量更为准确。

为了更准确地量化 30% 血液置换后是否发生过敏反应，在扩容液如乳酸林格液（LR）、Poly-SFHb（PHe）、Poly-［Hb-SOD-CAT-CA］（PHE）输注前、输注 30 min 后我们测定了各组中组胺、胰蛋白酶水平[12]。这两项指标在 LR 对照组与各实验组（PHe 组、PHE 组）间并无显著统计学差异[12]（图 19-3）。扩容液输注前后的组胺水平，在 LR 对照组分别为 1058.6±2825.06 和 695.47±384.02 ng/ml；在 Phe 组分别为 730.37±182.28 和 992.30±334.91 ng/ml；在 PHE 组分别为 1323.64±598.83 和 882.72±156.77 ng/ml。通过单因素方差分析得到 P 值为 0.62（>0.05），三组间无显著统计学差异。胰蛋白酶水平，在 LR、PHe、PHE 组中溶液输注前分别为 4.04±0.03 ng/ml、4.01±0.01 ng/ml 和 4.04±0.03 ng/ml；灌注后分别为 5.79±0.06 ng/ml、5.73±0.02 ng/ml 和

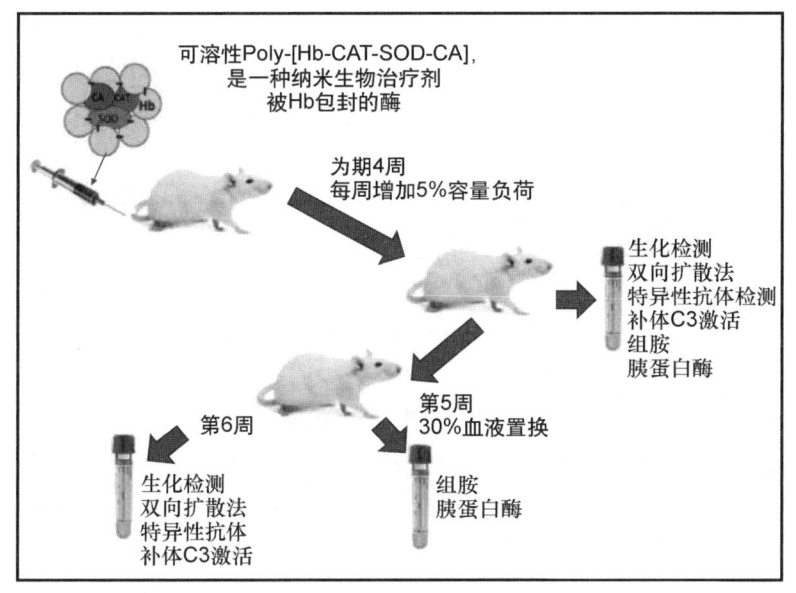
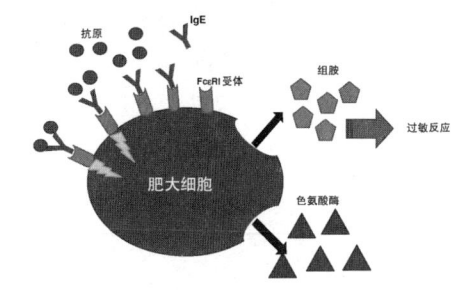
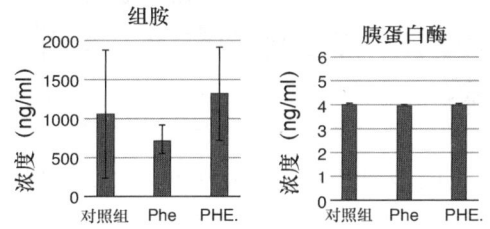
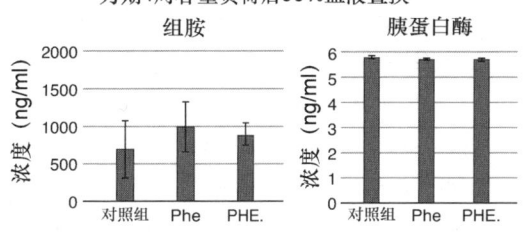

图 19-3　左上图：大鼠被分成三组在 4 周内灌注目标液体，包括乳酸林格氏液（LR）作为对照；牛源性 poly-SFHb（PHe）组和增强酶活性的牛 poly-［Hb-SOD-CAT-CA］（PHE）组。随后在第 5 周接受 30% 的血液置换灌注。左下图：安全性和免疫原性研究总结。右图：免疫反应过程中，组胺和胰蛋白酶从肥大细胞释放。两类血液代用品与对照组相比，组胺或胰蛋白酶水平并无明显改变（From Guo & Chang[14] with copyright permission）

5.71 ± 0.05 ng/ml，与 LR 对照组和两种血液代用品输注组比较，单因素方差分析得到的输注前 P 值为 0.51（> 0.05）、灌注后 P 值为 0.21（> 0.05）。因此，组胺和胰蛋白酶这两项指标在两种血液代用品输注组与 LR 对照组间并无显著统计学差异。

四、储存稳定性和巴氏消毒法

不同于红细胞或溶液剂型，冻干粉剂可采用巴氏消毒法加热到 70℃ 维持 2h，从而可保持较好的酶活性，如 CA 974%、SOD 1002.5% 和 CAT 63.84%[13]。在交联过程中加入更多过氧化氢酶可在巴氏消毒法后维持同样的酶活性。还需要更多研究来探讨在这一冻干粉剂产品的制备过程中，在交联和超滤等步骤之后，增加巴氏消毒法这一步的潜在用途。该步骤可让其中的感染性物质彻底失活或清除。FDA 已批准此类消毒方法在 Poly-Hb 中的应用。

不同温度下的稳定性

同种异体捐献的红细胞

最长容许储存时间

20～25℃	4℃
1 天	42 天

Poly-［Hb-SOD-CAT-CA］溶液

酶活性半衰期

	20～25℃	4℃
CAT	172 天	380 天
SOD	92 天	198 天
CA	51 天	231 天

Poly-[Hb-SOD-CAT-CA]冻干粉剂		
存放 320 天后酶活性比例		
	20～25℃	4℃
CAT	73%	85%
SOD	67%	76%
CA	73%	85%

第四节 红细胞酶的来源与提取成本

以商业途径纯化的酶非常昂贵。我们的研究提出了一种创新性方法，可由同一批红细胞中同时提取 RBC 酶如 SOD、CAT 和 CA[14]。

该方法减少对昂贵商业化酶的需求，可在未来实现高性价比的、兼具红细胞三大功能的增强型 Poly-[Hb-SOD-CAT-CA] 的大规模生产。我们已探究出这一过程的最佳磷酸缓冲液浓度，使得提纯之后 SOD、CAT、CA 的酶活性能够有效恢复[14]。

酶提取后通过不同浓度配比，能够将 Poly-[Hb-SOD-CAT-CA] 的含量提高到天然红细胞的 2 倍、4 倍甚至 6 倍。当所需的 Poly-[Hb-SOD-CAT-CA] 中酶含量浓度与天然红细胞相等时，可直接使用红细胞而不需要提取酶。同时这种创新的提取方法[14]为我们拓宽提取红细胞酶的红细胞来源，包括废弃的或感染的同种异体血红细胞、提取干细胞后的胎盘红细胞、牛源性或其他来源红细胞。另外，也可将重组酶、生物工程酶作为提取来源。

第五节 不同方法的比较

治疗水平的发展是一个循序渐进的过程，当下，我们已经积累了比以往更多的经验和认识。我们可以量身定做各种血液代用品，从简单的氧载体，到复杂的纳米生物药剂（表 19-1）。然而，如果在治疗某种疾病时仅需要单纯的氧载体，此时选用复合型的纳米生物药剂性价比会降低。但是，当有指征使用复合型纳米生物药剂，也应及时选用。表 19-1 简要总结了 Poly-Hb、Poly-[Hb-SOD-CAT]、Poly-[Hb-SOD-CAT-CA] 与天然红细胞的差异。

第六节 潜在价值

在正常情况下，捐献的血液是血液的最佳方案替代品，但：

（1）自然传染性流行病（HIV、Ebola、Zika 病毒和 COVID-19 等）和人为流行病如人祸（恐怖主义、战争）可导致同种异体血制品受感染或供血者因特殊疾病接触史而失去献血资格。与天然红细胞或溶液型 HBOCs 不同的是，Poly-[Hb-SOD-CAT-CA] 的冻干粉剂在超滤、戊二醛交联后可用巴氏消毒法加热[13]。FDA 已批准这一无菌方法中在 Poly-Hb 制备中的应用。

（2）意外事故、自然灾害、恐怖主义事件和战争中常见急需输血的严重失血病例，此类伤员往往等不及送往医院做血型检测，在前线或偏远地区尤其如此。与天然红细胞不同的是，Poly-[Hb-SOD-CAT-CA] 和其他类型的 HBOCs 上无血型抗体，可在灾难现场直接应用。

（3）发生严重失血性休克时，在获得血液替代治疗前通常有 60 min 的安全时间窗，超过此范围可能发生诸如不可逆的休克等问题。我们的动物试验提示，增强红细胞功能的 Poly-[Hb-SOD-CAT-CA] 可延长这一安全时间窗。

（4）动脉血管阻塞可诱发心肌梗死和脑卒中。与呈颗粒状的红细胞不同的是，溶液型的纳米生物药剂更容易透过部分受阻的血管到达心脏和脑，进行供氧并清除二氧化碳。此外，纳米粒子中强化的抗氧化酶（SOD 和 CAT）可有效清除氧自由基，预防复流组织中的缺血再灌注损伤。

（5）红细胞需要在冰箱储存，因此更难以在受灾地区、前线和遥远地区环境中运输、保存。我们的结果提示 Poly-[Hb-SOD-CAT-CA] 溶液可在室温下保存 40 天以上，而红细胞在室温下只能储存 1 天。冻干粉剂能在 4℃冰箱保存长达 320 天，而这一条件下红细胞大约只能保存 42 天。

表19-1 Poly-Hb、Poly-SFHb、Poly-[Hb-SOD-CAT]、Poly-[Hb-SOD-CAT-CA]与RBCs对比。From Chang[15] with copyright permission

特性	天然RBC	Poly-[Hb-SOD-CAT-CA]	Poly-[Hb-SOD-CAT]	Poly-Hb	Poly-SFHb
运输氧	7 μm	可溶：在部分动脉阻塞时优化灌注	可溶：在部分动脉阻塞时优化灌注	可溶性氧载体	可溶性氧载体
清除氧、自由基	7 μm 红细胞内酶	3～6倍的强化抗氧化酶活性；更好清除氧自由基	3～6倍的强化抗氧化酶活性；更好清除氧自由基	—	未强化的红细胞酶类
运输二氧化碳	7 μm 红细胞内酶	3～6倍的强化碳酸酐酶活性；更好清除氧自由基	—	—	未强化的红细胞酶类
储存稳定性	悬液，20℃可存放小于1天，4℃可存放42天	冻干粉剂20℃可存放320天，4℃可存放超过320天	冻干粉剂20℃可存放320天，4℃可存放超过320天	溶液在20℃可存放超过2年	冻干粉剂20℃可存放320天，4℃可存放超过320天
血型	除O型之外，均需要交叉配血与血型鉴定	无相关信息	无相关信息	无相关信息	无相关信息
加热消毒	不耐受	冻干粉剂可行	冻干粉剂可行	冻干粉剂可行	冻干粉剂可行
来源	限制人群来源	可来源于人源或非人源材料	可来源于人源或非人源材料	可来源于人源或非人源材料	可来源于人源或非人源材料
在循环中停留时间和应用场景	异体血：30天对部分长期红细胞替代治疗案例更佳；在严重持续失血性休克和缺血再灌注中值得商榷	1～2天紧急情况下使用；治疗中需要增强红细胞功能，例如严重持续失血性休克和缺血再灌注	1～2天紧急情况下使用；治疗中需要增强抗氧化功能，例如缺血再灌注	1～2天紧急情况下使用；治疗中仅需要增强运输氧能力	1～2天紧急情况下使用；治疗中仅需要与红细胞相同的酶活性；与红细胞类似，在严重持续失血性休克和缺血再灌注中值得商榷

注：RBC：红细胞；
Poly-[Hb-SOD-CAT-CA]：聚血红蛋白-超氧化物歧化酶-过氧化氢酶-碳酸酐酶复合物；
Poly-[Hb-SOD-CAT]：聚血红蛋白-超氧化物歧化酶-过氧化氢酶复合物；
Poly-Hb：聚血红蛋白；
Poly-SFHb：聚无基质血红蛋白，或去除基质的RBC总含量

第七节　总结和结论性表述

在临床医疗中，并没有适用于任何场合的一条万全之策。在某些情况下，仅选用生理盐水类晶体液或胶体液作为血浆扩容代用品即可。当临床上仅需要使用如Poly-Hb这样的单纯氧载体时，则无需使用更复杂、更昂贵的Poly-[Hb-SOD-CAT-CA]。在某些情况下，只需要具有抗氧化活性的氧载体。还有一些临床场景中仅需选用与红细胞活性相当的代用品Poly-SFHb。而在持续的严重失血性休克中，即使输注红细胞也不足以预防不可逆性休克的发生，此时可能需要加用具备增强红细胞三种功能的Poly-[Hb-SOD-CAT-CA]。

HBOCs向临床使用的转化过程非常耗时，我们应吸取教训，不要等到下一次危机发生之后才后知后觉地着手研究。我们还应探究如何将动物实验的结果更好地应用于临床患者中。另外，我们应着眼于生物治疗的未来，这一领域正在快速发展，且正如其他作者于本书其余章节所述，充满无限可能[17-19]。

要点

- 一种可溶性纳米生物药剂，Poly-[Hb-SOD-CAT-CA]，兼具增强的红细胞三大功能：运输氧、清除

氧自由基和运输二氧化碳。目前我们可将聚合体中酶的浓度提升到普通红细胞的 2 倍、4 倍、6 倍。
- 在失血量达 2/3 血容量、维持 90 min 的大鼠失血性休克模型中，纳米生物药剂比全血更有效促进细胞内 PCO_2、心肌缺血的恢复，改善血乳酸、肌钙蛋白水平，以及心脏和小肠的组织病理性损伤的恢复。
- 以 5% 血容量连续 4 周静脉输注负荷量后，再进行 30% 血容量的血容量置换，未出现安全性事件或不良免疫反应、过敏反应等。
- 冻干粉剂在 4℃ 条件可保存 1 年（相比之下红细胞仅可保存 42 天），室温下可存放 300 天（此条件下红细胞仅可存放 1 天）。与天然红细胞或者溶液型纳米生物制剂不同的是，冻干粉剂可经过巴氏消毒法加热并保持酶活性。
- 我们还开发了从红细胞中提取所需活性酶的低成本方法。

声明

此章节中的资料来源于作者所发表文献[11, 13-14, 16]中的图文，包括 *Artificial Cells, Nanomedicine and Biotechnology*（Taylor & Francis 出版社）杂志，已获得版权。

该领域中作者的研究获得加拿大健康研究所的资助，以及加拿大血液服务与加拿大健康研究所的联合资助。以上机构均为加拿大政府直属的非营利性组织。文献中的观点仅为作者所有，不一定代表资助机构或加拿大政府的观点。

该研究正由一家公司参与研发，并聘请作者作为顾问。

参考文献

1. Chang TMS. Semipermeable microcapsules. Science. 1964;146:524–5.
2. Chang TMS. Stabilisation of enzymes by microencapsulation with a concentrated protein solution or by microencapsulation followed by cross-linking with glutaraldehyde. Biochem Biophys Res Commun. 1971;44:1531–6.
3. Keipert PE, Chang TMS. Pyridoxylated polyhemoglobin as a blood substitute for resuscitation of lethal hemorrhagic shock in conscious rats. Biomat Med Dev Artif Organs. 1985;13:1–15.
4. Chang TMS. Monograph on ARTIFICIAL CELLS: biotechnology, nanotechnology, blood substitutes, regenerative medicine, bio- encapsulation, cell/stem cell therapy. World Scientific Publisher/Imperial College Press; 2007. 435 pages. http://www.medicine.mcgill.ca/artcell/2007%20ebook%20artcell%20web.pdf.
5. Mer M, Hodgson E, Lee W, Jacobson B, Levien L, Snyman J, Sussman MJ, James M, van Gelder A, Allgaier R, Jahr JS. Hemoglobin glutamer-250 (bovine) in South Africa: consensus usage guidelines from clinician experts who have treated patients. Transfusion. 2016;56(10):2631–2636009.
6. Moore E, Moore FA, Fabian TC, Bernard AC, Fulda GJ, Hoyt DB, et al. Human polymerized hemoglobin for the treatment of hemorrhagic shock when blood is unavailable: the USA multicenter trial. J Am Coll Surg. 2009;208:1–13.
7. D'Agnillo F, Chang TMS. PolyHb-superoxide dismutase-catalase as a blood substitute with antioxidant properties. Nat Biotechnol. 1998;16:667–71.
8. Ma L, Hsia CJ. Polynitroxylated Hb as a multifunctional therapeutic for critical care and transfusion medicine. In: Chang TMS, editor. Selected topics in nanomedicine. Singapore: World Science Publisher/Imperial College Press; 2013. p. 169–94.
9. Sims C, Seigne P, Menconi M, Monarca J, Barlow C, Pettit J, Puyana JC. Skeletal muscle acidosis correlates with the severity of blood volume loss during shock and resuscitation. J Trauma. 2001;51:1137–46.
10. Tronstad C, Pischke SE, Holhjem L, Tonnessen TI, Martinsen OG, Grimnes S. Early detection of cardiac ischemia using a conductometric PCO 2 sensor: real-time drift correction and parameterization. Physiol Meas. 2010;31:1241–55.
11. Bian Y, TMS C. A novel nanobiotherapeutical Poly-[hemoglobin-superoxide dismutase-catalase-carbonic anhydrase] with no cardiac toxicity for the resuscitation of a 90 minutes sustained severe hemorrhagic shock rat model with 2/3 blood volume loss Artificial Cells. Nanomed Biotechnol. 2015;43(1):1–9.
12. Guo C, Chang TMS. Long term safety and immunological effects of a nanobiotherapeutic, bovine poly-[hemoglobin-catalase-superoxide dismutase-carbonic anhydrase], after four weekly 5% blood volume top-loading followed by a challenge of 30% exchange transfusion. Artif Cells Nanomed Biotechnol. 2018;46(7):1349–63.
13. Bian Y, Guo C, Chang TMS. Temperature stability of Poly-[hemoglobin-superoxide dismutase–catalase- carbonic anhydrase] in the form of a solution or in the lyophilized form during storage at −80 °C, 4 °C, 25 °C and 37 °C or pasteurization at 70 °C. Artif Cells Nanomed Biotechnol. 2016;44:41–7.
14. Guo C, Gynn M, Chang. Extraction of superoxide dismutase, catalase and carbonic anhydrase from stroma-free red blood cell hemolysate for the preparation of the nanobiotechnological complex of polyhemoglobin-superoxide dismutase-catalase- carbonic anhydrase, journal artificial cells. Nanomed Biotechnol. 2015;43(3):157–62.
15. Chang TMS. Translational feasibility of soluble nanobiotherapeutics with enhanced red blood cell functions. Artif Cells Nanomed Biotechnol. 2017;45:671–6.
16. Wong N, Chang TMS. PolyHb-fibrinogen: a novel blood substitutes with platelet- like activity for extreme hemodilution. Artif Cells Blood Substit Biotechnol. 2007;35:481–9.
17. Chang TMS. ARTIFICIAL CELL evolves into nanomedcine, biotherapeutics, blood substitutes, drug delivery, enzyme/gene therapy, cancer therapy, cell/stem cell therapy, nanoparticles, liposomes, bioencapsulation, replicating synthetic cells, cell encapsulation/scaffold, biosorbent/immunosorbent hemoperfusion/plasmapheresis, regenerative medicine, encapsulated microbe, nanobiotechnology, nanotechnology. Artif Cells Nanomed Biotechnol. 2019;47(1):997–1013.
18. TMS C, Bülow L, Jahr J, Saika H, Yang CM, editors. Nanobiotherapeutic based blood substitutes. Singapore: World Science Publisher; 2021.
19. Related websites: www.artcell.mcgill.ca, www.artificialcell.info.

20 氧气治疗设计的范式转变：来自镰状细胞病转基因小鼠模型研究的新见解

——超级血浆扩容与血液代用品高氧亲和力的协同作用

Seetharama Acharya，Craig Branch，Amy G. Tsai，Marcos Intaglietta
姚媛媛 译，严 敏 审校

缩略词

BOLD	Blood oxygen level dependent	血氧水平依赖性
CBF	Cerebral blood flow	脑血流
EAF	Extension Arm Facilitated	便利拓展臂
FCD	Functional Capillary Density	功能毛细血管密度
Hb	Human hemoglobin	血红蛋白
MAP	Mean arterial pressure	平均动脉压
MP	Maleimide PEG modified Hb	顺丁烯二酰亚胺-PEG 修饰 Hb
MP4	Maleimide PEG modified Hb, constituted as a 4 gm % solution	4 gm% 的马来酰亚胺-PEG 修饰 Hb
MP8	Maleimide PEG modified Hb, constituted as 8 gm % solution	8 gm% 的马来酰亚胺-PEG 修饰 Hb
MRI	Magnetic resonance imaging	磁共振成像
PEG（polyethylene glycol），PEGylation-conjugation of PEG-chains P5K2、P10K2、P5K4、P3K6、P5K6	The PEG-Hb conjugates studied here has been defined by the general formula PxKy, where 'P' represents PEG chain of mass 'x' in kilo daltons, and K represents number of copies represented by 'y' conjugated to a given Hb molecule	这里研究的 PEG-Hb 共轭物由一般公式 PxKy 定义，其中"P"表示质量"x"的 PEG 链，单位为千道尔顿，"K"表示由共轭到给定 Hb 分子的"y"表示的拷贝数
RBC	Red blood Cells	红细胞

第一节 引言

红细胞（RBCs）在氧运输（oxygen delivery）过程中承担着双重作用，它将氧气从肺部输送到组织中，并通过血液剪切稀释调节血液循环或微循环，从而实现充分的氧运输[1]。而作为氧气治疗剂的血红蛋白衍生物，其氧亲和力与红细胞中血红蛋白的相当或更低，重点在于提高血液的携氧能力，以补偿失血或贫血（anemia）。血液和红细胞内血红蛋白的多种内在特性，可以调节循环系统的高压/低压水平，从而优化氧运输。在设计聚乙二醇血红蛋白（PEGylated Hb，或 PEG-Hb）作为非高压溶剂时，我们改变了最初的设计模式，将血红蛋白高氧亲和力的潜在优势，与胶体血浆扩容剂在贫血情况下可改善灌注的内在优势相结合，设计了新的氧气疗法来减轻非细胞血红蛋白介导的血管收缩。这个设计方案需要利用较低量的氧气治疗，并且代表了设计模式的范式转变。

在本章节中，我们重点尝试用设计的分子来模拟红细胞在循环中的双重作用。在此，我们回顾了在新型氧气治疗中具有双重类红细胞特性的新型治疗策略的发展。该类新型氧气治疗策略代表了新型生物材料——纳米级氧气泵（nano-oxygen pumps）的应用，当血液中的血红蛋白水平（血细胞比容）下降到输血阈值或以下时，它可促进肺内红细胞中血红蛋白的氧合作用，提高组织中红细胞氧输送的效率。关于贫血治疗的最新指南建议，使用较低数量（剂量）的新型半合成生物材料，而不是使用传统低氧亲和力氧气治疗法中所采用的较大剂量补偿失血或贫血。这种范式转变是必要的，因为新型高氧亲和力生物材料不仅可以通过更好地从组织中的红细胞提取氧气来增加组织的氧合，还可以释放血管舒张剂 NO。因此，纳米级氧气泵增加的组织氧合（tissue oxygenation）类似于正常血细胞比容水平时红细胞的正常氧合，该氧合水平是通过改善氧气提取达到的，而非血液代用品预期所能达到的预期效果。因此，这些纳米级氧气泵具有改善灌注/微循环，促进氧提取的自动激活机制。除此之外，纳米泵可以增加肺内的氧饱和度（oxygen-saturation），从而提高红细胞内血红蛋白因贫血而降低的携氧能力，这与旧范式通过增加循环系统的携氧能力（以完全或部分恢复失去的携氧能力）以增加氧输送的方法截然不同。

新型 PEGylated Hbs 的发展对这些新概念有了进一步的阐述。Einstein 公司开发了一个新的蛋白质聚乙二醇化（Pegylation）平台，称为延长臂促进（extension arm facilitated，EAF）聚乙二醇化（EAF PEGylation）。该平台实质上是一种促进蛋白质巯基化的聚乙二醇化方案[2-3]。该平台的第一个产物是 EAF P5K6 血红蛋白，含有 6 个拷贝（K）的聚乙二醇酯，用字母 P 表示，质量为 5000。Sangart 版本的六聚乙二醇血红蛋白被称为马来酰亚胺聚乙二醇化人血红蛋白（MP），商品名为 Hemospan（关于该平台的完整描述详见下文）。4 gm % 的 Hemospan 溶液称为 MP4，8 gm % 的 Hemospan 溶液称为 MP8，但常用的剂型是 MP4。需要注意的是，MP4 中的血红蛋白浓度至少比以往氧气疗法中的浓度低三倍。在 EAF P5K6 血红蛋白中，有两条聚乙二醇 -5K 链直接结合到 Cys-93（β）上，其余部分则与建立在血红蛋白的 3- 氨基基团上的延长臂结合。P5K2 血红蛋白是一种 Cys-93（β）上直接连接了 2 个聚乙二醇 5K 拷贝的二聚乙二醇血红蛋白。P10K2 血红蛋白是利用马来酰亚胺聚乙二醇 -10,000 代替马来酰亚胺聚乙二醇 -5000 生成的二聚乙二醇血红蛋白。EAF P3K6 血红蛋白是利用马来酰亚胺聚乙二醇 -3000 通过延长臂化学生成的新版本的六聚乙二醇血红蛋白，具有更小的聚乙二醇壳。本章将对该方面进行详细讨论。

第二节 EAF P5K6 Hb 及其原型 Hemospan 作为携氧胶体血浆扩容剂的研制

在设计新型的氧气治疗药物 PEGylated Hb 时，Einstein 以血红蛋白衍生物的以下结构和功能特性作为研发的指导原则，并由此引发了将聚乙二醇链与蛋白质结合的延长臂促进聚乙二醇化平台的设计（图 20-1）。

（1）设计了一种新的聚乙二醇化方案来修饰血红蛋白，使其对血红蛋白的水合层引起的扰动非常有限，并且不会削弱四聚体的二聚体间相互作用。此外，其既不干扰分子的整体表面电荷，也不减弱

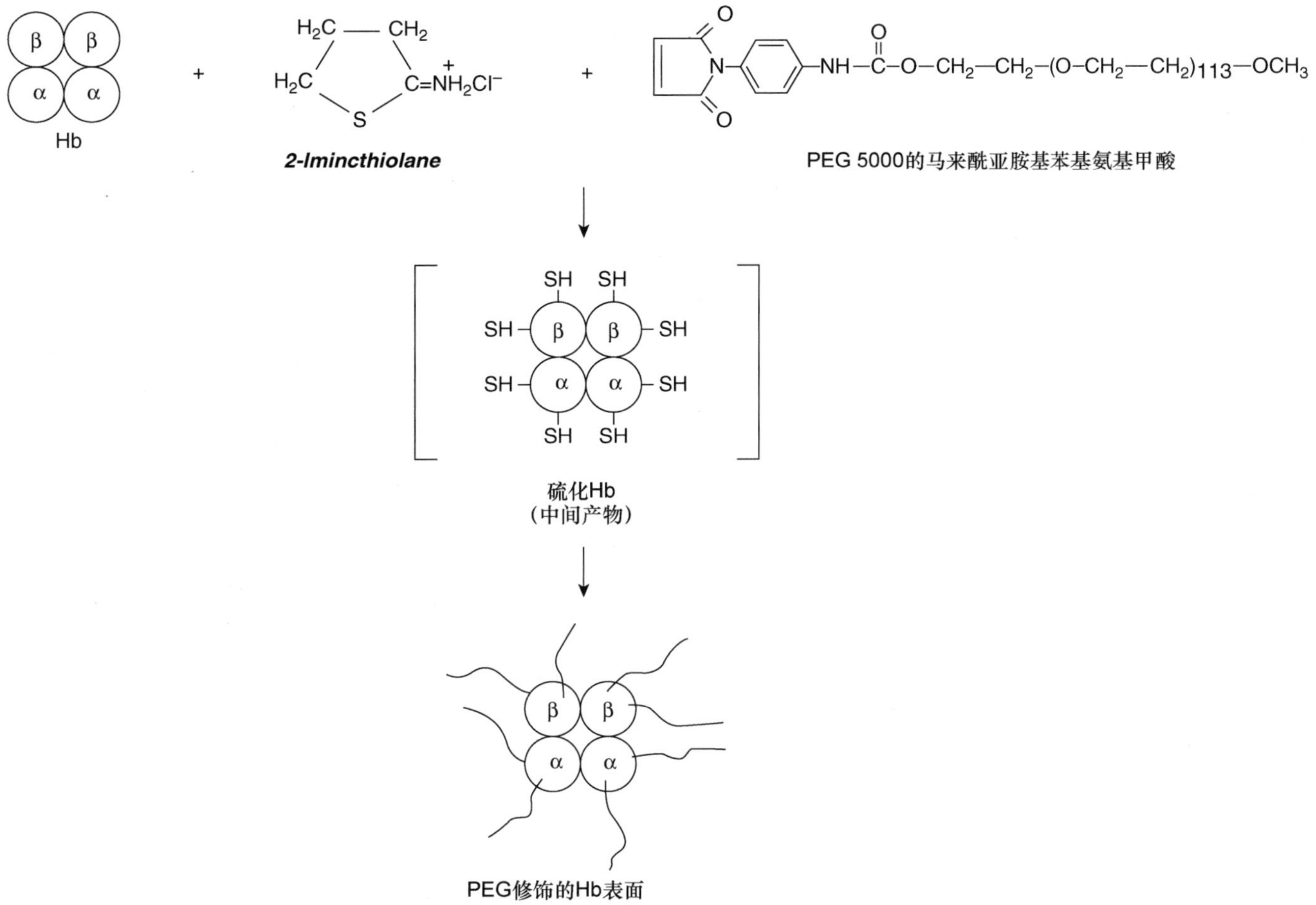

Hb + 2-Imincthiolane + PEG 5000的马来酰亚胺基苯基氨基甲酸

硫化Hb（中间产物）

PEG修饰的Hb表面

图 20-1 延长臂化学促进聚乙二醇化示意图

血红蛋白的二聚体内或二聚体间的相互作用。通过一种新型的延长臂促进聚乙二醇化，使具有 6 拷贝聚乙二醇 -5K 链的血红蛋白六聚乙二醇化，EAF P5K6 血红蛋白平台似乎可以完成所有这些结构方面的设计[2-3]。

（2）聚乙二醇化的分子具有与 3～4 个拷贝的四聚体血红蛋白单元聚合形式相似的流体力学体积，从而避免了循环中的外渗。虽然聚乙二醇修饰的血红蛋白总质量只有 30K，但经延长臂促进聚乙二醇化修饰的 6 个拷贝的聚乙二醇 -5K 链修饰的血红蛋白（EAF P5K6 血红蛋白）表面分子半径约为 6.5 nm。虽然二者的平均流体力学体积相似，但 EAF P5K6 血红蛋白在分子筛色谱上的洗脱图形比聚合牛血红蛋白（polymerized bovine hemoglobin, polyBHb）更清晰。

（3）由于红细胞剪切稀释减少，失血引起的血细胞比容降低具有内在的血管收缩作用；然而，这种血细胞比容降低引起的血管收缩，可以被黏度在 2.8cp 左右的常规胶体血浆扩容剂部分补偿或减弱，甚至可以通过黏度接近血液（5cp）或高于 5.0（Supra 血浆代用品）的胶体血浆扩容剂进行更好的补偿。

（4）先前设计的氧气疗法是与红细胞亲和力相当或更低的低氧亲和力血红蛋白。它们会在小动脉水平早期释放氧气，导致血管收缩，从而限制微循环灌注。相比之下，PEGylated Hb 通常是高氧亲和力血红蛋白，因此被选择应用于将氧气靶向输送到体内低氧区域。蛋白质聚乙二醇化后具有黏性，因此可以在一定程度上补偿血红蛋白的血管收缩活性。PEGylated Hb 及其原型聚乙二醇白蛋白是一种新型的具有有序和无序区的半合成混合生物聚合物，具有产生非高血压胶体血浆扩容剂的新的分子性质，代表了一种模拟红细胞某些特性的新型氧气治疗法。

第三节 延长臂化学修饰的 Hb 聚乙二醇化二聚体间的相互作用

早期氧气治疗的本质，是分子内交联的血红蛋白，通过类似链之间的交联，即四聚体的αβ-二聚体或聚合物血红蛋白之间的交联，以避免肾毒性（nephrotoxicity）。未交联血红蛋白的直接聚乙二醇化可减弱四聚体血红蛋白的二聚体间相互作用，正如 Enzon PEG-Hb 所示，Enzon 是一种聚乙二醇化牛 Hb，具有10个拷贝的聚乙二醇-5K链。然而，Enzon PEG-Hb 的肾毒性很小，表明聚乙二醇化的αβ-二聚体不易通过肾脏过滤。我们比较了聚乙二醇化对对人血红蛋白二聚体间相互作用的六聚乙二醇血红蛋白（用聚乙二醇-5K进行聚乙醇化的 Hb）的影响。带有聚乙二醇-5K的六聚乙二醇血红蛋白以聚乙二醇化化学依赖的方式减弱二聚体间的相互作用[4-6]。在一个六聚乙二醇化的血红蛋白样本中，平均含有3条聚乙二醇-5K链的聚乙二醇化αβ-二聚体（αβ-二聚体的分子量为48K，低于四聚体血红蛋白）的流体力学体积明显大于分子内交联的血红蛋白，即结合到血红蛋白上的聚乙二醇链基本上是无序的。因此，含有6条或更多聚乙二醇-5K链的 PEGylated Hb 几乎没有肾毒性。随着聚乙二醇化过程中二聚体间相互作用减弱，直接聚乙二醇化增加了氧亲和力并且消除了协同作用。

在上述介绍的延长臂促进聚乙二醇化过程中，6条聚乙二醇链的其中2条通过侧链功能直接与血红蛋白结合，Cys-93（β）的巯基和其余4条聚乙二醇链结合于血红蛋白表面氨基引入的延伸体的巯基上[7]。在 EAF PEGylated Hb 的过程中，可以将 Cys-93（β）的巯基以混合二硫化物的形式进行可逆保护，生成 EAF PEGylated Hb，其中所有的聚乙二醇链仅通过延长臂上的巯基[5-6]或通过脱氧构象[2,7]进行共轭反应。

相反，在 EAF P5K6 Hb 中，血红蛋白分子间的相互作用的强度基本保持不变（图20-2）。Cys-93（β）上聚乙二醇化的缺失并不会显著增加 PEGylated Hb 的稳定性。本研究选择 EAF P5K6 血红蛋白作为最佳分子的原因有：①分子的整体稳定性；②高氧亲和力；③显著的协同水平；④无波尔效应。而 EAF P5K6 Hb 的众多分子及功能特性，都与按照氧气治疗设计的旧模式下血液代用品的所需特性相悖。

Winslow 详细讨论了聚乙二醇化诱导的血浆扩容剂类似 PEGylated Hb 特性的潜在优势，以及在其氧气治疗中的高氧亲和力[8]。EAF P5K6 血红蛋白溶液黏

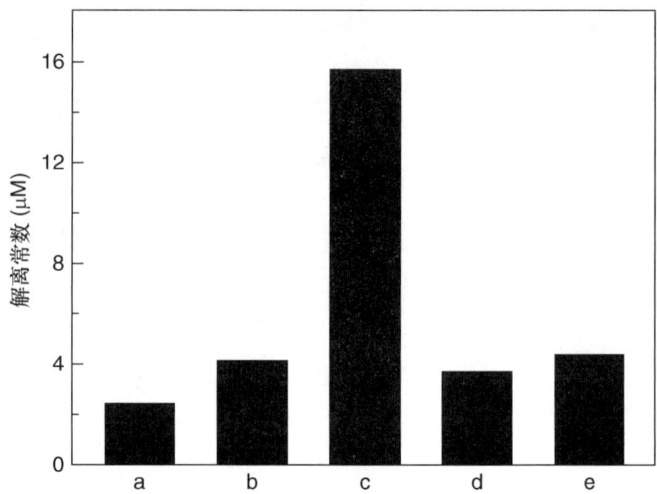

图20-2 EAF-聚乙二醇血红蛋白的四聚体-二聚体解离常数。血红蛋白 A（a），含游离 Cys-93（β）的聚乙二醇血红蛋白（b），无游离 Cys-93（β）的聚乙二醇血红蛋白（c），亚氨基硫烷存在下游离 Cys-93（β）修饰的血红蛋白-NEM（d），亚氨基硫烷存在下无游离 Cys-93（β）修饰的血红蛋白-NEM（e）装载在 Superose 12 柱上进行解离常数的测定

度随蛋白质浓度变化而变化，当其浓度为 4 gm% 时，EAF P5K6 Hb 溶液的黏度与传统的胶体血浆扩容剂相当。4 gm% 的 EAF P5K6 Hb 的黏度约为 2cp，略低于传统胶体血浆扩容剂的黏度。

需要注意的是，4 gm% EAF P5K6 Hb 溶液中的血红蛋白浓度显著低于按照旧模式设计的血液代用品；后者由 12 gm% 或更高浓度的溶液组成。鉴于 PEGylated Hb 的高氧亲和力以及 EAF P5K6 Hb 在所设计产品溶液中的较低浓度，PEGylated Hb 的氧运输能力在科学界一直存在着显著的争议。

第四节 Hemospan（Mp4）在 III 期临床试验中无毒性，但并不优于传统胶体血浆扩容剂

Sangart 从 Einstein 获得了 Hb EAF 六聚乙二醇化平台研究的许可，并开发了商品名为 Haemspan 血液代用品[9]。

然而，Sangart 在准备制备 Haemspan 时，在 Einstein 授权的平台上引入了两项重大改变。第一，Sangart 不使用色谱纯化的血红蛋白，而是使用从血库中的过期血液中制备的无基质血红蛋白。第二，Sangart 利用两步法进行延长臂促进聚乙二醇化，而

不是被认为更佳的一步法。无基质血红蛋白首先与蛋白浓度为 1 mM 的亚氨基硫烷反应（在 Einstein 一步法平台中，血红蛋白在 0.5 mM 浓度时发生反应），然后与聚乙二醇 -5K 马来酰亚胺混合。两步法的主要局限性有：①由于蛋白浓度较高，血红蛋白的巯基化水平较高；②巯基化反应是在缺乏聚乙二醇马来酰亚胺的含氧条件下进行。因此，在两步法聚乙二醇化过程中，预期在血红蛋白上产生的巯基会一定程度上被空气氧化，并在将聚乙二醇马来酰亚胺作为延长臂促进聚乙二醇化的第二步加入反应混合物中之前，还会发生分子间和（或）分子内交联。在一步法平台中，巯基化反应在聚乙二醇马来酰亚胺存在下完成，并且巯基在原位生成时与聚乙二醇马来酰亚胺发生反应。

与 EAF P5K6 Hb 的 6 条聚乙二醇 -5K 链相比，无基质血红蛋白产生的 Hemospan 携带了近 8 个拷贝的聚乙二醇 -5K 链[9]，分子半径约为 10 nm。与 EAF P5K6 Hb 相比，Hemospan 具有更高的氧亲和力，并且无任何协同性。在 4 gm/dl（MP4）时的黏度约为 2.2 cp，显著高于 4 gm % EAF P5K6 血红蛋白。在 8 gm/dl（MP8）时黏度约为 5.2cp，与血液黏度相当。根据具有依数性的溶液胶体渗透压计算得到 Hemospan 的分子半径。根据分子的动态光散射特性计算得到 EAF P5K6 Hb 的分子半径。考虑到 EAF P5K6 Hb 的相互作用与天然血红蛋白相似，计算得到的 Hemospan 分子半径较高，表明两步法制备的 EAF PEGylated Hb 中存在一些聚乙二醇化的二聚体。

从积极的一面来看，Hemospan 在临床试验中基本没有血红蛋白依赖性毒性。在骨科手术患者的Ⅲ期临床试验中，在死亡率方面，Hemospan 与胶体血浆扩容剂表现相当；随后，由于 Hemospan 作为胶体血浆扩容剂成本高昂，Sangart 并未将其作为药物进行监管审批。然而，临床试验数据表明，与胶体血浆扩容剂羟乙基淀粉相比，Hemospan 的优势有：①低血压发生次数较少，②低血压持续时间较短。研究数据表明，Hemospan 可能通过将氧气靶向输送到缺氧区域，或者通过 MP4 的超血浆扩容剂活性（见下文）提供更好的保护作用，这也是设计该分子的主要目标。

因此，Sangart 正在推进与此前试验终点不同的临床试验。通过之后乳酸生成的变化来减少缺血介导的效应。尽管Ⅱ期试验取得了积极成果，但 Sangart 无法筹集到资金进行Ⅲ期临床试验，因此将专利返还给 Einstein 并停止运营。因此，一个尚未解决的问题是，在Ⅲ期临床试验中，有高氧亲和力的 4 gm % MP4 溶液（低水平的血红蛋白或极低水平的高携氧能力）是否导致 Hemospan 与羟乙基淀粉相比缺乏治疗效果，或是 EAF P5K6 Hb 的设计是否得到了适当的调整以实现改善的氧输送。

第五节 EAF P5K6 Hb 是一种半合成胶体超级血浆扩容剂

如上所述，由血细胞比容降低（或贫血）引起的血管收缩效应可被传统的胶体血浆扩容剂如右旋糖酐（Dextran）70，抵消至一定水平。出人意料地是，在仓鼠重度血液稀释模型中（血细胞比容 11%，重度贫血）检测 EAF P5K6 Hb（或 MP4）时，观察到的功能毛细血管密度和血流量显著优于传统的胶体血浆扩容剂，如 6 gm %（2.8 cp）的右旋糖酐 70（表 20-1）。另一方面，EAF P5K6 Hb 不如 6 gm %（5.2cp）的超级血浆扩容剂右旋糖酐 500 表现优异。其功能性毛细血管密度增加和高血流量来源于超级血浆扩容剂的血管舒张作用。高密度胶体血浆扩容剂的血管舒张作用归因于血液剪切稀释的增加，以及由此引起的内皮细胞内固有 NO 生成的增加。考虑到 4 gm % MP4（或 EAF P5K6 Hb）的黏度低于右旋糖酐 70，其超级血浆扩容活性显然是源于这种半合成结合蛋白的某些独特结构。这种半合成超级血浆扩容剂的示意图如图 20-3 所示。中心蛋白质核是一种致密折叠的蛋白质，其密度高于外层设计的聚乙二醇壳，并且聚乙二醇壳通过延长臂区置于蛋白质的水化层外。本质上无序的聚乙二醇链提供了一定程度的柔韧性（改变形状的能力）作为流体静压功能，即这些半合成分子被赋予了一定程度的假塑性。值得注意的是，假塑性是红细胞的固有特性。因此，这些置于血浆中的半合成纳米材料属于"微型红细胞"，即携氧纳米颗粒（分子半径约为 6～7 nM）。EAF P5K6 Hb 的假塑性和高氧亲和力使其区别于被设计为氧气治疗剂的聚合血红蛋白，尽管二者可能具有几乎相近的流体力学体积。

表 20-1　血红蛋白聚乙二醇化模式对微循环参数的影响

样本	FCD	血流（标准化到基线）	组织氧分压（mmHg）
Dextran 70	0.38	0.80	1.1
Dextran 500	0.71	1.20	1.6
P5K2 Hb	0.77	0.93	7.0
P10K2 Hb	0.79	0.95	6.4
P5K4 canine Hb	0.71	0.79	2.5
P5K4 rHb（αH20C）	0.62	0.69	6.1
MP4	0.68	0.62	1.8
MPs	0.71	0.55	4.1

注：FCD（functional capillary density）功能毛细血管密度；rHb（recombinant Hb），重组血红蛋白；αH20C（histidine at position 20 in α-globin mutated to Cysteine）α-珠蛋白第 20 位点 αH20C 组氨酸突变为半胱氨酸）；Sangart 溶液的 MP4 EAF P5K6 血红蛋白为 4 gm%），Sangart 溶液的 MP8 EAF P5K6 血红蛋白为 8 gm% 溶液

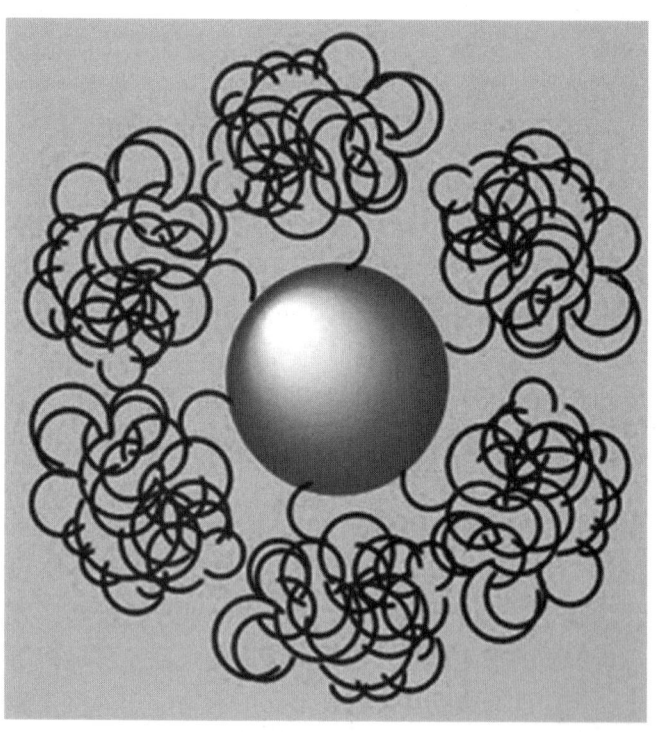

图 20-3　血红蛋白或白蛋白上的 6 个聚乙二醇 -5K 聚乙二醇壳的示意图。中心核代表多肽链排列紧密的蛋白质（血红蛋白或白蛋白），即原子排列紧密。与中心蛋白核相比，外层聚乙二醇壳的 6 条聚乙二醇链更加无序。外层聚乙二醇壳的质量仅占总质量 94K 中的 30K，尽管与质量为 64K 的蛋白质核相比占据了更多的空间。因此，聚乙二醇壳原子的堆积密度比蛋白质核的低。该分子两个区域的堆积密度差异使这些聚乙二醇化的分子在血液中具有一定程度的伪可塑性

第六节　超级血浆扩容剂在低血细胞比容情况下的组织氧合

在重度血液稀释时，使用右旋糖酐 500 观察到的超级血浆扩容并不伴随组织氧合水平的显著增加。右聚糖酐 500 无法改善组织氧合，反映了机体贫血水平，即系统（血细胞比容 11%，4 gm% 血红蛋白）的整体携氧能力太差（低），不能建立氧梯度，以促进氧气从红细胞通过血浆扩散到组织，即使在较高的表面积和血流量减少的情况下也是如此。

仓鼠血液重度稀释模型本质上是一种实验诱导的严重贫血，但循环系统已经通过用黏度约为 2.8 cp 的传统胶体血浆扩容剂代替丢失的血液而实现部分补偿/稳定之外。由于该系统接近临界携氧能力，因此该模型已成为模拟氧气治疗诱导的减轻或改善平均动脉压、微循环和组织氧合的良好系统。

MP4（4 gm% 的 Hemospan）是一种优于传统胶体血浆扩容剂（右旋糖酐 70）的超级血浆扩容剂，其优势体现在对功能毛细血管密度和微循环血流的改善方面。然而，其组织氧合作用仅略优于右旋糖酐 70（表 20-1）。另一方面，MP8（8 gm% 的 Hemospan）的黏度与右旋糖酐 500 相当，其微循环反应确实显著改善了组织氧合。值得注意的是，MP8 血浆中的血红蛋白浓度仅比 MP4 高 45% 左右，并非两倍。MP8 的胶体渗透压很高，因此该分子可诱导显著的自发灌注。这表明高氧亲和力 EAF P5K6 Hb 在严重贫血时具有输送氧气的内在潜力。

第七节　EAF 六聚乙二醇化诱导的白蛋白超级血浆扩容剂活性

EAF P5K6 白蛋白已作为 EAF P5K6 Hb 的原型，用于研究 EAF 六聚乙二醇化马来酰亚胺-苯基聚乙二醇 -5K 是否可以引发超级血浆扩容。值得注意的是，白蛋白和血红蛋白具有相似的分子大小，并且均为球状蛋白。事实上，4 gm% EAF P5K 白蛋白溶液的微循环反应与 MP4 相似，但是流速高于 Hemospan。4 gm% 的 Hemospan 类似 EAF P5K6 血红蛋白，有趣的是，它诱导内皮细胞产生 NO 的方式与高黏度右旋糖酐 500 大致相同[10]，可通过增加

血液的剪切稀释来实现。EAF 六聚乙二醇血红蛋白和白蛋白赋予这些蛋白的超级血浆扩容活性。通过 EAF 六聚乙二醇化结合高氧亲和力实现血红蛋白的超级血浆扩容活性，是本章讨论的氧气疗法设计中的主要的范式转变。

第八节 具有马来酰亚胺聚乙二醇修饰 Cys-93（β）位点的高氧亲和力血红蛋白的升压活性和组织氧合

分子内交联的血红蛋白，即双琥珀酰亚胺-聚乙二醇-10K-血红蛋白通过 Cys-93（β）使其交联剂（聚乙二醇链）的间隔臂位于血红蛋白的中心腔之外[2]，可被看作二聚乙二醇血红蛋白的同分异构体，在其 Cys-93（β）位点聚乙二醇化（P5K2 Hb）。二者表现为相似的高氧亲和力血红蛋白。有趣的是，通过体积排阻色谱法反映的双琥珀酰亚胺聚乙二醇-10000αα-反丁烯二酰基血红蛋白的流体力学体积小于双琥珀酰亚胺聚乙二醇-10000 血红蛋白，后者又小于 P5K2 Hb[11]。与分子内交联的血红蛋白，双琥珀酰亚胺-聚乙二醇-10K-血红蛋白相比，血红蛋白上游离末端的两条聚乙二醇-5K 拷贝链与间隔臂相比更无序。

在实验诱导的仓鼠重度贫血模型中，P5K2 血红蛋白在 4 gm % 时没有升压作用，即使它的黏度只有 1.4cp[11]，在重度血液稀释研究中，它也保持了良好的功能毛细血管密度和血流量[12]。在 4 g/dl 时，黏度仅在 1.4cp 左右的 P5K2 Hb 的功能毛细血管密度和血流量实际上远优于右旋糖酐 70 对照品（黏度约为 2.8cp）。并且值得注意的是，尽管血浆中 PEGylated Hb 的量仅约为 1 g，且仅占循环中血红蛋白总量的 20% 左右（约为 5 g/dl），高氧亲和力血红蛋白仍可改善组织氧合。总血红蛋白中近 4 g/dl 的血红蛋白来自红细胞。因此，在严重贫血的情况下，即使血浆中高氧亲和力 PEGylated Hb 的水平仅占循环中总血红蛋白的 20%，高氧亲和力 PEGylated Hb 仍可改善组织氧合。在重度血液稀释研究中，相当于仓鼠总失血量的 10%（约 8~10 g），已被血浆中的 P5K2 Hb 所取代。当 P5K2 Hb 存在于血浆中时，由功能性毛细血管密度和血流量反映的微循环，也优于右旋糖酐 70 对照组。与 P5K2 Hb 相比，具有两倍血红蛋白共轭的聚乙二醇质量的 P10K2 Hb 也得到了相同的结果。当组织氧合被显著改善时，PEGylated Hb 试液本身黏度的增加对微循环改善的作用很小，组织氧合的改善对微循环 / 灌注的调控的主导作用显而易见。

第九节 聚乙二醇血红蛋白的聚乙二醇化模式决定重度血液稀释过程中组织氧合的效率

仓鼠的高负荷实验发现，血红蛋白与马来酰亚胺对血红蛋白（P5K2 Hb，P10K2 Hb 或 P20K2 Hb）中 Cys-93（β）的反应性游离巯基的直接聚乙二醇化可减弱血红蛋白固有的血管收缩活性[11]，这与聚乙二醇质量共轭的反函数有关。EAF P5K6 聚乙二醇化血红蛋白的具有最佳的非升压活性，而 P20K2 Hb 对血管收缩活性的衰减最微弱。然而，与对照组未修饰的血红蛋白相比，携带有两个聚乙二醇-5K 链的血红蛋白表现出升压活性显著减弱[11]。尽管 EAF P5K6 Hb 与 P5K2 Hb 相比氧亲和力差异不大，二者的组织氧合水平差异显著。令人惊讶的是，在重度血液稀释研究中，我们发现功能毛细血管密度和血流（即微循环）与聚乙二醇化水平或氧亲和力无关。表明即使聚乙二醇化对氧亲和力的总体影响似乎很小，高氧亲和力聚乙二醇血红蛋白的组织氧合与血红蛋白聚乙二醇壳中聚乙二醇的数量成反比。

第十节 EAF P5K6 Hb 高氧亲和力聚乙二醇壳降低组织氧合效率

在重度血液稀释中，P5K2 Hb 表现的组织氧合效果优于超级血浆扩容剂右旋糖酐 500（表 20-1）。虽然这两种制剂的毛细血管功能密度相似，但右旋糖酐 500 具有更好的血流量。当仓鼠出现严重贫血（4 g Hb/dl）时，其循环系统的携氧能力显著降低（约 66%），超级血浆扩容剂本身无法显著改善向组织的氧输送。在重度血液稀释模型中，向血浆中加入 1 g/dl 的 P5K2 Hb（占总携氧能力的 20%）以增加循环的携氧能力，可改善组织氧合，而向血浆中加入等量的 MP4 未能达到同等治疗效果。另一方面，MP8 与右旋糖酐 500（具有相似的黏度）相比，MP8 在改善毛细血管功能密度方面与 MP4 效果相当，但血流量明显低于右旋糖酐 500。尽管其不如 P5K2 Hb 有效，但 MP8 改善组织氧合效果优于右旋糖酐 500。因此，至少在重度贫血时，高氧亲和力 PEGylated Hb 的组织氧合作用并不仅仅是血浆携氧能力的反映。

P5K2 Hb 增加的氧亲和力本质上是 Cys-93（β）上马来酰亚胺的修饰作用，而马来酰亚胺部分聚乙二醇链在增加氧亲和力方面的作用似乎是微小的。另一方面，由于聚乙二醇链的多个拷贝与血红蛋白结合，并且在血红蛋白周围形成更大的聚乙二醇壳，因此可观察到氧亲和力的进一步小幅增加。但 Cys-93（β）的马来酰亚胺修饰和共轭聚乙二醇壳的数量对氧亲和力的影响似乎不是相加或协同的。与马来酰亚胺修饰的 Cys-93（β）和聚乙二醇壳的作用相比，PEGylated Hb 的内在氧亲和力变化小于添加剂。另外，随着聚乙二醇壳中聚乙二醇链拷贝数的增加，变构效应剂对降低血红蛋白固有氧亲和力的作用显著减弱：随着聚乙二醇化程度的增加，聚乙二醇壳对氧构象的失稳作用（脱氧构象的获得）增强，表现为氧运输的减少。高氧亲和力血红蛋白引起的组织氧合作用与氧亲和力并无直接关系。

先前的二聚化重组研究表明，血红蛋白的 Cys-93（β）的马来酰亚胺修饰[13-14]和聚乙二醇壳均独立地稳定氧构象和破坏脱氧构象。随着聚乙二醇化增加，变构效应介导的 PEGylated Hb 氧亲和力的衰减降低[4]，反映了脱氧构象的失稳。当血红蛋白的 Cys-93（β）经过马来酰亚胺修饰后，与未修饰的血红蛋白相比，通过六磷酸肌醇（IHP）调节的二聚化重组对血红蛋白亲和力的变构修饰基本消失。

在重度血液稀释研究中，与 P5K2 Hb 或 P10K2 Hb 相比，MP4 改善组织氧合的效率较低，由该分子水平的可逆氧结合导致。如前所述，Sangart 在延长臂促进聚乙二醇化平台中引入的变化也可能进一步导致其效率降低。Einstein 制备的 EAF P5K6 Hb 可提供比 MP4 更佳的组织氧合效果，但其效率明显低于 P5K2 Hb。P5K2 Hb 和 EAF P5K6 Hb 的分子尺寸明显不同，我们推断尽管较大的聚乙二醇壳诱导血红蛋白产生超血浆扩容活性，但减弱了 PEGylated Hb 向组织释放氧气的效率。

血红蛋白的高氧亲和力本质上是类似肌红蛋白等储氧蛋白的特性。增加血红蛋白的氧亲和力不会影响血红蛋白的携氧能力，由于吸入空气中的氧浓度较高，所以肺的氧分压很高。当与血红蛋白结合的氧不变时，我们预计在高氧亲和力 PEGylated Hb 释放氧气的区域，组织氧合将取决于血浆氧气治疗剂的氧亲和力，特别是 PEGylated Hb 的脱氧构象的稳定性，以及局部组织氧张力。血浆氧气治疗浓度代表了增加的携氧能力，以抵消由于血细胞比容降低而导致的携氧能力降低，在重度血液稀释时氧气治疗浓度为 11% 而不是正常的 45% 左右。氧气治疗剂在血浆中的浓度应足够高，以在血浆中建立足够的氧分压，从而促进扩散介导的氧从血浆释放到组织中。考虑到聚乙二醇壳的结构设计，特别是血红蛋白对氧的通断速率的影响非常重要。因此，PEGylated Hb 的聚乙二醇壳的分子结构可以通过降低脱氧构象的稳定性以减少氧传递。该结果可在 MP4 和 P4K2 的设计以及这些分子在重度血液稀释中的氧输送中得到确切验证。虽然 MP4 未能改善组织氧合，但 MP8 达到了改善组织氧合的效果，尽管其效果不如 P5K2 血红蛋白（4 gm%）。MP8 具有很高的 COP，显著增加了自主灌注和血浆容量，因此血浆中 PEGylated Hb 的浓度与测试液中血红蛋白的浓度无直接相关性。当使用高氧亲和力 PEGylated Hb 作为氧治疗剂时，PEGylated Hb 的结构特点以及血浆容量的增加相结合，降低了组织氧合的整体效率。

第十一节　EAF P3K6 Hb 的设计及其改善组织氧合的能力

P5K2 Hb 和 EAF P5K6 Hb 的一个重要区别是分子大小（流体力学体积）不同。因此，我们决定评估通过在血红蛋白表面修饰多个拷贝的聚乙二醇链来改善组织氧合所产生的聚乙二醇壳的流体动力学体积对血红蛋白的影响。从六聚乙二醇化开始，保持与血红蛋白结合的聚乙二醇链的数量仍是 6 个，并将聚乙二醇链的分子质量降低至 3000，以生成 EAF P3K6 Hb。这个过程涉及在 Einstein 延长臂促进聚乙二醇化平台上仅用马来酰亚胺聚乙二醇-3K取代马来酰亚胺聚乙二醇-5K。

表20-2比较了EAF P3K6 Hb和EAF P5K6 Hb的分子特性和溶液性质。除了分子及溶液性质不同外，EAF P3K6 Hb和EAF P5K6 Hb的功能特性本质上是相似的。二者的比较结果在预料之中，因为EAF P3K6 Hb与Hb结合的聚乙二醇质量较低，仅为EAF P5K6 Hb中结合聚乙二醇质量的60%。与EAF P5K6 Hb相比，在EAF P3K6 Hb的聚乙二醇壳中，聚乙二醇-3K链在血红蛋白表面的排列（组织/相互作用）与聚乙二醇-5K链相比更加紧密。通过分子建模确定的EAF P3K6 Hb的分子形状似乎更像圆球形，而EAF P5K6 Hb更偏像椭圆形。

鉴于4 gm% EAF P3K6 Hb溶液的黏度较EAF P5K6血红蛋白低，我们使用6 gm%的EAF P3K6血红蛋白溶液评估聚乙二醇壳大小对仓鼠重度血液稀释条件下组织氧合的影响。发现EAF P3K6血红蛋白增加组织氧合的效果略优于P5K2 Hb或P10K2 Hb。这明确表明了聚乙二醇化模式对聚乙二醇血红蛋白氧输送效果的影响。即使6 gm%的EAF P3K6血红蛋白溶液的COP高于EAF P5K6 Hb和MP4，但EAF P3K6 Hb在血浆中的浓度仅比MP4或P5K2 Hb高约50%；这种血浆浓度的增加是可预计的，但EAF P3K6 Hb的自主灌注的增加似乎有限。

EAF P3K6 Hb的功能毛细血管密度和EAF P5K6 Hb相似，但其在血流方面优于EAF P5K6 Hb。二者的微循环参数均明显优于右旋糖酐70。因此我们推断EAF P3K6 Hb与EAF P5K6 Hb同样属于一种超级血浆扩容剂。

在重度血液稀释研究中，4 gm% PEGylated Hb溶液加入血浆中的血红蛋白量仅占循环血红蛋白总量的20%左右，在EAF P3K6 Hb实验中略低于30%，在这些研究中，我们使用6 gm%的溶液来保持与4 g% EAF P5K6 Hb相当的黏度。在血细胞比容极低的严重贫血中，由红细胞进行的组织氧合（通过直接扩散）基本上很少，高氧亲和力聚乙二醇血红蛋白确实可以改善组织的氧气输送。与EAF P3K6 Hb相比，MP4存在时静脉血中存在明显的氧债。MP4中组织氧合的增加最少，EAF P3K6 Hb略优于P5K2 Hb。然而，EAF P3K6 Hb在血浆中的浓度比P5K2 Hb高出近50%，即总体疗效可能达不到P5K2 Hb的水平。在这些高氧亲和力血红蛋白存在的情况下，氧输送的改善可能是微循环改善或是系统携氧能力增加的直接结果，或者是携氧能力的增加与从红细胞中的氧合血红蛋白向组织的氧转移能力改善的（即催化转移）两者结合的直接结果。高氧治疗有助于改善组织氧合的相关问题仍有待解决。我们认为PEGylated Hb（纳米级氧气泵）的氧转移催化活性在治疗严重贫血的情况下起主导作用，该作用在以下讨论的转基因镰状小鼠实验中得到了更清晰的验证。

可能需要指明的是，我们研发P3K2 Hb也是为了了解这种较小分子与P5K2 Hb相比的区别。然而，P3K2 Hb这种PEGylated Hb可从循环系统中被清除，并可在尿液中被检出，因此其可能损害肾脏（肾毒性）。值得注意的是，P5K2 Hb不通过肾脏清除，较短的聚乙二醇3K显然与血红蛋白分子紧密结合形成了一个致密的分子，而较大的聚乙二醇-5K链在结构上更无序，这有助于形成更大的流体力学体积和减轻肾脏滤过（图20-4）。

第十二节 高氧亲和力PEGylated Hb在镰状细胞病病理生理学治疗中的应用

镰状细胞病是第一种被确认的分子疾病，由于存在基因突变的血红蛋白，即镰状血红蛋白而导致。脱氧时镰状血红蛋白以浓度依赖的方式聚合，镰状红细胞发生不同程度的变形，阻塞毛细血管从而导致局部血管堵塞。然而，成人镰状细胞贫血（sickle cell anemia）本质上是一种合并症。因此，除了抑制脱氧镰状血红蛋白聚合的方法外，还有其他有效治疗方法。一氧化碳已被应用于调节血管堵塞危象（vaso-occlusive crisis）。Sangart公司的

表20-2 EAF六聚乙二醇血红蛋白的分子和功能特性

Molecules	半径（nm）	分子体积（nm）^{3}	聚乙二醇壳堆积密度	氧亲和力 P50 mmHg
HbA	3.0	116.6	—	14
EAF P3K6 血红蛋白	4.9	493.0	47.7	8
EAF P5K6 血红蛋白	6.5	1150.0	29.0	7～8

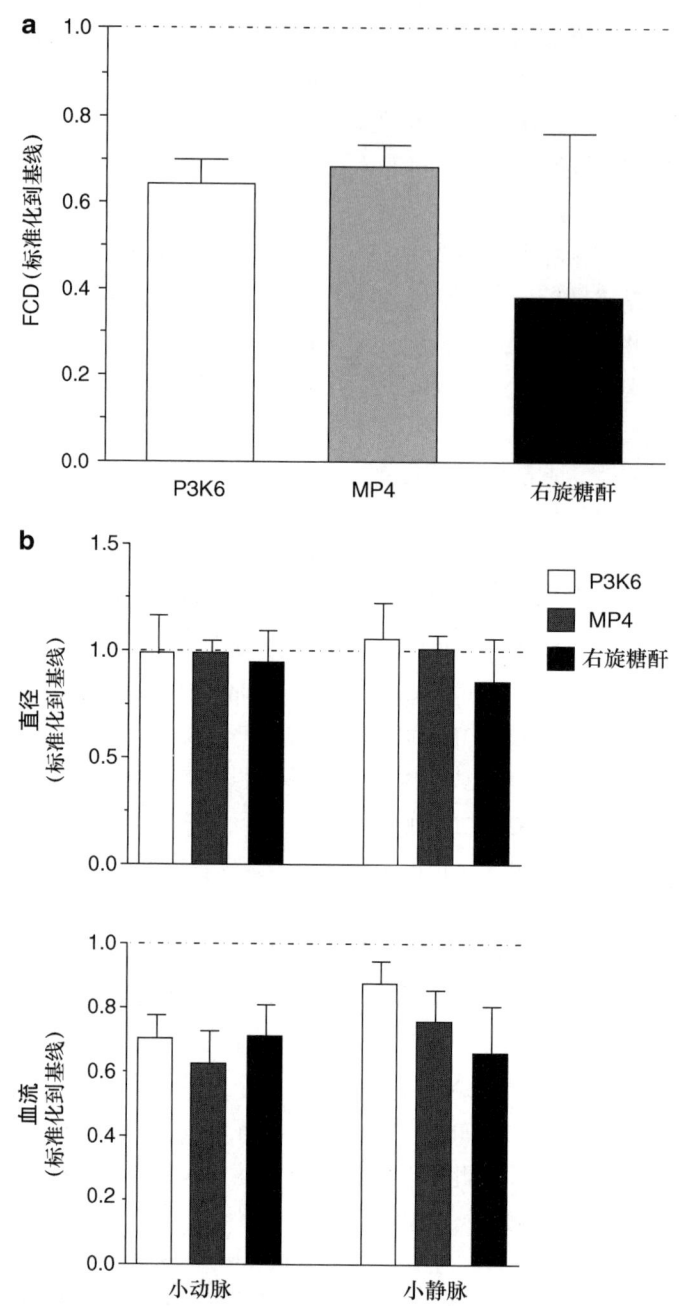

图 20-4 （a）仓鼠重度血液稀释实验中，聚乙二醇化的 EAF PXK6 模式表面修饰的血红蛋白的聚乙二醇链（聚乙二醇壳大小）质量对微循环的影响，由功能毛细管密度表现。PXK6 中的 X 表示聚乙二醇链的质量。（b）EAR PXK6 Hb 的聚乙二醇化方式的影响，其中"X"表示用于血管直径和血流表面修饰的聚乙二醇链的质量。三种材料中的动脉直径。静脉直径与基线基本一致，但与 PEGylated Hb 相比，右旋糖酐 70 的静脉直径略低。三个样本中动脉几乎相同，EAF P3K6 Hb 的静脉流似乎最好。（c）聚乙二醇化的 EAF PXK6 模式表面修饰的血红蛋白的聚乙二醇链质量对重度血液稀释时小动脉、静脉和组织中氧分布的影响。聚乙二醇化模式的差异对小动脉中 PO_2 的影响本质上非常有限。因为对照组葡聚糖 70 样本中的 PO_2 略低于两个血红蛋白样本。血红蛋白聚乙二醇化模式影响小静脉 PO_2 水平。EAF P3K6 Hb 中 PO_2 水平与对照组右旋糖酐样品相似，而 MP4 样品中存在氧债。表明当血液从小动脉流向静脉时，增加向组织的氧运输，在静脉中造成了氧债。氧输送增加（即氧合血红蛋白在通过毛细血管到达静脉时脱氧增加）可能是由于 MP4 的超级血浆扩容活性或超血浆扩容活性和氧提取增加的联合作用而导致微循环中高灌注。无论如何，MP4 促进了氧合血红蛋白的脱氧。在右旋糖酐对照组中，EAF P3K6 Hb 和右旋糖酐间的静脉氧合血红蛋白没有明显降低。EAF P3K6 Hb 组组织氧合最优，MP4 组和右旋糖酐对照组的组织氧合水平无差异。右旋糖酐和 MP4 在组织氧合水平上差异微小。静脉血的减少反映了接受 MP4 处理的动物的代谢消耗

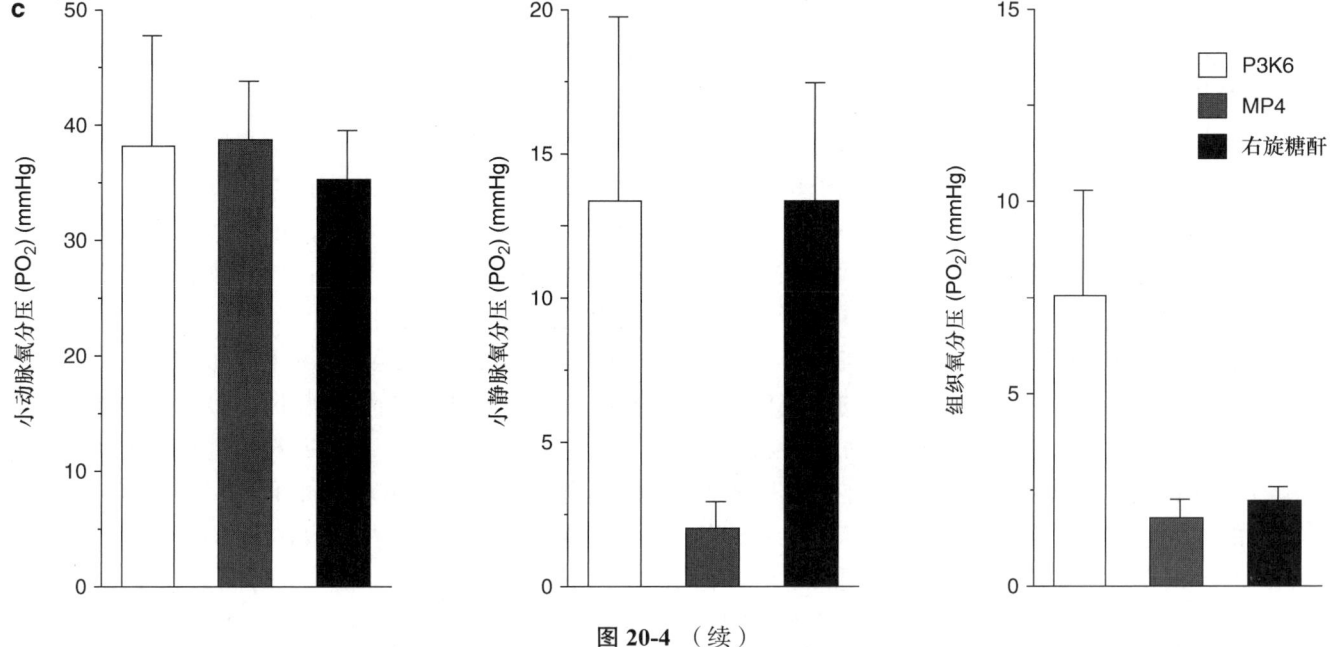

图 20-4（续）

MP4CO，碳氧血红蛋白已被批准为治疗罕见病药物；然而，Sangart 在启动 II 期临床试验之前停止了运营。Prolong's Sanguinate，一种碳单氧基 Enzon PEGylated Hb 也被提出作为抑制聚合的替代疗法，并且在 II 期临床研究中获得了积极的结果。

另外，我们的研究使用了转基因镰状细胞小鼠，评估 EAF P3K6 Hb 和 EAF P5K6 Alb 作为治疗镰状细胞病的治疗剂，在具备和不具备携氧能力下超级血浆扩容剂治疗严重贫血的潜在应用，特别以针对缺氧组织的靶向氧合为研究目标。

（1）超级血浆扩容剂减轻转基因镰状细胞小鼠 NY1DD 缺氧-复氧介导的血管堵塞，EAF P3K6 Hb 在 NY1DD 和 Berk 模型中表现都优于 EAF P5K6 Alb。在我们爱因斯坦（Einstein）实验室建立了三种转基因小鼠模型；每种模型在贫血程度和疾病严重程度上存在差异。最轻度的转基因小鼠模型是 NY1DD。S + S Antilles 模型也是一种轻度模型，与 NY1DD 一样仅表现为轻度的贫血和非常有限的血管堵塞，但对缺氧的耐受性低于 NY1DD。通过对动物进行缺氧-复氧，可在这些轻度模型中诱导严重的血管堵塞事件。NY1DD 模型可以耐受长时间的缺氧-复氧，而 S + S Antilles 模型只能耐受较短时间的缺氧-复氧。在 NY1DD 和 S + S Antilles 模型中，脑血流与野生型小鼠基本相当，而 Berk 小鼠的脑血流显著高于野生型小鼠近 2.5～3 倍，并伴有血细胞比容约为 30% 的严重贫血。

Intaglietta 及其同事[15]已证明，在 Alabama 转基因镰状细胞病（与 NY1DD 同为轻度疾病模型）小鼠模型中，当暴露于缺氧-复氧时，MP4 oxy 增加了小鼠的功能毛细血管密度。这表明超级血浆扩容剂在减轻轻度镰状细胞病中缺氧对微循环的影响方面有潜在保护作用。

Einstein 研究了具有和不具有携氧能力的超级血浆扩容剂（EAF P3K6 Hb 和 EAF P5K6 Alb），对 NY1DD 模型中缺氧-复氧诱导的血管堵塞的治疗作用。与未治疗组小鼠相比，两种超级血浆扩容剂均减轻了缺氧-复氧诱导的血管堵塞，表现为治疗组小鼠静脉血管堵塞消失。EAF P3K6 Hb 在该方面表现优于 EAF P5K6 Alb。在 NY1DD 模型中使用 EAF P3K6 Hb 取得了优异的改善效果。治疗组小鼠表现出与野生型对照组一样优异的改善作用。有趣的是，用 EAF P3K6 Hb 预处理 NY1DD 可以保护小鼠免于发生缺氧-复氧诱导的血管堵塞[16]。血浆中 EAF P3K6 Hb 含量不到红细胞中血红蛋白含量的 10%，很难被认为是增加了血液的氧气携带能力。相反，对缺氧-复氧的保护作用可能类似于实验诱导的重度血液稀释对严重贫血的保护作用。虽然 NY1DD 的贫血程度较轻，但由于输送到组织中的氧气会严重减少，该缺氧方案会导致严重的贫血。因此，我们得出结论，EAF P3K6 Hb 发挥的保护作用实质上是在缺氧期间从红细胞中提取的氧气增加引起的；相反，在肺内，EAF P3K6 Hb 有望可通过促进肺泡腔中氧气的流入来增加 RBC 中脱氧血红蛋白的氧合。

Berk 是一种具有严重贫血和固有血管堵塞的镰状细胞病转基因小鼠模型；同样，EAF P3K6 Hb 在减少血管堵塞方面优于 EAF P5K6 Alb（图 20-5），这表明了氧运输在减轻此类小鼠血管堵塞中的作用。

（2）超级血浆扩容剂 EAF P5K6 Alb 对野生型小鼠脑血流的影响：我们已证明，超级血浆扩容剂 EAF P5K6 Alb 在向循环注入 10% 最大负荷的溶液后可增加脑血流。脑血流的增加与脑内脱氧血红蛋白水平的相应降低相关。这种脑血流的增加伴随着脱氧血红蛋白的减少，与在重度血液稀释研究中观察到的血液微循环的超级血浆扩容活性一致（图 20-6）。值得注意的是，在这些研究中，给药前后的血细胞比容正常，但仍观察到脑血流的增加。这一发现证明在测试溶液体积的最高负荷仅为 10% 时的超级血浆扩容活性。值得注意的是，在 EAF P5K6 Alb 输注后，脑血流的增加持续了长达 72 h（图 20-6）。超级血浆扩容剂诱导的"过度灌注"降低了血液中脱氧血红蛋白的含量。

（3）镰状细胞病的严重程度对转基因镰状细胞小鼠脑血流的影响 高脑血流和脑卒中增加是成年镰状细胞患者的合并症。我们将三种镰状细胞病转基因小鼠模型的脑血流与野生型小鼠的脑血流进行比较。转基因镰状小鼠的脑血流有所增加（图 20-7），与贫血的严重程度相对应，正如稳态下血管堵塞水平所代表的疾病严重程度一样。较高的脑血流与血液中脱氧血红蛋白水平对应。

（4）EAF P5K6 Alb 是一种无携氧能力的超级血浆扩容剂，诱导转基因镰状小鼠 Berk 模型出现脑部氧债：野生型（WT）C57BL6 小鼠和三种镰状细胞病模型（轻度 NY1DD，Antilles 模型（未显示），重度贫血 Berk 模型），在通过尾静脉给予 10% 最大负荷的 EAF P5K6 Alb 前后 4 个时间点接受 MRI 评估脑血流。利用动脉自旋标记法测量脑血流，通过给予 100% O_2 前后观察到的血氧水平依赖性变化评估脑组织脱氧血红蛋白水平[17]，其对脑组织静脉血液中脱氧血红蛋白的变化非常敏感。在达到 EAF P5K6 Alb 最高负荷后，脑血流进行性增加并在 72 h 后达到最大值。在 NY1DD 和 Antilles 动物模型中，脑血流在 24h 或 72h 基本保持不变。值得注意

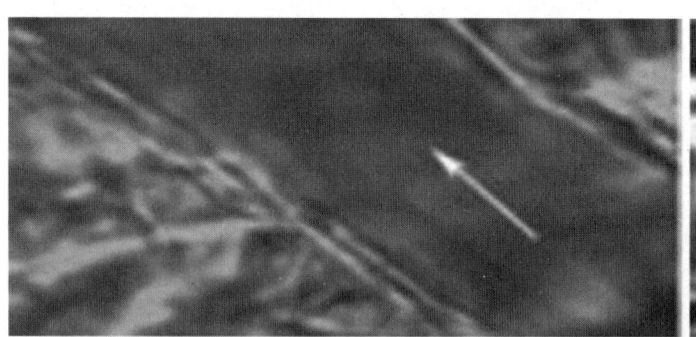

野生型

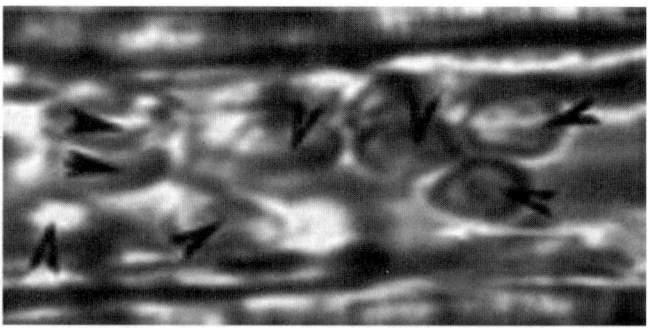

Berk

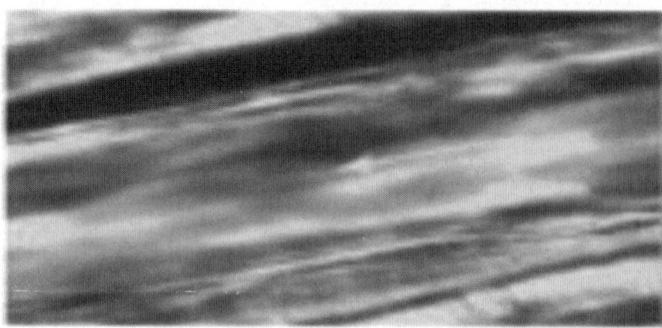

给予Berk小鼠聚乙二醇血红蛋白

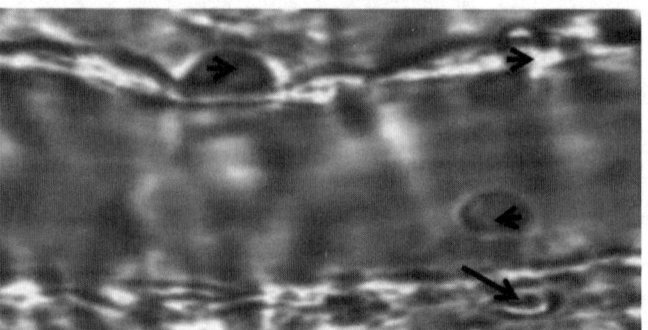

给予Berk小鼠聚乙二醇血红蛋白

图 20-5　Berk 小鼠与野生型小鼠，EAF P3K6 Hb 和 EAF P5K6 Alb 处理前后静脉电子显微图像比较。从这些结果中可以看出 EAF P3K6 Hb 的优势

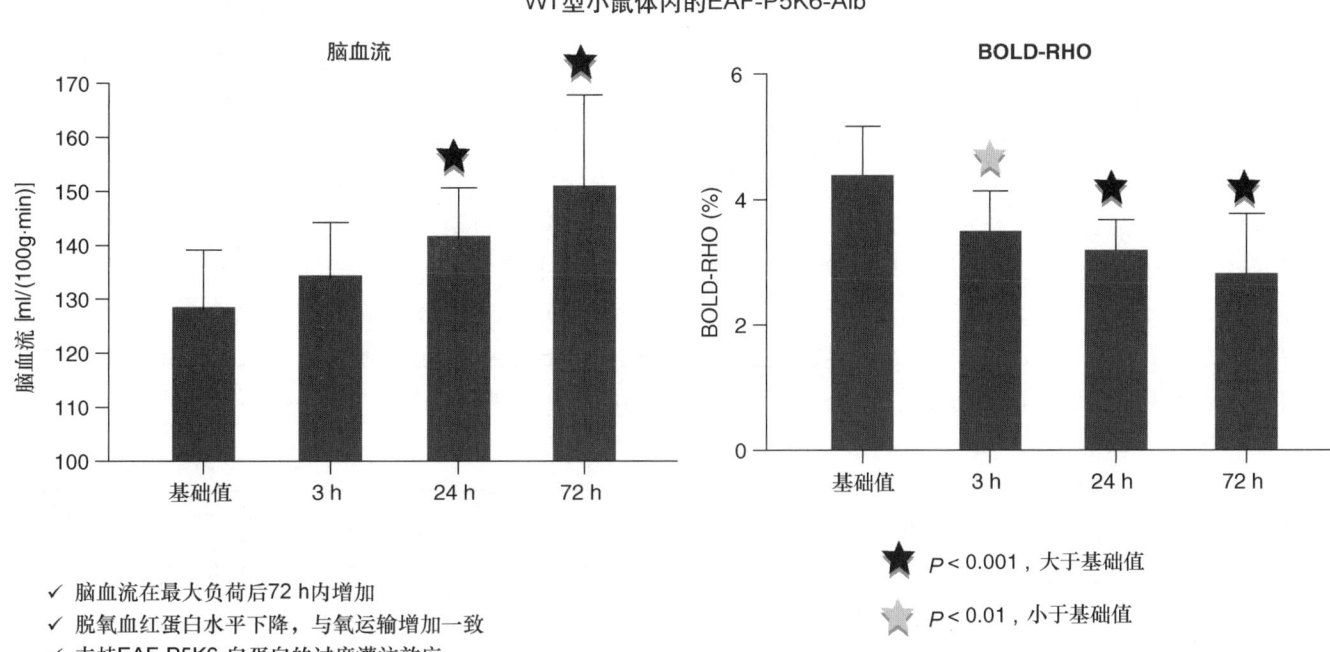

图 20-6 野生型小鼠的 EAF P5K6 血红蛋白最大负荷（10%的体积分数）对脑血流量和血液中脱氧血红蛋白含量随时间变化的影响。尽管这些小鼠的血细胞比容正常，但在输注试验溶液后的 72h 内脑血流增加。随着血流量的增加，血液中脱氧血红蛋白的含量减少，与"过度灌注"表现一致

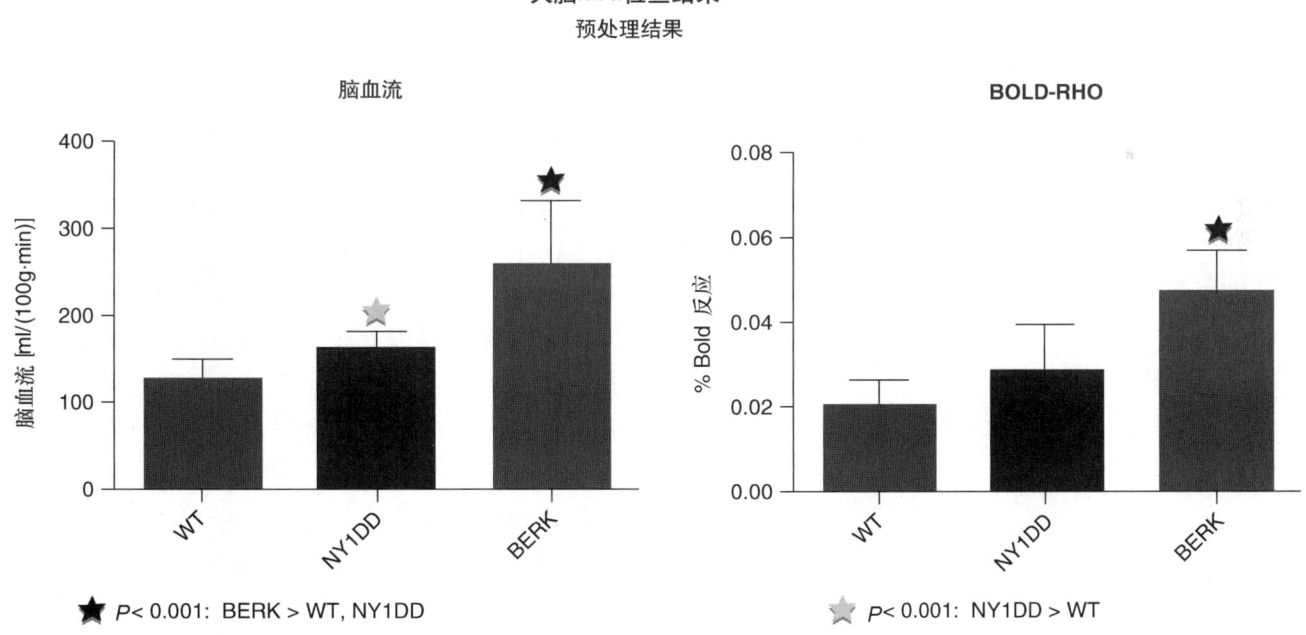

我们发现：
(1) 脑血流随着疾病严重程度的增加而增加，伴随着贫血的巨大变化（BERK）；(2) BERK贫血动物的大脑脱氧血红蛋白水平升高；
(3) 影响效果与疾病的严重程度成正比：

BERK > NY1DD > WT

图 20-7 转基因镰状小鼠的脑血流与该病的严重程度相关。在转基因小鼠中，脑血流有少量但明显的增加。S + S Antilles 与 NY1DD 相比，脑血流几乎相似。在重症模型 Berk 中，脑血流显著增加。脑血流的增加伴随着血液中脱氧血红蛋白水平的相应降低

的是，这些小鼠中体循环对血管扩容剂硝普钠的反应不明显，而 WT 小鼠对血管扩容剂反应迅速。

令人惊讶的是，Berk 动物在 EAF P5K6 Alb 达到最高负荷后表现出脑血流（CBF）下降。贫血使 Berk 动物的脑血流显著高于 WT 动物水平，以促进氧运输增加，满足在携氧能力不足情况下的脑代谢需求。这些脑血流变化在脱氧血红蛋白测量（视侧）中得到证实。

WT 动物中脑血流的增加与组织中氧提取效率的增加以及肺内脱氧血红蛋白的更有效（频繁）复氧有关，从而导致静脉血中脱氧血红蛋白减少。在 NY1DD 动物中，脑血流的变化不反映在脱氧血红蛋白水平的变化上，但 EAF P5K6 Alb 减轻缺氧-复氧诱导的体循环血管堵塞的治疗效果已得到证实。与 WT 或 NY1DD 相比，贫血 Berk 小鼠的脑循环反应非常显著。Berk 动物在输注 EAF P5K6 Alb 时脑血流有轻微下降。脑血流降低导致静脉脱氧血红蛋白水平升高，提示进一步的代谢损伤。虽然在 WT 动物中的发现被解释为反映了 EAF P5K6 Alb 的超级血浆扩容活性，但 Berk 中的降低可能是由于脑血流调节系统受损而导致，其中一氧化氮的反应性因红细胞裂解时游离血红蛋白的 NOS 清除而受损。值得注意的是，Berk 小鼠在体循环中表现出固有的高血管堵塞，被 EAF P5K6 Hb 显著清除。因此，这一结果表明 SCD 治疗化合物的重要性，即减少血管堵塞以改善体循环，应与向缺氧组织如大脑和肾脏提供额外氧气的策略相结合，特别是在伴有严重贫血的疾病情况下。

（5）EAF P3K6 Hb 是一种可逆结合氧气的超级血浆扩容剂，诱导 Berk 的脑血流恢复正常而不产生氧债：在动物进行缺氧复氧之前，将 EAF P3K6 Hb 输注至 NYIDD，可保护这些发生严重血管堵塞的转基因小鼠（Feng 等）。此外，EAF P3K6 Hb 可完全清除 Berk 体循环血管堵塞，效果显著优于 EAF P5K6 血红蛋白。

为研究具有携氧和无携氧能力的超级血浆扩容剂对脑血管系统的影响，向 WT 和镰状小鼠注射 EAF P3K6 Hb，并与不携带血红蛋白的 EAF P5K6 Alb 的反应进行比较。在 WT 和 NY1DD 小鼠中，脑血流和脱氧血红蛋白均无显著变化，只是在给予最大负荷后脑血流短暂轻微下降，脱氧血红蛋白则无变化。然而，在严重贫血的 Berk 小鼠中反应完全不同，如图所示。虽然 EAF P5K6 Alb 的最大负荷引起脑血流轻微下降，从而增加脱氧血红蛋白水平，而 EAF P3K6 Hb 的最大负荷引起脑血流短暂下降，但其在 72 h 内回升至最大负荷前水平。重要的是，在这些变化过程中，脱氧血红蛋白水平保持不变，表明即使降低的脑血流减少了氧输送，EAF P3K6 Hb 仍改善了氧提取。这种效应必须通过提高携氧能力和靶向输送到最缺氧的组织来介导。因此，EAF P5K6 Hb 对脑血流的降低具有保护作用，并可维持组织内正常的氧分压。

第十三节　EAF 聚乙二醇白蛋白和 EAF 聚乙二醇血红蛋白作为氧气治疗法的最新进展

EAF 聚乙二醇化的白蛋白（EAF PEGylated albumin，EAF PEG-Alb）和 EAF 聚乙二醇化的血红蛋白（EAF PEGylated Hb，EAF PEG-Hb）都可以被认为是一种新型的氧气治疗剂，帮助我们在不显著改变循环系统氧传递能力的情况下调节供氧。这些超级血浆扩容剂可以被认为是一种新型纳米颗粒，具有类似于血红蛋白的生物物理特性以调节微循环，具有独特的分子结构。只是从它们的流体力学体积的角度来看称它们为纳米结构，而不是从其质量来看。EAF PEG-Alb 无携氧能力，可在血细胞比容水平较低（约为原来的 25%）时改善微循环，但不显著改善组织氧水平（重度血液稀释）。即使在血细胞比容正常时，其超级血浆扩容特性也会增加脑血流，并降低血液中的脱氧血红蛋白水平，类似一种没有明显降压作用的血管扩容剂。值得注意的是，我们之前曾建议 EAF PEG-Alb 可以代替少量血液用于输血；这个提议可能是可行的，因为 EAF PEG-Alb 通过改善功能性毛细血管密度和血流量来改善氧气提取。值得注意的是，人体只使用循环系统总携氧能力的 20% 左右。这种携氧能力与代谢反应实际需求之间的冗余，使我们能够在失血或临近贫血时尽量减少输血的使用；如果我们能找到一种更好的方法来提高在失血或贫血时的氧气提取。这是一个全新的概念，需要进一步的研究和临床试验验证实际应用。

在血浆扩容剂存在时，改善的氧气提取似乎是循环系统血浆中的 EAF P3K6 Hb 可逆氧结合的作用。在 EAF PEG-Hb 存在时，NY1DD（轻度贫血镰状细胞模型）中缺氧-复氧诱导的血管堵塞的解除比其不存在时更快。另一方面，EAF P3K6 Hb 即使在贫血且处于输血指征范围内（严重情况如 Berk）时也发挥较好的作用。

然而，当出现严重贫血时，如 Berk（血红蛋白水平约为 7 gm/dl），EAF P5K6 Alb 会在大脑中产生氧债，即使其在减弱体循环中血管堵塞方面有显著的治疗效果。另一方面，EAF P3K6 Hb 可使脑血流恢复正常水平，以维持血液中的氧饱和度来发挥保护作用。这显然是通过改善从红细胞的氧提取来完成的，从而避免产生瞬时氧债。

我们认为，EAF P3K6 Hb 在 BERK 小鼠中的治疗活性，特别是在恢复脑血流而不增加静脉血中脱氧血红蛋白含量方面，不能简单地归因于血浆中 EAF P3K6 Hb 所提供的携氧能力增加。血浆中高氧亲和力聚乙二醇血红蛋白占循环系统总血红蛋白（红细胞中血红蛋白以及 EAF P3K6 Hb 血浆中血红蛋白）不到 10%。值得注意的是，Berk 原始型血红蛋白的脑血流正常化，需要血液中血红蛋白含量在 11～12 gm/dl 左右。这意味着血浆中 EAF P3K6 Hb 的疗效与红细胞中原始型血红蛋白相比高出近一倍。这与我们目前对血红蛋白输送氧气的理解相悖，血红蛋白通过增加携氧能力以补偿血细胞比容（携氧能力）的降低。

因此，我们认为血浆中 EAF P3K6 Hb 的高氧亲和力通过"拉力"机制促进了氧从红细胞的转移，以维持血浆中氧分压的稳定，从而促进了氧气向组织的扩散。EAF P3K6 Hb 的超级血浆扩容活性，特别是功能毛细血管密度的增加，有利于氧气从血浆向组织的扩散。血浆中的 PEG-Hb 充当纳米机器（催化剂），促进更多的氧气从红细胞输出到血浆（纳米级氧气泵）。由于 EAF P3K6 Hb 的存在，血浆中氧分压的增加促进了氧气向组织的扩散（推动），从而促进了氧气向组织输送的增加。低黏度胶体血浆扩容剂的超级血浆扩容和高氧亲和力血红蛋白催化氧传递是新的概念。二者在 EAF PEG-Hb 中的协同组合为设计这类新型分子的新成员提供了新机会。

在严重贫血的 Berk 小鼠中，增加从红细胞中的氧提取有望增加循环中脱氧镰状血红蛋白的浓度，而不补偿增加现存红细胞的携氧能力。然而，无任何证据表明 Berk 小鼠中，即使脑血流恢复正常到野生型水平，大脑的脱氧镰状血红蛋白水平能基本保持不变。因此，我们推测在 EAF P3K6 Hb 存在的情况下，肺内红细胞中镰状血红蛋白的氧饱和度增加，即血液携氧能力增加。

一般认为，血红蛋白 SS 患者红细胞 P50 在 35 mmHg 左右，而血红蛋白 AA 患者红细胞 P50 在 28 mmHg 左右。然而，体外血红蛋白 A 与镰状血红蛋白的固有氧亲和力没有区别。正常人氧饱和度在 99% 左右，镰状细胞病患者氧饱和度在 95% 左右，红细胞氧亲和力降低反映了肺部炎症和红细胞中存在小的脱氧镰状血红蛋白聚合物。血浆中高氧亲和力 EAF P3K6 Hb 的存在，显著促进了肺泡腔中氧气进入红细胞（与组织中的情况相反）。EAF P3K6 Hb 的存在增加了血浆中的氧分压，与对照组相比更好地促进肺内脱氧镰状血红蛋白的氧合。这可能导致红细胞中部分脱氧镰状血红蛋白聚合物的解聚，从而增加血液的携氧能力。值得注意的是，氧气治疗作为一种治疗镰状细胞病患者疼痛性血管堵塞危象的新方法正在得到发展，即通过提高镰状细胞病患者的血氧饱和度发挥作用[16-17]。

EAF P3K6 Hb 的镰状细胞病治疗活性可减轻 NY1DD 患者缺氧-复氧诱导的血管堵塞，以及在静脉中脱氧镰状血红蛋白含量没有任何变化时 Berk 中脑血流的正常化，表明 EAF P3K6 Hb 在急诊医学和重症医学中有替代氧气治疗的潜在作用。氧气治疗是治疗因肺部血红蛋白氧合不足导致肺部并发症的标准方案，包括但不限于 COVID-19 等疾病。低静脉氧合水平相当于缺氧导致血液中血红蛋白饱和度的降低。我们在转基因镰状小鼠中使用 EAF P3K6 血红蛋白的经验，为治疗需要氧气治疗的氧饱和度下降方面开启了新方法（图 20-8）。

提高血红蛋白在红细胞中的氧亲和力已被提出作为治疗 COVID-19 的一种方法，羟甲基糠醛已被提出作为潜在的治疗剂[18]。GBT-440[19] 被批准为镰状细胞病的急救药物，可能是一种更好的提高血红蛋白体内氧亲和力的疗法。尽管人们对于 GBT-440 在治疗镰状细胞病的疗效方面似乎没有多少疑问，但其作用机制一直存在争议。增加血红蛋白的氧亲和力被认为可以增强镰状细胞贫血患者的贫血效应[20]，就像使用超级血浆扩容剂增加氧提取一样。另一方

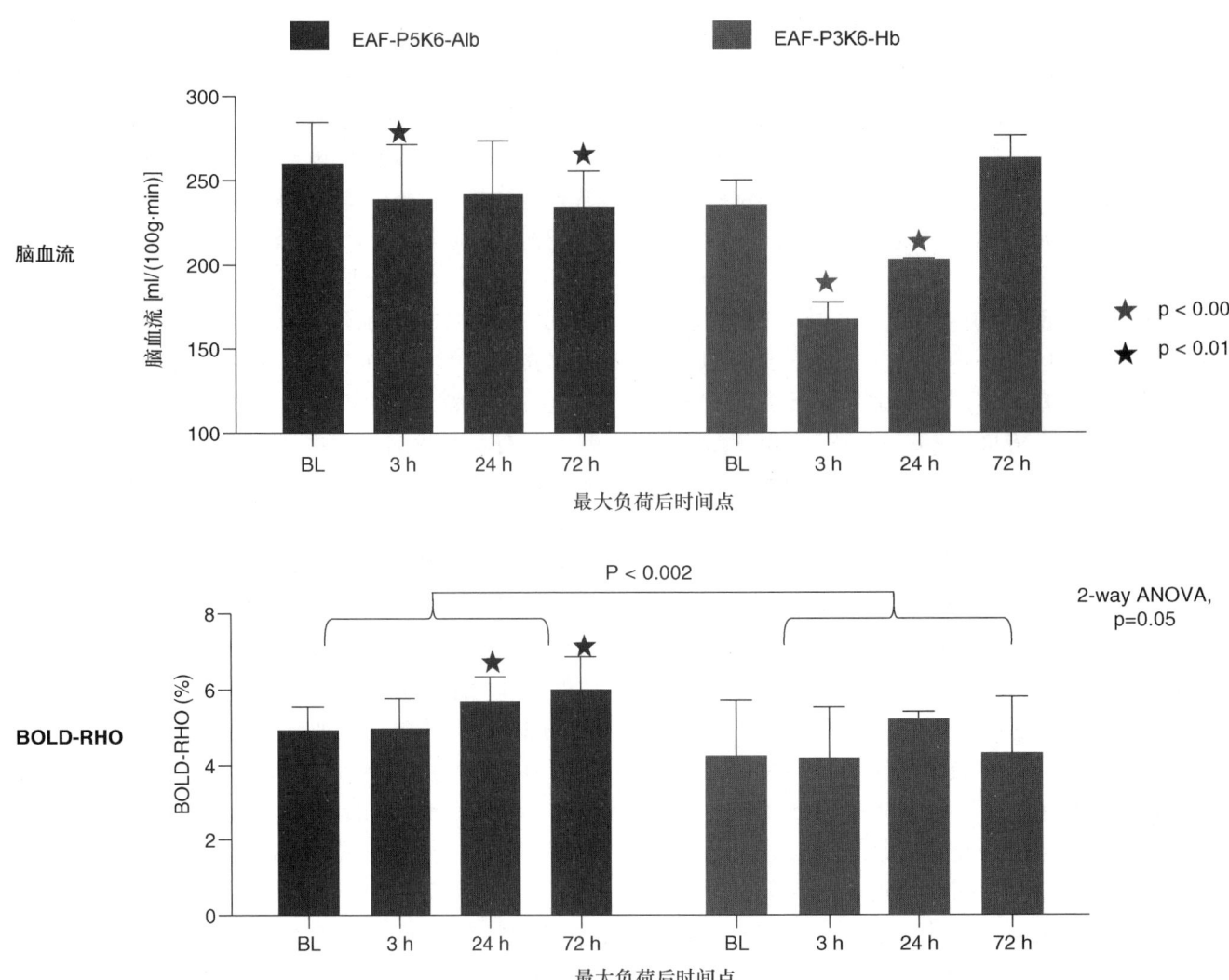

图 20-8 转基因镰状小鼠 Berk 的 EAF P5K6 Alb 和 EAF P3K6 Hb 的最大负荷对脑部脑血流和脱氧血红蛋白水平影响的比较。Berk 小鼠的血红蛋白在 7～8 gm% 左右，病情非常严重。Berk 小鼠未表现出与野生型相同的超灌注，即系统尽可能地在调整。尽管如此，可以看到高脑血流 Berk 小鼠表现的一些降低，结果导致严重的镰状细胞病和严重的贫血。虽然 EAF P5K6 Alb 可明显清除循环血管阻塞，但它对脑血流的正常化作用甚微，并且伴随脑氧债的产生。EAF P3K6 Hb 可在 3h 内使脑血流正常化，无脑氧债产生，并在 72h 恢复到输注前水平

面，与高氧亲和力氧气治疗 EAF P3K6 Hb 一样，高氧亲和力红细胞也可以实现镰状细胞患者机体缺氧部位的靶向氧合。同样，高氧亲和力红细胞可以增加肺内氧饱和度，从而有助于整体治疗效果。原位生成的高氧亲和力红细胞也可导致肺内氧饱和度增加。高氧亲和力原始血红蛋白已被证明可实现外周血氧饱和度[20]。增加红细胞的氧亲和力也被证明可以改善微循环和组织氧合[21]。一个有趣的情况是高氧亲和力诱导的 GBT 440 与 EAF P3K6 Hb 组合，共同用于治疗严重镰状细胞患者及氧饱和度降低的肺部并发症患者。其中，特别令人感兴趣的是可治疗血氧饱和度严重偏低的 COVID-19 患者。

第十四节　结论

在本章中，我们重新关注了在设计高氧亲和力血红蛋白作为一类新的氧气疗法时需要考虑的问题，特别是对血红蛋白与氧的结合和解离速率影响工艺的修改，以及在对动物体内应用时聚乙二醇壳在决定结果的作用。我们的研究表明，高氧亲和力 EAF P3K6 Hb 相比 EAF P5K6 Hb 和 MP4 更有效。转基因镰状小鼠的抗贫血治疗效果明显优于提高血细胞比容水平（输血）。令人惊讶的是，这种效果优于通过化学或遗传方法在体内产生高氧亲和力的红细胞。我们计算出脑血流正常化所反映的这种效果要优于

近一个数量级。因此，本文提出了一个新的概念：在转基因镰状小鼠血浆中高氧亲和力 EAF P3K6 Hb 的 SCD 治疗活性功效源于纳米级氧气泵 EAF P3K6 Hb 的类催化剂活性。这一活动除了促进氧气从红细胞向体内其他组织流出外，还促进氧气流入肺内红细胞。因此，与红细胞内的血红蛋白相比，新设计的氧气疗法使用量非常小（小于 10%）。

这些结果与目前侧重于提高循环系统携氧能力的血液代用品设计范式相悖。在 EAF P3K6 Hb 和 EAF P5K6 Hb 的设计中，展示了一种设计半合成超级血浆扩容剂的新方法。非携氧型半合成超级血浆扩容剂 EAF P5K6 Alb 的设计表明其活性与结合/携氧能力无关。然而，我们需要认识到，EAF P5K6 Hb 和 EAF P5K6 Alb 的超级血浆扩容作用可能是非常不同的，并且可能是红细胞释放氧气的效率作用。值得注意的是，红细胞中氧合血红蛋白会释放氧气，也会释放血管舒张因子 NO[21]。因此，具有组织靶向氧合作用的高氧亲和力聚乙二醇血红蛋白也实现了 NO 的靶向释放，或靶向血管舒张。这与 EAF 六聚乙二醇化所产生的固有超级血浆扩容活性无关。因此，对于 EAF P3K6 Hb 和 EAF P5K6 Hb，聚乙二醇血红蛋白可能通过提高（超级血浆扩容剂）的剪切稀释以及提高红细胞内氧的提取（脱氧）释放 NO 的协同作用，发挥相对于 EAF P5K6 Alb 更好的灌注效果。EAF P5K6 Alb 的超级血浆扩容主要通过增加血液的剪切稀释和内皮 NO 的产生来实现。在高氧亲和力 PEG-Hb 存在的情况下，红细胞内氧合血红蛋白脱氧增加，红细胞的柔韧性增加。此外，在新设计的聚乙二醇血红蛋白中，低氧治疗的使用有望一方面减轻血液替代作为载氧材料开发的相关毒性，另一方面降低患者的治疗成本。

我们在设计高氧亲和力 EAF P5K6 Hb 的最初想法是针对缺氧组织的氧合，此部位氧需求较高。EAF P3K6 Hb 基本上无任何玻尔效应。因此，在酸中毒时，肺内的红细胞和组织中的氧气流入和流出均增强，本质为贫血/缺氧引起的 pH 降低的线性函数。随着 pH 的降低，红细胞内血红蛋白的氧亲和力降低，即红细胞内血红蛋白与 EAF P3K6 Hb 亲和力的差异增大。由于酸中毒的作用，EAF P3K6 Hb 在缺氧组织中的净吸氧能力增加。将高氧亲和力氧气治疗作为分子泵置于血浆中，增加从红细胞中的氧气提取，使高氧亲和力 PEG-Hb 和 EAF 聚乙二醇化诱导的超级血浆扩容活性协同作用，用于治疗贫血或失血，代表了一种设计新型氧气治疗剂的明显的范式转变。

第十五节　未来方向

可能有人会注意到，P5K2 Hb 的微循环参数优于 EAF P3K6 Hb。同时，P5K2 Hb 的组织氧合相对效果优于 EAF P5K2 Hb（表 20-3）。我们在表 20-3 中总结了既往研究中一些聚乙二醇血红蛋白的相对效果，并与 MP4 和 MP8 进行了比较，表明组织氧合与氧亲和力没有直接相关性，但更好的组织氧合通常与更好的微循环参数相关。表 20-3 的数据表明，与六聚乙二醇血红蛋白相比，二聚乙二醇血红蛋白是一种更好的"纳米级氧气泵"。我们预计，EAF P3K6 Hb 和 EAF P5K6 Hb 的剪切稀释可能是最大的，超级血浆扩容剂有望提供更好的微循环。因此，P5K2 Hb 的组织氧合效率确实高到令人惊讶，这表明随着从红细胞中提取氧气的效率提高，与六聚乙二醇化诱导的血浆扩容剂相比，伴随的 NO 释放在提供更好的微循环参数方面发挥了更重要的作用。

通过更好地从红细胞中提取氧气，从而改善血浆中少量高氧亲和力血红蛋白的组织氧合效率，是本文提出的一个新概念。即使使用 EAF P5K6 Alb 或右旋糖酐 500 等超级血浆扩容剂，红细胞中的氧合血红蛋白向组织的氧转移也微不足道。即当血细胞比容较低时，通过血浆介导的氧转移可忽略不计。

表 20-3　聚乙二醇血红蛋白的组织氧合的相对效果

聚乙二醇化样本	组织氧分压/血浆中血红蛋白浓度
P5K2 Hb	7.8
P10K2 Hb	8.0
P5K4 canine Hb	4.0
P5K4 rHb（αH20C）	5.6
EAF P5K6 Hb（Einstein）	3.0
MP4（EAF P5K8 Hb）	1.6
MP8（EAF P5K8 Hb）	2.5
EAF P3K6 Hb	5.1

在高氧亲和力血红蛋白存在时，氧转移的增加可以通过可逆平衡建立或通过血浆中聚乙二醇血红蛋白促进氧输送，从而改善血浆中的氧分压来实现。红细胞内氧合血红蛋白脱氧释放的血管扩容剂对微循环的改善作用，明显优于通过超血浆扩容。EAF P3K6 Hb 和 EAF P5K6 Hb 在组织氧合中的差异，无疑强调了氧气与 PEG-Hb 的相互作用和速率。

因为具有在不干扰 PEG-Hb 二聚体间相互作用下，可容纳在血红蛋白分子表面的最大数量的 PEG-5K 链，所以最初选择了马来酰亚胺 PEG-5K 修饰的血红蛋白 EAF 聚乙二醇 K。然而，较多的聚乙二醇链数量似乎减弱了红细胞的氧提取作用，从而降低了高氧亲和力血红蛋白的组织氧合作用。减低六聚乙二醇化修饰中与血红蛋白结合的聚乙二醇链的质量，可改善组织氧合。在此过程中，我们也降低了六聚乙二醇血红蛋白的分子大小。值得注意的是，随着分子大小的减小，即血红蛋白的流体力学体积减小，通常组织氧合的效率增加。随着分子大小的减小，血浆层的黏度也随之降低，并且影响 PEG-Hb 在血浆层的运动。

先前已注意到，氧气治疗法比红细胞内的血红蛋白能更有效地输送氧气，这归功于血浆血红蛋白促进氧运输，而不是通过血浆层的扩散氧气。我们认为，高氧亲和力 PEG-Hb 也是如此，并且 PEG-Hb 介导的组织氧合改善的相对效率与 PEG-Hb 的分子大小负相关，表明通过控制氧合 PEG-Hb 的脱氧速率或通过控制聚乙二醇壳的组装密度，可能有进一步提高"纳米级氧气泵"效率的空间。

我们已生成 P5K2 αα-血红蛋白来稳定 P5K2 Hb 分子的脱氧构象，从而增加分子的 P_{50}。初步研究表明，与 EAF P3K6 Hb 相比，P5K2 αα-血红蛋白保留了更好的微循环特性，但效果不如 P5K2 Hb。组织氧合的效果更接近于 EAF P3K6 Hb。P5K2 αα-血红蛋白的氧亲和力约为 12 mmHg，即低于 P5K2 Hb。由于 αα-分子内交联的存在，与 P5K2 Hb 相比，较低的 P_{50} 反映出该分子更易获得脱氧构象。这可能促进了氧在血浆中的早期释放，从而降低了该分子作为"纳米级氧气泵"的效力，尽管与 EAF P3K6 Hb 相比，P5K2 αα-血红蛋白的较低的分子质量和血浆黏度应该提高其作为"纳米级氧气泵"的效力。因此，这两个结构都有助于高氧亲和力聚乙二醇血红蛋白促进更好的组织氧合。血红蛋白的氧亲和力从 P5K2 Hb 到 EAF P3K6 Hb 的轻微增加，可能是引起 P5K2 Hb 在重度稀释血液时的微循环疗效减弱的原因。

因此，我们需要提出一些新的问题：①我们是否可以通过生成非聚乙二醇化的高氧亲和力血红蛋白来增加高氧亲和力血红蛋白的堆积密度？②我们是否可以将 EAF P5K6 Alb 的超级血浆扩容活性与高氧亲和力的非 PEG-Hb 协同，例如 αα-血红蛋白在其 Cys-93（β）位点被马来酰亚胺修饰或使用新的低聚反应平台生成的交替低聚化的 αα-血红蛋白，延长臂促进了短双聚乙二醇马来酰亚胺介导的低聚化。后者平台仅引入分子间交联，平均每个四聚体通过 Cys-93（β）形成一个分子间交联。该产物分子尺寸与 EAF P5K6 Hb 相当，但堆积密度与血红蛋白基本相同。该产物为氧亲和力在 12 mmHg 左右的高氧亲和力聚合血红蛋白；较低的氧亲和力源于 αα-富马酰横桥的血红蛋白的脱氧稳定样结构，可以为 EAF P3K6 Hb 相对于 P5K2 Hb 组织氧合效率较低提供解释。类似地，αα-血红蛋白可以利用 Bis Mal-聚乙二醇-600 和 N-乙基马来酰亚胺修饰的第二个 Cys-93（β）二聚化，将具有与 P5K2 Hb 相当的分子大小和氧亲和力。通过这些组织氧合相关研究可以帮助我们了解氧的易化运输和扩散介导的氧运输的相对作用。

最后，尽管 EAF P5K6 Alb 和 EAF P3K6 Hb 都是超级血浆扩容剂，但与野生型小鼠一样，脑循环对这两个超级血浆扩容剂的反应有明显区别。EAF P3K6 Hb 并没有引起脑血流增加，事实上脑血流在早期有小幅度的下降，并随着时间的延长逆转到更高的值。野生型小鼠对 EAF P3K6 Hb 的反应相比 EAF P5K6 Alb 更短暂。我们认为这反映了这两种半合成蛋白的差异稳定性以及转基因镰状小鼠的高氧化应激。据推测，血红蛋白的亚基结构和四聚体结构向 αβ-二聚体的潜在解离造成了这种不稳定性。即使两种蛋白的分子量基本相同，白蛋白属于单一的多肽链。可利用分子内交联的 αα-血红蛋白生成 EAF P3K6 Hb 以克服其局限性，其后与 P5K2 αα-血红蛋白一起评估治疗效果，以了解这些分子种类的正常化效果何时能持续更久。转基因镰状小鼠特别是 Berk，是一个很好的评估/建立本章中描述的很多新概念以设计新的氧气治疗方法的模型系统。

要点

高氧亲和力氧治疗，EAF PEG-Hb，超级血浆扩容，纳米级氧气泵，红细胞的氧负载开关，镰状细胞病，半合成血浆扩容剂，氧治疗，高氧亲和力红细胞。

参考文献

1. Jansen FB. The dual role of red blood cells in tissue oxygen delivery: oxygen carriers and regulators of blood flow. J Exp Biol. 2009;212:3387–93.
2. Acharya AS, Manjula BN, Smith P. 1996. Hemoglobin crosslinkers. US Patent 5585484.
3. Manjula BN, Tsai AG, Intaglietta M, et al. Conjugation of multiple copies of polyethylene glycol to hemoglobin facilitated by thiolation: influence on hemoglobin structure and function. Protein J. 2005;24:433–63.
4. Li D, Manjula BN, Acharya AS. Extension arm facilitated PEGylation of hemoglobin: correlation of properties with the extent of PEGylation. Protein J. 2006;25(4):263–74.
5. Ananda K, Acharya AS. Role of extension arm in PEG-Hb conjugates on the Stability of Tetramer: Nonconservative EAF maleimide thiol-PEG mediated PEGylation. Artif Cells Blood Substit Biotechnol. 2008;36:499–512.
6. Li D, Hu T, Manjula BN, et al. Non-conservative surface decoration of hemoglobin: influence of neutralization of positive charges at PEGylation sites. Biochem Biophys Acta. 2008;1784:1395–401.
7. Li D, Hu T, Manjula BN, et al. Extension arm facilitated PEGylation of alpha-alpha hemoglobin with modifications exclusively targeted to amino groups: functional and structural advantages of free Cys-93(beta)in PEG-Hb adduct. Bioconjug Chem. 2009;20:2062–70.
8. Winslow RM. MP4, a nonvasoactive polyethylene glycol-hemoglobin conjugate. Artfi Organs. 2004;28:800–6.
9. Vandegriff KD, Malavalli K, Wooldridge J. MP4, a new nonvasoactive PEG-Hb conjugate. Transfusion. 2003;43:509–16.
10. Sriram K, Tsai TG, Cabrales P, et al. PEG-albumin supra plasma expansion is due to increased vessel wall shear stress induced blood viscosity shear thinning. Am J Physiol Heart Circ Physiol. 2012;302:H2489–97.
11. Manjula BN, Tsai AG, Upadhya R. Site-specific PEGylation of hemoglobin at Cys-93(β): correlation between the colligative properties of PEGylated protein and the length of the conjugated PEG-chain. Bioconjug Chem. 2003;14:464–72.
12. Cabrales P, Kanika N, Manjula BN, et al. Microvascular PO2 during extreme hemodilution with hemoglobin site specifically PEGylated at Cys-93(β) in hamster window chamber. Am J Physiol Heart Circ Physiol. 2004;287:11609–17.
13. Juszazak LJ, Manjula BN, Bonaventura C. UV resonance Raman study of β-93-modified hemoglobin A: chemical modifier-specific effects and added influence of polyethylene glycol chains. Biochemistry. 2002;41:376–85.
14. Khan ID, Dansker U, Samuni A, et al. Cys-93(β) modified hemoglobin: kinetic and conformational consequences. Biochemistry. 2001;40:7581–75922.
15. Tsai AG, Cabrales P, Young MA, et al. Effect of oxygenated polyethylene glycol decorated hemoglobin on microvascular diameter and functional capillary density in transgenic mouse model of sickle cell disease. Artfi Nanomed Biotechnol. 2015;43:10–7.
16. Meng F, Kaul D, Thangswamy S, et al. Semisynthetic supra plasma expanders: a new class of therapeutics to improve microcirculation in sickle cell anemia. Artfi Cells Nanomed Biotechnol. 2019;47:73–82.
17. Branch C, Cui M, Thangaswamy M, et al. Therapeutic efficacy of semisynthetic supra perfusion resuscitation fluids EAF PEG-Alb and EAF PEG Hb are differentiated by their cerebral effects in animal models of sickle cell disease. Blood. 2015;126(23):773–3.
18. Li M, Wu L, Zhao T, et al. The protective role of 5-hydroxymethyl-2-furfural (5-HMF) against acute hypobaric hypoxia. Cell Stress Chaperones. 2011;16:529–37.
19. Metcalf B, Chung C, Dufu K, et al. Discovery of GBT 440, an orally Bioavailable R-state stabilizer of sickle cell Hb. ACS Med Che Lett. 2017;8:321–6.
20. Hebbel RP, Hedlund BE. Sickle hemoglobin oxygen shifting strategies have unequal cerebrovascular risks. Am J Hematol. 2018;93:321–5.
21. Helms CC, Gladwin MT, Kim-Shapiro DB. Erythrocytes and vascular function: oxygen and nitric oxide. Front Physiol. 2018;9:125, 1–9.

21 具有ATP、腺苷和还原型谷胱甘肽药理活性的血红蛋白类血液代用品——临床前和临床早期经验回顾

Jan Simoni

吴友平 何洹 译，屠伟峰 审校

第一节 背景、引言

尽管经过了几十年的巨大努力，花去了数亿美元，但仍未开发出期望的血液代用品。迄今为至，尚无获得FDA批准的HBOCs可以用于缓解全球输血所需血液的严重短缺[1-3]。尽管如此，FDA通过提供所需的科学支持和监管指导，在血液代用品的开发中发挥了重要作用[4-5]。这到底是怎么回事？先来谈谈HBOCs早期开发中遇到了一些基本问题：①在设计HBOC时没有充分了解游离Hb的毒性；②不能解决和控制Hb的内在毒性，特别是其血管活性和促氧化/促炎特性；③缺乏现代生物技术方法和工具的途径；④不恰当的鼓励；⑤因研发的焦点由产品的安全转移到尽快推向市场的时间，过于匆忙推向市场导致了许多负面结果[1-3]。因此，下述几款产品在临床研发的后期因临床试用中的安全性和（或）有效性问题，而被美国FDA拒绝也就不足为奇了，具体产品包括：HemeAssist即双阿司匹林交联人Hb（Baxter，Deerfield，IL）、Hemolink即o-Raffinose聚合人Hb（Hemosol，Inc.，Mississuga，Canada）、Polyheme即戊二醛聚合的吡哆醇基化人Hb（Northfield Laboratories Inc.，Evanston，IL）、Optro或rHb1.1即在大肠杆菌中表达的重组Hb（Somatogen；Eli Lilly；Baxter，Boulder，CO）、Hemospan即聚乙二醇偶联人Hb（Sangart Inc.，San Diego，CA），以及PHP即结合于PEG的吡哆醇化人Hb（Apex Bioscience，Inc.，Chapel Hill，NC）等[6-7]。除了HBOC-201-戊二醛聚合牛Hb（Biopure Corporation；HbO2 Therapeutics LLC；OPK Biotech LLC，Cambridge，MA）被南非和俄罗斯卫生局批准用于治疗贫血外，所有其他产品的商业开发都已停止[8]。

可靠的实验和临床证据表明，因Hb的天然特性，经过临床试验的HBOCs会引发一系列复杂的病理反应[5, 9-17]，因此，需要清除血浆Hb才能有效防止HBOCs的固有不良反应发生，而血浆Hb需要通过结合触珠蛋白（haptoglobin，HP）-CD163 Hb清道夫受体，而该受体能够与将Hb上的血红素转化为胆绿素（biliverdin）和一氧化碳（CO）的血红素加氧酶（heme oxygenase enzyme-1，HO-1）偶联，才能被清除[18-21]。然而，这种保护机制在快速输注大量HBOCs后无效。尽管经过化学修饰的低分子Hbs即使在没有HP的情况下也可以通过低亲和力结合与CD163相互作用，但高度聚合的Hbs与HP和CD163没有亲和力，这使得它们不能被生理性清除[18-20]。此外，具有氧化还原活性的HBOCs可能参与了已知能脱落CD163的8-异前列腺素（8-isoprostanes）的合成，自相矛盾地阻碍了Hb的清除[21]。Hb生理性分解代谢的失败可能导致其外渗、非酶降解和氧化转化，进而对肾脏、心血管、消化、神经、免疫、凝血和许多其他系统产生不利影响[9, 17]。在循环中，HBOCs能够在与鸟苷酸环

化酶（guanylate cyclase）相互作用之前清除 NO、减少 cGMP 合成，从后增加细胞内游离钙引起血管收缩。Hb 的外渗及其在血管内皮下间隙的存在和（或）血管间隙内的 NO 清除是影响 NO 依赖性血管舒张所必需的[9, 16-17, 22]。经验证过的 HBOCs 引起血流动力学变化可能与其清除 NO 的能力和跨血管内皮屏障的能力有关。大分子（< 300 kDa）跨血管毛细孔几乎不受其分子量的影响，主要取决于其所带的电荷。因此，天然的 Hb 和没有改变等电点（isoelectric point, PI）的聚合 Hb 可能会引起血管外渗出[9, 16, 23-24]。血液流动中的 HBOCs 会发生自动氧化，并可能与过氧化氢发生反应，生成 O_2、血红素和珠蛋白自由基的产生，这些自由基反过来清除更多的 NO，同时氧化细胞膜[5, 9, 13, 16, 21]。花生四烯酸氧化生成 8-异前列腺素，后者与 Hb 介导的冠状动脉、肺和肾血管收缩有关[9, 16, 21, 25-26]。Hb 引起的血管收缩也可能由其他因素介导。研究发现，在血浆中以微摩尔浓度存在的过氧化氢激活的 Hb 获得了血管紧张素转换酶（angiotensin converting enzyme, ACE）样活性，能够迅速将血管紧张素-Ⅰ（angiotensin-Ⅰ, Ang-Ⅰ）转化为活性 Ang-Ⅱ，这是 HBOCs 给药后立即可观察到的血管收缩反应的原因[28]。最近，人们发现 Hb 本身可以刺激血小板释放 5-羟色胺（5-HT）[9, 29]，后者可引起受损的动脉，特别是冠状动脉的过度收缩反应[30]。HBOC 可能通过改变细胞氧化还原状态进行靶向信号传导、转录和翻译机制[9, 16, 31-33]。

Hb 分子是核转录因子-κB（nuclear factor-κB, NF-κB）的强诱导剂，后者参与了许多基因的转录，包括编码促炎性细胞因子、细胞黏附分子、选择素、组织因子、集落刺激因子、凋亡调节因子、急性时相蛋白等[31-32]。NF-κB 的激活取决于 Hb 的促氧化潜能和 Hb 介导的细胞氧化应激（Hb 使细胞的氧化还原平衡变成氧化状态）的程度，在 Hb 诱导的氧化应激和 Hb 介导的炎症反应之间建立了一个桥梁[31-32]。因此，具有氧化还原活性的 HBOCs 可以被认为是一种强有力的炎症级联反应刺激因子。

Hb 的呼吸功能影响低氧诱导因子-1（HIF-1）和 HIF-2，后者负责与红细胞生成如促红细胞生成素（EPO）、血管生成如血管内皮生长因子（vascular endothelial growth factor, VEGF）、血管重塑（HO-1、NOS）等基因的诱导表达[9, 33]。由于 HIF-1 和 HIF-2 在常氧条件下被羟化并迅速降解，具有强高氧效应（与氧低亲和力）的 HBOCs 可以参与它们的降解，除非它们通过 Hb 介导的氧化磷酸化得到了稳定[9, 33]。另一方面，具有强升压作用或加重缺氧的高氧亲和力（低 P_{50}）的 HBOCs 可以稳定 HIF，诱导红细胞生成[9, 33]。假设有效的 HBOCs 必须抵御缺氧和氧化环境，通过延长缺氧或氧化磷酸化来稳定 HIF 在临床上是值得怀疑的[33]。HBOCs 的另一个尚没有或很少关注的不良副作用，是它们对红细胞调节血管张力的影响，而且这种影响独立于"SNO-Hb"和"脱氧 Hb 的亚硝酸盐还原酶（nitrite reductase）活性"机制[34]。众所周知，红细胞除了作为氧气载体外，还严格调控着血管的张力[35]。暴露于高切应力（increased shear stress）、低 PO_2 或酸性 pH 的红细胞可以调节血流的 ATP，ATP 是通过刺激与产生血管舒张因子如 NO 和前列环素（prostacyclin, PGI_2）有关的 P_2Y-嘌呤能受体（P_2Y-purinergic receptor）而发挥作用的。研究发现，脱氧 Hb 将亚硝酸盐还原为 NO 的可能机制与观察的血管舒张作用无关[34]，而是与 RBC 所释放的 ATP 有关[36]。已经证实，RBCs 是人类血液中亚硝酸盐的主要存储场所，亚硝酸盐通过增加亚硝基化 Hb 与红细胞膜的结合，取代膜上的糖酵解酶，促进红细胞释放 ATP；结果形成 ATP 池，然后从由红细胞释放发挥着血管扩张剂的作用[37]。换句话说，亚硝酸盐可促进红细胞缺氧性 ATP 合成和 ATP 向血管内释放，产生由 P_2Y 到 NO/PGI_2 依赖性的血管舒张。这种新的血管舒张机制不需要红细胞释放 NO。虽然有一些细节需要解决，但需特别强调的是，HBOCs 会影响红细胞的血管舒张功能，不管有或没有亚硝酸盐的存在。虽然高亲和力（低 P_{50}）和高黏度（高切应力）的产品可能刺激红细胞释放有舒血管作用的 ATP[38]。然而，P_{50} 仅有 5～6 mmHg 的高亲和力 HBOCs 可能会影响其最佳的氧气输送；另一方面，低氧亲和力（即 38～40 mmHg）的 HBOCs 可能会引起血液过饱和，反而阻止 RBCs 释放 ATP，引起血管收缩。这些产品对 ATP 释放的减少可以通过降低黏度降低切应力来弥补。目前鉴于对 Hb 内在毒性的认识可以保证成功开发出更有效的 HBOCs。重要的是，在考虑任何一种 HBOC 是否安全有效之前，重要的是要控制所有已记录在案的内在 Hb 毒性机制，特别是氧化、炎症和血管收缩通路。

第二节 HemoTech 药理学交联的实现原理

为了完全清除 Hb 的内在毒性，我们提出了"药理学交联"的概念[39-40]。这种化学修饰技术不干扰 Hb 的呼吸功能，但会为 Hb 分子提供新的药理特性，为其解决诸如血管收缩、氧化应激和炎症反应等问题。由此生产的产品如 HemoTech 是一种 Hb 分子内与开环（o）-ATP 交联、Hb 分子间与开环（o）-腺苷交联，并有还原型谷胱甘肽（GSH）修饰的纯牛 Hb。这种化学修饰过程除了稳定聚合物结构外，还提供了 ATP、腺苷和 GSH 所需的药理活性（图 21-1）。Hb 交联剂除了具有预期的药理活性外，还被称为"亲和力定向（affinity directed）"的 β-β 交联剂。用这些交联剂进行的化学修饰可以产生"转向效应（steering effect）"并加速 β-β 界面的优先反应[39-40]。在该产品中，与 o-ATP 的反应稳定了 Hb 四聚体结构并能防止其形成二聚体，而与 o-腺苷的反应允许生成 Hb-低聚物，避免了有毒的高分子量聚合物的形成（图 21-1）。

在 HemoTech 聚合物结构中，除了四聚体稳定外，ATP 还通过刺激与 NO 和 PGI_2 产生有关的 P_2Y 受体来产生血管舒张作用（图 21-2a）。ATP 对 P_2Y 受体的这种作用是自主的，与高氧亲和力和高黏度的 HBOCs 诱导红细胞释放 ATP 无关[38]。因此，HemoTech 中的 ATP 是血管张力的独立调节因子，不受 P_{50}、pH 或切应力/黏度的影响（图 21-2a）。腺苷通过激活腺苷 $A_{2A\&B}$ 受体来抵消 Hb 的血管收缩和促炎特性，腺苷 $A_{2A\&B}$ 受体激活可引起血管扩张、调节炎症反应和防止血小板聚集。腺苷 A_3 受体激活提供细胞保护作用，同时激活腺苷 A_1 受体发挥神经保护作用（图 21-2b）。Hb 与阴离子肽（如 GSH）的结合可以保护 Hb 免受活性氧（reactive oxygen species，ROS）的影响，从而降低 Hb 的促氧化作用，并通过阻断 NO 进入和形成 S-亚硝基谷胱甘肽（S-Nitrosoglutathione，SNO）来减弱 Hb 的缩血管作用。同时，具有抗氧化特性的 GSH 可将更多负电荷引到 Hb 分子表面，以阻止 Hb 跨肾小球和跨内皮细胞通过，且使其不易被吞噬细胞发现（图 21-2C）。HemoTech 聚合物和四聚体表面电荷的同等程度的改变是这一新型修饰过程的基本特征之一。电泳迁移率研究表明，所有 Hb 聚合物都具有均匀的负性表面电荷，等电点（pI）为 6.1～6.3。Hb 分子的这种新的静电特性阻断了它们跨肾小球和跨内皮细胞通过，从而减轻了其对内皮细胞的病理反应和肾毒性反应[16, 31-32, 41-44]。

第三节 cGMP 规定下的 Hemotech 生产

Hemotech 的生产使用了一种新的、经过验证的正交技术平台，以有效清除引起牛海绵状脑病（Bovine spongiform encephalopathy，BSE）和克雅病（Creutzfels-Jakob disease，CJD）的阮病毒（prions），以及 BVDV、BCOV、XMuLv、EMCV、IRB 和 BPV 等非包膜和包膜病毒[45-46]。基于良好实验室守则（Good Laboratory Practice，GLP）标准，在 BioReliance/Invitgen Corp.（Rockville，MD）进行了清除确认测试（the clearance validation tests，CVT），结果表明 HemoTech 生产技术在消除阮病毒和其他病毒方面极其有效。虽然有包膜和非包膜病毒的清除量平均高出 FDA 限值 1～4 个附加的对数下降值（log reduction values，LRV），但阮病毒的消除超过了 10 个 LRV，超过了 FDA 要求的 5 个 LRV[44-46]。HemoTech 制造技术还包括清除内毒素和灭菌的步骤[39-40]。HemoTech 的配方为 6.5 g/dl

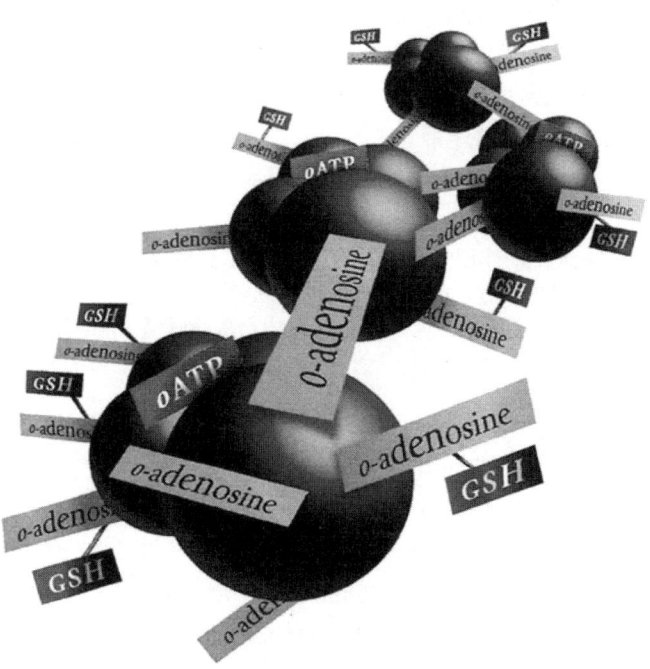

图 21-1 HemoTech 分子的结构示意图［HemoTech 由纯牛 Hb 组成，分子内与 o-ATP 交联、分子间与 o-腺苷交联，并与还原型谷胱甘肽（GSH）偶联］

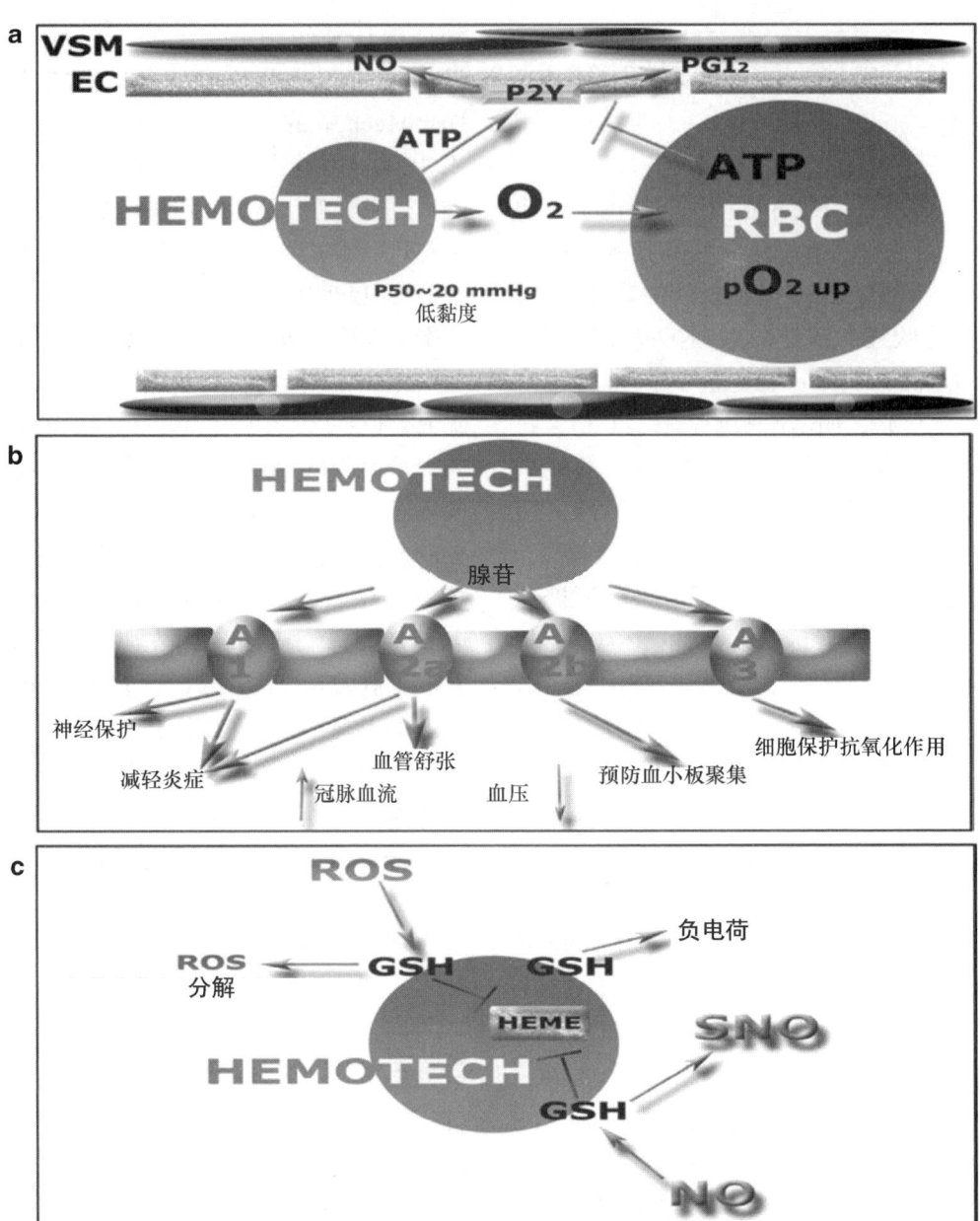

图 21-2 HemoTech 的生理和药理作用 [a 图：ATP 在 HemoTech 中的作用示意图。ATP 通过刺激与 NO 和 PGI_2 合成相关的 P_2Y 受体来稳定 Hb 四聚体，并产生扩血管效应；b 图：腺苷在 HemoTech 中的作用示意图。腺苷刺激 A_1 受体保护神经，刺激 A_2 受体引起血管扩张、调节炎症反应和抑制血小板聚集，刺激 A_3 受体保护细胞；c 图：GSH 在 HemoTech 中的作用示意图。谷胱甘肽在 HemoTech 表面（等电点 6.1～6.3）引入负电荷，保护血红素免受活性氧（ROS）的影响，从而降低 Hb 的促氧化作用，并通过阻止 NO 进入 Hb 并形成 SNO 来减轻 Hb 的收缩血管作用]

溶液，富含电解质和甘露醇。最终的溶液是等渗的（300～325 mOsm/L），不含细菌、病毒、阮病毒和内毒素。本产品的聚合物不超过 500 kDa，但含有微量的四聚体和低于 5% 的 metHb。HemoTech 带有一致的负电荷和 P_{50}，旨在保持适当的氧气输送指数[39-40]。HemoTech 可以以氧或一氧化碳的形式配制。本产品的典型理化特性如下：

- Hb（g/dl）：6.5；
- 氧合血红蛋白（%）：>95；
- met-Hb 占 oxy-Hb 百分比（%）：<5；
- CO-Hb 占 oxy-Hb 百分比（%）：<5（一氧化碳形式配制的 HemoTech：CO-Hb：>95%）；
- pH U：7.8～8.1（THAM 20 mM）；
- 钠离子：140 mmol/L；
- 钾离子：4 mmol/L；
- 氯离子：100 mmol/L；

- 乳酸钠：27 mmol/L；
- 钙离子：1.3 mmol/L；
- 甘露醇：0.8 mg/ml；
- 胶体渗透压：20～23 mmHg；
- 渗透压：300～325 mOsm/kg（加入电解质和甘露醇后）；
- 氧亲和力（P_{50}）：20～26 mmHg（取决于氯浓度）；
- 聚合物特性：四聚体：＜5%，＜50万道尔顿聚合物占95%；
- 等电点（PI）：6.1～6.3。

作为化学制造和控制（Chemistry Manufacturing and Controls，CMC）信息的一部分，HemoTech 接受了不同温度（-90℃、-20℃、+4℃、+22℃、+37℃和+42℃）和不同时间间隔（从天到年）条件下的稳定性测试，具体测试包括：①血红素氧化；②聚合物结构完整性；③表面电荷变化等。试验结果表明，以氧化形式配置的 HemoTech 在-90℃、+4℃、+37℃、+42℃温度下耐受氧化的存放时间分别达到了5年、6个月、2天和1天；在-90℃、+4℃、+37℃、+42℃温度下电荷和聚合物组成不会发生变化的存放时间分别达到了5年、12个月、3天和3天。以 CO 形式配置的 HemoTech 在-90℃温度下可保存长达10年，在+4℃温度下可保存长达1年。

第四节 HemoTech 临床前研究

按照监管规定的要求，HemoTech 进行了包括 CMC 和非临床药理学、毒理学、遗传毒性和有效性研究。

评估 Hemotech 的药理学模型（pharmacology models，Pharm）包括：Pharm 1：失血性休克模型中的血流动力学和组织氧输送[47]；Pharm 2：增加 cAMP、前列环素（PGI_2）浓度（即通过刺激腺苷和嘌呤能 P_2Y 受体）及其与内皮 NO 的反应性[16, 31-32, 41, 44, 内部报告]；Pharm 3：影响人类血液成分[48]；Pharm 4：针对人内皮细胞的抗炎、抗氧化和抗细胞凋亡活性[16, 31-32, 44, 48-49]；Pharm 5：影响人脑星形胶质细胞和神经元[43]；Pharm 6：与过氧化氢的反应性及其参与合成收缩血管的8-异前列腺素和内皮素-1的能力[13, 16, 21, 26, 31, 41, 48, 50]；Pharm 7：转录、翻译和促红细胞生成的潜能[16, 31-33, 41, 44, 51]。

评估 HemoTech 的药代动力学模型（pharmacokinetics models，PK）包括：PK 1：在 Coebus 猴 PK/PD 的测定[内部报告]；PK 2：在 SD 大鼠体内测定其循环半衰期和肾清除率[42]；PK 3：在新西兰兔内测定其循环半衰期及肾和肝清除率[内部报告]；PK 4：测定人单核/巨噬细胞清除率[15, 48, 51]；PK 5：测定人冠状动脉和脑微血管内皮细胞的内皮清除率和通透性[16, 32, 41, 49]。

HemoTech 的毒理学研究包括：①急性毒性试验在 SD 大鼠、家猪、新西兰兔、卷尾猴、Beagle 狗体内进行研究；②7天重复剂量在 SD 大鼠和 Beagle 狗体内进行研究；③多种剂量和皮肤致敏性试验在豚鼠体内进行研究，以及④遗传毒性测定的标准组合：a. 鼠伤寒沙门氏菌的反向突变；b. 体外人类淋巴细胞的染色体畸变；c. 中国仓鼠 V79 细胞的基因突变；d. 大鼠原代肝细胞的非程序 DNA 合成；e. 体外哺乳动物骨髓细胞遗传学试验；f. 免疫原性研究。

按照美国 FDA 的 GLP 法规（第21卷第58部分）和 GLP 关于进行非临床实验室研究的原则和其他规定[52]，这些临床前试验是在单位内部和 S.p.A. 研究毒理学中心（Research Toxicology Center，RTC）（Pompesia, Rome, Italy）进行的。此外，还测定了 HemoTech 对人体细胞系统（冠状动脉内皮细胞、脑毛细血管内皮细胞、肺微血管内皮细胞、单核细胞、巨噬细胞、星形胶质细胞、神经元、红细胞、血小板）、正常动物和指定疾病模型中各项生理指标的影响[44]。

研究发现，HemoTech 有降低外周血管阻力的作用，且是由腺苷 A_2 受体介导的。HemoTech 还通过称为分子内交联剂的 ATP 激活 P_2Y 受体而引起血管舒张。这种血管舒张作用可因内皮 NO 与以化学方式附着在 HemoTech 表面的 GSH 分子反应而增强，可能因生成了 S-亚硝基 GSH 所致。这一结论是基于以下两个观察提供的间接证据，其一是与未修饰的 Hb 相比，HemoTech 与血共存时 NO 氧化速率明显低下；其二是因存在 NO 时血红素的氧化速率非常低下所致。因此，可以得出结论，GSH 的屏蔽除了保留 NO 外，还阻止了 NO 诱导的血红素氧化。HemoTech 似乎不仅没有加重细胞的氧化应激反应，也没有激活炎症反应。用腺苷选择性靶向结合 Hb β

链上的氨基酸残基，并引入 GSH，可降低 Hb 的天然促氧化的潜能。当 HemoTech 与过氧化氢发生反应时，不会氧化修饰低密度脂蛋白（LDLs）或交联型载脂蛋白 B。看来，在 β-β 界面的"转向效应"和优先反应的加速使酪氨酸残基不能与过氧化氢反应，从而阻止了血红素珠蛋白自由基的形成。这一化学/药理修饰过程也显著减少了血红素铁的形成。

HemoTech 既不改变细胞的氧化还原平衡，也不激活细胞的凋亡反应，但可消除 NF-κB 激活的炎症反应。即使是在 GSH 耗尽的细胞中，这种血液代用品也不激活炎症反应。归因于其抗炎作用的另一因素是低内皮钙离子的流动和低 8-异前列腺素的形成，后两者都是破坏 NF-κB 稳定的蛋白激酶激动剂。HemoTech 还激活保护细胞的腺苷 A_3 受体，研究已证实激活该受体可激活细胞抗氧化酶系统，从而稳定了氧化还原状态。在这项研究中，使用 GSH 耗竭的人脑毛细血管和冠状动脉内皮细胞，HemoTech 阻止了 NF-κB 的激活，并加强了常氧下 HIF-1 和 HIF-2 的稳定，和 DNA 与 EPO 基因的结合。HemoTech 具有独特的促红细胞生成的潜能。利用体外细胞模型，我们研究了 HemoTech 促红细胞生成作用的分子机制。

未修饰的四聚体 Hb 通过增加缺氧 HIF-1 和 HIF-2 的细胞质降解和减少与 EPO 基因的结合，同时诱导 NF-κB 依赖性抗红细胞生成基因的表达，HemoTech 在两种氧气条件下通过下调 NF-κB，稳定和促进 HIF-1、HIF-2 与 EPO 基因结合促进红细胞的生成。ATP 和腺苷有助于 HIF-1、HIF-2 在常氧下的稳定，并与 GSH 一起抑制参与抑制红系特异性基因（erythroid-specific genes）的 NF-κB 通路。HemoTech 的这种促红细胞生成的作用已在大鼠、兔、猴和人身上得到了证实[33,40,52]。

HemoTech 的毒理学试验包括在大鼠和狗进行的急性毒性和 7 天重复剂量研究，在豚鼠进行的皮肤敏感性检测和标准遗传毒性试验，以及在细胞系统、正常动物和指定疾病模型中的各种生理学指标检测已经完成，结果表明在这些实验条件下该产品是无毒且有效的[52]。在大鼠、猪、猴子和狗进行的急性毒性研究中，HemoTech 被证明是无毒的。在整个 7 天的观察期内或在尸检中，对照组和处理组动物之间没有显著差异。在大鼠和狗体内进行的 7 天重复剂量研究中，每天高达 1300 mg/kg 的治疗没有引起任何显著的毒性反应[52]。在豚鼠进行的多种剂量皮肤致敏研究和异体蛋白检测结果显示，HemoTech 在该物种中没有抗原性[52]。与对照组相比，无论是否存在 S9 激活，HemoTech 都没有诱导染色体畸变率的增加[52]。此外，在存在或不存在 S9 激活的情况下，HemoTech 都没有诱导家养仓鼠 V79 细胞基因的突变[52]。无论是原代大鼠肝细胞体外计划外 DNA 合成（unscheduled DNA synthesis，UDS）和体内小鼠微核试验，都证明了 HemoTech 没有遗传性毒性[52]。

HemoTech 的循环半衰期约为 24h。在血液循环中，HemoTech 的结构保持不变可持续 3h 或以上；此后，分子量类似于 Hb-HP 复合体的 HemoTech 聚合物从循环中慢慢地被清除。在 24h 后，循环中仍然会有其被修饰过的四聚体、八聚体、十聚体，甚至更大的分子结构。虽然 HemoTech-HP 结合物尚未进行研究，但因 HemoTech 在总胆红素中含量显著增加和不经肾脏排泄，提示 HemoTech 主要通过肝脏清除。间隔 24h 的光谱分析显示，HemoTech 仍处于还原状态。

这些临床前研究的结果是令人欣喜的，表明 HemoTech 具有血管舒张作用，可以减轻出血后反应性血管收缩，还具有促进红细胞生成的作用，并且不会产生不良的肾毒性、神经毒性、氧化和炎症反应。

第五节 HemoTech 临床研究

在获得刚果民主共和国金沙萨圣特科学研究所（the Institute de la Recherche en Sciences de la Sante，Kinshasa，DRC）伦理委员会的批准后，HemoTech 的临床概念验证（clinicla proof-of-concept，CPC）由意大利国家科学研究所（Instituto Sierovaccinogeno Italiano-ISI，S. ntimo-Napoli，Italy）在扎伊尔金沙萨贫血研究中心（Centre se l'Anemie S. S.，Kinshasa，Zaire）进行。HemoTech 临床研究对象是患有"再生障碍性危象"的镰状细胞性贫血儿童，其临床表现为 Hb 浓度的突然下降，并伴有网织红细胞的缺失和"血管闭塞的反复发作"。在输注相当于总血容量 25% 的 HemoTech 后，不再发现上述不良反应；相反，在这些患有再生障碍性危象的儿童中因 HemoTech 刺激骨髓产生了显著的促红细胞生成效应，网织红细胞的数量从零增加到了（47±7）%；而且，那些患有血管闭塞危象（vaso-occlusive crises）的儿童中，疼痛很快得到了缓解。总而言之，HemoTech在所有参加临床研究的患者中都显示了其很有益的治疗效果。事实上，HemoTech 不仅减轻了镰状细胞性贫血患者的炎症反应，还促进了有效的促红细胞生成反应[53]。

最近，HemoTech 在从经皮冠状动脉介入治疗（percutaneous coronary intervention，PCI）患者获得的人血小板进行了离体检测，结果显示 HemoTech 不仅降低了对血小板聚集激动剂（尤其胶原）激活的血小板聚集性，还有效地阻止了 5-羟色胺（5-HT）的释放[54]。根据这一和前期的研究结果证实 HemoTech 具有优化氧气输送、舒张血管、减轻氧化反应和内皮炎症反应的能力，认为这种 HBOC 配制成 PCI 手术的灌注液是一种很有治疗作用的血液代用品。我们相信，HemoTech 对减轻与 PCI 相关的心肌缺血和血栓事件很有前景。HemoTech 的其他临床治疗正在进一步研究中[55]。

第六节 总结

临床前研究和临床研究结果表明，一种分子内与 ATP 交联、分子间与腺苷交联，与 GSH 共轭的牛Hb 即 HemoTech，具有以下特性：①可以作为生理性氧载体，而且不产生肾毒性、神经毒性，不引起氧化或炎症反应；②具有扩血管作用，减轻出血后反应性血管收缩；③血管内持续时间长，可有效维持血容量；④促进红细胞生成。因此，Hb 与 ATP、腺苷和 GSH 的药理学交联似乎提供了所需的药理学特性，包括消除了游离 Hb 的缩血管反应、促氧化和促炎症反应等的副作用。根据临床前和临床试验结果，可以认为这种新的药理修饰方法能够制备无毒且有效的溶液，有望成为一种适用于各种临床适应证的、有效的 HBOCs。

要点

- Hb 分子与 ATP、腺苷和 GSH 的"药理交联"这一新概念被证明是可行的，并可用于设计有效的血液代用品 HemoTech。

- 药理学交联不仅不会影响游离 Hb 的呼吸功能，而且消除了其内在毒性，并提供了具有 ATP、腺苷和 GSH 新药理特性的 Hb 分子。
- 临床前和临床研究结果表明，HemoTech 是一种无毒的生理性氧载体，且血管内贮留时间更长。
- HemoTech 具有血管舒张作用，不仅可以减少出血后反应性血管收缩，还具有抗氧化和减轻炎症反应，刺激红细胞生成的特性。
- HemoTech 有望成为各种临床适应证的有效血液代用品。

参考文献

1. Simoni J. Artificial oxygen carriers: scientific and biotechnological points of view. Artif Organs. 2009;33(2):92–6. https://doi.org/10.1111/j.1525-1594.2008.00691.x.
2. Simoni J. Artificial oxygen carriers: renewed commercial interest and scientific/technological advances. Artif Organs. 2012;36(2): 123–6. https://doi.org/10.1111/j.1525-1594.2011.01430.x.
3. Simoni J. New approaches in commercial development of artificial oxygen carriers. Artif Organs. 2014;38(8):621–4. https://doi.org/10.1111/aor.12371. Epub 2014 Aug 12
4. Guidance for Industry. Criteria for safety and efficacy evaluation of oxygen therapeutics as red cell substitutes. Rockville: U.S. Department of Health and Human Services, Food and Drug Administration, Center for Biologics Evaluation and Research; 2004. p. 1–19.
5. Alayash AI. Hemoglobin-based blood substitutes: oxygen carriers, pressor agents, or oxidants? Nat Biotechnol. 1999;17(6):545–9. https://doi.org/10.1038/9849.
6. Natanson C, Kern SJ, Lurie P, Banks SM, Wolfe SM. Cell-free hemoglobin-based blood substitutes and risk of myocardial infarction and death: a meta-analysis. JAMA. 2008;299(19):2304–12. https://doi.org/10.1001/jama.299.19.jrv80007. Epub 2008 Apr 28. Erratum in: JAMA. 2008 Sep 17;300(11): 1300.
7. Silverman TA, Weiskopf RB, Planning Committee and the Speakers. Hemoglobin-based oxygen carriers: current status and future directions. Anesthesiology. 2009;111(5):946–63. https://doi.org/10.1097/ALN.0b013e3181ba3c2c.
8. Jahr JS, Moallempour M, Lim JC. HBOC-201, hemoglobin glutamer-250 (bovine), Hemopure (Biopure Corporation). Expert Opin Biol Ther. 2008;8(9):1425–33. https://doi.org/10.1517/14712598.8.9.1425.
9. Simoni J, Simoni G, Moeller JF. Intrinsic toxicity of hemoglobin: how to counteract it. Artif Organs. 2009;33(2):100–9. https://doi.org/10.1111/j.1525-1594.2008.00693.x.
10. Feola M, Simoni J, Dobke M, Canizaro PC. Complement activation and the toxicity of stroma-free hemoglobin solutions in primates. Circ Shock. 1988;25(4):275–90.
11. Feola M, Simoni J, Tran R, Canizaro PC. Mechanisms of toxicity of hemoglobin solutions. Biomater Artif Cells Artif Organs. 1988;16(1–3):217–26. https://doi.org/10.3109/10731198809132571.
12. Feola M, Simoni J, Canizaro PC, Tran R, Raschbaum G, Behal FJ. Toxicity of polymerized hemoglobin solutions. Surg Gynecol Obstet. 1988;166(3):211–22.
13. Simoni J, Feola M, Canizaro PC. Generation of free oxygen radicals and the toxicity of hemoglobin solutions. Biomater Artif Cells Artif Organs. 1990;18(2):189–202. https://doi.org/10.3109/10731199009117301.

14. Feola M, Simoni J, Tran R, Canizaro PC. Nephrotoxicity of hemoglobin solutions. Biomater Artif Cells Artif Organs. 1990;18(2):233–49. https://doi.org/10.3109/10731199009117304.
15. Simoni J, Feola M, Tran R, Buckner M, Canizaro PC. Biocompatibility of hemoglobin solutions. II. The inflammatory reaction of human monocytes and mouse peritoneal macrophages. Artif Organs. 1990;14(2):98–109. https://doi.org/10.1111/j.1525-1594.1990.tb01603.x.
16. Simoni J. Endothelial cell response to hemoglobin based oxygen carriers. Is the attenuation of pathological reactions possible? In: Kobayashi K, Tsuchida E, Horinouchi H, editors. Artificial oxygen carrier. Its front line. Tokyo-Berlin-Heidelberg-New York: Springer-Verlag; 2005. p. 75–125.
17. Rother RP, Bell L, Hillmen P, Gladwin MT. The clinical sequelae of intravascular hemolysis and extracellular plasma hemoglobin: a novel mechanism of human disease. JAMA. 2005;293(13):1653–62. https://doi.org/10.1001/jama.293.13.1653.
18. Schaer DJ, Schaer CA, Buehler PW, Boykins RA, Schoedon G, Alayash AI, Schaffner A. CD163 is the macrophage scavenger receptor for native and chemically modified hemoglobins in the absence of haptoglobin. Blood. 2006;107(1):373–80. https://doi.org/10.1182/blood-2005-03-1014. Epub 2005 Sep 27
19. Schaer DJ, Buehler PW, Alayash AI, Belcher JD, Vercellotti GM. Hemolysis and free hemoglobin revisited: exploring hemoglobin and hemin scavengers as a novel class of therapeutic proteins. Blood. 2013;121(8):1276–84. https://doi.org/10.1182/blood-2012-11-451229. Epub 2012 Dec 20. PMID: 23264591; PMCID: PMC3578950.
20. Buehler PW, Humar R, Schaer DJ. Haptoglobin therapeutics and compartmentalization of cell-free hemoglobin toxicity. Trends Mol Med. 2020;26(7):683–97. https://doi.org/10.1016/j.molmed.2020.02.004. Epub 2020 Mar 21
21. Simoni J, Simoni G, Griswold JA, Moeller JF, Tsikouris JP, Khanna A, Roongsritong C, Wesson DE. Role of free hemoglobin in 8-iso prostaglandin F2-alpha synthesis in chronic renal failure and its impact on CD163-Hb scavenger receptor and on coronary artery endothelium. ASAIO J. 2006;52(6):652–61. https://doi.org/10.1097/01.mat.0000235282.89757.9f.
22. Sampei K, Ulatowski JA, Asano Y, Kwansa H, Bucci E, Koehler RC. Role of nitric oxide scavenging in vascular response to cell-free hemoglobin transfusion. Am J Physiol Heart Circ Physiol. 2005;289(3):H1191–201. https://doi.org/10.1152/ajpheart.00251.2005. Epub 2005 May 13. PMID: 15894576; PMCID: PMC1819403.
23. Nakai K, Sakuma I, Ohta T, Ando J, Kitabatake A, Nakazato Y, Takahashi TA. Permeability characteristics of hemoglobin derivatives across cultured endothelial cell monolayers. J Lab Clin Med. 1998;132(4):313–9. https://doi.org/10.1016/s0022-2143(98)90045-2.
24. Baldwin AL. Modified hemoglobins produce venular interendothelial gaps and albumin leakage in the rat mesentery. Am J Phys. 1999;277(2):H650–9. https://doi.org/10.1152/ajpheart.1999.277.2.H650.
25. Fonseca V, Avizinis J, Moon-Massat P, Freilich D, Kim HW, Hai CM. Differential sensitivities of pulmonary and coronary arteries to hemoglobin-based oxygen carriers and nitrovasodilators: study in a bovine ex vivo model of vascular strips. Vascul Pharmacol. 2010;52(5–6):215–23. https://doi.org/10.1016/j.vph.2009.12.005. Epub 2009 Dec 22. PMID: 20026426; PMCID: PMC2859108.
26. Simoni J, Villanueva-Meyer J, Simoni G, Moeller JF, Wesson DE. Control of oxidative reactions of hemoglobin in the design of blood substitutes: role of the ascorbate-glutathione antioxidant system. Artif Organs. 2009;33(2):115–26. https://doi.org/10.1111/j.1525-1594.2008.00695.x.
27. Halliwell B, Clement MV, Long LH. Hydrogen peroxide in the human body. FEBS Lett. 2000;486(1):10–3. https://doi.org/10.1016/s0014-5793(00)02197-9.
28. Simoni J, Simoni G, Moeller JF, Tsikouris JP, Wesson DE. Evaluation of angiotensin converting enzyme (ACE)-like activity of acellular hemoglobin. Artif Cells Blood Substit Immobil Biotechnol. 2007;35(2):191–210. https://doi.org/10.1080/10731190601188273. PMID: 17453704.
29. Simoni J, Simoni G, Roongsritong C, Moeller JF, Simoni P, Griswold JA, Wesson DE. Novel contributing factor to intrinsic toxicity of hemoglobin: serotonin. The XIth international symposium on blood substitutes, Beijing, China, October 18–21, 2007. Abstract Book 2007;107(PS-10).
30. Van Nueten JM, Janssens WJ, Vanhoutte PM. Serotonin and vascular reactivity. Pharmacol Res Commun. 1985;17(7):585–608. https://doi.org/10.1016/0031-6989(85)90067-0.
31. Simoni J, Simoni G, Lox CD, Prien SD, Shires GT. Modified hemoglobin solution, with desired pharmacological properties, does not activate nuclear transcription factor NF-kappa B in human vascular endothelial cells. Artif Cells Blood Substit Immobil Biotechnol. 1997;25(1–2):193–210. https://doi.org/10.3109/10731199709118910.
32. Simoni J, Simoni G, Lox CD, Prien SD, Tran R, Shires GT. Expression of adhesion molecules and von Willebrand factor in human coronary artery endothelial cells incubated with differently modified hemoglobin solutions. Artif Cells Blood Substit Immobil Biotechnol. 1997;25(1–2):211–25. https://doi.org/10.3109/10731199709118911.
33. Simoni J, Simoni G, Moeller JF, Feola M, Griswold JA, Wesson DE. Adenosine-5′-triphosphate-adenosine-glutathione cross-linked hemoglobin as erythropoiesis-stimulating agent. Artif Organs. 2012;36(2):139–50. https://doi.org/10.1111/j.1525-1594.2011.01431.x.
34. Kim-Shapiro DB, Gladwin MT, Patel RP, Hogg N. The reaction between nitrite and hemoglobin: the role of nitrite in hemoglobin-mediated hypoxic vasodilation. J Inorg Biochem. 2005;99(1):237–46. https://doi.org/10.1016/j.jinorgbio.2004.10.034.
35. Ellsworth ML, Forrester T, Ellis CG, Dietrich HH. The erythrocyte as a regulator of vascular tone. Am J Phys. 1995;269(6 Pt 2):H2155–61. https://doi.org/10.1152/ajpheart.1995.269.6.H2155.
36. Cao Z, Bell JB, Mohanty JG, Nagababu E, Rifkind JM. Nitrite enhances RBC hypoxic ATP synthesis and the release of ATP into the vasculature: a new mechanism for nitrite-induced vasodilation. Am J Physiol Heart Circ Physiol. 2009;297(4):H1494–503. https://doi.org/10.1152/ajpheart.01233.2008. Epub 2009 Aug 21. PMID: 19700624; PMCID: PMC3215427.
37. Dejam A, Hunter CJ, Pelletier MM, Hsu LL, Machado RF, Shiva S, Power GG, Kelm M, Gladwin MT, Schechter AN. Erythrocytes are the major intravascular storage sites of nitrite in human blood. Blood. 2005;106(2):734–9. https://doi.org/10.1182/blood-2005-02-0567. Epub 2005 Mar 17. PMID: 15774613; PMCID: PMC1895176.
38. Cole RH, Malavalli A, Vandegriff KD. Erythrocytic ATP release in the presence of modified cell-free hemoglobin. Biophys Chem. 2009;144(3):119–22. https://doi.org/10.1016/j.bpc.2009.07.004. Epub 2009 Aug 3
39. Feola M, Simoni J, Canizaro PC: Blood substitute. U.S. Patent No. 5,439,882.
40. Simoni J, Simoni G, Feola M: Methods of treating acute blood loss. U.S. Patent No. 7,759,306.
41. Simoni J, Simoni G, Martinez-Zaguilan R, Wesson DE, Lox CD, Prien SD, Kumar RV. Improved blood substitute: evaluation of its effects on human endothelial cells. ASAIO J. 1998;44(5):M356–67.
42. Simoni J, Simoni G, Hartsell A, Feola M. An improved blood substitute. In vivo evaluation of its renal effects. ASAIO J. 1997;43(5):M714–25.
43. Simoni J, Simoni G, Wesson DE, Griswold JA, Moeller JF, Feola M. Combining hemoglobin with adenosine and reduced glutathione attenuates its direct and direct neurotoxic potential. 9th international symposium on blood substitutes, Tokyo, Japan, March 2–5, 2003. Volume: Artif Blood. 2003;11(1):96.

44. Simoni J, Simoni G, Wesson DE, Feola M. ATP-adenosine-glutathione cross-linked hemoglobin as clinically useful oxygen carrier. Curr Drug Discov Technol. 2012;9(3):173–87. https://doi.org/10.2174/157016312802650797.
45. Simoni J, Simoni G, Moeller JF. Orthogonal method for the removal of transmissible spongiform encephalopathy agents from biological fluids. Patent Application US20110097746. Publication Date: 04/28/2011.
46. Simoni J, Simoni G, Moeller JF. Orthogonal method for the removal of prions and viruses from hemoglobin solution. The XIII international symposium on blood substitutes and oxygen therapeutics. Massachusetts General Hospital and Harvard Medical School, Boston, MA, July 27–29, 2011. Abstracts Book 2011;69(P-28).
47. Simoni J, Simoni G, Newman G, Feola M. An improved blood substitute. In vivo evaluation of its hemodynamic effects. ASAIO J. 1996;42(5):M773–82.
48. Simoni J, Simoni G, Wesson DE, Griswold JA, Feola M. A novel hemoglobin-adenosine-glutathione based blood substitute: evaluation of its effects on human blood ex vivo. ASAIO J. 2000;46(6):679–92. https://doi.org/10.1097/00002480-200011000-00007.
49. Simoni J, Simoni G, Wesson DE, Griswold JA, Feola M. The response of human brain capillary endothelial cells to a novel hemoglobin-adenosine-glutathione based red cell substitute. The 5th international conference on current issues in blood substitute research. Stockholm, Sweden, June 6–8, 2002. Volume: Artif Cells Blood Substit Biotechnol 2002;31:486–487.
50. Simoni J, Simoni G, Wesson DE, Griswold JA, Feola M. Attenuation of hemoglobin pro-oxidant potential by cross-linking with adenosine and conjugation with reduced glutathione. The 47th annual conference of the American Society for artificial internal organs, New York, NY, June 7–9, 2001. Volume: ASAIO J. 2001;47(2)172.
51. Simoni J, Simoni G, Lox CD, McGunegle DE, Feola M. Cytokines and PAF release from human monocytes and macrophages: effect of hemoglobin and contaminants. Artif Cells Blood Substit Immobil Biotechnol. 1994;22(3):525–34. https://doi.org/10.3109/10731199409117880.
52. HemoTech GLP. Preclinical toxicological tests. Final reports. Pompesia: RTC Research Toxicology Centre S.p.A.
53. Feola M, Simoni J, Angelillo R, Luhruma Z, Kabakele M, Manzombi M, Kaluila M. Clinical trial of a hemoglobin based blood substitute in patients with sickle cell anemia. Surg Gynecol Obstet. 1992;174(5):379–86.
54. Simoni J, Simoni G, Moeller JF, Kumar A, Roongsritong C, Meyerrose GE. HemoTech-blood substitute rle in the preventing of platelet activation in percutaneous coronary intervention (PCI) patients. The 56th ASAIO annual conference, Baltimore, MD, May 27–29, 2010. Volume: ASAIO J. 2010;56(2):108.
55. Simoni J, Simoni G, Moeller JF, Feola M, Wesson DE. Artificial oxygen carrier with pharmacologic actions of adenosine-5′-triphosphate, adenosine, and reduced glutathione formulated to treat an array of medical conditions. Artif Organs. 2014;38(8):684–90. https://doi.org/10.1111/aor.12337. Epub 2014 Jul 1

22 血红蛋白包囊作为人造氧载体和一氧化碳载体的潜在临床应用

Hiromi Sakai, Naoko Kobayashi, Tomoko Kure, Hiroshi Azuma

张钊铭 译，张鸿飞 审校

第一节 引言

献血和输血系统为人类医疗健康做出了巨大贡献。然而，即使在现代社会，某些情况下患者也无法获得血液，例如，交通事故或产科出血的院前情况、偏远农村地区、自然灾害及恐怖袭击后。因此，有必要考虑针对此类紧急情况建立血液供应系统。此外，社会的日益老龄化和当前新冠肺炎疫情（COVID-19）也对献血造成显著影响[1]。为了解决这些与血液相关的问题，日本正在进行人造红细胞即血红蛋白包囊（hemoglobin vesicles, HbV）的研究与开发，旨在为临床输血提供替代治疗方法[2]。供体红细胞（RBCs）过期后，可再生为可储存的人造红细胞，不受病原体和血型抗原的传染。在无法获得血液的情况下，立即现场注射HbV有望挽救生命。我们的学术团队明确了HbV用于替代输血治疗的安全性和有效性。此外，与RBCs相比，HbV还具有如体积小、稳定和操作简便等优点，可能用作器官保护剂、光敏剂和CO载体[3]。

为什么需要对Hb进行包裹呢？事实上，尽管Hb是血液中最丰富的蛋白质，但Hb在RBCs中的细胞内浓度约为35 g/dl。尽管血液中有如此大量的Hb作为氧结合位点，一旦在血液循环过程中Hb从RBCs中释放，就会诱发各种毒性反应，如解离成二聚体发生外渗[4]、肾毒性和神经毒性，以及因Hb与作为内皮源性血管舒张因子的NO发生高反应而导致的血管收缩[5]。此外，血红素的降解产物有望促进Fenton反应，诱发细胞膜中的不饱和脂类过氧化[6]。这些潜在毒性，提示RBC细胞膜包裹的生理重要性。它们还具有模拟细胞结构以产生血红蛋白氧载体（Hb-based oxygen carriers, HBOCs）的能力。麦吉尔大学的Thomas Chang和其他研究小组于20世纪50年代人工合成含有聚合物和交联蛋白膜的超薄膜，用于含有Hb和酶的人造红细胞。Bangham于20世纪60年代发现脂质体，之后使用磷脂包封功能分子的研究逐渐展开。Djordjevici和Miller于1977年首次报道了脂质体包封Hb（liposome encapsulated Hb, LEH）。此后，许多研究小组使用不同的脂质种类和成分，试图使用脂质体包封Hb并提高其包封效率、生物相容性、储存期间的稳定性和携氧能力[7]。由于难以解决上述问题，多数研究团体最终终止了进一步的研发。然而，我们团队继续研究并开发HbV，同时通过大量临床前研究验证其安全性和有效性。在与医药品医疗机器综合机构（Pharmaceuticals and Medical Devices Agency, PMDA）充分协商并完成GLP临床前研究后，本学术团队于2020年启动HbV的I期（人体第一阶段）研究。

第二节 脂质体包封Hb的制备

在日本，HBOCs的研发始于20世纪80年代，其理念是回收未使用的供体血液。Ajinomoto公司生产的吡哆醛化Hb聚氧乙烯（PHP）共轭物和Terumo

公司生产的新型红细胞（Neo Red Cells，NRC）也在当时研发出来。由于红细胞内不仅含有 Hb，还包括糖酵解酶、碳酸酐酶、metHb 还原酶、过氧化氢酶、超氧化物歧化酶等，因此部分研究团队试图对这些酶进行保存。然而，这些酶通常并不稳定。在 Hb 提纯过程和长期储存期间，这些酶的活性将无法保存。目前我们认为，即使通过特定核酸扩增试验（specific nucleic acid amplification tests，SNAT）确认供体血液无病毒[7]，也要在病毒灭活/清除过程中消除这种不稳定的酶，以最大限度地避免传染。从过期的捐献者血液中提纯 Hb 的过程，包括进行加热灭菌（60℃，12h）和纳米融化[8]，分别用于病毒灭活和清除。为此，预先将 Hb 羰基化可有效产生碳氧血红蛋白（carbonylhemoglobin，HbCO）。HbCO 在加热灭菌中具有热稳定性，可作为生产 HBOC 制剂的原料长期储存。

我们有诸多脂质体可选作为天然或合成 Hb 制剂包封的两亲分子，如磷脂（具有不同的极性头部基团，并与不同长度的饱和或不饱和脂肪酸发生酯化）、胆固醇和表面改性剂（聚合物、电荷），但应从包封效率、储存和血液循环期间的稳定性以及静脉注射后的生物相容性等方面仔细选择脂质体。尽管包封可以屏蔽 Hb 分子的毒性，但仍须注意包封材料的生物相容性。事实上，使用聚合磷脂包封的 Hb 在储存过程中表现出明确的稳定性，但其在网状内皮系统（reticuloendothelial system，RES）中也会长期不分解。用含有带负电荷的磷脂酰甘油或脂肪酸的脂质体包封 Hb，以诱导补体和血小板活化[7]。我们选择了四种脂类混合物包封 Hb：① 1,2-二棕榈酰-sn-甘油-3-磷脂酰胆碱（1,2-dipalmitoyl-sn-glycero-3-phosphatidylcholine，DPPC）；② 胆固醇；③ 1,5-O-双十六烷基-L-谷氨酸（1,5-O-dihexadecyl-L-glutamate）和 ④ 1,2-二硬脂酰-sn-甘油-3-磷脂酰乙醇胺-N-PEG$_{5000}$（1,2-distearoyl-sn-glycero-3-phosphatidylethanolamine-N-PEG$_{5000}$）[6]。必要时通过共同包封一种别构效应剂 5'-磷酸吡哆醛（pyridoxal 5'-phosphate，PLP）来调整 HbV 的氧亲和力（P$_{50}$），使其达到 9～30 torr，具体取决于用途。目前，我们通过将等摩尔 PLP 与 Hb 共包封以产生 P$_{50}$ 为 15 mmHg 的 HbV。因此，与人类 RBCs 比较，HbV 氧解离曲线向左偏移。该方式可有效将氧气靶向输送至需氧组织。采取挤压或捏合方式将颗粒大小调整至 250～280 nm[9]。通过小角 X 射线散射证实包封浓缩 Hb 溶液的球形单层结构[10]。实际上，HbCO 在有氧环境下可通过可见光照射转化为 HbO$_2$[11]。最后，将脱氧的 HbV 用氮气净化后装入小瓶或塑料袋，用铝袋密封，以便长期储存。最近的研究表明，某些病理条件下 HbV 可作为 CO 载体产生抗炎和抗氧化作用。而没有经过脱碳和脱氧过程的碳酰态 CO-HbV 可通过这种途径被 CO 气体清除（图 22-1，彩图 15）。脂质体膜外侧为盐水介质，胶体渗透压（colloid osmotic pressure，COP）为 0 Torr；内侧为浓缩的 Hb 溶液，COP 约为 254 Torr。跨膜 COP 存在显著差异。这种压力差对脂质体膜的流动性影响轻微。然而，球形结构可长期保存而不会引起溶血[12]。调整 Hb 浓度至 10 g/dl，略低于人体血液（12～15 g/dl），但远高于输血阈值，即危重患者 Hb 6～7 g/dl[13]。通常 HbV 悬浮在生理盐水溶液中，与化学修饰后的 Hb 溶液相比，HbV 的显著差异在于缺乏胶体渗透压，这也是 RBCs 的共同特征。部分化学修饰后的 Hb 溶液，超过生理胶体渗透压（20～25 Torr），限制了其 Hb 浓度。HbV 可悬浮在胶体溶液中或与胶体溶液共同注射，如人血清白蛋白、HES 或改良的流体明胶溶液，以调整胶体渗透压[14]。HbV 颗粒所占体积百分比约为 40%～45%（参照血液中血细胞比容约为 40%～55%）。因此，悬浮液是一种浓缩的颗粒分散体，类似于血液中的红细胞，可产生一定程度的黏度，对于诱导血管壁上的剪切应力至关重要，以促进血管舒张和血液流动[15]。

第三节 HbV 作为输血代用品的潜在临床应用

关于 HbV 研究的第一个著名的动物实验，通过反复抽取大鼠 1 mL 血液并注射 5% 白蛋白与 HbV 的悬浮液进行血液稀释，使 90% 的血液被置换（血细胞比容从 50% 降至 5%），结果血流动力学、血气及组织氧合参数均保持稳定[16-17]。这些结果证明 HbV 具有足够的携氧能力，促使公司对 HbV 进行研发。

HbV 的最终用途是在无法获得血液的情况下挽救大出血患者的生命。我们通过给啮齿类动物、兔子和比格犬注射 5% 白蛋白与 HbV 的悬浮液，进行了失血性休克复苏的系列研究[3]。结果发现，失血

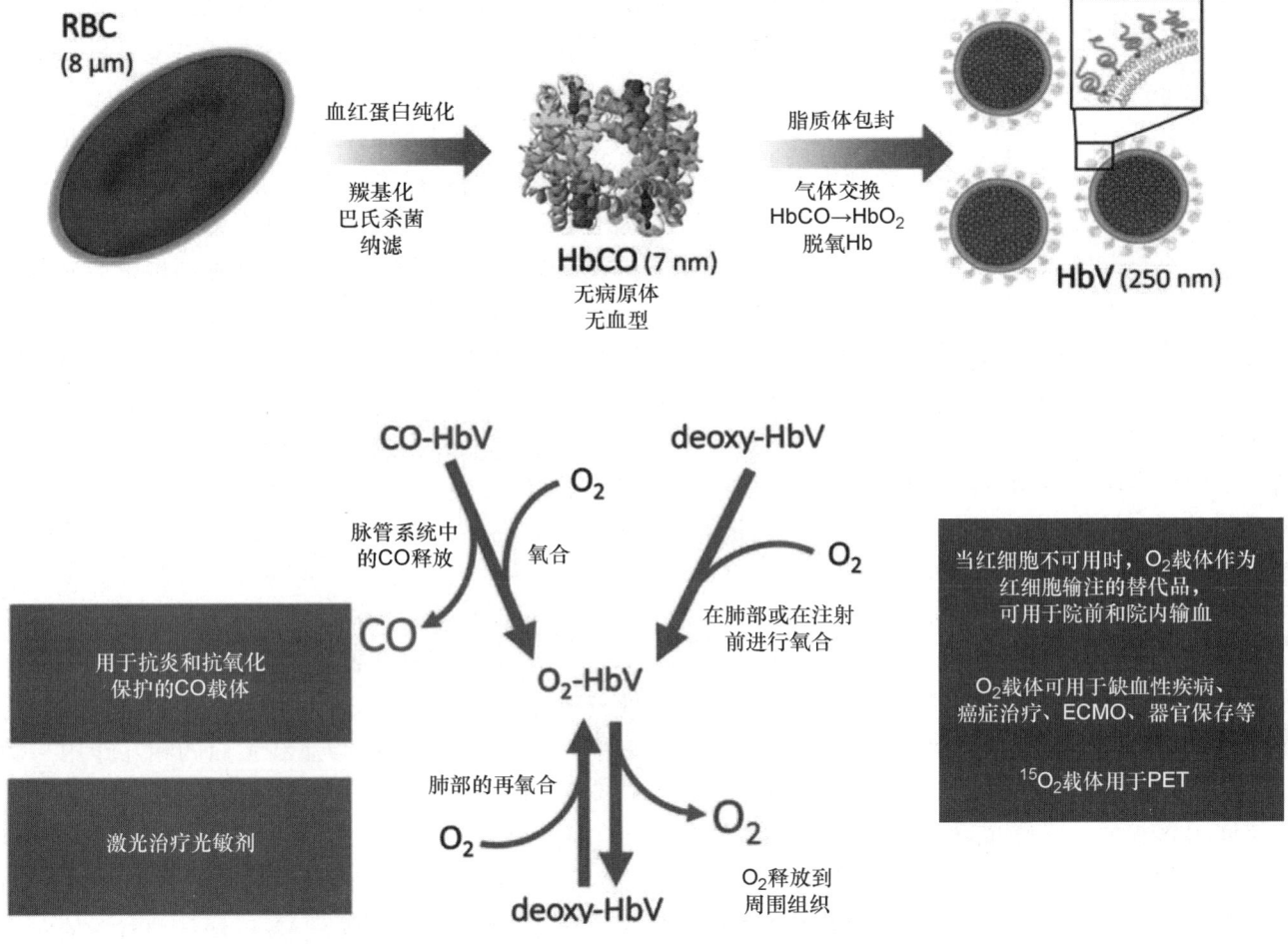

图 22-1　作为氧和一氧化碳载体的血红蛋白包囊（HbVs）的制备及光敏剂的各种临床应用

性休克复苏后，比格犬存活1年以上，大鼠存活14天以上，无明显副作用，除了一过性脾肿大外并伴有血浆胆固醇水平升高，考虑与HbV陷于RES有关，随后HbV降解，作用消失[18]。

最近有研究表明，HbV储存一年后仍可产生有效的复苏效果，但并未发生急性肺损伤[19]。模拟院前治疗的情况，向失血性休克和无法控制出血的大鼠持续注射HbV，即使血细胞比容降至2%以下仍存活[20]。对患有血小板减少性凝血病的失血性休克兔子给予HbV复苏，同时输注富含血小板的血浆或人工血小板。携氧液和止血剂的组合复苏有效，且不干扰凝血功能[21-22]。在外周血管塌陷而无法建立静脉通道时，通过骨髓注射小剂量HbV（250 nm）已被证明进行紧急复苏有效[23]。此外，HbV输注也可有效治疗妊娠兔模型发生的产科大出血[24]。

预计出血量约为30%~40%的肺切除小鼠和大鼠模型，假设在围手术期使用HbV；静脉注射含有5%白蛋白的HbV[25-26]。即使在肺切除术后肺功能受损的情况下，HbV的携氧能力也与啮齿类动物RBCs相当。事实上，高氧亲和力的HbV可能对氧合的影响更有利。结果表明，输注HbV并不影响手术恢复。基于这些充满前景的结果，Tokai大学的Kohno等[26]学者正在以比格犬进行肺切除术模型的类似研究。

失血性休克后持续低血压会导致不可逆的心脏功能障碍，称为"休克心脏综合征（shock heart syndrome，SHS）"，与致命性心律失常有关。失血性休克复苏的标准治疗方案是首先输注晶体液，其次输注胶体液如HES、明胶和右旋糖酐，最后输注浓缩红细胞。该方案遵循避免同种异体输血的策略。然而，Takase等[27]学者发现，与输注RBCs或HbV比较，仅使用晶体或胶体进行初始复苏并不产生携氧能力，致命性心律失常的发生率更高。结果表明，输注具有携氧能力的HbV进行初始复苏，对于避免休SHS，并通过防止电重构同时保护心肌结构而提高存活率，至关重要。

第四节 HbV在氧气和一氧化碳治疗的潜在临床应用

COVID-19的流行对许多患者的肺泡结构造成严重损害，并在随后引起呼吸衰竭。体外膜肺氧合（extracorporeal membrane oxygenation，ECMO）已被证明是此类疾病的有效治疗方法[28]。ECMO回路需要预充液体，会导致血液稀释。体重越小，血液稀释效应越明显。新生儿患者使用ECMO进行心脏手术时，对神经系统功能影响较大，因为手术期间氧供减少会影响大脑功能。这种损伤随着新生儿长大逐渐显现。然而，对大鼠模型进行水迷宫试验（watermaze testing，WMT）的研究表明，ECMO使用5% HSA与HbV的悬浮液预充回路，氧合作用持久，并可预防神经认知能力下降[29]。此外，HbV可作为一种有效的体外灌注液为器官输送氧气，成功用于体外观察肠道蠕动情况的研究[30]。用HbV灌注大鼠截肢的下肢数小时后，结果重新给大鼠实施截肢肢体再移植术，获得成功[31]。使用HbV亚低温机器灌注保存猪肝也同样有效[32]。HbV也可作为$^{15}O_2$的载体用于正电子发射断层扫描（positron emission tomography，PET）。实际上，向脑卒中大鼠模型注射$^{15}O_2$-HbV，PET图像中可看到梗死区域氧代谢降低[33]。

由于HbV的体积比RBCs更小，所以注射的HbV颗粒在血浆相中均匀分布。在微循环的微观视图中，在一个或多个小动脉分支处很容易观察到血浆滑过效应（plasma skimming），其中由于每个分支的血流速度不同，子分支的血细胞比容也不同，这种情况会诱发血浆滑过效应。血流速度较慢的分支显示较低的血细胞比容。在这种情况下，HbV在血浆相中均匀分布，且更多地分布在血流速度较慢的分支中。HbV可将携带着氧气运送至RBCs流动受限的缺血组织。已经证明，大脑中动脉闭塞后静脉注射HbV可降低梗死面积[34]。此外，HbV可救治大鼠先兆性子痫模型中的胎盘缺氧[35]。通过相同的机制，HbV可增加毛细血管结构异常且RBCs流动受限区域肿瘤组织的氧分压[36]。

HbV不仅可作为氧载体，还可用作激光照射治疗的光敏剂。Rikihisa等[37-38]将HbV作为光敏剂用于激光治疗葡萄酒色斑（毛细血管畸形）。因为较小的HbV注射后分布在毛细血管中的红细胞之间并能有效增加毛细血管Hb含量，从而产生更多的热量和激光凝固效果。

已有各种类型的CO释放分子（CO-releasing molecules，CORM）的报道：不仅有金属络合物，还包括有机化合物[39-41]。CORM在感染性休克、缺血再灌注损伤以及炎症性疾病的动物模型中均显示出一定的细胞保护作用。这些结果也促使将CO结合的HbV（CO-HbV）用作另一种类型CORM的可能性。事实上，CO-HbV首次在大鼠模型中被用作失血性休克的复苏[42]，注射后血液HbCO立即升高约30%，但在3 h内降低；而且，解离的CO同时出现在呼出气中。与注射O_2-HbV相比，CO-HbV组的血浆酶水平、AST和ALT均较低，表明CO可改善再灌注损伤。Taguchi等将CO-HbV用于博来霉素诱导的肺纤维化模型[43]、葡聚糖硫酸钠诱导的结肠炎[44]和急性胰腺炎[45]。释放的CO显示出明显抗炎和抗氧化特性，可能是因为CO与血红蛋白的相互作用与病理条件下体内活性氧和氮物质的产生相关。

从生产角度来看，CO-HbV比脱氧的HbV更容易产生，因为脱羰和脱氧的过程并非必需。在血液循环中释放出CO后，HbV与O_2可逆性结合，从而成为氧载体。CO-HbV有望为临床各种病理状况提供特异性治疗机会。然而，必须继续研究以确定CO不会产生慢性神经系统毒性，因为CO从根本上而言仍是一种有毒气体，其对神经系统的影响会逐渐显现。

第五节 HbV的安全性评估

Hb的包封可以屏蔽Hb的毒性作用。然而，必须注意包囊和脂质体脂质成分的毒性。与传统的脂质体包封的Hb相比，HbV的一个突出优点是没有补体激活和过敏性反应，这一点在一项猪的研究中得到证实[46]。尽管传统的脂质体在重复注射时显示肺血管阻力显著增加，但对其脂质成分进行优化后的HbV并无该反应。HbV的临床前研究显示，其对补体系统、免疫反应、血液凝固、血小板功能、激肽释放酶-激肽、造血等无显著影响[47]。HbV颗粒最终被RES或单核巨噬细胞系统（mononuclear phagocytic system，MPS）捕获。因此，一过性肝脾肿大的发生主要取决于HbV剂量[18]。然而，HbV成分在 RES 中被完全降解，通过尿液和粪便分解并排出[48]。我们使用啮齿动物模型的研究表明，捕获脂质体的巨噬细胞类似于骨髓源性抑制性细胞（myeloid-derived suppressor cells, MDSCs），导致脾脏 T 细胞增殖受抑制[49-50]，尽管该反应为一过性，其效果也微乎其微。据报道，最近用于癌症治疗的聚乙二醇（PEG）化脂质体和其他 PEG 化材料的研究表明，在人类中常可观察到抗 PEG 抗体（anti-PEG antibody）的存在。可能改变药物的药代动力学（ABC 现象：accelerated blood clearance phenomenon）[48]或诱导免疫反应[51]。需要对正在进行的 HbV 临床研究和开发中关注这一点。

第六节 总结

HBOCs 发展的最新趋势是使脂质体包封的 Hb 更大[52-60]，以防止外渗，延缓与 NO 的反应[61]，并降低胶体渗透压[62]。然而，不仅是颗粒设计，而且其悬浮液的理化性质如 Hb 浓度、胶体渗透压和黏度方面等均须考虑，以使其发挥血液替代品的功能。如本章所述，我们总结了使用各种动物模型验证的 HbV 的潜在临床应用。当然，其他 HBOCs 也可能有类似效果。

HBOCs 的最终和最佳使用，是利用其优于浓缩红细胞的特性，在无法输血的情况下，用于挽救大量出血和创伤的垂危患者生命。然而，通常很难从危重患者处获得书面知情同意。因此，下一阶段的临床研究将限于对择期手术中的围手术期出血患者或术后贫血患者使用。此类研究的成功最终将使 HBOCs 的各种用途成为可能。

要点

- 包封的 Hbs，包括 HbV，已被设计成模拟 RBC 的细胞结构以消除分子 Hbs 的毒性作用。
- 然而，包封材料的安全性必须重点考虑，特别需要考虑缺乏补体激活、血液分布和通过 RES 降解等因素。
- 失血性休克复苏的临床前研究中已经评估了 HbV 作为输血代用品的安全性和有效性。
- HbV 不仅可用作输血代用品，还可作为氧疗的新制剂、器官保存的灌注液和激光治疗的光敏剂。
- CO-HbV 在血液循环中释放 CO，并显示出抗氧化和抗炎作用。CO-HbV 将成为一种新的有前景的药物，尽管其对神经系统的影响仍需关注。

致谢：

作者对为 HbV 的生产、安全性及有效性评估做出贡献的 HbV 学术研究团队中的主管和所有合作者深表感谢。这项研究得到了日本学术振兴会的科学研究资助、日本厚生劳动省的健康、劳动和科学研究资助和日本医学研究开发机构（AMED）对开发新药和医疗器械的临床试验促进项目的支持。

利益冲突：

本章作者中，H.S. 是与 HbV 的生产和利用有关的专利持有人。

参考文献

1. Ngo A, Masel D, Cahill C, Blumberg N, Refaai MA. Blood banking and transfusion medicine challenges during the COVID-19 pandemic. Clin Lab Med. 2020;40(4):587–601. https://doi.org/10.1016/j.cll.2020.08.013.
2. Sakai H, Sou K, Horinouchi H, Kobayashi K, Tsuchida E. Haemoglobin-vesicles as artificial oxygen carriers: present situation and future visions. J Intern Med. 2008;263(1):4–15. https://doi.org/10.1111/j.1365-2796.2007.01893.x.
3. Sakai H. Overview of potential clinical applications of hemoglobin vesicles (HbV) as artificial red cells, evidenced by preclinical studies of the academic research consortium. J Funct Biomater. 2017;8(1):10. https://doi.org/10.3390/jfb8010010.
4. Matsuhira T, Kure T, Yamamoto K, Sakai H. Analysis of dimeric αβ subunit exchange between PEGylated and native hemoglobins ($\alpha_2\beta_2$ tetramer) in an equilibrated state by intramolecular ββ-cross-linking. Biomacromolecules. 2018;19(8):3412–20. https://doi.org/10.1021/acs.biomac.8b00728.
5. Winslow R. Hemoglobin-based red cell substitute. Baltimore: The John Hopkins University Press; 1992.
6. Takeoka S, Teramura Y, Atoji T, Tsuchida E. Effect of Hb-encapsulation with vesicles on H_2O_2 reaction and lipid peroxidation. Bioconjug Chem. 2002;13(6):1302–8. https://doi.org/10.1021/bc025546k.
7. Sakai H, Sou K, Tsuchida E. Hemoglobin-vesicles as an artificial oxygen carrier. Methods Enzymol. 2009;465:363–84. https://doi.org/10.1016/S0076-6879(09)65019-9.
8. Naito Y, Fukutomi I, Masada Y, Sakai H, Takeoka S, Tsuchida E, Abe H, Hirayama J, Ikebuchi K, Ikeda H. Virus removal from hemoglobin solution using Planova membrane. J Artif Organs. 2002;5:141–5. https://doi.org/10.1007/s100470200025.
9. Kure T, Sakai H. Preparation of artificial red blood cells (hemoglobin vesicles) using rotation-revolution mixer for high encapsulation efficiency. ACS Biomater Sci Eng. 2021;7(6):2835–44. https://doi.org/10.1021/acsbiomaterials.1c00424.
10. Sato T, Sakai H, Sou K, Medebach M, Glatter O, Tsuchida E. Static structures and dynamics of hemoglobin vesicle (HBV) developed as a transfusion alternative. J Phys Chem B. 2009;113(24):8418–28. https://doi.org/10.1021/jp9002142.

11. Chung JE, Hamada K, Sakai H, Takeoka S, Nishide H, Tsuchida E. Ligand exchange reaction of carbonylhemoglobin to oxyhemoglobin in a hemoglobin liquid membrane. Nihonkagakukaishi. 1995:123–7. (in Japanese). https://doi.org/10.1246/nikkashi.1995.123.
12. Kure T, Sakai H. Transmembrane difference in colloid osmotic pressure affects the lipid membrane fluidity of liposomes encapsulating a concentrated protein solution. Langmuir. 2017;33(6):1533–40. https://doi.org/10.1021/acs.langmuir.6b04643.
13. Carson JL, Carless PA, Hébert PC. Outcomes using lower vs higher hemoglobin thresholds for red blood cell transfusion. JAMA. 2013;309(1):83–4. https://doi.org/10.1001/jama.2012.50429.
14. Sakai H, Miyagawa N, Horinouchi H, Takeoka S, Takaori M, Tsuchida E, Kobayashi K. Intravenous infusion of Hb-vesicles (artificial oxygen carriers) after repetitive blood exchange with a series of plasma expanders (water-soluble biopolymers) in a rat model. Polymer Adv Technol. 2011;22(8):1216–22. https://doi.org/10.1002/pat.1964.
15. Tsai AG, Friesenecker B, McCarthy M, Sakai H, Intaglietta M. Plasma viscosity regulates capillary perfusion during extreme hemodilution in hamster skinfold model. Am J Phys. 1998;275(6):H2170–80. https://doi.org/10.1152/ajpheart.1998.275.6.H2170.
16. Izumi Y, Sakai H, Hamada K, Takeoka S, Yamahata T, Kato R, Nishide H, Tsuchida E, Kobayashi K. Physiologic responses to exchange transfusion with hemoglobin vesicles as an artificial oxygen carrier in anesthetized rats: changes in mean arterial pressure and renal cortical tissue oxygen tension. Crit Care Med. 1996;24(11):1869–73. https://doi.org/10.1097/00003246-199611000-00017.
17. Sakai H, Takeoka S, Park S, Kose T, Nishide H, Izumi Y, Yoshizu A, Kobayashi K, Tsuchida E. Surface modification of hemoglobin vesicles with poly(ethylene glycol) and affects on aggregation, viscosity, and blood flow during 90% exchange transfusion in anesthetized rats. Bioconjug Chem. 1997;8:23–30. https://doi.org/10.1021/bc960069p.
18. Ikeda T, Horinouchi H, Izumi Y, Sakai H, Kobayashi K. Chapter 28: Cellular-type hemoglobin-based oxygen carrier as a resuscitative fluid for hemorrhagic shock: acute and long-term safety evaluation using beagle dogs. In: Kim HW, Greenburg AG, editors. Hemoglobin-based oxygen carriers as red cell substitutes and oxygen therapeutics. Berlin: Springer-Verlag Berlin Heidelberg; 2013. p. 501–24. https://doi.org/10.1007/978-3-642-40717-8_28.
19. Tokuno M, Taguchi K, Yamasaki K, Sakai H, Otagiri M. Long-term stored hemoglobin-vesicles, a cellular type of hemoglobin-based oxygen carrier, has resuscitative effects comparable to that for fresh red blood cells in a rat model with massive hemorrhage without post-transfusion lung injury. PLoS One. 2016;11:e0165557. https://doi.org/10.1371/journal.pone.0165557.
20. Seishi Y, Horinouchi H, Sakai H, Kobayashi K. Effect of the cellular-type artificial oxygen carrier hemoglobin vesicle as a resuscitative fluid for prehospital treatment: experiments in a rat uncontrolled hemorrhagic shock model. Shock. 2012;38:153–8. https://doi.org/10.1097/SHK.0b013e31825ad7cf.
21. Hagisawa K, Kinoshita M, Takase B, Hashimoto K, Saitoh D, Seki S, Nishida Y, Sakai H. Efficacy of resuscitative transfusion with hemoglobin vesicles in the treatment of massive hemorrhage in rabbits with thrombocytopenic coagulopathy and its effect on hemostasis by platelet transfusion. Shock. 2018;50(3):324–30. https://doi.org/10.1097/SHK.0000000000001042.
22. Hagisawa K, Kinoshita M, Takikawa M, Takeoka S, Saitoh D, Seki S, Sakai H. Combination therapy using fibrinogen γ-chain peptide-coated, ADP-encapsulated liposomes and hemoglobin vesicles for trauma-induced massive hemorrhage in thrombocytopenic rabbits. Transfusion. 2019;59(10):3186–96. https://doi.org/10.1111/trf.15427.
23. Hagisawa K, Kinoshita M, Saitoh D, Morimoto Y, Sakai H. Intraosseous transfusion of hemoglobin vesicles in the treatment of hemorrhagic shock with collapsed vessels in a rabbit model. Transfusion. 2020;60(7):1400–9. https://doi.org/10.1111/trf.15915.
24. Yuki Y, Hagisawa K, Kinoshita M, Ishibashi H, Kaneko K, Ishida O, Saitoh D, Sakai H, Terui K. Efficacy of resuscitative infusion with hemoglobin vesicles in rabbits with massive obstetric hemorrhage. Am J Obstet Gynecol. 2020:S0002-9378(20)31067-X. https://doi.org/10.1016/j.ajog.2020.09.010.
25. Takase B, Higashimura Y, Hashimoto K, Asahina H, Ishihara M, Sakai H. Myocardial electrical remodeling and the arrhythmogenic substrate in hemorrhagic shock-induced heart: anti-arrhythmogenic effect of liposome-encapsulated hemoglobin (HbV) on the myocardium. Shock. 2019;52(3):378–86. https://doi.org/10.1097/SHK.0000000000001262.
26. Kohno M, Ikeda T, Hashimoto R, Izumi Y, Watanabe M, Horinouchi H, Sakai H, Kobayashi K, Iwazaki M. Acute 40% exchange-transfusion with hemoglobin-vesicles in a mouse pneumonectomy model. PLoS One. 2017;12(6):e0178724. https://doi.org/10.1371/journal.pone.0178724.
27. Hashimoto R, Kohno M, Oiwa K, Onozawa H, Watanabe M, Horinouchi H, Sakai H, Kobayashi K, Iwazaki M. Immediate effects of systemic administration of normal and high O_2-affinity haemoglobin vesicles as a transfusion alternative in a rat pneumonectomy model. BMJ Open Respir Res. 2020;7(1):e000476. https://doi.org/10.1136/bmjresp-2019-000476.
28. Salas de Armas IA, Akkanti BH, Janowiak L, Banjac I, Dinh K, Hussain R, Cabrera R, Herrera T, Sanger D, Akay MH, Patel J, Patel MK, Kumar S, Jumean M, Kar B, Gregoric ID. Inter-hospital COVID ECMO air transportation. Perfusion. 2020;267659120973843 https://doi.org/10.1177/0267659120973843.
29. Yamazaki M, Aeba R, Yozu R, Kobayashi K. Use of hemoglobin vesicles during cardiopulmonary bypass priming prevents neurocognitive decline in rats. Circulation. 2006;114(1 Suppl):I220–5. https://doi.org/10.1161/CIRCULATIONAHA.105.000562.
30. Verdu EF, Bercik P, Huang XX, Lu J, Al-Mutawaly N, Sakai H, Tompkins TA, Croitoru K, Tsuchida E, Perdue M, Collins SM. The role of luminal factors in the recovery of gastric function and behavioral changes after chronic *Helicobacter pylori* infection. Am J Physiol Gastrointest Liver Physiol. 2008;295(4):G664–70. https://doi.org/10.1152/ajpgi.90316.2008.
31. Araki J, Sakai H, Takeuchi D, Kagaya Y, Tashiro K, Naito M, Mihara M, Narushima M, Iida T, Koshima I. Normothermic preservation of the rat hind limb with artificial oxygen-carrying hemoglobin vesicles. Transplantation. 2015;99(4):687–92. https://doi.org/10.1097/TP.0000000000000528.
32. Shonaka T, Matsuno N, Obara H, Yoshikawa R, Nishikawa Y, Ishihara Y, Bochimoto H, Gochi M, Otani M, Kanazawa H, Azuma H, Sakai H, Furukawa H. Impact of human-derived hemoglobin based oxygen vesicles as a machine perfusion solution for liver donation after cardiac death in a pig model. PLoS One. 2019;14(12):e0226183. https://doi.org/10.1371/journal.pone.0226183.
33. Tiwari VN, Kiyono Y, Kobayashi M, Mori T, Kudo T, Okazawa H, Fujibayashi Y. Automatic labeling method for injectable ^{15}O-oxygen using hemoglobin-containing liposome vesicles and its application for measurement of brain oxygen consumption by PET. Nucl Med Biol. 2010;37(1):77–83. https://doi.org/10.1016/j.nucmedbio.2009.08.004.
34. Komatsu H, Furuya T, Sato N, Ohta K, Matsuura A, Ohmura T, Takagi S, Matsuura M, Yamashita M, Itoda M, Itoh J, Horinouchi H, Kobayashi K. Effect of hemoglobin vesicle, a cellular-type artificial oxygen carrier, on middle cerebral artery occlusion- and arachidonic acid-induced stroke models in rats. Neurosci Lett. 2007;421(2):121–5. https://doi.org/10.1016/j.neulet.2007.04.080.
35. Li H, Ohta H, Tahara Y, Nakamura S, Taguchi K, Nakagawa M, Oishi Y, Goto Y, Wada K, Kaga M, Inagaki M, Otagiri M, Yokota H, Shibata S, Sakai H, Okamura K, Yaegashi N. Artificial oxygen carriers rescue placental hypoxia and improve fetal development in the rat pre-eclampsia model. Sci Rep. 2015;5:15271. https://doi.

org/10.1038/srep15271.
36. Yamamoto M, Izumi Y, Horinouchi H, Teramura Y, Sakai H, Kohno M, Watanabe M, Kawamura M, Adachi T, Ikeda E, Takeoka S, Tsuchida E, Kobayashi K. Systemic administration of hemoglobin vesicle elevates tumor tissue oxygen tension and modifies tumor response to irradiation. J Surg Res. 2009;151(1):48–54. https://doi.org/10.1016/j.jss.2007.12.770.
37. Rikihisa N, Watanabe S, Satoh K, Saito Y, Sakai H. Photosensitizer effects of artificial red cells on dye laser irradiation in an animal model assuming port-wine stain treatment. Plast Reconstr Surg. 2017;139(3):707e–16e. https://doi.org/10.1097/PRS.0000000000003082.
38. Rikihisa N, Tominaga M, Watanabe S, Mitsukawa N, Saito Y, Sakai H. Intravenous injection of artificial red cells and subsequent dye laser irradiation causes deep vessel impairment in an animal model of port-wine stain. Lasers Med Sci. 2018;33(6):1287–93. https://doi.org/10.1007/s10103-018-2480-2.
39. Vummaleti SV, Branduardi D, Masetti M, De Vivo M, Motterlini R, Cavalli A. Theoretical insights into the mechanism of carbon monoxide (CO) release from CO-releasing molecules. Chemistry. 2012;18(30):9267–75. https://doi.org/10.1002/chem.201103617.
40. Nguyen D, Boyer C. Macromolecular and inorganic nanomaterials scaffolds for carbon monoxide delivery: recent developments and future trends. ACS Biomater Sci Eng. 2015;1(10):895–913. https://doi.org/10.1021/acsbiomaterials.5b00230.
41. Lazarus LS, Benninghoff AD, Berreau LM. Development of triggerable, trackable, and targetable carbon monoxide releasing molecules. Acc Chem Res. 2020;53(10):2273–85. https://doi.org/10.1021/acs.accounts.0c00402.
42. Sakai H, Horinouchi H, Tsuchida E, Kobayashi K. Hemoglobin vesicles and red blood cells as carriers of carbon monoxide prior to oxygen for resuscitation after hemorrhagic shock in a rat model. Shock. 2009;31(5):507–14. https://doi.org/10.1097/SHK.0b013e318188f83d.
43. Nagao S, Taguchi K, Sakai H, Tanaka R, Horinouchi H, Watanabe H, Kobayashi K, Otagiri M, Maruyama T. Carbon monoxide-bound hemoglobin-vesicles for the treatment of bleomycin-induced pulmonary fibrosis. Biomaterials. 2014;35(24):6553–62. https://doi.org/10.1016/j.biomaterials.2014.04.049.
44. Nagao S, Taguchi K, Miyazaki Y, Wakayama T, Chuang VT, Yamasaki K, Watanabe H, Sakai H, Otagiri M, Maruyama T. Evaluation of a new type of nano-sized carbon monoxide donor on treating mice with experimentally induced colitis. J Control Release. 2016;234:49–58. https://doi.org/10.1016/j.jconrel.2016.05.016.
45. Taguchi K, Nagao S, Maeda H, Yanagisawa H, Sakai H, Yamasaki K, Wakayama T, Watanabe H, Otagiri M, Maruyama T. Biomimetic carbon monoxide delivery based on hemoglobin vesicles ameliorates acute pancreatitis in mice via the regulation of macrophage and neutrophil activity. Drug Deliv. 2018;25(1):1266–74. https://doi.org/10.1080/10717544.2018.1477860.
46. Sakai H, Suzuki Y, Sou K, Kano M. Cardiopulmonary hemodynamic responses to the small injection of hemoglobin vesicles (artificial oxygen carriers) in miniature pigs. J Biomed Mater Res A. 2012;100(10):2668–77. https://doi.org/10.1002/jbm.a.34208.
47. Azuma H, Fujihara M, Sakai H. Chapter 22: Biocompatibility of hemoglobin vesicles, a cellular-type artificial oxygen carrier, on blood cells and plasma proteins in vitro and in vivo. In: Kim HW, Greenburg AD, editors. Hemoglobin-based oxygen carriers as red cell substitutes and oxygen therapeutics. Berlin Heidelberg: Springer-Verlag; 2013. p. 385–97. https://doi.org/10.1007/978-3-642-40717-8_22.
48. Taguchi K, Urata Y, Anraku M, Maruyama T, Watanabe H, Sakai H, Horinouchi H, Kobayashi K, Tsuchida E, Kai T, Otagiri M. Pharmacokinetic study of enclosed hemoglobin and outer lipid component after the administration of hemoglobin vesicles as an artificial oxygen carrier. Drug Metab Dispos. 2009;37(7):1456–63. https://doi.org/10.1124/dmd.109.027094.
49. Azuma H, Fujihara M, Sakai H. Biocompatibility of HbV: liposome-encapsulated hemoglobin molecules-liposome effects on immune function. J Funct Biomater. 2017;8(3):24. https://doi.org/10.3390/jfb8030024.
50. Yoshida Y, Nagamori T, Ishibazawa E, Kobayashi H, Kure T, Sakai H, Takahashi D, Fujihara M, Azuma H. Contribution of long-chain fatty acid to induction of myeloid-derived suppressor cell (MDSC)-like cells - induction of MDSC by lipid vesicles (liposome). Immunopharmacol Immunotoxicol. 2020;42(6):614–24. https://doi.org/10.1080/08923973.2020.1837866.
51. d'Avanzo N, Celia C, Barone A, Carafa M, Di Marzio L. Immunogenicity of polyethylene glycol based nanomedicines: mechanisms, clinical implications and systematic approach. Adv Therap. 2020. https://doi.org/10.1002/ADTP.201900170.
52. Sakai H, Hara H, Yuasa M, Tsai AG, Takeoka S, Tsuchida E, Intaglietta M. Molecular dimensions of Hb-based O_2 carriers determine constriction of resistance arteries and hypertension. Am J Physiol Heart Circ Physiol. 2000;279(3):H908–15. https://doi.org/10.1152/ajpheart.2000.279.3.H908.
53. Sen Gupta A, Doctor A. Chapter 11: Oxygen carriers. In: Spinella PC, editor. Damage control resuscitation. Cham: Springer Nature Switzerland G; 2020. p. 197–222.
54. Yadav VR, Rao G, Houson H, Hedrick A, Awasthi S, Roberts PR, Awasthi V. Nanovesicular liposome-encapsulated hemoglobin (LEH) prevents multi-organ injuries in a rat model of hemorrhagic shock. Eur J Pharm Sci. 2016;93:97–106. https://doi.org/10.1016/j.ejps.2016.08.010.
55. Jansman MMT, Liu X, Kempen P, Clergeaud G, Andresen TL, Thulstrup PW, Hosta-Rigau L. Hemoglobin-based oxygen carriers incorporating nanozymes for the depletion of reactive oxygen species. ACS Appl Mater Interfaces. 2020;12(45):50275–86. https://doi.org/10.1021/acsami.0c14822.
56. Guo J, Agola JO, Serda R, Franco S, Lei Q, Wang L, Minster J, Croissant JG, Butler KS, Zhu W, Brinker CJ. Biomimetic rebuilding of multifunctional red blood cells: modular design using functional components. ACS Nano. 2020;14(7):7847–59. https://doi.org/10.1021/acsnano.9b08714.
57. Matsuhira T, Yamamoto K, Sakai H. Ring-opening polymerization of hemoglobin. Biomacromolecules. 2019;20(4):1592–602. https://doi.org/10.1021/acs.biomac.8b01789.
58. Hickey R, Palmer AF. Synthesis of hemoglobin-based oxygen carrier nanoparticles by desolvation precipitation. Langmuir. 2020;36(47):14166–72. https://doi.org/10.1021/acs.langmuir.0c01698.
59. Kao I, Xiong Y, Steffen A, Smuda K, Zhao L, Georgieva R, Pruss A, Bäumler H. Preclinical in vitro safety investigations of submicron sized hemoglobin based oxygen carrier HbMP-700. Artif Organs. 2018;42(5):549–59. https://doi.org/10.1111/aor.13071.
60. Wang Y, Yan L, He S, Zhou D, Cheng Y, Chen X, Jing X, Huang Y. A versatile method to prepare protein nanoclusters for drug delivery. Macromol Biosci. 2018;18(2). https://doi.org/10.1002/mabi.201700282.
61. Cardenas ASB, Samuel PP, Olson JS. Current challenges in the development of acellular hemoglobin oxygen carriers by protein engineering. Shock. 2019;52(1S Suppl 1):28–40. https://doi.org/10.1097/SHK.0000000000001053.
62. Sakai H, Yuasa M, Onuma H, Takeoka S, Tsuchida E. Synthesis and physicochemical characterization of a series of hemoglobin-based oxygen carriers: objective comparison between cellular and acellular types. Bioconjug Chem. 2000;11(1):56–64. https://doi.org/10.1021/bc9900789.

23 多硝酰基化聚乙二醇血红蛋白（SanFlow）在军事部署、灾害和远程突发事件等恶劣环境下院前医学中的潜在价值

William G. Day, Bohdan J. Soltys, Jacob Cole, Jan Simoni, Carleton J. C. Hsia, Andrew H. Lin

唐柚青 译，屠伟峰 审校

第一节 引言

不可压迫性出血（noncompressible hemorrhage, NCH）仍然是战斗人员可预防死亡的主要原因。在 2001 年至 2011 年，美国与阿富汗和伊拉克冲突期间，90% 的战斗伤员在到达可进行适当的手术治疗前已经死亡，而其中 90% 可望生存的死亡病例大部分是由于无法控制的出血所致[1]。此外，因出血性休克而导致的大量死亡发生在受伤后的第 1 小时内[2]，故认识到早期干预对拯救生命至关重要，联合创伤系统（the Joint Trauma System，JTS）和战术战斗伤员监护（Tactical Combat Casualty Care，TCCC）在明确需手术治疗前已高度关注伤口止血（point-of-injury hemostasis，PIH）、早期医疗评估（early medical evacuation，EME）和损伤控制复苏（DCR），以控制伤情[3]。

创伤性出血性休克在复苏方面的进展与军事冲突持续增多加剧的时间相向前行：第一批血库建立是在第一次世界大战期间，冷冻干燥血浆的首次使用是在第二次世界大战期间，创伤致死三联征（the lethal triad of trauma，TLT）的提出是越南战争期间成功复苏的基石，最后，在阿富汗和伊拉克冲突之后，DCR 技术成为战创伤早期出血治疗的黄金标准[4]。随着创伤性出血的管理在几十年内不断发展，复苏的模式也从简单的容量置换转变为更有针对性地纠正与休克相关的生理紊乱。

与创伤复苏模式（the paradigm of trauma resusciatiion, TRP）的进展并行的是特定液体复苏策略（specific fluid resuscitative strategy, SFRS）的变化，特别是液体治疗的类型、容量和时间。传统的复苏液包括晶体液和胶体液两大类、品种众多。多年来常用的复苏液都是那些生产成本低、保质期长、不需要冷藏的液体，总体上都是很安全的。尽管具有这些优势，但输注的液体可引起稀释性凝血障碍，或外渗到血管外间质组织等并发症，自全血输注的出现，使得全血或血液成分的输注成为 DCR 的黄金标准[5]。全血输注不仅提供了血管内循环血容量的补充，还提供了关键的氧运输能力、凝血因子和对维持在危及生命的创伤性出血期间的内脏灌注至关重要的血小板。

然而，血液输注并非没有重大的风险。同种异体血制品的输注可能导致免疫失调、免疫不相容性问题而引发多种潜在的危及生命的输血反应。此外，血液制品的储存、运输和供应方面的后勤和实际挑

战限制了前线部署的战斗医护人员在恶劣环境中使用血液制品的能力[6]。

鉴于这些限制，近年来对小体积人造氧载体（artificial oxygen carrier，AOC）的发展产生了兴趣，AOC除了为组织输送氧气外，还能有效地复苏战伤人员。理想的AOC溶液将接近常用的胶体复苏液如5%白蛋白，不仅能提供小容量的复苏，且几乎不会外渗到血管外组织。目前公认的液体复苏和创伤性休克管理方法多种多样，没有一种单一的复苏策略是理想的，这个领域有优化现有复苏技术的空间。在为创伤复苏开发的各种AOC分子中，聚亚硝酸化聚乙二醇化血红蛋白（又名PNPH或SanFlow）是一种新型AOC，临床前数据表明它是一种最佳的复苏液。本综述旨在对当前已开发的AOC进行批判性回顾，特别强调PNPH，包括其作用机制和支持其在负责远程DCR的前线医护人员中潜在价值的研究。

第二节 人造氧载体和血红蛋白氧载体的发展

一、人造氧载体

一个多世纪以来，研究人员一直在寻求制造理想的复苏液：一种既保留了全血的所有特性，又没有所有固有的危险和免疫副作用的血液代用品。尽管还没有一种产品能够模拟全血的所有特性，但有一些化合物在两个主要功能领域显示出有希望的结果：为组织输送氧和增加血容量。这些AOCs旨在减少全血的副作用，增强组织的氧合，并减少适当复苏所需的液体输注量。迄今为止，AOCs有三个主要类型，包括全氟碳氧载体（perfluorocarbon-based oxygen carriers，PFOC）、干细胞和血红蛋白氧载体（HBOCs），所有这些都经过不同程度的体外和生化研究[7]。

第一个有潜力的AOC是PFOC，它是完全卤化的分子，表现出氧气卸载的速度是红细胞的2倍，氧气摄取速率是红细胞的3倍，90%以上的氧气释放到组织中。PFOC的已知副作用包括肺毒性、血小板减少和低血压。鉴于这些副作用，研究已被限制在小规模的生化和体外研究中，结果不一[8-9]。

诱导多能干细胞（induced pluripotent stem cells, iPSC）是由Shinya Yamanaka于2006年发现的，为许多医学应用打开了大门，包括分化成可以储存和用于复苏的血液成分。两种主要分化途径已被考虑：将iPSC分化为红细胞和将iPSC分化为氧化环境中的各种目标细胞。这两个途径都有潜在的理论上减少同种异体免疫反应风险的能力，因为它们可以根据患者特异性制备出祖细胞。然而，迄今为止的体外研究显示出在红细胞保留、细胞可变形性和同种异体iPSC输血的免疫反应等方面存在问题[10-11]。

最后，HBOCs是研究最广泛的AOC。1933年，Amberson等[12]在猫身上进行了研究，完全用无细胞血红蛋白替换它们的血液，该溶液可以维持生命。然而，好处是短暂的，动物们经受了明显的肾损害。尽管如此，进行了人类试验，结果导致14名患者中的5名出现了明显的肾毒性和高血压。20世纪50年代，美国海军试图用无细胞血红蛋白溶液治疗47名贫血和发热的患者，再次导致了明显的肾毒性。这些研究期间的肾毒性很可能是由血红蛋白引起的肾小管阻塞、血红蛋白色素沉积导致的肾细胞功能障碍和血红蛋白引起的血管收缩的共同作用所致[13]。

这些问题最终可通过超纯化技术得以解决，该技术允许去除细胞残渣和基质。然而，当原始四聚体血红蛋白分解成二聚体并被肾脏提取时，引发了一个新问题，导致HBOCs的半衰期大幅度缩短。研究人员随后尝试通过连接稳定分子，包括双（N-马来酰亚胺甲基）乙醚[Bis（N-maleimidomethyl）ether，BME]和戊二醛，来解决这个问题[14]。

二、细胞外血红蛋白的局限性

过去半个世纪以来，开发成功的HBOCs已进行了人体试验，结果显示其害处较益处多，增加了死亡和心肌梗死的风险。这令人深感遗憾的历史以及由医疗、监管和投资机构对HBOCs的负面看法，意味着需要进行模式转变。2008年FDA/NIH共同赞助的HBOCs研讨会提出，为了成功，HBOCs除了达到有效的治疗指标外，还必须符合安全标准[15]。

关于与HBOCs相关的不良事件病因的传统观点主要源于内皮层的一氧化氮（NO）清除，这矛盾地导致血管收缩和组织氧合减少。在Baxter的双硫链联结血红蛋白的Ⅱ期临床试验失败后，许多开发者寻求经过改性的血红蛋白衍生物，以减少或补偿

NO结合。这些策略包括：①增加血红蛋白的分子量以防止外渗；②戊二醛聚合；③O-棉子糖与未聚合四聚体交联人类血红蛋白；④基因修饰。不幸的是，这些修饰血红蛋白的高级临床试验并没有取得有希望的结果[16]。

对这些修饰血红蛋白分子的分析注意到，除了NO清除之外，还存在一些影响安全和有效性的毒性，是上述修饰没有解决的副作用，主要与促氧化活性有关。在红细胞中缺乏抗氧化酶的情况下，无细胞血红蛋白与氧结合形成自由基，如超氧化物、过氧化氢、羟基自由基和氧化铁卟啉等[17]。因此，由于血红蛋白的NO清除和血管收缩导致的氧输送减少，通过输注的HBOC中血红素铁自身氧化产生的超氧化物爆发，进一步加剧了氧化应激；反过来，没有适当调节的无细胞血红蛋白会加剧缺血和再灌注的炎症性损伤，在血液代用品在血液最有用的临床情况下增加了潜在的病理性伤害[18]。

解决无细胞血红蛋白的血管收缩和促氧化活性的策略包括：①将HBOCs与抗氧化酶SOD和过氧化氢酶共聚；②用ATP、腺苷和还原型谷胱甘肽药理交联HBOCs；③血红蛋白修饰降低P_{50}；④S-亚硝化和PEG化HBOCs；⑤一氧化氮吸入或输注硝酸钠的辅助治疗。最近发表了有关军事医学中使用其他HBOCs的详细评论[19-21]。理想的HBOCs不仅能够扩充大血管内容量和增加氧输送，还能够有效控制缺血再灌注后的氧化应激性损伤。Carleton Hsia及其同事开发的一种新型大分子是PNPH（又名SanFlow），它是由聚乙二醇稳定的牛血红蛋白，带有添加的催化聚亚硝酸基团，有望解决这两个问题，并开创复苏医学的新模式。

三、聚亚硝酸化聚乙二醇化血红蛋白（SanFlow）的研发

PNPH的前身是聚亚硝酸化白蛋白（polynitroxylated albumin，PNA；又名VACNO或带有包封一氧化氮的血管白蛋白），已经证明它可以经历可逆性还原和氧化，以模拟超氧化物歧化酶和过氧化氢酶的功能。有趣的是，PNA目前正在开发用于癌症治疗，因为已经证明它在三阴性乳腺癌动物模型（the triple negative breast cancer animal models）中具有抗转移作用[22]。通过将聚亚硝酸化基团添加到PEG-Hb中，PNPH在理论上通过攻击在经历创伤性休克的患者中存在的各种失调来提供最佳复苏。PNPH（图23-1，彩图16）是一个约8nm的纳米粒子，具有多功能的催化抗氧化和血流动力学胶体活性，它有一个核心血红蛋白，该核心被内部的SOD类似物的亚硝基壳和外部的水合聚乙二醇所包围。PNPH的五个结构和功能组成部分是：①牛血红蛋白作为蛋白质中心提供氧气携带功能，但被羧化以提供热稳定性和额外的抗炎活性；②PNPH的水合聚乙二醇部分提供了超级胶体特性，对于在低血压和低血容量状态下稳定血流动力学非常重要；③PNPH的亚硝基部分不仅提高了细胞外血红蛋白的安全性，还提供抗氧化/抗炎和神经保护作用；④具有理想的血红素铁与亚硝基的氧化还原偶联在化学计量学上得到了促进；⑤进一步的亚硝基/血红素铁复合物与内源性血浆抗氧化剂如抗坏血酸的氧化还原偶联提供了额外的抗氧化活性[18]。分子重点是优化氧化还原电位、最大限度地减少氧化应激和提供胶体支持，以增加循环血容量（而不是传统的氧输送和一氧化氮补充），代表了最佳血液代用品开发中的一个模式转变。PNPH的开发因此解决了2011年NIH/FDA/DoD工作组关于氧治疗剂的关键建议（https://www.nhlbi.nih.gov/events/2011/oxygen-therapeutics）。PNPH目前被军方分类为技术成熟度水平4的产品。在与美国FDA的PIND会议中，FDA同意PNPH不仅仅是一种氧气载体，而是一种在多种医疗条件下具有疗效的"治疗性"产品，如脑外伤、出血性休

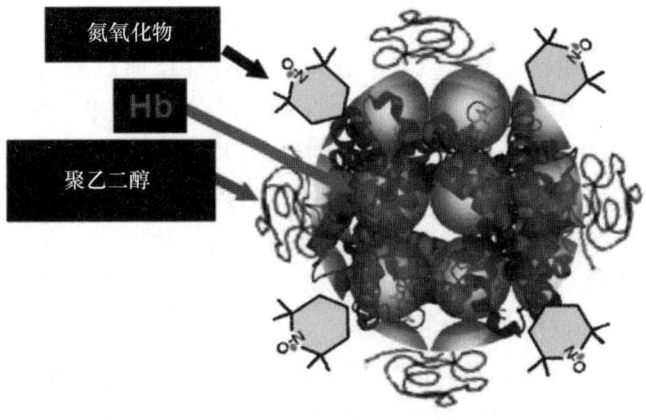

图23-1 PNPH示意图：多个氮氧化物（黄色）和聚乙二醇（蓝色）基团修饰Hb表面。聚乙二醇化产生超级胶体效应。氮氧化物可减少活性氧产生，而减少NO的消耗，从而减轻对微循环和Hb分子本身的氧化损伤。PNPH中每分子Hb有12～14个氮氧化物

克、脑卒中和镰状细胞病等。

为了支持 PNPH 所提供的模式转变,本综述将详细介绍 PNPH 在氧化应激模型中用于创伤性脑外伤合并出血性休克的疗效的已发表数据。对当前已发表数据的回顾将涉及以下新型治疗功能:① PNPH 的新分子设计大大减少了血红蛋白铁自身氧化生成超氧化物的天然倾向,从而防止血管收缩并纠正灌注不足的血流;② PNPH 通过亚硝基部分与血红蛋白的氧化还原偶联,模拟超氧化物歧化酶(SOD),成为强效的神经血管保护剂;③ 通过与血浆抗坏血酸的相互作用,增强了这种氧化还原偶联;④ PNPH 含有多达 14 个亚硝基基团,受到水合聚乙二醇壳的保护,既提供了稳定性,又提供了胶体性能。

(一)PNPH 在创伤性脑外伤和出血性休克中的应用

四篇系列临床前研究论文已经描述了 PNPH 作为一种有效的、新颖的、抗氧化的超胶体神经保护性小容量复苏液,用于模拟院前医疗急救机构设置的 TBI + HS 与标准疗法相比表现出更好的效果[23-26]。来自匹兹堡大学 Patrick Kochanek 实验室的早期研究[23]显示,与乳酸林格氏液(LR,标准的民用疗法)或 Hextend(HEX,先前的标准军事疗法)比较,PNPH 需要最少的体积来恢复和维持平均动脉血压(MAP),并在相关的 TBI + HS 小鼠模型中提供神经保护。用 PNPH 复苏的小鼠 CA1 区域的 Fluoro-Jade C 阳性死亡神经元比 HEX 和 LR 要少。PNPH 不仅被证明是无毒的,还对大鼠原代皮质神经元培养中的损伤(谷氨酸/甘氨酸暴露和神经元伸展)具有神经保护作用($P < 0.01$)。PNPH 还通过植入的直接氧电极测量来维持大脑氧合状态,表现出比 LR 和 HEX 更好的效果[23]。Patrick Kochanek 等[24]的随后研究深入探讨了 PNPH 作为院前神经保护性复苏疗法。小鼠经历了受控皮质冲击,然后诱发了严重的出血性休克,伴随着在初始休克阶段维持 25~27 mmHg 的 MAP。然后,在院前阶段,在 90 min 内以 20 ml/kg 的 4% PNPH 或 LR 进行 20 ml/kg 的 MAP 大于 70 mmHg 的冲击性容量复苏,然后在医院阶段重新输血。与 LR 相比,用 PNPH 复苏的小鼠需要更少的液体(26.0 vs. 167.0 ml/kg,$P < 0.001$),并且 MAP 更高(79.4 vs. 59.7 mmHg,$P < 0.001$)。PNPH 处理的小鼠具有较低的峰值颅内压力(ICP)(14.5 vs. 19.7,$P = 0.002$),而 LR 复苏的小鼠需要多次晶体液(20 ml/kg)的输注[24]。

2017 年,Patrick Kochanek 等[25]进一步比较了 PNPH 与①全血和②乳酸林格液在小容量治疗 TBI + HS 复苏模型中的效果,并发现 PNPH 消除了液体管理的需要,降低了颅内压和脑水肿。图 23-2 显示了 MAP 时间曲线。在初始休克和出血后 35 min,MAP 下降到 25 mmHg。目标是将其恢复到 70 mmHg。LR 小鼠每 5 min 接受 3 次输注(20 ml/kg)以完成复苏,而全血和 PNPH 在复苏阶段的开始接受 1 次输注(20 ml/kg)。图 23-2 显示,PNPH 的 MAP 恢复超过 70 mmHg,并且大于全血,并且重要的是,在整个 90 min 的窗口期内保持不变。相反,全血 MAP 在初始峰值超过 60 mmHg 后,在整个 90 min 的观察期内持续下降。使用 PNPH 后,在复苏后的前 15 min 与最后 15 min 之间没有明显的 MAP 差异,但 LR 和全血组在模型的最后 15 min 经历了 MAP 逐渐下降,并且在模型的最后 15 min 具有明显更低的 MAP($P < 0.001$)。在剂量反应研究中,小鼠接受了介于 2 ml/kg 和 100 ml/kg 之间的 PNPH 剂量。与 LR 相比,PNPH 复苏的小鼠在复苏后具有更高的 MAP 和更慢的心率($P < 0.01$)。与用血液或 LR 复苏的小鼠相比,PNPH 复苏的小鼠 pH 更高,血清钾含量更低($P < 0.05$)。PNPH 在所有剂量范围内都能很好地耐受,并显著降低了液体需求,即使在最低剂量 2 或 5 ml/kg($P < 0.001$)。在 PNPH 治疗下,所有剂量范围内都观察到了显著的液体需求降低,即使在最低剂量 2 ml/kg 或 5 ml/kg 时也是如此($P < 0.001$)。PNPH 复苏的小鼠,在复苏后 MAP 更高、心率更慢、颅内压更低、酸中毒减轻、高钾血症减轻,并且较全血或 LR 组的表现更优越[25]。

最近,约翰·霍普金斯(Johns Hopkins)大学的 Raymond Koehler 实验室在 2020 年报告称,PNPH 在新的豚鼠 TBI + HS 模型中提供了类似的神经保护和血管治疗益处[26]。选择豚鼠研究的原因,是因为豚鼠像人类一样不会合成抗坏血酸。metHb 还原通常需要抗坏血酸,这环节很重要,当 metHb 和过氧化物积累时可引起高活性的高铁 Hb 形成和氧化损伤增加。Hb 氧载体用于人类时,这一直是一个重要的毒性问题。然而,小鼠可以合成抗坏血酸,这从原理上来说可能会混淆早期来自小鼠的系列研究结果。在豚鼠的检测有助于进一步验证其在人类的可

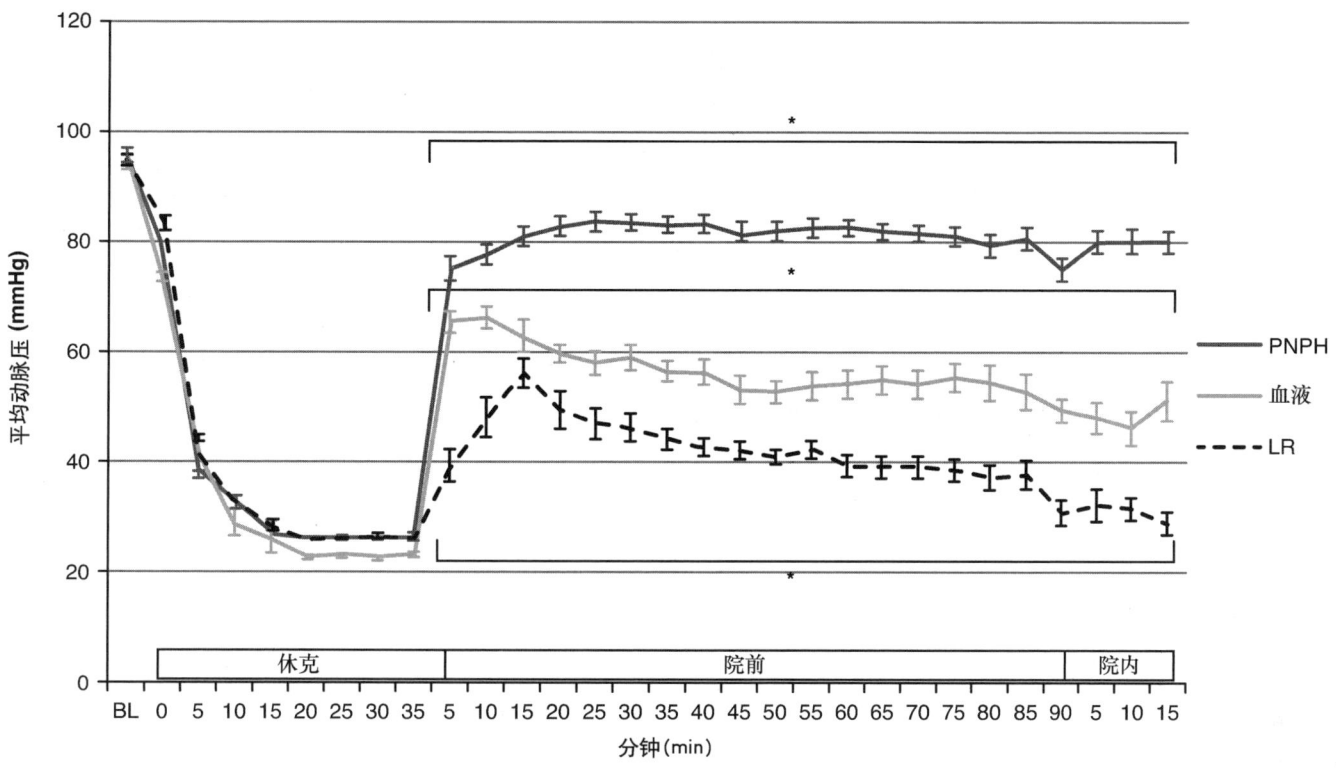

图 23-2 大鼠院前或院内合并有失血性休克颅脑外伤后的平均动脉压（MAP）变化：院前或院内各组间 MAP 有显著差别（*$P < 0.01$）（注：PNPH，聚亚硝酸化聚乙二醇化 Hb；LR，乳酸林格氏液；院前开始输注 PNPH、血液或 LR）（From Brockman et al. 2017）

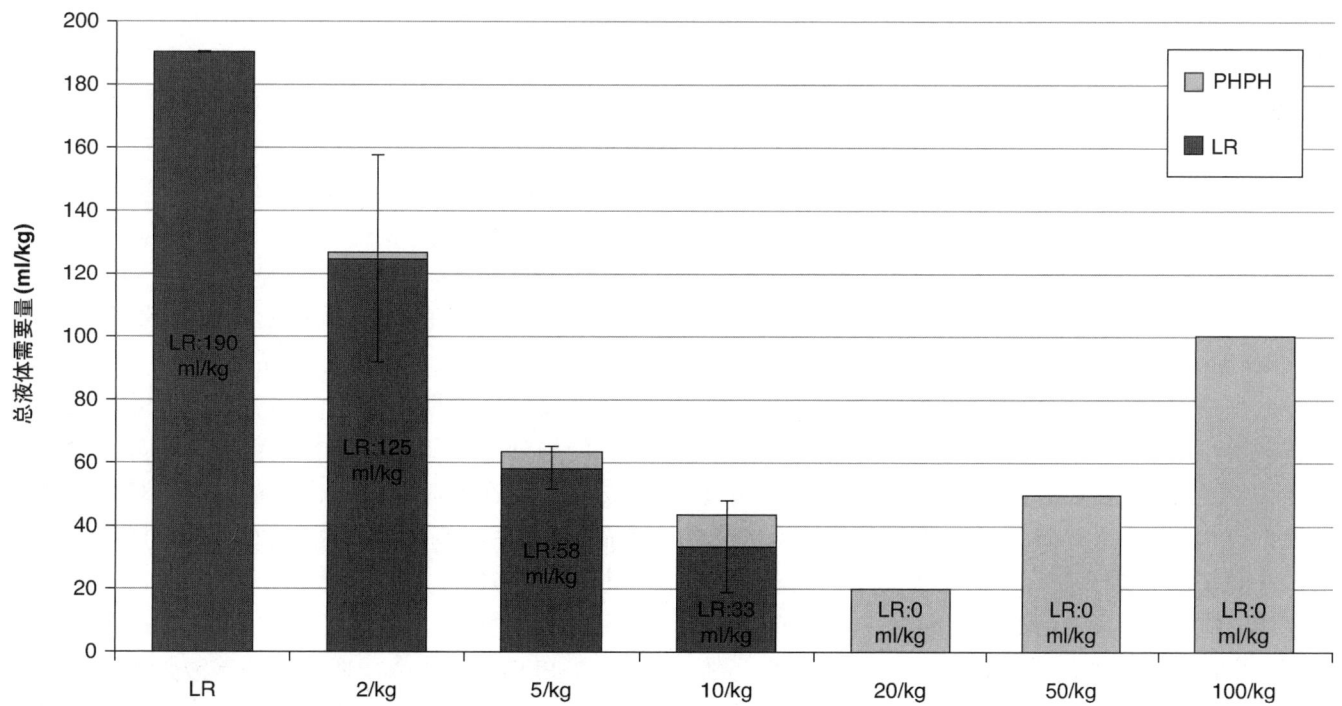

图 23-3 PNPH 剂量反应研究期间的液体需要量，X 轴为组别，Y 轴为 LR 需要量（用 LR 进行大鼠复苏时最大需要量与其他 PNPH 剂量组有显著统计学差别，$P < 0.01$，即与 LR 各剂量组比较，PNPH 复苏可显著减少总液体需要量）（From Brockman et al., 2017）

转化性。还应该提到的是，在 PNPH 分子中，抗坏血酸通过一种不寻常的氧化还原催化机制参与到 PNPH 上共价标记的亚硝基的氧化还原循环中，从而以还原等量的抗坏血酸转化成还原性氮氧化物（reduced nitroxides）为代价来实现 H_2O_2 的还原[27]。Seno 等[26]研究中，通过可控脑皮质冲击造成的 TBI，随后以 20 ml/kg 的放血，将平均动脉压（MAP）降至 40 mmHg，保持 90 min 后，给动物输注 20 ml/kg 乳酸林格氏液或 10 ml/kg PNPH 液进行复苏，结果显示 PNPH 的复苏显著增加了出血性休克后 MAP 较乳酸林格氏液组更早恢复，增加了 10～18 mmHg；在 9 天的恢复期内，与乳酸林格氏液组比较，无偏立体分析（unbiased stereology analyses）显示，用 PNPH 治疗的动物在海马 CA1 + 2 区域 [（59±10）% vs.（87±18）%，假手术组和实验组平均值] 和齿状回 [（70±21）% vs.（96±24）%；n = 12] 中具有更多的活神经元。该研究评估了长达 9 天的恢复情况，这对于战斗伤员监护非常重要，而早期的小鼠研究仅评估了 90 min 的复苏/恢复情况。该研究提供了支持为人类可转化性的 PNPH 的详细毒理学分析。为了进一步确立 PNPH 对人类的可转化性，正在进行两种大动物模型的 PNPH 评估：①豚鼠 TBI + HS 模型，②猕猴的优良实验室规范（Good Laboratory Practice，GLP）毒性研究，迄今的研究表明 PNPH 的治疗指数（therapeutic index，TI）> 10，并且是安全的（未发表的数据）。在撰写本文时，预计将在 12～18 个月内进入临床试验阶段。

（二）远程院前医学：超越"黄金小时"

1957 年，Cowley RA 率先提出了"黄金小时（Golden Hour）"这个概念，他曾是一名军事外科医生，也是率先建立了美国民用医疗的首个州级医疗紧急撤离系统（the first state-wide medevac system），旨在强调在民用医学中最大限度地缩短创伤伤害与最终治疗之间的时间。2009 年，美国国防部长 Robert M. Gates 要求直升机撤离重伤军事人员疏散到医疗设施的外科团队的时间标准为 60 min 或更短，结果使重伤患者的患病率和死亡率显著下降[28]。然而，今天，这种模式发生了巨大变化，军事行动的性质要求远程提供医疗服务能力——21 世纪，在没有通信和安全医疗后送的近对等战场上，军事医学将需要在孤立和广泛分布的环境中保持医疗能力，而且会面临没有补给能力或及时撤离的可能性。此外，军事大规模伤员事件也带来了独特的挑战，Day 等[29]海军案例研究说明了在海上使用加温新鲜全血（warm fresh whole blood，WFWB）进行止血复苏的好处。尽管具有血容量扩充和氧合作用的好处，但血液制品也存在一些缺点，包括输血反应、血源性疾病传播和免疫调节紊乱，以及在前线部署和争夺制空权的环境中受独特的后勤和实际限制。

长期野外救治（Prolonged Field Care，PFC）已经成为一个新的模式，目前是美国陆军最优先的能力鸿沟[30-31]。PFC 指的是"超出理论规划（beyond doctrina planning，BDP）"的医疗监护，与在资源有限的荒野环境和延迟或不可能进行患者撤离的灾难紧急情况中，需要的医疗监护有很多共同之处，在这种情况下，将患者疏散到所需的医学基础设施会大大延迟，甚至不可能，太空旅行现在被视为是 PFC 的终极案例，并引起了 NASA 的兴趣[32]。与 PFC 密切相关的是军事领域的远程损伤控制复苏（Remote Damage Control Resuscitation，RDCR）以及其目前批准的实践[33]。

在前线部署军事环境中，创伤复苏的黄金标准仍然是储存的全血或血液成分，但储存、冷藏和维护有关的后勤和实际限制使其成为一种宝贵且有限的资源。在偏远环境中，使用新鲜全血（FWB）或低滴度 O 型全血（low-titer group O whole blood，LTOWB）是最常用的两种治疗方法，而晶体液或 Hextend（HEX）则是最后的治疗方法，可能会加重凝血功能障碍和出血[33]。

如果不能立即获得血液制品，国防部 TCCC 委员会建议用半升的 HEX 进行战斗伤员的早期复苏。根据 2019 年 TCCC 指南，与晶体液相比，像 HEX 这样的胶体在军队中用于液体复苏更受欢迎。HEX 最初的好处在于用更小的容积可以实现显著的血容量扩充，这在资源有限的边远荒凉医疗环境中具有明显的后勤和实际好处。尽管 2013 年 6 月美国 FDA 发出了关于 HEX 在大容量平民复苏后增加死亡和急性肾损伤的警告，但对 HEX 的建议仍然适用[2]。

在 PFC/RDCR 中，理想的复苏液是什么？足够的容量复苏能力至关重要，使用低容积、耐储藏的胶体复苏液，可以为患者的器官提供携氧能力，将在复苏医学中带来革命性的改变。在边远荒凉的环境和 PFC 中使用，这种理想的溶液应该在没有冷藏的情况下能够稳定地保存较长时间。目前，在远程前沿部队中，储存和运输血液成分存在困难，无法安全有效地进行。任何血红蛋白制品稳定性的一个关键问题是降解，释放血红蛋白，导致铁中毒，这是细胞内游离血红蛋白中的毒性的关键，限制了它们的用途。之前已经回顾了PNPH解决的其他毒性，包括血红蛋白的NO清除、血管收缩和促氧化活性[18]。

在PNPH中，血红蛋白与CO结合，其结果是血红蛋白的血红素几乎不或根本不发生自身氧化，但前提是CO保持结合状态。CO结合也是其他血红蛋白制品（如Sanguinate）的特征，而不仅限于PNPH。PNPH在所有血红蛋白制品中独特之处在于它是唯一使用亚硝基化的化学制剂，这赋予了它独特的优点。亚硝基化导致PNPH中血红蛋白的血红素稳定；这种稳定作用的一个已证实的效应是相对于其他游离血红蛋白在神经元细胞实验中的铁中毒减少[20]。亚硝基化还赋予了其抗氧化特性，这是其在多种医疗条件下表现出的独特效能的核心——PNPH是超氧化物歧化酶（SOD）类似物、过氧化氢酶类似物，并具有NO清除活性[18]。就其保存期而言，PNPH在制备过程中经过70℃巴氏杀菌处理，已经显示具有长达2年的稳定性（未发表的数据）。因此，在野外救治中长时间使用，PNPH可能是所有血红蛋白制品中唯一适用的制剂。我们设想PNPH（SanFlow）可以由受过最低程度培训的人员在受伤口现场使用FAST1™骨内注射等技术。

第三节　总结

越来越多的临床前证据表明，SanFlow代表了HBOCs开发中的一个模式转变，注重纠正因氧化应激而导致的血流不足、减轻缺血/再灌注损伤和炎症性损伤。此外，如果在临床试验中确认有效，SanFlow似乎有望满足美国FDA对HBOCs的要求，即具有有意义的治疗指标增加。SanFlow的多功能分子机制表明，它在前沿部署和院前医疗急救机构中可能体现了其显著的价值。除了2019年的TCCC指南HEX，严峻的医疗环境中的独特后勤和实际约束凸显了SanFlow有望解决的问题。应进一步研究SanFlow，以更好地定义该多功能治疗的潜在机制效应的各种贡献对有利结果的影响。SanFlow有望解决军事和复苏医学在院前和院内医疗急救机构中的主要医疗关切和未满足的医疗需求。

要点

- PNPH（SanFlow）作为一种复苏剂是全血的有效代用品，在TBI＋HS动物模型中提供更好的MAP和心率改善，同时降低颅内压/水肿、酸中毒和高钾血症。
- PNPH在低容量下有效，解决了其他复苏剂引起的稀释性凝血功能障碍问题。
- 由于其亚硝基化化学，PNPH不显示先前HBOCs中发现的迅速不可逆的metHb转化，且抑制了游离血红蛋白的一氧化氮清除活性。
- PNPH在大脑中提供器官保护，并解决了先前HBOCs中出现的心血管和肾功能障碍毒性。
- PNPH稳定，不需要冷藏，适用于在军事部署和灾难紧急情况下的现场使用。

免责声明

本文中表达的观点是作者本人的观点，不一定反映海军部、国防部或美国政府的官方政策或立场。

版权声明

Day WG、Cole J和Lin AH是美国军人。这项工作是作为他们公务的一部分而准备的。《美国法典》第17编第105条规定，"美国政府的任何作品都不受本编下的版权保护。"《美国法典》第17编第101条将美国政府作品定义为军人作为其公务的一部分准备的作品。

利益冲突

Hsia CJC持有AntiRadical Therapeutics的股份，该公司持有多硝酰基化聚乙二醇血红蛋白（PNPH；又名SanFlow）的许可证；Hsia CJC和Soltys BJ是AntiRadical Therapeutics的董事会成员；Hsia CJC获得了国防部的SBIR合同，以研究SanFlow在战斗伤亡救治中的潜在用途（美国陆军医学研究和装备司令部合同W81XWH-17-C-0223和W81XWH 19C0022）。本报告中包含的观点、意见和（或）结论均为作者的观点、观点和（或）观点，不应被解释为陆军部的官方立场、政策或决定，除非其他文件另有规定。

参考文献

1. Cap AP, Pidcoke HF, DePasquale M, DePasquale M, Rappold JF, Glassberg E, et al. Blood far forward: time to get moving! J Trauma Acute Care Surg 2015;78(6 Suppl 1):S2–S6. doi: https://doi.org/10.1097/TA.0000000000000626 . PMID: 26002259.
2. Butler FK, Holcomb JB, Schreiber MA, Kotwal RS, Jenkins DA, Champion HR, et al. Fluid resuscitation for hemorrhagic shock in tactical combat casualty care: TCCC guidelines change 14-01–2 June 2014. J Spec Oper Med. 2014;14(3):13–38. PMID: 25344706
3. Shackelford SA, Del Junco DJ, Powell-Dunford N, Mazuchowski EL, Howard JT, Kotwal RS, et al. Association of prehospital blood product transfusion during medical evacuation of combat casualties in Afghanistan with acute and 30-day survival. JAMA. 2017;318(16):1581–91. https://doi.org/10.1001/jama.2017.15097. PMID: 29067429.
4. Learoyd P. The history of blood transfusion prior to the 20th century–part 1. Transfus Med. 2012;22(5):308–14. https://doi.org/10.1111/j.1365-3148.2012.01180.x. PMID: 22994447.
5. COL Andrew P Cap MU, LTC Andrew Beckett MC, MAJ Avi Benov MI, et al. Whole blood transfusion (CPG ID: 21). In:15 May 2018: https://jts.amedd.army.mil/assets/docs/cpgs/JTS_Clinical_Practice_Guidelines_(CPGs)/Whole_Blood_Transfusion_15_May_2018_ID21.pdf. Accessed 12 Jan 2020.
6. Simmons RL, Collins JA, Heisterkamp CA, Mills DE, Andren R, Phillips LL. Coagulation disorders in combat casualties. I. Acute changes after wounding. II. Effects of massive transfusion. 3. Postresuscitative changes. Ann Surg. 1969;169(4):455–82. https://doi.org/10.1097/00000658-196904000-00001. PMID: 5774736.
7. Ferenz KB, Steinbicker AU. Artificial oxygen carriers-past, present, and future-a review of the most innovative and clinically relevant concepts. J Pharmacol Exp Ther. 2019;369(2):300–10. https://doi.org/10.1124/jpet.118.254664. Epub 2019 Mar 5. PMID: 30837280.
8. Keipert PE, Faithfull NS, Roth DJ, Bradley JD, Batra S, Jochelson P, Flaim KE. Supporting tissue oxygenation during acute surgical bleeding using a perfluorochemical-based oxygen carrier. Adv Exp Med Biol. 1996;388:603–9. https://doi.org/10.1007/978-1-4613-0333-6_77. PMID: 8798865.
9. Lowe KC. Engineering blood: synthetic substitutes from fluorinated compounds. Tissue Eng. 2003;9(3):389–99. https://doi.org/10.1089/107632703322066570. PMID: 12857407
10. Okita K, Ichisaka T, Yamanaka S. Generation of germline-competent induced pluripotent stem cells. Nature. 2007;448(7151):313–7. https://doi.org/10.1038/nature05934. Epub 2007 Jun 6. PMID: 17554338.
11. Giarratana MC, Rouard H, Dumont A, Kiger L, Safeukui I, Le Pennec PY, et al. Proof of principle for transfusion of in vitro-generated red blood cells. Blood. 2011;118(19):5071–9. https://doi.org/10.1182/blood-2011-06-362038. Epub 2011 Sep 1. PMID: 21885599.
12. Amberson WR, Mulder AG, Steggerda FR, Flexner J, Pankratz DS. Mammalian life without red blood corpuscles. Science. 1933;78(2014):106–7. https://doi.org/10.1126/science.78.2014.106. PMID: 17732672
13. Amberson WR, Jennings JJ, Rhode CM. Clinical experience with hemoglobin-saline solutions. J Appl Physiol. 1949;1(7):469–89. https://doi.org/10.1152/jappl.1949.1.7.469. PMID: 18104040.
14. Stern SA. Low-volume fluid resuscitation for presumed hemorrhagic shock: helpful or harmful? Curr Opin Crit Care. 2001;7(6):422–30. https://doi.org/10.1097/00075198-200112000-00009. PMID: 11805545.
15. Silverman TA, Weiskopf RB, Planning Committee and the Speakers. Hemoglobin-based oxygen carriers: current status and future directions. Anesthesiology. 2009;111(5):946–63. https://doi.org/10.1097/ALN.0b013e3181ba3c2c. PMID: 19858869.
16. Sloan EP. The clinical trials of diaspirin cross-linked hemoglobin (DCLHb) in severe traumatic hemorrhagic shock: the tale of two continents. Intensive Care Med. 2003;29(3):347–9. https://doi.org/10.1007/s00134-003-1637-y. PMID: 12710459.
17. Gould SA, Moore EE, Hoyt DB, Ness PM, Norris EJ, Carson JL, Hides GA, Freeman IH, DeWoskin R, Moss GS. The life-sustaining capacity of human polymerized hemoglobin when red cells might be unavailable. J Am Coll Surg 2002;195(4):445–452.; discussion 452–5. https://doi.org/10.1016/s1072-7515(02)01335-2. PMID: 12375748.
18. Hsia CJ, Ma L. A hemoglobin-based multifunctional therapeutic: polynitroxylated pegylated hemoglobin. Artif Organs. 2012;36(2):215–20. https://doi.org/10.1111/j.1525-1594.2011.01307.x. Epub 2011 Sep 28. PMID: 21955160.
19. Bialas C, Moser C, Sims CA. Artificial oxygen carriers and red blood cell substitutes: a historic overview and recent developments toward military and clinical relevance. J Trauma Acute Care Surg. 2019;87(1S Suppl 1):S48–58. https://doi.org/10.1097/TA.0000000000002250. PMID: 31246907
20. Gupta AS. 2017 military supplement: hemoglobin-based oxygen carriers. Shock. 2017;52:1. https://doi.org/10.1097/SHK.0000000000001009. PMID: 31513123
21. Edwards TH, Hoareau GL. Fluids of the future. Front Vet Sci. 2021;7:623227. https://doi.org/10.3389/fvets.2020.623227. PMID: 33553287.
22. Messerli SM, Schaefer AM, Zhuang Y, Soltys BJ, Keime N, Jin J, Ma L, Hsia CJC, Miskimins WK. Use of antimetastatic SOD3-mimetic albumin as a primer in triple negative breast cancer. J Oncol. 2019;2019:3253696. https://doi.org/10.1155/2019/3253696. PMID: 30941174; PMCID: PMC6420975.
23. Shellington DK, Du L, Wu X, Exo J, Vagni V, Ma L, Janesko-Feldman K, et al. Polynitroxylated pegylated hemoglobin: a novel neuroprotective hemoglobin for acute volume-limited fluid resuscitation after combined traumatic brain injury and hemorrhagic hypotension in mice. Crit Care Med. 2011;39(3):494–505. https://doi.org/10.1097/CCM.0b013e318206b1fa. PMID: 21169820.
24. Brockman EC, Bayır H, Blasiole B, Shein SL, Fink EL, Dixon C, et al. Polynitroxylated-pegylated hemoglobin attenuates fluid requirements and brain edema in combined traumatic brain injury plus hemorrhagic shock in mice. J Cereb Blood Flow Metab. 2013;33(9):1457–64. https://doi.org/10.1038/jcbfm.2013.104. Epub 2013 Jun 26. PMID: 23801241.
25. Brockman EC, Jackson TC, Dixon CE, Bayır H, Clark RS, Vagni V, et al. Polynitroxylated pegylated hemoglobin-a novel, small volume therapeutic for traumatic brain injury resuscitation: comparison to whole blood and dose response evaluation. J Neurotrauma. 2017;34(7):1337–50. https://doi.org/10.1089/neu.2016.4656. Epub 2017 Jan 13. PMID: 27869558.
26. Seno S, Wang J, Cao S, Saraswati M, Park S, Simoni J, et al. Resuscitation with macromolecular superoxide dismutase/catalase mimetic polynitroxylated PEGylated hemoglobin offers neuroprotection in guinea pigs after traumatic brain injury combined with hemorrhage shock. BMC Neurosci. 2020;21(1):22. https://doi.org/10.1186/s12868-020-00571-7. PMID: 32404052.
27. Stoyanovsky DA, Kapralov A, Huang Z, Maeda A, Osipov A, Hsia CJ, et al. Unusual peroxidase activity of polynitroxylated pegylated hemoglobin: elimination of H(2)O(2) coupled with intramolecular oxidation of nitroxides. Biochem Biophys Res Commun. 2010;399(2):139–43. https://doi.org/10.1016/j.bbrc.2010.07.030. Epub 2010 Jul 17. PMID: 20643098.
28. Kotwal RS, Howard JT, Orman JA, Tarpey BW, Bailey JA, Champion HR, Mabry RL, Holcomb JB, Gross KR. The effect of a Golden hour policy on the morbidity and mortality of combat casualties. JAMA Surg. 2016;151(1):15–24. https://doi.org/10.1001/jamasurg.2015.3104. PMID: 26422778.

29. Day WG, Cooper E, Phung K, Miller B, DuBose J, Lin AH. Prolonged stabilization during a mass casualty incident at sea in the era of distributed maritime operations. Mil Med. 2020;185(11–12):2192–7. https://doi.org/10.1093/milmed/usaa147. PMID: 32870304.
30. Keenan S, Riesberg JC. Prolonged field care: beyond the "Golden Hour". Wilderness Environ Med. 2017;28(2S):S135–9. https://doi.org/10.1016/j.wem.2017.02.001. PMID: 28601206.
31. Dolan CP, Valerio MS, Lee Childers W, Goldman SM, Dearth CL. Prolonged field care for traumatic extremity injuries: defining a role for biologically focused technologies. NPJ Regen Med. 2021;6(1):6. https://doi.org/10.1038/s41536-020-00117-9. PMID: 33542235.
32. Schlotman TE, Lehnhardt KR, Abercromby AF, Easter BD, Downs ME, Akers LTCKS, Convertino VA. Bridging the gap between military prolonged field care monitoring and exploration spaceflight: the compensatory reserve. NPJ Microgravity. 2019;5:29. https://doi.org/10.1038/s41526-019-0089-9. PMID: 31815179; PMCID.
33. Fisher AD, Washburn G, Powell D, Callaway DW, Miles EA, Brown J, Dituro P. Damage Control Resuscitation (DCR) in Prolonged Field Care (PFC) (CPG ID:73), Joint trauma system clinical practice guideline (JTS CPG. https://jts.amedd.army.mil/assets/docs/cpgs/Damage_Control_Resuscitation_PFC_01_Oct_2018_ID73.pdf. Accessed 1 May 2021.
34. Alayash AI. Mechanisms of Toxicity and Modulation of Hemoglobin-based Oxygen Carriers. Shock. 2019;52(1S Suppl 1):41–9. https://doi.org/10.1097/SHK.0000000000001044. PMID: 29112106.

24 Erythromer（EM）——一种纳米级生物合成人造红细胞

Nivesh Mittal, Stephen Rogers, Shannon Dougherty, Qihong Wang, Parikshit Moitra, Mary Brummet, Elyse M. Cornett, Alan D. Kaye, Sahar Shekoohi, Paul Buehler, Philip Spinella, Dipanjan Pan, Allan Doctor

段雪飞 译，王 晟 审校

第一节 引言

当血库库存血供应不上或不能使用时，我们需要一种人造氧（O_2）载体。为满足这一需要，我们研发了一种生物合成的一流的纳米级血液代用品，称之为 **ErythroMer（EM）**。EM 是一种可变形的、混合肽脂纳米颗粒，该颗粒可结合高含量的血红蛋白，以满足①提供氧气摄取及释放的整体反应控制；②限制血红蛋白（Hb）与一氧化氮（NO）间的不良反应。我们的"人造细胞"设计已经产出了一种模拟 RBC 主要生理学特性的 EM 初样，并且为输血医学带来了潜在颠覆性的产品。迄今为止，有关基于血红蛋白氧载体（HBOCs）的研发和尝试已经失败，由于其设计上的缺陷未能保留血红蛋白的生理学交互作用，主要包括：① HBOCs 可在肺部捕获氧气，但不能有效地向组织释放氧气；② HBOCs 捕获一氧化氮可导致血管收缩。EM 的设计（图 24-1，彩图 17）通过以下方法克服了这些缺点：①将 Hb 封装在新型（环形）几何形状（具有优化的表面积与容积比）的纳米颗粒中；②用新型穿梭小分子来控制 O_2 的捕获/释放，以降低血红蛋白与 O_2 的亲和力（RSR-13，efaproxiral [1-6]）；③通过壳特性减少 NO 吸收；④通过一个共包装的还原体系来延缓 metHb 的形成。此外，EM 是冻干设计，因此在长期室温环境干燥储存后易于重建。EM 为复杂的需求提供了一种实用的方法，旨在实现高成本效益的大规模的生产。目前我们的 EM 初样已经通过了严格的初始体外和体内"概念性验证"试验。

第二节 历史背景

迄今为止，已采用了两种主要方法：全氟碳乳剂（perfluorocarbon emulsions，PFCs）和改进的 Hb 制剂（HBOC）[7-9]。尽管有良好的临床前期数据，但两者都没有成功地转化到临床应用[10-11]，可能是由于设计没能模拟正常的红细胞生理学——导致与 NO 和 O_2 间的相互作用，破坏了内稳态［特别是与组织代谢相匹配的血管张力，如缺氧性血管舒张（HVD）］[12-14]。正常情况下，Hb 一旦结合了氧就可引起其构象变化，并增加其后续结合氧的亲和力[15-16]。因此，即使是较小氧梯度，Hb 也可结合或释放大量的 O_2。这种效应通过 Hb 与变构效应剂（如 H^+、Cl^-、CO_2 and 2,3-DPG）的相互作用在 RBC 内得到放大。然而，当血红蛋白离开红细胞内环境时，① Hb 失去变构效应性控制，且对 O_2 表现出异常高的亲和力；②珠蛋白链交联（稳定 HBOC 四聚体所必需的）干扰了正常的协调配合。这两种变化都会影响氧气输送。此外，由于缺乏 NO 扩散的膜屏障，失去了红细胞膜保护的游离 Hb 因没有膜的隔离可以对血管内 NO 大量结合和消耗，从而影响了血管的调节;而且还可因游离四聚体Hb产物外渗,并与血管壁中的NO结合进一步加剧[18-22]。血液代用品所导致的这种血管调节异常是一个严重的问题,因为这种效应可明显减少微循环血流,即血液向组织的氧输送也明显减少,即使是天然红细胞[23](更重要的是,由于损害了HVD,导致组织缺氧)。化学修饰的无细胞血红蛋白(旨在减弱这种效应)因其不佳的风险收益比,转化也较差:一项HBOCs的荟萃分析显示,外科手术患者使用后高血压、心肌损伤明显增多,死亡率显著增加[24];这是最近才回顾的报道,并进行实验检查和再分析,证实了这一担忧[25-32];然后,全氟碳载体则很少有副作用。但是,对于任何既定的PO_2下,Hb可结合PFCs溶液中的O_2,且与血红蛋白S型曲线结合/释放相反,PFCs表现出的是脂肪氧溶解曲线。因此PFCs携带的O_2大部分过早释放[33-34],向组织输送的氧气明显减少。最后,PFCs和大多数HBOCs都不能冻干,因此很难在室温条件下长期保存。此时,目前正在积极开发的大多数产品是模仿红细胞的囊泡或纳米颗粒;这些仍需克服以下困难:①脂质体壳激活补体;②恒定的氧亲和力;③NO捕获;④复杂的metHb还原系统;⑤保质期稳定性不好;⑥不适合冷冻干燥的设计[36-42]。

第三节 仿生设计(生物启发式设计)及临床前研究结果

一、设计策略

EM[43]的设计有5大创新(表24-1),包括独特外形、形态学、生物兼容性、酷似红细胞等。EM

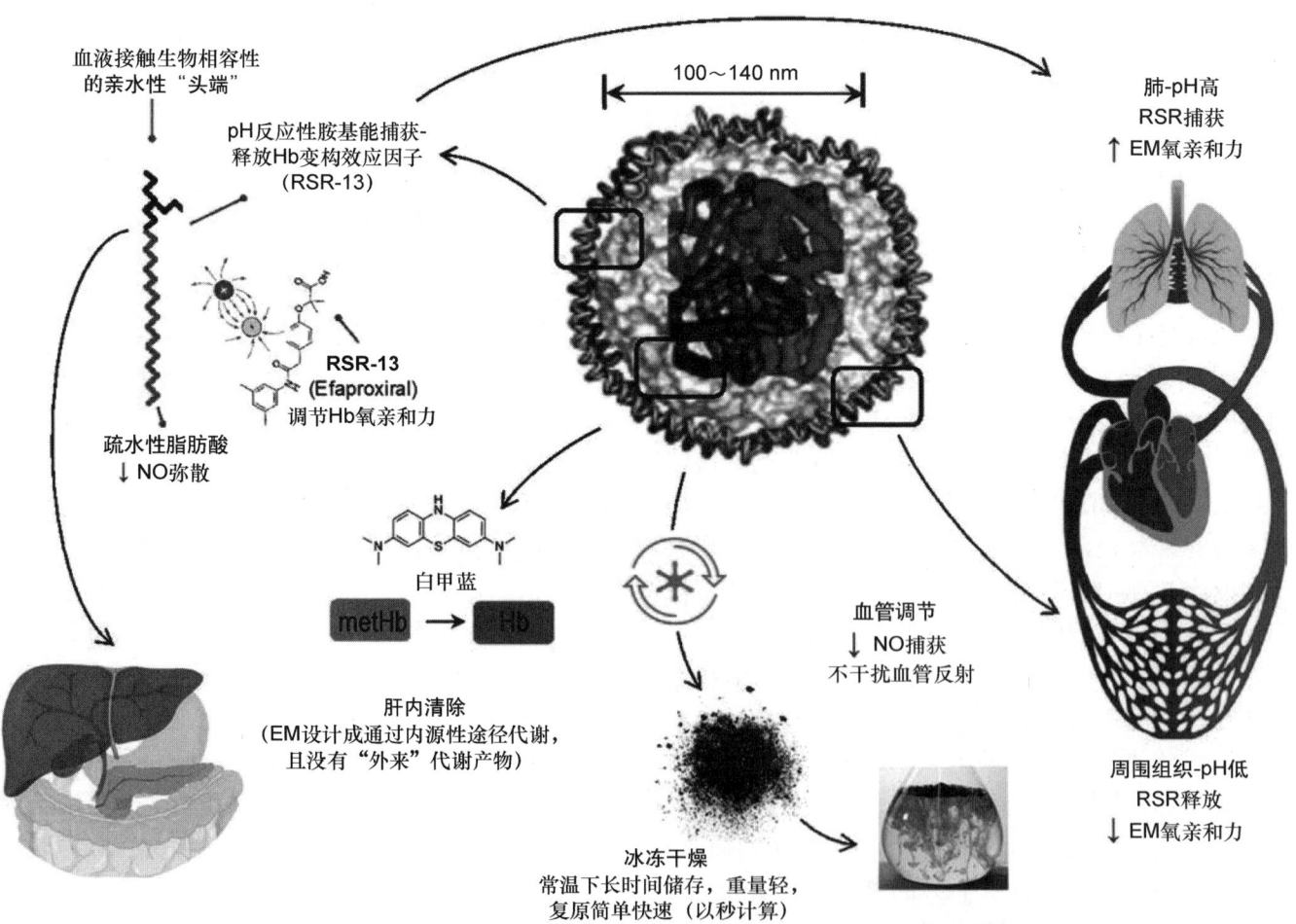

图24-1 ErythroMer仿生设计:新型两相亲和性肽脂前体包括:pH响应性基团,控制变构效应器(RSR13)的可用性,实现上下游响应性控制O_2的结合和带负电荷的"头端",促进膜外层的生物相容性。外壳的设计目的是让血红蛋白被隔离在颗粒内以延缓血红蛋白对NO的消耗。前体结构模拟内源性生物分子,在体内经过酶消化和完全降解,最终产物类同"天然"肽和脂质

表 24-1 挑战 HBOC 的有效性、安全性和临床应用转化"仿生"设计方案分析

	HBOC 缺陷	EM 溶液
肺到组织的氧气运输		
设计方法	O_2 亲和力固定，而非上下游应变	pH 响应性 RSR-13 穿梭
结果	从肺部捕捉足够的氧气，而到组织释放的少	O_2 亲和力在 O_2 输送过程中变化（肺部↔组织），依组织对 O_2 的需要而释放
干扰血管直径的正常调节		
设计方法	捕获内源性舒血管物质 NO	新型"可调的"肽脂质壳
结果	血管收缩，组织缺血	允许 O_2 扩散，延缓 NO 捕获，血管张力不改变
循环过程中维持血红蛋白功能		
设计方法	Hb 自动氧化，生成 metHb	Leuko-MB 包囊在肽脂颗粒里
结果	限制有效循环时间	简单还原系统，重新转变成氧化血红蛋白
储存容易和使用便利		
设计方法	无法干燥储存	颗粒可冻干
结果	储存期与功能性有限	储存期延长，使用简化

是一种首次生物合成的纳米细胞，既可调控其在血液循环（肺↔组织）不同部位的氧亲和力，又允许氧扩散的同时减缓 NO 捕获，通过简单还原回收氧化血红蛋白，还可以冷冻保存、易于稀释成液体，且保质期长（图 24-2，彩图 18）。EM 是一种自组装的、可变形的、肽脂质两亲性纳米颗粒，且对高血红蛋白（metHb）具有高载量特性。EM 外壳由具备 pH 值反应性肽基团的两亲性前体组成，这些肽基团通过将变构效应器 RSR13[44-49] 的可用性与灌注充分性的生化提示联系起来，因而充当了"人脑（wetware，指的是一种模仿生物系统及结构的智慧程序，用电脑来模拟生物的结构及行为）"的角色。该设计再现了 RBCs O_2 结合在不同部位的反应控制。此外，该构建体的磷脂酰胆碱"头端"基团促进了外表面的生物相容性，模拟了内源性生物分子的表面特征，并在体内进行酶消化和降解，生成与"天然"氨基酸、脂质和内源性生物分子相同的末端产物。

二、合成及形态学

EM 是一类包囊血红蛋白，循环于血管内的新型纳米颗粒，是由肽-脂两亲体杂合前体自组装而成。EMV2（最终设计产物）具有新型跨表层的生物相容

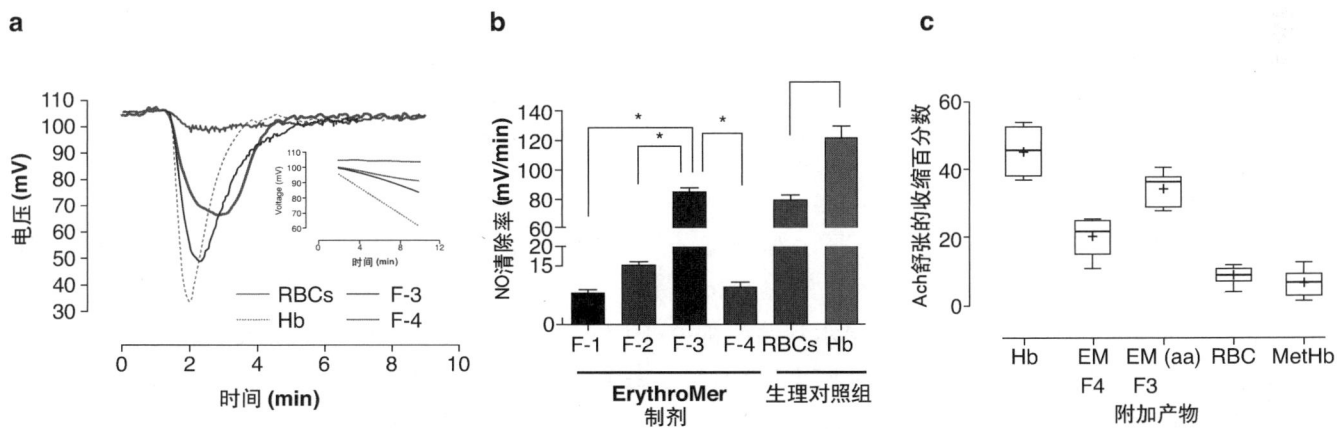

图 24-2 NO 封存。我们采用了一种经过验证的 NO 消耗试验，将一个特殊的反应细胞连接到我们的化学发光 NO 分析仪。将精胺氮氧化加合物（Spermine NONOate）注入用氩气（Argon）净化的反应池中，将生成的 NO 携带至分析仪，并建立基线信号（例如，来自光电电池的电压）。然后将完整的 RBC、游离 Hb 或 EM（Hb 均为等摩尔）注射到反应池中；观察到信号的减少，这提示血红素对 NO 的消耗。样品中 NO 消耗的速率和总消耗量定义为 AUC。我们在 EM 原型中检查了作为 [Hb] 有效载荷和膜特征的函数的这一特性，以实现最小的 NO 螯合率：（a）原始痕迹和（b）来自四种 EM 制剂、RBC、游离 Hb、最少和最多的 EM 制剂（F3 和 F4）的平均初始 NO 清除率，所有这些都是 Hb 的等摩尔值。插图：最初 10 s，游离血红蛋白较 RBCs 更容易清除 NO；所有 EM 制剂清除 NO 的能力不如 RBCs。除 F3（等效）外，所有 EM 制剂的初始清除率均不同于 RBC 和 Hb，*$P < 0.05$（n = 5，ANOVA）。（c）这些生化现象的生理相关性也被血管环阵列的类似结果得到证实，其中外源性添加到 RBCs、游离 Hb 或 EM 可消除 Ach 诱导的血管舒张（即所谓 NO 介导性反应）

两亲性的、产生净负 zeta 电位，良好保留于血管内，和差相气体扩散。此外，与基于脂质体的 HBOCs 中的磷脂双层不同，EM 有一层可调控的包膜，为反离子 Hb 和前体相互作用，以及与小分子变构效应器（RSR13）的 pH 反应性静电相互作用提供更大的完整性。EM 可被归类于一种由自组装的两亲性脂质体复合嵌入高级囊泡结构的杂交囊泡。为了满足这样的设计，我们已经优化了控制自组装和膜结构的不同参数。EM 中使用的两亲性脂质体主要是细胞膜的天然成分。优化研究表明，根据磷脂和前体混合物的摩尔组成和热力学相可以获得杂合囊泡结构。在典型的程序中，EM 囊泡的形成分为三步：首先，将一种新型由杂合肽脂质前体分子（KC-1003）、胆固醇和溶解在无水氯仿的 PEG_{2000}-PE 组成的复合物制备成一层薄膜，然后通过旋转蒸发器在减压下缓慢蒸发并干燥。然后，将 Hb 转移到干膜上，但在转移至此薄膜之前，先将 RSR-13（RSR-13：Hb 为 5：1）、冷冻保护剂（0.1%PEG400）和冻干保护剂（1% 海藻糖）添加到 Hb 上，然后通过微流体化对自组装颗粒立即进行反相溶剂蒸发，随后将此物加载到切向流过滤（TFF）系统中进行过滤，并依其释放具体规格检查配方（表 24-2）。最后，在过滤结束时，向悬浮液中添加低湿保护剂和冻干保护剂（分别为 0.1% 和 4%），然后在架式冷冻干燥机上的小瓶中进行冻干即 EM。

在纯化 Hb 存在下壳组件的自组装呈现双层结构，通过动态光散射法测得的水合状态大小 = 120±5 nm（w/o Hb）和 130±10 nm（含 Hb）；其多分散性：分别为 0.15±0.01 和 0.21±0.01；zeta 电位：−34±4 mV [50]。在无水状态下，轻敲模式原子力显微镜（atomic force microscopy，AFM）和透射电子显微镜（transmission electron microscopy，TEM）显示其颗粒高度（Hav = 100±20 nm）和直径（Dav = 87±12 nm）稍有缩小。EM 保质期稳定性（3 个月，25℃）是通过冻干和非冻干颗粒进行初步评估的。EM 通过其颗粒直径（溶液状态动态光散射，DLS）、zeta 电位和多分散性变化作为初始标准进行检验，观察到流体动力学直径、zeta 电位或多分散性的正常变化小于 10%。

三、抑制 Hb 自氧化

为了解决偶尔出现的超氧化物（O_2^-）释放和血

表 24-2 ErythroMer 发布规范

	实验	需要	设备
湿态（预冻干）	P_{50}（O_2 亲和力）	（pH：P50） 7.2：30 Torr 7.4：22 Torr 7.6：19 Torr	HemeOx analyzer
	Hill n（协同性）	2.5	HemeOx analyzer
	血红蛋白连接（HbCO）	>98%	Co-oximetry
	NO 俘获	与新鲜 RBC 相同	化学发光
	血管活性	与新鲜 RBC 相同	血管环阵列
	颗粒大小	180 nm	动态光散射（DLS）
	多分散性	0.25	DLS
	zeta 电位	−20 mV	电泳成像仪
	血红蛋白有效载荷保持	>98%	ICP-MS 包囊试验
	pH	7.4	pH 计
	内毒素	<0.1 EU/mL	凝胶块 PLUS_SPI 显色
干态	% 血红素	0.3M	能量分散 X 射线
	% 聚合物量	80%	元素分析
	% 冷冻保护剂量	0.1～0.5 M	GC/LC-MS
	内毒素	<0.125EU/mL	见上

红素自氧化（metHb 形成）[51]，RBCs 通过 NADH 动力酶还原系统回收 metHb [52-53]，同理，任何 HBOCs 在循环转运期中产生 metHb 是不可避免的。由于氧化的血红素不能结合 O_2，故在其物理清除前，这一过程运输的可能会逐渐减少，从而限制了其功能循环时间 [9, 54-57]。为了解决这一问题，虽引用各种复杂的技术和方法 [58-62]，但对它的转化和现实扩大生产仍是严峻的挑战。EM 为其在剂型、储存和使用过程中抑制 metHb 的产生，独特地结合了无色亚甲基蓝（leucomethylene blue，LMB）。LMB 是一种在治疗高铁血红蛋白血症时减少血红素 [63-66] 的生理激活剂，已被 FDA 批准并封装在 EM 的肽脂颗粒中。

四、NO 清除控制

NO 清除引起的血管收缩是对 HBOCs 安全性的挑战[10, 67-69]，特别是在内皮功能障碍和生理应激的情况下[69-71]。为减轻 NO 清除所带来的这种风险，试图与 NO 供体联合输注[72-74]或 NO 供体内收于 Hb[75-78]，但都以失败告终，很大程度上是因为这些方法破坏了 NO 分布和流量的内源性控制，而这是休克/复苏期间动态控制血流分布的生理性血管反射的中心[35, 79-82]。这种内源性生理控制系统涉及 RBCs 和与血管张力（和血流）在肺部 O_2 摄取[83-86]和在外周组织中 O_2 释放[14, 87-91]密切相关的内皮细胞之间的基于 NO 的上下游信号传导。在正常生理条件下，RBCs 在分别穿过上升（肺）或下降（周边）O_2 梯度时，会吸收或输出 NO[14, 92]。在正常 RBCs 中，Hb 对 NO 的清除可被膜特性、细胞形态和流变学（限制血红素铁和内皮产生 NO 之间的相互作用）[14, 93-99]所调控。EM 通过近似地将 Hb 包封在纳米颗粒壳中来模拟这种生理学；我们的研究结果表明，EM 不能清除 NO，允许动态地将局部血流与组织需求联系起来的血管反射的无偏性进化，这是与早期 HBOC 相比，重要的关键进展。

五、调节 EM 之 O_2 亲和力的智能控制系统（例如"Wetware"）

EM 设计通过一种新型运输器（即小分子 Hb 异向效应剂池）能使 O_2 亲和力与组织呼吸之间进行真实的生理性联接。通常 HBOC 或 PFC 乳剂增加动脉血中 O_2 含量；但它很难与内源性生理控制系统进行 O_2 同步释放（如沿着生理学的氧离曲线），这是因为它缺乏 O_2 亲和力的正常变构控制［对于 Hb，表示为 P_{50}，即 Hb O_2 饱和度（$SHbO_2$）为 50% 的 PO_2］。在红细胞中，P_{50} 沿两个时间尺度进行调节：亚急性，整个红细胞群体适应，所有循环红细胞将与整体缺氧或贫血联系起来；急性，实时的红细胞亚群内调整，红细胞 P_{50} 与个体血管床的特定时刻状态之调整。亚急性 P_{50} 适应受 2,3-二磷酸甘油酸酯（2,3-DPG）调节，2,3-DPG 是 RBC 糖酵解通路中的产物，也是调节 P_{50} 的主要异向效应物。2,3-DPG 稳定脱氧血红蛋白（deoxyHb）构象，降低 O_2 亲和力（P_{50} 较高时）。在缺氧期间，RBC 2,3-DPG 会在几天内缓慢升高，以增加 O_2 的释放。红细胞亚群中的急性（实时）P_{50} 适应受 H^+、Cl^- 和 CO_2 的调节，其降低 O_2 结合亲和力（例如提高 P_{50}）与其在红细胞中的水平成比例。这种现象称为 Bohr 效应，是由上述与血红蛋白上不同位点结合的异向效应器之间的相互作用产生的，所有这些都有助于稳定低能量、低亲和力、T 态 Hb 构象。Bohr 效应是通过碳酸酐酶（CA）和阴离子交换蛋白 1（AE1）［也称为带 3（B3）膜蛋白］之间的复杂相互作用实现的，阴离子交换蛋白在血液循环运输过程中（P_{50} 肺部低，外周组织中高）将 P_{50} 与环境联系起来（通过"转导"紧邻的生化环境）。总之，这种生理学通过增强 O_2 在肺部中的结合和在组织中的释放，大大提高了氧气输送效率，并与灌注充足性成比例（在灌注受损的情况下，酸中毒和高二氧化碳增加 O_2 的释放），这种关系与输血效率高度相关，但其 O_2 含量可因贫血 PLUS_SPI/低氧血症而降低。因此，轻松的 P_{50} 调控对于 HBOC 更高要求设计至关重要，可根据临床情况需要，设定目标 P_{50} 或高 P_{50} 或低 P_{50}。不像其他 HBOCs，EM 采用创新的穿梭储备来调节 Hb 和 RSR13 之间的相互作用，RSR13 是调节 Hb～O_2 亲和力的小分子变构效应器。具体而言，EM 壳上的新型肽脂质两性组分中胺基的 pH 反应性（pKa 值为 1°、2° 和 3°，胺分别约为 9、8 和 6～7）展示了其是基于生理 pH 的缓冲中心。当 pH 低于 7.4 时，如在呼吸组织中，胺质子化增加，并取代 EM 壳内侧的 RSR13，导致 EM 腔中 RSR13 与 Hb 结合，提高 P_{50} 并促进 O_2 释放，特别是在需氧量不足的组织中。随着血液循环在肺部的完成（或随着缺氧减轻）和 pH 值升高，RSR13 重新与逐渐增多的可用离子化前体-胺结合，从而引起：①肺部 O_2 结合量增加；②将 EM P_{50} 与组织 O_2 需求联接（图 24-3，彩图 19）。这种生理反应性 RSR13 穿梭储器使 EM 有别于早期探索的所有 HBOCs 设计[100-101]。

六、初始生物相容性（补体）

我们在体外观察了 EM 依赖性激活人补体（C）系统的情况。使用 CH50/溶血试验测定了总补体活性[102]。EM 在人血浆中孵育，其激活补体程度通过检测血浆上清液中 C3a 和 C5a 片段产生的溶血活性来反应，即采用 western blot 和 ELISA 方法检测 C3a

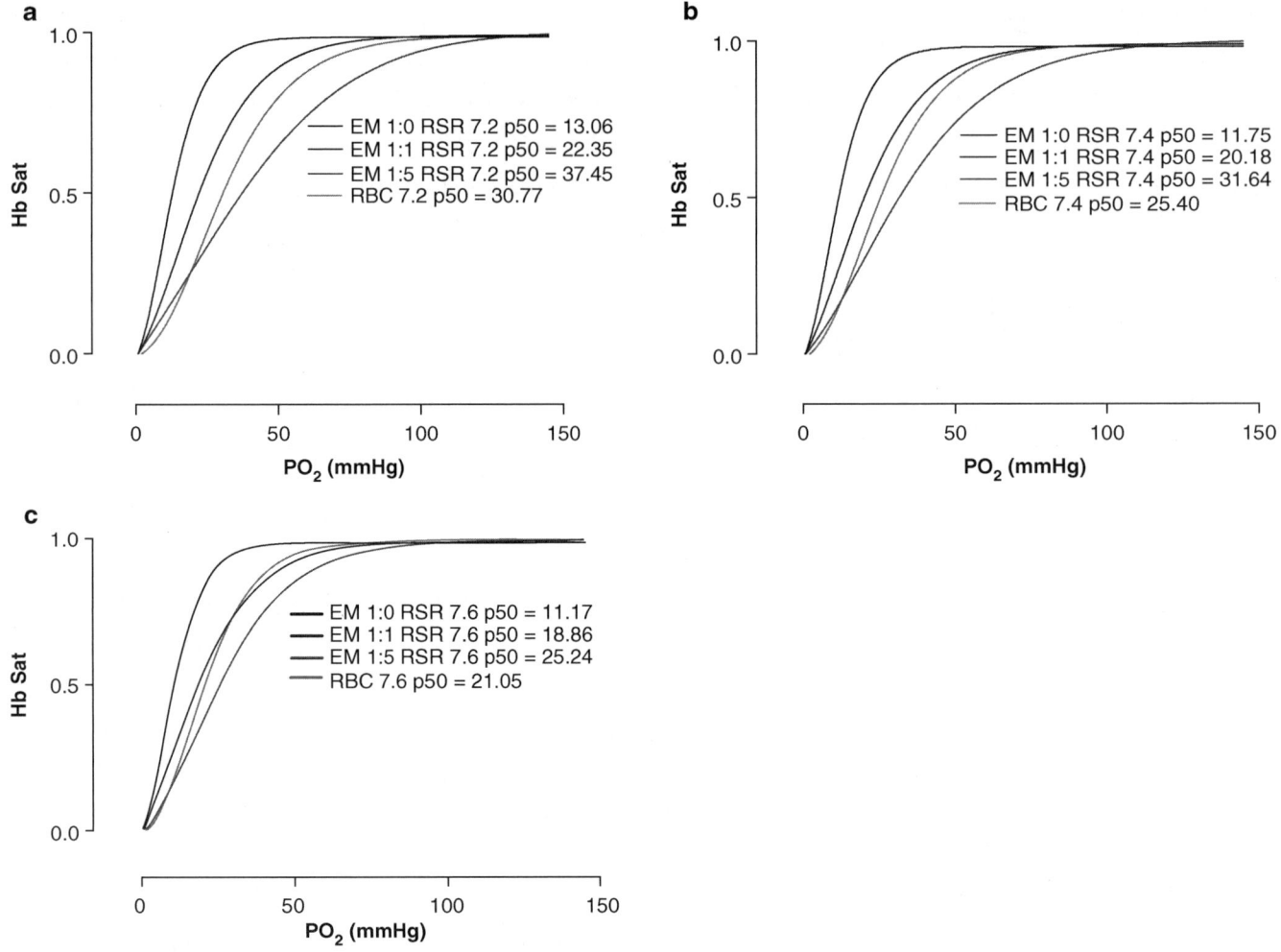

图 24-3　氧解离曲线（ODC）。我们测量了 RBC 和 EM（Krebs,n＝5）（HEMOX 分析仪）的 Hb-O_2 平衡曲线。就游离 Hb（黑色参考线）而言，我们观察到 P_{50} 在 pH7.2（图 a）、pH7.4（图 b）和 pH7.6（图 c）时 RBC 和 EM 之间 Hb-O_2 平衡曲线接近一致，这说明 EM 的 O_2 亲和力的 pH 生理反应性变化。此外，通过提高 RSR13：Hb 比例至 5∶1（淡紫色线），与 RBC 比较，其 ODC（棕褐色线）右移，引起低 PO_2 组织中有效地释放更多的 O_2。重要的是，与 RBC（Δ7.64 Torr）比较,RSR13：Hb（5∶1）（Δ10.85 Torr）的基于 pH 反应性 P_{50} 变化的动态范围更大，约增加至 140%，这提示：①在每克 Hb 的基础上，假如在 PO_2 梯度差值不变的情况下，EM 较 RBC 运输可释放多达 140% 的 O_2；②相对于 RBC 而言，EM 的 ODC 是右移，EM 作为血管内 O_2 运输载体，有效地促进内源性红细胞向呼吸组织运输更多的 O_2，有效地将循环红细胞用作微循环中的原位"肺"

和 C5a 片段来证实溶血是因补体激活所致，这些实验在 EM：人血清比例在 1∶8～1∶64 范围内进行。胺类、非交联 EM、交联 EM（在 60% 的胶体悬浮液中）、脂肪酸对照组，及阳性和阴性对照组的 CH50 值分别为 2±1、5±1、2±1、8±1、9±1 和 2±1。重要的是，EM 没有表面抗原，是一种通用产品，无需进行供体/受体的抗原相容性检测。

七、流变学

O_2 载体的这些特性是非常重要的，因为输注的容量可能会改变血液的黏度和流体动力学[103-104]。我们将 EM 悬浮于 NZW 兔血浆中，研究了 EM 对血浆流变学的影响，结果显示用纳米颗粒水性介质稀释血浆的悬浮液黏度仅有轻微降低，EM 不增加血液黏度的结果表明纳米颗粒在血浆蛋白的存在下不会聚集，同时对血浆流变学参数的影响很小。

八、来自大鼠和家兔研究的探索性药代动力学（PK）

我们在大鼠通过双室非线性建模，首次评估了我们的主要原创剂型 EMV2，其消除 $t_{1/2}$ 为 26.2±3.6 min)。值得注意的是，纳米颗粒的 PK 和 Bio-D

表现出了明显的物种依赖性差异，其 PK 在大鼠中显著加速（通过胆汁排泄）。根据异速标度，大鼠的 EM 循环 $t_{1/2}$（26.2 ± 3.6 min）转换成人的循环 $t_{1/2}$ 为 3 h。为了延长 EM 的暴露持续时间，通过用氧化形式的 1-赖氨酰-2-酰基-sn-甘油-3-棕榈酰（1-lyso-2-acyl-sn-glycero-3-palimitoyl）取代两亲性聚合物脂质，对这个主要原型进行了修改，并且使用探针超声促进了自组装（4℃），从而增加了 EM 的直径（～25%↑，220 nm）和其壳囊稳定性。已知这种颗粒大小的改变会显著影响纳米颗粒的清除[105-115]，使 EM 在大鼠的循环延长约 135%，转换成在人的循环 $t_{1/2}$ 约增加至 7 h。来自兔子（一种与人类具有类似胆道清除的物种）的 PK 分析，没有显示出其胆汁中的显著"首过"NP 排泄[106]。我们使用经 IRDye800 标记的 EM（10% 血容量置换）在 NZW 兔（n=9）中测定了 EMV2 的药代动力学特性，同时通过非隔室的（noncompartmental，NC）和两相非线性（nonlinear，NL）建模测定了 PK 指标[116]，结果显示了以下 NC 指标（基于 EM 颗粒#）：剂量 $1.6\times10^{11}\pm1.5\times10^{10}$；$C_{MAX}$ $1.3\times10^{9}\pm1.6\times10^{8}$；$AUC_{(0\text{-}tlast)}$ $3.9\times10^{9}\pm5.5\times10^{8}$；$AUC_{(0\text{-}\infty)}$ $4.45\times10^{9}\pm7.4\times10^{8}$；$CL_{(total)}$ 36.2 ± 11.5（mL/h）；$t_{1/2}$ 2.1 ± 0.19，Vc 123.0 ± 16.9。基于这些 NCA 指标的计算机模拟确定了以下维持血浆 EM[Hb] > 1 g/dl 剂量时，C_{MAX} 为 1、2 或 3×10^{11}（EM 颗粒/mL）所对应的时间间隔分别是 5 h、7 h 和 8 h；当 EM 有效载荷[Hb]分别为 1 mM、1.5 mM 或 2 mM 时，其剂量间隔分别延长 1（参考）倍、2 倍和 3 倍。

九、氧气输送（体内）

EM 在三种急性模型中对其在体氧气输送进行了评估：大鼠失血性休克/复苏、小鼠正常血压的血液稀释以及家兔失血性休克［图 24-4（彩图 20）和图 24-5（彩图 21）］，研究结果非常鼓舞人心，与羟乙基淀粉（HES）在大鼠和小鼠中使用以及白蛋白在复苏的兔中使用相比，EM 具有更强大的疗效。在所有研究中，EM 疗效与输注自体血液相当。除了检测常规指标外，一种高度新颖的小鼠模型，即采用 HIF-1α（ODD）-荧光素酶生物发光的小鼠模型[117-120]，显示了完整的 O_2 输送/消耗平衡，揭示了 O_2 输送过程中的限制，无论是肺、心脏、血液灌流，还是 HBOC 或 RBC 结合氧/释放氧。证实 HIF-1α 稳定是衡量组织氧输送不足的金标准；因此我们利用该模型来证明 EM 在接近完全血液置换（约 70% 血容量）期间维持组织 O_2 输送的能力。选择换血疗法（而不是出血/复苏）以避免低血压作为 HIF-生物发光的干扰原因。

十、应用前景

即使在发达国家，平民创伤的院前急救仍然是一项挑战。4700 万美国人生活在远离创伤救治中心车程 1 h 以上的地方，而且大多数救护车没有血液制品。值得注意的是，虽然仅约 20% 的美国人口生活在农村，但其创伤性死亡人数占了 60% 以上。那些没能接受输血治疗的出血性休克创伤患者到达医院前的死亡率为 17%～54%，并且到达医院治疗的时间越长，其死亡率越高。美国国家科学院（National Academy of Sciences，NAS）估计，每年有 30 000 名美国平民创伤性死亡是可以预防的，其中约 20 000 名死亡是由于院前复苏阶段出血造成的。此外，在城市平民灾难中，尽管距离医疗中心较近，但因血液制品准备的延误，亦可进一步增加出血性休克的死亡风险。对于军事 PFC（Private First Class）配置，如一种与冻干血浆和血小板相容的野外便携的 O_2 载体，使其复合组成一种平衡复苏液成为可能，既可救治休克又可改善凝血障碍，并将此先进输血疗法推向危及生命平民创伤的野外紧急救治。一种便于携带和输注的血液代用品可能会从根本上改变复苏和输血医学（Resuscitation and Transfusion Medicine，RTM）。最实研制和使用 EM 不是为了取代/竞争输注 RBCs，而且在院前、军事和其他不可能进行常规输血的严峻环境中替代输注。此外，EM 因其无血管收缩和免疫反应性的特性在医院某些特殊情况下可能会比输注 RBCs 更具优势：①预充心脏外科手术的循环旁路；②在出血、急性失代偿患者中紧急使用（这类患者因交叉配血会延迟复苏）。我们还有兴趣参与将 EM 储存于大型民用应急仓库和发展世界血库。有关预期使用机会的更完整内容请参见表 24-3。综上所述，一种适用于各种环境下长期储存且现场重组的血液代用品，将对失血性休克创伤患者的院前急救产生重大影响，并能够为灾难管理血库支持创建易于部署的"战略储备"。此外，发展中国家在维持强劲的血液供应方面仍面临

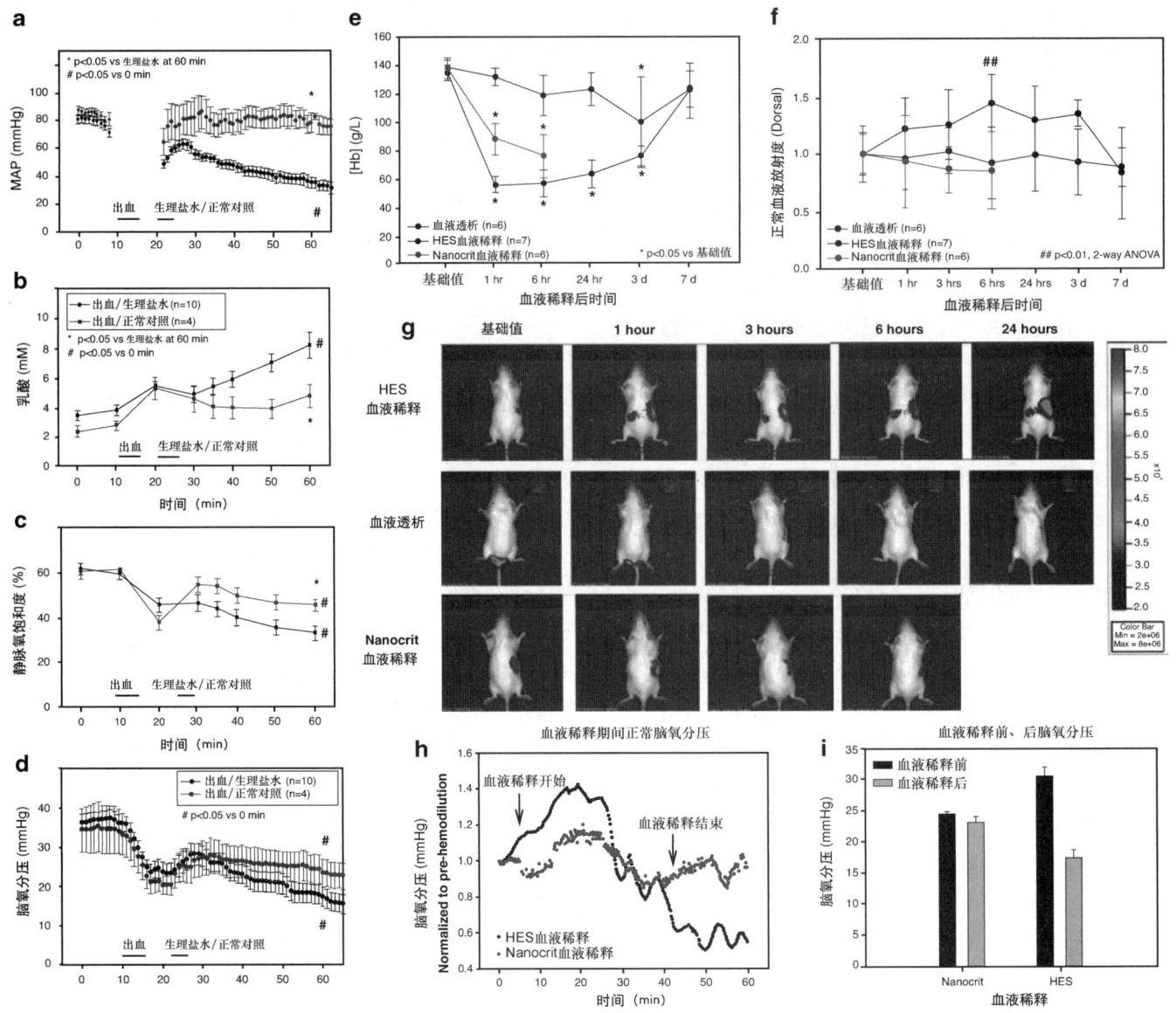

图 24-4 EM 在体内 O_2 输送（a～d）啮齿类动物模型：在完全仪器监测的 SD 大鼠（400 g）中，放血达 40% 血容量后用等容量的 EM（n=6）或生理盐水（n=5）复苏动物。EM 以 40% w/v 予以悬浮，其中 [Hb] = 4 mM：（a）快速 EM 输注以稳定血流动力学；（b）结果显示 EM 输注前后 1h，乳酸酸中毒得到缓解（8.2±2.1 vs. 3.2±1.5 mM）；（c）A-V O_2 差增加（EM 和 NS 分别为 67±23 vs. 24±11%Torr），以及（d）脑 PO_2 改善（$P < 0.05$，RMANOVA）；（e～g）血液稀释模型：没有仪器监测，而采用 HIF-1α（ODD）荧光素酶小鼠模型，输注喷他淀粉（pentastarch）、新鲜血液（自体血对照）或 EM（n=6）液进行复苏，分为 e、f、g 三组，其中（e）组的 Hb 目标最低值（5 mg/dl）。为了检测全身荧光素酶表达，注射 D-荧光素（50 mg/kg，IP）并获得序列图像（IVIS，活体图像）。（f～g）HES 血液稀释组 HIF-luc 辐射强度明显高于血液交换和 NC 血液稀释组（$P < 0.01$，RMANOVA），但血液交换和 NC 血液稀释组两组比较无显著统计学差异。（h、i）最后，在小鼠血液稀释（70% v/v）期间，通过直接监测脑 PO_2 来证明脑 O_2 输送。在大出血 / 重度贫血模型中，从全身、组织和细胞水平层面证实了 EM 重建正常血流动力学和 O_2 输送。注：ErythroMer 以前被称为 NanoCrit

着巨大挑战，具体而言，为分散式血库系统的血液处理和存储设施的创建和维持在财政上是很不容易的。况且，在许多国家，很难确保和维持一个无病原体的捐献储血库，或许还因内乱导致血液制品需求的不可预测的激增。鉴于这些原因，一种无病原体的冻干血液代用品将满足能够这些没有足够血制品可用的区域急救用血需求。

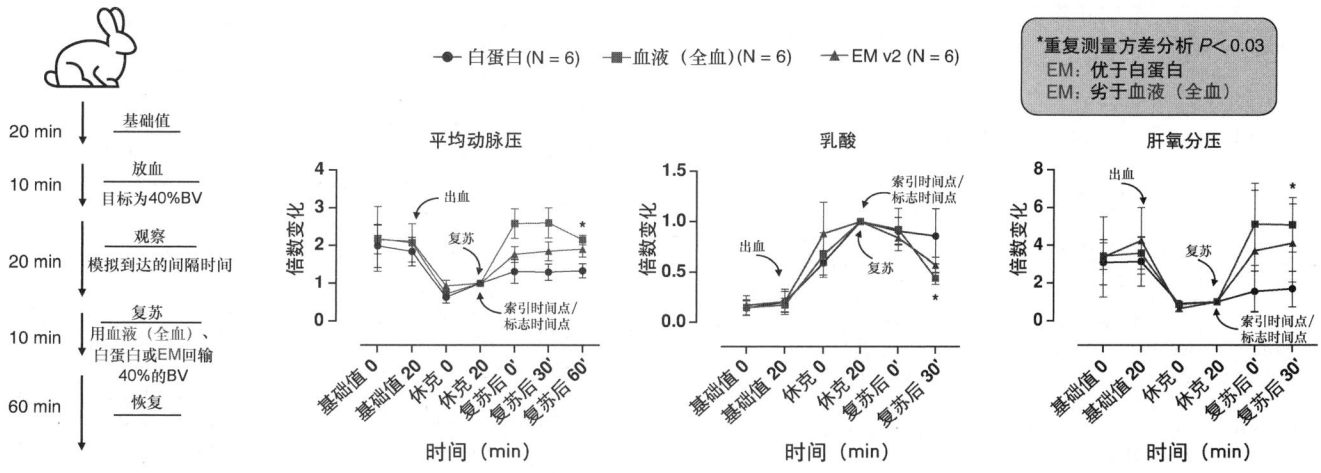

图 24-5 用全血、5% 白蛋白或 EM 进行复苏的失血性休克家兔模型。通过放血 40% 或 20% 血容量（按体重计）制造出血性休克模型，持续时间 20 min，然后分别输注等容量的全血（预先放的血液，黑色）、5% 白蛋白（蓝色）、EM $50×10^9$ 颗粒 /ml（红色）或 EM $560×10^9$ 颗粒 /ml（紫红色）进行复苏。两种 EM 制剂以 1∶5 的比例含有 Hb∶RSR13 有效载荷。右图依次显示了平均动脉压（MAP）、乳酸（mmol/L）和肝组织 PO_2 的变化图，结果显示：①与预先放的血液再回输比较，EM 没有劣势（所有参数 *）；②EM 复苏优于白蛋白复苏

表 24-3 ErythroMer 的使用机会

应用		地点 / 场合
常规输血	• **无法获取库存 RBC 时** • 低血容量复苏 • 限制同种异体免疫 • 限制输血免疫调节 • 限制传染性疾病传播风险	• 院前、急诊科、手术室、ICU 军事环境
失血性休克	• **无法获取库存 RBC 时**	• 院前、平民灾害、军事环境、不发达国家、交叉配血很复杂时、艰苦地区或偏远地区
围手术期 O_2 输送的维持	• **可避免输血时** • 短暂的控制性失血	• 手术室、ICU
改善局部 O_2 输送	• **超出库存 RBCs 的常规疗效** • 目标 O_2 亲和力 • 将药物连接到颗粒壳囊 • 离体器官灌注 • 通过血管阻塞（例心肌梗死、卒中、PE 等）进行纳米颗粒灌注	• 院前、急诊科、手术室、ICU

第四节 总结与结论

众所周知，一种拟替代 RBCs 功能的安全、有效和实用的 O_2 载体是当前得到医学界普遍关注而未能满足的迫切追求和共识。一个成功的人造 O_2 载体必须表现出 O_2 结合前后反应，而不影响 NO 的功能。我们通过设计一种高度新型、动态、整体反应控制的 HBOC 来应对这一挑战，该 HBOC 模仿正常的 RBC 生理学，并在生理应激期间优化有效的 O_2 输送。作为一种通过两亲聚合物自组装形成的 Hb 包囊环形纳米颗粒，EM 将构成一类正式工程化的生物合成杂交"人工细胞"（例如"cell-mers"）。EM 模拟 RBC 生理性能是"wetware"生化编码的一个非常重要的特性；这种（完整的壳囊和有效载荷）设计策略有可能突破或从根本上改变我们应对众多复杂治疗挑战的有效方法。

要点

- ErythroMer，一种最新型的生物合成环形纳米细胞，是红细胞代用品。
- EM 壳囊"wetware"通过调节 O_2 亲和力以满足在循环过程中氧输送需求。
- EM 几乎不影响 NO 和血管舒张功能。
- EM 可以冻干，便于携带、重组和延保存期限。
- PK 建模结果表明，在长时间的野外急救时，给药间隔时间即使长达 8～10 h 仍可维持足够的组织氧输送。
- 在大出血 / 重度贫血模型中，从全身、组织和细胞水平层面，EM 可有效重建正常的血流动力学和 O_2 输送。

参考文献

1. Eichelbronner O, et al. Effects of FIO2 on hemodynamic responses and O2 transport during RSR13-induced reduction in P50. Am J Physiol. 1999;277:H290–8.
2. Grocott HP, et al. Effects of a synthetic allosteric modifier of hemoglobin oxygen affinity on outcome from global cerebral ischemia in the rat ï editorial comment. Stroke. 1998;29:1650–5.
3. Kilgore KS, et al. RSR13, a synthetic allosteric modifier of hemoglobin, improves myocardial recovery following hypothermic cardiopulmonary bypass. Circulation. 1999;100:35111–356.
4. Miyake M, et al. The effect of RSR13, a synthetic allosteric modifier of hemoglobin, on brain tissue pO2 (measured by EPR oximetry) following severe hemorrhagic shock in rats. Adv Exp Med Biol. 2003;530:319–29.
5. Steffen RP, Liard JF, Gerber MJ, Hoffman SJ. Allosteric modification of hemoglobin by RSR13 as a therapeutic strategy. Adv Exp Med Biol. 2003;530:249–59.
6. Weiss RG, et al. Preservation of canine myocardial high-energy phosphates during low-flow ischemia with modification of hemoglobinñoxygen affinity. J Clin Investig. 1999;103:739–46.
7. Chang TM. Hemoglobin-based red blood cell substitutes. Artif Organs. 2004;28:789–94. https://doi.org/10.1111/j.1525-1594.2004.07394.x.
8. Chen JY, Scerbo M, Kramer G. A review of blood substitutes: examining the history, clinical trial results, and ethics of hemoglobin-based oxygen carriers. Clinics (Sao Paulo). 2009;64:803–13. https://doi.org/10.1590/S1807-59322009000800016.
9. Sakai H, Sou K, Horinouchi H, Kobayashi K, Tsuchida E. Review of hemoglobin-vesicles as artificial oxygen carriers. Artif Organs. 2009;33:139–45. https://doi.org/10.1111/j.1525-1594.2008.00698.x.
10. Irwin DC, et al. Polymerized bovine hemoglobin decreases oxygen delivery during normoxia and acute hypoxia in the rat. Am J Physiol Heart Circ Physiol. 2008;295:H1090–9. https://doi.org/10.1152/ajpheart.00303.2008.
11. Cohn CS, Cushing MM. Oxygen therapeutics: perfluorocarbons and blood substitute safety. Crit Care Clin. 2009;25:399–414. https://doi.org/10.1016/j.ccc.2008.12.007.
12. Ross JM, Fairchild HM, Weldy J, Guyton AC. Autoregulation of blood flow by oxygen lack. Am J Physiol. 1962;202:21–4.
13. Singel DJ, Stamler JS. Blood traffic control. Nature. 2004;430:297.
14. Doctor A, Stamler JS. Nitric oxide transport in blood: a third gas in the respiratory cycle. Compr Physiol. 2011;1:611–38.
15. Hsia CCW. Respiratory function of hemoglobin. N Engl J Med. 1998;338:239–47.
16. Hsia CC, Coordinated W. Adaptation of oxygen transport in cardiopulmonary disease. Circulation. 2001;104:963–9.
17. Bunn HF, Briehl RW. The interaction of 2,3-diphosphoglycerate with various human hemoglobins. J Clin Invest. 1970;49:1088–95. https://doi.org/10.1172/JCI106324.
18. Dull RO, et al. Quantitative assessment of hemoglobin-induced endothelial barrier dysfunction. J Appl Physiol. 2004;97:1930–7. https://doi.org/10.1152/japplphysiol.00102.2004.
19. Faivre-Fiorina B, et al. Presence of hemoglobin inside aortic endothelial cells after cell-free hemoglobin administration in guinea pigs. Am J Phys. 1999;276:H766–70.
20. Smani Y, Faivre B, Audonnet-Blaise S, Labrude P, Vigneron C. Hemoglobin-based oxygen carrier distribution inside vascular wall and arterial pressure evolution: is there a relationship? Eur Surg Res. 2005;37:1–8. https://doi.org/10.1159/000083141.
21. Nakai K, et al. Permeability characteristics of hemoglobin derivatives across cultured endothelial cell monolayers. J Lab Clin Med. 1998;132:313–9.
22. Kavdia M, Tsoukias NM, Popel AS. Model of nitric oxide diffusion in an arteriole: impact of hemoglobin-based blood substitutes. Am J Physiol Heart Circ Physiol. 2002;282:H2245–53. https://doi.org/10.1152/ajpheart.00972.2001.
23. Hai CM. Systems biology of HBOC-induced vasoconstriction. Curr Drug Discov Technol. 2012;9:204–11.
24. Natanson C, Kern SJ, Lurie P, Banks SM, Wolfe SM. Cell-free hemoglobin-based blood substitutes and risk of myocardial infarction and death: a meta-analysis. JAMA. 2008;299:2304–12. https://doi.org/10.1001/jama.299.19.jrv80007.
25. Estep TN. Issues in the development of hemoglobin based oxygen carriers. Semin Hematol. 2019;56:257–61. https://doi.org/10.1053/j.seminhematol.2019.11.006.
26. Estep TN. Haemoglobin-based oxygen carriers and myocardial infarction. Artif Cells Nanomed Biotechnol. 2019;47:593–601. https://doi.org/10.1080/21691401.2019.1573181.
27. Buehler PW, et al. Structural and functional characterization of glutaraldehyde-polymerized bovine hemoglobin and its isolated fractions. Anal Chem. 2005;77:3466–78. https://doi.org/10.1021/ac050064y.
28. Alayash AI. Hemoglobin-based blood substitutes and the hazards of blood radicals. Free Radic Res. 2000;33:341–8.
29. Alayash AI. Oxygen therapeutics: can we tame haemoglobin? Nat Rev Drug Discov. 2004;3:152–9.
30. Buehler PW, Alayash AI. All hemoglobin based oxygen carriers are not created equally. Biochim Biophys Acta. 2008;1784:1378–81.
31. Meng F, et al. Comprehensive biochemical and biophysical characterization of hemoglobin-based oxygen carrier therapeutics: all HBOCs are not created equally. Bioconjug Chem. 2018;29:1560–75. https://doi.org/10.1021/acs.bioconjchem.8b00093.
32. Alayash AI. Mechanisms of toxicity and modulation of hemoglobin-based oxygen carriers. Shock. 2019;52:41–9. https://doi.org/10.1097/SHK.0000000000001044.
33. Pittman RN. Oxygen transport and exchange in the microcirculation. Microcirculation. 2005;12:59–70. https://doi.org/10.1080/10739680590895064.
34. Tsai AG, Johnson PC, Intaglietta M. Oxygen gradients in the microcirculation. Physiol Rev. 2003;83:933–63. https://doi.org/10.1152/physrev.00034.2002.
35. Raat NJ, Ince C. Oxygenating the microcirculation: the perspective from blood transfusion and blood storage. Vox Sang. 2007;93:12–8. https://doi.org/10.1111/j.1423-0410.2007.00909.x.
36. Jahr JS, Akha AS, Holtby RJ. Crosslinked, polymerized, and PEG-conjugated hemoglobin-based oxygen carriers: clinical safety and efficacy of recent and current products. Curr Drug Discov Technol. 2012;9:158–65.
37. Jahr JS, Walker V, Manoochehri K. Blood substitutes as pharmacotherapies in clinical practice. Curr Opin Anaesthesiol. 2007;20:325–30. https://doi.org/10.1097/ACO.0b013e328172225a.
38. Mozzarelli A, Ronda L, Faggiano S, Bettati S, Bruno S. Haemoglobin-based oxygen carriers: research and reality towards an alternative to blood transfusions. Blood Transf. 2010;8 Suppl 3, s59–68. https://doi.org/10.2450/2010.010S.
39. Piras AM, et al. Polymeric nanoparticles for hemoglobin-based oxygen carriers. Biochim Biophys Acta. 2008;1784:1454–61. https://doi.org/10.1016/j.bbapap.2008.03.013.
40. Sakai H. Present situation of the development of cellular-type hemoglobin-based oxygen carrier (hemoglobin-vesicles). Curr Drug Discov Technol. 2012;9:188–93.
41. Silverman TA, Weiskopf RB. Hemoglobin-based oxygen carriers: current status and future directions. Transfusion. 2009;49:2495–515. https://doi.org/10.1111/j.1537-2995.2009.02356.x.
42. Napolitano LM. Hemoglobin-based oxygen carriers: first, second or third generation? Human or bovine? Where are we now? Crit Care Clin. 2009;25:279–301. https://doi.org/10.1016/j.ccc.2009.01.003.
43. Pan DPJRS, Misra S, Vulugundam G, Gazdzinski L, Tsui A, Mistry N, Said A, Spinella P, Hare G, Lanza G, Doctor A. Erythromer (EM), a nanoscale bio-synthetic artificial red cell: proof of concept and in vivo efficacy results. Blood. 2016;128:A0127.

44. Safo MK, Ahmed MH, Ghatge MS, Boyiri T. Hemoglobin-ligand binding: understanding Hb function and allostery on atomic level. Biochim Biophys Acta. 2011;1814:797–809. https://doi.org/10.1016/j.bbapap.2011.02.013.
45. Richardson RS, Tagore K, Haseler LJ, Jordan M, Wagner PD. Increased VO2 max with right-shifted Hb-O2 dissociation curve at a constant O2 delivery in dog muscle in situ. J Appl Physiol 1985. 1998;84:995–1002. https://doi.org/10.1152/jappl.1998.84.3.995.
46. Najjar SS, et al. Effects of a pharmacologically-induced shift of hemoglobin-oxygen dissociation on myocardial energetics during ischemia in patients with coronary artery disease. J Cardiovasc Magn Reson. 2005;7:657–66.
47. Wahr JA, Gerber M, Venitz J, Baliga N. Allosteric modification of oxygen delivery by hemoglobin. Anesth Analg. 2001;92:615–20. https://doi.org/10.1097/00000539-200103000-00011.
48. Khandelwal SR, et al. Enhanced oxygenation in vivo by allosteric inhibitors of hemoglobin saturation. Am J Phys. 1993;265:H1450–3. https://doi.org/10.1152/ajpheart.1993.265.4.H1450.
49. Watanabe T, et al. Reduction in hemoglobin-oxygen affinity results in the improvement of exercise capacity in mice with chronic heart failure. J Am Coll Cardiol. 2008;52:779–86. https://doi.org/10.1016/j.jacc.2008.06.003.
50. Isbell TS, et al. Assessing NO-dependent vasodilatation using vessel bioassays at defined oxygen tenstions. Methods Enzymol. 2005;396:553–68.
51. Marden MC, Griffon N, Poyart C. Oxygen delivery and autoxidation of hemoglobin. Transfus Clin Biol. 1995;2:473–80.
52. Rogers SC, et al. Hypoxia limits antioxidant capacity in red blood cells by altering glycolytic pathway dominance. FASEB J. 2009;23:3159–70. https://doi.org/10.1096/fj.09-130666.
53. Siems WG, Sommerburg O, Grune T. Erythrocyte free radical and energy metabolism. Clin Nephrol. 2000;53:S9–17.
54. Sakai H, Sou K, Horinouchi H, Kobayashi K, Tsuchida E. Hemoglobin-vesicle, a cellular artificial oxygen carrier that fulfils the physiological roles of the red blood cell structure. Adv Exp Med Biol. 2010;662:433–8. https://doi.org/10.1007/978-1-4419-1241-1_62.
55. Sakai H, Sou K, Tsuchida E. Hemoglobin-vesicles as an artificial oxygen carrier. Methods Enzymol. 2009;465:363–84. https://doi.org/10.1016/S0076-6879(09)65019-9.
56. Sakai H, Tsuchida E. Performances of PEG-modified hemoglobin-vesicles as artificial oxygen carriers in microcirculation. Clin Hemorheol Microcirc. 2006;34:335–40.
57. Sakai H, Yuasa M, Onuma H, Takeoka S, Tsuchida E. Synthesis and physicochemical characterization of a series of hemoglobin-based oxygen carriers: objective comparison between cellular and acellular types. Bioconjug Chem. 2000;11:56–64.
58. Takeoka S, et al. Construction of artificial methemoglobin reduction systems in Hb vesicles. Artif Cells Blood Substit Immobil Biotechnol. 1997;25:31–41.
59. Takeoka S, et al. Methemoglobin formation in hemoglobin vesicles and reduction by encapsulated thiols. Bioconjug Chem. 1997;8:539–44. https://doi.org/10.1021/bc970091y.
60. Atoji T, Aihara M, Sakai H, Tsuchida E, Takeoka S. Hemoglobin vesicles containing methemoglobin and L-tyrosine to suppress methemoglobin formation in vitro and in vivo. Bioconjug Chem. 2006;17:1241–5. https://doi.org/10.1021/bc050349h.
61. Teramura Y, Kanazawa H, Sakai H, Takeoka S, Tsuchida E. Prolonged oxygen-carrying ability of hemoglobin vesicles by coencapsulation of catalase in vivo. Bioconjug Chem. 2003;14:1171–6. https://doi.org/10.1021/bc0340619.
62. Zhang X, et al. Reduction and suppression of methemoglobin loaded in the polymeric nanoparticles intended for blood substitutes. J Biomed Mater Res B Appl Biomater. 2008;87:354–63. https://doi.org/10.1002/jbm.b.31110.
63. Blank O, Davioud-Charvet E, Elhabiri M. Interactions of the antimalarial drug methylene blue with methemoglobin and heme targets in Plasmodium falciparum: a physico-biochemical study. Antioxid Redox Signal. 2012;17:544–54. https://doi.org/10.1089/ars.2011.4239.
64. Sass MD, Caruso CJ, Axelrod DR. Accumulation of methylene blue by metabolizing erythrocytes. J Lab Clin Med. 1967;69:447–55.
65. Sass MD, Caruso CJ, Axelrod DR. Mechanism of the TPNH-linked reduction of methemoglobin by methylene blue. Clin Chim Acta. 1969;24:77–85.
66. May JM, Qu ZC, Cobb CE. Reduction and uptake of methylene blue by human erythrocytes. Am J Physiol Cell Physiol. 2004;286:C1390–8. https://doi.org/10.1152/ajpcell.00512.2003.
67. Auker CR, McCarron RM. US Navy experience with research on, and development of, hemoglobin-based oxygen carriers. J Trauma. 2011;70:S40–1. https://doi.org/10.1097/TA.0b013e31821a5a1e.
68. de Figueiredo LF. Vasoactive properties of synthetic blood substitutes. Medicina. 1998;58:403–10.
69. Yu B, et al. Endothelial dysfunction enhances vasoconstriction due to scavenging of nitric oxide by a hemoglobin-based oxygen carrier. Anesthesiology. 2010;112:586–94. https://doi.org/10.1097/ALN.0b013e3181cd7838.
70. Moschandreou TE, Ellis CG, Goldman D. Influence of tissue metabolism and capillary oxygen supply on arteriolar oxygen transport: a computational model. Math Biosci. 2011;232:1–10. https://doi.org/10.1016/j.mbs.2011.03.010.
71. Chen X, Buerk DG, Barbee KA, Jaron D. A model of NO/O2 transport in capillary-perfused tissue containing an arteriole and venule pair. Ann Biomed Eng. 2007;35:517–29. https://doi.org/10.1007/s10439-006-9236-z.
72. Cabrales P, Han G, Nacharaju P, Friedman AJ, Friedman JM. Reversal of hemoglobin-induced vasoconstriction with sustained release of nitric oxide. Am J Physiol Heart Circ Physiol. 2011;300:H49–56. https://doi.org/10.1152/ajpheart.00665.2010.
73. Yu B, et al. Inhaled nitric oxide enables artificial blood transfusion without hypertension. Circulation. 2008;117:1982–90. https://doi.org/10.1161/CIRCULATIONAHA.107.729137.
74. Rodriguez C, et al. Sodium nitrite therapy attenuates the hypertensive effects of HBOC-201 via nitrite reduction. Biochem J. 2009;422:423–32. https://doi.org/10.1042/BJ20090735.
75. Irwin D, et al. Mixed S-nitrosylated polymerized bovine hemoglobin species moderate hemodynamic effects in acutely hypoxic rats. Am J Respir Cell Mol Biol. 2010;42:200–9. https://doi.org/10.1165/rcmb.2008-0364OC.
76. Nakai K, et al. Preparation and characterization of SNO-PEG-hemoglobin as a candidate for oxygen transporting material. Int J Artif Organs. 2001;24:322–8.
77. Asanuma H, et al. S-nitrosylated and pegylated hemoglobin, a newly developed artificial oxygen carrier, exerts cardioprotection against ischemic hearts. J Mol Cell Cardiol. 2007;42:924–30. https://doi.org/10.1016/j.yjmcc.2006.12.001.
78. Katz LM, et al. Nitroglycerin attenuates vasoconstriction of HBOC-201 during hemorrhagic shock resuscitation. Resuscitation. 2010;81:481–7. https://doi.org/10.1016/j.resuscitation.2009.12.015.
79. Ellis CG, Bateman RM, Sharpe MD, Sibbald WJ, Gill R. Effect of a maldistribution of microvascular blood flow on capillary O2 extraction in sepsis. Am J Physiol Heart Circ Physiol. 2002;282:H156–64.
80. Gonzalez-Alonso J, Mortensen SP, Dawson EA, Secher NH, Damsgaard R. Erythrocytes and the regulation of human skeletal muscle blood flow and oxygen delivery: role of erythrocyte count and oxygenation state of haemoglobin. J Physiol. 2006;572:295–305.
81. Tsoukias NM. Nitric oxide bioavailability in the microcirculation: insights from mathematical models. Microcirculation. 2008;15:813–34.
82. Tsoukias NM, Popel AS. Erythrocyte consumption of nitric oxide in presence and absence of plasma-based hemoglobin. Am

J Physiol Heart Circ Physiol. 2002;282:H2265–77. https://doi.org/10.1152/ajpheart.01080.2001.
83. Doctor A, et al. Hemoglobin conformation couples erythrocyte S-nitrosothiol content to O2 gradients. Proc Natl Acad Sci. 2005;102:5709–14.
84. Gaston B, Singel D, Doctor A, Stamler JS. S-nitrosothiol signaling in respiratory biology. Am J Respir Crit Care Med. 2006;173:1186–93.
85. McMahon TJ, et al. Nitric oxide in the human respiratory cycle. Nat Med. 2002;8:711–7.
86. Deem S. Nitric oxide scavenging by hemoglobin regulates hypoxic pulmonary vasoconstriction. Free Radic Biol Med. 2004;36:698–706. https://doi.org/10.1016/j.freeradbiomed.2003.11.025.
87. McMahon TJ, Exton SA, Bonaventura J, Singel DJ, Solomon SJ. Functional coupling of oxygen binding and vasoactivity in S-nitrosohemoglobin. J Biol Chem. 2000;275:16738–45.
88. Liu L, et al. Essential roles of S-nitrosothiols in vascular homeostasis and endotoxic shock. Cell. 2004;116:617–28.
89. Diesen DL, Hess DT, Stamler JS. Hypoxic vasodilation by red blood cells: evidence for an S-nitrosothiol-based signal. Circ Res. 2008;103:545–53.
90. Jia L, Bonaventura C, Bonaventura J, Stamler JS. S-nitrosohaemoglobin: a dynamic activity of blood involved in vascular control. Nature. 1996;380:221–6.
91. Stamler JS, et al. Blood flow regulation by S-nitrosohemoglobin in the physiological oxygen gradient. Science. 1997;276:2034–7.
92. Singel DJ, Stamler JS. Chemical physiology of blood flow regulation by red blood cells: the role of nitric oxide and S-nitrosohemoglobin. Annu Rev Physiol. 2005;67:99–145.
93. Singel DJ, Stamler JS. Chemical physiology of blood flow regulation by red blood cells: role of nitric oxide and S-nitrosohemoglobin. Annu Rev Physiol. 2005;67:99–145.
94. Han TH, Liao JC. Erythrocyte nitric oxide transport reduced by a submembrane cytoskeletal barrier. Biochim Biophys Acta Gen Subj. 2005;1723:135–42.
95. Han TH, et al. Regulation of nitric oxide consumption by hypoxic red blood cells. Proc Natl Acad Sci. 2003;100:12504–9.
96. Huang KT, et al. Modulation of nitric oxide bioavailability by erythrocytes. Proc Natl Acad Sci. 2001;98:11771–6.
97. Vaughn MW, Huang KT, Kuo L, Liao JC. Erythrocytes possess an intrinsic barrier to nitric oxide consumption. J Biol Chem. 2000;275:2342–8.
98. Vaughn MW, Huang KT, Kuo L, Liao JC. Erythrocyte consumption of nitric oxide: competition experiment and model analysis. Nitric Oxide. 2001;5:18–31.
99. Vaughn MW, Kuo L, Liao JC. Effective diffusion distance of nitric oxide in the microcirculation. Am J Physiol. 1998;274:H1705–14.
100. Abraham DJ, et al. Allosteric modifiers of hemoglobin: 2-[4-[[(3,5-disubstituted anilino)carbonyl]methyl]phenoxy]-2-methylpropionic acid derivatives that lower the oxygen affinity of hemoglobin in red cell suspensions, in whole blood, and in vivo in rats. Biochemistry. 1992;31:9141–9. https://doi.org/10.1021/bi00153a005.
101. Abraham RZ, Kobzik L, Moody MR, Reid MB, Stamler JS. Cyclic GMP is a second messenger by which nitric oxide inhibits diaphragm contraction. Comp Biochem Physiol A Mol Integr Physiol. 1998;119:177–83.
102. Nascimento P Jr, de Paiva Filho O, de Carvalho LR, Braz JR. Early hemodynamic and renal effects of hemorrhagic shock resuscitation with lactated Ringer's solution, hydroxyethyl starch, and hypertonic saline with or without 6% dextran-70. J Surg Res. 2006;136:98–105. https://doi.org/10.1016/j.jss.2006.04.021.
103. Hare GM, et al. Hemodilutional anemia is associated with increased cerebral neuronal nitric oxide synthase gene expression. J Appl Physiol. 2003;94:2058–67. https://doi.org/10.1152/japplphysiol.00931.2002.
104. Mazer CD, et al. Increased cerebral and renal endothelial nitric oxide synthase gene expression after cardiopulmonary bypass in the rat. J Thorac Cardiovasc Surg. 2007;133:13–20. https://doi.org/10.1016/j.jtcvs.2006.06.047.
105. Brooks MB, Stokol T, Catalfamo JL. Comparative hemostasis: animal models and new hemostasis tests. Clin Lab Med. 2011;31:139–59. https://doi.org/10.1016/j.cll.2010.10.009.
106. Goldsby RA, Kindt TK, Osborne BA, Kuby J. Immunology. 5th ed. New York: W.H. Freeman and Company; 2003.
107. Boura C, et al. Volume expansion with modified hemoglobin solution, colloids, or crystalloid after hemorrhagic shock in rabbits: effects in skeletal muscle oxygen pressure and use versus arterial blood velocity and resistance. Shock. 2003;19:176–82.
108. Jiang S, et al. Therapeutic mild hypothermia improves early outcomes in rabbits subjected to traumatic uncontrolled hemorrhagic shock. J Surg Res. 2013;179:145–52. https://doi.org/10.1016/j.jss.2012.09.024.
109. Terajima K, Tsueshita T, Sakamoto A, Ogawa R. Fluid resuscitation with hemoglobin vesicles in a rabbit model of acute hemorrhagic shock. Shock. 2006;25:184–9. https://doi.org/10.1097/01.shk.0000192118.68295.5d.
110. Zhang YM, Gao B, Wang JJ, Sun XD, Liu XW. Effect of hypotensive resuscitation with a novel combination of fluids in a rabbit model of uncontrolled hemorrhagic shock. PLoS One. 2013;8:e66916. https://doi.org/10.1371/journal.pone.0066916.
111. Lhuillier F, et al. Nitric oxide and liver microcirculation during autoregulation and haemorrhagic shock in rabbit model. Br J Anaesth. 2006;97:137–46. https://doi.org/10.1093/bja/ael097.
112. Briet F, et al. Cerebral cortical gene expression in acutely anemic rats: a microarray analysis. Can J Anaesth. 2009;56:921–34. https://doi.org/10.1007/s12630-009-9201-z.
113. Hare GM. Tolerance of anemia: understanding the adaptive physiological mechanisms which promote survival. Trans Apher Sci. 2014;50:10–2. https://doi.org/10.1016/j.transci.2013.12.005.
114. Hare GM, et al. Effect of oxygen affinity and molecular weight of HBOCs on cerebral oxygenation and blood pressure in rats. Can J Anaesth. 2006;53:1030–8. https://doi.org/10.1007/BF03022533.
115. Hare GM, et al. Increased cerebral tissue oxygen tension after extensive hemodilution with a hemoglobin-based oxygen carrier. Anesth Analg. 2004;99:528–35. https://doi.org/10.1213/01.ANE.0000136769.65960.D1.
116. Dougherty SWQ, Rogers S, Moitra P, Yildiz T, Brummet M, Shea S, Thomas K, Buehler P, Spinella P, Pan D, Doctor A. Military Health System Research Symposium (MHSRS). US Department of Defense: Orlando; 2021.
117. McIntyre LA, et al. Effect of a liberal versus restrictive transfusion strategy on mortality in patients with moderate to severe head injury. Neurocrit Care. 2006;5:4–9.
118. McLaren AT, et al. Increased expression of HIF-1alpha, nNOS, and VEGF in the cerebral cortex of anemic rats. Am J Physiol Regul Integr Comp Physiol. 2007;292:R403–14. https://doi.org/10.1152/ajpregu.00403.2006.
119. Ragoonanan TE, et al. Metoprolol reduces cerebral tissue oxygen tension after acute hemodilution in rats. Anesthesiology. 2009;111:988–1000. https://doi.org/10.1097/ALN.0b013e3181b87f0e.
120. Rigamonti A, et al. Storage of strain-specific rat blood limits cerebral tissue oxygen delivery during acute fluid resuscitation. Br J Anaesth. 2008;100:357–64. https://doi.org/10.1093/bja/aem401.

OxyVita：历史、研究与未来

25

Hanna Wollocko，Jacek Wollocko，Jonathan S. Jahr，Kenneth Steier
陈　刚　郭无瑕　译，张鸿飞　审校

第一节　背景

OxyVita 是由马里兰大学（University of Maryland）Enrico Bucci 教授团队在 1999 年发明的，它是一种聚合血红蛋白氧载体（Hemoglobin-Based Oxygen Carrier，HBOC），像其他 HBOCs 一样，OxyVita 没有血型。目前 OxyVita 的制备来源于牛源性血红蛋白，但其他哺乳动物血红蛋白也均可用来制备 OxyVita。因此，OxyVita 的原料具有来源广泛、稳定可得的特点。零连接聚合技术（zero-link polymerization technique）是一种在生物化学和制药行业为大家所熟知的技术。然而，OxyVita 之前，该技术还从未在血红蛋白聚合中应用。在零连接聚合技术过程中，用来形成大分子聚合物的是激活剂，而不是交联剂。因此，在零连接聚合的终产物分子中不会有任何聚合剂/交联剂的化学残留。

OxyVita 制剂具有较长的保质期并可制成粉剂形式。其发展和性能测定已经历了二十多年，在业内具有良好的声誉和知名度。OxyVita 成功的主要原因在于其良好可控的源头设计和生产过程，这使得其产品能进行调节以满足人用和兽用的各种需求，如失血治疗、创伤性脑损伤、心肌缺血、镰刀状细胞性贫血和在本章中后续提到的其他各类临床场景。

该产品在其生命周期内经历了各种研究和评估，其中较大部分工作由第三方研究人员而不是制造商自身资助进行。该产品的发展演变对部分著名研究人员产生了重大影响。这些先前的研究成果为彻底评估该产品的潜在价值及其未来可能的临床应用奠定了基础。

OxyVita 的制备

有关 OxyVita 的制备过程及零连接聚合技术的详细介绍可在以往的文献[1-2]中查阅。简言之，制备包含以下过程：

（1）原材料：牛血，其他哺乳动物的血液也可以；

（2）原料的预处理：红细胞的离心与裂解。原料血经过几次 3000～4000 rpm 的离心处理以保证尽可能高的纯度；

（3）在得到血红蛋白后利用 3,5- 二溴水杨酸进行 β-β 交联以稳定血红蛋白的四聚体结构；

（4）然后用 1- 乙基 -3-（3- 二甲基氨基丙基）碳二亚胺（EDC，该引发剂主要用来活化血红蛋白表面侧链羧酸基团）引发聚合。通过珠蛋白侧链上 C 端谷氨酸和天门冬氨酸的羧酸基团形成复合物。然后，这些活化物与相邻血红蛋白四聚体分子的赖氨酰残基侧链反应形成一种稳定的共价酰胺键，通常被称为伪肽键[3]。

（5）在碳二亚胺反应中引入 N- 羟基硫代琥珀酰亚胺（sulfo-NHS）能生成可与氨基基团反应的中间产物 N- 羟基硫代琥珀酰亚胺酯[4]。通过改变反应体系中 sulfo-NHS 和 EDC 相对量可调控聚合反应进行的程度，从而更好地实现对制备过程中产物平均分子量大小的可控调节。

（6）粉末状的 OxyVita 血红蛋白制品（图 25-1）可由液体状态通过冻干和喷雾干燥的方式得到。重新配制后，粉末的性质与其来源的溶液几乎完全一致。OxyVita 在粉末状和液体状态的性质差别比较如下表所示（表 25-1）。粉末状 OxyVita 在各种气候条件下的保存周期为 5 年。

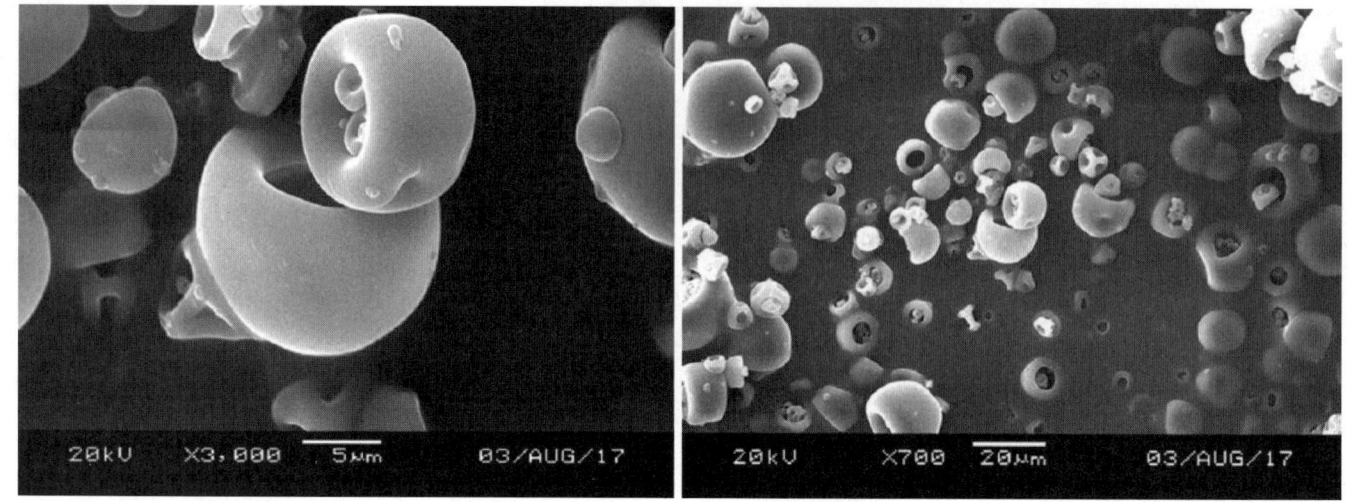

图 25-1　OxyVita 粉末的扫描电镜图片

表 25-1　OxyVita 溶液与复溶后的性质对比

检测指标	OxyVita®C 溶液	OxyVita®C 粉末
亚铁血红蛋白（Fe^{2+}）浓度（%，w/v）[a]	6.35	6.30
高铁血红蛋白（Fe^{3+}）浓度（%，w/v）[a]	0.35	0.39
正铁血红蛋白（Fe^{4+}）浓度（%，w/v）[a]	0.03	0.04
聚合物占比（%）-Size Exclusion Chromatography（SEC）[b]	100	100
四聚体占比（%）-Size Exclusion Chromatography（SEC）[b]	0	0
其他分子量占比（%）-Size Exclusion Chromatography（SEC）[b]	0	0
晶体渗透压（mOsm/kg）[c]	312	335
溶液密度（g/ml）[d]	1.013	1.045
吸光度比值（A576/A540）[a]	0.975	0.965
P_{50} 值（mmHg）[e]	5.95	6.59
分子平均水力学半径（Å）[f]	360	359
平均分子量（MDa）[f]	17.453	17.337
pH 值（-）	7.295	7.353
复溶时间（s）	N/A	< 60

注：[a] UV/Vis HP Spectrophotometer；[b] LC with 600 mm×15 mm column；[c] Osmometer-FLEX；[d] Oswald densitometer；[e] Hemox Analyzer（T-37℃，pH = 7.50）；[f] Dyna-Pro 801（Protein Solution）.

最初的制剂含有较高含量非均质分布的高分子量（MW）组分，平均分子量为 25 MDa[5-6]。OXYVITA 公司（OXYVITA Inc.）在从马里兰大学获得商业制造许可证后，重新调整了工艺，其主要目的是使均质性更高，以及调整聚合物的平均分子量。

第二节　OxyVita 的特性

在携氧载体的产业化开发中，理解其结构与功能的关系非常重要。OxyVita 属于比较新的血红蛋白类携氧载体产品。因此，在其产业化过程中，可以吸取早期同类产品开发过程中的教训，尤其是对于血管外渗、血管收缩和氧化引起的潜在副作用等方面。这些副作用在前几代类似产品中较为常见，所以 OxyVita 的产品设计中应特别注意。

零连接聚合的控制过程需要满足预先明确的部分特性，例如产品的平均分子量和流体动力学半径、负表面电荷、精确的氧亲和力（P_{50}），以及类似于血浆的黏度和相对较长的保留时间（表 25-1）。

OxyVita 的特性是其产品功能的重要属性。由于其分子内和分子间的化学键，聚合物非常稳定；强酰胺键将四聚体和先前交联的血红蛋白分子连接成聚合物；每个聚合物分子平均有约 1000 个四聚体。发生在第 82 号赖氨酸残基位置的特异性交联进一步强化了天然牛血红蛋白分子二级结构和三级结构的稳定性，从而提高了分子构象的稳定性和抗延展性。正因如此，这就为分子展开对血红素铁的不利影响增强了保护作用，否则将导致血红素暴露在分子外部和铁丢失，最终将使血红蛋白分子失去有效的携氧能力。之前有针对 OxyVita 和其他几种天然血红蛋白结构完整性的研究，结果发现，OxyVita 分子的结构延展趋势减弱。这些研究是通过对 Soret 区域（350～450 nm）的变化研究完成，Soret 区域的血红蛋白对血红素的变化非常敏感[1, 7-8]。

OxyVita 的分子量一般为 17 MD，平均血流动力学半径为 360 Å，聚合物表面呈负电荷，通过简单遵循物理学原则，特别是类似于电荷排斥和体积排阻，可防止分子外渗至血管外。由于这种聚合物分子比脉管系统的壁孔要大，因此不会发生外渗现象。输注后聚合物停留在血管中，不会清除血管外壁中的 NO，因而不会改变平均动脉压（MAP）。多项动物实验研究发现，输注 OxyVita 不仅可实现组织的氧合作用，同时可维持 MAP，代替输血；也有研究关注其最大输注量[9-10]。

与 RBCs 和其他的 HBOCs 产品相比，OxyVita 制品的 P_{50} 值低至 4～6 mmHg。这种设计的初衷在于促进微循环中的释氧。低 P_{50} 值往往与高氧亲和力有关，意味着只有在组织缺氧条件下才会释放氧气，而不是发生在大循环中。

第三节 研究选录

通过多年来对 OxyVita 的一系列体内外研究，大家对其作用机制、潜在的生理和药理前景有了更深入的理解。这些研究为该产品未来作为人用和兽用药物的安全性提供了有效评估。

通过总结已发表的研究资料发现，目前已经进行的研究包括输注聚合物后的血管活性反应[9]、脑缺血和血流[11-12]、复苏[13]、凝血功能[14]和氧化还原行为[8]，以及聚合物作用的其他生理学效应。我们已经知道，使用这些大分子量的聚合血红蛋白后，大鼠肺门淋巴中并未发现血红蛋白的证据；猫在麻醉和清醒状态下也均无 MAP 显著上升的现象[9]。Mito[11] 等研究发现，OxyVita 治疗后实验小鼠的脑梗死面积减少 39%。这种良好的治疗效果似乎和这种高氧亲和力的血红蛋白聚合物（P_{50} = 4 mmHg）的浓度有关，浓度为 6% 时效果最佳，而低于 3% 时无明显效果；聚合血红蛋白效果的分子量也与治疗效果相关，中分子量效果最佳，可能与中分子量更能适应小鼠循环系统有关[11]。一项 DAPRA 小容量复苏研究，对出血量 60% 的失血性休克大鼠，在高渗液体复苏基础上联合使用 OxyVita 的『鸡尾酒』疗法，可有效提高存活率并维持 MAP[13]。Jahr 等[14] 研究了 OxyVita 对凝血功能的影响，结果发现，有效剂量为 10 g 或 2～3 ml/kg 的给药量时对凝血功能影响最小。Bucci[4] 等研究发现，使用平均分子量为 25 MDa 和 P50 值在 18～30 mmHg 范围内的聚合血红蛋白，可有效避免血管外渗漏和平均动脉压升高。上述研究显示，使用 OxyVita 向组织供氧，产生血管收缩还是血管舒张取决于体内氧的需求。这些研究也表明，与红细胞相比，非细胞类的游离血红蛋白对组织有更好的潜在供氧性能。Harrington 等[7] 对 OxyVita 和天然非细胞类的血红蛋白（*Lumbricus terrestris* 和 *Arenicola marina* 的血红蛋白）的氧化还原行为进行比较，证实了 OxyVita 血红蛋白分子在还原态（血红素亚铁状态）下的结构完整性，其对分子展开的抵抗力均强于这两种天然血红蛋白；同时，氧化态（血红素高铁状态）的 OxyVita 血红蛋白分子被抗坏血酸（560 min 70% 还原率）或 β-NADH（90 min 40% 还原率）还原为血红蛋白的速率更慢。Wollocko 等[8] 研究比较 OxyVita 与肌红蛋白和天然牛血红蛋白在暴露于展开剂的条件下对氧化应激的不同影响。Soret Maxima 变化不大或无变化，吸光度信号下降较小和展开中点值较高，这些均表明 OxyVita 结构的完整性和较强的分子展开抵抗能力，这就能有效防止其在循环系统中氧化。Song 等[10] 比较大鼠输注大剂量大分子量 OxyVita（氧合状态）和 OxyVitaC（CO 结合状态）后的血管活性与组织氧合情况，结果显示，两种产品在保证组织氧合的同时，均不会对大鼠的脊斜肌（spinotrapezius muscle）产生血管收缩。

第四节 创伤性脑损伤（TBI）

Abutarboush 等[15] 研究评估 OxyVita 对健康大鼠循环血压和脑膜微动脉直径的影响。其意义是为了寻找一种能够在未来向 TBI 患者脑组织有效供氧的治疗剂。该研究使用了四个递增的给药剂量，分别是 2 mg/kg、25 mg/kg、50 mg/kg 和 100 mg/kg。对照组以生理盐水（0.9% 氯化钠溶液）和 Hextend 进行治疗。监测不同时点的血压变化并通过颅窗活体显微技术观察脑膜微动脉的大小。

实验中 OxyVita 组的心率值并无明显改变，而生理盐水组有轻微上升。该研究设计了四次 30 min 的输注，每次输注间隔 10 min。由于 OxyVita 在循环中的保留时间为 3h，相较于生理盐水 1h 甚至更短的保留时间，OxyVita 治疗组受试动物的 MAP 在短短 10 min 的输注间隔时间内不足以恢复到基线值。因此，由于累积效应，OxyVita 组的 MAP 值就有所上升。这与之前在高剂量模型中的研究结果一致，即在骨骼肌小动脉没有血管收缩的情况下 MAP 值上升[10]。

用活体显微镜技术对小尺寸（< 50 μm）和中等尺寸（50 ~ 100 μm）的脑膜小动脉进行测量，在输注四个剂量/累计剂量的 OxyVita 后均未观察到血管收缩现象。实验结束时注射具有血管收缩功能的氯化钡水溶液以确认小动脉在实验过程中的反应性正常。

这项研究工作有效揭示了 OxyVita 在 TBI 患者治疗应用方面具有良好的应用前景。

第五节 全血疗法

氧气治疗剂（oxygen therapeutics）开发的主要目的是解决国际范围内对输血替代品的重要需求。这个产业的希望是提供一种可用于急诊或其他临床适应证的人工血液制品，这种血液制品不依赖于血液捐献，不存在血液感染的风险，方便存储。

体外实验和动物实验已证明，OxyVita 制品可提高血液的供氧能力，可能产生替代红细胞的功能。OxyVita 可制成粉末形式（图 25-1），这样可以使制品具有更长的保存期且不受严格的储存条件限制。粉末化的过程包含以下步骤：在含有 1.5% 蔗糖或海藻糖的缓冲液中进行洗涤，然后用 OxyVita 专用的分子保护剂进行处理，接着进行冻干或喷雾干燥。这种保护剂用来保护粉末化的血红蛋白聚合物结构和功能的完整性，使其具有更好的复溶特性。图 25-2 展示了该产品在喷雾干燥前后体积排阻色谱图的比较效果。

粉末化技术实验也可应用于其他血液成分、血浆和血小板。对具有需要更长保存周期的血小板具有巨大需求。通常血小板仅有 5 天的保存周期。之前的实验结果显示，从血液中收集的血小板，捐献后的第四天，采取与冻干 OxyVita 类似的技术处理后，可在室温下保存 30 天。此后，用聚合仪 PAP-8 和两种激动剂 ADP、胶原蛋白对储存的血小板和新鲜供体血小板的活性进行比较[16]。在粉末化的 1 天后，复溶后的血小板和新鲜血小板的活性完全相同。室温储存 30 天后，复溶血小板的活性与新鲜供体血小板相比下降 7%。室温储存 60 天，复溶血小板的活性降低了 14%。根据这个数据可以推测，冻干血小板在保存 6 个月后至少能保持新鲜血小板 58% 以上的活性水平。

利用内部制备的血小板，OxyVita 公司将 OxyVita 与干粉血浆和血小板组合使用[16]，研究结果证实，这几种成分可混合使用且相互之间无干扰，这就验证了未来作为完全替代输血产品概念的可行性。

第六节 未来方向

有关 OxyVita 的研究仍在继续，相关的研究方向正在思考和探索中。虽然该产品的主要目的是开发安全有效的血液代用品，但经过多年研究后，出现了很多其他潜在的应用。这包括一系列目前没有将输血作为主要治疗方式的临床情况，如心肌梗死（MI）、脑卒中、一氧化碳中毒、镰状细胞贫血（sickle cell anemia，SCD）等。

下述内容为对其中部分研究的介绍，并简要描述其应用。

（一）OxyVita 治疗心肌梗死和心脏停搏的疗效评价

缺血性心脏疾病是全球范围内的主要死因[17]。根据美国心脏协会 2019 年的统计数据，每年有超过 356 000 例院外心脏停搏（cardiac arrest，CA）病例，其中死亡率近 90%[18]。医院内每年心脏停搏病例数超过 750 000 例，死亡率高达 78%[19-20]。

基于当前治疗方案的限制，特别是 CA 代谢阶段（第三阶段）的氧供缺乏，HBOCs 可能解决 CA 导致的缺血、再灌损伤和器官损伤等问题，因此可能成为解决类似临床问题的有效方法。

OxyVita 的特性使其成为理想的候选产品。Jahr 等指出，高氧亲和力的 HBOCs 在低剂量如 2 ~ 3 ml/kg 时即可向缺氧组织大量释放氧[21]，从而小剂量注射即

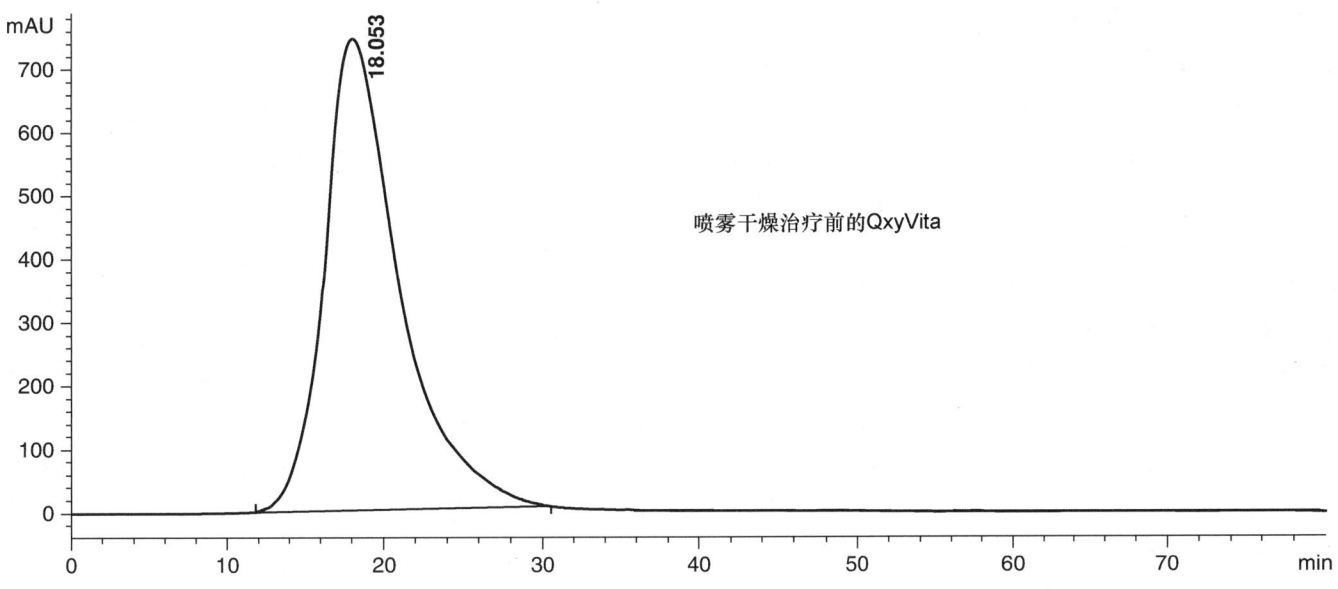

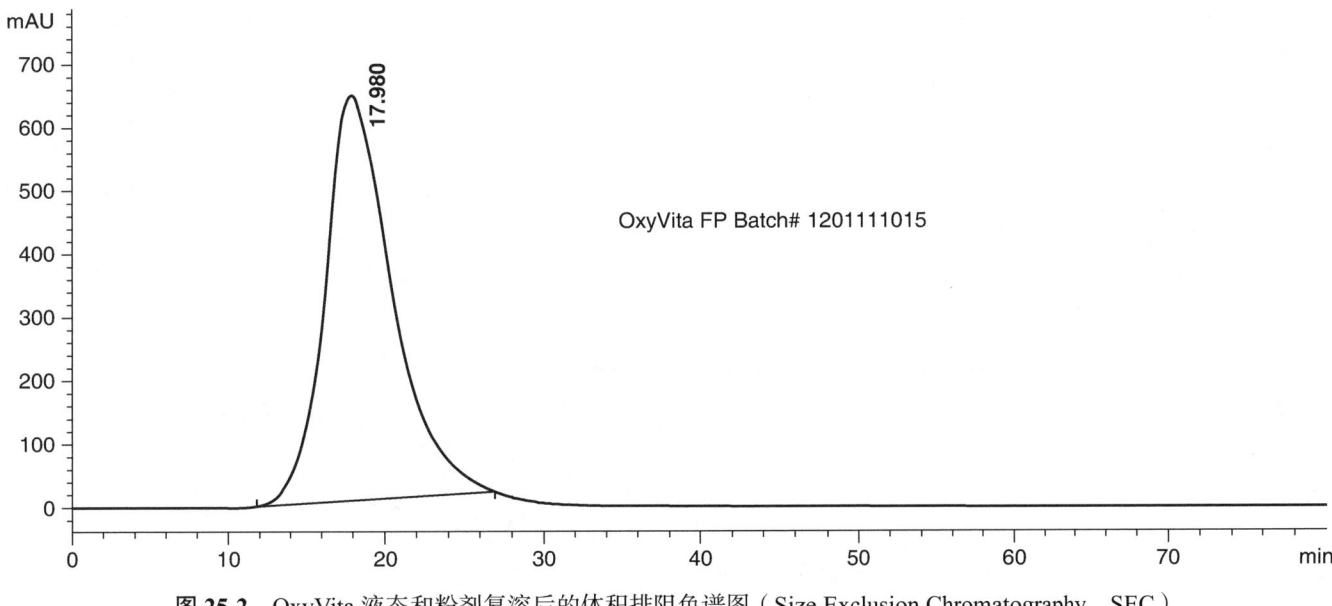

图 25-2 OxyVita 液态和粉剂复溶后的体积排阻色谱图（Size Exclusion Chromatography，SEC）

可满足临床需求，避免大剂量输注导致的液体过负荷。

基于这种产品的理化特性及其体内特点[22]，以及应用过程中对其参数的优化，假设在 CA 的第一阶段进行 OxyVita 注射，同时进行心肺复苏，可减少组织缺血的发生，同时避免再灌注损伤。低 P_{50} 使得 OxyVita 仅在缺氧条件下释放氧，使氧气在损伤发生前输送到易发生缺血损伤的部位。需要改善氧合状态时，由于 OxyVita 不会导致血管收缩，因此可显著改善组织灌流，特别是在代谢阶段。

研究证据显示，与其他修饰血红蛋白类似，OxyVita 一旦作为氧载体输入，不会发生补体激活现象，这在考虑再灌注损伤时具有重要意义[23]。当前有研究采用了 C3a 新表位单克隆抗体的夹心 ELISA 试剂盒（Sandwich ELISA）进行检测[24]。正因为不会导致补体激活这一重要的病理过程，就扩大了这种治疗方案在缺氧条件下的使用范围。

（二）OxyVita 治疗一氧化碳中毒的有效性

一氧化碳（CO）中毒在美国是中毒死亡的一个重要原因。虽然多数病例与火灾烟雾吸入有关，但与火灾无关的 CO 中毒每年仍导致高达 50 000 的急诊病例和1200人的死亡病例[25]。CO快速扩散透过肺部毛细血管膜，以240倍于氧气的亲和力与血红蛋白的血红素部位结合，导致血红蛋白分子构象改变并降低其向组织携供氧的能力。CO中毒如未及时治疗，身体状况快速恶化，导致器官衰竭和组织坏死。高压氧治疗（hyperbaric oxygen therapy, HBOT）可降低死亡率并预防晚期神经认知缺陷，但高压氧舱的供应有限。因此，对CO中毒治疗有效性的关键在于，使用某方法/产品治疗后能否实现对组织的有效氧供。HBOCs可解决这一医疗难题。

用OxyVita治疗CO中毒，关于这一方法的初步研究正在进行，结果令人期待。据推断，具有不同三级和四级分子结构的OxyVita聚合物，其在CO与氧配体之间的交换能力与红细胞完全不同[26]。

采用紫外/可见光谱法，在不同pH值条件下，以各种人血/四聚体的组合，通过评估OxyVita的氧结合能力及其对CO和氧配体随时间的交换能力，考察其对CO中毒治疗的有效性。

如图25-3所示，向CO饱和的血液/四聚体溶液内加入氧合OxyVita后的5~7 min内，CO和氧气之间的交换即可发生。约15~20 min溶液就能达到良好的氧合水平。70%血液/四聚体和30%OxyVita聚合物比例时，CO和氧气交换最有效。该研究也发现，配体交换速度受溶液pH值的影响（这会导致人体出现酸中毒或碱中毒）。

有关这项内容还需进一步研究。

（三）器官保存液

器官移植是临床有效挽救生命的治疗措施。然而，捐献器官和等待器官的人数之间存在巨大差异。2019年1月，等待器官的人数高达113 000人。遗憾的是，据估计等待移植的患者中每天有20人死亡[27]。器官移植一个最大的限制因素就是从器官获取到移植之间最大的保存时间，极大地限制了器官有效移植的地理区域和从器官获取到手术的时间[28]。

随着外科技术、无菌和免疫抑制治疗的提高，器官移植失败的主要原因仍集中于移植器官的状况。器官移植（包括获取）过程越长，由于缺血和低温的原因，器官状况就越差[29]。一般认为器官移植领域的提升空间在于改善移植器官的状况。

实现该目标最可能的途径似乎是具有携氧功能的器官保护液配方，将有助于器官在离体条件下的有氧代谢，并防止最终可导致细胞功能障碍和死亡的无氧代谢发生。器官存储/保存液的应用有助于延

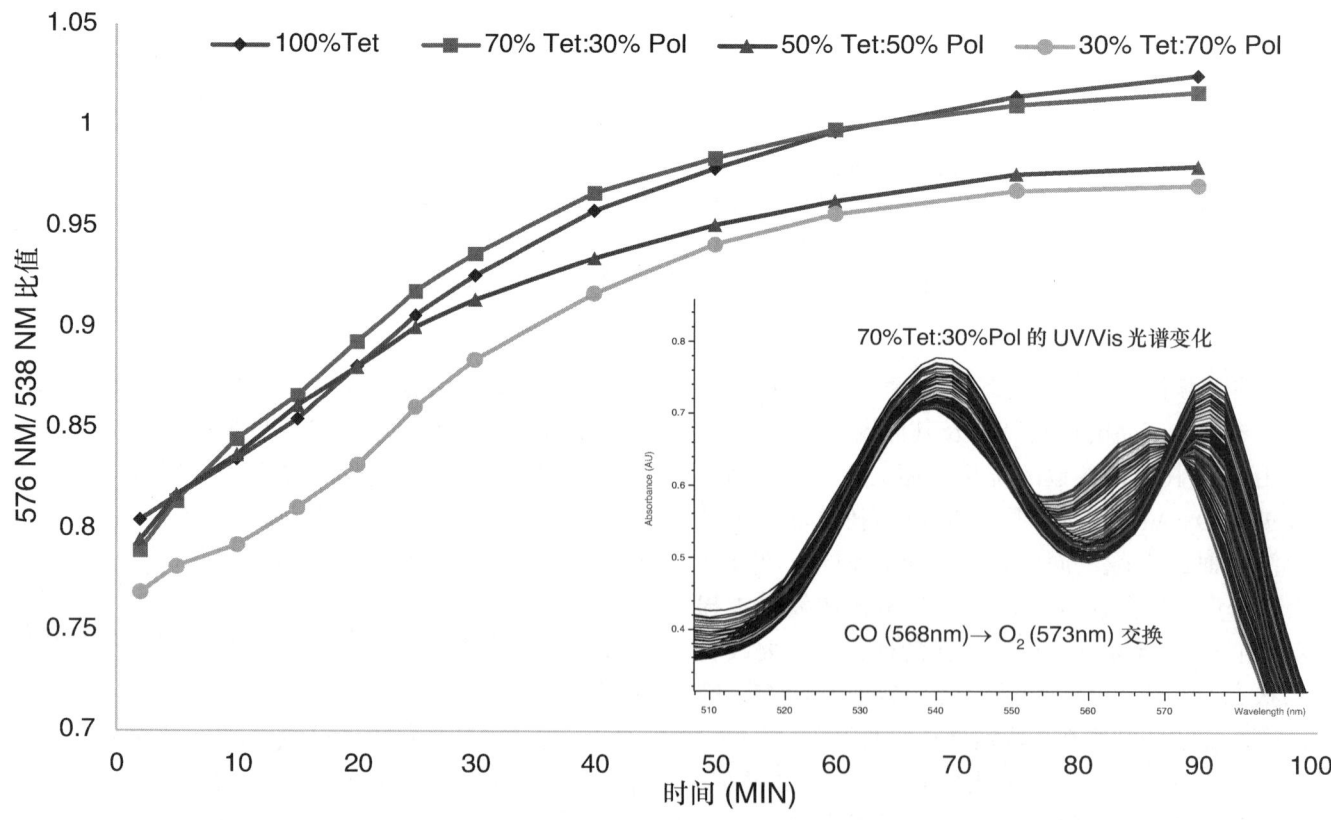

图25-3　OxyVita和四聚体：一氧化碳和氧气的交换速率

长器官的离体保存时间，从而延长由于配型、运输和地域扩大等限制需要的时间。移植器官的状态改善将有效促进移植手术的成功。

将携氧液作为器官保存液的成分以维持氧供非常必要。这与以前尝试过的技术形成了鲜明对比，如运输的移植器官使用氧载体灌注液或使用气体氧枕（gascous oxygen pillow）供氧。存储器官的环境中氧过量会促进产生游离氧，进而导致氧自由基（ROS）的大量生成[30]。这些自由基会导致细胞壁破坏、离子平衡紊乱、渗透压改变、酸中毒甚至细胞死亡。只有对微循环的有效氧供，才能维持有氧代谢和器官状态的稳定，从而保证移植器官存活。

在波兰 Olsztyn 的 UWM 医学院进行了这方面初步研究，通过兔模型中评估 OxyVita 作为组成成分的器官保存液对肾脏组织的保护效果（此部分工作正在准备发表中）。

目前，有关动物肾脏的研究仍在进行中，主要目的在于评估含有 OxyVita 成分的器官保护液中保存 24～48 h 后器官的功能状况，包括血清化学生物标志物、尿量和尿液生化分析、超声技术对器官组织状况的实时评估，以及存储期间及保存后存储液中器官的组织病理学分析。

（四）OxyVita 血红蛋白对 SCD 患者红细胞镰状化的影响

全世界有数以百万的患者饱受 SCD 的困扰，这是一种危及生命的遗传性血液障碍疾病，是由于 β-珠蛋白基因（HBB）点突变导致镰状血红蛋白（HbS）产生所致。当在脱氧状态下 HbS 可发生聚合[31-32]。当临近或处于危机状态时，具有最大负载能力的 HBOCs 可用于治疗。

由于 SCD 患者体内镰状血红蛋白 HbS 携氧能力减少，通过氧疗预防缺氧具有明确益处。体内和体外的研究已经证明，氧气本身可作为一种有效的抗镰状细胞剂，通过预防和逆转 SCD 镰状红细胞而发挥作用[33]，但氧疗仍存在争议，因为高浓度氧会抑制促红细胞生成素的作用，其由肾脏分泌以促进红细胞的生成。因此，仅在氧含量水平低于某一阈值的情况下方推荐使用氧疗。

Alayash 等[34]研究发现，氧载体在 SCD 治疗中能发挥有效作用需要满足特定条件。OxyVita 符合相应要求，如无 NO 清除效应、低 P_{50} 值及对血红素诱导的氧化反应存在抵抗。因此，OxyVita 适用于 SCD 的治疗，目前正在研究确定 OxyVita 是否能在合适剂量下延缓体外 HbS 聚合，并减少可逆性镰状红细胞形成。

目前研究主要关注 HbS 的聚合过程。之前的研究显示，随着氧合程度的降低，细胞内脱氧 HbS 聚合物的含量上升[35]。在氧依赖性 HbS 聚合过程的早期，镰状红细胞的形成过程可逆。处于可逆状态的镰状红细胞（RSC）在结合氧后能恢复至正常的双凹形状，并能防止随后发展为不可逆镰状红细胞（ISC）。OxyVita 因其分子量（MW = 17 MDa）小并具有携氧能力（P_{50} = 6.4 mmHg），具有到达微血管并给可逆镰状红细胞供氧的潜能[36]。

当前预计的研究目的主要有：①衡量各种不同浓度 OxyVita 对体外聚合的保护效果；②衡量 OxyVita 在体外逆转红细胞镰状化的能力；③验证 OxyVita 减缓红细胞不可逆镰状化趋势的假设。

经过几个循环的脱氧和 HbS 聚合后，一部分循环红细胞即使经过剧烈的氧合过程也会永久性地畸变成为镰状红细胞[35]，这些红细胞被定义为不可逆的镰状红细胞（ISC）。ISC 通常为致密脱水黏稠的状态，氧亲和力低且生命周期非常短[37]。这种短命且僵化的 ISC 是 SCD 患者发生溶血和血管阻塞事件的主要原因。因此，研究如何有效减缓 ISC 的形成过程就成为可能的治疗方向。从 RSC 到 ISC 的畸变机制与红细胞膜特性改变有关。血液中氧分压降低和聚合脱氧 HbS 激活了一种称为 P_{sickle} 的膜通道。P_{sickle} 通道开放，钙离子内流并激活 Gardos 通道，进而导致钾离子和氯离子外流，然后水流失，红细胞脱水。OxyVita Hb 作为一种氧载体，能提高动脉血中的氧饱和度和氧分压，抑制 P_{sickle} 通道的活化和钙内流。目前有课题正在研究 OxyVita 对 RSC/ISC 比例的影响。

（五）ROS 引起的氧化应激：输血 vs. 血液代用品

过量的活性氧（ROS）诸如超氧阴离子、羟自由基和过氧化氢等会引起氧化应激，导致细胞损伤。红细胞本身具有通过酶（过氧还原素 -2、过氧化氢酶、超氧化物歧化酶和谷胱甘肽过氧化物酶）和非酶（谷胱甘肽、维生素 C 和维生素 E，以及尿酸盐）两种抗氧化途径对抗氧化应激的能力。已有研究充分证明，捐献的红细胞在血液加工和存储过程中会面临一系列诸如低温、pH值变化、血浆残留和氧化剂/抗氧化剂平衡失衡等环境因素挑战[38]。由于对脂质和蛋白结构的损伤作用，红细胞的氧化损伤开始累积。红细胞组分的这些改变可能导致细胞裂解，释放出含有游离血红蛋白、血红素和铁离子的囊泡，均可能导致额外ROS物质的产生。有学者建议，由于这些微颗粒富含铁，通过铁依赖机制Haber-Weiss和Fenton反应可产生自由基[39]。

此外，需要长期输血的疾病（如β-地中海贫血、骨髓增生异常综合征），显著的铁负荷导致游离铁超过血浆转铁蛋白的结合能力，因此导致非转铁蛋白结合铁（non-transferrin bound iron，NTBI）的增加。NTBI会加速羟自由基的产生和输血相关的铁离子在组织中的积累，引起器官损伤[40]。除了ROS通过上调生物细胞过程引起的实质器官损伤、增加细胞凋亡外，重复输血引起的铁过载也会引起造血系统的失调，其最有可能的原因是由于对造血的抑制作用。这种抑制作用包括造血祖细胞凋亡的增加、成熟红细胞寿命的缩短及造血干细胞分化的抑制[41]。为了减缓这个问题，铁螯合剂如去铁胺被用于铁过载的治疗。去铁胺具有部分减少铁过载及其损伤的能力，并能阻断与ROS相关的信号通路。可以确定铁螯合剂能通过去除游离铁类物质，从而发挥抗氧化剂的作用[42]。

为安全有效的替代全血/红细胞输注，必须考虑HBOCs存储过程中产生ROS的问题。这也是对血液代用品临床使用安全特性的评估。此外，研究也应关注重复输血中使用添加有抗氧化剂的载氧液进行治疗的益处，如以去铁胺辅助治疗。

已有的研究表明，与含有四聚体血红蛋白的血液相比，OxyVita具有更大的抵抗分子展开的作用，因此OxyVita不易将游离血红素铁释放至循环系统中[8]。当前研究中，我们对比在存储的OxyVita产品和储存红细胞中加入ROS产生促进剂后，以及添加抗氧化剂以减轻ROS损伤等不同情况下的ROS水平，以明确限制/控制ROS形成过程是否会产生益处。

第七节　总结

OxyVita作为新一代的血红蛋白类携氧载体，能避免原有同类产品的缺点和不足。通过体外和体内动物实验研究，这种聚合物已在诸多不同治疗领域具有应用前景，这其中也包括既往并不适合通过输血治疗的潜在领域。该产品的特性及可根据需要定制不同性质参数（如分子大小、P_{50}值等）的能力，使其成为可适用于不同应用场景的独特产品。

随时间推移，不同研究团队与该产品的发明者经独立工作或合作的方式，共同研发了该产品。其未来及最终的发展方向仍在探索中。由于在人用和兽用市场的应用潜力，该产品在替代临床输血以及其他未知领域的应用价值，未来非常值得期待。希望针对该产品的研发在未来几年取得较大进展，以提振整个医疗行业。

要点

- OxyVita是新一代氧载体，一种采用零连接聚合技术制备的聚合血红蛋白，具有非常明确和特定设计的特性。
- 对OxyVita的大量体内和体外实验揭示了该产品的理化特性和作用机制，均可能对其功能属性的拓展和潜在生理应用带来帮助。
- 对该产品的研究将继续以人类和动物治疗应用的安全性评估为主。
- 该产品的目标是未来能安全有效地替代红细胞/全血输注。
- 除用于输血治疗外，该产品也可能用于既往未考虑采取输血治疗的部分疾病。

参考文献

1. Harrington JP, Wollocko H. Zero-link hemoglobin (OxyVita): impact of molecular design characteristics on pre-clinical studies. In: Textbook – hemoglobin based oxygen carriers and red cell substitutes and oxygen therapeutics. Springer; 2013. p. 283–97.
2. Harrington JP, Wollocko J, Kostecki E, et al. Physicochemical characteristics of OxyVita hemoglobin, a zero-linked polymer: liquid and powder preparations. Artif Cells Blood Substit Biotechnol. 2011;39:12–8.
3. Grabarek Z, Gergely J. Zero-length crosslinking procedure with the use of active esters. Analyt Biochem. 1990;185:131–5.
4. Staros JV, Wright RW. Enhancement by N-hydroxysulfosuccinimide of water-soluble carbodiimide-mediated coupling reactions. Analyt Biochem. 1986;156:220–2.
5. Razynska A, Bucci E. Zero-link polymerization: a new class of polymeric hemoglobins. In: Blood substitutes- present and future perspectives; 1998. p. 265–79.
6. Bucci E, Kwansa H, Koehler RC, Matheson B. Development of zero-link polymers of hemoglobin, which do not extravasate

and do not induce pressure increases upon infusion. Artif Cells Blood Substit Immobil Biotechnol. 2007;35(1):11–8. https://doi.org/10.1080/10731190600974277.
7. Harington JP, Orlig K, Zito SL, et al. Structural and Redox Behavior of OxyVita Hb, a zero-linked polymeric hemoglobin: comparison with natural acellular polymeric hemoglobins. Artif Cells Blood Substit Biotechnol. 2010;38:64–8.
8. Wollocko H, Anvery S, Wollocko J, et al. Zero-link polymerized hemoglobin (OxyVita®Hb) stabilizes the heme environment: potential for lowering vascular oxidative stress. Artif Cells Nanomedicine Biotechnol. 2017;45(4):701–9.
9. Matheson B, Kwansa HE, Bucci E, et al. Vascular response to infusions of a nonextravasating hemoglobin polymer. J Appl Physiol. 2002;93:1479–86.
10. Song BK, Nugent WH, Moon-Massat PF, et al. Effects of top-loading a zero-link bovine hemoglobin (ZL-HbBv), OxyVita™, on systemic and microcirculatory variables. Mil Med. 2012;178(5):570–7.
11. Mito T, Nemoto M, Kwansa H, et al. Decreased damage from transient focal cerebral ischemia by transfusion of zero-linked hemoglobin polymers in mouse. Stroke. 2009;40:278–84.
12. Rebel A, Ulatowski JA, Kwansa H, et al. Cerebrovascular response to decreased hematocrit: effect of cell-free hemoglobin, plasma viscosity, and CO_2. Am J Physiol Heart Circulat Physiol. 2003;285:1600–8.
13. Reynolds PS, Barbee RW, Skaflen MD, et al. Low-volume resuscitation cocktail extends survival after severe hemorrhagic shock. Shock. 2007;28:45–52.
14. Jahr JS, Weeks DL, Desai P, et al. Does OxyVita, a new-generation hemoglobin-based-oxygen carrier, or Oxyglobin acutely interfere with coagulation compared with normal saline or 6% Hetastarch? A ex-vivo thromboelastography study. J Cardiothoracic Vascular Anesthesia. 2008;22:34–9.
15. Abutarboush R, Aligbe C, Pappas G, et al. Effects of the oxygen-carrying solution OxyVita C on the cerebral microcirculation and systemic blood pressures in healthy rats. J Funct Biomater. 2014;5:246–58. https://doi.org/10.3390/jfb5040246.
16. Wollocko H, Grzegorzewski W, Smyk L, et al. OxyVita®C, a next-generation Haemoglobin-based oxygen carrier, with coagulation capacity (OVCCC). Modified Lyophilization/spray-drying process: proteins protection. Artif Cells Nanomedicine Biotechnol. 2017;45(7):1350–5. https://doi.org/10.1080/21691401.2017.1339052.
17. Pagidipati NJ, Gaziano TA. Estimating deaths from cardiovascular disease: a review of global methodologies of mortality measurement. Circulation. 2013;127(6):749–56. https://doi.org/10.1161/CIRCULATIONAHA.112.128413.
18. Benjamin EJ, Muntner P, Bittencourt MS. Heart disease and stroke statistics-2019 update: a report from the American Heart Association. Circulation. 2019;2019, 139(10).
19. Adams BD, et al. Cardiac arrests of hospital staff and visitors: experience from the national registry of cardiopulmonary resuscitation. Resuscitation. 80(1):65–8.
20. Kleinman ME, Brennan EE, Goldberger ZD, et al. Part 5: adult basic life support and cardiopulmonary resuscitation quality: 2015 American Heart Association guidelines update for cardiopulmonary resuscitation and emergency cardiovascular care. Circulation. 2015;132(suppl2):S414–35.
21. Jahr JS, Nesargi SB, Lewis K, et al. Blood substitutes and oxygen therapeutics: an overview and current status. Am J Ther. 2002;9:437–43.
22. Harrington JP, Wollocko H. Pre-clinical studies using OxyVita hemoglobin, a zero-linked polymeric hemoglobin: a review. J Artif Organs. 2010;13:183–8.
23. Ning J, Chang MS. Effects of homologous and heterologous stroma-free hemoglobin and polyhemoglobin on complement activation, leucocytes and platelets. In: Biomaterials, Artificial cells & Artificial Organs | Published online. Taylor & Francis; 2009. p. 219–32. https://doi.org/10.3109/10731199009117303.
24. Zilow G, Naser W, Rutz R, Burger R. Quantitation of the anaphylatoxin C3a in the presence of C3 by a novel sandwich ELISA using monoclonal antibody to a C3a neoepitope. J Immunol Methods. 1989;121:261–8.
25. Clardy PF, Manaker S, Perry H. Carbon monoxide poisoning. https://www.uptodate.com/contents/carbon-monoxide-poisoning. Published 2018. Accessed 20 Jan, 2019.
26. Harrington JP, Wollocko J. Ligand exchange: increased structural and redox stability for zero-linked polymeric OxyVita hemoglobin, a hemoglobin-based-oxygen-carrier. Biophysical J. 2011;100(3 Supplement 1):220A. https://doi.org/10.1016/j.bpj.2010.12.1414.
27. United States Department of Health and Human Services. Organ Donation Statistics. https://www.organdonor.gov/statistics-stories/statistics.html. Published 2019. Accessed 31 March, 2019.
28. Organ Procurement And Transplantation Network. How organ allocation works. https://optn.transplant.hrsa.gov/learn/about-transplantation/how-organ-allocation-works/. Published 2019. Accessed 31 March, 2019.
29. DuBose TD Jr. Hyperkalemic hyperchloremic metabolic acidosis: Pathophysiologic insights. PlumX Metrics. 1997;51(2):591–602. https://doi.org/10.1038/ki.1997.85.
30. Jia Y, Alayash A. Effects of cross-linking and zero-link polymerization on oxygen transport and redox chemistry of bovine hemoglobin. Biochimica et Biophysica Acta (BBA) - Lipids and Lipid Metabolism. 2009;1794(8):1234–42. https://doi.org/10.1016/j.bbapap.2009.04.008.
31. Piel FB, Steinberg MH, Rees DC. Sickle cell disease. N Engl J Med. 2017;377(3):305.
32. Sundd P, Gladwin MT, Novelli EM. Pathophysiology of sickle cell disease. Annu Rev Pathol. 2019;14:263–92.
33. Zipursky A. Oxygen therapy in sickle cell disease. Am J Pediatr Hematol Oncol. 1992;14(3):222–8.
34. Alayash AI. Hemoglobin-based blood substitutes and the treatment of sickle cell disease: more harm than help? Biomolecules. 2017;7(1).
35. William AE, Franklin B. Treating sickle cell disease by targeting HbS polymerization. Proc Natl Acad Sci U S A. 1980;77(9):5487–91.9.
36. Jia Y, Alayash AI. Effects of cross-linking and zero-link polymerization on oxygen transport and redox chemistry of bovine hemoglobin. Biochim Biophys Acta. 2009;1794(8):1234–42.
37. Noguchi CT, Torchia DA, Schechter AN. Determination of deoxyhemoglobin S polymer in sickle erythrocytes upon deoxygenation. EBioMedicine. 2015;2(11):1669–76.
38. Bardyn M, Tissot JD, Prudent M. Oxidative stress and antioxidant defenses during blood processing and storage of erythrocyte concentrates. Transfus Clin Biol. 2017;25(1):96–100.
39. Neal MD, Raval JS, Triulzi DJ, et al. Innate immune activation after transfusion of red blood cells. Transfus Med Rev. 2013;27(2):113–8.
40. Ozment CP, Turi JL. Iron overload following red blood cell transfusion and its impact on disease severity. Biochim Biophys Acta. 2009;1790(7):694–701.
41. Chai X, Li D, Cao X, et al. ROS-mediated iron overload injures the hematopoiesis of bone marrow by damaging hematopoietic stem/progenitor cells in mice. Sci Rep. 2015;5(10181):1–11.
42. Lu W, Zhao M, Rajbhandary S, et al. Free iron catalyzes oxidative damage to hematopoietic cells/mesenchymal stem cells *in vitro* and suppresses hematopoiesis in iron overload patients. Eur J Haematol. 2013;91(3):249–61.

26 Erythrocruorin——一种来自无脊椎动物（普通蚯蚓）的新型血液代用品

Sean Dowd, Jacob Elmer
王雅雯 译，张新建 审校

第一节 引言

虽然大多数哺乳动物的红细胞（RBC）内都有血红蛋白，但环节动物有一种独特的血红蛋白类型，称为无脊椎动物血红蛋白（Erythrocruorin, Ec）。Ec最具吸引力的特性，就是可以用作红细胞的代用品，如其分子量（Molecular Weight, MW）相当大，还具有抗氧化和抗一氧化氮（NO）清除的能力[1-3]。本章将介绍普通蚯蚓，又称陆正蚓（*Lumbricus Terrestris*, LtEc）Ec的研究进展。另外，第34章将侧重于介绍海洋蚯蚓（marine lugworm）即海蚯蚓（*Arenicola marina*，又称Hemarina）Ec的研究。

第二节 LtEc 大分子结构

一、六角/边形脂质双层的聚合

一个多世纪来，LtEc的相对大分子量（约3.6 MDa）激励着研究者们对其的成分和聚合进行研究。事实上，蚯蚓的Ec是1840年首批蛋白结晶之一，也是1933年Svedberg最初超速离心研究的重点。LtEc也是用电子显微镜最早研究的蛋白质之一[4-8]，但是直到2006年才获得LtEc的高分辨率（3.5 Å）晶体结构（PDB ID：2GTL）[8]。

LtEc的晶体结构表明，它是一个由144个珠蛋白单元和36个连接蛋白组成的大分子聚合体[8-10]，与四聚体哺乳动物血红蛋白（如 $\alpha_2\beta_2$）不同，LtEc可能包含有多达6种聚合成ABCD四聚体的不同珠蛋白亚单位（A、B、C、D1、D′1和D2）[8-9, 11-12]，其中三种D型的亚单位具有高度的序列相似性。D′1只是84号位置是苏氨酸而不是丙氨酸的一个轻微变异体，D1和D2相差28个氨基酸[12]。因此，任何D型亚单位都可以用来聚合形成ABCD四聚体，但D1在ABCD四聚体中比D2更常见[11-12]。

在珠蛋白聚合成四聚体后，三个四聚体结合形成一个十二聚体（$A_3B_3C_3D_3$）。此十二聚体与连接蛋白的三聚体[L1、L2、L3和（或）L4]结合形成一个原聚体。连接剂在天然LtEc中的化学计量约为 L1：L2：L3：L4 = 1：1：1：0.5[9, 13]，但连接三聚体（linker trimer）也可以在体外用L1 + L3或L2 + L4的二元混合物聚合。最后，12个连接体/珠蛋白原聚体（linker/globins）通过连接三聚体中的曲圈螺旋结构域相互作用聚合，形成与D6对称的六角型双层（Hexagonal Bilayer, HBL；6个原聚体/层），MW约为3600 kDa，直径为30 nm [图26-1（彩图22）和表26-1][8-10]。

某些研究报道称，天然LtEc的分子量大于3.6 MDa，这些较大的分子量可能是由于在HBL的中心环中的连接体结合的额外的十二聚体，但这种现象只在单个研究中观察到，并且只在特定条件下的一小部分HBLs中观察到[15]。同时，有报道称，LtEc HBLs可以在高浓度下发生二聚化[17]。在任一种情况下，聚合的LtEc MW明显大于四聚体的成人Hb（HbA），后者的MW为64 kDa、直径为5 nm[9, 18]。

271

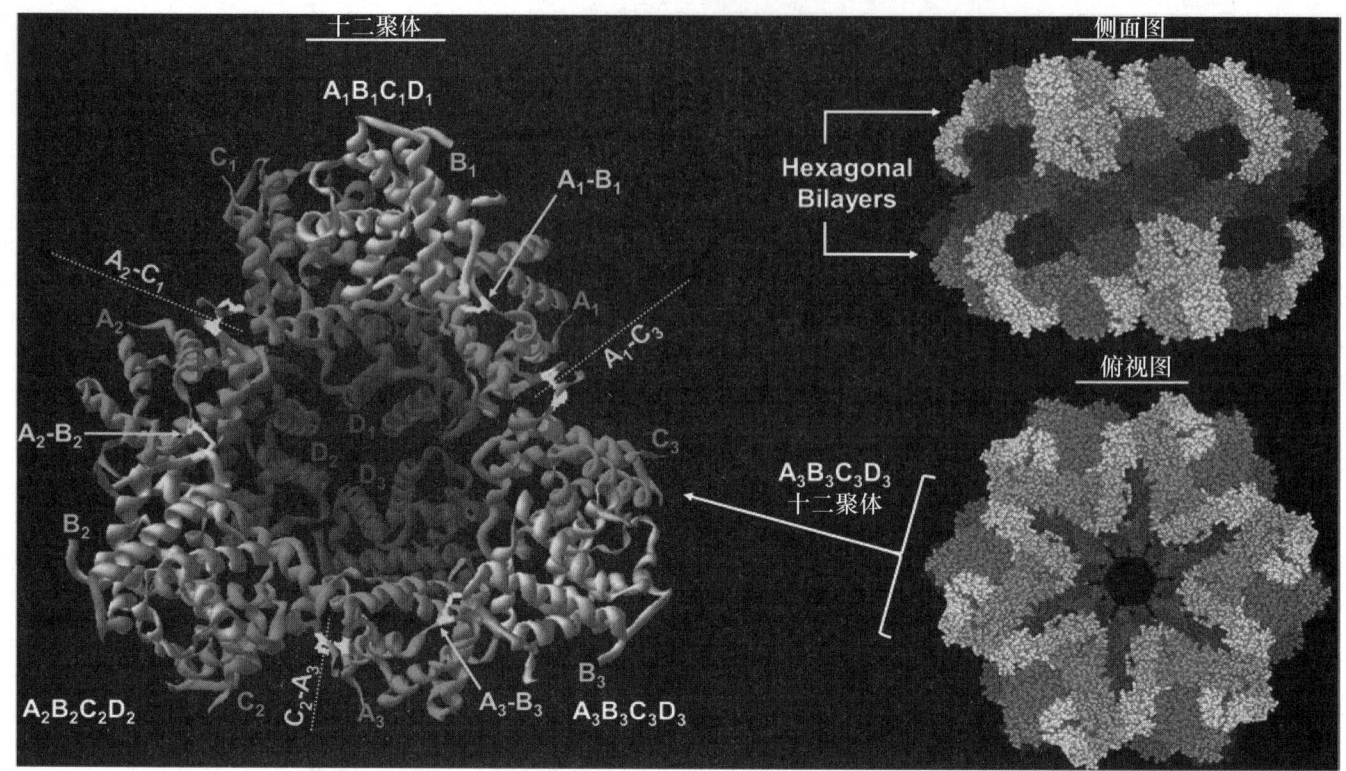

图 26-1 LtEc 的结构（PDB ID 2GTL）。左侧图：$A_3B_3C_3D_3$ 十二聚体的结构和 ABCD 四聚体的接合点用黄色虚线表示，分子内和分子间二硫键分别用红色和黄色突出显示（用瑞士 PDB 查看器制备）。右侧图：LtEc（180 个亚基，3.6 MDa）的完整六边形双层（HBL）结构的侧视图和俯视图。中央环面中的连接体呈红色，周围环绕着多色的珠蛋白亚基（用 NGL 查看器制备）[14]

表 26-1 LtEc 和 HbA [9, 15-16] 的生物物理性质

	分子量（kDa）	直径（nm）	球蛋白亚基	O_2 亲和力（P_{50}, mmHg）	协同作用 @ pH 7.4
HbA	64	5	4	11	2.7
LtEc	3600	30	144-156	28	3.7

注：MW，分子量；kDa，千道尔顿；HbA，成人血红蛋白

二、LtEc 的结构稳定性

对 LtEc 结构的仔细检查发现，每个双层中的原型分子都是"交错"的，从而允许连接三聚体的卷曲螺旋插入并形成更紧凑的结构（也称为 I 型 HBL），最大限度地增加亚单位接触，以稳定 HBL 并防止解离。这与其他"重叠（eclipsed）"的原聚体（即 II 型 HBL）的 Ec 形成了对比，如海沙蠋 Ec（AmEc）（见第 33 章）[19-20]。

除了连接蛋白外，LtEc 中还有几个二硫键可以增加其稳定性。例如，每个珠蛋白都有一个分子内二硫键（彩图 26-1 中的亮红色），这有助于每个珠球蛋白的热稳定性。每个四聚体的 A 和 B 亚单位之间，以及相邻四聚体 A 和 C 亚单位之间也形成额外的分子间二硫键，以防止十二聚体的解离[9]。此外，每个连接亚单位也通过其低密度脂蛋白（LDL）受体样结构域内的多达 5 个分子内二硫键稳定，这些结构域负责结合 $A_3B_3C_3D_3$ 十二聚体以形成原聚体[8-9]。

除了二硫键，LtEc 还有几个有助于其稳定性的 Ca^{2+}、Zn^{2+} 和 Cu^{2+} 结合位点。有趣的是，Zn^{2+} 和 Cu^{2+} 金属结合位点具有一些有限的超氧化物歧化酶（SOD）活性，可以部分保护 LtEc 免受氧化[22-23]。同时，LtEc 需要 Ca^{2+} 才能在碱性环境中正确折叠并减少其解离[23-25]。钙还增加了 LtEc 的氧结合亲和力和协同性[23]。

总的来说，这种二硫键、金属结合位点和其他结构特征的组合使天然的 LtEc 比 HbA 更能抵抗亚单位的解离和变性，即使在高温或高尿素浓度下也是如此[25-27]。这种高稳定性对于红细胞代用品来说是一种很具吸引力的特性，因为它可以防止外渗，同时也可以延长 LtEc 的循环半衰期。

三、糖基化

从天然 LtEc 分离的单个亚单位的电喷雾离子化

质谱（ESI-MS）分析结果显示，A 和 L1 亚单位可以被糖基化。具体而言，这些亚单位似乎用（GlcNAc）2（Man）n 聚糖被甘露糖基化，其中 n = 6～9 为 A 亚单位，n = 8～9 为 L1 亚单位。在海洋环节动物的血红蛋白中也观察到了类似的糖基化模式，例如，艾布希围生菌（*Perineries aibuhitensis*）、厚壳里夫菌（*Riftia pachyptila*）和沙蚕（*Lamellibrachia satsuma*），有人认为这些聚糖可能有助于 HBL 的稳定性[28-32]。

图 26-2（彩图 23）中 L1 连接的 cDNA 序列表明，糖基化应发生在 Asn118（L1 的糖基化位点 = N-X-S/T = NIT）。另一个潜在的糖基化位点也存在于 L2 连接链中的 Asn198（NVT），但 L2 的糖基化尚未报道。A 珠蛋白上的糖基化位点尚不清楚，因为 A 和 B 珠蛋白的 cDNA 序列尚未确定。这些珠蛋白的部分序列已通过 X 射线晶体学进行了估计（图 26-2），但这些序列可能是不完整的，因为它们缺乏分泌标签（即存在于所有其他珠蛋白和连接体上的标签），并且在 A 亚单位中也未观察到潜在的糖基化位点[12, 24, 34-36]。然而，虽然进行 X 射线晶体学研究的作者没有提及，但天然 α 亚单位的 85 位有可能存在糖基化位点（例如，NDT 而不是 DDT），但天冬酰胺可能在去除聚糖为 X 射线晶体学做准备过程中已经转化为天冬氨酸。

第三节 氧气运输及其与 NO 的相互作用

一、氧的亲和力和协同性

HbA 和 LtEc 之间的另一个有趣的区别是两种分离的血红蛋白的氧亲和力。尽管人类红细胞具有相对较低的氧饱和度（P_{50} = 26 mmHg），但从红细胞中纯化 HbA 会去除变构辅因子（allosteric cofactor）2,3-DPG，并显著增加了纯 HbA 的氧亲和力（P50 = 11 mmHg）[9, 37]。相比之下，纯化的 LtEc（P_{50} = 28 mmHg）的氧亲和力与 RBCs 相似，并且不受 2,3-DPG 的影响[9, 38]。相反，LtEc 的变构效应物是存在于血液中随时可用的 Ca^{2+}，增加了 LtEc 的氧亲和力。例如与 12.4 mM Ca^{2+} 相比，Ca^{2+} 增加至 170 mM 时，LtEc 的 O_2 结合量更高[39]。其他二价阳离子，如 Ba^{2+}、Sr^{2+} 和 Mg^{2+}，对 LtEc 的 O_2 含量也有类似的作用[9]。

还值得注意的是，分离的十二聚体和 ABCD 四聚体虽有类似于天然 LtEc 的 O_2 亲和力[9, 40]，但分离的 ABC 三聚体和 D 单体具有更强的 O_2 亲和力[9, 40]。最后，尽管在生理条件下，HbA 和 RBC 的 Hill 系数（协调性的衡量标准）约为 2.5～2.7，但 LtEc 的 Hill 系数略高（n = 3.7）[9, 41]。这种协同性的增加反映了 LtEc 十二聚体内亚单位相互作用数量的增加[9]。

LtEc 和 RBCs 之间 P_{50} 和 n 值的相似性表明，LtEc 应以类似于全血的方式运输 O_2，并有效地将足够的 O_2 从肺部运输到组织。事实上，多项研究表明，交换输注 LtEc 可以有效地给仓鼠的组织输送氧气，而不会产生任何不良影响[42-44]。

二、血红素氧化

Ecs、Hb 和 RBCs 都容易受到血红素铁的氧化，这一过程会阻碍氧气的输送并产生有害的活性氧，从而导致体内严重的氧化应激[45]。此外，即使低水平的 LtEc 氧化（如 15%～25%）也可以诱导 D 亚单位从 ABC 三聚体中解离[46]。

然而，LtEc 具有一些独特的特性，使其能够抗氧化。首先，A、B 和 D 珠蛋白在 B10 位点具有庞大的芳香残基，这些芳香残基穿透血红素口袋并稳定结合的氧，以防止其作为超氧化物（O_2^-）逃逸[47]。事实上，突变肌红蛋白（myoglobin）和人类血红蛋白以在相同的 B10 位点引入类似的庞大残基会降低相对于野生型珠蛋白（wild type globins）的氧化速率[48-50]。LtEc 也具有正氧化还原电位（+112 mV），这意味着它可以像抗坏血酸等还原剂被还原[26]。相反，人血红蛋白和马肌红蛋白具有负氧化还原电位（分别为 -50 mV 和 -157 mV），这表明它们的氧化敏感性是增加的[51-52]。事实上，虽然一些报道称哺乳动物 HBOCs 会快速氧化[53]，但我们对仓鼠中 LtEc 的初步药代动力学研究表明，在 48h 内 LtEc 的氧化并没有增加（图 26-3）[43]。这种抗氧化能力对于红细胞代用品非常重要，因为它可以防止氧化应激，同时确保氧气输送到患者组织。

另一个重要问题是 LtEc 在高温储存期间的氧化[46, 54-55]。理想情况下，任何 HBOCs 都应该能够在高温下长时间抗氧化，以便其能够在偏远地区和

```
NP_000508.1|HbA-α     ---------------------MVLSPADKTNVKAAWGKVGAH------AGEYGAEALERM    33
NP_000509.1|HbA-β     ----------------------MVHLTPEEKSAVTALWGKVNV--------DEVGGEALGRL   32
U55073.1|LtEc-A       ---------------------ADDEDCCSYEDRREIRHIWDDVWSSSFTD-RRVAIVRAVFDDL 42
P13579.1|LtEc-B       ---------------------KKQCGVLEGLKVKSEWGRAYGS---GHDREAFSQAIWRAT    37
U55074.1|LtEc-C       MLRQLLVLVGLAVVCLADEHEHCCSEEDHRIVQKQWDILWRDTESSKIKIGFGRLLLTKL   60
P02218.2|LtEc-D1      --------MKVFVAVFLLAFATYVSAECLVTESLKVKLQWASAFGH---AHERVAFGLELWRDI 53
J03082.1|LtEc-D2      --------MKVFLAVFLLAFAACVSADCNKLEGLKVKLQWARAFGT---AHDRLAFGLELWKGI 53
                                                                  :       *                :

NP_000508.1|HbA-α     FLSFPTTKTYFPHFD------LSHGSAQVKGHGKKVADALTNAVAHVDDM---PNALSAL    84
NP_000509.1|HbA-β     LVVYPWTQRFFESFGDLSTPDAVMGNPKVKAHGKKVLGAFSDGLAHLDNL---KGTFATL   89
U55073.1|LtEc-A       FKHYPTSKALFERVKI-----DEPESGEFKSHLVRVANGLDLLINLLDDTLVLQSHLGHL   97
P13579.1|LtEc-B       FAQVPESRSLFKRVHG-----DDTSHPAFIAHAERVLGGLDIAISTLDQPATLKEELDHL  92
U55074.1|LtEc-C       AKDIPDVNDLFKRVDI-----EHAEGPKFSAHALRILNGLDLAINLLDDPPALDAALDHL  115
P02218.2|LtEc-D1      IDDHPEIKAPFSRVRG-----DNIYSPEFGAHSQRVLSGLDITISMLDTPDMLAAQLAHL  108
J03082.1|LtEc-D2      LREHPEIKEPFGRVRG-----DNIYSPEFGAHSQRVLSGLDITISMLDTPDMLAAQLAHL  108
                         *        :          .       * : *   ::  ..:   :*    :  *

NP_000508.1|HbA-α     SDLHAHKLRVDPVNFKLLSHCLLVTLAAHLPAEFTPA-VHASLDKFLASVSTVLTSKYR   142
NP_000509.1|HbA-β     SELHCDKLHVDPENFRLLGNVLVCVLAHHFGKEFTPP-VQAAYQKVVAGVANALAHKYH   147
U55073.1|LtEc-A       ADQHIQRKGVTKEYFRGIGEAFARVL-PQVLSCFNVDAWNRCFHRLVARIAKDLP----   151
P13579.1|LtEc-B       QVQHEGRK-IPDNYFDAFKTAILHVVAAQLGRCYDREAWDACIDHIEDGIKGHH-----   145
U55074.1|LtEc-C       AHQHEVREGVQKAHFKKFGEILATGL-PQVLDDYDALAWKSCLKGILTKISSRLNA---   170
P02218.2|LtEc-D1      KVQHVERN-LKPEFFDIFLKHLLVLGDRLGTHFDFGAWHDCVDQIIDGIK--------   158
J03082.1|LtEc-D2      KSQHVERN-LKPEFFDIFLNHLLEVLGDHLGTNLDFTAWKDCINHIIDDIK--------   158
                       *      :                                   .     .


AAF99389.1|LtEc-L1    ------MWYVLGLMLV---------------GLAAGASDPYQERRFQYLVKNQNLHIDYLAK   41
ABB71122.1|LtEc-L2    MLRLLLLSALSGLILADHHQPSGGGGGSYGGGGGGGGPFGRL-FSDQLDPRLGANAFLII    59
ABB71123.1|LtEc-L3    ------MKSLGLLLAALAVVV---------TLASADSPPAQSH------D---EIIDKLIE   37
ABB71124.1|LtEc-L4    -----MRGPFIGVVVVVLAAVA--------CLLQVDA--AAEE------D---NRARDISE   37
                           *  :::.                       .                  . 

AAF99389.1|LtEc-L1    KLHDIE-------EEYNKLTHDVDKKTIRQLKARISNLEEHHCDEHESECRGDVPECIHD   94
ABB71122.1|LtEc-L2    RLDRII---EKLRTKLDEAEKIDPEHFVSEIDARVTKIEGTHCEKRTFQCGGNEQECISD   116
ABB71123.1|LtEc-L3    RTNKITTSISHVESLLDDRLDPKRRIRKAGSLRHRVEELEDPSCDEHEHQCGGDDPQCISK   97
ABB71124.1|LtEc-L4    RIDKLTAEAFKLGRNLDARLDPIRIKKAGTLKARVDAIAEPTCDEHEYQCGGDDPQCVGD   97
                       : .:        :        :  . .    :   :  :     *:::     **  . 

AAF99389.1|LtEc-L1    LLFCDGEKDCRDGSDEDPETCSINITHVGSSYTGLATWTSCEDLNPDHAIVTITAAHRKS   154
ABB71122.1|LtEc-L2    LLVCDGHKDCHNAHDEDPDVCDTSVVKAGNVFSGTSTWHGCLAREDHVTRITITASKRRK   176
ABB71123.1|LtEc-L3    LFVCDGHNDCRNGEDEKDCT---LPTKAGDKFIGDVVFDHCTKRRPEHMTLAFESSSIAA   154
ABB71124.1|LtEc-L4    LLVCDGITDCRNGDDEKHCV---LPFAKGDTFVGDQEFDHCGRFNPDHITLHIDSVTTIP   154
                      *::.***.:**.  ** ..*      .    :.   . * .     :  :     : :  

AAF99389.1|LtEc-L1    FFPNRVWLRATLSYELDEHDHTV-STTQLRGFYNFGKRELLLAPLKGQSEGYGVICDFNL   213
ABB71122.1|LtEc-L2    FFTARIWLRALVESELERHGENVTSSFNAKGYYNFASRRLILLPTDDHDDHLAVVCSFNR   236
ABB71123.1|LtEc-L3    FFTPIADLHVHIEIESETDEDESEVSMPADGEYSFADHRLTIHPPE--EDGLGLVGEFDG   212
ABB71124.1|LtEc-L4    FFTSHPKVTGRVDIHVDR-DDDWAVSTPSEGFYSFATHRIIFRTPD--KDSLYLVAQFDG   211
                      **           :    :.        :.*::*:  *:      .  :   :  .* 

AAF99389.1|LtEc-L1    GDDDHADCKIVVPSSLFVCAHFNAQRY--------------------------   240
ABB71122.1|LtEc-L2    GDNERAECHRVTEATLHQCADLFVTLEEHDDHDDHDDDHHDDHGKHHGGKHH   288
ABB71123.1|LtEc-L3    YNFDRFVGHIVHELSEEVCAEFIFHRKK------------------------   240
ABB71124.1|LtEc-L4    YNFDRFVGETLRVGTGLPCARFIYKRQH------------------------   239
                      ::  .   .: :     *  :  :
```

图 26-2 LtEc 亚基的氨基酸序列（顶部：LtEc 和人类血红蛋白序列的比对。保存的氨基酸突出显示为绿色，而近端和远端组氨酸突出显示为红色，分泌标签突出显示为蓝色。底部：LtEc 接头序列的排列，潜在的糖基化位点以紫色突出显示）。使用 Clustal Omega 做的对准[33]

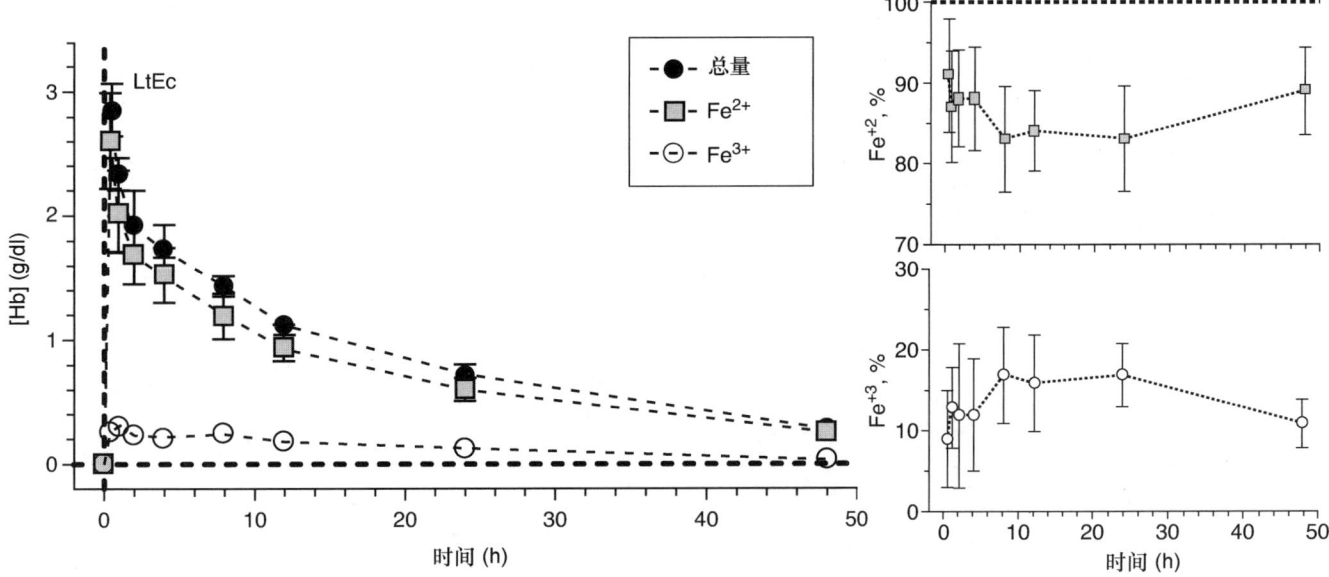

图 26-3 仓鼠换血后 LtEc 的药代动力学分析［左图：初始输注 3 g/dl LtEc 后 LtEc（Hb）的清除；右图：输血后长达 48 h 观察到的还原（Fe^{2+}）和氧化（Fe^{3+}）LtEc 水平］

战备场景中使用。幸运的是，我们之前的研究表明，通过将 LtEc 溶于改良的乳酸林格氏液或对 LtEc 溶液进行脱氧处理，可以显著降低或消除 LtEc 在储存期间的氧化速率[54-55]。然而，如果它在储存期间发生氧化，我们也证明抗坏血酸可以完全还原氧化的 LtEc[55]。由于人体血液中存在抗坏血酸，输血后氧化的 LtEc 也可能减少。

三、一氧化氮

研究者观察到哺乳动物 HBOCs 的最严重副作用之一是一氧化氮（NO）氧化反应，在这个反应中，血流中的 NO 与血红素结合形成硝酸盐（NO_3^-）并氧化血红素铁（$Fe^{2+} \rightarrow Fe^{3+}$）。这种反应对 NO 的消耗在体内会引起严重的不良影响，如血管收缩、血压升高和血小板聚集增强[45]。在体内，通常情况下这些不良反应通过红细胞膜分隔而得到保护，如红细胞膜将血浆中的 HbA 与 NO 隔开，但当血液中输入无细胞 HBOCs 时，这种保护就不存在了。

由于蚯蚓没有红细胞，LtEc 被迫适应以防止血红素结合的 O_2 与其他配体（如 NO）之间相互作用。首先，值得注意的是，脱氧 LtEc 结合 NO 的速度比脱氧 HbA 慢十倍[45]。然而，与 HbA 不同的是，含氧 LtEc 在体外不被 NO 氧化[42]。将最大负荷量 LtEc（例如，1.5 g LtEc/dl 血液）静脉输注入到仓鼠体内似乎也没有引起血管的收缩或血压的升高（图 26-4，

彩图 24），而输注聚合牛血红蛋白（PolybHbs）会显著提升平均动脉压（MAP）[42]。与血浆扩容液（Dex70）对照组比较，将 LtEc 交换输注给仓鼠仅引起血管直径轻微增加，但有显著统计学差别[43]。

总之，这些结果表明，LtEc 可以避免 NO 脱氧，而且同时仍然保持单独结合 O_2 或 NO 的能力。对这种独特能力的一种解释是 LtEc 的分子结构和较小的血红素口袋[10]。事实上，在 B10 位点上抗 A、B、D 珠蛋白氧化的同样体积庞大的芳香酸（Trp 或 Phe）也可以稳定结合氧，以防止与 NO 反应[47]。每个 LtEc 珠蛋白的血红素口袋也比其他血红蛋白更紧密地填充着残基[10]，这可能在空间上阻止 NO 和 O_2 同时占据血红素口袋。这两种独特的特征也在来自其他微生物（如 *Lucina pectinata*[56-57]）的无细胞血红蛋白中观察到，但其与 NO 反应低弱甚至或可忽略不计。这种对 NO 清除的空间位阻成了激发研究者们将哺乳动物 Hbs 转变成为 RBC 代用品的 Ecs 的重要范例，因为它们避免了其他 HBOCs 观察到的高血压效应。

第四节 合成修饰的 LtEc

尽管 LtEc 有许多自然特性使其成为理想的红细胞代用品，但还是有可能通过合成修饰使其性能更为优化。例如，交联 LtEc 可以进一步提高其热稳定

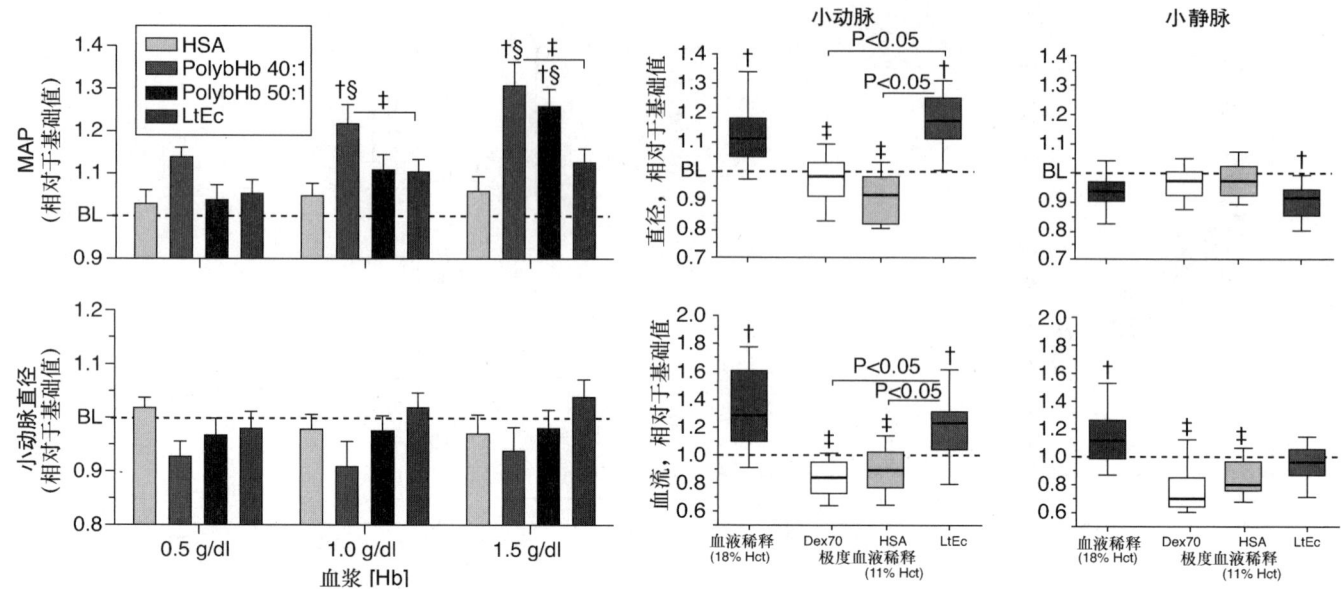

图 26-4　LtEc、PolybHbs、人血清白蛋白（HSA）和右旋糖酐（Dex70）对大鼠高负荷研究（左图）和交换输血（中图/右图）中平均动脉压、血管直径和血流量的影响

性，从而延长其潜在保质期和放松其储存要求。事实上，将 LtEc 与聚丙烯酸或戊二醛（GA）交联可以显著提高其热稳定性，并保护其不受碱性环境的影响[58-59]。

GA 交联也被用于合成几种已用于临床试验的聚合 HBOCs[60]。研究已证明与 GA 交联的 HbA 增加氧亲和力、降低氧化还原电位，并增加它的自氧化动力学[61-62]。因此，大多数有关牛 Hb、绵羊 Hb 和人 Hb 的研究都涉及到了 GA 交联[63-67]。尽管有关其动物模型的试验结果喜忧参半，但 GA 交联的 Hbs 已被证明比它们各自的非交联 Hbs 更稳定[63-65, 67]，有关这些交联 Hbs 的更多信息，请参阅第 4 部分。

除了交联外，LtEc 还与聚乙二醇（PEG）偶联。将聚乙二醇化的 LtEc 注入仓鼠体内后，其循环半衰期显著增加，从天然 LtEc 的 18±0.8h 增加到聚乙二醇化 LtEc 的 66±1.8h[68]。此外，与天然 LtEc 相比，聚乙二醇化 LtEc 还增加了 O_2 的输送和血流量，且没有任何明显的副作用[68]。

第五节　总结

综上所述，LtEc 似乎是一种很有吸引力的红细胞代用品，已被证明可以在小鼠和仓鼠体内安全地输送氧气。它有许多独特的优点，包括天然的大分子量和稳定的结构，使其能够抗解离、抗外渗，减缓血液中清除。其血红素口袋的独特结构也可以防止氧化应激和 NO 清除。LtEc 的制造产出也相对简单，因为加拿大夜行性爬虫（nightcrawlaer）市场上可大量商用采购，并采用切向流过滤（tangential flow filtration，TFF）等扩展技术可快速纯化和大量生产[9, 43, 68]。尽管如此，必须在高等哺乳动物（如猪）和人类临床试验中完成更多的实验，以最终确定 LtEc 作为潜在 RBC 代有品的有效性和安全性。

要点

- **大小**：LtEc 的 MW 足够大，可通过简单纯化防止其外渗（但 PEG 化可进一步延长其循环半衰期）。
- **氧化**：LtEc 在体内似乎不会氧化，并且很容易被抗坏血酸还原。
- **NO 清除**：LtEc 有一个小的血红素口袋，可防止 O_2 和 NO 之间的反应。
- **储存**：脱氧 LtEc 可在 37℃下储存长达 7 天，而不会丧失任何功能
- 在小鼠和仓鼠身上进行的临床前试验很有希望，但 LtEc 尚未在高等动物或人类中进行过试验。

参考文献

1. Royer WE, Strand K, van Heel M, Hendrickson WA. Structural hierarchy in erythrocruorin, the giant respiratory assemblage of annelids. Proc Natl Acad Sci U S A. 2000;97(13):7107–11.
2. Mozzarelli A, Bruno S, Ronda L. Biochemistry of hemoglobin. In: Kim HW, Greenburg AG, editors. Hemoglobin-based oxygen carriers as red cell substitutes and oxygen therapeutics. Berlin, Heidelberg: Springer Berlin Heidelberg; 2013. p. 55–73.
3. Storz JF. Evolution of the vertebrate globin gene family. In: Hemoglobin: insights into protein structure, function, and evolution. 1st ed. Oxford: Oxford University Press; 2018. p. 94–123.
4. Svedberg T. Sedimentation constants, molecular weights, and isoelectric points of the respiratory proteins. Cold Spring Harb Symp Quant Biol. 1933;1:51–9.
5. Garlick RL. Structure of annelid high molecular weight hemoglobins (erythrocruorins). Am Zool. 1980;20(1):69–77.
6. Hünefeld FL. Chemical properties in the animal organization. Leipzig: Brockhaus; 1840. p. 160–1.
7. Giegé R. A historical perspective on protein crystallization from 1840 to the present day. FEBS J. 2013;280(24):6456–97.
8. Royer WE, Sharma H, Strand K, Knapp JE, Bhyravbhatla B. Lumbricus erythrocruorin at 3.5 Å resolution: architecture of a megadalton respiratory complex. Structure. 2006;14(7):1167–77.
9. Elmer J, Palmer AF. Biophysical properties of lumbricus terrestris erythrocruorin and its potential use as a red blood cell substitute. J Funct Biomater. 2012;3(1):49–60.
10. Strand K, Knapp JE, Bhyravbhatla B, Royer WE. Crystal structure of the hemoglobin dodecamer from Lumbricus erythrocruorin: allosteric core of giant annelid respiratory complexes. J Mol Biol. 2004;344(1):119–34.
11. Martin PD, Kuchumov AR, Green BN, Oliver RWA, Braswell EH, Wall JS, et al. Mass spectrometric composition and molecular mass of Lumbricus terrestris hemoglobin: a refined model of its quaternary structure. J Mol Biol. 1996;255(1):154–69.
12. Xie Q, Donahue RA, Schneider K, Mirza UA, Haller I, Chait BT, et al. Structure of chain d of the gigantic hemoglobin of the earthworm. Biochim Biophys Acta – Protein Struct Mol Enzymol. 1997;1337(2):241–7.
13. Vinogradov SN. The stoichiometry of the four linker subunits of Lumbricus terrestris hemoglobin suggests an asymmetric distribution. Micron. 2004;35(1–2):127–9.
14. Rose AS, Bradley AR, Valasatava Y, Duarte JM, Prlic A, Rose PW. NGL viewer: web-based molecular graphics for large complexes. Bioinformatics. 2018;34(21):3755–8.
15. Mouche F, Boisset N, Penczek P. a. Lumbricus terrestris hemoglobin – the architecture of linker chains and structural variation of the central toroid. J Struct Biol. 2001;133(2–3):176–92.
16. Fushitani K, Imai K, Riggs AF. Oxygenation properties of hemoglobin from the earthworm, Lumbricus terrestris. Effects of pH, salts, and temperature. J Biol Chem. 1986;261(18):8414–23.
17. Riggs AF, Riggs CK. The self-association of the giant hemoglobin from the earthworm, Lumbricus terrestris. Biochim Biophys Acta – Proteins Proteomics. 2014;1844(6):1071–5.
18. Xu Y, Zheng Y, Fan J-S, Yang D. A new strategy for structure determination of large proteins in solution without deuteration. Nat Methods. 2006;3(11):931–7.
19. Jouan L, Taveau JC, Marco S, Lallier FH, Lamy JN. Occurrence of two architectural types of hexagonal bilayer hemoglobin in annelids: comparison of 3D reconstruction volumes of Arenicola marina and Lumbricus terrestris hemoglobins. J Mol Biol. 2001;305(4):757–71.
20. Royer WE, Omartian MN, Knapp JE. Low resolution crystal structure of arenicola erythrocruorin: influence of coiled coils on the architecture of a megadalton respiratory protein. J Mol Biol. 2007;365(1):226–36.
21. Standley PR, Mainwaring MG, Gotoh T, Vinogradov SN. The calcium, copper and zinc content of some annelid extracellular haemoglobins. Biochem J. 1988;249(3):915–6.
22. Liochev SI, Kuchumov AR, Vinogradov SN, Fridovich I. Superoxide dismutase activity in the giant hemoglobin of the earthworm, Lumbricus terrestris. Arch Biochem Biophys. 1996;330(2):281–4.
23. Kuchumov AR, Loo JA, Vinogradov SN. Subunit distribution of calcium-binding sites in Lumbricus terrestris hemoglobin. J Protein Chem. 2000;19(2):139–49.
24. Kao W-Y, Qin J, Fushitani K, Smith SS, Gorr TA, Riggs CK, et al. Linker chains of the gigantic hemoglobin of the earthworm Lumbricus terrestris: primary structures of linkers L2, L3, and L4 and analysis of the connectivity of the disulfide bonds in linker L1. Proteins Struct Funct Genet. 2006;63(1):174–87.
25. Sharma PK, Kuchumov AR, Chottard GG, Martin PD, Wall JS, Vinogradov SN. The role of the dodecamer subunit in the dissociation and reassembly of the hexagonal bilayer structure of Lumbricus terrestris hemoglobin. J Biol Chem. 1996;271(15):8754–62.
26. Muzzelo C, Neely C, Shah P, Abdulmalik O, Elmer J. Prolonging the shelf life of Lumbricus terrestris erythrocruorin for use as a novel blood substitute. Artif Cells, Nanomed Biotechnol. 2017;46:39–46.
27. Vinogradov SN, Lugo SD, Mainwaring MG, Kapp OH, Crewe AV. Bracelet protein: a quaternary structure proposed for the giant extracellular hemoglobin of Lumbricus terrestris. Proc Natl Acad Sci U S A. 1986;83(21):8034–8.
28. Matsubara K, Yamaki M, Nagayanma K, Imai K, Ishii H, Gotoh T, et al. Wheat germ agglutinin-reactive chains of giant hemoglobin from the polychaete Perinereis aibuhitensis. Biochim Biophys Acta. 1996;1290:215–23.
29. Ebina S, Matsubara K, Nagayama K, Yamaki M, Gotoh T. Carbohydrate gluing, an architectural mechanism in the supramolecular structure of an annelid giant hemoglobin. Proc Natl Acad Sci U S A. 1995;92(16):7367–71.
30. Zal F, Lallier F, Wall JS, Vinogradov SN, Toulmond A. The multihemoglobin system of the hydrothermal vent tube worm Riftia pachyptila: I. Reexamination of the number and masses of its constituents. J Biol Chem. 1996;271(15):8869–74.
31. Zal F, Küster B, Green BN, Harvey DJ, Lallier FH. Partially glucose-capped oligosaccharides are found on the hemoglobins of the deep-sea tube worm Riftia pachyptila. Glycobiology. 1998;8(7):663–73.
32. Numoto N, Nakagawa T, Ohara R, Hasegawa T, Kita A, Yoshida T, et al. The structure of a deoxygenated 400 kDa haemoglobin reveals ternary- and quaternary-structural changes of giant haemoglobins. Acta Crystallogr Sect D Biol Crystallogr. 2014;70(7):1823–31.
33. Madeira F, Park YM, Lee J, Buso N, Gur T, Madhusoodanan N, et al. The EMBL-EBI search and sequence analysis tools APIs in 2019. Nucleic Acids Res. 2019;47(W1):W636–41.
34. Fushitani K, Matsuura MS, Riggs AF. The amino acid sequences of chains a, b, and c that form the trimer subunit of the extracellular hemoglobin from Lumbricus terrestris. J Biol Chem. 1988;263(14):6502–17.
35. Jhiang SM, Riggs AF. The structure of the gene encoding chain c of the hemoglobin of the earthworm, Lumbricus terrestris. J Biol Chem. 1989;264(32):19003–8.
36. Suzuki T, Riggs AF. Linker chain L1 of earthworm hemoglobin. Structure of gene and protein: homology with low density lipoprotein receptor. J Biol Chem. 1993;268(18):13548–55.
37. Bunn HF, Briehl RW. The interaction of 2,3-diphosphoglycerate with various human hemoglobins. J Clin Invest. 1970;49(6):1088–95.
38. Hirsch RE, Jelicks LA, Wittenberg BA, Kaul DK, Shear HL, Harrington JP. A first evaluation of the natural high molecular weight polymeric Lumbricus terrestris hemoglobin as an oxygen carrier. Artif Cells Blood Substit Immobil Biotechnol. 1997;25(5):429–44.
39. Ochiai T, Weber RE. Effects of magnesium and calcium on the oxygenation reaction of erythrocruorin from the marine polychaete Arenicola marina and the terrestrial oligochaete Lumbricus terrestris. Zool Sci. 2002;19(9):995–1000.

40. Fushitani K, Riggs AF. The extracellular hemoglobin of the earthworm, Lumbricus terrestris: oxygenation properties of isolated chains, trimer, and a reassociated product. J Biol Chem. 1991;266(16):10275–81.
41. Krebs A, Kuchumov AR, Sharma PK, Braswell EH, Zipper P, Weber RE, et al. Molecular shape, dissociation, and oxygen binding of the dodecamer subunit of Lumbricus terrestris hemoglobin. J Biol Chem. 1996;271(31):18695–704.
42. Elmer J, Zorc K, Rameez S, Zhou Y, Cabrales P, Palmer AF. Hypervolemic infusion of Lumbricus terrestris erythrocruorin purified by tangential-flow filtration. Transfusion. 2012;52(8):1729–40.
43. Elmer J, Palmer AF, Cabrales P. Oxygen delivery during extreme anemia with ultra-pure earthworm hemoglobin. Life Sci. 2012;91(17–18):852–9.
44. Savla C, Munoz C, Hickey R, Belicak M, Gilbert C, Cabrales P, et al. Purification of lumbricus terrestris mega-hemoglobin for diverse oxygen therapeutic applications. ACS Biomater Sci Eng. 2020;6(9):4957–68.
45. Roche CJ, Talwar A, Palmer AF, Cabrales P, Gerfen G, Friedman JM. Evaluating the capacity to generate and preserve nitric oxide bioactivity in highly purified earthworm erythrocruorin: a giant polymeric hemoglobin with potential blood substitute properties. J Biol Chem. 2015;290(1):99–117.
46. Zhu H, Ownby DW, Riggs CK, Nolasco NJ, Stoops JK, Riggs AF. Assembly of the gigantic hemoglobin of the earthworm Lumbricus terrestris. Roles of subunit equilibria, non-globin linker chains, and valence of the heme iron. J Biol Chem. 1996;271(47):30007–21.
47. Viana E, Da Silva CHTP, Tabak M, Imasato H, Garratt R. A molecular model for the d chain of the giant haemoglobin from Lumbricus terrestris and its implications for subunit assembly. Biochim Biophys Acta – Protein Struct Mol Enzymol. 1998;1383(1):130–42.
48. Carver T, Brantley R Jr, Singleton E, Arduini R, Quillin M Jr, Phillips G, et al. A novel site-directed mutant of myoglobin with an unusually high O2 affinity and low autooxidation rate. J Biol Chem. 1992;267(20):14443–144450.
49. Dou Y, Maillett DH, Eich RF, Olson JS. Myoglobin as a model system for designing heme protein based blood substitutes. Biophys Chem. 2002;98(1–2):127–48.
50. Jeong ST, Ho NT, Hendrich MP, Ho C. Recombinant hemoglobin(α29leucine → phenylalanine, α96valine → tryptophan, β108sparagine → lysine) exhibits low oxygen affinity and high cooperativity combined with resistance to autoxidation. Biochemistry. 1999;38(40):13433–42.
51. Harrington JP, Kobayashi S, Dorman SC, Zito SL, Hirsch RE. Acellular invertebrate hemoglobins as model therapeutic oxygen carriers: unique redox potentials. Artif Cells Blood Substit Immobil Biotechnol. 2007;35(1):53–67.
52. Dorman SC, Harrington JP, Martin MS, Johnson TV. Determination of the formal reduction potential of Lumbricus terrestris hemoglobin using thin layer spectroelectrochemistry. J Inorg Biochem. 2004;98(1):185–8.
53. Buehler PW, Alayash AI. Oxidation of hemoglobin: mechanisms of control in vitro and in vivo. Transfus Altern Transfus Med. 2007;9(4):204–12.
54. Zimmerman D, DiIusto M, Dienes J, Abdulmalik O, Elmer JJ. Direct comparison of oligochaete erythrocruorins as potential blood substitutes. Bioeng Transl Med. 2017;2(2):212–21.
55. Muzzelo C, Neely C, Shah P, Abdulmalik O, Elmer J. Prolonging the shelf life of Lumbricus terrestris erythrocruorin for use as a novel blood substitute. Artif Cells, Nanomed Biotechnol. 2018;46(1):39–46.
56. Bonaventura C, Henkens R, De Jesus-Bonilla W, Lopez-Garriga J, Jia Y, Alayash AI, et al. Extreme differences between Hemoglobins I and II of the Clam Lucina pectinalis in their reactions with nitrite. Biochim Biophys Acta – Proteins Proteomics. 2010;1804(10):1988–95.
57. De Jesús-Bonilla W, Jia Y, Alayash AI, López-Garriga J. The heme pocket geometry of Lucina pectinata hemoglobin II restricts nitric oxide and peroxide entry: model of ligand control for the design of a stable oxygen carrier. Biochemistry. 2007;46(37):10451–60.
58. Spivack K, Tucker M, Zimmerman D, Nicholas M, Abdulmalik O, Comolli N, et al. Increasing the stability of Lumbricus terrestris erythrocruorin via poly(acrylic acid) conjugation. Artif Cells, Nanomed Biotechnol. 2018;46(sup2):1137–44.
59. Rajesh A, Zimmerman D, Spivack K, Abdulmalik O, Elmer J. Glutaraldehyde cross-linking increases the stability of Lumbricus terrestris erythrocruorin. Biotechnol Prog. 2018;34(2):521–8.
60. Jahr JS, Walker V, Manoochehri K. Blood substitutes as pharmacotherapies in clinical practice. Curr Opin Anaesthesiol. 2007;20(4):325–30.
61. Guillochon D, Vijayalakshmi MW, Thiam-Sow A, Thomas D. Effect of glutaraldehyde on hemoglobin: functional aspects and Mossbauer parameters. Biochem Cell Biol. 1986;64(1):29–37.
62. Chevalier A, Guillochon D, Nedjar N, Piot JM, Vijayalakshmi MW, Thomas D. Glutaraldehyde effect on hemoglobin: evidence for an ion environment modification based on electron paramagnetic resonance and mossbauer spectroscopies. Biochem Cell Biol. 1990;68(4):813–8.
63. Buehler PW, Boykins RA, Jia Y, Norris S, Freedberg DI, Alayash AI. Structural and functional characterization of glutaraldehyde-polymerized bovine hemoglobin and its isolated fractions. Anal Chem. 2005;77(11):3466–78.
64. Zhang N, Jia Y, Chen G, Cabrales P, Palmer AF. Biophysical properties and oxygenation potential of high-molecular-weight glutaraldehyde-polymerized human hemoglobins maintained in the tense and relaxed quaternary states. Tissue Eng – Part A. 2011;17(7–8):927–40.
65. Gotshall RW, Hamilton KL, Foreman B, Van Patot MCT, Irwin DC. Glutaraldehyde-polymerized bovine hemoglobin and phosphodiesterase-5 inhibition. Crit Care Med. 2009;37(6):1988–93.
66. Buehler PW, Alayash AI. All hemoglobin-based oxygen carriers are not created equally. Biochim Biophys Acta – Proteins Proteomics. 2008;1784(10):1378–81.
67. Farcas AD, Toma VA, Roman I, Sevastre B, Scurtu F, Silaghi-Dumitrescu R. Glutaraldehyde-polymerized hemoglobin: in search of improved performance as oxygen carrier in hemorrhage models. Bioinorg Chem Appl. 2020;1–11.
68. Jani VP, Jelvani A, Moges S, Nacharaju P, Roche C, Dantsker D, et al. Polyethylene glycol camouflaged earthworm hemoglobin. PLoS One. 2017;12(1):1–22.

第 4 部分
未批准、正在审批和已批准医用／兽用的产品

HemAssist：发展简史、临床试验和经验教训 27

Timothy N. Estep
吴思达 译，张鸿飞 审校

第一节 引言

美国陆军医学研究与发展司令部（the United States Army Medical Research and Development Command，US-AMRDC）与百特国际公司签订合同，双方于1985年至1988年合作进行HemAssist®的研发[1]。莱特曼陆军研究所（Letterman Army Institute of Research，LAIR）与百特国际公司研究人员之间的密切合作对于实现研发目标至关重要。在这项研发开展的过程中，双方共同决定将研究重点集中于由爱荷华大学发现的一种特定的血红蛋白氧载体（hemoglobin-based oxygen carrier，HBOC）[2]。该氧载体的活性原理是将人血红蛋白通过延胡索酸交联剂在其两个α亚基之间进行交联，而该交联剂来源于双阿司匹林试剂Bis（3,5-dibromosalicyl）fumarate（DBBF），又名双（3,5-二溴水杨酸）延胡索酸酯。因此该氧载体最初被命名为双阿司匹林交联分子血红蛋白（diaspirin cross-linked hemoglobin，DCLHb）。之所以选择这个HBOC，是因为该血红蛋白衍生物的产量较高，且将其进行稳固化处理后不仅可增强血管内持续时间，同时具备与新鲜全血非常相似的氧结合和氧解离特性[2-3]。

为扩大DCLHb的生产规模，研究人员不仅需要研发能大规模开展的提纯方法，找到一种能更好地合成大量高纯度DBBF的方法，还要开发和验证生产过程及最终阶段的释放试验，并整合、验证消除及灭活病毒的操作流程[4]。最终，通过人红细胞能稳定产出DCLHb，总产率超过50%，且这些产物无菌、高度交联，且仅含有低水平的非血红蛋白和其他残留物[4]。通过上述过程，LAIR获得了超过200 L浓度为10 g/dl的DCLHb溶液，而这些材料被LAIR应用于一系列临床前评估[1, 5-6]，同时LAIR将该材料提供给了部分实验室[7-9]。最终DCLHb的商业生产规模在瑞士Neuchatel一个专门为此建造的设施中得以实现，且研究表明，生产出的DCLHb可将一系列病毒攻击中的病毒总水平降低1000亿倍[10-11]。

除了LAIR，与百特公司合作的诸多学院、实验室也对DCLHb开展了系列研究。令人振奋的是在与USAMRDC达成合作后，百特公司管理层决定投入更多的资源以进一步开发DCLHb。美军也决定通过LAIR生产获得的材料来对DCLHb进行深入评估，随后也在Walter Reed研究所对其进一步评价[12-13]。依照百特与USAMRDC签订的合同，美国陆军获得了一套完整的标准操作程序以生产DCLHb。后来美国陆军和百特公司均对各自的制造流程进行改善，因此二者的工艺存在明显差异[4, 12-13]。根据公开的数据，百特公司的产品拥有更高的交联度，更低的污染性致热源及磷脂水平（表27-1）。美国陆军在自己的生产配方中使用醋酸盐代替原配方中的乳酸盐[12-13]，但醋酸盐由于具有抑制心肌、降低血压、抑制呼吸致低氧血症等药理作用而不能用于透析[14]。因此，这两种表面上相似的HBOC制剂会表现出不同的生理特性也不足为奇，不过其中最令人震惊的是：百特公司的产品在使用后会出现明显的血容量扩张效果[15]，而美国陆军生产的产品使用后则表现相反，会出现血容量的缩减[16-17]。遗憾的是，研究人员经常会混淆这两种不同的双阿司匹林交联剂，尤其是其命名相同时（例如αα交联型血红蛋白）。本章中讨论的所有观察结果均来源于百特公司制造的产品（DCLHb/Hemassist）。

表 27-1　DCLHb（HemAssist，百特公司生产）与 ααHb（美国陆军生产）

参数（单位）	ααHb[a]	DCLHb[b]
总血红蛋白（g/dl）	9.8～9.95	10.2
高铁血红蛋白（%）	3.2～7.5	3.2
纯度（%）[c]	50～90+	99.8
内毒素（EU/ml）	0.1～0.2	<0.06
兔热源试验（% 通过率）	63～100	100
磷脂（ppm）	0.75～1.0	0.1

[a] 数据来自于参考文献 12、13；[b] 数据来自于参考文献 4；[c] 定义为预期的 α-α 交联 Hb 量

第二节　临床前试验

高质量产品的大量供应为其安全性和有效性测试打下牢固基础。该产品的扩容效果在高容量血液置换[18]、失血性休克复苏[19]、心脏骤停复苏[20]、脑缺血[21]和脊髓缺血[22]治疗以及球囊血管成形术中维持心功能[23]等动物模型中均得以证实。对多种动物整体和器官特异性毒性测试中，DCLHb 也表现出良好的耐受性。虽然在使用过程中可观察到部分酶指标的短暂升高，以及肝脏中检测到中心小叶的坏死，但这些副作用可在短时间内消失。值得注意的是，DCLHb 对肾脏本身和其功能几乎没有不良影响[3]。不过研究人员在 DCLHb 的临床前试验中还是发现了两个问题值得关注。

第一个问题是 DCLHb 具有血管活性，导致其升高血压的效果超过了基于血容量替代或血容量扩张所能解释的水平[24]。研究人员们对这种高血压现象深入研究后发现，其主要机制是由于渗出的血红蛋白会消耗一氧化氮（NO）[25]。通过放射性微球技术测量表明，输注 DCLHb 后产生的缩血管效应在不同的器官和组织之间存在显著差异：骨骼肌中的血管收缩效应明显，而其他组织中缩血管效应较弱；其中最重要的是对心脏血管无收缩效应[26]。DCLHb 导致的升压反应在低输注浓度时即可出现；中等浓度时升压效应达到最大，约可增加基础血压的 40%；此后随浓度升高其升压效应不会继续增加[24]。DCLHb 导致的升压反应可使用临床常用的降压药来缓解。最终监管部门认为，在有密切的血流动力学监测下该问题给患者带来的风险较低，临床试验可继续进行。

第二个令人担忧的问题是 DCLHb 在某些物种的实验中出现微小的心脏损伤[27]。针对该问题研究人员开展了系列实验，旨在探清这种损伤的病理特性，找出其潜在的损伤机制及其对预后的影响。研究排除了冠状动脉血管收缩和梗死的可能，并证明即使在最敏感的物种中这种病变也不会对心脏电生理或心功能造成不良影响。最终根据这些结果监管部门认为，DCLHb 的临床使用对人类造成重大风险的可能性可以接受，可继续开展临床研究。在此期间，DCLHb 所使用的商品名为 HemAssist™。

第三节　临床试验

正常志愿者对注射低剂量 HemAssist 耐受良好，注射后出现与预期相符的轻度血压增加，但并无心脏不良事件发生[28]。基于这些结果以及临床前试验的结果，研究人员决定将后续的试验重点放在探索失血性休克的血液置换与复苏的适应证上。

研究者们评估了 HemAssist 作为心脏手术[29]和非心脏手术患者[30-31]输血替代品的使用价值。心脏手术患者中治疗组和对照组之间输注的浓缩红细胞总量并无差异，但当 HemAssist 使用量达到 750 ml 时，治疗组中有 19% 的患者不需输注任何浓缩红细胞（而对照组为 0%）[29]。接受 HemAssist 治疗的患者平均动脉压和肺动脉压会略微上升，而心输出量下降，但不会影响临床预后转归。治疗组患者由于血红蛋白的代谢量增加预计会出现黄疸/高胆红素血症、血尿和肝酶的升高。与对照组相比，治疗组的心肌损伤特异性酶并未升高，虽然部分患者脂肪酶和胰腺特异性淀粉酶有所增加，但该研究中并未出现胰腺炎病例。

在一项对非心脏手术患者进行的小型试验中，尽管 DCLHb 注射后 24～30 h 内患者出现了血压升高，但并未发现心脏缺血、心肌梗死、卒中或肺水肿的证据[30]。与对照组（2/12）相比，治疗组患者（7/12）在试验中接受降压药治疗的概率更高，且这些患者中出现黄疸、胆红素水平升高及无症状血尿，其血清乳酸脱氢酶、天冬氨酸转氨酶、肌酸激酶和淀粉酶也出现一过性升高。虽然 DCLHb 对患者的肾功能似乎影响不大，但有三名接受治疗的患者出现

了肠梗阻，一名患者诊断为轻度胰腺炎。

对 DCLHb 最严格的测试研究是由 Schubert 及其同事对非心脏外科手术患者开展的一项随机、前瞻性、双盲的Ⅲ期试验[31]。该试验中使用 DCLHb 超过 750 ml 替代输血的患者中，有 23% 在治疗 7 天后不需要输血。治疗组总的浓缩红细胞输注量显著减少（$P = 0.002$），仅平均需要 2 U，而对照组则需要 3 U。19 个临床试验地点招募的 181 名患者中，治疗组和对照组的死亡率（4% $vs.$ 3%）和不良事件发生率（21% $vs.$ 15%）均相近，但使用 HemAssist 的患者中黄疸、尿道并发症和胰腺炎的发生率更高。由于对并发胰腺炎的安全性担忧，以及同期研究中观察到创伤患者使用 DCLHb 初期出现死亡率失衡，该试验最终被提前终止。

因为上述原因，研究者们通过三个临床试验再次评估 HemAssist 治疗失血性休克时的安全性问题。一项Ⅱ期安全性研究中，研究人员们对Ⅱ～Ⅳ级低血容量性休克的出血患者分别输注 10%DCLHb 溶液或生理盐水 50 ml、100 ml、200 ml，随后进行标准观察，最终发现 DCLHb 组死亡率（13/71）低于对照组（16/68），但差异并无统计学意义，且两组不良事件和严重不良事件发生率相似。而在治疗组中并无证据表明接受 DCLHb 治疗会导致肾功能不全或心肌缺血。治疗组患者输注 DCLHb 200 ml 后血清淀粉酶、乳酸脱氢酶和肌酸激酶亚组水平明显升高，但并无临床意义。在此基础上美国和欧洲分别启动了Ⅲ期临床试验研究[33-34]。虽然两项研究中使用的 DCLHb 配方相同，但各自的临床方案和临床结果却截然不同。美国主导的研究计划纳入 850 名患者，但在仅纳入 98 名患者后就停止了研究，其原因是治疗组患者有 24 名死亡，而对照组中有 8 名，因此美国方面决定终止所有对 DCLHb 的研发。然而 3 年后由首席研究者对美国试验中死亡患者的后续分析表明，除了其中两名外（每组各一例），其他所有死亡均与患者本身受伤的类型和严重程度有关[35]。有趣的是，16 个研究地点中，相当大一部分的死亡率失衡问题发生在最初接受治疗的患者中，且这些研究点最终至少招募了一名患者[36]。另一个值得注意的是，欧洲以相同标准筛选出的 121 名患者中，治疗组和对照组死亡率分别为 42% 和 38%，组间比较并无显著差异[34]。然而鉴于美国的试验经验，欧洲的试验被迫中止。对美国的试验数据进一步分析，研究人员认为血管活性的改变并非导致死亡率失衡的主要原因，因为治疗组和对照组经液体复苏后即刻记录下的平均动脉压非常相似[37]。此外，输注 DCLHb 不会导致乳酸或其他基础代谢物水平增高，提示对器官灌注并未产生不良影响[38]。

其中一个不同之处是，美国的试验方案允许纳入有心脏骤停史的患者而欧洲的方案则相反，既往经验表明这类患者的死亡率超过 90%[40]。碰巧的是美国的研究中纳入了 12 名有这类病史的患者且其中大多数（10 $vs.$ 2）被随机分配到治疗组[35]。另一个可能的重要区别是，欧洲的研究中患者治疗是从现场开始进行，而美国的研究是从进入急诊室后才开始。第三个不同之处是，如果欧洲患者先前已经输注了 1 L 或更多的其他液体则该患者会被排除，而美国的研究则没有类似限制。因此，美国的试验中患者接受的液体总量明显高于欧洲方案[39]。值得注意的是，根据在绵羊模型的复苏方案得到的后续结果表明，与同等体积配型相符的人白蛋白溶液相比，HemAssist 扩容效果更强[41]。因此，美国方案中意料之外的大剂量 HemAssist 的扩容效应，同时输液量过大，导致部分患者可能复苏过度。还有一个可能的重要差异是，美国方案患者中遭受贯通伤的比例更高，而正如 Kerner 等[34] 所指出，这类患者对积极的液体复苏治疗特别敏感。值得注意的是，双方的治疗组和欧洲对照组的死亡率与目标患者死亡率 40% 相似，而美国方案对照组的死亡率明显低于这个值，其中可能原因是美国的试验中存在部分干

表 27-2 美国和欧洲关于 HemAssist（DCLHb）三期临床研究方案及结果的比较

方案差异	欧洲	美国
治疗地点	现场	创伤中心
DCLHb 输注量（ml）	250～1000	500～1000
对先前输液量的限制	✓	×
以心脏骤停史为排除标准	✓	×
28 天死亡率：		
治疗组（死亡数/总数）（%）	22/52（42%）	24/52（46%）
对照组（死亡数/总数）（%）	22/58（38%）	8/46（17%）

a 数据来自参考文献［33-34］

扰因素[33]。Przybelski 基于前人的试验对 HemAssist 的临床开发进行了更全面的讨论[42]。

第四节 后续分析：心肌梗死

尽管 HemAssist 的开发在 1999 年就终止了，但其临床试验的数据仍被收录在对 HBOC 的荟萃分析中，其中就包括一条：HBOC 会增加患者死亡率及心肌梗死（myocardial infarction，MI）的风险。但如前所述，HemAssist 试验中的死亡率失衡几乎全部来自美国Ⅲ期创伤研究，由此也导致该产品相关的死亡风险仍旧模糊不清。

假设有关 HBOC 临床文献中报道的 MI 发生率与 MI 实际发生呈正相关，我们也许能得到与 MI 有关的更具启示性的结论[44]。这是因为血红蛋白及其代谢物可能会对当前心脏病学中 MI 的主要标志物肌钙蛋白的分析产生干扰。即便如此，对 HemAssist 临床试验结果再次进行综合分析，研究人员发现 HBOC 可能确实增加了某些患者的 MI 风险，因为这种风险与 HBOC 的剂量和分子量呈正相关[44]。同时由于不降低冠脉血流量，HBOC 的缩血管效应机制也被排除了[44]。因为没有研究发现心脏微小病变与梗死区有关[27]，MI 的风险也可能与此种病变的发生无关。此外，不同 HBOC 之间 MI 风险的分子量依赖关系与心脏微小病变的发展完全相反[27, 44]。但也存在其他与 MI 相关的可能机制，包括因氧化血红蛋白释放的血红素加剧内皮功能障碍而增加血管内血栓形成的风险；因消耗一氧化氮和（或）氧化应激而激活血小板从而抑制超长血管性血友病因子（von Willebrand factor，VWF）的分解[45]等。血管内病因学支持 HBOC 分子量与 MI 发生率之间呈正相关，因为已知较大的 HBOC 在循环中的存续时间更久[46]，从而更可能在血管腔内与内皮细胞发生不良的相互作用。因此，HemAssist 与其他化学修饰的 HBOC 一样可能增加 MI 风险，但该风险在对个别临床试验数据进行早期分析时并不明显。

第五节 总结与教训

目前高纯度的 DCLHb 溶液（HemAssist）在健康动物的标准安全性试验中表现良好并已能开始大规模生产。此外，在各种动物模型例如卒中和失血性休克中该产品的有效性得到证明。Ⅰ期、Ⅱ期临床试验中其安全性也可接受，但在要求更高的Ⅲ期试验中发现了几个问题，这也意味着对于 HemAssist 这类全新的产品类别更应系统谨慎地推进临床试验，毕竟 HBOC 既不同于红细胞也不同于传统的静脉输液，仍有太多未知之处。尽管试验的设计和开展已经耗费了巨大精力，但我们仍不清楚目前使用的 HemAssist 方案是否最佳[34-35, 41]。也有部分临床医生认为对某些患者的复苏而言应采取更大的剂量。因此，未来的 HBOCs 临床试验，应在既往试验结果的基础上，对剂量学、患者选择和伴随疗法（例如静脉输液）等进行重新设计。

值得注意的是，安全性方面，HemAssist 在各种动物模型和人类患者中普遍耐受性良好且其使用剂量远超其他药物。然而 HemAssist 并非没有风险：在纳入 HemAssist 临床试验的对照组患者中 MI 的发生率平均为 1%，但治疗组患者中 MI 的发生率为 1.6%。与其他 HBOC 相比，接受 HemAssist 治疗的患者 MI 发病率更高[44]。这也导致临床监管部门有理由对该产品的安全性表示担忧。另外，基于多数接受治疗的患者并不会出现 MI 这一事实；同时部分患者治疗中可明显节约用血[31]；以及有个案报道表明 HBOC 支持心脏功能并在患者危重情况下维持其生命[47-48]，说明这类治疗仍值得开展。如果想要将 HBOC 更广泛地用于临床，除了继续开发更安全的 HBOC 衍生物外，我们还需要更深入理解、优化这些药物的使用方法，并重新选择最有可能从 HBOC 治疗中受益的患者。

要点

- HemAssist 的开发结果表明，具有高交联度、高纯度和极低病原体传播风险的 HBOC 可有效地进行大规模生产。
- 使用不同设备生产的不同配方的双阿司匹林交联型血红蛋白，可能表现出不同的生理效应。
- 临床前试验表明，HemAssist 的输注对许多物种的健康个体造成的毒性较小，并能治疗失血性休克、脑卒中和器官灌注模型中的动物全身和特定器官的缺血。
- HemAssist 人体试验中，健康志愿者在低剂量下表现出良好的耐受性，而多数患者也对中等剂量 HemAssist 耐受性较好。
- HemAssist 在某些患者，但不是所有患者，证明节约了血液。
- 虽然 HemAssist 的血管活性可导致患者血压升高，但该升压效应通常可较好耐受，同时可控。
- 后期临床试验中出现的几个安全问题提示，HemAssist 可能与某些患者胰腺炎、MI 发病率及死亡率升高有关。
- 将美国和欧洲治疗失血性休克的 HemAssist Ⅲ 期临床试验的方案和纳入标准进行对比后可发现，前者患者死亡率较高的原因可能是由于其治疗组与对照组患者之间本身存在的风险并不匹配，以及其液体管理方案设计有缺陷。
- 病情危重的患者中，关于 HBOC 的最佳使用方法，存在明确的学习曲线。

参考文献

1. Winslow RM. αα-Crosslinked human hemoglobin as a model red cell substitute. In: Sekiguchi S, editor. Red cell substitutes the proceedings of the second international symposium of red cell substitutes. Tokyo: Kindai shuppan; 1991. p. 68–80.
2. Chatterjee R, Welty EV, Walder RY, Pruitt SL, Rogers PH, Arnone A, et al. Isolation and characterization of a new hemoglobin derivative cross-linked between the α chains (lysine 99 α_1 → lysine 99 α_2). J Biol Chem. 1986;261(21):9929–37. PMID: 3090027.
3. Nelson DJ. HemAssist™: development and clinical profile. In: Rudolph AS, Rabinovici R, Feuerstein GZ, editors. Red blood cell substitutes basic principles and clinical applications. New York: Marcel Dekker; 1998. p. 353–400.
4. Azari M, Rohn K, Picken J. Diaspirin crosslinked hemoglobin (DCLHb™): characterization of the process and the product manufactured under GMP requirements for clinical studies. Artif Cells Blood Substit Immobil Biotechnol. 1994;22(3):701–8. https://doi.org/10.3109/10731199409117901. PMID: 7994391.
5. Hess JR, Wade CE, Winslow RM. Filtration-assisted exchange transfusion using alpha alpha Hb, an erythrocyte substitute. J Appl Physiol (1985). 1991;70(4):1639–44. https://doi.org/10.1152/jappl.1991.70.4.1639. PMID 1905289.
6. Smith CD, Schuschereba ST, Hess JR, McKinney L, Bunch D, Bowman PD. Liver and kidney injury after administration of hemoglobin cross-linked with bis(3,5-dibromosalicyl) fumarate. Biomater Artif Cells Artif Organs. 1990;18(2):251–61. https://doi.org/10.3109/10731199009117305. PMID: 2369649.
7. Przybelski RJ, Malcolm DS, Burris DG, Winslow RM. Cross-linked hemoglobin solution as a resuscitative fluid after hemorrhage in the rat. J Lab Clin Med. 1991;117(2):143–51. PMID: 1993856.
8. Urbaitis BK, Razynska A, Corteza Q. Fronticelli, Bucci E. intravascular retention and renal handling of purified natural and intramolecularly cross-linked hemoglbins. J Lab Clin Med. 1991;117(2):115–21. PMID: 1993852.
9. Starnes HF, Tewari A, Flokas K, Kosek JC, Brown D, Van-Kessel AL, et al. Effectiveness of a purified human hemoglobin as a blood substitute in the liver. Gastroenterology. 1991;101(5):1345–53. https://doi.org/10.1016/0016-5085(91)90087-2. PMID: 1936806.
10. Azari M, Ebeling A, Baker R, Burhop K, Camacho T, Estep T, et al. Validation of the heat treatment step used in the production of diaspirin crosslinked hemoglobin (DCLHb™) for viral inactivation. Artif Cells Blood Substit Immobil Biotechnol. 1998;26(5–6):577–82. https://doi.org/10.3109/1073119980117477. PMID: 9844723.
11. Azari M, Boose JA, Burhop KE, Camacho T, Catarello J, Darling A, et al. Evaluation and validation of virus removal by ultrafiltration during the production of diaspirin crosslinked haemoglobin (DCLHb). Biologicals. 2000;28(2):81–94. https://doi.org/10.1006/biol.2000.0246. PMID: 10885615.
12. Winslow RM, Chapman KW. Pilot-scale preparation of hemoglobin solutions. In: Everse J, Vandegriff KD, Winslow RM, editors. Methods in enzymology, volume 231 hemoglobin part B biochemical and analytical methods. San Diego: Academic; 1994. p. 3–16.
13. Highsmith FA, Driscoll CM, Chung BC, Chavez MD, Macdonald VW, Manning JM, et al. An improved process for the production of sterile modified haemoglobin solutions. Biologicals. 1997;25(3):257–68. https://doi.org/10.1006/biol.1997.0096. PMID: 9324994.
14. Neavyn MJ, Boyer EW, Bird SB, Babu KM. Sodium acetate as a replacement for sodium bicarbonate in medical toxicology: a review. J Med Toxicol. 2013;9(3):250–4. https://doi.org/10.1007/s13181-013-0304-0. PMID: 23636658.
15. Fischer SR, Burnet M, Traber DL, Prough DS, Kramer GC. Plasma volume expansion with solutions of hemoglobin, albumin, and ringer lactate in sheep. Am J Phys. 1999;276(6):H2194–203. https://doi.org/10.1152/ajpheart.1999.276.6.H2194. PMID: 10362704.
16. Migita R, Gonzales A, Gonzales ML, Vandegriff KD, Winslow RM. Blood volume and cardiac index in rats after exchange transfusion with hemoglobin-based oxygen carriers. J Appl Physiol (1985). 1997;82(6):1995–2002. https://doi.org/10.1152/jappl.1997.82.6.1995. PMID: 9173969.
17. Caron A, Mayer JC, Menu P, Alayash A, Marie PY, Vigneron C. Measurement of blood volume after haemodilution with haemoglobin-based oxygen carriers by a radiolabeled-albumin method. Transfus Med. 2001;11(6):433–42. https://doi.org/10.1046/j.1365-3148.2001.00337.x. PMID: 11851941.
18. Hutter J, Sinitsina I, Hermann J, Messmer K. Total blood exchange with diaspirin cross-linked hemoglobin is compatible with long-term survival. In: Messmer K, Burhop KE, Hutter J, editors. Microciculatory effects of hemoglobin solutions, Prog Appl Microcirc. Basel: Karger, vol. 25; 2004. p. 39–47.
19. Habler O, Kleen M, Pape A, Meisner F, Kemming G, Messmer K. Diaspirin-crosslinked hemoglobin reduces mortality of severe hemorrhagic shock in pigs with critical coronary stenosis. Crit Care Med. 2000;28(6):1889–98. https://doi.org/10.1097/00003246-00034. PMID: 10890638.
20. Chow MS, Fan C, Tran H, Zhao H, Zhou L. Effects of diaspirin cross-linked hemoglobin (DCLHb) during and post-CPR in swine. J Pharmacol Exp Ther. 2001;297(1):224–9. PMID: 11259548.
21. Cole DJ, Schell RM, Drummond JC, Reynolds L. Focal cerebral ischemia in rats. Effect of hypervolemic hemodilution with diaspirin cross-linked hemoglobin versus albumin on brain injury and edema. Anesthesiology. 1993;78(2):335–42.
22. Bowes MP, Burhop KE, Zivin JA. Diaspirin cross-linked hemoglobin improves neurological outcome following reversible but not irreversible CNS ischemia in rabbits. Sroke. 1994;25(11):2253–7. https://doi.org/10.1161/01.str.25.11.2253. PMID 7974553.
23. McKenzie JE, Cost EA, Scandling DM, Ahle NW, Savage RW. Effects of diaspirin crosslinked haemoglobin during coronary angioplasty in the swine. Cardiovasc Res. 1994;28(8):1188–92. https://doi.org/10.1093/cvr/28.8.1188. PMID 7954621.
24. Malcolm DS, Hamilton IN, Schultz SC, Cole F, Burhop K. Characterization of the hemodynamic response to intravenous diaspirin crosslinked hemoglobin solution in rats. Artif Cells

25. diaspirin crosslinked hemoglobin solution in rats. Artif Cells Blood Substit Immobil Biotechnol. 1994;22(1):91–107. https://doi.org/10.3109/10731199409117402. PMID: 8055101.
26. Doherty DH, Doyle MP, Curry SR, Vali RJ, Fattor TJ, Olson JS, et al. Rate of reaction with nitric oxide determines the hypertensive effect of cell-free hemoglobin. Nat Biotechnol. 1998;16(7):672–6. https://doi.org/10.1038/nbt0798-672. PMID 9661203.
27. Sharma AC, Rebello S, Gulati A. Regional circulatory and systemic hemodynamic effects of diaspirin cross-linked hemoglobin in the rat. Artif Cells Blood Substit Immobil Biotechnol. 1994;22(3):593–602. https://doi.org/10.3109/10731199409117888. PMID: 7994379.
28. Burhop K, Gordon D, Estep T. Review of hemoglobin-induced myocardial lesions. Artif Cells Blood Substit Immobil Biotechnol. 2004;32(3):353–74. https://doi.org/10.1081/bio-200027429. PMID: 15508274.
29. Przybelski RJ, Daily EK, Kisicki JC, Mattia-Goldberg C, Bounds MJ, Colburn WA. Phase I study of the safety and pharmacologic effects of diaspirin cross-linked hemoglobin solution. Crit Care Med. 1996;24(12):1993–2000. https://doi.org/10.1097/00003246-19961200011. PMID: 8968267.
30. Lamy ML, Daily EK, Brichant JF, Larbuisson RP, Demeyere RH, Vandermeersch EA, et al. Randomized trial of diaspirin cross-linked hemoglobin solution as an alternative to blood transfusion after cardiac surgery. Anesthesiology. 2000;92(3):646–56. https://doi.org/10.1097/00000542-200003000-00007. PMID: 1079942.
31. Schubert A, O'Hara JF, Przybelski RJ, Tetzlaff JE, Marks KE, Mascha E, et al. Effect of diaspirin crosslinked hemoglobin (DCLHb HemAssist™) during high blood loss surgery on selected indices of organ function. Artif Cells Blood Substit Immobil Biotechnol. 2002;30(4):259–83. https://doi.org/10.1081/bio-120006118. PMID 12227646.
32. Schubert A, Przybelski RJ, Eidt JF, Lasky LC, Marks KE, Karafa M, et al. Diaspirin-crosslinked hemoglobin reduces blood transfusion in noncardiac surgery: a multicenter, randomized, controlled, double-blinded trial. Anesth Analg. 2003;97(2):323–32. https://doi.org/10.1213/01.ane.0000068888.02977.da. PMID: 12873912.
33. Przybelski RJ, Daily EK, Micheels J, Sloan E, Mols P, Corne L, et al. A safety assessment of diaspirin cross-linked hemoglobin (DCLHb) in the treatment of hemorrhagic, hypovolemic shock. Prehosp Disaster Med. 1999;14(4):251–64. PMID: 10915412.
34. Sloan EP, Koenigsberg M, Gens D, Cipolle M, Runge J, Mallory MN, et al. Diaspirin cross-linked hemoglobin (DCLHb) in the treatment of severe traumatic hemorrhagic shock. JAMA. 1999;282(19):1857–64. https://doi.org/10.1001/jama.282.19.1857. PMID: 1053278.
35. Kerner T, Ahlers O, Veit S, Riou B, Saunders M. Pison, et al. DCL-Hb for trauma patients with severe hemorrhagic shock: the European "on-scene" multicenter study. Intensive Care Med. 2003;29(3):378–85. https://doi.org/10.1007/s00134-002-1622-x. PMID 12541156.
36. Sloan EP, Koenigsberg M, Brunett PH, Bynoe RP, Morris JA, Tinkoff G, et al. Post hoc mortality analysis of the efficacy trial of diaspirin cross-linked hemoglobin in the treatment of severe traumatic hemorrhagic shock. J Trauma. 2002;52(5):887–95. https://doi.org/10.1097/00005373-200205000-00011. PMID: 11988654.
37. Sloan EP, Koenigsberg, DCLHb Traumatic Hemorrhagic Shock Study Group, University of Illinois at Chicago. Analysis of the first and subsequently enrolled patients in the DCLHb traumatic hemorrhagic shock clinical trial [abstract]. Acad Emerg Med. 2000;7(5):503a.
38. Sloan EP, Philbin NB, Koenigsberg MD, Gao W, DCLHb Traumatic Hemorrhagic Shock Study Group. European HOST Investigators The lack of consistent diaspirin cross-linked hemoglobin infusion blood pressure effects in the US and EU traumatic hemorrhagic shock clinical results. Shock. 2010:123–33. https://doi.org/10.1097/shk.0b013e3181ac482b. PMID: 20092028.
39. Sloan EP, Koenigsberg MD, Philbin NB, Gao W. DCLHb traumatic hemorrhagic shock study groups; European HOST investigators. Diaspirin cross-linked hemoglobin infusion did not influence base deficit and lactic acid levels in two clinical trials of traumatic hemorrhagic shock patient resuscitation. J Trauma. 2010;68(5):1158–71. https://doi.org/10.1097/TA.0b013e3181bbfaac. PMID: 20145575.
40. Sloan EP. The clinical trials of diaspirin cross-linked hemoglobin (DCLHb) in severe traumatic hemorrhagic: the tale of two continents. Intensive Care Med. 2003;29(3):347–9. https://doi.org/10.1007/s00134-003-1637-y. PMID: 12710459.
41. Evans CCD, Petersen A, Meier EN, Buick JE, Schreiber M, Kannas D, et al. Resuscitation outcomes consortium investigators. Prehospital traumatic cardiac arrest: management and outcomes from the resuscitation outcomes consortium epistry-trauma and PROPHET registries. J Trauma Acute Care Surg. 2016;81(2):285–93. https://doi.org/10.1097/TA.0000000000001070. PMID: 27070438.
42. Fischer SR, Burnet M, Traber DL, Prough DS, Kramer GC. Plasma volume expansion with solutions of hemoglobin, albumin, and ringer lactate in sheep. Am J Phys. 1999;276(6):H2194–203. https://doi.org/10.1152/ajpheart.1999.276.6.H2194. PMID: 10362704.
43. Przybelski RJ. Clinical studies with DCLHb. In: Winslow RM, editor. Blood substitutes. London: Academic; 2006. p. 415–23.
44. Natanson C, Kern SJ, Lurie P, Banks SM, Wolfe SM. Cell-free hemoglobin-based blood substitutes and risk of myocardial infarction and death. JAMA. 2008;299(19):2303–12. https://doi.org/10.1001/jama.299.19.jrv80007. PMID: 18443023.
45. Estep TN. Haemoglobin-based oxygen carriers and myocardial infarction. Artif Cells Nanomed Biotechnol. 2019;47(1):593–601. https://doi.org/10.1080/21691401.2019.1573181. PMID: 30849245.
46. Estep TN. Hemoglobin-based oxygen carriers and myocardial infarction: assessment of potential mechanisms. In: Chang et al., editors. Nanobiotherapeutic based blood substitutes. New Jersey: World Scientific; 2021. p. 279–311. https://doi.org/10.1142/12054.
47. Estep TN. Pharmacokinetics and mechanisms of plasma removal of hemoglobin-based oxygen carriers. Artif Cells Nanomed Biotechnol. 2015;43(3):203–15. https://doi.org/10.3109/2169140.2015.1047501. PMID: 26024447.
48. Mullon J, Giacoppe G, Clagett C, McCune D, Dillard T. Transfusions of polymerized bovine hemoglobin in a patient with severe autoimmune hemolytic anemia. N Engl J Med. 2000:342(22):1638–43. https://doi.org/10.1056/NEJM200006013422204. PMID: 10836875.
49. Fitzgerald MC, Chan JY, Ross AW, Liew SM, Butt WW, Baguley D, et al. A synthetic haemoglobin-based oxygen carrier and the reversal of cardiac hypoxia secondary to severe anaemia following trauma. Med J Aust. 2011;194(9):471–3. PMID: 21534906.

28 重组血红蛋白氧载体Somatogen的开发——研究与经验教训

Kenneth Burhop

王婕 杨宝峰 译，张加强 审校

第一节 背景

血红蛋白溶液作为血液代用品的研究已有70多年的历史。许多早期的实验如Rabiner[1]和Amberson的实验[2]证明了它不期望的和意外的副作用。在这些早期实验中发现的主要副作用包括肾毒性和高血压。这些副作用涉及输注天然四聚血红蛋白[3]。为了减少或理想地避免这些副作用，早期的研究大多集中在新的制剂上，这些制剂涉及无基质血红蛋白的分子间连接，通过血红蛋白四聚体的化学聚合等措施来增加血红蛋白产物的表观分子尺寸[4]，血红蛋白四聚体的聚乙二醇化，或以上所有的组合。这些方法的关键思想是避免在二聚体中的四聚体分子的解离[5-6]。

在几乎所有情况下，这些产品的原料来自人类（过期的人类红细胞），或者动物，最典型的来源是牛。在这些情况下，考虑到满足预计需求可能需要的巨大数量，供应（相对于潜在需求）总是一个问题。此外，对于血源性病原体，如人类血液中的HIV或CJD和牛源血液中的朊病毒，也存在着明显的担忧。

由于这些限制，Somatogen团队开始设计和开发一种重组血红蛋白（rHb1.1），该重组血红蛋白具有三个关键特征，被认为是理想的血液代用品或血红蛋白氧载体（HBOC）[7]。设计标准包括确保新分子的氧结合参数至少与天然红细胞相关血红蛋白的氧结合参数相当，并且P_{50}在28 mmHg和有利的Hill效力。第二个设计标准是该分子在体内是稳定的，不会发生二聚，产生二聚体，而二聚体是早期血红蛋白肾毒性的原因。最后的设计标准是，为了避免疾病的担忧和提供理论上无限的供应，该产品由重组技术生产，并可以作为可溶性的、适当折叠的血红蛋白分子回收。当然，生产能力和成本也被考虑在内。

利用重组技术生产无细胞血红蛋白溶液的基本概念并不新鲜，在大肠杆菌[8]和酿酒酵母[9]中合成人血红蛋白已经被研究为潜在的携氧血液代用品。然而，虽然这种方法表面上看起来很简单，但事实证明，这些特殊的产品不能作为有效的血液代用品，因为它们没有向组织提供足够的氧，即在缺乏2,3-二磷酸甘油酸（2,3-DPG）的情况下，其氧亲和力太高[10]，它们解离成α/β二聚体[11]和类似于其他早期的血红蛋白溶液，它们被肾脏迅速清除并引起肾脏毒性[12-13]。

Somatogen等[7]利用一个含有编码一个低氧亲和力的β-珠蛋白基因和编码一个甘氨酸残基的单个密码子复制（2个拷贝）、串联融合的α-珠蛋白基因，成功地克隆、表达和生产了一种人血红蛋白。甘氨酸密码子插入两条α链之间，并串联排列在pSGE1.1E4载体中，这种修饰导致了一个双α多肽的表达，其中两个α链之间的融合区包含Arg（141α1）GlyVal（1α2）。一般情况下，两条α-珠蛋白链在一条α-珠蛋白链的C端氨基酸和另一条α-珠蛋白链的N端氨基酸之间通过甘氨酸桥融合，位于两条β-珠蛋白链108位的氨基酸由赖氨酸变为天冬酰胺。

简单地说，Somatogen 是有史以来第一个证明两条人类血红蛋白链可以同时表达，并且可以在大肠杆菌中组装功能正常的血红蛋白四聚体。在这一发现之前，研究人员试图表达单条链，然后在体外组装并添加血红素基团，这显然非常低效。在此之前，普遍的共识是，整体装配不可能完成。

由于两个 α-珠蛋白亚基的融合，导致该产物在体内肾脏滤过的减少，从而增加了 1/2 的寿命，同时不会对蛋白质产生不利影响（即不会影响血红蛋白的折叠和组装途径），用这种额外的修饰以降低其氧亲和力（引入了一个额外的 ASN-108β 引起 Lys 突变，此过程模仿了 Hb 自然转变过程，正如以前报道过的此过程可导致人类血红蛋白低氧亲和力）。这个替换生成的 rHb1.1 以模仿新鲜血液的方式改变了氧结合功能，并使氧离曲线发生右移，结果使 rHb1.1 较等量红细胞 Hb 多解离释放约 30% 的氧。该分子的最后修饰是被蛋氨酸（methionine）取代。

为了弄清这种新的 rHb1.1 人工设计的血红蛋白（rHb1.1 engineered hemoglobin）的特性，进行了大量的实验[14]。在 2 埃（约 10^{-10} m）分辨率水平上对 rHb1.1 的脱氧形态进行了 X 射线晶体学研究，结果表明，rHb1.1 呈 T 态四元结构，类似于脱氧的天然血红蛋白结构[15]。与天然血红蛋白相比，β 108 的取代以及额外的修饰并没有显著改变 rHb1.1 分子的脱氧 T 态结构。

要成为一种安全有效的 HBOC，所选产品必须满足一些关键的设计条件，包括：有益的氧结合参数、合适的胶体渗透压、不激活补体级联反应，且无免疫原性、不产生肾毒性、须足够长的体内半衰期且体内稳定（即不发生明显的高铁血红蛋白氧化或释放血红素或铁）、不产生明显的血管收缩。

这种在一般情况下融合 2 个 α 链独特修饰而成的血红蛋白（即 rHb1.1），可以通过简单的微生物发酵大量产生，且在足够的量中无需进一步修饰即可纯化，足可以开展临床前试验。

正如各种不同的出版刊物所总结[13, 16-17]，rH1.1 分子满足所有最初的设计标准。为了解决有关氧气输送和疗效的问题，我们在小型和大型动物中建立了各种不同的交换输血和失血性休克模型。在这些模型中，通过 ^{31}P NMR[18] 评估高能磷酸盐和细胞内 pH 值的维持，通过在绵羊体外循环模型中评估氧气的维持和消耗，及氧债的偿还，以证明氧气的输送。

然后为了评估其安全的问题，在动物身上进行了系统研究，以评估其对不同脏器功能和系统的影响。为了评价 rHb1.1 对胃肠道的潜在作用，在一个负鼠（opossums，其食管、大肠及消化道的其他部分与人类消化道很相似[22]）临床前模型中进行了大量实验，观察了食管运动，以及 rHb1.1 对食管下括约肌（lower esophageal sphincter，LES）的影响[13, 19-20]，以及对肛门内括约肌[21]和 Oddi 功能的影响。这些实验证明 rHb1.1 对吞咽和 LES 的松弛有明显的抑制作用。

这些和其他研究的结果提示 rHb1.1 的这些作用主要是由于 rHb1.1 能像其他无细胞 HBOCs 一样，具有清除一氧化氮的能力。不幸的是，在失血性休克大鼠模型中，观察到它对血压、肠道血流量和肠道氧合也有类似的影响[23]。在失血性休克和复苏的固定压力模型（a fixed pressure model）中，rHb1.1 可引起 MAP 升高，较基础值高出 27% 以上。其他体内和体外研究表明，rHb1.1 还有额外的血管收缩特性，包括平均动脉压升高和全身血管阻力增加。

鉴于其进行了广泛的临床前试验，该公司获准其进入人体临床试验。从 1991 年到 1993 年，Somatogen 为评估它的安全性和药物动力学在 103 名健康男性志愿者进行了一系统临床试验，其中 86 名接受 rHb1.1，17 名接受 HSA 作为对照溶液，在这些早期临床试验中达到的最大剂量为 25 g，总体而言，该产品总体耐受性良好[24]。

在一项早期的研究中，对 48 名年龄在 18～35 岁之间的健康男性志愿者进行了 Optro（rHb1.1）的评估[25]，该研究中，受试者随机接受静脉输注 5% rHb1.1（rHb1.1 的实际输注量在 0.015～0.32 g/kg 之间）或等量 5% 人血清白蛋白，持续时间 1～2 h。

这项研究中，rHb1.1 输注量在 0.15 g/kg 或以上的一些受试者也接受特布他林、硝苯地平、纳洛酮、硝酸甘油或胰高血糖素的治疗，另有 1 名受试者因对 0.015 g/kg rHb1.1 产生反应，需要使用肾上腺素和苯海拉明治疗。

与输注前比较，静脉输注 rHb1.1 之后，尿 N-乙酰-β-氨基葡萄糖苷酶活性和血清肌酸水平没有显著性变化。然而，接受 rHb1.1 静脉输注的受试者约有 56% 尿血红蛋白阳性，而接受 HSA 静脉输注的受试者仅有 36% 尿血红蛋白阳性。

接受 rHb1.1 静脉输注的受试者平均动脉压升高、

心率降低，其中收缩压在输注 rHb1.1 之后立即升高（约 5～50 mmHg），并持续升高约 6～8 h，然后最终下降到基础值水平，这些变化似乎与输注量无关。

从药代动力学模型的角度来看，rHb1.1 的浓度具有单室性，随着 rHb1.1 血浆浓度的增加，rHb1.1 血浆清除率降低，半衰期延长。rHb1.1 的血浆清除率有剂量相关性，在血浆浓度为 5 mg/ml 时半衰期约为 12 h。

总体而言，接受 rHb1.1 静脉输注的受试者有 34 例出现了一些不良反应，最为常见的是胃肠道反应，尤其当其输注剂量达到 0.15 g/kg 或以上时，其他不良反应包括静脉输注 rHb1.1 后报告脂肪酶和淀粉酶升高，以及发热、寒战和肌痛等"类感冒综合征（flu-like syndrome）"，常在输注后 4～8 h 出现，12～24 h 消失。除此之外，rHb1.1 受试者亦会出现荨麻疹和（或）瘙痒，但通过静脉注射苯海拉明或布洛芬可以缓解。值得注意的是，这些类感冒综合征随着 rHb1.1 制造加工过程的改进而消失，这种改进是将所有污染大肠杆菌所致的蛋白质和内毒素降低到低于可检测水平（通过最先进的检测方法）。总之，在这些研究试验中没有观察到它的肾毒性、免疫原性、凝血异常，及任何其他显著的临床不良反应的证据。

这些早期的临床试验证明给清醒的患者使用 rHb1.1 会导致轻度至中度上消化道不适[25-26]。在输注剂量超过 5 g/kg 的正常志愿者中，大约一半的志愿者会出现一过性的吞咽困难、呕吐和恶心，且其程度仅为轻度或中度。为了更好地理解这些影响，并解释在临床前研究中所遇到的经验，同时对男性志愿者[27]进行了食管压监测研究，并记录了其发生运动障碍的情况。

这些不良反应主要包括一过性的吞咽困难、恶心、呕吐，及短暂的血压、淀粉酶/脂肪酶升高，都认为与其无细胞血红蛋白产品清除了 NO 有关，反过来，NO 清除过多又会引起血管和食管平滑肌的收缩。

rHb1.1（Optro）已进入患者的人体临床试验。在 I/II 期临床试验中，rHb1.1 于 1994 年首次应用于外科患者[28]，该研究是一项有关择期手术的单中心、随机、单盲、剂量递增、安慰剂对照试验。手术包括骨科、颌面、整形或泌尿外科，共 18 例患者（其中 14 例接受 rHb1.1 即 Optro，4 例接受等量生理盐水为对照组），当受试者全身麻醉诱导结束且病情稳定，开始给予输注 rHb1.1，从小剂量开始逐渐增加至 25.6 g，用量不是按其生理需要的量进行输注的。

该项研究没有严重并发症，rHb1.1 总体耐受较好，大多数不良反应发生率在 rHb1.1 组和生理盐水对照组相似，认为这是麻醉和手术原因所致。rHb1.1 组观察到一过性血压升高，输注 7 h 后消失，而且血压升高与其用量无关，在那些需治疗干预的患者中，标准的降血压方案是成功的。

rHb1.1 静脉输注组 14 例中有 5 例（36%）、生理盐水对照组 4 例中有 1 例（25%）血清淀粉酶或脂肪酶升高，但不是两者都升高，一般在输注后 4～24 h 达到高峰，24 h 后恢复正常。尽管受试者确实有发生轻度到中度胃肠症状，包括恶心、呕吐、腹泻和（或）腹痛，但没有发现典型的急性胰腺炎病例，况且上述症状在生理盐水对照组也很常见。值得注意的是，在这项研究中，血清淀粉酶或脂肪酶上升的幅度似乎比之前的志愿者临床试验报道的结果要低。

与先前的志愿者临床经验相比，上腹疼痛和吞咽困难的食管症状也明显减少甚至没有，研究者认为这很可能是因为所用的麻醉药对平滑肌有松弛作用，导致在一定程度上抵消了一氧化氮清除所引起的缩血管效应。

从 1995 年到 1997 年左右，Somatogen 对 rHb1.1 进行了一系列的 II 期临床试验，适应证包括术中血液置换（ANH，总数 38 例，其中 rHb1.1 静脉输注级 25 例，生理盐水对照组 13 例）[29]、急性等容性血液稀释（总数 10 例，其中 rHb1.1 静脉输注组 7 例和生理盐水对照组 3 例）[30]、全麻复合 ANH 心脏手术（18 例）[31]，rHb1.1 静脉输注量按递增式设计。研究结果证实了 rHb1.1 静脉输注确实可引起一些有显著统计学差别的不良反应，包括胰酶升高，但 rHb1.1 的总体安全性似乎可以接受，且无肾毒性、无免疫组化或凝血功能的改变。

然而，在对 rHb1.1 进行临床研究期间，有多项临床前试验和临床试验结果都提示 rHb1.1 静脉输注会引起些不良反应，包括一氧化氮升高及其相关不良反应。"好消息"是这些不良反应是基因工程和重组表达方法所致，Somatogen 公司的科学家与 Rice 大学 John Olsen 博士进行了密切合作，仔细地改变了蛋白质分子，赋予其更适合治疗效果的物理化学和药理特性，例如，消除一些不需要的反应，如血压升高、胃肠道效应等。

应用分子工程技术进一步优化了 rHb1.1 的氧气

输送、修饰了一氧化氮结合方式、增加了其半衰期/血管滞留时间、优化了渗透特性、增强子其分子稳定性。最显著的收获是促发了重组血红蛋白分子的研制与发展，这种分子更能有效地携带氧气，并表现出一氧化氮低清除的药理作用[32-35]。通过这种减少，大量观察到的临床"副作用"也呈现出显著减少，甚至消除。

与可能导致不同大小和不同功能的聚合物（除非使用额外的分子量截止过滤）的非均相混合物的随机交联化学相比，基因工程技术允许修饰重组血红蛋白，并提供广泛的方法来研制出更大分子的均相结构，且特性征良好。

与此同时，Somatogen团队与Rice大学的John Olsen博士共同探讨了一种新概念，即从清除NO层面上讲，一氧化氮与氧血红蛋白上结合的氧的氧化反应可能比一氧化氮与铁原子简单结合更为重要[32-35]。为了研究这一概念，他们将氨基酸替代物插入至两个亚基的远端亚铁血红素口袋中，从而降低了血红蛋白对一氧化氮的反应性。他们发现，当更大分子、更大体积的氨基酸插入远端血红素口袋时，所形成的血红蛋白对一氧化氮的反应性显著降低。不同的修饰导致不同的血红蛋白分子对一氧化碳产生不同的反应速率常数。此外，rHb1.1改变了与其清除NO直接相关的平均动脉压反应（图28-1～图28-3）。

这些数据清楚地表明，向小动脉平滑肌或实质组织输送氧气不可能是其他人[36]所提出的观察到的血红蛋白溶液升压作用的机制。rHb Bethesda 的 P_{50} 足够低，以至于这种血红蛋白基本上不能向组织输送氧气。

虽然这种方法大大减少甚至消除了rHb的大多数副作用，但灵长类动物的早期研究表明，新的重组血红蛋白分子仍然会导致某些动物的心脏损伤，当时还不知道这个问题的直接答案。

在同一时期，Baxter公司意识到rHb对心脏带来的害伤，并集中精力研究如何最大限度地减少或消除其对心脏的伤害。然而，Baxter最后发现虽然血红蛋白分子聚合或聚乙二醇化可以降低心脏伤害的发生率和严重程度，但这些方法不能消除其在某些敏感物种（如猪、恒河猴等）引起的心脏伤害。临床前试验结果提示一氧化氮结合可能以某种方式参与了心脏伤害的发展，可能与DCLHb使用中所见的血管活性有关。Baxter很早就意识到，只有通过重组技术改变天然血红蛋白分子的固有特性，才能最终取得成功。

因此，在1998年，Baxter停止了他们第一代血红蛋白产品（如DCLHb）的所有开发，并因其重组血红蛋白技术收购了Somatogen公司。对Somatogen

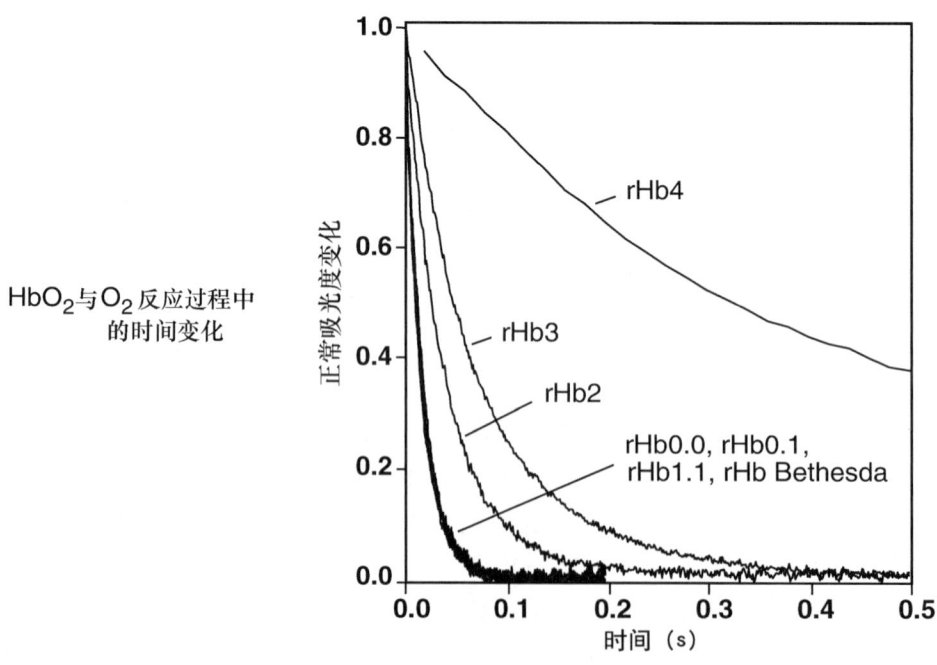

Doherty et al., Nature Biotechnol. 16: 672, 1998

图 28-1　NO 结合动力学可以是变化的

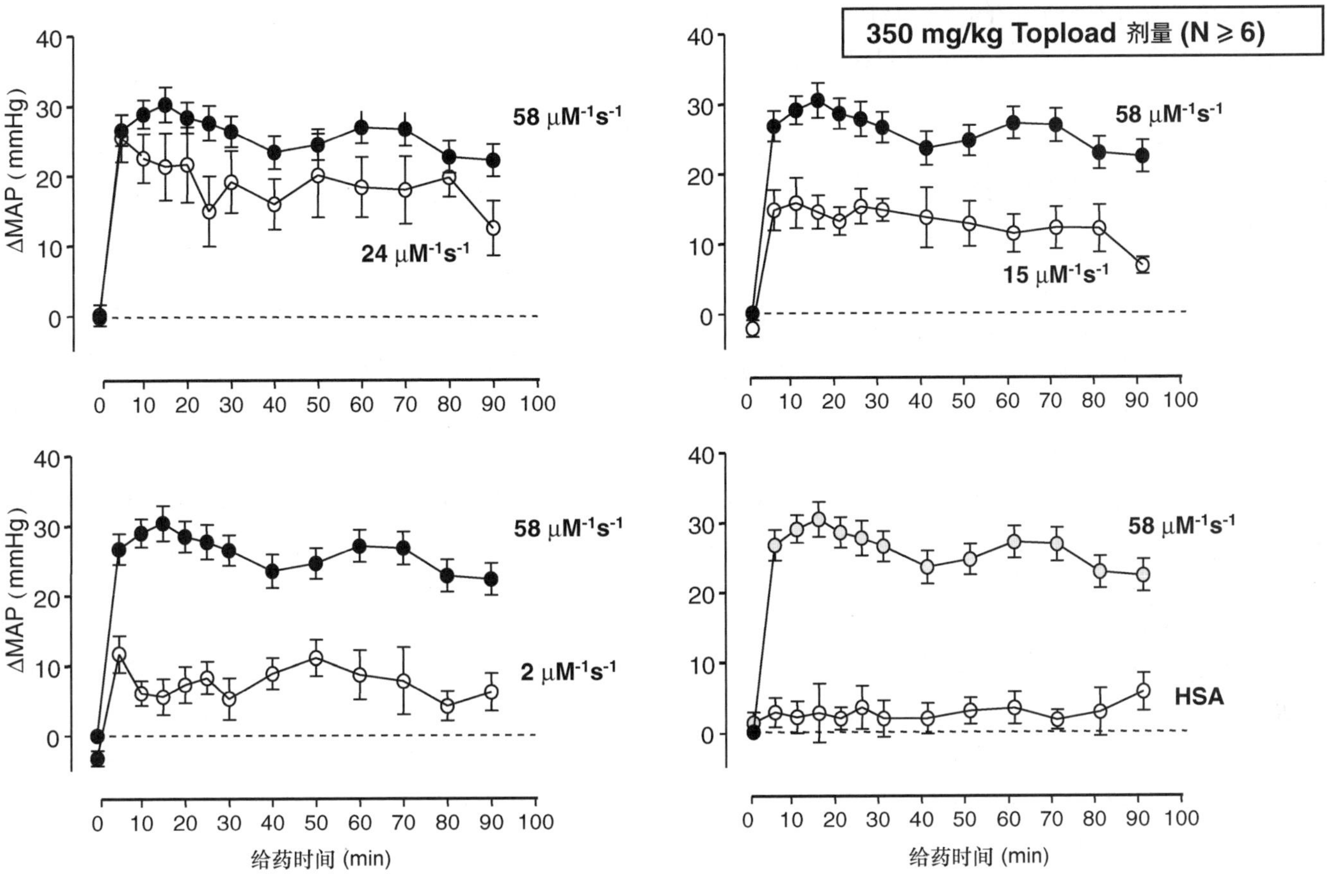

第 28 章 重组血红蛋白氧载体 Somatogen 的开发——研究与经验教训

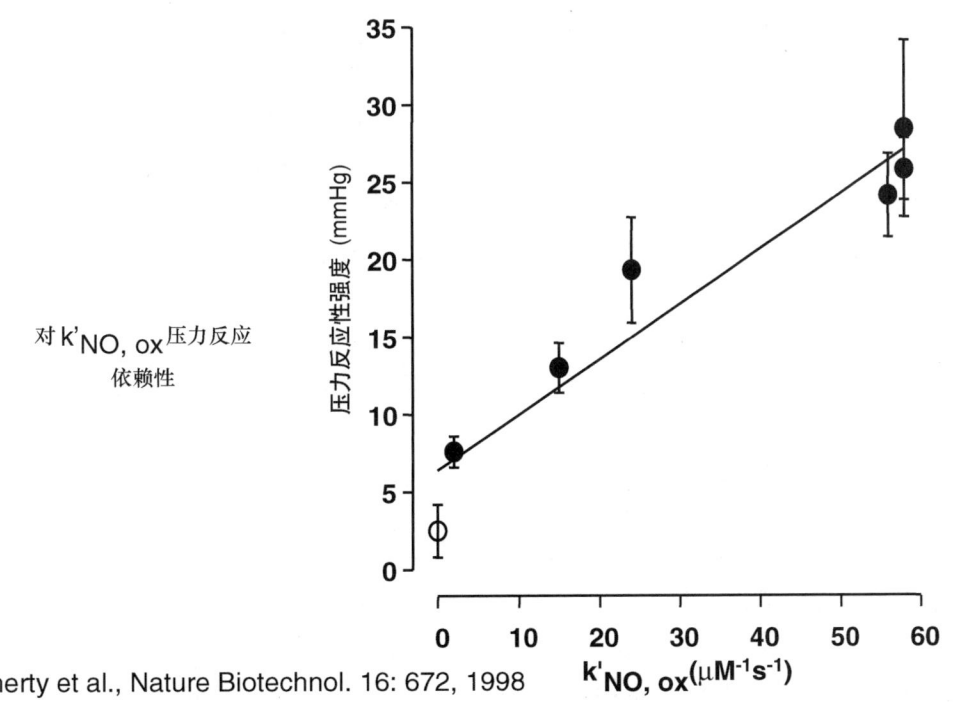

图 28-2 在大鼠中，与 NO 清除率有关的压力反应

Doherty et al., Nature Biotechnol. 16: 672, 1998

图 28-3 直接与 NO 清除率有关的压力反应

公司及其强大知识产权地位的收购为 Baxter 继续开展第二代重组血红蛋白技术研究可以"自由"向前迈进。

第二节 第二代重组血红蛋白的研制

在开发一种用于临床且安全有效的血红蛋白氧载体（HBOC）方面取得了重大进展。在开发这些产品的早期尝试中遇到的许多问题都在当时（20世纪90年代末）测试的HBOC产品中得到了解决。早期"低基质血红蛋白溶液（stroma-reduced hemoglobin solusions）"存在的主要安全问题：血管内半衰期短、肾毒性、红细胞间质残留和内毒素污染。通过化学和（或）重组手段稳定了血红蛋白四聚体，包括利用聚合和衍生化技术使血红蛋白分子更粗大，以及使用先进的蛋白质纯化和加工工艺技术，使上述问题逐一得到了解决。

正如前面所讨论的，NO与血红蛋白间的强相互作用已经为人所知30多年了。然而，在开发这些用于临床的不同血红蛋白产品过程中，发现NO是一种全身无处不在的和强有力的化学信使。在Baxter第一代血红蛋白项目中，研究者们普遍认为，静脉输注DCLHb后所出现的动脉血压升高不会造成重大问题。事实上，有相当多的证据表明这种升压将效应可以看作是一种临床优势，而且可以将HBOCs当作药物使用。

然而，在回顾了Baxter临床试验结果和其他临床前研究结果后发现，血红蛋白与一氧化氮的相互作用以及这种相互作用所带来的生理和病理生理性反应可能是导致20世纪90年代临床研究中第一代纯化和改良血红蛋白溶液（modified hemoglobin solutions）中所观察到的许多不良反应的直接原因。

因此，Baxter作出了一项战略规划决定，停止了第一代血红蛋白产品（即DCLHb）和Somatogen第一代产品（即rHb1.1）的开发，因为其具有与天然血红蛋白相似的显著的NO反应性，研制和开发了低NO清除的第二代血红蛋白产品。

当时，Baxter制定了一份第一代血红蛋白氧载体相关的"潜在问题"的清单（是终止第一代血红蛋白项目的部分内容），该清单包括以下内容：

- 血管活性/动脉血压升高；
- 血红蛋白外渗；
- 相对较短的半衰期；
- 心脏伤害；
- 胃肠运动障碍；
- 血清酶升高；
- 氧化应激；
- 对胰腺的影响；
- Hb与内毒素的相互作用。

这份为第一代血红蛋白产品制定的"潜在问题"清单是用于制定最终选定产品的临床前研究计划的主要工具。

制定一份目标产品简介（a target product profile，TPP），是决定该目标产品何时或是否进入人类临床研究的基础。在制订临床前研究计划时，需考虑的其他一些目标包括：①临床前试验中使用的动物模型与第二代产品的最终临床使用有关（试图保持临床前试验与临床使用间强有力的联系）；②在许多不同的动物物种和模型中使用了类似的用量和用法，以便更容易地在所有的试验中获得的数据进行比较；③新的第二代分子在不止一种动物物种中进行了临床前试验；④利用了先前在第一代血红蛋白产品临床前试验中确定的最敏感和最合适的动物模型；⑤解决了FDA"需要考虑要点"文件（CBER，1991）中确定的关键问题，以及与FDA举行的IND前会议（the pre-IND meeting）上进行的讨论；⑥利用从第一代产品的临床前试验中获得的知识为新的第二代产品来制订更合理和预见性试验计划。关键安全性研究是在严格遵守GLP的情况下进行的。同时，其他大量支持性和有效性研究是在Baxter血红蛋白治疗项目中进行的，或在世界上拥有特定领域著名学者和已发表的特定模型的主要学术型大学中进行的[38-41]。总之，这些研究代表了对新第二代血红蛋白分子临床前安全性和有效性的全面检查。

在接下来的几年中，利用重组血红蛋白分子的定点突变产生了超过535种不同的血红蛋白变体，还检查了各种化学交联剂或"修饰"剂（如PEG）。利用分层临床前试验方法对这些不同的产品进行检测，首先是化学检测，然后在经过一系列预先指定的体外模型中进行试验，最后在预先指定的小动物模型对最有前景的产品进行试验，以专门评估在前期试验中确定列出的关键"潜在问题"。然后，那些最有希望通过所有这些障碍的分子，在另一组预先指定的、敏感的大型动物模型中进行试验，只有少数分子进入最终的灵长类动物试验程序。

最终的一个候选分子命名为注射用 rHb2.0。这是在大肠杆菌（E.coli）中表达的第二代重组人血红蛋白溶液。该单体含有 aL29W、aH58Q、bV67W 和 bT87Q 位点定向突变。最终使用双功能 BMA-PEG 对 rHb2.0 注射产品进一步聚合和衍生化。类似于 rHb1.1，融合 α 链防止解离，并通过定点突变在远端血红素口袋内进行氨基酸置换，以降低 NO 的清除率。血红蛋白产物配制在 9 mM N-乙酰-L-半胱氨酸、电解质和 EDTA 的基质中，其浓度为 100 g/L（图 28-4，彩图 25）。

由于实际检测和结果太多太长，本文无法详细介绍，只包括了以下几项检测：

（1）全身和肺血管活性模型（例如，大鼠和猪模型中 CV 数据的评估和局部血流的测定、组织氧合模型、仓鼠、离体人血管和离体大鼠肺的微循环研究）；

（2）胃运动（如大鼠胃排空）；

（3）氧合和有效性（如，大鼠和猪模型中不可控性出血和复苏，逆转大鼠氧供应依赖性的能力，在等容性交换模型中的作用）；

（4）吸收、分布、代谢和排泄（absorption, distribution, metabolism and excretion, ADME）例如，大鼠和恒河猴单次和重复剂量后的 pK；

（5）生物分布（如 pK，单次静脉给药后大鼠放射性的分布和排泄；大鼠外渗 L/P 比值；对人和鼠肝微粒体细胞色素 P-450 同工酶活性的抑制性电位）；

（6）一般毒性（例如，大鼠、恒河猴单剂量毒性研究，以及大鼠、恒河猴重复剂量试验）；

（7）免疫学（例如，恒河猴反复静脉输注 15 周免疫原性研究，小鼠反复给药 10 周免疫原性研究）；

（8）器官特异性毒性（例如，评估大鼠和澳大利亚 Possums 对血清胰酶的影响，评估大鼠的肾功能）；

（9）全身系统特异性毒性（例如，给予 rHb2.0 和脂多糖对小鼠的毒性；体外浓度对人体血液凝固和血小板聚集的反应，对人体血浆补体激活的影响，对人体血液 Rouleaux 形成的影响，红细胞聚集和大鼠大脑局部缺血/再灌注损伤的影响，对糖尿病 BBZDR 大鼠血浆异丙肾上腺素和病理学的影响）。

最后，建立了所有 rHb2.0 各种试验的无效应剂量表。一个关键的发现是，没有发现在任何动物模型中发生的系统性动脉血压升高和系统性血管阻力增加等不良反应。在所有物种研究中都出现组织细胞/巨噬细胞的空泡化。细胞质空泡化的原因尚不清楚，但在具有吞噬能力的细胞中空泡化模式提示 rHb2.0 的清除或降解参与其中，因此，这可能与 PEG 的存在有关。值得注意的是，细胞质空泡化没有引起炎症或细胞变性，且这些变化是可逆的。因此，这一发现被肯定几乎没有或极少有临床不良后果。

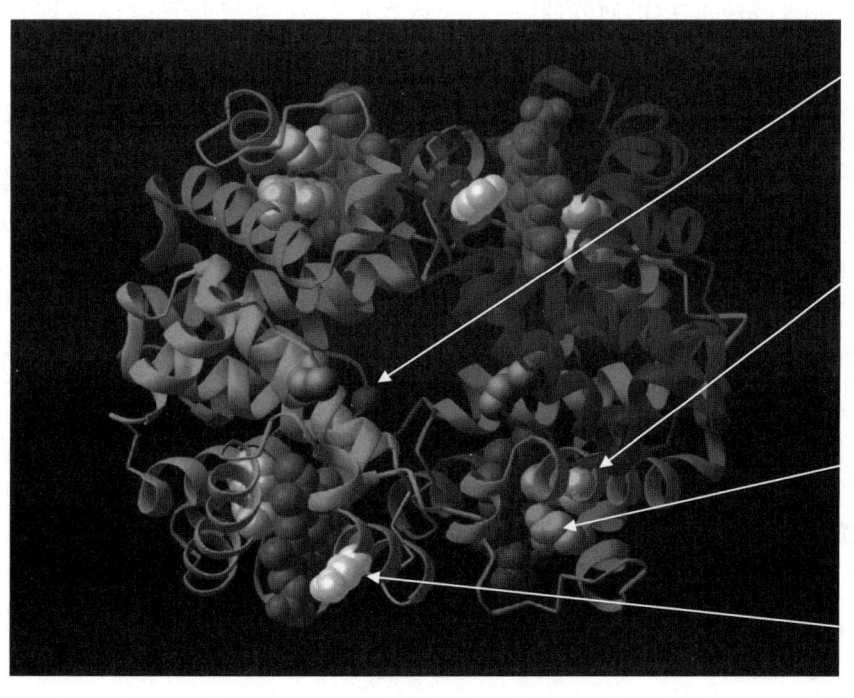

图 28-4　Baxter 使用重组技术设计的基因工程化 rHb2.0 分子

重要的是，注射用rHb2.0在灵长类动物研究或猪心血管功能研究中均没有发现其对心肌的损伤。在恒河猴和小鼠的免疫原性研究中，观察到恒河猴和小鼠对rHb2.0反应的抗体水平增加。每个剂量组均无反应的事实提示，注射用rHb2.0在这些动物模型中仅有轻度至中度的免疫原性。该抗体对rHb2.0具有特异性，与注射用rHb2.0单体无交叉反应。此外，这些抗体反应与提示免疫介导性事件、紊乱或疾病等毒理学反应无关。

因此，总体而言，广泛的临床前试验结果表明，rHb2.0减少或消除了在第一代血红蛋白氧载体的临床前和临床开发过程中发现的所有问题。毒性研究表明，注射用rHb2.0有理由进入临床试验。

2001年4月，在一项盲法、单剂量递增研究中，注射用rHb2.0在正常志愿者中进行了试验观察，其中4名受试者给予0.0066 g/kg的rHb2.0，2名受试者给予0.0066 g/kg的HSA。我们进行了一系列的免疫学检测，包括补体激活（C3a水平）、细胞因子（TNF-α、IL-1β、IL-6）和抗体反应（ECP和rHb2.0的特异性抗体IgG和IgM）。

研究结果显示，虽没有观察到血压升高，但不幸的是，在开始输注最低剂量rHb2.0后约15～30 min内，观察到一种与胸闷和呼吸困难相关的生理反应，后来被证实是与补体激活有关（如嗜中性粒细胞减少，而血浆C3a显著增加，在30 min达到峰值，但在输注后24 h恢复正常），于是，第一阶段的研究被Baxter公司叫停了。

接下来的几年，研究人员试图了解这种人体免疫反应的原因，并确定它是通过经典途径、替代途径还是凝集素途径所引发的。

在静脉输注rHb2.0后，抗体IgM和IgG分别于输注后第7、14天开始升高，两者在输注后1、3和6个月持续在高水平。补体激活和抗体反应的原因不太可能是热原性反应所致，因为在受试者中没有观察到各种细胞因子水平的升高。已有的抗体出现提示补体激活是通过经典途径而激活的。哈佛大学Greg Stahl博士对凝集素途径（lectin pathway）和各种补体激活途径的抑制进行了评估，通过用或不用特异性单克隆抗体检测了许多批次用于临床的rHb2.0产品，结果显示，使用抗-C2使C3沉淀减少，而使用抗MBL和抗D因子不引起C3沉淀减少。

在Superose 6色谱柱上，用rHb2.0的SEC对rHb2.0批次进行了详细检查，确实在临床批次中发现了一个rHb2.0的高分子量峰值，保留时间约为16 min；免疫检测提示：① IgM抗体对临床批次的rHb2.0有交叉反应，但对rHb2.0单体或无基质血红蛋白无交叉反应；② IgM抗体与另一批rHb2.0的交叉反应检测也显示有交叉反应，该批次在其淬火和配方中使用了乙酰半胱氨酸（n-acetylcysteine，NAC），但没有高分子量部分。相反，当制备不同（新）批次的rHb2.0时，淬灭或配方中既不使用NAC，亦没有高分子量部分时，IgM抗体没有交叉反应。因此，这些观察结果表明，已有抗体的抗原决定基团是n-乙酰半胱氨酸酰琥珀酰亚胺，且呈开环状态。

有关注射用rHb2.0调查性研究的总体结论如下：

（1）在所有临床前或临床试验的物种（即人类、绵羊、老鼠和猴子）中，有一定比例的种群对用于制备rHb2.0淬火（如琥珀酰-PEGg）的特定淬火剂（NAC）中的某些成分会有已经存在的抗体。

（2）这种"可能性"，或许与以前感染过支原体、链球菌、大肠杆菌、流感嗜血杆菌等疾病有关[42]。

（3）在人类和绵羊中，补体激活是由于已有的抗体与rHb2.0（特别是较大的MW部分）形成复合物并激活经典途径的结果。

（4）Baxter公司不知道是否还有另一种延迟反应被隐藏，因为它会被人类身上看到最早、最强烈的反应所掩盖。

这种广泛性试验的直接结果促使研究者们对rHb2.0进行了不断改进，具体包括：

（1）通过BMA-PEG的超滤技术尽可能降低高分子量部分；

（2）将BMA-PEG与rHb2.0单体反应后的淬火剂即n-乙酰-半胱氨酸（NAC）改为2-巯基乙胺（MEA），MEA也被称之为半胱胺，是用于治疗胱氨酸病的常用药，它的作用是清除外周组织中的半胱氨酸，促进谷氨酰胺的生物合成和体内氨基酸库中氮的保留。在所有评估的硫醇制剂中，MEA与马来氨酰基的反应是最快的。研究表明，由MEA淬火形成的产物不被已有的抗体识别。2 L rHb中半胱胺残留量比最敏感物种家兔静脉注射rHb2.0的LD50减少了约535倍。

（3）将配方中9 mM N-乙酰-L-半胱氨酸改为2 mM抗坏血酸盐（ascorbate）。

这个新产品被命名为rHb2.1，该产品通过了LAL

试验和兔热原检测已排除了内毒素的污染，其额外的下游处理中还添加了除脂剂，以去除产品中可能存在的、低于检测水平的任何残留脂质，同时还开发了一种更敏感的检测方法，即利用人的离体巨噬细胞和IL-6的检测，新产品rHb2.1通过了这些检测。

对rHb2.1已有抗体进行人群筛查，以检查是否有可能产生对rHb分子（包括rHb2.0和rHb2.1）产生IgG抗体和IgM抗体。该检测使用了来自美国各地的大约500份人类血清样本，这些样本来自美国的四个基本地区（如美国的北部、南部、东部和西部等）。在C3沉淀物分析中检测了约80个样品。538份样本中有123份对已有的rHb2.0 IgG抗体检测呈阳性，仅有2份对已有的rHb2.1 IgG抗体检测呈阳性。539份样本中有253份对已有的rHb2.0 IgM抗体检测呈阳性，另有3份对已有的rHb2.1 IgM抗体检测呈阳性。在对rHb分子（包括rHb2.0和rHb2.1）已有的IgG或IgM抗体检测呈阳性的样本中，没有1例与rHb2.1 SFHb已有的IgG或IgM抗体呈阳性反应。

随后在恒河猴身上对rHb2.1产品进行了试验，没有发现其免疫反应。这项研究中，3只猴子输注2.7 g/kg HSA，5只猴子输注了2 g/kg rHb2.0，5只猴子先输注了2 g/kg rHb2.1，再在4天后输注了2 g/kg rHb2.0。输注HSA的猴子没有补体反应（C3a），输注rHb2.0的猴子5 min后C3a升高，输注rHb2.1的猴子亦没有补体反应。在这个交叉研究中，IgM抗体在输注了rHb2.1的猴子中，第4天在其体内再一次被检测到，波动于其基础值水平；然而，在随后输注rHb2.0 4 h后，这些猴子出现了强烈的IgM反应。另外还进行了三项研究，以检测恒河猴和食蟹猴对rHb分子的补体反应。总之，输注rHb2.1的20只猴子没有一只在第一剂量后引起C3a反应。在免疫原性研究中（每2周输注5次），每5只猴子中就有1只（1/5）在第三次输注后出现了补体反应。这只猴子也引起了抗体反应（第一次输注后是IgG阳性），然而，此抗体对SFHb产生了交叉反应，而对PEG、PEG-NAC或PEG-MEA均无交叉反应。另外两只猴子在第四次输注（终点滴定500）后出现IgG抗体反应。经过3个月的恢复期，免疫原性研究中的猴子再次受到挑战（第6次剂量），没有1只猴子引起补体反应。

在补体激活的绵羊模型中，用专为检测绵羊C3a和C5a而研发的特异性试剂观察输注rHb2.1的补体反应，结果呈阴性。经过与世界各地的专家进行了多次专家小组会议后，以及经过长期从事Lectin通路的世界级专家进行了广泛试验后，也没有证据表明补体激活是通过lectin通路激活的。

因此，在对额外的下游处理过程中采取许多步骤后，由于所有的临床前体内和体外试验均呈阴性，在2002年10月，Baxter向FDA提交了相关数据，并被允许重新开始在人类志愿者中进行低剂量rHb2.1的临床试验。

rHb2.1的Ⅰ期试验剂量包括0.005 g/kg、0.02 g/kg、0.05 g/kg、0.10 g/kg、0.25 g/kg、0.50 g/kg和1.00 g/kg。每个剂量组包括静脉输注rHb2.1受试者4例和输注HSA为对照的受试者2例。试验开始时，先采用极低剂量输注用药，主要观察其严重的、意想不到的不良事件，第二个剂量组剂量增加4倍，随后输注剂量逐一递增（每次递增2～2.5倍）。Ⅰ期临床试验期间，当rHb2.1组中静脉输注剂量递增到第4剂量（即0.10 g/kg）组，受试者24名，其中输注rHb2.1者16名、输注HAS者8名。研究者认为第3输注剂量递增是安全的，且有很好的耐受性，18名受试者中包括输注rHb2.1 12名、输注HSA 6名。

就其一般临床结果而言，该团队在Ⅰ期临床试验的整个研究药物选用，成功实现了研究药物治疗分配的三盲（受试者、研究者、监测者）原则。在这项研究中，基于NO清除修饰、大小修饰等方面的研制，这项目的研究成功为提供了第二代rHb较第一代Hb更具有代谢优势的"原理论证"（proof of principle）。与第一代rHb的研究结果比较，没有证据显示rHb2.1组受试者有任何血红蛋白尿。rHb2.1输注剂量高达0.1 g/kg虽有血清总胆红素增加（预期每个代谢途径）情况，但没有1例出现皮肤变色（黄色）（黄疸）。

rHb2.1给人静脉输注没有引起收缩压或舒张压的升高。在4名受试者中，静脉输注0.005 g/kg rHb2.1没有引起C3a的显著增加；其他各4名受试者中，静脉输注0.02 g/kg和0.05 g/kg rHb2.1也没有引起C3a的升高，但另4名rHb2.1输注剂量增加至0.1 g/kg时，C3a在输注8 h后出现延迟性增加。这种反应似乎与抗体的形成无关。

显而易见的问题是"输注这一特定剂量的rHb2.1后，人类志愿者出现延迟性补体激活反应的原因是什么？"

美国科罗拉多州丹佛国家犹太医学和研究中心（National Jewish Medical and Research Center, Denver, CO）补体实验室主任 P. Giclas 博士对补体反应进行的附加临床试验结果显示，在静脉输注 0.1 g/kg rHb2.1 后 8 h 出现的 Bb 反应（the Bb response），与 HSA 对照组的 C4a 反应或 H 因子反应呈不一致的变化。

总的来说，rHb2.1 临床反应在输注结束后数小时才发生，与 rHb2.0 的 I 期临床试验结果相反，补体反应不是立即的，而是较迟（即，输注后约 8 h 左右）。与 rHb2.0 产品比较，没有证据显示所有 4 个剂量组存在针对 rHb2.1 和 ECPs 的已有抗体（IgM 或 IgG）（已知，人或动物血液对 rHb2.0 产品已经存在其某成分的抗体）。没有证据表明静脉输注 rHb2.1 后会产生新的抗体。补体激活似乎通过替代途径而激活的。根据收集到的数据，Baxter 认为此产品的不良反应是该公司开发的 IL-6 检测法太灵敏所至，使其能检测到的某种热原水平高出了预期值。在最初的 rHb2.0 I 期临床试验中，因其较剧烈的即时补体反应而掩盖或遗漏了迟发的补体反应。

受试者亦会偶有轻微的心动过速和部分细胞因子升高的反应。这种现象很难解释，因为所有批次用于临床试验的 rHb2.1 都通过了兔热原检测（单体和终产物），所有批次的 LAL 值均低于规定的释放限度（＜0.25 EU/ml）。当时，体外 PBMC IL-6 检测是检测 IL-6 这个"因子"最灵敏的方法。Baxter 团队意识到 rHb2.1 会引起 IL-6 的某种反应，但没有标准值。因此，唯一的选择是使用动物数据来设定初步的限制。不幸的是，这些限制似乎对人类（大多数敏感物种）来说太高了。

自那以后，该团队研究了额外的处理流程改进，试图减少非内毒素热原的污染。该团队检测了锌柱、三重氢核清洗 Q 柱、保护柱等，并将负载降低到 75%。所有这些处理步骤和方法的综合确实明显降低了这个"因素（factor）"的反应程度。然而，困境是有什么检测系统可以用来评估其在这个问题上的进展？

作为最后的尝试，评估了除脂剂（LRA）的作用。LRA 是一种合成或半合成的硅酸钙，对脂质和类脂质具有很强的亲和力。rHb2.0 Q 负载（Q LOAD）的处理使内毒素水平降低了 3 到 4 个对数级，并允许产生非热原 Q 池（non-pyrogenic Q Pools，通过 IL-6）。通过处理流程开发、制造和维护人员的不懈努力，LRA 治疗规模得到了扩大，并在制造业的 GMP 操作中得到了实施。

通过流式测定 TNF-α、IL-6 和兔热原，在 Q LOAD 中添加 LRA 可显著降低热原。LRA 的添加似乎也可去除通常由 Triton 清洗步骤清除的 ECPs。

如前所述，LRA 被引入到最新的制造流程中，本质上就像 Q 负载材料上的"过滤器"。一旦生产了足以为 I 期临床试验使用的材料，公司就对中试工厂进行了"小停产（mini-shutdown）"，以实施一些额外的变更：①完成 LRA 加入正规制造流程中；②完成一些设施升级（例如，改善去净化间的入口区域）；③完成年度所需的介质填充（media fills）、验证等；④实施已确定了的一些额外专业发展变革（Professional Development changes，PD changes）。

随后，临床计划是以第 3 输注剂量水平（0.05 g/kg）重新启动 rHb2.1 I 期临床试验研究，因为第 3 输注剂量在最初的 rHb2.1 I 期临床试验研究中是成功且安全的。本试验方案的目标是在 I 期临床试验用输注剂量达到 0.25 g/kg 剂量（即第 5 剂量组），以支持推进 II 期临床试验。静脉输注 0.25 g/kg rHb2.1 作为 II 期临床试验的第 1 剂量组。如果可能，且在正常志愿者中不可能达到"耐受性极限"，计划尝试完成在 I 期临床试验中没有完成的第 6（0.5 g/kg）和第 7（1.0 g/kg）输注剂量的临床试验。

不幸的是，与 rHb2.0 分子的首次人体试验类似，新配方的 rHb2.1 产品在人体临床试验中产生了延迟性补体激活反应。在任何时间点均未检测到抗体，且其热原水平与对照组相当。从来没有动物模型可以预测这种最后的反应。

鉴于当时，既没有体外实验，也没有体内动物模型可以确定这种不良反应的原因和（或）能够证明这种不良反应已被消除的事实，2003 年 7 月，Baxter 作出决定，终止关于开发 HBOC 的所有活动。作为大型企业重组和成本削减计划的一部分，博尔德（Boulder）工厂被关闭，所有实物资产被出售。

直到今天，据作者所知，这些影响还没有得到明确的解释，这是非常不幸的，因为拥有这类重组血红蛋白产品的方法代表了一种很有潜在价值的方法，生产商业上可行 HBOC 的解决方案。

自该项目终止以来，世界各地的许多实验室继续开展工作，继续研究血红蛋白溶液的开发和随后的临床使用，但不幸的是，迄今为止，还没有新的

HBOC 进入人体临床试验。

下面是一些关于静脉输注 rHb2.1 可能出现问题的假设：

（1）交联剂 BMA-PEG/MEA 产生了一些被机体识别为外来的抗原决定簇（表位），并激发补体反应；

（2）碱性单体中的甘氨酸连接分子具有免疫原性；

（3）可能已经有聚集物形成；

（4）末端蛋氨酸（end terminal methionines）可能是原因（40% 甲基化）；

（5）T87Q 突变减少聚集参与了这个过程；

（6）为减少一氧化氮的血红素口袋突变是观察到的效果的原因；

（7）该产品在体外很快被氧化（可能不太稳定）；

（8）产品中残留了一些无法被检测到的低水平污染物（例如，大肠杆菌蛋白）；

（9）某些 rHb2.1 的某种异构体，类似于被人体当作异物的大肠杆菌中某些物质；

（10）在代谢一些聚合物 / 单体过程中形成的一些独特的氨基酸序列是此研究观察到的不良反应的原因。

第三节 总结

虽然几十年的科学研究和产品开发的最终结果肯定不是最理想的或所希望的，但这一全面的开发努力为血红蛋白氧载体领域做出了许多重大贡献。Baxter（Somatogen）公司的科学家首次证明，两条人类血红蛋白链可以同时表达，一个功能正常的血红蛋白四聚体不仅可以在大肠杆菌中组装，而且可以在大肠杆菌中生产出高产量（10^+ g/L）、高纯度的重组血红蛋白。Baxter（Somatogen）公司在 GMP 条件下，在 50 000 升发酵罐规模（RHB1.1）和 1500 升发酵罐规模（RHB2.0）均可大规模生产重聚血红蛋白。Baxter 科学家证明，他们可以通过定点突变改变重组血红蛋白分子的基本结构，并由此来控制一氧化氮结合速率和氧的解离。不幸的是，为了实现重组血红蛋白氧载体的全面产品开发和商业化，仍有许多重大的障碍需要克服，其中最大的障碍可能是确定一个合适的动物模型（而不是人类）来验证新的候选产品。

要点

- Baxter（Somatogen）科学家证明，两条人类血红蛋白链可以同时表达，一个功能正常的血红蛋白四聚体可以在大肠杆菌中组装。
- Baxter（Somatogen）证明，他们可以在大肠杆菌中生产出高产量（10^+ g/L）、高纯度的重组血红蛋白。
- Baxter（Somatogen）在 GMP 条件下，在 50 000 升发酵罐规模（rHB1.1）和 1500 升发酵罐规模（rHB2.0）均可大规模生产重组血红蛋白。
- Baxter 的科学家证明，他们可以通过定点突变改变重组血红蛋白分子的基本结构，并由此来控制一氧化氮的结合速率和氧的解离。

参考文献

1. Rabiner SF, Helbert JR, Lopas H, Friedman LH. Evaluation of a stroma-free hemoglobin solution for use as a plasma expander. J Experiment Med. 1967;126(6):1127–42.
2. Amberson W, Jennings JJ, Rhode M. Clinical experience with hemoglobin-saline solutions. J. Appl Physiol. 1949;1:469–89.
3. Sunder-Plassmann RD, Seifert J, Jesch F, Messmer K. Stromafree haemoglobin solution as a blood replacement fluid actual state and problems. Europ J Intensive Care Med. 1975;1:37–42.
4. Moss GS, Gould SA, Sehgal LR, Sehgal HL, Rosen AL. Hemoglobin solution from tetramer to polymer, Biomat Artif Cells Artif Organs. 1988;16:57–69.
5. Blood substitutes: present and future perspectives. Tsuchida E (ed). Elsevier; 1998.
6. Blood Substitutes, Winslow RM (ed). Elsevier; 2006.
7. Looker D, Abbott-Brown D, Cozart P, Durfee S, Hoffman S, Mathews AJ, Miller-Roehrich J, Shoemaker S, Trimble S, Fermi G, Komiyama NH, Nagai K, Stetler GL. A human recombinant haemoglobin designed for use as a blood substitute. Nature. 1992;356:258–60.
8. Hoffman SJ, Looker DL, Roehrich JM, Cozart PE, Durfee SL, Tedesco JL, Stetler GL. Proc Natn Acad Sci USA. 1990;87:8521–5.
9. Wagenbach M, O'Rourke K, Vitez L, Wieczorek A, Hoffman S, Durfee S, Tedesco J, Stetler G. Synthesis of Wild Type and Mutant Human Hemoglobins in *Saccharomyces cerevisiae*. Nature Biotechnol. 1991;9:57–61.
10. Benesch R, Benesch RE. Biochem Biophys Res Commun. 1967;26:162–7.
11. Ackers GK, Halvorson HR. Proc nstl Acad Sci USA. 1974;71:4312–6.
12. Bunn HF, Esham W, Bull RJ. J Exp Med. 1969;129:909–23.
13. Zuckerman SH, Doyle MP, Gorczynski R, Rosenthal GJ. Preclinical biology of recombinant human hemoglobin rHb1.1. Art Cells Blood Substitutes Biotechnol. 1998;26(3):231–57.
14. Nelson DJ. In: RM Winslow (ed). DCLHb and rHb1.1. Elsevier; 2006. p. 399–414.
15. Kroeger KS, Kundrot CE. Structures of a hemoglobin-based blood substitute: insights into the function of allosteric proteins. Structure. 1997;15:227–37.
16. Siegel JH, Fabian M, Smith JA, Constantino D. Use of recombinant

hemoglobin solution in reversing lethal hemorrhagic hypovolemic oxygen debt shock. J Trauma. 1997;42:199–212.
17. Doyle MP, Fink N, Rosenthal GJ, Gorczynski R. Efficacy of recombinant human hemoglobin to restore oxygen consumption following hemorrhage. Artif Cells Blood Substit Immobilizat Biotechnol. 1996;24:330a.
18. Sillerud L. O, A. Caprihan, N Berton and Gary J Rosenthal. Efficacy of recombinant human Hb by ^{31}P-NMR during isovolemic exchange transfusion. J Appl Physiol. 1999;86(3):887–94.
19. Chakder S, Rosenthal GJ, Rattan S. In vivo and in vitro influence of human recombinant hemoglobin on esophageal function. Am J Physiol. 1995;268:G443–50.
20. Conklin JL, Murray J, Ledlow A, Clark E, Hayek B, Picken H, Rosenthal G. Effects of recombinant human hemoglobin on motor functions of the opossum esophagus. J Pharmacol Exp Ther. 1995;273:762–7.
21. Rattan S, Rosenthal GJ, Chakder S. Human recombinant hemoglobin (RHb1.1) inhibits nonadrenergic noncholinergic(NANC) nerve-mediated relaxation of internal anal sphincter. J Pharmacol Exp Ther. 1995;272:1211–6.
22. Cullen JJ, Conklin JL, Murray J, Ledlow A, Rosenthal G. Effects of recombinant human hemoglobin on opossum sphincter of Oddi motor function in vivo and in vitro. Dig Dis Sci. 1996;41:289–94.
23. Raat NJH, Liu JF, Doyle MP, Burhop KE, Klein J, Ince C. Effects of recombinant-hemoglobin solutions rHb2.0 and rHb1.1 on blood pressure, intestinal blood flow, and gut oxygenation in a rat model of hemorrhagic shock. J Lab Clin Med. 2005;145:21–32.
24. Freytag JW, Caspari RF, Gorczynski RJ. Recent progress in the development of recombinant human hemoglobin (rHb1.1) as an oxygen therapeutic. In: Tsuchida E, editor. Blood Substitutes – Present and future perspectives. Elsevier Science S.A.; 1998.
25. Viele MK, Weiskopf RB, Fisher D. Recombinant human hemoglobin does not affect renal function in humans: Analysis of safety and pharmacokinetics. Anesthesiology. 1997;86:848–58.
26. Gerber MJ, Stetler GL, Templeton D. Recombinant human hemoglobin designed for use as a oxygen delivering therapeutic. In: Tsuchida E, editor. Artificial Red Cells. John Wiley & Sons Ltd; 1995. p. 187–97.
27. Murray JA, Ledlow A, Launspach J, Evans D, Loveday M, Conklin JL. The effects of recombinant human hemoglobin on esophageal motor function in humans. Gastroenterol. 1995;109:1241–8.
28. Lind GH, Stanley T, Caspari RF, Brown EB. A double-blind study to evaluate the safety of recombinant human hemoglobin (rHb1.1) in surgery patients under general anesthesia. Presented in abstract form: the 36 annual meeting of the American Society of Hematology. Blood. 1994;84(10 Suppl. 1):530A.
29. Leone BJ, Chuey C, Gleason D, Steele SM, Greengrass R, Capsari RF, Scanga R. Can recombinant human hemoglobin make ANH more effective? An initial feasibility and safety study. Anesth Analg. 1996;82/2S:S274.
30. Lessen R, Williams M, Seltzer J, Lessin J, Marr A, Guvakov D, Imbing M, Solanski D, Grugan K, Smith D, Kittle D, Lawson N, Caspari R, Loveday M. A safety study of recombinant human hemoglobin for intraoperative transfusion therapy. Anesth Analg. 1996;82/2S:S275.
31. Hayes JK, Stanley TH, Lind GH, East K, Smith B, Kessler K. A double-blind study to evaluate the safety of recombinant human hemoglobin in surgical patients during general anesthesia. J Cardiothoracic Vascul Anesthesia. 2001;15(5):593–602.
32. Eich RF, Li T, Lemon DD, Doherty DH, Curry SR, Aitken JF, Mathews AJ, Johnson KA, Smith RD, Phillips GN, Olson JS. Mechanism of NO-induced oxidation of myoglobin and hemoglobin. Biochemistry. 1996;35:6976–83.
33. Varnado CL, Mollan TL, Birukou I, Smith BJZ, Henderson DP, Olson JS. Development of recombinant hemoglobin-based oxygen carriers. Antioxidants Redox Signaling. 2013;18(17)
34. Laillett DH, Olson JS. In: Winslow RM, editor. Designing recombinant hemoglobin for use a blood substitute. Elsevier; 2006. p. 354–74.
35. Doherty DH, Doyle MP, Curry SR, Valli RJ, Fattor TJ, Olson JS, Lemon DD. Rate of reaction with nitric oxide determines the hypertensive effect of cell-free hemoglobin. Nat Biotechnol. 1998;16:672–6.
36. Tsai AG, Kerger H, Intaglietta M. In: Winslow RM, Vandegriff KD, Intaglietta M, editors. Blood substitutes: physiological basis of efficacy. Boston: BirkHauser; 1995. p. 155–74.
37. Burhop K, Gordon D, Estep T. Review of hemoglobin -induced myocardial lesions. Artif Cells Blood Substit Immobil Biotechnol. 2004;32(3):353–74.
38. Hutter J, Hermann J, Juri G, Messmer K. Moderate hemodilution with rHb2.0 for injection. In: Messmer K, Burhop KE, Hutter J, editors. Microcirculatory effects of hemoglobin solutions, vol. 25. Prog Appl Microcirc Karger; 2004. p. 65–74.
39. Hermann J, Hutter J, Messmer K. rHb2.0 for injection for resuscitation from hemorrhagic shock. In: Messmer K, Burhop KE, Hutter J, editors. Microcirculatory effects of hemoglobin solutions, vol. 25. Prog Appl Microcirc Karger; 2004. p. 75–85.
40. von Dobschuetz E, Hutter J, Hoffmann T, Messmer K. Influence of hemoglobin-based oxygen carriers with different nitric oxide scavenging properties on the pancreatic microcirculation after hemorrhagic shock. In: Messmer K, Burhop KE, Hutter J, editors. Microcirculatory effects of hemoglobin solutions. Prog Appl Microcirc Karger; 2004. p. 86–94.
41. Burhop K, Doyle M. The development and preclinical testing of a second generation recombinant hemoglobin solution, rHb2.0 for injection. In: Messmer K, Burhop K, Hutter J, Karger S, editors. Progress in applied microcirculation: 17th Bodensee symposium on microcirculation, vol. 25. AG; 2004. p. 48–64.
42. Young DB, Garbe TR. Lipoprotein antigens of Mycobacterium tuberculosis. Res. Microbiol. 1991;142:55–65.

Hemolink：发展简史、临床试验和经验教训

29

Agya B.A. Prempeh，Davy C.H. Cheng

王金伙　译，郭建荣　屠伟峰　审校

第一节　引言

血液具有重要的生理功能，如组织供氧、免疫调节、凝血功能调节和缓冲 pH 等。尽管在血液保护策略和血液管理方面取得了进展，但同种异体输血仍然具有重要意义[1]。然而，同种异体输血仍具有潜在风险、功能限制和血供限制等问题，具体包括暴露于血液传播性疾病、不相容反应、免疫抑制、储存血携氧能力受损以及可利用率降低等[2]。值得注意的是，感染风险和同种异体血液的周期性短缺已经成为开发同种异体血液代用品或血液保护策略辅助手段[3]的"血液代用品"的重要动力。"血液代用品"是一个不恰当的称呼，因为这些制剂是利用血红蛋白或全氟碳化合物作为氧载体的溶液[2]，仅用于全血的氧运输和组织供氧功能，故称为氧气治疗剂更适合。

第二节　血红蛋白氧载体（HBOCs）的发展简史

人类早在几百年前就开始了对同种异体血液代用品的研究。1850 年，亚洲霍乱（Cholera）在加拿大大流行期间，Hodder 博士将鲜牛奶经静脉输给 3 位生命垂危的患者，其中有 2 名患者从霍乱中康复。大约 28 年后，纽约的 Thomas 博士遇到了一位妇科肿瘤术后需要输血的垂危患者。由于当时输血存在凝血功能障碍，他不愿意输全血，因此 Thomas 博士参照 Hodder 博士在霍乱大流行期间的做法，将新鲜牛奶通过肘静脉输注给患者。患者病情稳步好转，6 周内完全康复回家。然而，在他随后的研究中，另外 2 名接受新鲜牛奶输注的濒死患者却没有存活下来。Thomas 医生假设静脉输注新鲜牛奶对改善人类血液的数量和质量有治疗作用。他指出淋巴管中的乳糜和牛奶具有相似的化学性质，并提出乳糜是自然形成血液的物质。Thomas 博士认为这 2 名患者的死亡与牛奶输注无直接关系[4]。

由于 Thomas 博士的研究结果喜忧参半，氧气疗法的研究在 20 世纪早期转向了血红蛋白为基础的解决方案。Amberson 及其同事[5]用溶于乳酸林格氏液（LR 或 RL）中的血红蛋白进行动物实验。采用循序渐进的方法，他们先给猫放血，用血红蛋白溶液补充失血。这些猫在短期内存活了下来，它们能够走路，神经功能也证实完好无损。虽然这种治疗方法使猫的肾脏功能有明显的变化，并证明血红蛋白溶液可以维持生命。之后，Amberson 团队[6]继续用含有血红蛋白的乳酸林格氏液进行临床试验。当 14 例患者中有 5 例出现明显的肾损伤和血管性高血压时，中止了研究。在 20 世纪 50 年代，47 名美国海军贫血水手接受了血红蛋白溶液治疗。部分接受治疗的水手也出现了高血压和肾毒性，推测是血红蛋白和红细胞基质沉积阻塞肾小管，血红蛋白引起血管收缩，从而降低肾血流量[7]。越来越多的证据表明，与血红蛋白溶液相关的肾脏和血管并发症导致了其使用量的下降。在 20 世纪 80 年代，由于 HIV 的流行、丙型肝炎病毒的传播、对血红蛋白制剂药理学的进一步了解以及超纯化方法的发展，对这些制剂的兴趣重新燃起。优化的方案是对无基质血红蛋白（stroma-free hemoglobin-based solution）

进行化学修饰,以改善血红蛋白的性能和减少其副作用[8]。

随后产生了四种类型的血红蛋白氧载体(HBOCs),即交联型、聚合型、共轭型和包覆型。交联型的原型是琥珀酰阿司匹林交联血红蛋白(HemAssist)。HemAssist 由分子内交联的人血红蛋白 α 亚单位组成。尽管分子内的共价键似乎稳定了 HemAssist,从而降低了肾毒性,但该产品引起了使心输出量减少的血管强烈收缩。HemAssist 的临床试验因参与者死亡率增加而终止[9-10]。聚合血红蛋白成为一种可行的解决 HBOCs 血管收缩效应的方法。这类 Hb 氧载体由分子间血红蛋白交联组成,以增加其分子尺寸。据推测,这些化合物分子尺寸的增加将减少它们从循环中渗出和随后与内皮细胞分泌的一氧化氮(nitric oxide,NO)的结合。最终结果将是维持平滑肌细胞上 NO 的生理性血管扩张功能[11]。第一代聚合的 HBOCs 产品包括 Hemopure、Oxyglobin、PolyHeme 和 Hemolink。Hemopure 和 Oxyglobin 都是牛源性的 HBOCs。在南非,Hemopure 批准用于治疗成年手术患者的贫血;在俄罗斯,Hemopure 被批准用于治疗急性贫血,而不考虑其潜在病因。在一些临床研究中,Hemopure 与卒中和心肌梗死风险增加有关;因此它还没有在美国获得批准。然而,美国食品药品监督管理局(FDA)已经将 Hemopure 应用于无法选择输血,并且已经用尽了所有其他的治疗方法的严重和危及生命的贫血患者。Oxyglobin 是美国 FDA 和欧洲药品管理局(European Medicines Agency,EMA)批准的唯一 HBOC,但仅限于兽医使用。PolyHeme 是一种人源性吡啶酰化聚合血红蛋白。临床试验表明,PolyHeme 与标准处理策略效果相当[9]。Hemolink 是一种独特的人源性的 HBOC。它是 HBOCs 交联基团和聚合基团的杂交产物,具有分子内键和分子间键,虽然进入了三期临床试验,但未获批准上市。新一代共轭的和包封的 HBOCs 目前正处于临床试验中[9]。

第三节 血红蛋白氧载体的特性

从红细胞中提取血红蛋白(无细胞血红蛋白,cell-free hemoglobin)所形成的溶液失去了许多特性,无法有效地运输氧气和维持组织氧合[8]。因此,为确保安全性和有效性,在制备这些溶液时必须仔细考虑以下特性:

1. 红细胞膜缺乏

血红蛋白溶液相当于是无抗原的血液,因此,它们通常不需要交叉配型试验。然而,异种血红蛋白抗体的发展引起人们的担忧[12]。

2. 红细胞缺乏

2,3-二磷酸甘油酸(2,3-Diphosphoglycerate,2,3-DPG)由红细胞产生,它与脱氧血红蛋白 β 亚基有更强的亲和力,使血红蛋白对氧的亲和力降低,从而引起细胞层面携氧的减少。2,3-DPG 的下降可使氧-血红蛋白解离曲线向左移动,从而导致 Hb 氧释放的减少。早期对人源性血红蛋白进行的化学修饰,使氧-血红蛋白解离曲线在 pH = 7.40 时更接近于 P_{50} = 26 mmHg,氧释放得到改善[11]。牛血红蛋白释放氧依赖氯化物,不依赖 2,3-DPG。因此,由于人血浆氯离子的存在,牛血红蛋白对人氧的亲和力可在正常生理范围内[13]。

3. 血红蛋白分子的来源

血红蛋白主要来源是人、牛、重组和转基因技术。在统计学上,没有证据表明某一来源的血红蛋白功能更好。人血红蛋白往往是最容易获得的,而牛血红蛋白的供应是相对无限的[11]。

4. 血红蛋白分子的结构

早期的理论指出,未修饰的四聚体形式的血红蛋白是导致血红蛋白氧载体出现肾脏和血管并发症的主要原因。从红细胞中释放的未经修饰的四聚体血红蛋白,在人血浆中分解成二聚体和单体,被肾小管迅速清除,导致血红蛋白在血管内半衰期缩短(1~2 h)和肾小管阻塞。另外,血浆中剩余未解离的四聚体外渗与内皮细胞分泌的 NO 结合,引起没有对手的平滑肌收缩。为了确保稳定性和增加分子量,人们对血红蛋白的四聚体结构进行修饰[11](图 29-1,彩图 26)。

5. 铁的影响

亚铁离子(Fe^{2+})是血红蛋白中的载氧铁。当血红蛋白与氧气结合时,亚铁被氧化成三价铁(Fe^{3+}),

基于Hb化学修饰的HBOCs	所使用的材料	代表产品名称
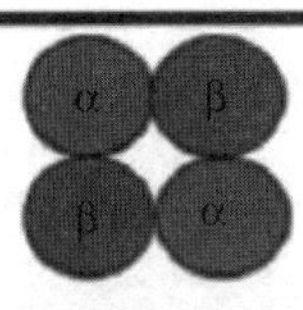 无细胞纯化Hb	从人、牛、鲑鱼和重组源获得的无细胞Hb	Cell-free Hb
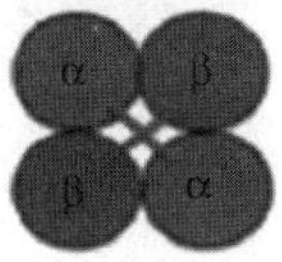 分子内交联Hb	无细胞血红蛋白通过交联试剂如甘氨酸、戊二醛、o-棉子糖、3,5-二溴富马酸水杨酯、吡哆醛-5-磷酸等，在亚基间交联	HemAssist (Baxter) Hemopure (BioPure) Optro (Somatogen) Hemolink (Hemosol)等
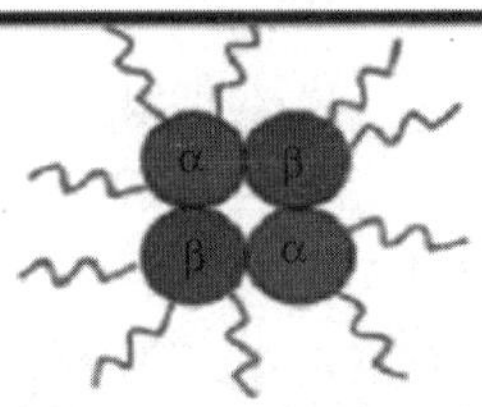 聚乙二醇偶联Hb	无细胞Hb表面偶联的马来酰亚胺活化聚乙二醇（即Hb-Mal-PEG）	Hemospan (Sangart)等
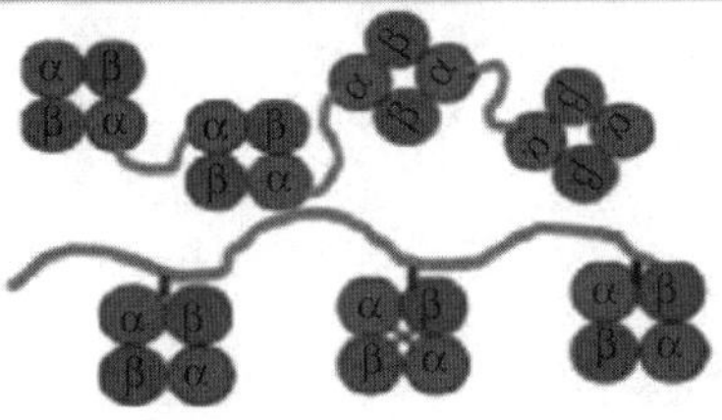 分子间交联和栓于聚合物链的Hb	无细胞Hb通过戊二醛、聚氧乙烯、o-棉子糖等交联剂在分子内和分子间交联或栓于聚合物链上	PolyHeme (Northfield Lab) Pyridoxylated Hb or PHP (Apex Bioscience)等
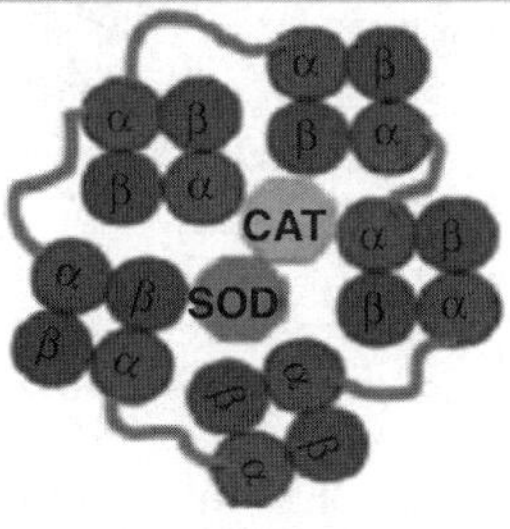 聚合Hb与RBC相关氧化还原酶交联	多个无细胞Hb分子间交联或聚合，并与能够维持维持高效Hb活性的氧化还原环境的酶交联，如超氧化物歧化酶（SOD）、过氧化氢酶（CAT）等，	Poly-Hb-SOD-CAT等

图 29-1　基于化学修饰的 HBOCs 的代表性方法和设计原理图[12]

形成高铁血红蛋白。高铁血红蛋白不能与氧气结合，其中的三价铁（Fe^{3+}）必须还原为亚铁（Fe^{2+}），以维持血红蛋白的携氧能力和正常的血管张力调节。这种氧化还原反应中的还原酶是在红细胞内生成的 NAD 细胞色素 b5 还原酶（NAD-cytochrome b5 reductase）。因此，在开发以血红蛋白为基础的氧载体时，要考虑最大限度地减少高铁血红蛋白的形成[14]。

6. Hemolink 的属性

加拿大 Hemosol 股份有限公司生产出一款 Hemolink，它是 o-棉子糖交联和寡聚的人血红蛋白。生产过程中，首先要清洗选中的红细胞，以去除血浆和其他血细胞成分（图 29-2，彩图 27），随后经过包括巴氏消毒（pasteurization）、过滤和阳离子/阴离子色谱纯化在内的一系列过程，溶解前

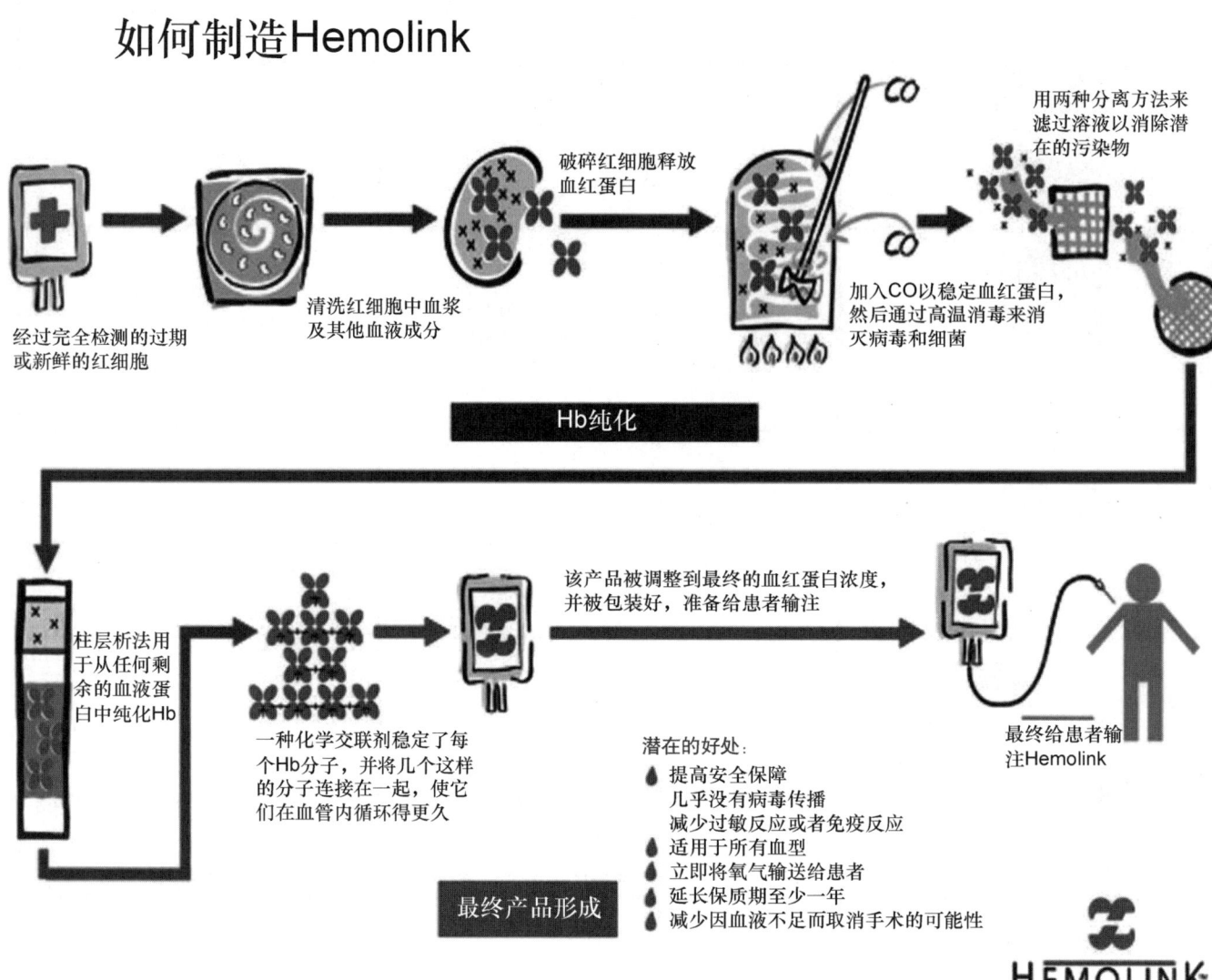

图 29-2　Hemolink 的制造过程[13]

面冲洗过的红细胞提取血红蛋白 A（HbA）。最终使得 HbA 纯度大于 99%。纯化的 HbA 四聚体形成分子内键和分子间键，以增加其稳定性和分子量。HbA 四聚体的分子内共价键发生在 2,3-DPG 结合袋内的两个 β 亚基上，形成一个稳定的 64 kDa 分子。多个稳定的 HbA 四聚体通过 o-棉子糖聚醛交联形成 128～600 kDa 分子量的稳定聚合物，最终产物为含有 100 gHb/L 的乳酸林格氏液。溶液中分子内键和分子间键＞95%，其中分子间键（即聚合键）＞55%[13]。该溶液的其他性质[15]包括运动黏度＝1.24 厘斯，胶体渗透压＝26 mmHg，渗透压＝280～300 mOsm/L，P_{50}＝39±12 mmHg，pH＝7.50±0.5，非合作行为 [Hill 系数（n50）＝1.0±0.2]，内毒素水平＜0.06 EU/ml。Hemolink 的半衰期＝14～20 h[16]。

第四节　Hemolink 的临床试验

Hemolink 的开发始于探索研究，然后是临床前研究。基于临床前研究的数据，向监管部门申请进行临床试验。Hemosol 公司完成了 8 项 Hemolink 临床试验（心血管外科 4 项、骨伤外科 2 项、贫血患者 1 项和健康志愿者 1 项）。主要亮点是首次冠状动脉搭桥手术或称冠状动脉旁路移植术（coronary artery bypass grafting surgery，CABG）的临床试验，其中包括在加拿大和英国的Ⅲ期临床试验。

在心脏手术中,用两种类型的研究设计评估氧气治疗剂[17]。这两种设计的主要结果通常是避免输注同种异体血。在第一项研究设计中,所有参与者都接受术中自体血回输(intraoperative autologous donation,IAD),随机用等量的研究产品或胶体溶液替换采集的血液。这种设计的明显优势是,一些对照组参与者可能不需要输注同种异体血。在另一项研究设计中,参与者不接受IAD。预先确定一个通用输血阈值,当达到阈值时,参与者被随机分配接受研究产品或同种异体血液。这种设计的缺点是,所有达到阈值的对照组参与者都要接受同种异体血。研究人员倾向于使用包含IAD的第一项研究设计来评估心脏手术中的氧疗法,而另一项研究设计主要用于非心脏手术的临床试验。

一、1期临床试验阶段:安全性试验

项目是随机、安慰剂对照和双盲研究,目的是评估Hemolink在健康志愿者中的安全性。纳入42名年龄在19～39岁的健康成年男性志愿者。参与者接受10%的Hemolink(w/v)静脉溶液或等量的乳酸林格氏液。Hemolink剂量为0.025～0.6 gHb/kg,即1.7～42 g。受试者在医疗机构中接受3天的监测,并进行6周的随访。平均动脉压呈剂量依赖性升高,在0.1 gHb/kg时达到比基线高约14%时出现平台期,伴随心率下降,但无心电图异常。呼吸功能不变。一些参与者经历了中到重度的腹痛,用抗痉挛药可有效缓解。当Hemolink剂量 > 0.4 gHb/kg时可观察到疼痛发生。血清胆红素也出现剂量依赖升高,其值超过了Hemolink剂量 > 0.4 gHb/kg时的正常上限。2名参与者肌酸激酶浓度升高,但肌酸激酶-MB质量分数正常。血液学指标均在正常范围内[18]。

二、2期临床试验阶段:CABG试验

在加拿大和英国进行了一项前瞻性随机、对照、开放标签多中心试验。该研究旨在确定接受CABG的患者中,Hemolink作为IAD的辅助用药的剂量反应。第二个目的是评估Hemolink在减少同种异体输血率方面的疗效。60名年龄在18～75岁的患者参与了这项研究。受试者的血细胞比容(Hct)必须足以使体外循环前采集500～1500 ml自体血液后Hct维持在0.20～0.21。排除标准包括充血性心力衰竭、左心室射血分数降低(< 30%)、近期心肌梗死(小于4周)、不稳定心绞痛需要使用肝素和(或)静脉注射硝酸甘油、脑血管意外史(包括短暂性缺血发作)或心血管系统外任何显著的并存基础病。在体外循环前采集500～1500 ml自体血液后,30名参与者按递增顺序接受单剂量Hemolink(250 ml、500 ml、750 ml、1000 ml),而对照组的30名参与者接受等量10%的胶体。预先设定了输血(自体/异体)阈值。17%的对照组参与者需要术中输注同种异体血液,而Hemolink组为0($P = 0.052$)。Hemolink的这一明显优势持续至术后24 h(7% vs. 37%,$P = 0.010$)和术后5天(10% vs. 47%,$P = 0.0034$)。所有严重不良事件与研究产品无关或不太可能相关,且大多数为轻或中度不良事件(98%)[19]。

三、3期临床试验阶段:CABG试验

该试验是一项前瞻性、随机、对照、双盲研究,在加拿大和英国的24个中心进行。该研究的主要目的是评价750 ml Hemolink作为IAD的辅助治疗,以减少初次CABG术中和术后同种异体输血率的疗效。所有参与者都进行了IAD。采集的血液用750 ml Hemolink或750 ml胶体替换输注。当达到预先确定的输血阈值时,即给参与者输血。先输IAD血,如有必要,再输同种异体血。受试者出院后随访3～8周。虽然有386名参与者参与了这项研究,但只有299名参与者接受了Hemolink或胶体的治疗。299名参与者中有11人出现了术中不良事件和失血。研究人员认为,这些不良事件不太可能与Hemolink或胶体的使用有关。其余288名参与者被指定为非计划药效分析(unplanned efficacy analysis,UEA)人群。疗效分析结果显示,对照组有27%患者接受了同种异体输血,而Hemolink组仅17%患者接受了同种异体输血。

此外,Hemolink组需要较少的同种异体血或血液制品,且需输注同种异体血的时间明显延迟。在2000年第二季度完成Ⅲ期试验后,Hemosol向英国药物管制局和加拿大卫生部(the UK Medicine Control Agency and Health Canada)提交了上市许可申请,但被拒绝批准。监管当局要求进行额外的研

究，以补充临床经验部分的信息。三期试验结果在同行评审期刊上有待发表[15, 20]。

四、临床试验终止

Hemosol 公司于 2000 年第四季度开始了美国Ⅲ期 CABG 手术试验。FDA 后来要求修改 Hemolink 的临床试验方案，以加强疗效分析。与 FDA 商讨的结果是 Hemosol 公司暂停了正在进行的Ⅲ期试验，以便在美国开发更全面的Ⅱ期 CABG 试验，这将为 Hemolink 的Ⅲ期临床试验方案的恢复提供基础。FDA 随后批准了 Hemolink 的其他四项Ⅱ期临床试验。这些试验包括 Hemolink 在重做 CABG 手术、化疗引起的贫血、接受高失血骨科手术的患者以及红细胞输血不是治疗选择的严重急性贫血患者中的应用。2003 年 3 月，美国Ⅱ期首次 CABG 手术手术试验的数据和安全监测委员会（DSMB）通知 Hemolink 公司，观察到 Hemolink 组心脏不良事件发生率不平衡。Hemosol 公司决定暂停所有涉及 Hemolink 的Ⅱ期临床试验，等待内部和外部安全性分析审计。基于审计报告，Hemosol 公司得出结论，在重新开始临床试验之前，必须对 Hemolink 进行进一步的临床前研究[20]。

第五节　经验教训

在 20 世纪 80 年代和 90 年代，尽管美国国立卫生研究院、工业界和军方进行了大量赞助研究，投资开发氧气治疗剂，但目前没有一种产品被批准在北美或欧洲进行临床应用[21]。然而，对这些药剂的大量研究丰富了这一领域的知识体系。

尽管几十年的现代研究表明，氧气治疗剂与同种异体血液在氧运输和组织氧合特性方面存在差异，但这两种化合物的临床应用很具潜在挑战性。同种异体输血相关的不良事件很少发生，因此，需要大量的参与者来充分支持这项临床研究，以比较氧气治疗剂和同种异体血液的安全性。解决这一难题的一种方法是在同种异体血液可能不容易获得的情况下，证明氧气治疗剂与血液具有可接受的安全性和临床等效性；另一种方法是利用这些药剂独特的氧气输送特性，在缺氧或缺血的组织中提供暂时性的

局部氧合[21]。Fontes[22] 的动物实验表明，机器灌注富含 HBOC 的灌注液可有效改善移植前长时间冷缺血肝移植的情况。随后，有团队对机器灌注 HBOC 后的肝脏进行了第 1 例人体肝移植[23]。

在体循环中，黏度是一种必要的抑制能力，它能控制 HBOCs 将氧气输送到组织。血红蛋白溶液的黏性比全血小得多。因此，HBOCs 溶液的血液稀释降低了全血黏度和全身血管阻力。血液黏度的降低可能会改善体循环[24]。另一方面，微循环是非常复杂的，该微循环的血液流动受包括切应力和局部氧分压等多种因素的影响和调节。

微循环中小血管内壁的内皮细胞可感受剪切应力，而这剪切应力与血液黏度和胶体压成正比[25]。微循环中剪切应力的减少可触发内皮细胞下调 NO 的生成[26-27]。理论上，期望高胶体渗透压的 HBOCs 在微循环中保持血液的正常流动。HBOCs 的血液稀释效应可将平衡胶体的高渗透压[28-29]。当 HBOCs 使血红蛋白浓度接近正常时，聚合的血红蛋白四聚体比稳定的血红蛋白四聚体或表面偶联物组成的血红蛋白四聚体具有更低的胶体渗透压。因此，当只考虑剪切应力时，聚合血红蛋白四聚体可减慢微循环内的血流。

研究者已经证实末端小动脉是根据匹配组织氧需的氧分压来调节微循环血流[30]。相矛盾的是，输送至末梢小动脉的氧量增加反而刺激血管发生收缩[29-31]。决定氧气输送到末端小动脉的因素包括血液中的含氧量、血红蛋白释放氧的能力以及氧气从血红蛋白分子扩散到血管内皮的能力[31-33]。1 分子的扩散系数与其分子半径成反比[32-34]。因此，具有较小分子半径和较高氧气扩散系数的 HBOCs 已被证明可因血管收缩并限制血液流向远端毛细血管[34-36]。实验模型表明，与其氧亲和性 P_{50} 比较，HBOC 的扩散特性是其血管活性的一个重要贡献者[34-36]。因此，这些研究可告知这种具有高黏度、高胶体渗透压和大分子半径的 HBOCs 不太可能会引起血管收缩，从而达到改善毛细血管床氧输送的目的。

现在关注 HBOC 的安全性主要侧重于血管活性和全身升压效应[37]，后者是早年关于 HBOC 的一氧化氮清除理论，也就是说这种大分子量的 HBOC 不容易外渗到内皮下间隙与 NO 结合而引起血管收缩。然而，当使用几乎完全由血红蛋白的高阶聚合物和最少四聚体组成的 PolyHeme 和 Hemopurey 而引起

强烈的血管收缩反应时[38]，上述的假设才受到了严肃的挑战。

总而言之，正是由于对氧气治疗剂相关的药理学特性的深刻领悟，以前几代科学家的努力付出或许是一种失败，或许带来了一线希望。虽然过去的失败降低了乐观情绪，但近来专门为缺血或缺氧组织提供氧气设计的新药很有希望[21]。尽管现在判断这些新产品是否会成功还为时过早。然而，在其开发过程中所取得的科学进步无疑将推动氧气治疗领域朝着血液代用品的最终成功迈进，从而造福于人类。

要点

- 同种异体血液在全世界的使用非常普遍，但它的相关风险和周期性短缺刺激了"血液代用品"的研发，特别是血红蛋白氧载体（HBOCs）的研发。
- Hemolink 是一种独特的杂交 HBOC，由稳定的四聚体人血红蛋白 A 组成，与 o-棉子糖交联形成聚合物。
- 尽管在英国和加拿大的临床试验中观察到 Hemolink 的潜力，但在美国的临床试验中，因其血管收缩作用导致心脏事件的增加越来越引起重视。
- 有关 HBOC 血管并发症的病理生理学理论的新发现提示微循环动力学比 NO 清除假说发挥着更重要的作用。
- 鉴于其药理特性方面积累的大量知识，人们对新一代 HBOC 将取得成功应持谨慎乐观的态度。

参考文献

1. Meier J, Filipescu D, Kozek-Langenecker S, Llau Pitarch J, Mallett S, Martus P, et al. Intraoperative transfusion practices in Europe. Br J Anaesth. 2016;116(2):255–61.
2. Chen JY, Scerbo M, Kramer G. A review of blood substitutes: examining the history, clinical trial results, and ethics of hemoglobin-based oxygen carriers. Clinics (Sao Paulo). 2009;64(8):803–13.
3. Stowell CP. What happened to blood substitutes? Transfus Clin Biol. 2005;12(5):374–9.
4. Thomas TG. The intra-venous injection of milk as a substitute for the transfusion of blood: illustrated by seven operations. N Y Med J. 1878;27: p. 449.
5. Amberson WR, Mulder AG, Steggerda FR, Flexner J, Pankratz DS. Mammalian life without red blood corpuscles. Science. 1933;2014(78):106–7.
6. Amberson WR, Jennings JJ, Rhode CM. Clinical experience with hemoglobin-saline solutions. J Appl Physiol. 1949;1(7):469–89.
7. Winslow RM. The results of 62 large-volume hemoglobin infusions in man. In: Hemoglobin-based red cell substitutes. Baltimore and London, Johns Hopkins University Press; 1992. p. 177–8.
8. Carmichael FJ. Recent developments in hemoglobin-based oxygen carriers – an update on clinical trials. Transfus Apher Sci. 2001;24:17–21.
9. Moradi S, Jahanian-Najafabadi A, Roudkenar MH. Artificial blood substitutes: first steps on the long route to clinical utility. Clin Med Insights Blood Disord. 2016;9:33–41.
10. Shekhar C. Blood relatives: artificial oxygen carriers between promise and concern. Chem Biol. 2007;14(10):1091–2.
11. Gould SA, Moss GS. Clinical development of human polymerized hemoglobin as a blood substitute. World J Surg. 1996;20(9):1200–7.
12. Jahr JS, Walker V, Manoochehri K. Blood substitutes as pharmacotherapies in clinical practice. Curr Opin Anaesthesiol. 2007;20(4):325–30.
13. Anbari KK, Garino JP, Mackenzie CF. Hemoglobin substitutes. Eur Spine J. 2004;13 Suppl 1(Suppl 1):S76–82.
14. Gupta AS. Hemoglobin-based oxygen carriers: current state-of-the-art and novel molecules. Shock. 2019;52(1S Suppl 1):70–83.
15. Cheng DC. Safety and efficacy of o-raffinose cross-linked human hemoglobin (Hemolink) in cardiac surgery. Can J Anaesth. 2001;48(4 Suppl):S41–8.
16. Scatena R, Giardina B. O-raffinose-polymerised haemoglobin. A biochemical and pharmacological profile of an oxygen carrier. Expert Opin Biol Ther. 2001;1(1):121–7.
17. Mazer D. Review of clinical trials of oxygen therapeutics. TATM. 2000; SI, 27–31.
18. Carmichael FJ, Ali AC, Campbell JA, Langlois SF, Biro GP, Willan AR, et al. A phase I study of oxidized raffinose cross-linked human hemoglobin. Crit Care Med. 2000;28(7):2283–92.
19. Cheng DC, Mazer CD, Martineau R, Ralph-Edwards A, Karski J, Robblee J, et al. A phase II dose-response study of hemoglobin raffimer (Hemolink) in elective coronary artery bypass surgery. J Thorac Cardiovasc Surg. 2004;127(1):79–86.
20. Securities and Exchange Commission, Washington, DC 20549. Form 6-K. Report of foreign issuer pursuant to rule 13a-16 or 15d-16 of The Securities Exchange Act of 1934. Hemosol Corp 2004.
21. Winslow RM. Current status of oxygen carriers ('blood substitutes'): 2006. Vox Sang. 2006;91(2):102–10.
22. Fontes PA. The evolution of oxygen carrier solutions for machine perfusion. Transplantation. 2017;101(11):2657–8.
23. Spahn DR, Goodnough LT. Alternatives to blood transfusion. Lancet. 2013;381(9880):1855–65.
24. Winslow RM, Gonzales A, Gonzales ML, Magde M, McCarthy M, Rohlfs RJ, et al. Vascular resistance and the efficacy of red cell substitutes in a rat hemorrhage model. J Appl Physiol. 1998;85:993–1003.
25. Karmakar N, Dhar P. Effect of steady shear stress on fluid filtration through the rabbit arterial wall in the presence of macromolecules. Clin Exp Pharmacol Physiol. 1996;23(4):299–304.
26. de Wit C, Schäfer C, von Bismarck P, Bolz SS, Pohl U. Elevation of plasma viscosity induces sustained NO-mediated dilation in the hamster cremaster microcirculation in vivo. Pflugers Arch. 1997;434(4):354–61.
27. Intaglietta M, Johnson PC, Winslow RM. Microvascular and tissue oxygen distribution. Cardiovasc Res. 1996;32(4):632–43.
28. Fischer SR, Burnet M, Traber DL, Prough DS, Kramer GC. Plasma volume expansion with solutions of hemoglobin, albumin, and ringer lactate in sheep. Am J Phys. 1999;276(6):H2194–203.
29. Migita R, Gonzales A, Gonzales ML, Vandegriff KD, Winslow RM. Blood volume and cardiac index in rats after exchange transfusion with hemoglobin-based oxygen carriers. J Appl Physiol (1985). 1997;82(6):1995–2002.
30. Duling BR, Berne RM. Longitudinal gradients in periarteriolar oxygen tension. A possible mechanism for the participation of oxygen in local regulation of blood flow. Circ Res. 1970;27(5):669–78.

31. Tsai AG, Vandegriff KD, Intaglietta M, Winslow RM. Targeted O2 delivery by low-P50 hemoglobin: a new basis for O2 therapeutics. Am J Phys Heart Circ Phys. 2003;285(4):H1411–H9.
32. Wettstein R, Tsai AG, Erni D, Winslow RM, Intaglietta M. Resuscitation with polyethylene glycol-modified human hemoglobin improves microcirculatory blood flow and tissue oxygenation after hemorrhagic shock in awake hamsters. Crit Care Med. 2003;31(6):1824–30.
33. Cabrales P, Tsai AG, Winslow RM, Intaglietta M. Effects of extreme hemodilution with hemoglobin-based O2 carriers on microvascular pressure. Am J Physiol Heart Circ Physiol. 2005;288(5):H2146–53.
34. McCarthy MR, Vandegriff KD, Winslow RM. The role of facilitated diffusion in oxygen transport by cell-free hemoglobins: implications for the design of hemoglobin-based oxygen carriers. Biophys Chem. 2001;92(1–2):103–17.
35. Vaslef SN, Kaminski BJ, Talarico TL. Oxygen transport dynamics of acellular hemoglobin solutions in an isovolemic hemodilution model in swine. J Trauma. 2001;51(6):1153–60.
36. Sakai H, Hara H, Yuasa M, Tsai AG, Takeoka S, Tsuchida E, et al. Molecular dimensions of Hb-based O(2) carriers determine constriction of resistance arteries and hypertension. Am J Physiol Heart Circ Physiol. 2000;279(3):H908–15.
37. Buehler PW, Alayash AI. Toxicities of hemoglobin solutions: in search of in-vitro and in-vivo model systems. Transfusion. 2004;44(10):1516–30.
38. Rohlfs RJ, Bruner E, Chiu A, Gonzales A, Gonzales ML, Magde D, et al. Arterial blood pressure responses to cell-free hemoglobin solutions and the reaction with nitric oxide. J Biol Chem. 1998;273(20):12128–34.

PolyHeme：发展简史、临床试验和经验教训

30

Alexis Cralley, Ernest Moore
罗文池　卓晓宇　译，庄培培　刘克玄　审校

第一节　PolyHeme 的研发历程

PolyHeme 是第一个在严重外伤患者中评估使用的人聚合血红蛋白（Hb）产品，主要应用于无法获得库存红细胞的情形。该产品早在 1969 年就由 Northfield 实验室（位于伊利诺伊州 Evanston）与美国陆军共同合作研发（尽管 Northfield 实验室到 1985 年才正式成立）[1]。

PolyHeme 的创新，始于收集超过库存期的人类血液。用无致热原水清洗血液来使红细胞溶解，之后进行过滤，使红细胞膜及其内容物（即基质）从血红蛋白分子中分离，得到无基质血红蛋白（stroma free Hb，SFH）[2-4]。Northfield 实验室对 SFH 的化学修饰包括两个步骤，依次是 Hb 分子的吡哆醇化和多聚化[5]。首先，将磷酸吡哆醛（pyridoxal 5-phosphate）和 SFH 以 4:1 的摩尔比混合，并通过与氮气交换达到隔离氧气的效果，然后向无氧的溶液中加入硼氢化钠，反应 2～4 h 后得到吡哆醇化 Hb[4]。SFH 的吡哆醇化使 P_{50} 从 12～14 mmHg 上升到 20～22 mmHg，抵消了红细胞在裂解过程中失去 2,3-二磷酸甘油酸酯后氧亲和力的上升。与 SFH 相比，吡哆醇化提升了 Hb 在毛细血管网的氧释放能力。早期使用灵长类动物模型输血的临床前试验结果显示，与 SFH 相比，Northfield 研发的吡哆醇化 Hb 能更好地提高静脉血 PO_2，并提升组织高 PO_2 时血液的氧释放能力[6]。

而下一步 Hb 分子的多聚化，Savitsky 在其 1978 年的临床试验报告中报道，SFH-P 分子的聚合阻断了 Hb 四聚体的解离以及与之相关的副作用[7]，并且在提高 Hb 浓度的同时也将胶体渗透压降低到生理可耐受水平[6]。Northfield 利用戊二醛使 Hb 分子间相互交联。当胶体渗透压下降到目标水平时，聚合反应才会发生。聚合后，去除所有未参与反应的四聚体，最终得到纯净无基质的吡哆醇化聚合 Hb 溶液（Poly-SFH-P）[5, 8-9]。Northfield 在开始临床试验之前只发表了有限的临床前动物研究。但是，他们的研究表明，PolyHeme 在应用于灵长类动物的输血治疗时，能有效地在较宽泛的血细胞比容范围内输送氧。重要的是，这在临床相应的低血细胞比容条件下是同样有效的，包括达到致命程度的近乎为零的血细胞比容，而且尚无证据表明外周血管收缩或肾功能不全的发生与 SFH 相关[10-11]。在 Northfield 的临床试验中，他们最后确定 PolyHeme 产品能与输注 1 个单位浓缩红细胞所含的 Hb 的量相当，每 500 ml 单位的 PolyHeme 特征如表 30-1 所示。

表 30-1　每单位 Polyhemer 的特征

容积	500 ml
血红蛋白总含量	50 g
[Hb]	10 g/dl
相对分子质量（＞64 kDa）	99%
P_{50}	26～32 mmHg
四聚体含量	≤1.0%
高铁血红蛋白百分比（%）	＜8
$t_{1/2}$	24 h
4℃保质期	＞1.5 年
12℃保质期	6 周

第二节　Ⅰ期临床试验

第一个开放标签的剂量递增安全性试验是一个单中心试验。该试验招募了22名健康男性受试者，予输注9.2～61.2 g剂量范围的PolyHeme，结果使其血浆Hb浓度从174 mg/dl增长到1.211 g/dl。试验中没有发现可归因于PolyHeme的有临床意义的血流动力学改变或未预料到的全身性副反应，这为该产品的安全性提供了支持[12]。在健康受试者之后，一个研究中心纳入了10名男性和女性成年创伤患者，用1 U的PolyHeme代替1 U浓缩红细胞进行治疗。结果显示，每单位PolyHeme可使血浆Hb增加1.3±0.5 g/dl，而且生命体征、血液及尿液生化检查均无明显变化，表明受试者能很好地耐受1 U的PolyHeme输注[12]。上述Ⅰ期临床试验均于1991年完成[13]。

第三节　Ⅱ期临床试验

第一个二期临床试验是在Denver卫生医疗中心进行的，旨在评估PolyHeme对急性失血患者的潜在治疗益处[14]。这项非随机、开放标签的前瞻性试验纳入了39名成年创伤患者，在取得知情同意后，分别接受1 U、3 U或6 U的PolyHeme。PolyHeme的输注速度从175 min输注1 U到20 min输注6 U不等。8名输注6 U PolyHeme的受试者的输注前平均Hb浓度为9.7±2.6 g/dl。在仍有活动性出血时输注6 U Polyheme，最终Hb水平为7.5±1.2 g/dl，即使红细胞Hb浓度下降了2.9±1.2 g/dl，但这反映了活动性出血与Hb输注之间的平衡。在这些患者中，由PolyHeme提供的血浆Hb浓度提升为0到4.8±0.8 g/dl。这一证据表明，作为浓缩红细胞的代用品，PolyHeme可以输注6 U。超过一半的受试者（$n = 23$，59%）只输注了PolyHeme而没有使用其他任何血制品，这表明PolyHeme能够满足只需要1～2个单位血液的患者对同种异体血的需求。在安全性评估方面，在超过3天的监测期内监测了患者的体温、平均动脉压、心率和肌酐清除率，这些与基础值相比均没有显著变化。

第一个随机、前瞻、开放标签的临床试验是在Denver健康医疗中心和加州大学圣地亚哥分校两个一级创伤中心进行，旨在比较PolyHeme和浓缩红细胞的有效性和安全性[15]。该试验纳入了44名创伤或手术后急性失血且急需输血治疗的成年患者。在失血期，对照组立即输注同种异体血，而试验组输注上限为6 U的PolyHeme。在试验组中，任何额外的输血需求都使用同种异体血。输注完毕后，试验组的平均红细胞Hb浓度为5.8±0.5 g/dl，而对照组为10.6±0.3 g/dl，但由于试验组PolyHeme提供了额外的血浆Hb浓度（4.4±0.3 g/dl），所以试验组和对照组之间的总Hb浓度并无统计学差异。如表30-2所示，在最初的12 h和24 h内，PolyHeme组所需的同种异体血显著减少，以至于在超过3天的监测期内同种异体血输注量也减少了4 U。总之，该项随机试验证明了在持续失血患者中，PolyHeme不仅能够作为可接受的短期血液代用品来维持Hb浓度，而且还能减少同种异体血的使用[15]。

第一个将PolyHeme的可能允许剂量提高到20 U的研究是一项完成于2002年的开放标签、非随机的多中心临床试验[16]。共有171名患者接受了上限为20 U的PolyHeme用于治疗手术引起的出血。主要结局指标是接受PolyHeme治疗后的30天死亡率。对照组来源于一个机构既往连续纳入的300名手术患者。这一历史对照组包含了因宗教信仰拒绝输血而发展到贫血并且术中Hb < 8 g/dL的患者。两个队列的死亡率均随着Hb的降低而增加；而当Hb ≤ 5.6 g/dL时，PolyHeme组的死亡率显著低于对照组（图30-1）；而且，在因进展性快速失血导致红细胞Hb浓度低于3 g/dL的亚组患者中，输注PolyHeme可使总Hb浓度维持在超过7 g/dL。PolyHeme亚组的死亡率为25%（10/40），而历史对照组的死亡率为64.5%（20/31）。此外，历史对照组中红细胞Hb ≤ 2 g/dL的患者中无存活者，而PolyHeme组中红细胞Hb < 1 g/dL的患者存活率为75%（9/12）。这项试验提示，在大出血且无法获得同种异体血的情况下，PolyHeme的使用能有效避免致命性贫血的发生并提高患者生存率。

表30-2　需要的红细胞单位数

时间	对照组	试验组	P值
输注即刻	4.9±1.4	0	$P < 0.05$
第一个12 h	9.5±4.2	5.2±4.4	$P < 0.05$
第一个24 h	10.4±4.2	6.8±3.9	$P < 0.05$
全天	11.3±4.1	7.8±4.2	$P = 0.06$

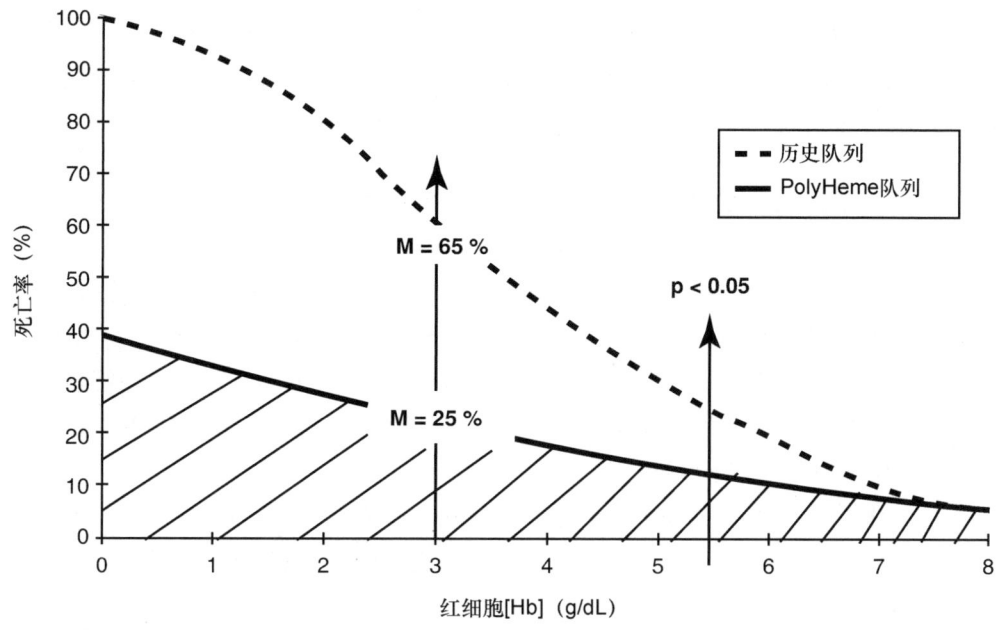

图 30-1 PolyHeme 与历史队列的 30 天死亡率对比。当红细胞 [Hb] ≤ 5.6 g/dl 时，Polyheme 组死亡率明显降低（From：Gould, et al.[16]；with permission）

Northfield 在这项试验结果公布后试图申请 FDA 的上市许可证，结果却遭到了 FDA 的驳回，理由是该产品尚未在救护车和院前急救这些可能会使用 PolyHeme 的场景中进行试验[17]。

PolyHeme 与库存红细胞的免疫炎性效应比较

在开展这些早期临床试验的过程中，由 Ernest Moore 博士带领的 Denver 健康医疗中心研究团队也致力于评估 PolyHeme 作为红细胞代用品用于降低急性创伤患者多器官衰竭（multiple organ failure，MOF）的发生率。DHMC 小组对输注库存红细胞的促炎效应，及其通过中性粒细胞的细胞毒性诱导 MOF 的能力尤为感兴趣[18]。他们既往研究发现库存红细胞含有的炎性细胞因子和脂质能促使更多的多形核白细胞（polymorpho-nuclear leukocytes，PMNs）释放细胞毒性产物。他们发现在复苏过程中输注 6 U 或更多的浓缩红细胞是 MOF 发生的独立危险因素[19]。在开展 PolyHeme 临床试验时，他们同时进行了体内和体外的研究，比较了库存红细胞和 PolyHeme 对分离的 PMNs 和血管内皮的影响。体外实验结果表明，库存红细胞可引起内皮细胞激活、白细胞超氧化物产生和弹性蛋白酶释放，而 PolyHeme 则没有这些促炎效应[20]。在 PolyHeme 的临床试验中，他们检测了浓缩红细胞和 PolyHeme 输注 120 h 后的细胞毒性反应，发现浓缩红细胞组的 PMNs 的细胞毒性水平是 PolyHeme 组的两倍[21]。此外，浓缩红细胞组的促炎细胞因子水平明显更高[22]。在急性创伤人群中，MOF 的发生率约为 37%，而 20 名输注 PolyHeme 用于初始复苏的受试者中仅有 15% 发生 MOF[20]。这些研究揭示了库存红细胞有促炎反应的副作用，以及输注 6 U 库存浓缩红细胞与 MOF 发生风险增加的相关性。这些发现是设计 III 期临床试验的关键促进因素。

第四节 III 期临床试验

最后一个 III 期多中心随机对照开放标签试验于 2003 年开展。基于 FDA 法规第 21 卷第 50 节第 24 条，该研究被批准豁免知情同意。从 2004 年 1 月到 2006 年 7 月，29 个一级创伤中心总共纳入了 720 名患者[23]。对符合纳入标准的急性创伤导致的失血性休克三期的成年受试者进行随机分组。对照组患者接受标准治疗（在一级创伤中心使用晶体液和所需的同种异体血制品）。试验组则在受伤后的第一个 12 h 内在一级创伤中心接受上限为 6 U 的 PolyHeme 治疗。在输注 6 U PolyHeme 或 12 h 治疗窗口期过去后，可根据需要再输注同种异体血制品。12 h 窗口期的关键在于它为转运时间短的患者提供了足够的时间来输注 PolyHeme，也为有大量输血需求（需要 6 U 或更多的含 Hb 制品）且面临更高 MOF 风险的患者进行二次评估提供了条件。

该研究对 30 天死亡率进行优效和非劣效性检验。优效性检验的假说是接受 PolyHeme 治疗的患者死亡率比对照组低 7%，而非劣效性检验的假说是接受 PolyHeme 治疗的患者死亡率不会比对照组高 7%。该项研究的次要结局包括第 1 天死亡率、穿透性伤与钝器伤的死亡率比较、同种异体血总使用量和 30 天多器官衰竭发生率。最终每种方案各纳入了 590 名患者接受治疗。30 天死亡率在两组间无统计学差异（$P = 0.196$）：PolyHeme 组为 13%（46/349），对照组为 10%（36/365）。第 1 天死亡率在两组之间也无显著差异；但是，在符合方案分析中，PolyHeme 组首次输血的中位时间为 14.1 h，而对照组则为 1.5 h[23]。延迟输注血液制品而死亡率却无差异，这说明在临床实际中，若无法立即输注红细胞，输注 PolyHeme 可提高患者的生存时间。此外，输注 PolyHeme 可以明显减少库存血液制品的使用：在 PolyHeme 组中仅有 43% 受试者需要输注浓缩红细胞，而对照组为 52%（$P < 0.001$）。由于整个研究纳入了多种创伤患者，而非只针对严重创伤患者（对照组患者中只有一半需要输血，且只有 34% 需要大量输注 6 U 或以上的血制品），所以两组中 MOF 总体发生率较低，且无统计学差异。在这些患者中，除 5 名患者外，其余都输注了至少 6 U 的浓缩红细胞（对照组 18/20，PolyHeme 组 23/26）。

另一个对本研究特别重要的不良事件是心肌梗死的发生率。2008 年 JAMA 的一项荟萃分析报告称，心肌梗死发生风险的增高与所有 Hb 血液替代品的使用相关，包括 PolyHeme[24]。在本项临床试验中，初期研究人员就发现了 PolyHeme 组的心肌梗死的发生率更高（实验组：对照组= 11∶3，$P < 0.05$），但没有一例被认为"有可能"或"很有可能"与 PolyHeme 的使用有关[24]。之后，一个被设盲且独立的心脏事件小组委员会对该项研究中的心血管不良事件的发生率进行了事后分析。该委员会的回顾审查中明确的"有可能"和"很有可能"的心肌梗死，导致每组超过 50% 有心肌梗死证据的患者发生心肌梗死，但最终他们的回顾审查未能发现不良心血管事件（心脏标志物升高、心电图异常和心肌梗死）与 PolyHeme 的使用相关[23, 25]。

基于Ⅲ期试验的结果，Northfield 实验室向 FDA 提交了 PolyHeme 的申请批准。然而，在非劣效性分析的研究中，只有符合方案分析（$n = 590$）的置信区间范围低于预设的 7% 临界值，而符合干预措施分析（$n = 714$）的置信区间范围超过 7% 临界值。在符合方案分析中，124 名受试者因不符合条件或违背治疗方案而从分析中剔除。遗憾的是，2009 年 5 月 FDA 认为 PolyHeme 没有达到符合干预措施分析中预设的临界值，而拒绝批准 PolyHeme 用于临床[17]。

第五节　伦理委员会与经验教训

Northfield 的最后一项 PolyHeme 临床试验在创伤研究领域留下了两个争议不休的问题：第一，何时以及如何在创伤研究中使用豁免知情同意？第二，在不同种族人群中评估新的创伤干预措施时，理想的主要结局指标应该是什么？

关于第一个议题——在创伤研究过程中使用知情同意，PolyHeme Ⅲ期临床试验引起了全国的关注。1996 年美国推出了豁免知情同意（美国联邦法规第 21 卷第 50 节第 24 条）及其所需要的几个关键条件；该试验也满足了包括严格的社区咨询在内的所有要求[26]。然而，关于临床试验最终规则的使用引发了争议，批评者认为当创伤中心有能力提供同种异体血时，实验组应该接受可用的同种异体血作为标准治疗，而不应该在受伤后的最初 12 h 内限制只能首先使用不超过 6 U 的 PolyHeme。然而，这种批评是基于一种假设：输注同种异体血是可接受的治疗标准，而 PolyHeme 的临床应用指征为仅在红细胞不可获取时使用。全国的媒体报道都未能理解 12 h 的时长设定目的——模拟延迟获得同种异体血的情景的必要性。这一情景虽然在城市的一级创伤中心并不常见，但在军队和农村地区却是一问题现象。在本研究中，两组队列到达治疗机构的中位时间均为 26 min[23]，体现了研究中心健全的创伤救治系统和丰富的医疗资源。如果治疗阶段仅限于院前急救，并且所有患者在到达治疗机构的 26 min 内立即输注同种异体血，也即假设有充足的医疗资源来保证及时向所有患者提供足够的血液，那么，这将使数据变得混杂。此外，如果所有患者都能在受伤后 26 min 内接受异体血,那么本研究的次要结局——评估 PolyHeme 减少异体输血量和降低 MOF 发生率方面的潜力就不可能实现。遗憾的是,全美有关豁免知情同意的报道给研究设计依据的科学性蒙上了阴影。这项基于 12 h 治疗期的研究方案用于评估 PolyHeme 在同种异体血难以获得时作为可接受的含 Hb 替代品的能力,最终被认为是成功且设计上是符合伦理的。

最后一点,非劣效性分析的 30 天死亡率未达到预先设定的统计学目标,引发了关于评估院前甚至入院早期使用的新型创伤干预措施的合适结局指标的讨论。理想情况下,就地复苏干预措施应能有效延长患者生存时间,能支持患者到达最终医疗机构;但如果不从合适的患者群体角度出发,那么这些干预措施对患者的长期生存的影响可能有限。创伤的严重程度可分为三类:不论治疗与否均可存活的损伤、不论治疗与否均不可存活的损伤,以及使用及时有效的干预措施能决定生存与否的潜在可存活性损伤[17]。前两类患者并不能提供合适的队列来评估新的干预措施的有效性。Ⅲ期临床试验的总死亡率仅为 13%(86/714),而且半数对照组患者在最初 12 h 内也不需要输注任何血液成分[23],反映了有相当一部分的患者并无使用 PolyHeme 的指征。因此,整个研究队列纳入符合干预措施分析的人群中,可能并不能准确代表能获益于早期使用 PolyHeme 的目标人群。临床试验结束后开展的事后分析表明,在损伤后的 8 h 内,PolyHeme 受试者的生存期显著延长(图 30-2)[17]。也许更有针对性的主要结局指标,如生存时间,会是使用 PolyHeme 干预疗效的更好指标;然而,对于 FDA 和创伤研究者来说,特定创伤干预措施的理想结局指标仍然是一个极具争议的话题[27]。

尽管在美国 FDA 还没有批准任何 Hb 血液替代品用于治疗创伤患者,但未来仍然充满希望。目前,一项由美国国防部支持的评估 Hemopure® 的试验正在南非进行,该产品是一种由宾夕法尼亚州 Souderton 的血红蛋白氧治疗有限责任公司(Hemoglobin Oxygen Therapeutics LLC)生产的牛血红蛋白溶液。目前,Hemopure® 在南非已被批准用于治疗成年手术患者的贫血,而该临床试验将纳入 1400 名院前接受 Hemopure® 治疗的创伤患者[28]。也许该临床试验可以避免困扰 PolyHeme 在美国开展院前急救试验中遇到的难题,Hb 血液替代品也将再次出现在美国的救护车上。

第六节 总结

PolyHeme 短暂的 25 年研发历程可为未来申请获得 FDA 批准的新型创伤干预措施提供经验教训。虽然临床试验支持 PolyHeme 的使用能安全、有效地

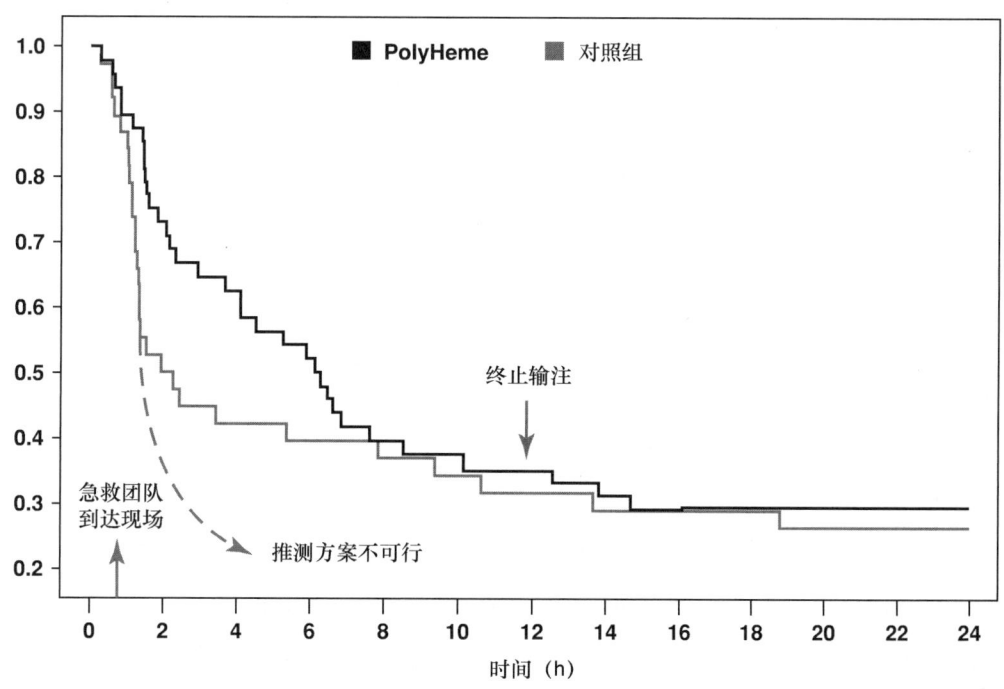

图 30-2 Kaplan Meye 曲线展示 PolyHeme 组或对照组死亡患者的死亡时间(From Bernard et al[17];with permission)

延缓和减少创伤患者对同种异体血的需求，但由于 30 天死亡率不符合预期，该产品最终未能获得 FDA 的批准。可携氧红细胞的替代品或其他能延长院前生存时间的措施或产品，对于确切需要但又有延迟治疗可能的严重创伤患者来说，都是极其重要的需求。然而，像军事伤亡、大规模死伤或自然环境灾害等场景并不易融入临床试验过程，创伤研究专员仍需继续设计类似 PolyHeme 试验的新方案，以便更好地将结果外推到这些特定人群中去。

要点

- PolyHeme 是第一种针对创伤患者在红细胞不可获得时使用的血红蛋白产品。
- 500 ml 的 PolyHeme 与 1 单位浓缩红细胞相当，即每输 100 ml 可提供 10 g 血红蛋白。
- 在 II 期临床试验中，使用 PolyHeme 代替浓缩红细胞且红细胞［Hb］＜ 1 g/dl 的历史对照组患者生存率为 75%。
- 在创伤患者中，与浓缩红细胞相比，PolyHeme 的细胞毒性、促炎反应副作用更低，并且可能可以降低 MOF 的发生风险。
- III 期临床试验探讨了 PolyHeme 在院前场景中的应用，但最终因无法达到预设的非劣效性目标——比对照组高出不超过 7% 的死亡率，而被 FDA 驳回审批。

参考文献

1. Chen JY, Scerbo M, Kramer G. A review of blood substitutes: examining the history, clinical trial results, and ethics of hemoglobin-based oxygen carriers. Clinics (Sao Paulo). 2009;64:803–13.
2. Sehgal LR, Gould SA, Rosen AL, Sehgal HL, Moss GS. Polymerized pyridoxylated hemoglobin: a red cell substitute with normal oxygen capacity. Surgery. 1984;95:433–8.
3. Gould SA, Sehgal LR, Rosen AL, Sehgal HL, Moss GS. The development of polymerized pyridoxylated hemoglobin solution as a red cell substitute. Ann Emerg Med. 1986;15:1416–9.
4. Gould SA, Sehgal LR, Sehgal HL, Moss GS. The development of hemoglobin solutions as red cell substitutes: hemoglobin solutions. Transfus Sci. 1995;16:5–17.
5. Gould SA, Moss GS. Clinical development of human polymerized hemoglobin as a blood substitute. World J Surg. 1996;20:1200–7.
6. Moss GS, Gould SA, Sehgal LR, Sehgal HL, Rosen AL. Hemoglobin solution--from tetramer to polymer. Surgery. 1984;95:249–55.
7. Savitsky JP, Doczi J, Black J, Arnold JD. A clinical safety trial of stroma-free hemoglobin. Clin Pharmacol Ther. 1978;23:73–80.
8. Moss GS, Gould SA, Sehgal LR, Sehgal HL, Rosen AL. Hemoglobin solution--from tetramer to polymer. Prog Clin Biol Res. 1984;165:191–210.
9. Sehgal LR, Rosen AL, Gould SA, Sehgal HL, Moss GS. Preparation and in vitro characteristics of polymerized pyridoxylated hemoglobin. Transfusion. 1983;23:158–62.
10. Gould SA, Sehgal LR, Rosen AL, Sehgal HL, Moss GS. The efficacy of polymerized pyridoxylated hemoglobin solution as an O2 carrier. Ann Surg. 1990;211:394–8.
11. Gould SA, Rosen AL, Sehgal LR, Sehgal HL, Moss GS. Polymerized pyridoxylated hemoglobin: efficacy as an O2 carrier. J Trauma. 1986;26:903–8.
12. Gould SASL, Sehgal HL, Toyoke E, Moss GS. Clinical experience with human polymerized hemoglobin. Transfusion. 1993;33
13. Apte SS. Blood substitutes--the polyheme trials. Mcgill J Med. 2008;11:59–65.
14. Gould SA, Moore EE, Moore FA, Haenel JB, Burch JM, Sehgal H, Sehgal L, DeWoskin R, Moss GS. Clinical utility of human polymerized hemoglobin as a blood substitute after acute trauma and urgent surgery. J Trauma. 1997;43:325–31. discussion 31-2.
15. Gould SA, Moore EE, Hoyt DB, Burch JM, Haenel JB, Garcia J, DeWoskin R, Moss GS. The first randomized trial of human polymerized hemoglobin as a blood substitute in acute trauma and emergent surgery. J Am Coll Surg. 1998;187:113–20. discussion 20-2.
16. Gould SA, Moore EE, Hoyt DB, Ness PM, Norris EJ, Carson JL, Hides GA, Freeman IH, DeWoskin R, Moss GS. The life-sustaining capacity of human polymerized hemoglobin when red cells might be unavailable. J Am Coll Surg. 2002;195:445–52. discussion 52-5.
17. Bernard AC, Moore EE, Moore FA, Hides GA, Guthrie BJ, Omert LA, Gould SA, Rodman GH Jr, PolyHeme SG. Postinjury resuscitation with human polymerized hemoglobin prolongs early survival: a post hoc analysis. J Trauma. 2011;70:S34–7.
18. Moore EE, Moore FA, Harken AH, Johnson JL, Ciesla D, Banerjee A. The two-event construct of postinjury multiple organ failure. Shock. 2005;24(Suppl 1):71–4.
19. Moore FA, Moore EE, Sauaia A. Blood transfusion. An independent risk factor for postinjury multiple organ failure. Arch Surg. 1997;132:620–4. discussion 4-5.
20. Moore EE. Blood substitutes: the future is now. J Am Coll Surg. 2003;196:1–17.
21. Johnson JL, Moore EE, Offner PJ, Partrick DA, Tamura DY, Zallen G, Silliman CC. Resuscitation with a blood substitute abrogates pathologic postinjury neutrophil cytotoxic function. J Trauma. 2001;50:449–55. discussion 56.
22. Johnson JL, Moore EE, Gonzalez RJ, Fedel N, Partrick DA, Silliman CC. Alteration of the postinjury hyperinflammatory response by means of resuscitation with a red cell substitute. J Trauma. 2003;54:133–9. discussion 9-40.
23. Moore EE, Moore FA, Fabian TC, Bernard AC, Fulda GJ, Hoyt DB, Duane TM, Weireter LJ Jr, Gomez GA, Cipolle MD, et al. Human polymerized hemoglobin for the treatment of hemorrhagic shock when blood is unavailable: the USA multicenter trial. J Am Coll Surg. 2009;208:1–13.
24. Natanson C, Kern SJ, Lurie P, Banks SM, Wolfe SM. Cell-free hemoglobin-based blood substitutes and risk of myocardial infarction and death: a meta-analysis. JAMA. 2008;299:2304–12.
25. Moore EE, Johnson JL, Moore FA, Moore HB. The USA Multicenter Prehosptial hemoglobin-based oxygen carrier resuscitation trial: scientific rationale, study design, and results. Crit Care Clin. 2009;25:325–56, Table of Contents.
26. Dougherty AH. In defense of the PolyHeme trial. Am J Bioeth. 2006;6:W35–7.
27. Holcomb JB, Moore EE, Sperry JL, Jansen JO, Schreiber MA, Del Junco DJ, Spinella PC, Sauaia A, Brohi K, Bulger EM, et al. Evidence-based and clinically relevant outcomes for hemorrhage control trauma trials. Ann Surg. 2021;273:395–401.
28. HBOC-201® To Be Evaluated In Groundbreaking Clinical Study Of Trauma Patients. PRNewswire. (Accessed 29 March, 2021. https://www.hbo2therapeutics.com/post/HBOC-201-to-be-evaluated-in-groundbreaking-clinical-study-of-trauma-patients-in-the-prehospital-set).

MP$_4$CO 的临床评估：在稳定型成人镰状细胞病患者中剂量递增、安全性和耐受性Ib期临床试验

Peter E. Keipert, For the MP4CO–SCD–105 Study Investigators
张军龙 译，屠伟峰 审校

第一节 引言

镰状细胞病（SCD）的特征是疼痛性血管闭塞性危象（vaso-occlusive crises，VOC），但目前还没有药物被批准用于治疗这一急性缺血事件[1]。MP$_4$CO 是由 Sangart 公司（加州圣地亚哥）开发的，一种以血红蛋白为基础的一氧化碳（CO）输送剂和氧气治疗剂，已在非临床研究中展现其预防和逆转红细胞（RBC）镰状变的出色能力。当循环中 CO-血红蛋白水平<10%时，MP$_4$CO 表现出抗粘连、抗炎、抗氧化和抗凋亡特性[2]。这些保护作用有望延缓血管闭塞的进展，并减轻缺血性组织损伤和炎症的影响。MP$_4$CO 的有益作用目前被归结为五种机制：①下调 ICAM-1、VCAM-1 和 NF-κB；②上调 Heme-Oxygenase-1 和 Nrf2，引起抗炎介质、胆绿素（biliverdin）和 CO 的增加；③向缺血组织输送氧气；④扩大血管内容积、改善缺血组织的灌注；⑤有阻断并逆转红细胞的聚合和病变的潜力[3-4]。

这个临床研究性药物，MP$_4$CO，是 CO 饱和的聚乙二醇化人血红蛋白，溶解于生理醋酸电解质溶液，浓度为 4.3 g/dl。MP$_4$CO 由于其渗透性高［胶体渗透压（colloid osmotic pressure，COP）约 70 mmHg］，和对氧的高亲和力（P$_{50}$ 约 5 mmHg），因此可在低 PO$_2$ 下释放氧气，以实现对毛细血管和缺血组织的氧气靶向输送[5]。这项 Ib 期首次人体临床研究的目的旨在评估治疗时没有发生疼痛性 VOC 的镰状细胞病成年患者中，逐步递增 MP$_4$CO 剂量的安全性[6]。

第二节 方法

本研究是一项在四个国家的五个地点进行的双盲、对照、剂量升级、多中心的Ib期临床试验[7]。纳入的研究对象为 18 岁及以上、临床稳定（试验期间没有发生 VOC），且符合所有资格标准的 HbSS 或 S/β^0 Thal 基因型成人 SCD 患者，随机接受 MP$_4$CO 或正常生理盐水（NS）治疗，按顺序进行六组（A～F）剂量递增实验。为了尽量增加试验药物患者人数，每个队列中有 3 名患者给予 MP$_4$CO（治疗），1 名患者给予生理盐水（NS）（对照）。A～D 组单次静脉注射剂量分别为：（A）15 或（B）43 mg/kg（0.35 或 1.0 ml/kg），速度为 25 ml/min；（C）86 或（D）172 mg/kg（2.0 或 4.0 ml/kg），输注时间为 2 h；E 组和 F 组接受总计 172 或 344 mg/kg（4.0 或 8.0 ml/kg）的分次剂量，分两次静脉输注 2.0 或 4.0 mL/kg，间隔 24 h。

安全性评估分别于给药后 24 h（±4 h）、48 h（±2 h）和 72 h（±1 天）进行，并持续评估 7 天（±1 天）。安全性随访持续 28 天（+5 天），严重不良事件（SAEs）

监测至第28天。安全性评估包括体格检查、生命体征、脉氧饱和度（SpO_2）、动态心电图（Holter ECGs）、经食管超声心动图（transesophageal echocardiography，TEE）[通过测量三尖瓣反流喷射速度（TRJV）以评估肺动脉收缩压]、混合静脉血氧监测（venous blood co-oximetry）、游离血浆血红蛋白、疼痛评分（视觉模拟量表，VAS）、实验室评估（血液化学和血液学）和不良事件（AEs）。使用描述性统计方法总结基础值（BL）和每个BL后时间点的实验室、血液学和化学数据。在进入下一个更高剂量水平前，由一名非盲、独立的试验观察人员对每个队列中所有4名患者从基线到第7天的安全数据进行审查。

第三节　结果

在筛查的35名患者中，共有24名（25名随机化患者）接受药物治疗，其中受试患者54%为男性，平均年龄为30岁（18～51岁），平均体重为65 kg（53～79 kg）。各项血液生化指标与BL值比较无统计学差异（$P < 0.05$），组间比较也无显著统计学差异（$P < 0.05$），血液生化指标包括：白蛋白、肝酶[丙氨酸氨基转移酶（ALT）、天冬氨酸氨基转移酶（aspartate aminotransferase，AST）和γ-谷氨酰转移酶（γ-aglutamyl transferase，GGT）]、胰酶（淀粉酶、脂肪酶）、电解质、葡萄糖、血清胆红素、肌酐、尿素水平和心肌肌钙蛋白I。

结果显示，16/24名患者（66.7%）有轻度或中度AEs（不良事件）；其中，MP_4CO组为13/18（72%），NS对照组为3/6（50%）。治疗后出现的最常见不良事件是头痛，常常突然发生（表31-1）。严重不良反应案例和死亡率为零。

生命体征、心电图数据、标准实验室数值和肺部压力都保持在正常范围内，而且基于其收缩压和舒张压的大量数据，没有发现因血管收缩导致高血压的证据（图31-1）。

在高剂量MP_4CO组（D～F）中可见静脉CO-Hb水平呈现剂量相关性增加，其中CO-Hb在每次给药后增加1%～2%（绝对值），而且8 h后也未降至给药前水平；高铁血红蛋白水平无明显变化。在所有MP_4CO组和NS对照组中，基础游离血浆血红蛋白水平都较低（0.08～0.13 g/dl）。在C组和D组的MP_4CO患者中，血浆血红蛋白在第2 h时翻倍，升至0.20～0.35 g/dl。F组MP_4CO患者在给药后2 h血浆血红蛋白平均峰值达到0.41 g/dl。

基于对溶血标志物（即总血红蛋白、网织红细胞计数、乳酸脱氢酶[LDH]和总胆红素）的评估，MP_4CO组和NS组均未发现溶血甚至加重现象。两组间血液指标平均值或范围无显著统计学差异，血液指标包括白细胞（包括中性粒细胞、单核细胞、淋巴细胞、嗜碱性粒细胞和嗜酸性粒细胞）、血小板计数、红细胞、血细胞比容和红细胞形态（MCH、MCHC、MCV）。

与给药前比较，给药后未出现新的异常心电图，

表31-1　最常见的不良事件（出现于2名以上患者）

不良事件：首选术语	MP_4CO（n = 18）T[a] n		NS（n = 6）T[a] n		合计（N = 24）T[a] N	
头疼	17	9（50%）	1	1（17%）	18	10（42%）
乏力	10	7（39%）	2	1（17%）	12	8（33%）
皮疹（动态心电图运用部位）	5	5（28%）	0	0	5	5（21%）
背部疼痛	10	3（17%）	0	0	10	3（13%）
头晕	3	3（17%）	0	0	3	3（13%）
恶心呕吐	3	3（17%）	1	1（17%）	4	4（17%）
胸部肌肉骨骼痛	3	3（17%）	1	1（17%）	4	4（17%）
四肢疼痛	2	2（11%）	3	2（33%）	5	4（17%）
关节痛	4	2（11%）	1	1（17%）	5	3（13%）
咳嗽	2	2（11%）	1	1（17%）	3	3（13%）
感染和寄生虫侵染	2	2（11%）	1	1（17%）	3	3（13%）

注：[a] T = 每种不良事件报告的病例总数；n = 至少报告一次不良事件患者总数；百分比基于安全人群/治疗组中的患者数量和总患者数量N

第 31 章 MP₄CO 的临床评估：在稳定型成人镰状细胞病患者中剂量递增、安全性和耐受性 Ib 期临床实验

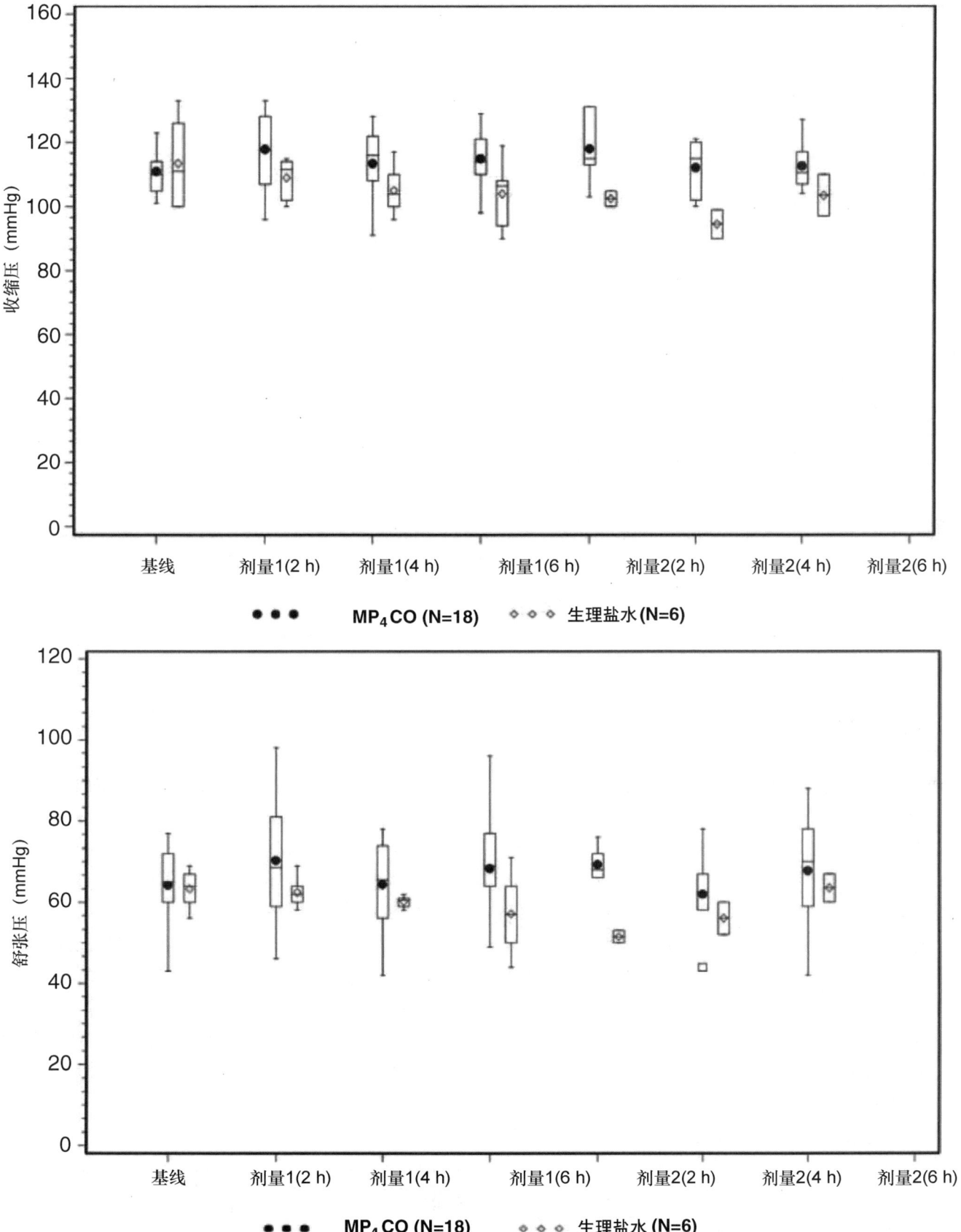

图 31-1 收缩压和舒张压结果（箱线图）。注意：单次剂量和分次剂量组合

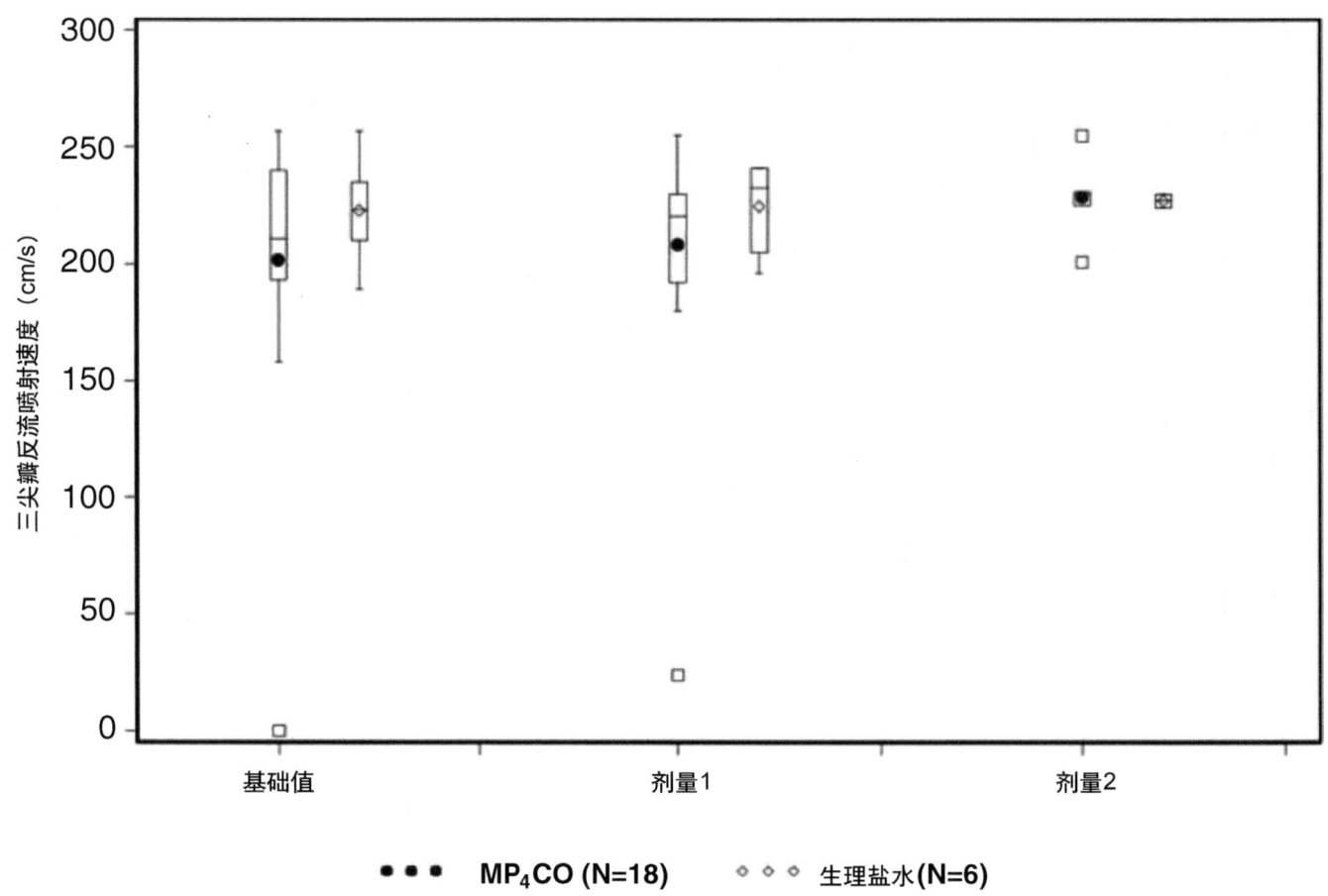

图 31-2 三尖瓣返流射流速度（TRJV）结果（箱线图）。注：单次剂量和分次剂量组合

数据显示既没有给药后出现心脏不良反应或心律失常，也没有加重给药前就存在的异常情况。通过无创 TEE 评估，MP_4CO 组和 NS 组的 TRJV 结果相似（图 31-2），提示 MP_4CO 或生理盐水治疗后肺动脉收缩压无任何临床意义的显著升高。

根据血清肌酐和尿白蛋白水平，两组均无肾功能障碍的症状或临床证据。在研究期间，尿白蛋白、尿 β2-微球蛋白（β2-Microglobin，β2M）和 N-乙酰基-β-D-氨基葡萄糖苷酶（N-acetyl-β-D-glucosaminidae，NAG）水平没有明显的剂量效应，也没有明显的组间差异（即与所有 6 名对照组患者的平均值相比较）。两例 MP_4CO 治疗患者尿 β2M 和 NAG 在 72 h 时升高，然后后续随访的各时点恢复正常，但这两例患者期间均出现了并发症，1 例（E 组）出现了轻度疼痛性血管闭塞性危象（VOC），另 1 例（F 组）出现发热、鼻漏和咳嗽等感冒症状，然后对其 72 h 尿样进行了肾损伤分子-1（kidney injury molecule-1，KIM-1）和中性粒细胞明胶酶相关脂质运转蛋白（neutrophil gelatinase-associated lipocalin，NGAL）监测，结果均正常，这提示给药后 72 h β2M 和 NAG 的升高可能是由于炎症反应（如 CRP 水平升高）所致，而不是由于肾小管损伤所致。

在筛查、BL、给药后及后来每天收集的视觉模拟量表（VAS）疼痛评分大部分为零分（无疼痛），或仅轻微的升高，4 例患者 VAS 疼痛评分有短暂肺轻微的升高，其中 1 例是 NS 组患者在给药 24 h 后 VAS 疼痛评分为 3.7 分（从 0 到 10 分），接受 MP_4CO 治疗的 D、E 和 F 组各 1 例，其最高 VAS 疼痛评分分别为 3.0、2.0 和 2.8 分（10 mm 计 1 分）。

第四节 讨论和结论

MP_4CO 的独特性质就是适用于 SCD 患者因 VOCs 所引起的急性组织缺血的治疗，作用机制包括：①快速释放小剂量的 CO；②提高胶体渗透压以增加毛细血管血流和组织灌注；③ CO 释放有利于微循环和缺血组织中靶向氧运输和氧释放；④聚乙二醇化以延长其循环半衰期；⑤低血红蛋白浓度使其安全性更高[2]。

本研究显示 MP_4CO 对心脏、肺、肝脏、胰腺和肾脏生物标志物的不利影响微乎其微，也没有临床证据表明 MP_4CO 会导致器官功能障碍或损伤。实验中报告的各种不良事件与镰状细胞病患者经常遇见的 AEs 一致。MP_4CO 完全不同于前一代血红蛋白氧载体（HBOCs），研究中既没有引起血管收缩，也没有出现肺动脉高压。结合非临床作用机制研究的数据，这些出色的安全性结果表明 MP_4CO 具有良好的可接受性，进一步支持其 II 期临床试验扩大和收集其紧急药物干预用于 SCD 患者治疗疼痛性 VOCs 的成功案例。

声明

作者为 Sangart 公司 MP_4CO-SCD-105 项目研究的临床开发副总裁。

参考文献

1. Ballas SK, Lusardi M. Hospital readmission for adult acute sickle cell painful episodes: frequency, etiology, and prognostic significance. Am J Hematol. 2005;79(1):17–25.
2. Belcher JD, Young M, Chen C, et al. MP4CO, a pegylated hemoglobin saturated with carbon monoxide, is a modulator of HO-1, inflammation, and vaso-occlusion in transgenic sickle mice. Blood. 2013;122(15):2757–64.
3. Belcher JD, Mahaseth H, Welch TE, et al. Heme oxygenase-1 is a modulator of inflammation and vaso-occlusion in transgenic sickle mice. J Clin Invest. 2006;116:808–16.
4. Winslow RM, Lohman J, Malavalli A, et al. Comparison of PEG-modified albumin and hemoglobin in extreme hemodilution in the rat. J Appl Physiol. 2004;97:1527–34.
5. Vandegriff KD, Young MA, Lohman J. CO-MP4, a polyethylene glycol-conjugated haemoglobin derivative and carbon monoxide carrier that reduces myocardial infarct size in rats. Br J Pharmacol. 2008;154(8):1649–61.
6. Howard J, Thein SL, Keipert PE. Poster presentation of MP4CO-SCD-105 study results at the American Society of Hematology (ASH) meeting. LA: New Orleans; 2013.
7. Howard J, Thein SL, Galactéros F, et al. Safety and tolerability of MP4CO: a dose escalation study in stable patients with Sickle Cell disease. Blood. 2013;122(21):2205.

Oxygent™——一种用于手术患者的全氟化合物氧治疗剂

Peter E. Keipert
陈　林　译，鲁开智　审校

第一节　引言

数十年来，科学家们积极追求"人造血液"的开发，寻求一种安全，与所有血型兼容并且易于获得的产品。尽管近年来同种异体血液（献血者）的安全性已经得到了显著提升，但公众对与同种异体血液相关的风险仍然十分关注，这主要是由病毒性疾病传播的案例和血液处理过程错误导致的致命性溶血性输血反应所导致的。此外，血液中新的病毒和朊病毒会被继续发现，也会被媒体报道，无论是哪一种情况随时都停止血供，而后者很可能会成为未来输血相关的新风险。

氧治疗剂（通常称之为"血液代用品"）有望在缓解捐献血液的频繁短缺日益增加方面发挥重要作用[40]。这类血液代用品还可以避免一些与输血有关的安全问题，还能深远地改变未来输血医学的实践和发展。然而，这些产品为避免输血适应证而获得监管部门批准，其的开发和临床使用仍面临巨大的挑战。

第二节　乳剂特性

15年来，Alliance制药公司（San Diego，CA）一直在研发Oxygent™，这是一种稳定的第二代全氟化合物（perfluorochemical，PFC）浓缩乳剂。优化后的配方包含60 g PFC/dl（约31% V/V），由两种活性药物成分组成，即PFC中最主要成分是perflubron（1-溴全氟辛烷，C8F17BR），及少量稳定在储存过程中的颗粒大小的perflubrodec（1-溴全氟癸烷，C10F21BR）[39]。为了合成Oxygent™，PFC在缓冲电解质溶液中使用医药级蛋黄磷脂（与通常用于乳化其他商业脂类乳剂产品的表面活性剂相同，如Intralipid™）进行乳化处理。Oxygent™中使用的两种PFC均已大规模（公吨级）量产，并可达到药用级纯度（>99.99%）。Oxygent中使用的纯PFC在每个大气压中的氧气溶解度为约53 ml/dl，因此，60% w/v的Oxygent™乳剂配方的净氧气传输能力为每大气压16 ml/dl。

Alliance研发的Oxygent™配方和生产流程简单、高效，可以产生平均中值直径为0.16～0.18 μm的乳剂颗粒[5]，约为红细胞大小的1/40。Oxygent™在磷酸盐缓冲液中配制，渗透压为300～310 mOsm/kg，缓冲至中性pH值（7.0～7.2），黏度约为4 cPs（25℃，剪切力为1/s）。Oxygent™经过最终高温灭菌（温度>120℃）后装入110 ml的一次性玻璃瓶中，并用橡胶塞和铝盖密封，配制成可随时注射使用的乳剂。Oxygent™乳剂十分稳定，在正常冷藏（2～8℃）条件下储存时，具有24个月的保质期，在室温（25～30℃）下也能保存长达数周。

第三节 非临床安全性

Oxygent™的安全性在多个动物物种的250多项临床前研究中予以了评估。广泛的毒理学研究表明，Oxygent™的耐受性良好，在临床相关剂量（约1.0～6.0 ml/kg）下没有严重的不良反应。这些结果来源于多个专项安全相关的毒理学研究，用以评估多种不同的生物学参数，包括全身性血流动力学、血液成分（重点是止血和血小板功能）、免疫功能和宿主抵抗力以及肺功能。此外，一系列辅助药理学研究表明，Oxygent™在行为或生理评估、运动能力、胃肠道运动、心血管或呼吸道评估、神经肌肉功能或干扰各种常见的麻醉和镇痛药物的效率方面没有明显变化。

在临床前研究中，输注PFC乳剂后观察到的最常见的生物学效应包括：①用药后数小时内出现的短暂发热反应；②用药后2～3天内的血小板计数短暂下降，但对止血没有不利影响（即血小板功能和出血时间保持正常）。这两种作用的机制均已阐明，与RES的吞噬细胞（肝Kupffer细胞和脾巨噬细胞）正常清除循环中的乳剂颗粒有关，也与乳剂的生理特性，特别是颗粒大小和表面活性剂的选择有关[10]。Oxygent™颗粒从血液循环中的清除呈剂量依赖性，其血液半衰期约为12 h，大部分药物在48 h内从血液中清除[28]。一旦被巨噬细胞从血液中清除，表面活性剂就会降解，留下纯PFC。由于PFC分子是完全惰性的，它们在体内不会被分解，从而降低了代谢降解产物带来的潜在毒性。相反，完整的PFC分子从组织中缓慢弥散回血液，溶解在血脂中，然后随着时间的推移通过呼出的气体排出体外[40]。

PFC从组织中消除的速度主要取决于PFC的蒸气压和脂质溶解度[53]，并且从组织中清除PFC所需的时间基本上呈剂量依赖性。基于perflubron的第二代PFC乳液使用的PFC比早期第一代稀释PFC乳液（如Fluosol®和Perftoran®）使用的原始PFC（如全氟萘烷）的脂溶性更强。由巨噬细胞和吞噬性RES细胞活动产生的生物学效应的发生率和程度都与乳剂配方有关，特别是与乳剂颗粒大小有关，直径较小（0.1～0.2 μm）颗粒更不易被RES发现，从而削弱了其生物学效应[25]。由于Fluosol合成的Pluronic®成分中含氟表面活性剂，偶尔会观察到补体激活[20]，但是使用第二代PFC乳液（如Oxygent™）没有观察到这种情况，因为Oxygent™使用蛋黄卵磷脂作为唯一的表面活性剂。在给予临床相关剂量的Oxygent™后，既没有血流动力学方面的不良反应（即无血管活性），也不引起心输出量降低，因此使PFC-溶解氧可有效地输送到组织中释放[21]。与血液或血源性产品相比，使用Oxygent™时也没有人与人之间疾病传播的风险，因为它不含任何血源性成分。

第四节 临床安全性

总共有近1500名受试者参与了20项使用Oxygent™的临床研究，包括Ⅰ期健康志愿者的研究，以及手术患者作为受试者的Ⅱ期和Ⅲ期研究。其中，800多名受试者接受了Oxygent™治疗，在几项临床研究中评估Oxygent™治疗的安全性，包括健康志愿者（4项研究）、癌症患者（6项研究）、普通手术患者（6项研究）和心脏手术患者（4项研究）等。在使用Oxygent™的手术患者的临床研究中，测试了从约1.5 ml/kg（0.9 g PFC/kg体重）到6.0 ml/kg的药物剂量范围（3.6 g PFC/kg，代表平均体重70 kg的个人大约使用四个110 ml的Oxygent™）。

在健康志愿者进行的Ⅰ期临床研究中，详细调查了Oxygent™的总体安全性。如Leese等[30]报道显示：①在约15%的清醒受试者中可观察到给药后几个小时内出现体温的短暂升高，但在12～24 h内症状消失；②在给药后3天可观察到总血小板计数的轻度短暂降低（较基线水平下降<20%），在7天后恢复到基线水平。尽管对血小板计数的影响延迟，但这项研究和Noveck等[34]研究结果证实Oxygent™对血小板功能没有任何直接影响（通过评估花生四烯酸、胶原蛋白和ADP等激动剂对体外血小板聚集的影响），也没有延长出血时间或对凝血参数的不利影响[30]。此外，没有发现补体激活或免疫原性反应的证据；没有抑制体液或细胞介导的免疫功能；肝、肺或肾功能没有异常变化；对血流化学的影响没有临床意义；并且没有影响血流动力学作用或血管收缩的迹象，即没有血压或心率变化[34]。

第五节 临床前的效果

PFCs输送氧的方法不同于血红蛋白。在正常情况下，红细胞内与血红蛋白结合的氧气约有20%～30%被系统性卸载并被组织消耗。相比之下，Oxygent™输送溶于PFC液滴的氧量，与血液中氧分压（PO_2）成正比，因此可随患者吸入氧浓度（FiO_2）的增加而大大增加。

因此，从PFC乳剂中提取的释放的氧量与PO_2是线性正相关，如PaO_2达500 mmHg水平可释放90%以上的氧[23]。当Oxygent™乳液灌注微循环时，溶解的氧气最先由PFC和血浆释放，而在红细胞内留下了大量与Hb结合的氧气储备。这使Oxygent™成为临床上发生由于缺血或短暂性贫血引起的组织急性缺氧情况下可供应用的一种颇具吸引力的药物。这种固有的特性使Oxygent即使以相对较小的剂量给药也能增强组织的氧合。大量的临床前研究表明①Oxygent支持组织氧合；②Oxygent提供的氧气能够支持组织层面的代谢过程；③这种氧合状态的改善就相当于器官功能的改善[11]。

第六节 潜在的临床应用

一、组织氧合和血液稀释

在高氧条件下的正常动物中，Oxygent™的输注剂量与在狗模型独立骨骼肌强烈收缩中氧气的输送和消耗明显改善密切相关[18]，并且即使使用低剂量的Oxygent™（例如0.9 g PFC/kg），狗骨骼肌[13]和猫视网膜[3]中的血浆氧溶解度和组织氧分压都有所增加。在多项研究中均显示Oxygent™通过输送氧气以支持代谢过程，这与关键组织中的器官功能改善相关，包括大脑和心脏。与仅使用氧气呼吸组相比，给予Oxygent™组显著增强了正常清醒的兔子[50]和麻醉的猫[35]的大脑皮质PO_2的水平。Guo等[14]的研究表明在使用基底动脉闭塞制备的狗部分脑干缺血模型中，Oxygent™输注可显著改善脑代谢状态并促进脑功能的恢复（通过听觉诱发的电位评估）。

在用于模仿急性外科贫血和失血的犬血稀释模型进行的几项研究中[11]，通过采用多个氧电极来监测心脏、大脑、肌肉、肠道和肝组织中的PO_2水平，以评估Oxygent™诱导的血液PO_2对组织氧合的影响，结果表明Oxygent™处理组组织氧合的改善与血液中氧量增加相关[23]。

在脾切除狗的模型中进行了相关研究以模拟术中出血过程，实验狗的Hb浓度被稀释到7～8 g/dl后使用Oxygent™（剂量为0.9～5.4 gPFC/kg），然后用液体补偿其余的失血容量[1, 15]，结果显示，与对照组相比，不管是呼吸空气还是纯氧，给予Oxygent™的动物失血期间的总体氧合状态显著改善；在整个出血阶段，在较低的Hb浓度水平下，Oxygent™维持了足够的全身氧合，并通过PO_2电极测量肠道[26]、骨骼肌和肝脏的结果也显示维持了器官局部组织较好的氧合[1]。特别是，在这项研究中，组织PO_2与混合静脉氧分压（$P\bar{v}O_2$）之间存在正相关[27]。Habler等[16]报道即使在大量出血之后，一次剂量Oxygent™（1.8 g/kg PFC）输注与输注同种异体血液提升3.8 g/kgHb水平同样的有效，并可以保留足够的组织PO_2和更好地改善心肌功能，如改善左心室收缩力。此外，所有这些研究表明Oxygent™的使用并没有发现有血流动力学的不良反应。总体来说，这些在手术血液稀释模型中进行的非临床疗效研究提供了令人信服的证据，表明Oxygent™可以防止组织缺氧，并且可以在存在急性贫血或缺血的情况下保护心功能和脑功能。

二、心肺转流

有研究还在犬心肺转流（CPB）模型中，评估了Oxygent™治疗对全身和心肌氧合参数的影响，结果显示Oxygent™治疗组$P\bar{v}O_2$水平（组织氧合的间接反映）较对照组显著增加，而总氧耗或血流动力学无任何变化[7]；同时Oxygent™治疗还有效改善了冠脉搭桥后的心肌恢复，增加了溶解氧的输送和摄取。Holman等[19]在贫血（血液稀释）的狗进行CPB下手术中，Oxygent™提供的额外溶解氧可能是促进CPB术脱机后心脏功能改善的原因，并可有效降低该组死亡率。

在CPB期间，出现气栓的原因很多，如血管置管、心脏放空、氧合器等，导致心脏手术并不少见的神经和神经心理功能缺失等症状[44]。在动物模型中证实，Oxygent™预处理为动物在存活和短暂性神经功能缺损的恢复方面提供了益处。这种保护作用可能是由于PFC本身具有吸收气栓的能力（因为氮气是空气的主要成分，37℃时它在PFC中的溶解度是水的25倍），同时增加氧输送和改善大脑中缺血区域的灌注。在犬短暂性脑干缺血模型中，与盐水对照组相比，发现Oxygent™治疗组听觉诱发电位的功能完全恢复[14]。这些数据均表明，将来有可能使用Oxygent™来防止心脏手术期间血液中的气态栓子引起的组织损伤，并有可能改善神经外科手术（例如动脉瘤夹闭）期间导致的缺血缺氧性脑损伤。

三、休克和创伤

大量临床前研究证明了Oxygent™是一种未来在各种重症救治和监护中很有潜力的血液代用品。Cain等[4]在犬内毒素诱导休克模型中证实，Oxygent™治疗可增加胃肠道和肌肉中的氧气吸收，及改善局部组织血供和心输出量。Stern等[46]在呼吸33%~67%的氧气情况下，猪非控制性失血性低血压复苏模型中发现Oxygent™治疗使得氧气输送增强并提高了生存率。在另一项犬心脏骤停模型中发现，用Oxygent™进行主动脉弓灌注可以改善冠状动脉灌注并使自主循环更快恢复[31]。

在两项大鼠出血性休克复苏模型中，结果显示使用Oxygent™均能提高大鼠脑氧[52]并促进肝能量代谢恢复[37]。Daugherty等[6]在啮齿动物创伤性脑损伤（TBI）模型中探讨了使用Oxygent™对氧利用效率的影响，结果显示：与生理盐水对照组相比，Oxygent™治疗组织显著增加了TBI后的脑氧合，同时在伤后4 h增强了线粒体功能。

四、减压病

由于PFC对所有气体的溶解度都很高，包括空气中的氮气，因此已提出将PFC作为减压病的潜在治疗方法[45]。Dromsky等[8]在猪严重减压病（decompression sickness，DCS）模型和潜水后的Oxygent™治疗研究中，结果显示Oxygent™治疗的猪持续的DCS明显轻于对照组（53% vs. 93%），且没有1只猪出现持续神经性DCS，而在其他两组中有69%猪出现该症状，这些初步研究结果表明，当遇DCS患者不能及时或需长时间延迟进行给予高压氧治疗时，及时使用PFC乳剂治疗DCS是未来一种很好的潜代治疗方法。

五、器官保存

已有研究证实，Oxygent™可有效地保护器官组织和延长器官（如肾脏）移植前的储存时间。Brasile等[2]研究证实在不需要深低温情况下，而在32℃条件下给予加有Oxygent™的灌注液进行脉冲式灌注可实现保存犬的自体移植肾。Symons等[47]在Langendorff兔离体心脏灌流系统的研究中，结果显示含Oxygent™的灌注液可以更好地维持氧气输送，增加低灌注缺血后的组织氧合和高能磷酸盐，并改善心肌功能。

六、肿瘤氧合

在各种移植肿瘤动物模型中，研究者已进行了使用PFC乳剂来提升乏氧肿瘤组织的PO_2水平，以增强肿瘤对放疗和化疗的敏感性[41, 48-49]的大量临床前研究。这些临床前研究中的许多研究结果证明了这种方法的基本疗效，这最终促使开展了Fluosol血液代用品用于肿瘤患者的初步临床研究[9]。然而，迄今为止，还没有公司选择将此结果作为基于PFC或Hb氧气治疗方法的首次商业推广使用的适应证，也许因为为得到用于治疗肿瘤患者并改善其死亡率的证据获得监管机构的批准具有太多的不确定性挑战。

七、镰状细胞性贫血症

最后，对镰状细胞疾病患者中经常发生的复发性血管阻塞性危象的治疗可能是Oxygent™未来应用的又一种适应证，已证实Oxygent™和其他氧疗方法促进的即时氧合对改善病情的控制病程是有益的[38]。例如，Kaul等[22]已证实在大鼠离体盲肠系膜血管中，使用Oxygent™治疗降低镰状红细胞性血管堵塞是很有效的。

第七节 Ⅱ期临床研究

一、常规手术

数个关于普通外科手术中使用Oxygent™的Ⅱ期研究已经完成，期间共招募了大约250名受试者（主要是骨科、泌尿科和妇科患者）。在这些研究中，受试者对Oxygent™耐受性良好。在Ⅱa期第一阶段试点研究中，结果显示Oxygent™的使用可以增加血液氧合参数（包括混合静脉血PO_2）且没有任何血流动力学的不良反应[51]。在两项大型多中心研究中，Oxygent™增强急性等容性血液稀释（augmented-acute normovolemic hemodilution，A-ANH）的能力呈剂量正相关。该技术通常涉及在手术前先从患者身上采集数个（2～4）单位的自体血液储存，通过输注Oxygent™以替换已采集的血液和手术期间丢失血液的携氧能力，术后再输回患者术前采集储存的自体血液[24]。因此，A-ANH技术其实让患者的血液得到暂时性稀释，从而让患者手术出血中实际丢失的红细胞更少。

Spahn等[42]在一项欧洲Ⅱ期整形外科患者的普通手术（$n=147$）临床试验中，亦证明了Oxygent™能快速改善患者的全身氧合状态，还能够有效逆转生理输血的触发因素，如方案中所定义的患者需要输血的生理参数。这项研究表明，在Oxygent™治疗的患者中，达到需要输血的生理参数的时间明显延长，从而有效地延迟了需要输注同种异体血液的需求。在美国进行的一项泌尿外科和妇科手术患者的平行研究中发现了和Monk等报道的类似的结果（$n=99$）[32-33]。

二、心脏手术

在三项Oxygent™用于心脏手术术中治疗的小样本Ⅱ期临床研究中，受试者是80名接受体外循环冠状动脉旁路移植术（CABG）手术患者。在这些研究中，灌注医师在手术开始时进行了一种称为术中自体捐献（intraoperative autologous donation，IAD）的血液收集技术。Hill等[17]在接受Oxygent™治疗患者开始体外转流前采用IAD技术采集患者尽可能多的自体血液，证实这种复合技术可有效降低手术期间对需要输血的需求，更重要的是，输注了大剂量Oxygent™（2.7 g PFC/kg）的患者能够完全避免输注异体血（83% vs. 45%，$P<0.01$）。此外，因其在使用大剂量Oxygent™情况下能够使患者可更大程度地耐受自体血的采集（1600 ml vs. 990 ml），对输注同种异体血液的需要量由对照组的平均1.8 U/例（范围0～7 U）减少至0.4 U/例（范围0～3 U），呈现出需更少输注同种异体血液的趋势（可能因样本数量小，与对照级间比较尚没有明显统计差异）。

第八节 Ⅲ期临床研究

一、常规手术

一项由8个欧洲国家的34个医疗中心参与的多中心Ⅲ期研究，受试者是492例接受骨科、泌尿科、腹部、血管和其他常规手术（通常用于治疗恶性疾病）等的手术患者。Spahn等[43]研究证实Oxygent™治疗结合A-ANH技术的患者对输血需求较对照组显著减少，输注同种异体血液的量也明显减少。在有输血倾向的人群（都是随机患者）中观察到的主要终点（在24 h内输血的RBC单位减少）：Oxygent™治疗组的同种异体输血单位较对照组减少了26%（1.5 U vs. 2.1 U，其中位数0 U vs. 1 U，$P=0.013$）；此外，到出院时，Oxygent™组的同种异体输血单位较对照组减少了约15%（2.7 U vs. 3.2 U，其中位数为1 U vs. 2 U，$P=0.16$）。在设定的目标人群［即估计失血量（EBL）≥20 ml/kg的患者，$n=330$或67%的随机受试者］中，Oxygent™治疗组术后第1天（POD）（表32-1）需要输注RBC的单位数较对照组减少（2.0 U vs. 3.3 U，其中位数1 U vs. 3 U，$P<0.001$），直到患者出院日（DD）仍明显少于对照组（3.4 U vs. 4.9 U，其中位数2 U vs. 4 U，$P<0.001$）。

关于整个研究人群完全避免同种异体输血方面，Oxygent™治疗组在急性研究期（24 h内）避免输注同种异体血液的患者较对照组明显减少（53% vs. 42%，$P<0.05$），但在此后的各个时间点，Oxygent™治疗组避免继续输血的患者虽多于对照组，但两组间比较没有显著统计学差异。然而，在确定需输血的目标人群（即EBL≥20 ml/kg）中，自术后第1天至出院日各时点（见表32-1），

表 32-1　术后至出院输血的单位数

研究开始天数 目标受试者（$n=300$）	Oxygen™ 组		对照组		减少（%）	P 值
	均数[a]±SD	中位数	均数[a]±SD	中位数		
1	2.0±4.0	1	3.3±3.0	3	40.8	< 0.001
3	2.7±3.3	2	4.1±2.7	3	33.2	< 0.001
7	3.2±3.0	2	4.6±2.5	4	30.3	< 0.001
21 或 DD[b]	3.4±2.0	2	4.9±2.4	4	30.3	< 0.001

[a] 均数经过使用自然对数转换的协变量（协方差分析）调整。
[b] 选取较早发生的时间；DD 是出院日

Oxygent™ 治疗组避免输血的患者数较对照组明显减少（$P < 0.05$）。

对于手术失血量从约 10 ml/kg 到 > 80 ml/kg（占所有随机受试者的 86%）的患者，Oxygent™ 的益处在于避免输血（$P = 0.002$）和减少血液输注（$P < 0.001$）方面都具有很显著的统计学意义，这种临床效益一直保持到术后第 21 天或出院当天。

该研究中相关数据的安全性通过了独立的数据安全监测委员会（Data Safety Monitoring Board，DSMB）的评估，其中观察到的不良事件（AEs）也被认为是大型择期手术后可预料的，因此可进一步开展 Oxygent™ 的应用研究。Oxygent™ 治疗组中 AEs 的发生率（86%）与对照组相似（81%）。Oxygent™ 治疗结合了围手术期 A-ANH 技术受试者的严重不良事件（SAE）约高于对照组的 10%，除了并发的"消化系统"不良反应明显多于对照组外，这可能与报道的术后严重肠梗阻发生率高有关（4 vs. 0，$P < 0.05$），余无显著性统计学差异。该报道腹腔骨盆部位大手术后 2% 的肠梗阻发病率已是相当低了，但令人惊讶的是，研究者没有报告对照组术后的肠梗阻发生率——可能存在报告的偏差（例如：在对照组经常发生的不良事件常有少报甚至不报现象，因为这是一项非双盲研究）。

监测本研究的 DSMB 确实注意到某些不良事件在不同组别存在不平衡性，但得出的结论没有临床一致的模式和定义。他们还得出结论，由于研究人员对治疗没有盲法分组，因此也会影响结果。DSMB 也注意到一些研究人员在那些患有严重血液稀释患者的 Oxygent™ 治疗中，可能很好地维持正常血容量。这项研究的安全评估结果表明，仔细管理患者的容量状态和注意最佳的液体平衡对于安全实施 ANH 显得非常重要。这项研究的总死亡率为 3%，两组间比较没有显著统计学差异（4% vs. 2%）。肿瘤进展、败血症和多器官衰竭以及典型的手术并发症是导致死亡的原因，研究人员认为所有这些都是由于潜在的基础疾病或全身状况所致，与研究药物无关[43]。

二、心脏手术

与上述普通外科手术研究并行，在美国和加拿大的医学中心进行了Ⅲ期心脏手术研究，以评估 Oxygent™ 治疗对接受 CPB 的 CABG 患者在避免输血方面的效果。2001 年 1 月，一项研究随机纳入大约 410 例（预期患者 600 例）患者，当卒中发生率出现统计学上显著的失衡时自动中止。在对这些患者的安全数据进行初步分析期间，还发现了需要二次手术的胸腔出血事件的发生率也存在显著差异。

该研究中招募的所有受试者均报道了不良事件，如在 CABG 患者人群研究中所预期的那样。协议指定分析显示在涉及 CPB 的 CABG 患者术后 3

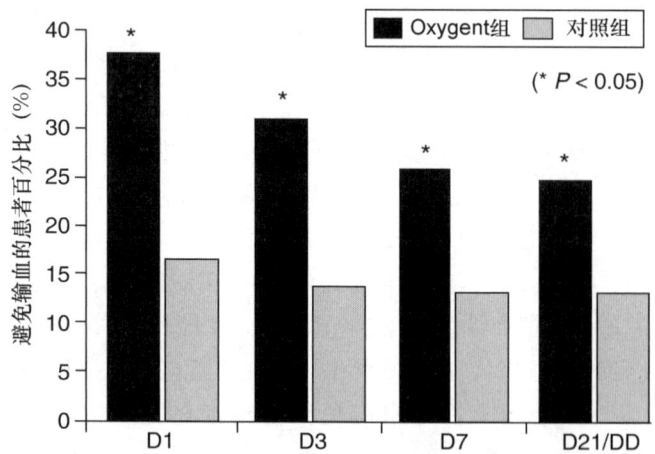

图 32-1　在方案定义的目标人群中（患者评估失血量至少 20 ml/kg），术后第 1 天（D1）到术后第 21 天或出院日（D21/DD）避免同种异体输血量

个月的观察期内,尽管对照组的死亡率特别低,但两组间 AEs 或 SAEs 的总体发生率没有显著统计学差异,SAEs 的发生率(总体 34.4%;Oxygent™ 组为 38.5%;对照组为 30.3%)和死亡率(总体 1.5%;Oxygent™ 组为 2.5%;对照组为 0.5%)。Klein 等[29]当时发表的一项心脏手术研究涉及大量通过 CPB 进行 CABG 手术的患者,报告的死亡率为 4.5%,这与 Pan 等[36] 在 2000 年 1 月至 2001 年 12 月之间针对德克萨斯心脏研究所接受原发性 CABG 手术的 1660 例患者的研究中发布的 3.8% 的死亡率相似。

尽管这项研究中对于 Oxygent™ 在术中和术后所有安全性方面的评估是可以接受的,但严重神经系统并发症的发生率明显较高,主要包括脑卒中(总体 2.4%;Oxygent™ 组 5% vs 对照组 1%)。与死亡率一样,对照组中神经系统并发症发生率也低于 CABG 手术患者。研究还观察到 CABG 术后常见的因胸腔插管引起严重出血而需要二次手术的发生率也出现了显著统计学差异(总体 5.8%;Oxygent™ 组 10% vs. 对照组 1.5%)。同样,与报道的文献相比,这项非盲法研究中,对照组中 SAE 发生率也是非常低的,但观察到的严重神经系统和出血并发症总体发生率在临床预期范围内,没有显著统计学差异。

与对照组比较,随机分配到 Oxygent™ 组这些高发生率并发症的病因是后续广泛的探索性分析和提出假设的重点。基于对本研究和所有前期临床研究的安全数据详细分析,以及将其加入体外循环灌注液中额外实验室评估结果,尚无直接证据表明并发症的发生与 Oxygent™ 使用相关;导致不良事件的主要影响因素似乎是收集的自体血量以及 Oxygent™ 治疗组中进行 IAD 手术的快速操作所致。此外,治疗组和对照组间出现这些事件的风险因素也不尽相同,如 Oxygent™ 治疗组稀释性凝血障碍更严重和羟乙基淀粉的使用。那些更易发生并发症患者在快速收集自体血过程中,血压管理不当,潜在性导致大脑灌注不足,结果是临床管理或操作,而不是研究产品引发不良事件的原因,例如,在 3 项 Ⅱ 期心脏手术研究中卒中发生率组间没有明显差别(其中采用盲法进行了神经系统和神经精神病学评估)。在 Ⅲ 期的普通外科手术研究或先前使用 Oxygent™ 的任何临床研究中,亦未见类似的差别。所有这些发现都汇总在临床信息修改报告和综合性安全报告(Integrated Summary of Safety, ISS)中,随后提供给了 FDA 和欧洲监管机构(EMEA)。

正如 Frumento 等[12] 所报道,在 Ⅲ 期心脏手术研究中,小部分患者使用胃张力测定仪以评估胃肠道灌注和氧合的整体状态,如图 32-2a 所示,在 Oxygent™ 治疗的患者中观察到了明显的获益:ΔCO_2(即胃 PCO_2-PaCO_2)明显较低($P < 0.001$),

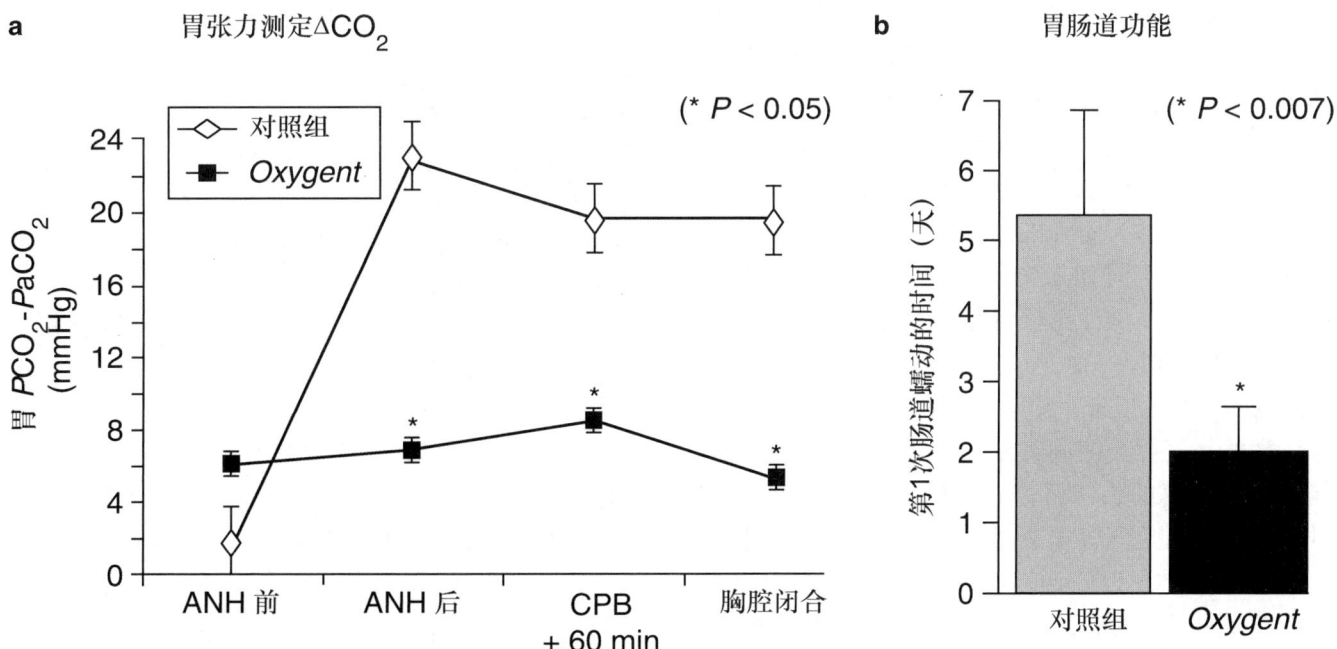

图 32-2 评估肠道灌注/氧合状态和肠功能。(a) ΔCO_2(胃黏膜-动脉血二氧化碳分压差,胃张力监测仪测定的胃黏膜 PCO_2-PaCO_2)。(b) 术后恢复的肠道功能由第一次排便的时间确定

胃 pH 值明显更高（$P < 0.01$），表明肠道的灌注得到了改善，且持续整个手术过程，表明 Oxygent™ 能更好地维持肠道微循环氧合，并在术后促进肠道功能更快的恢复（$P < 0.007$）（图 32-2b）。

第九节 未来临床发展

避免同种异体输血仍然是医生和患者高度期望的临床目标。先前的外科临床研究表明，Oxygent™ 通过增加自体血液的收集量，以降低对同种异体输血的需求量，主要是在术中至少失血 3 个单位血液的患者。但是，对这些研究的安全数据进行仔细的分析亦表明，必须非常谨慎地进行 ANH，尤其是心脏手术体外循环之前的快速 IAD，必须为维持正常血容量而密切关注患者最佳血容量的管理。因此，根据他们之前的 Ⅱ 期和 Ⅲ 期临床试验的数据，Alliance 公司设计了一项新的 Ⅲ 期研究方案，即不采集自体血液，以评估一般手术患者输注 Oxygent™ 的疗效和安全性。当手术出血使患者的血红蛋白降低达到生理需要或限定的最低水平时即可输注 Oxygent™。一旦当 Hb 达到最低供氧要求时，延迟 Oxygent™ 输注并确保患者唯一治疗（即当临床上需要输血时），从而允许以常规输血一样的方式评估 Oxygent™。

Alliance 公司于 2004 年向欧洲医疗产品评估机构（European Agency for the Evaluation of Medical Products, EMEA）提交了这一新的 Ⅲ 期方案，以寻求有关应用 Oxygent™ 替代择期手术术中输血方案的正式科学建议。与之前从主要欧洲国家（包括法国、荷兰和英国在内的）监管机构收到的非正式指导意见相反，EMEA 认同如果避免输血作为临床研究的主要终点，则安全性比较将是十分复杂的，并建议 Alliance 公司选择一种不需要与输注同种异体血液直接比较的初步适应证。Alliance 公司要求进一步澄清这一意见，该意见明确表示，EMEA 不认为当时能有如此大规模的临床研究来证明输注 Oxygent™ 与同种异体血液是同等安全的，因为当时输注同种异体血液并发严重不良反应（如，死亡和由 HIV 和肝炎等经输注引起的病毒传染性疾病）的发生率很低。由于 EMEA 的这一监管意见，Alliance 公司决定有必要为 Oxygent™ 初始商业化寻求一种替代临床适应证，即利用 Oxygent™ 的氧气输送能力增强组织氧合和保护器官免受缺血性损伤，从而有可能减少择期手术期间急性组织缺氧引起的术后并发症。

自 2002 年底以来，由于其 Ⅲ 期 CABG 试验的安全性受到质疑，临床开发遭遇挫折，随后因为缺乏资金以及与百特医疗保健公司合资许可协议的解除，Alliance 公司不得不缩小规模，并终止所有关于 Oxygent™ 的研发工作。随后，在整个 2004 年，Alliance 公司都积极与潜在的药物研发合作伙伴进行相关许可的讨论，并愿意提供必要的资源以完成欧洲和亚洲未来对 Oxygent™ 的商业化所必需的剩余临床要求和监管开发。同时，继续努力获得足够的新的融资支持未来 Oxygent™ 在北美商业化所需的剩余的临床要求。

除了择期手术外，将来可能还有许多其他的 Oxygent™ 临床应用场景，包括创伤复苏和紧急情况需要输血但不能立即获得的情况。Oxygent™ 可以立即满足组织的氧合，从而可以提供临时的"氧合桥"以稳定患者，直到有血液可用为止。

未来的临床适应证可能会集中在增加肿瘤含氧水平以增强对放疗和化疗的敏感性，作为逆转镰状细胞危机的治疗方法，用于减压病的治疗，以及保存移植的组织和器官。

> **编者总结**
>
> Oxygent™ 是"第二代"基于 PFC 的人工氧气载体乳剂。每 100 ml Oxygent™ 乳液含有 60 g 全氟溴辛烷，还含有少量的全氟溴癸烷（1-溴全氟癸烷；C10F21BR）作为稳定剂。使用蛋黄磷脂（EYP）乳化。氧含量和携氧能力约为氟溶胶和 perftoran 的三倍。优化后的 Oxygent™ 配方和制备方法使乳剂具有更长时间的存储稳定性。早期 Oxygent™ 制剂引发的动物和人类的瞬时触发反应与粒径有关。随后的配方避免了这些副作用。Ⅰ 期和 Ⅱ 期临床研究表明其具有较好的安全性和疗效，但是在一项关键的 Ⅲ 期心脏研究中发现了安全问题，其中接受 Oxygent™ 的患者的卒中的发生率高于对照组患者。Oxygent™ 的开发商 Alliance 公司将这些结果归因于使用 Oxygent™ 的临床试验设计和流程的缺陷，而不是乳剂的固有特性。然而，公司迫于经济压力终止了 Oxygent™ 的临床研发。

致谢

作者想对 Alliance 制药公司表示真诚的感谢。公司从 1990 年到 2004 年为 Oxygent™ 的研发做出重要贡献。作者还特别感谢董事长 Duane Roth 先生和前医学研究副总裁 Simon Faithfull 博士在准备本章各个部分的过程中的帮助和有益的反馈。

参考文献

1. Batra S, Keipert PE, Bradley JD, et al. Use of a PFC-based oxygen carrier to lower the transfusion trigger in a canine model of hemodilution and surgical blood loss. Adv Exp Med Biol. 1997;411:377–81.
2. Brasile L, Del Vecchio P, Amyot K, et al. Organ preservation without extreme hypothermia using an Oxygent™ supplemented perfusate. Artif Cells Blood Substit Immobil Biotechnol. 1994;22(4):1463–8.
3. Braun RD, Linsenmeier RA, Goldstick TK. New perfluorocarbon emulsion improves tissue oxygenation in cat retina. J Appl Physiol. 1992;72(5):1960–8.
4. Cain SM, Curtis SE, Vallet B, Bradley WE. Resuscitation of dogs from endotoxic shock by continuous dextran infusion with and without perflubron. Adv Exp Mol Biol. 1994;345:235–42.
5. Chapman KW, Keipert PE, Graham HA. Commercial scale production of perfluorochemical emulsions. Artif Cells Blood Substit Immobil Biotechnol. 1996;24:318.
6. Daugherty WP, Levasseur JE, Sun D, et al. Perfluorocarbon emulsion improves cerebral oxygenation and mitochondrial function after fluid percussion brain injury in rats. Neurosurgery. 2004;54(5):1223–30.
7. del Balzo U, Kornbrust ES, Strnat CA, et al. Hemostasis, hemodynamic and cardiac effects of cardiopulmonary bypass with perflubron emulsion. J Invest Med. 1996;44:415A.
8. Dromsky DM, Fahlman A, Spiess BD. Treatment of decompression sickness in swine with intravenous perfluorocarbon emulsion. Aviation Space Envir Fortschr Med. 2004;75(4):301–5.
9. Evans RG, Kimler BF, Morantz RA, Batnitzky S. Lack of complications in long-term Survivors after treatment with Fluosol and oxygen as an adjuvant to radiation therapy for high-grade brain tumors. Int J Radiat Oncol Biol Phys. 1993;26(4):649–52.
10. Flaim SF. Pharmacokinetics and side effects of perfluorocarbon-based blood substitutes. Artif Cells Blood Substit Immobil Biotechnol. 1994;22(4):1043–54.
11. Flaim SF. Efficacy of perflubron-based emulsion as a temporary oxygen carrier. In: Rudolph AS, Rabinovici R, Feuerstein GZ, editors. Red Blood Cell Substitutes: Basic Principles and Clinical Applications. New York: Marcel Dekker, Inc.; 1998. p. 79–117.
12. Frumento RJ, Mongero L, Naka Y, Bennett-Guerrero E. Preserved gastric tonometric variables in cardiac surgical patients administered intravenous perflubron emulsion. Anesth Analg. 2002;94:809–14.
13. Gayeski TE, Connett RJ, Voter WA, et al. Whole animal lung and muscle hemodynamics and function are maintained during and after Oxygent™ HT infusion. Adv Exp Med Biol. 1994;361:313–8.
14. Guo G, White JA, Batjer HH. Intravenous perflubron emulsion administration improves the recovery of auditory evoked potentials after temporary brain stem ischemia in dogs. Neurosurgery. 1995;36(2):350–6.
15. Habler O, Kleen M, Hutter J, et al. IV perflubron emulsion versus autologous transfusion in severe normovolemic anemia: effects on left ventricular perfusion and function. Res Exp Med. 1998a;197:301–18.
16. Habler OP, Kleen MS, Hutter JW, et al. Hemodilution and intravenous perflubron emulsion as an alternative to blood transfusion: effects on tissue oxygenation during profound hemodilution in anesthetized dogs. Transfusion. 1998b;38:145–55.
17. Hill SE, Leone BJ, Faithfull NS, et al. Use of perflubron emulsion (AF0144) enables augmented harvesting of autologous blood and reduces allogeneic blood transfusion: a phase II study in cardiac surgery. J Cardiothorac Vasc Anesth. 2002;16(5):555–60.
18. Hogan MC, Wilford DC, Keipert PE, et al. Increased plasma O_2 solubility improves O_2 uptake of in situ dog muscle working maximally. J Appl Physiol. 1992;73(6):2470–5.
19. Holman WL, Spruell RD, Ferguson ER, et al. Tissue oxygenation with graded dissolved oxygen delivery during cardiopulmonary bypass. J Thorac Cardiovasc Surg. 1995;110:774–85.
20. Ingram DA, Forman MB, Murray JJ. Activation of complement by Fluosol® attributable to the pluronic detergent micelle structure. J Cardiovasc Pharmacol. 1993;22(3):456–61.
21. Johnson EC, Erickson BK, Podolsky A, et al. Effects of a perfluorocarbon emulsion for enhanced O_2 solubility on hemodynamics and O_2 transport in dogs. J Appl Physiol. 1995;79:1777–86.
22. Kaul DK, Liu X, Nagel RL. Ameliorating effects of fluorocarbon emulsion on sickle red blood cell-induced obstruction in an ex vivo vasculature. Blood. 2001;98(10):3128–31.
23. Keipert PE. Perfluorochemical emulsions – future alternatives to transfusion. In: Chang TMS, editor. Blood Substitutes: Principles, Methods, Products and Clinical Trials. Basel: Karger; 1998. p. 127–56.
24. Keipert PE, Stehling L. The concept of augmented acute normovolemic hemodilution: using a perfluorochemical-based intravenous oxygen carrier to decrease allogeneic blood transfusion in elective surgery. Transf Alt Transf Med. 2001;3(3):11–6.
25. Keipert PE, Otto S, Flaim SF, et al. Influence of perflubron emulsion particle size on blood half-life and febrile response in rats. Artif Cells Blood Substit Immobil Biotechnol. 1994;22:1169–74.
26. Keipert PE, Batra S, Peters BP, et al. A perflubron-based oxygen carrier improves gut oxygenation in a dog model of surgical anemia. Anesthesiology. 1996a;85(3A):A219.
27. Keipert PE, Faithfull NS, Roth DJ, et al. Supporting tissue oxygenation during acute surgical bleeding using a perfluorochemical-based oxygen carrier. Adv Exp Med Biol. 1996b;308:603–9.
28. Klein DH, Jones RC, Keipert PE, et al. Intravascular behavior of perflubron emulsions. Coll Surf A: Physicochem Engr Aspects. 1994;84:89–95.
29. Klein M, Mahoney CB, Probst C, et al. Blood product use during routine open heart surgery: the impact of the centrifugal pump. Artif Organs. 2001;25(4):300–5.
30. Leese PT, Noveck RJ, Shorr JS, et al. Randomized safety studies of intravenous perflubron emulsion. I: Effects on coagulation function in healthy volunteers. Anesth Analg. 2000;91(4):804–11.
31. Manning JE, Batson DN, Payne FB, et al. Selective aortic arch perfusion during cardiac arrest: enhanced resuscitation using oxygenated perflubron emulsion, with and without aortic arch epinephrine. Ann Emerg Med. 1997;29:580–7.
32. Monk T, Winston R, Wahr J, et al. Perflubron emulsion is more effective than blood for transfusion trigger reversal. Anesth Analg. 1998a;86(2S):S142.
33. Monk TG, Winston RS, Wahr JA, et al. A prospective evaluation of the effects of perflubron emulsion on oxygen dynamics in patients undergoing moderate blood loss surgery. Anesthesiology. 1998b;89(3A):A396.
34. Noveck RJ, Shannon EJ, Leese PT, et al. Randomized safety studies of intravenous perflubron emulsion. II: Effects on immune function in healthy volunteers. Anesth Analg. 2000;91(4):812–22.
35. Padnick LB, Linsenmeier RA, Goldstick TK. Perfluorocarbon emulsion improves oxygenation of the cat primary visual cortex. J Appl Physiol. 1999;86(5):1497–504.
36. Pan W, Pintar T, Anton J, et al. Statins are associated with a reduced incidence of perioperative mortality after coronary artery bypass graft surgery. Circulation. 2004;110(11 Suppl. 1):II45–II49.

37. Paxian M, Rensing I, Geckeis K, et al. Perflubron emulsion in the treatment of prolonged hemorrhagic shock: influence on hepatocellular energy metabolism and oxygen-dependent gene expression. Anesthesiology. 2003;98:1391–9.
38. Reindorf CA, Kurantsin-Mills J, Allotey JB, Castro O. Perfluorocarbon compounds: effects on the rheological properties of sickle erythrocytes *in vitro*. Am J Hematol. 1985;19(3):229–36.
39. Riess JG. Fluorocarbon-based *in vivo* oxygen transport and delivery systems. Vox Sang. 1991;61:225–39.
40. Riess JG. Oxygen carriers ('blood substitutes') – raison d'etre, chemistry, and some physiology. Chem Rev. 2001;101:2797–919.
41. Rockwell S, Irvin CG, Kelley M, et al. Effects of hyperbaric oxygen and a perfluorooctylbromide emulsion on the radiation responses of tumors and normal tissues in rodents. Int J Radiat Oncol Biol Phys. 1992;22(1):87–93.
42. Spahn DR, von Brempt R, Theilmeier G, et al. Perflubron emulsion delays blood transfusions in orthopedic surgery. Anesthesiology. 1999;91:1195–208.
43. Spahn DR, Waschke K, Standl T, et al. Use of perflubron emulsion to decrease allogeneic blood transfusion in high-blood-loss non-cardiac surgery: results of a European Phase III study. Anesthesiology. 2002;97(6):1338–49.
44. Spiess BD, Braverman B, Woronowicz AW, et al. Protection from cerebral air emboli with perfluorocarbons in rabbits. Stroke. 1986;17:1146–9.
45. Spiess BD, McCarthy RJ, Tuman KJ, et al. Treatment of decompression sickness with a perfluorocarbon emulsion (FC-43). Undersea Biomed Res. 1988;15(1):31–7.
46. Stern SA, Dronen SC, McGoron AJ, et al. Effect of supplemental perfluorocarbon administration on hypotensive resuscitation of severe uncontrolled hemorrhage. Am J Emerg Med. 1995;13:269–75.
47. Symons JD, Sun X, Flaim SF, del Balzo U. Perflubron emulsion improves tolerance to low-flow ischemia in isolated rabbit hearts. J Cardiovasc Pharmacol. 1999;34(1):108–15.
48. Teicher BA, Holden SA, Ara G, et al. A new concentrated perfluorochemical emulsion and carbogen breathing as an adjuvant to treatment with antitumor alkylating agents. J Cancer Res Clin Oncol. 1992;118(7):509–14.
49. Teicher BA, Sotomayor EA, Dupuis NP, et al. Reduced oxygenation in a rat mammary carcinoma after chemo-or radiation therapy and reoxygenation with perflubron emulsion/carbogen breathing. J Cancer Res Clin Oncol. 1994;120(10):593–8.
50. van Rossem K, Vermarien H, Faithfull NS, et al. Effects of perflubron emulsion and 100% oxygen breathing on local tissue PO_2 in brain cortex of unanesthetized rabbits. Adv Exp Med Biol. 1997;411:403–9.
51. Wahr JA, Trouwborst A, Spence RK, et al. A pilot study of the effects of perflubron emulsion, AF0104, on mixed venous oxygen tension in anesthetized surgical patients. Anesth Analg. 1996;82:103–7.
52. Waschke K, Riedel M, Albrecht DM, et al. Effects of a perfluorocarbon emulsion on regional cerebral blood flow and metabolism after fluid resuscitation from hemorrhage in conscious rats. Anesth Analg. 1994;79:874–82.
53. Weers JG. A physicochemical evaluation of perfluorochemicals for oxygen transport applications. J Fluorine Chem. 1993;64:73–93.

33 Sanguinate：多模式血红蛋白氧载体的发展简史和临床评估

Bryan T. Romito, Jia W. Romito, Abe Abuchowski
余 杰 王钟兴 译，屠伟峰 审校

第一节 引言

安全、有效的液体复苏治疗可减少同种异体红细胞输血的需要，并为出血性休克患者提供一种额外的治疗选项。20世纪30年代，Amberson等[1]首次使用了血红蛋白氧载体（HBOC），即将牛的血红蛋白溶液输注给其他几种哺乳动物并获得成功。自那时起，多个HBOCs被研发出来，并在临床研究中得到了检验，取得了不同程度的成功。虽然新化合物在旧化合物的基础上有所改进，但其肾毒性、一氧化氮清除诱发的血管收缩和高铁血红蛋白血症等不良影响仍然限制了其广泛应用[2]。2008年的一项荟萃分析指出基于血红蛋白代用品的使用可显著增加死亡和心肌梗死的风险[3]。Sanguinate®（牛聚乙二醇化羧基血红蛋白）（Prolong Pharmaceuticals, LLC, South Plainfield, NJ, USA）是一种新一代HBOCs，在提高疗效和安全性方面具有独特的优势，被开发用于治疗脑血管病或外周血管疾病，与镰状细胞病（SCD）和地中海贫血相关的血红蛋白病或血管疾病引起的贫血和缺血性低氧血症[4]。尽管尚未获得美国食品药品监督管理局（FDA）常规流程的批准，但Sanguinate已被授予治疗SCD的孤儿药地位，并已纳入FDA拓展使用（expanded access）的紧急试验新药（eIND）计划，且已用于100多名患者[5-6]。本章将概述其结构和功能特性、临床试验中的性能以及在其他临床场景中的应用。

第二节 Sanguinate特性

从结构上讲，Sanguinate是一种聚乙二醇（polyethylene glycol, PEG）修饰形式的牛源性血红蛋白，即其中一氧化碳（CO）部分与聚乙二醇血红蛋白（PEGylated Hb）的蛋白相连接[7]。聚乙二醇化的牛血红蛋白比人类血红蛋白对氧有更强的亲和力，即可向缺氧组织释放更多的氧。尽管Sanguinate的血红蛋白浓度仅为4～5 g/dl，但它具有几个新特点，使其成为治疗组织氧供受损患者的理想选择。其新特点包括PEG修饰（聚乙二醇化）使其循环寿命延长、输送CO能力增强，及血红蛋白氧结合的亲和力增强[8]（表33-1）。这些特性在创伤救治中显得尤其有价值。

创伤是全球死亡中的主要原因[9]。受伤后的死亡是由于"第一次损伤（first hits）"，包括严重的器官损伤、缺氧、低血容量或头部创伤[10]。40%以上的创伤死亡是因大出血和失血性休克所致[11]，且创

表33-1 Sanguinate的特性

血红蛋白来源	牛
血红蛋白浓度	4～5 g/L
P_{50}	7～16 mmHg
半衰期	8～20 h
胶体渗透压	高胶体渗透压
分子量	109～120 kDs

伤总是伴有局部炎症反应。严重损伤或多处创伤会引起全身炎症反应[12]。Sanguinate 最先发挥的作用释放一氧化碳（CO）分子，CO 在哺乳动物生理学和医学中应用最重要价值的就是其血管活作用及其在下列情况下的治疗潜力，如血管疾病、抗炎、细胞凋亡中 CO 介导细胞信号转导、脓毒症、器官保存、缺血再灌注损伤和脓毒症等[13]。最近一篇文章对其多种生理效应进行了综述[14]。上述 Sanguinate 的系列特性使其可能成为一种能够治疗各种临床疾病的理想容量复苏液（图 33-1）。

一、聚乙二醇化

聚乙二醇化（PEGylation）即通过共价偶联到聚乙二醇所进行的生物分子修饰过程。连接上聚乙二醇会深刻改变母体化合物的结构和功能特性[15]。聚乙二醇本身在生物学上具有惰性、无毒、低免疫原性特点，这些特点可以通过保护潜在分子免受天然免疫系统的影响，帮助提高其安全性和有效性。对外源性化合物的免疫反应不仅可能干扰其有效性，还可能因发现外源性化合物而启动一系列炎症介导的危险级联反应[16]，而聚乙二醇化可缓解这种反应。此外，聚乙二醇化可改变该分子的药物动力学，包括提高药物溶解度、增加循环半衰期、减少蛋白水解和肾脏排泄[15]。据报道，Sanguinate 的半衰期为 8 至 20 h[4,17]。聚乙二醇化可增加牛 Hb 的分子量和胶体渗透压（COP），COP 的增加既有助于阻止血管内液体外渗到组织间质，又可将组织间液回渗入血管内，从而潜在地增加微血管的灌注[7,18]。Sanguinate 主要由羧基化的牛 Hb 分子组成，其上附着有 8~10 个 5 kD 聚乙二醇，总分子量约为 109~120 kD。尽管聚乙二醇化增加了 Sanguinate 的分子量，但其颗粒体积仍明显小于红细胞，因此其能够穿绕过血管内的阻塞物和红细胞聚集物[7]。通过这种方式，Sanguinate 随血浆很容易地穿过正常红细胞通不过的血管内狭窄区域。

多种 PEG 血红蛋白已经被研发和生产出来，但它们的生理特性各不相同。正常情况下，血浆中游离血红蛋白会清除由内皮细胞产生的一氧化氮（NO），而 NO 浓度的降低阻止了血管平滑肌的松弛，导致局部组织的血管收缩、血流量减少[19]。PEGylated Hb 对 NO 浓度和血管活性的总体影响是可变的。与游离 Hb 一样，PEGylated Hb 因清除游离 Hb 的能力增强而导致血管周围 NO 浓度的进一步降低，这本身会进一步加重加重血管的收缩和血流的减少[20-21]，然而，PEGylated Hb 也可以通过增强从亚硝酸盐到 NO 的还原酶活性以增加 NO 的产生，从而补偿因 NO 清除增加而引起的 NO 减少[20,22]，这样反而引起血管舒张和血流量增加。此外，由于循环中 PEGylated Hb 浓度低，它通常不会引起过度的血管收缩。PEGylated Hb 导致的胶体渗透压增加可促进组织间隙液回渗入血管内，使血容量增加，从而降低其血浆总浓度[20]。Sanguinate 与这些 PEGylated Hb 的不同之处在于，它被 CO 修饰，并没有表现出负的血管活性，而是表现出正的血管活性。

二、一氧化碳转运

与其他 HBOCs 不同，Sanguinate 是一种特殊方式结合的气体转运剂，它与人类 Hb 相反，对氧的亲和力要明显大于与 CO 的亲和力，因此，当氧气进入血液后，已结合的 CO 会被氧气置换而释放出来[8]。因为氧气结合紧密，所以它只能被转运到低氧分压的组织（即缺氧组织）时被释放。由于氧正常组织（或称常氧组织，normoxic）中氧分压太

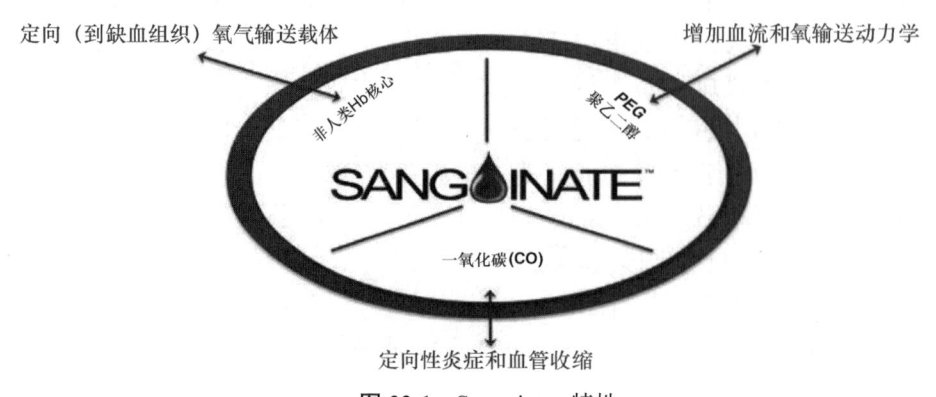

图 33-1 Sanguinate 特性

高，故氧气无法从Sanguinate中解离、释放，这给Sanguinate摄氧和释氧提供高度的选择性和有效性。

CO是血红素加氧酶活化的内生性副产物，是参与多种平衡功能的第二信使，几乎参与了每个器官和每个调节系统的信号通路[23]。通过这些信号通路的修饰，CO可以对血管活性、组织炎症、细胞凋亡和细胞生长的调节产生深远影响[24]。作为一种气体，CO可以自由扩散，从而绕过受体和转运蛋白，穿过所有膜[25]。CO的主要生理作用部分通过激活鸟苷酸环化酶引起环磷酸鸟苷（cGMP）浓度增加[26]。cGMP水平增加伴随有血管平滑肌松弛、血管舒张和局部血流增加。CO的舒血管作用可能有助于缓解与服用高COP药物相关的血压升高。此外，CO与NO密切相关，CO增强一氧化氮合酶的活性，反过来，产生的NO又激活血红素加氧酶，增加CO的生成[25]。因此，NO的舒血管作用可通过这种方式因CO增加而增强。

除了其对NO生成的影响外，CO还可能具有抗炎特性。由于CO介导的细胞色素C氧化酶的抑制作用，它可调节活性氧的产生[23]。此外，它还能够减少细菌感染时发生反应的多种促炎症介质的产生[25]。已有研究证实外源性CO可以减少氧化应激并调节缺血再灌注损伤。由于血管收缩和炎症可导致进一步的组织损伤，加剧已受损的氧气输送，因此，兼有输送CO能力的复苏液将非常有效地改善组织氧合，并减轻组织的进一步损伤[8]。

一旦暴露于血液的含氧环境中，CO迅速被置换，Sanguinate被转化为PEG-氧血红蛋白以实现正常的携氧功能[7, 27]。动物研究表明，与Sanguinate结合的CO成分在输注后2h内释放，大多数在30 min内释放[17]。这种短的起效时间可能特别有利于其应用于危及生命的急性组织缺血。此外，CO的添加减少了血红蛋白的自氧化，减少了高铁血红蛋白的形成，并提高了产品的保质期[28]。

三、血红蛋白氧结合

血红蛋白-氧解离曲线描述了血液中的氧分压（PO_2）与氧饱和血红蛋白百分比之间的函数关系[29]。由于血红蛋白独特的结合特性，曲线呈S形。具体而言，一个氧分子的结合促进了后续氧分子与血红蛋白的结合。因此，血红蛋白对氧的亲和力持续增加，直到其所有四个可用结合位点被占据[29]。随着氧饱和度的持续增加，所有血红蛋白分子接近完全饱和，曲线的形状变为平坦。血红蛋白氧饱和度50%时的PO_2被称为P_{50}，通常约为27 mmHg。血红蛋白氧饱和度与PO_2之间的关系是动态的，并受到多种生理因素的影响。为了适应这些变化，曲线可以向右或向左移动，表示血红蛋白含氧量的变化[29]。具体而言，曲线的向右移动表明血红蛋白氧饱和度降低（即给定PO_2时的氧饱和度较低），并且经常与高碳酸血症、低pH值和高体温相关。这些变化与P_{50}的增加有关。相反，向左移动表明血红蛋白对氧的亲和力增加（即给定PO_2时的氧饱和度更高），并且常常与低碳酸血症、高pH值和低体温相关[29]。这些变化与P_{50}的降低有关。

Sanguinate主动将氧气输送到缺氧组织的能力，部分是由其独特的血红蛋白氧结合亲和力介导的。Sanguinate的P_{50}平均为7～16 mmHg。由于该值介于正常红细胞（27 mmHg）和缺血组织（＜5 mmHg）之间，Sanguinate充当将氧气从红细胞输送到缺血组织的中转导管[17]。这种生理特性在以分叉血管为特征的微循环环境中可能特别有益。微血管网在很大程度上是不均匀的，并且与血细胞比容、速度、血液流速和管壁切应力的变化相关[30]。由于流体动力，在血管壁附近流动的红细胞倾向于从血管壁迁移到血流中心，形成无细胞层（Fåhraeus效应）[17, 30]。因为氧气在这个无细胞层中很难溶解，所以一个溶解在无细胞层的小分子可以将氧气输送到微血管网中的缺血组织，这将是一个有价值的治疗选择。

第三节 Sanguinate临床试验

目前，仅公布了三项使用Sanguinate的I期临床试验结果[4, 17, 31]。Sanguinate治疗成年SCD患者血管闭塞危象的II期试验已经完成，但结果尚未发表。2014年，Misra等[17]发表了首次使用Sanguinate的I临床试验结果。在这项试验中，研究人员在24名健康成年志愿者中进行了单中心、单盲、安慰剂对照的Sanguinate安全性和药代动力学评估。所有受试者年龄为18～45岁、体重指数（body mass index，BMI）≥20，且≤30 kg/m²，总体健康状况良好，无临床重大疾病，给3个队列分别静脉输注80 mg/kg、

120 mg/kg 和 160 mg/kg Sanguinate，且持续 2 h 以上。每组 8 名受试者，其中 6 名接受 Sanguinate 治疗和 2 名接受对照治疗。受试者作为住院患者，在输注 Sanguinate 或对照药后至少 48 h 进行监测，并定期收集用于药代动力学分析的一系列血液样本。静脉注射后每 30 min 监测 Sanguinate 的血浆浓度。所有剂量组的最高平均血浆浓度均出现在输注结束 2 h 内。输注结束后 96 h，所有组 Sanguinate 的血浆浓度均低于检测限值[17]。

在这项研究中，所有患者对 Sanguinate 总体上耐受性良好，未发现严重的不良事件，最常见的不良事件如嗜睡和头晕，其严重程度较轻，且当研究结束时已基本消失。在所有接受 Sanguinate 治疗的受试者中，观察到血清触珠蛋白（haptoglobin）水平呈持续、温和、剂量依赖性的降低，这可能是由于结合于 Sanguinate 上触珠蛋白，随着 Sanguine 从血浆中清消除而减少所致。在接受 Sanguinate 治疗的受试者中，收缩压和舒张压均有升高的趋势，但均是短暂的，且在输注结束后 72 h 恢复。Sanguinate 诱发的高血压没有剂量依赖性，这表明它是由该化合物的高 COP 介导的血浆容量扩充引起的，而不是血管收缩。高血压反应与心电图（ECG）、超声心动图或实验室检查的临床显著变化无关[17]。

在随访评估中，Misra 等[4]对 24 名镰状细胞性贫血（血红蛋白 SS 纯合子）成年患者进行了 Sanguinate 的 Ib 期、开放标签、随机安全性研究。这项研究在哥伦比亚和巴拿马的四个医疗中心进行。患者不必服用羟基脲（hydroxyurea），但如果需要，他们必须服用稳定的剂量，并能够在随机化前停药 7 天。所有患者的血红蛋白浓度基础值为 6～10 g/dl，并按 2∶1 的比例随机分组，接受单次 2 h 静脉输注 Sanguinate 或标准剂量的羟基脲，其中有 8 名患者输注了 160 mg/kg 的 Sanguinate，8 名患者 320 mg/kg Sanguinaate，8 名患者输注了 15 mg/kg 羟基脲，进行了为期 7 天的安全性评估，开始给药后，患者在研究中心至少观察 48 h，以监测生命体征活动，收集实验室样本，并评估不良事件的体征或症状[4]。在 24 名患者中，15 名患者完成了 Sanguinate 的输注和 7 名患者完成了羟基脲的输注，另两名患者在接受指定药物前离开研究。由于 320 mg/kg 剂量组的平均峰值血浆浓度更大，因此 Sanguinate 显示出剂量依赖性的药代动力学特点。无论输注什么样的剂量，其血浆最高浓度都出现在试验产品输注结束时。在这项研究中，Sanguinate 组发生了 44 次不良事件，而羟基脲组仅发生了 7 次不良事件。最常见的不良事件类型是肌肉骨骼和结缔组织相关的疾病，包括关节痛。Sanguinate 可导致短暂的、与剂量无关的收缩压和舒张压升高，再次被认为与其 COP 介导的血浆容量扩充有关。与羟基脲组比较，Sanguinate 输注治疗可导致血清直接（结合）胆红素水平降低，尿红细胞和蛋白质水平升高，已有证据表明其中血尿可能是由于输注 Sanguinate 后引进 COP 升高导致的肾小球滤过增加所致[4]。

15 例接受 Sanguinate 治疗患者中有 3 例肌钙蛋白 I 水平短暂升高（持续数小时或数天），但升高幅度显著。所有接受 320 mg/kg Sanguinate 输注治疗患者的肌钙蛋白 I 均升高。肌钙蛋白 I 的升高无 1 例与任何临床诊断的或患者报告的不良事件有关。三名肌钙蛋白 I 升高的患者中，有一名在超声心动图上观察到三尖瓣反流速度（TRV）持续数天的增加，这被标记为中度肺动脉高压的体征，但随后的血管造影没有显示任何肺动脉高压相关症状。此外，TRV 的增加与任何患者主诉的或临床确诊的不良反应无关。这些发现的临床意义尚不清楚。由于此项研究规模较小，该研究无法计算出 Sanguinate 安全性相关效应的显著统计学差异。与最初的 I 期试验类似，Sanguinate 治疗因其高 COP 可引起短暂的、非剂量相关的动脉血压升高。这种胶体渗透压介导的作用可能也增加了上述患者的肺动脉压升高，进而增加了三尖瓣反流速度[4]。

Abu Jawdeh 等[31]进行了一项 Ib 期、开放标签、单臂研究，以评估终末期肾脏疾病患者应用 Sanguinate 的安全性、药代动力学以及其对体液致敏的影响。10 名符合条件的受试者计划在连续几周内接受每周三次输注 Sanguinate（320 mg/kg）：受试者的纳入标准包括每周三次血液透析且持续时间 2 个月或以上、血清妊娠试验阴性、血红蛋白＞7.5 g/dl；受试者的排除标准包括在筛选前 90 天内接受过血液制品输注、心电图提示急性冠状动脉综合征、失代偿性心力衰竭，及与血流动力学不稳定相关的心律失常或三度房室传导阻滞。根据 Misra 等[31] 2017 年 Ib 期临床试验报告的安全数据，超声心动图估计三尖瓣反流喷射速度＞2.8 m/s 的受试者也被排除在研究之外。

研究人员招募了 10 名预期受试者，仅 5 名完成了临床试验。这 10 名受试者因其中 2 名受试者中在输注 Sanguinate 治疗后发现肌钙蛋白 I 升高而终止，最后，只有 4 名受试者完成了临床研究，5 名受试者在接受了一次 Sanguinate 输注后撤回了同意书。肌钙蛋白 I 升高的 2 名受试者中，有 1 名也出现了非特异性心电图变化和胸痛，最终被诊断为非 ST 段抬高型心肌梗死（non-ST elevation myocardial infarction，NSTEMI）。通过冠状动脉造影进一步评估后，发现 80% 的右冠状动脉病变进行了支架植入。值得注意的是，患者后来承认在 NSTEMI 诊断后积极使用可卡因。另 1 名肌钙蛋白 I 升高的受试者没有报告胸痛，也没有相关的心电图变化或冠状动脉造影异常。5 名受试者输注 Sanguinate 后，其群体反应性抗体指标（用于移植受体致敏的定量测量），经计算均未增加。同样，受试者没有产生新的 I 或 II 类抗 HLA 抗体[31]。

本研究报告的免疫学结果是符合预期的，因为 Sanguinate 是无细胞的和聚乙二醇化的，这保护了它免受固有免疫反应的影响。这一特性可能使其为等待移植患者提供了一种很有价值的辅助治疗手段。出乎意料的是，与透析前的浓度相比，所有透析后的 Sanguinate 浓度降低了 30%，这意味着 Sanguinate 在这期间有相当量被清除，但因其分子量过大是无法通过透析予以清除的。与之前发表的其他 I b 期研究一样，本研究受试者也经历了输注 Sanguinate 后肌钙蛋白 I 的升高。作者推测 Sanguinate 诱发短暂心室伸缩引起的需求性缺血可能是导致肌钙蛋白 I 升高的原因。该研究结果可能会与诊断为 NSTEM 的 I 受试者中使用活化可卡因的结果相混淆。综前所述，这些研究的结果表明，使用 Sanguinate 可能存在心肌损伤的风险，提示需要进行更多、更大规模的临床研究来密切评估 Sanguinate 的安全性[31]。

第四节 病例报告与其他临床试验

尽管最初设计是用于治疗镰状细胞性贫血的急性加重，但其实 Sanguinate 已用于其他临床情况，已有多个成功应用病例报告报，如用于拒绝输血治疗的耶和华见证人（Jehovah's Witness）重度贫血患者的治疗，而采用 Sanguinate 治疗。McConachie 等[32] 发表了一篇将 Sanguinate 成功用于 2 名患有严重、危及生命的耶和华见证人贫血患者治疗的案例报道：①第一名患者除了每天输注促红细胞生成素、葡萄糖酸铁、抗坏血酸、叶酸和维生素 B_{12} 外，还接受了单次 2 h 的 Sanguinate（约 210 mg/kg）输注治疗，且该患者的既往病史包括高血压、充血性心力衰竭、冠状动脉疾病、卒中和阵发性心房颤动等。输注 Sanguinate 期间，患者收缩压和舒张压均升高，但 2 h 后恢复正常。该患者的肌钙蛋白水平也升高，这归因于急性贫血引起的需求性缺血。5 天后，肌钙蛋白水平下降到检测下限以下。患者最终出院。②第二名患者每天输注 5 次 Sanguinate（约 357 mg/kg），持续 5 天，同时每天输注促红细胞生成素、葡萄糖酸铁、叶酸和维生素 B_{12}；患者的既往病史包括药物滥用、高血压、慢性肾脏病、癫痫发作、需要经皮植入心室辅助装置的缺血性心肌病以及近期 NSTEMI 的冠状动脉疾病。在第一次输注后 30 min 检测肌钙蛋白水平，但并没有升高，该患者最终死于多器官系统衰竭。尽管 Sanguinate 具有极高的心血管并发症风险，但未发现其不良反应。总的来说，这几个病例报道说明了 Sanguinate 对有输血禁忌的贫血患者具有一定的潜在益处[32]。

Bachert 等[28] 介绍了给 1 名既往病史未知、严重贫血（[Hb] 已低至 2.9 g/dl）的耶和华见证人患者输注 Sanguinate 治疗的情况。除每日使用达贝波汀、蔗糖铁、叶酸和维生素 B_{12} 治疗外，患者每隔 6 h 接受 2 次 Sanguinate 输注治疗（每次用量约 20 000 mg，患者体重未报告），结果该患者因症状迅速好转，拒绝了输注 Sanguinate 治疗。第 1 次输注后，他的血清呈现红色，这可能影响了比色实验室分析。尽管没有要求实验室做进一步的评估，患者最终出院，且没有出现并发症或对该产品的不良反应。

同样，Brotman 等[33] 报告了 1 例拒绝输注血液制品的症状性贫血（神志不清和嗜睡）输注 Sanguinate 治疗的案例，该患者既往病史有尿道上皮癌、心房颤动和冠状动脉疾病，在施行膀胱前列腺切除术和肾切除术后围手术期出血使 [Hb] 降低到 4.5 g/dl，术后持续低血压，需要输注苯肾上腺素才能使血流动力学维持稳定，患者在术后第 2 天晚上接受了 Sanguinate 输注治疗，输注治疗后的第二天精神和血流动力学状况开始改善，尽管没有详细介绍其用药方案，但 Sanguinate 耐受性良好，未见无不良反应，患者最终出院，预后良好。

Holzner 等[34]报道了 Sanguinate 在接受原位肝移植术的耶和华见证人贫血患者中的应用。该患者在移植手术无肝期前 60 min 接受了 20 000 mg Sanguinate 的输注治疗（持续 2h 输完）。由于该文没有提供患者体重相关数据，因此无法计算 mg/kg 用量，结果显示输注 Sanguinate 后 15 min 后，尽管贫血持续恶化，但是患者的脑氧饱和度显著增加，血流动力学指标稳定，未见输注 Sanguinate 后的不良反应，患者最终出院，预后良好。该文结果提示，对于那些不能输血但需要严格维持脑氧饱和度的贫血患者，Sanguinate 可能是一种有用的治疗辅助药物。

Thenuwara 等[35]报道了 1 例 Sanguinate 用于一名产后大出血、危及生命的耶和华见证人贫血患者的治疗情况，其[Hb]降低至 3 g/dl，需要深度镇静、机械通气和肌松，以降低呼吸的做功和氧消耗的代谢率，同时需要使用缩血管药来维持血流动力学稳定。此外，患者进行了促红细胞生成素、蔗糖铁、甲钴胺和高压氧治疗，但临床状况没有明显改善。随后的 2 天内，患者接受了三次 Sanguinate（每次约 164 mg/kg）的输注治疗，此后其血流动力学逐步改善，也停止了缩血管药的使用，并存的代谢性酸中毒和乳酸升高也得到明显缓解。Sanguinate 输注治疗后 48 h，患者出现了反应迟钝，但第二天自行恢复。文章没有清楚地阐述患者出现这种反应迟钝的原因；但作者认为，这可能是输注了 Sanguinate 的结果。患者最终拔除了气管导管，从重症监护室转出，出院后再没出现类似的神经功能障碍。

Sam 等[36]报道了 Sanguinate 用于治疗一名拒绝进行血浆交换治疗的血栓性血小板减少性紫癜（thrombotic thrombocytopenic purpura, TTP）耶和华见证人患者的临床情况，该患者接受了高剂量类固醇、叶酸、促红细胞生成素、白蛋白置换、利妥昔单抗（rituximab）和长春新碱（vincristine）治疗，但症状没有明显改善，随后每天输注 20 000 mg 的 Sanguinate，持续 4 天，此后该患者血小板计数和血红蛋白浓度有所改善。患者在第一次输注 Sanguinate 后 1 h 出现了右面部和手臂感觉的异常，并自行消退。患者在接受 Sanguinate 治疗后，其心肌肌钙蛋白值也有轻微的短暂升高，但进一步的心电图和超声心动图检查均无异常，患者出院后情况良好。这一案例支持使用 Sanguinate 增加了不能或拒绝进行血浆置换的 TTP 患者的血液氧输送。

DeSimone 等[37]报道了 Sanguinate 用于治疗一名急性上消化道出血合并出血性休克耶和华见证人患者中的临床情况，其[Hb]降低至 3.1 g/dl，需要静脉输液和缩血管药进行复苏，才能维持其血流动力学稳定，同时因其进行性脑病进行了气管插管治疗。除了补充铁、叶酸、维生素 B_{12} 和 α 达泊汀接种外，患者在 7 天内接受了 6 次 Sanguinate 输注治疗（每次 20 000 mg），此后患者的缩血管药用量逐步减少，休克、脑病和代谢性酸中毒情况均得到改善。随着临床状态的逐步改善，进行了进一步检查，找到了出血源，并最终实现止血。该患者没有出现与 Sanguinate 相关的不良事件。

Sanguinate 可能为脑缺血患者提供帮助。Dhar 等[38]进行了一项安全和概念验证研究（a safety and proof-of-concept study），评估了 Sanguinate 对 12 名动脉瘤性蛛网膜下腔出血（subarachnoid hemorrhage, SAH）或可能具有迟发性脑缺血（delayed cerebral ischemia, DCI）风险成年患者的影响，所有纳入的受试者因临床分级差、蛛网膜下腔出血负荷高、血管造影显示血管痉挛或有 DCI 临床体征，均被认为有 DCI 风险的患者。如果患有肺动脉高压、充血性心力衰竭、近期心肌梗死、肾功能不全或慢性肝病的患者，则将被排除出研究。除了接受尼莫地平和静脉输液治疗以维持正常血容量外，3 组 4 名患者进行了 2 h 的静脉输注，分别给予三个递增剂量的 Sanguinate（160 mg/kg、240 mg/kg 和 320 mg/kg），并于分别 Sanguinate 输注前、输注后即刻和 24h 进行正电子发射断层成像，通过氧摄取分数评估脑血流的改善和脑血流代谢平衡的恢复。所有患者在 SAH 后约 7 天或更早（如果出现 DCI 相关症状）进行脑血管造影筛查[38]。

每天随访患者的不良事件，直到患者从重症监护室出院。尽管患者的血压在 24h 后恢复到基础值水平，但在其输注期间和输注后即刻的平均动脉压约增加 10 mmHg，认为与输注 Sanguinate 有关，此结果与其他研究类似，这种高血压效应与其输注剂量无关，所有三组观察到的血压都有类似的升高，但在任何情况下，其血压升高的程度都没有 1 例超过安全阈值（即较基础值增加 20%）而过早停止输注。这种高血压效应使接受缩血管药治疗的 3 名患者都能在维持目标血压的同时停止使用这些药物，而没有出现任何药物相关的神经功能恶化。Sanguinate输注可引起碳氧血红蛋白（carboxyhemoglobin）水平显著增加，碳氧血红蛋白在三种剂量下都呈显著增加，且呈剂量依赖性增加。与其高血压效应一样，碳氧血红蛋白水平的升高是短暂的，并在24 h后恢复到基础值水平。Sanguinate输注后即刻碳氧血红蛋白水平与吸烟者的常规水平相似。Sanguinate输注研究中报告无呼吸或心血管并发症的情况[38]。

尽管在最高剂量（320 mg/kg）Sanguinate输注组的患者治疗结果得到了有显著改善，但纵观所有剂量输注组的全脑血流量没有变化，各时间点的氧摄取分数和大脑氧代谢率总体上亦没有发生明显的变化。尽管Sanguinate输注显著改善了局部脑血流量，但这种改善没有持续到24 h。这些结果提示，Sanguinate可能需要重复输注。此外，大脑脆弱（容易缺氧）区域的氧摄取分数也随之降低，充分提示Sanguinate输注治疗改善了高风险大脑区域的供需平衡。虽然其确切的机制尚不清楚，但本研究的结果可能是由于Sanguinate输注后向大脑循环中剂量依赖性释放CO所介导的脑血管舒张所致。另外，Sanguinate输注后局部脑血流增加可能是由于其高COP引起的血液稀释所致。除了对局部血流的影响外，从安全角度来看，这项研究的结果值得引起注意，因为当对危重患者群体应用高剂量Sanguinate时，未发现任何不良影响。尽管肺动脉高压和近期心肌梗死患者未纳入研究，肌钙蛋白I值也未测定，但结果令人鼓舞。需要进行更多的研究，以更好地确定其在脑缺血环境中的安全性和治疗作用[38]。

在需用术中等容血液稀释和体外循环（CPB）的心脏手术中，Sanguinate可能在增加血液氧气输送方面可以发挥作用，具体包括从患者采集血液，同时用代血浆或溶液等量置换采集的血液，以维持正常血容量。在手术失血过程中或失血后不久，回收的血液再次回输，以恢复红细胞、血小板和凝血因子的正常水平[6]。在血液稀释期间，在代血浆或溶液中添加HBOC可减少同种异体红细胞输注的需要，并提供一种可改善血液氧气输送的临床技术。这项技术为高危患者提供了另一种治疗选择，在血液短缺或拒绝输血患者中尤其有用。在一项模拟CPB等容性血液稀释的小型研究中，添加Sanguinate未影响CPB回路的性能，也未改变系统的流量或氧合特性[6]。虽然Sanguinate对等容血液稀释和体外循环的影响需要在大型临床试验中进一步评估，但本研究的结果证实其另一种潜在的应用。

最后，初步研究证实Sanguinate的抗炎活性可用于治疗囊性纤维变性（cystic fibrosis，CF）和脓毒症。炎症在CF肺部病理和疾病进展中起着关键作用，使其成为重要的治疗靶点[39]。CF气道含有大量的中性粒细胞和高浓度的促炎介质，这些介质促进炎症细胞应对有害刺激的信号传导。CF肺中不能控制的重度炎症反应归因于与可控性炎症反应相关的几种信号通路的损伤，包括血红素氧合酶-1/一氧化碳（HO-1/CO）通路[40]。HO-1降解血红素基团，产生抗炎症介质，如CO，有助于控制炎症并重建细胞稳态。

重要的是，CO在对肺部炎症和氧化剂介导性肺损伤的保护机制中发挥着关键作用。因此，HO-1通路是终止CF重度炎症反应的一个有吸引力的靶点[41]。在野生型和CF小鼠中都验证了Sanguinate的作用，即用单次临床剂量的Sanguinate（320 mg/kg）或单独的载体（vehicle）对小鼠进行静脉预处理，然后每天用12.5 mg铜绿假单胞菌脂多糖（PA-LPS）进行3次雾化，持续3天。在机体对PA-LPS反应下，单剂量的Sanguinate足以在CF小鼠肺组织中诱导HO-1表达。此外，与载体处理的对照组（vehicle treated controls）比较，Sanguinate预处理减轻了CF小鼠的炎症反应，表现为中性粒细胞数量减少、CF肺组织中促炎症细胞因子的表达减少。Sanguinate治疗刺激了HO-1/CO通路，不仅引起该通路介导炎症反应的消退，还促进宿主对铜绿假单胞菌（Pseudomonas aeruginosa）的机体的防御[41]。

脓毒症是由潜在严重感染引发的一种复杂的、不断演变的异质性疾病过程，并伴有压倒性的全身炎症反应。脓毒症的早期诊断和治疗对于降低其发病率和死亡率至关重要[42]。延迟治疗会引起细菌数量和循环免疫细胞数量的剧增，这可能会引发"细胞因子风暴（cytokine storm）"，迅速发展为严重的感染性休克、多器官衰竭，并可能导致死亡[43]。Sanguinate有可能影响到脓毒症演变的的三个病理学事件：即毛细血管渗漏/低血容量、超急性炎症反应和组织氧合不良。

从细胞治疗层面，间充质干细胞（mesenchymal stromal cells，MSCs）已用于多种疾病的治疗，并在全身炎症和脓毒症的动物模型中取得了很好的结果。

有关研究为确定提高MSCs治疗潜力的方法，包括体外用CO预处理这些细胞，将其注入发生多微生物脓毒症小鼠体内，以获得更好的治疗益处[44]。有研究证实用CO气体进行预处理的MSCs，可以明显改善MSCs在脓毒症期间MSC的功能和治疗效果。经CO气体预处理的MSCs有益效应提升，部分原因是MSCs与中性粒细胞相互作用，促进了PMN细菌吞噬能力，从而控制住了炎症和提高了存活率。

Sanguinate可以改善骨骼微循环血流量和肾皮质微循环血氧分压（$C\mu PO_2$），从而减轻内毒素血症引起的急性肾损伤[45]。对实施了麻醉、机械通气的患有内毒素休克Wistar白化病大鼠（n=44）进行了研究，将大鼠随机分为以下5组：①未复苏的脂多糖（LPS）组，②LPS＋醋酸林格氏液（RA）组，③LPS＋RA＋0.5 μg/（kg·min）去甲肾上腺素（NE）组，④LPS＋RA＋320 mg/kg Sanguinate组和⑤LPS＋RA＋Sanguinate＋NE组。与单独RA比较，LPS＋RA＋Sanguinate复苏组$C\mu PO_2$较高，输注Sanguinate组的无血流、间歇性或缓慢性灌注的毛细血管数量较少，而正常灌注的血管数量较多，提示输注Sanguinate提升了$C\mu PO_2$，同时恢复了骨骼肌微循环中先前无血流毛细血管的畅通。

第五节 结论

Sanguinate是一种新型的多模式复苏溶液，较前二代HBOCs具有更多优势，它除了为低氧分压下的缺氧组织提供有效的氧气输送，还可有效地控制炎症，且不会激活天然免疫系统的反应；另外，其CO部分可以舒张血管、减轻炎症反应和缺血再灌注损伤。Sanguinate已证明在几种以炎症和组织氧合不良为特征的病理情况下具有临床益处。虽然来自临床试验的数据表明，使用Sanguinate可能存在心肌损伤的风险，但需要更多的研究来更好地确定这种相关性。

要点

- Sanguinate是一种独特的聚乙二醇修饰的牛Hb，代表了最新一代血红蛋白氧载体。
- 它具有输送一氧化碳的能力，有较强的血红蛋白-氧结合亲和力，并经过聚乙二醇化以延长其循环寿命。
- Sanguinate具有新的抗炎、抗血管收缩和血浆扩容特性。
- 它的特点是能够有效地向低氧分压缺氧组织输送氧气、减轻炎症，使其成为输血无效情况下理想的复苏液体。
- Sanguinate已在多种情况下显示出临床益处，并已在100多名严重贫血和氧气输送受损患者中紧急使用。

参考文献

1. Amberson WR, Flexner J, Steggerda FR, Mulder AG, Tendler MJ, Pankratz DS, et al. On the use of ringer-locke solutions containing hemoglobin as a substitute for normal blood in mammals. J Cell Comp Physiol. 1934;5(3):359–82.
2. Jahr JS, Guinn NR, Lowery DR, Shore-Lesserson L, Shander A. Blood substitutes and oxygen therapeutics: a review. Anesth Analg. 2021;132(1):119–29.
3. Natanson C, Kern SJ, Lurie P, Banks SM, Wolfe SM. Cell-free hemoglobin-based blood substitutes and risk of myocardial infarction and death: a meta-analysis. JAMA. 2008;299(19):2304–12.
4. Misra H, Bainbridge J, Berryman J, Abuchowski A, Galvez KM, Uribe LF, et al. A Phase Ib open label, randomized, safety study of Sanguinate™ in patients with sickle cell anemia. Rev Bras Hematol Hemoter. 2017;39(1):20–7.
5. Khan F, Singh K, Friedman MT. Artificial blood: the history and current perspectives of blood substitutes. Discoveries (Craiova). 2020;8(1):e104.
6. Romito BT, McBroom MM, Bryant D, Gamez J, Merchant A, Hill SE. The effect of Sanguinate(®) (PEGylated carboxyhemoglobin bovine) on cardiopulmonary bypass functionality using a bovine whole blood model of normovolemic hemodilution. Perfusion. 2020;35(1):19–25.
7. Nugent WH, Jubin R, Buontempo PJ, Kazo F, Song BK. Microvascular and systemic responses to novel PEGylated carboxyhaemoglobin-based oxygen carrier in a rat model of vaso-occlusive crisis. Artif Cells Nanomed Biotechnol. 2019;47(1):95–103.
8. Abuchowski A. Sanguinate (PEGylated Carboxyhemoglobin Bovine): mechanism of action and clinical update. Artif Organs. 2017;41(4):346–50.
9. Bartolotti P, Faure E, KIpnis E. Inflammasomes in tissue damages and immune disorders after trauma. Front Immunol. 2018;9:1900.
10. Lenz A, Franklin GA, Cheadle WG. Systemic inflammation after trauma. Injury. 2007;38(12):1336–45.
11. D'Angelo MR, Dutton RP. Management of trauma-induced coagulopathy: trends and practices. AANA J. 2010;78(1):35–40.
12. Talukder AR, Quader F, Momen MA. Pathophysiological reaction of the body to trauma: a review update. J Sci Found. 2015;13(1):15–20.
13. Davidge KS, Motterlini R, Mann BE, Wilson JL, Poole RK. Carbon monoxide in biology and microbiology: surprising roles for the "Detroit perfume". Adv Microb Physiol. 2009;56:85–167.
14. Ismailova A, Kuter D, Bohle DS, Butler IS. An overview of the potential therapeutic applications of CO-releasing molecules. Bioinorg Chem Appl. 2018;2018:8547364.
15. Veronese FM, Mero A. The impact of PEGylation on biological

therapies. BioDrugs. 2008;22(5):315–29.
16. De Groot AS, Terry F, Cousens L, Martin W. Beyond humanization and de-immunization: tolerization as a method for reducing the immunogenicity of biologics. Expert Rev Clin Pharmacol. 2013;6(6):651–62.
17. Misra H, Lickliter J, Kazo F, Abuchowski A. PEGylated carboxyhemoglobin bovine (Sanguinate): results of a phase I clinical trial. Artif Organs. 2014;38(8):702–7.
18. Pasut G, Veronese FM. State of the art in PEGylation: the great versatility achieved after forty years of research. J Control Release. 2012;161(2):461–72.
19. Cabrales P. Examining and mitigating acellular hemoglobin vasoactivity. Antioxid Redox Signal. 2013;18(17):2329–41.
20. Cabrales P, Intaglietta M. Blood substitutes: evolution from noncarrying to oxygen- and gas-carrying fluids. ASAIO J. 2013;59(4):337–54.
21. Tsai AG, Cabrales P, Manjula BN, Acharya SA, Winslow RM, Intaglietta M. Dissociation of local nitric oxide concentration and vasoconstriction in the presence of cell-free hemoglobin oxygen carriers. Blood. 2006;108(10):3603–10.
22. Lui FE, Dong P, Kluger R. Polyethylene glycol conjugation enhances the nitrite reductase activity of native and cross-linked hemoglobin. Biochemistry. 2008;47(40):10773–80.
23. Levitt DG, Levitt MD. Carbon monoxide: a critical quantitative analysis and review of the extent and limitations of its second messenger function. Clin Pharmacol. 2015;7:37–56.
24. Hess DR. Inhaled carbon monoxide: from toxin to therapy. Respir Care. 2017;62(10):1333–42.
25. Motterlini R, Otterbein LE. The therapeutic potential of carbon monoxide. Nat Rev Drug Discov. 2010;9(9):728–43.
26. Deng X, Yasuda H, Sasaki T, Yamaya M. Low-dose carbon monoxide inhibits rhinovirus replication in human alveolar and airway epithelial cells. Tohoku J Exp Med. 2019;247(4):215–22.
27. Nugent WH, Sheppard FR, Dubick MA, Cestero RF, Darlington DN, Jubin R, et al. Microvascular and systemic impact of resuscitation with PEGylated carboxyhemoglobin-based oxygen carrier or hetastarch in a rat model of transient hemorrhagic shock. Shock. 2020;53(4):493–502.
28. Bachert SE, Dogra P, Boral LI. Alternatives to transfusion. Am J Clin Pathol. 2020;153(3):287–93.
29. Collins JA, Rudenski A, Gibson J, Howard L, O'Driscoll R. Relating oxygen partial pressure, saturation and content: the haemoglobin-oxygen dissociation curve. Breathe (Sheff). 2015;11(3):194–201.
30. Secomb TW. Hemodynamics. Compr Physiol. 2016;6(2):975–1003.
31. Abu Jawdeh BG, Woodle ES, Leino AD, Brailey P, Tremblay S, Dorst T, et al. A phase Ib, open-label, single arm study to assess the safety, pharmacokinetics, and impact on humoral sensitization of Sanguinate infusion in patients with end-stage renal disease. Clin Transplant. 2018;32(1):e13155.
32. McConachie S, Wahby K, Almadrahi Z, Wilhelm S. Early experiences with PEGylated carboxyhemoglobin bovine in anemic Jehovah's Witnesses: a case series and review of the literature. J Pharm Pract. 2020;33(3):372–7.
33. Brotman I, Kocher M, McHugh S. Bovine hemoglobin-based oxygen carrier treatment in a severely anemic Jehovah's Witness patient after cystoprostatectomy and nephrectomy: a case report. A A Pract. 2019;12(7):243–5.
34. Holzner ML, DeMaria S, Haydel B, Smith N, Flaherty D, Florman S. Pegylated bovine carboxyhemoglobin (Sanguinate) in a Jehovah's witness undergoing liver transplant: a case report. Transplant Proc. 2018;50(10):4012–4.
35. Thenuwara K, Thomas J, Ibsen M, Ituk U, Choi K, Nickel E, et al. Use of hyperbaric oxygen therapy and PEGylated carboxyhemoglobin bovine in a Jehovah's Witness with life-threatening anemia following postpartum hemorrhage. Int J Obstet Anesth. 2017;29:73–80.
36. Sam C, Desai P, Laber D, Patel A, Visweshwar N, Jaglal M. Pegylated bovine carboxyhaemoglobin utilisation in a thrombotic thrombocytopenic purpura patient. Transfus Med. 2017;27(4):300–2.
37. DeSimone RA, Berlin DA, Avecilla ST, Goss CA. Investigational use of PEGylated carboxyhemoglobin bovine in a Jehovah's Witness with hemorrhagic shock. Transfusion. 2018;58(10):2297–300.
38. Dhar R, Misra H, Diringer MN. Sanguinate™ (PEGylated carboxyhemoglobin bovine) improves cerebral blood flow to vulnerable brain regions at risk of delayed cerebral ischemia after subarachnoid hemorrhage. Neurocrit Care. 2017;27(3):341–9.
39. Roesch EA, Nichols DP, Chmiel JF. Inflammation in cystic fibrosis: an update. Pediatr Pulmonol. 2018;53(S3):S30–s50.
40. Di Pietro C, Öz HH, Murray TS, Bruscia EM. Targeting the Heme Oxygenase 1/Carbon Monoxide pathway to resolve lung hyperinflammation and restore a regulated immune response in cystic fibrosis. Front Pharmacol. 2020;11:1059.
41. Di Pietro C, Öz HH, Martis V, Zhang P, Jubin R, Abuchowski A, et al. Targeting the HO-1/CO Pathway with Sanguinate: toward development of a novel anti-inflammatory therapy for cystic fibrosis (CF) lung disease. American Thoracic Society 2019 International Conference, Dallas, 2019. p. A6187.
42. Paoli CJ, Reynolds MA, Sinha M, Gitlin M, Crouser E. Epidemiology and costs of sepsis in the United States-an analysis based on timing of diagnosis and severity level. Crit Care Med. 2018;46(12):1889–97.
43. Chousterman BG, Swirski FK, Weber GF. Cytokine storm and sepsis disease pathogenesis. Semin Immunopathol. 2017;39(5):517–28.
44. Tsoyi K, Hall SR, Dalli J, Colas RA, Ghanta S, Ith B, et al. Carbon monoxide improves efficacy of mesenchymal stromal cells during sepsis by production of specialized proresolving lipid mediators. Crit Care Med. 2016;44(12):e1236–e45.
45. Guerci P, Ergin B, Kandil A, Ince Y, Heeman P, Hilty MP, et al. Resuscitation with PEGylated carboxyhemoglobin preserves renal cortical oxygenation and improves skeletal muscle microcirculatory flow during endotoxemia. Am J Physiol Renal Physiol. 2020;318(5):F1271–F83.

34 M101——来自海洋的血红蛋白：发展简史和治疗前景

Franck Zal, Eric Delpy, Jonathan S. Jahr
张 妮 译，聂 煌 董海龙 审校

第一节 引言

血液代用品/携氧体的概念，就像 Hemarina 生产的那些血液代用品或携氧体，是基于自然的；与社会问题一样，许多血液代用品或携氧体都有基于自然的解决方案。生物仿生技术利用在数百万年的进化中经过自然验证的解决方案提高了医疗保健的效率。进化论可以帮助我们理解什么最有效，什么可能不好。Leonardo Da Vinci 说过："从大自然中汲取教训，这就是我们的未来"，这是 Hemarina 发展的基本理念——在退潮的海滩上发现的海洋蠕虫可能是一种自然进化，为创造一种新颖独特的氧生物疗法提供动力。通过理解、分享，并将这种蠕虫的血红蛋白的特性转化到生理学和医学领域，创造了一个新的治疗时代。

海洋生物是神秘的动物，我们对其生物学知之甚少。海洋覆盖了大约 71% 的地球表面，占地球生物圈的 90%，然而与脊椎动物尤其是灵长类动物相比，我们对这些海洋生物的知识是微不足道的。潮间带是一个重要的生态系统，因为在这海洋和陆地之间的过渡带就可界定什么是水生生物、什么是陆地生物。在陆地上存活下来的所有生命形式在其进化过程中都经过这一过渡带。

以下是一位科学家的简史，他创造了这一概念，并开发了目前正在由 Hemarina 进行临床测试的产品。

在他职业生涯的早期，Franck Zal 曾有机会与著名科学家 Toulmond 教授合作，他最早是巴黎索邦大学（Sorbonne）一家实验室的负责人，并于 1993 年将实验室搬到了法国布列塔尼的罗斯科夫（Roscoff, Brittany, France）的一个海洋生物站，该站最初由 de Lacaze-Duthiers 教授于 1872 年创建。1993 年至 1996 年间，Franck Zal 在 Toulmond 教授的指导下攻读博士学位，并开始研究海蚯蚓。沙蹋属（Lugworm）是一个非常古老的物种，在 4.5 亿年前就已出现在地球上（相比之下，在埃塞俄比亚发现的所有人类共同祖先的 Lucy 只有 318 万年的历史）；直到今天，它仍定植于法国东大西洋海岸线的北海到比亚里茨的潮间带地区。

Hemarina 的研究始于一个非常基本的问题：在涨潮和退潮时，蠕虫如何在水中和陆地环境中呼吸。

Franck Zal 研究了这种动物的血液，特别是它的血红蛋白。事实上，血红蛋白是一种非常古老的蛋白质，是一种氧气载体，甚至在细菌中也能找到，它是物种外界环境与其生理需求之间的桥梁。因此，血红蛋白是了解生理适应性的首选蛋白质。

Franck Zal 将海蚯蚓血红蛋白的结构进行了分类，现在称它为 M101[1-5]。他证明了 M101 满足了医生几十年来一直寻求的"通用氧载体"的所有要求。博士毕业后，Franck Zal 考进了加利福尼亚大学圣巴巴拉分校和比利时安特卫普大学（University of California, Santa Barbara and University of Antwerp, Belgium）博士后流动站，又工作了 3 年。1999 年，他在法国国家科学研究中心（CNRS）开始了他的学术生涯，并因在这一领域的创新性研究获得了 2001 年的铜质奖章。然而，由于这个学术研究中心专攻基础科学，在 2007 年，他选择转型并创建了生物技术公司 HEMARINA，其雄心是开发用于挽救生命的治疗性氧载体。

早期，Franck Zal 的工作主要专注于血红蛋白

M101 的结构-功能关系上。他证明了 M101 具有不同寻常的特性：①它是一种天然的细胞外和聚合的血红蛋白；②其分子量是人血红蛋白 Hb 的 50 倍；③它具有与人血红蛋白 Hb（红细胞内的 HbA）相似的氧结合和释放功能；④它能结合 156 个氧分子，而人 HbA 仅能结合 4 个氧分子；⑤因其具有内在的超氧化物歧化酶活性，它具有天然的抗氧化特性。

从历史发展时间轴来看，在从海蚯蚓发现这种天然血红蛋白之前，人们已经研究了两种方法可以开发出通用氧载体：①使用全氟碳化合物的化学法；②使用人或牛血红蛋白的生物学方法。2007 年 3 月，Franck Zal 创建了名为 HEMARINA 的法国生物技术公司，旨在开发和推广沙蠋属血红蛋白（lugworm hemoglobin）M101 作为治疗方案。Franck Zal 认为它具有成为领先的第三代血液代用品所需的所有特性。除了上述特性外，M101 的主要特性：①功能属性完全独立于次级分子，如 2,3-DPG；②其功能的发挥无需任何化学修饰和其他任何处理；③它发挥功能的温度范围很大（4℃～30℃），与其他 Hb 比较，这是主要、也是非常重要的优势；④与迄今为止开发的所有其他产品（血红蛋白基氧载体（HBOCs））相比，它没有任何血管收缩作用[6]。M101 的主要功能特性见表 34-1。

正如本章开头所讨论的那样，海蚯蚓在潮汐的作用下处于不断变化的状态。栖息在潮间带沉积物中的蠕虫是暴露于变化无常的环境中，甚至极端的、非生物的/致命的。海洋的潮起潮落会引起温度、盐度和氧气供应的周期性变化。海蚯蚓生活在 10～30 cm 深的潮间带肥沃的沉积物中。在涨潮时，它通过体壁的蠕动来灌溉 J 形洞穴，从而为动物提供氧气。在退潮时，洞穴被淹没，不能通风，则海蚯蚓洞穴的缺氧会逐渐加剧。因此，海蚯蚓是一种适应潮间带氧气变化的生理模型（即适应涨潮时的正常氧气供应和退潮时的缺氧环境下的周期性变化），海蚯蚓的血红蛋白就是这种周期性适应的基础，即使其适应在涨潮期获得充足的氧气供应，耐受随后而来退潮期逐渐加重的缺氧。海蚯蚓血红蛋白（M101）功能性氧结合和输送的特性是研发用于移植的 HEMO$_2$life® 医疗设备的基础。

第二节 临床前研究

事实上，在器官采集和保存期间移植器官的缺血以及移植过程中的再灌注，可以与海蚯蚓潮间带氧变化进行比较。因此，将 M101 与现有的器官保存溶液相结合的概念允许器官移植前自然而然的移植器官氧合，从而有了 HEMO$_2$life® 的生物仿生应用（图 34-1）。

在器官保存期间，因器官没有了血管供血，也没有了氧气和营养物质的供应。因此，细胞迅速处于缺氧状态，对细胞的生理结构产生严重影响。事实上，海蚯蚓在潮间带所经历的低潮/高潮周期性有氧/缺氧类似于缺血/再灌注的病理生理现象，更准确地说，发生在移植器官离开供体时的缺血缺氧和与移植于受体器官的血液再灌注和供氧。

补充经典器官保存方案（classic organ preservation portocols）的概念迅速引起了人们的兴趣。与改变灌注液和（或）改变机器的繁琐方法相比，在既定的方案中简单地添加一个分子，对于在临床转化具有重要价值。目前的器官保存技术主要围绕在低温保存方面，特别是在静态保存的情况下，这既是因为它的历史根源，也是因它易于实施。虽然对于 20 年前移植器官的收集来说足够了，但是对缺血和再灌注损伤的高度敏感性的扩展标准供体（extended criteria donors，ECD）和循环死亡后供体（circulatory death donors，DCD）来说，其并发症的发生率急剧增加。虽然要保护这些器官功能的最有效方法是减少冷缺血时间，但其必要的后勤保障很难如意，这

表 34-1 M101 在人生理状态下的功能特性

P_{50}（O_2 亲和力，mmHg）	7.0
n_{50}（协同效应）	2.5
玻尔系数	-0.5
AH（(KJ/mol）	-19
COP（mmHg）	1.0
黏度（cP）	1.2
超氧化物歧化酶活性（U/mg Hb）	3.5
CN 抑制	100%
Fe（原子/分子）	156
Cu（原子/分子）	3.6
Zn（原子/分子）	5.1

Adapted from [5]

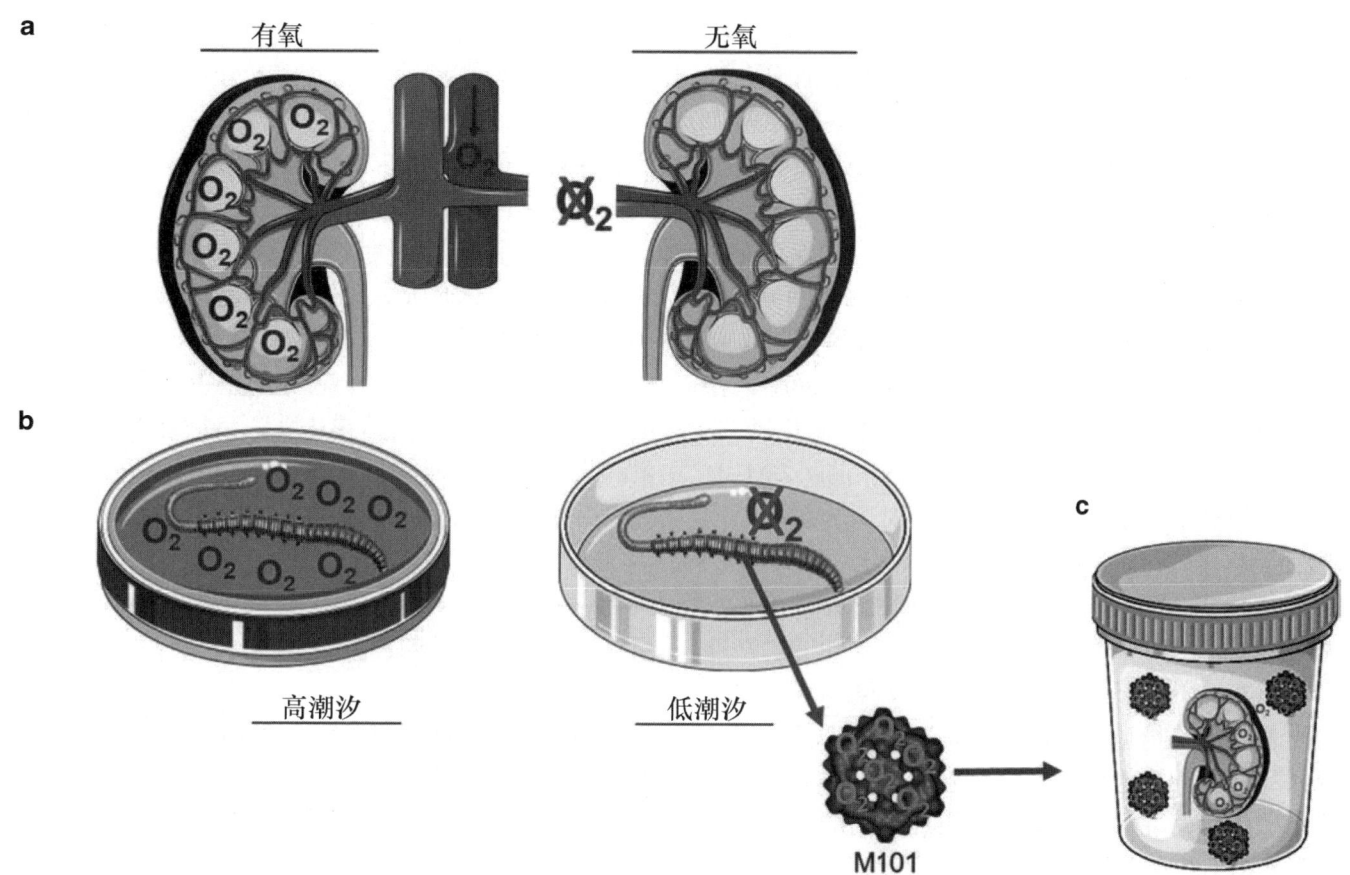

图 34-1 在器官保存期间，器官断绝了血管系统，中断了氧气供应（a）。因此，细胞迅速缺氧。在涨潮时，海蚯蚓通过体壁的蠕动来灌溉 J 形洞穴，从而为动物提供氧气。在退潮时，洞穴被淹没，不能通风，导致蠕虫日益缺氧。它的血红蛋白 M101 允许蠕虫在低潮缺氧时获得充足的氧气。将器官脱离循环的情况（来自供者的器官移植）与退潮时海洋蠕虫的情况进行比较，以及对 M101 功能氧结合和输送特性的理解，是 HEMO₂life® 医疗器械用于器官移植保存的基础

种情况就需要研究新的预处理方法来提高移植物的质量。Thuillier 等[7] 和 Mallet 等[8] 首先测试了在临床使用的一系列保存液中添加 M101 的益处，这两种方法都是在体外冷藏培养的肾上皮细胞和内皮细胞中进行的，并在猪自体肾移植的模型的活体内进行了测试。该物种具有以保障大量肾叶血供的复杂小叶间动脉和节段性动脉复杂系统，这是人类和高等哺乳动物共有的特征，但啮齿动物或狗没有这一特征，因此猪模型可用于研究人类疾病。

将体外培养的 LLC-PK1 细胞和人原发性主动脉内皮细胞在不同的保存液中冷静态保存 24 h 是非常有害的，会导致细胞活力丧失（LDH 释放）、代谢活性下降和 ATP 含量降低。在这些模拟器官保存的实验条件下，添加 M101 呈剂量依赖性减少这些不良事件。在使用静态冷保存（cold static，CS）的猪肾自体移植模型中，早期随访时显示了添加 M101 液的优越性，降低了血清肌酐峰值，加快了功能恢复速度；就其长期随访而言，添加 M101 可降低肾脏损害水平，并保持组织结构完整性。事实证明，在 3 个月的随访结束时，添加 M101 有利于移植器官的存活和功能，减缓了间质纤维化和肾小管萎缩的进展，而后者正是导致移植器官慢性功能丧失和最终移植失败的常见原因。

因此，在 CS 保存液中简单地添加 M101 表现出很好的临床转化潜力。除了静态 CS 外，移植器官的机器保存（MP）因其改善了移植器官的质量和功能而受到越来越多的关注。它能够清除缺血期间产生的代谢物和细胞废物被认为是其发挥益处的理由。但是，这些在再灌注时存在的产物很可能与先天性免疫通路的强烈激活有关。在这种情况下，由于 M101 和 MP 的协同有益作用，将 M101 添加于 MP 中以增加氧气输送到最偏远的移植区域而增强器官保护作用[9-10]。这些在肾脏移植方面的首次成功促进了对其他器官的研究探索[11]。

在猪单肺同种异体移植模型中，M101 已被作为最常见的肺保存溶液（Perfadex®）的添加剂进行了研究[12]，即在本研究中，在 24 h 低温保存期间添加 M101 使器官移植后多项功能参数得到明显改善：如移植器官血管阻力降低、移植器官氧合增加。因此，基于这项研究结果可以提出假设，在保存期间添加 M101 可以减少再灌注第二阶段（2～4 h）的影响，并改善移植器官的功能。由此开展了一项新研究，即在肺移植至受体猪前正常温度体外肺保存（EVLP）12 h 后评估 M101 用于猪模型延长肺 CS（36 h）期间的有效性[13]。在 EVLP 评估期间，M101 治疗的肺显示出生理参数改善，而对照肺恶化。连续保存 48 h 后，治疗组的移植肺的氧合（PaO_2/FiO_2）显著优于对照组。此外，M101 的使用显著减少了水肿的形成，减少了凋亡细胞的死亡，改善了紧密连接的保存，并降低了受体血浆中循环 IL-6 的水平。动物表现出移植后良好的效果，有增加延长肺保存时间的可能性，也更好管理在移植过程中的患者及其病情变化，并且由于能够克服地理上的挑战，供体库也在不断扩大。

在心脏移植手术之前，即使在深低温条件，供体心脏的静态保存时间目前仍仅限于 4～5 h 以内。由于心脏移植是一种紧急手术，改进保护措施以延长安全储存时间是非常有利的。将 M101 用于已在 Celsior® 溶液中静态保存了 8 h 的离体 Langendorff 灌注的大鼠心脏，能明显改善缺血后心功能恢复（左心室收缩压和冠状动脉血流量）。

低温氧合机器灌注（hypothermic oxygenated machine perfusion，HOPE）是一种很有前景的技术，为肝脏移植保存期间提供氧气，已证明比 CS 更有效。然而，考虑到其相关的后勤物流管制和成本增加原因，在静态冷藏溶液中添加氧气转运体可能更容易。在猪原位肝移植模型上测试了添加 M101 的 CS 肝脏移植 UW 溶液的作用[15]，结果显示，M101 具有良好的保护效应，移植后第 1 天血中 ASAT、ALAT 和 LDH 水平显著降低。M101 能有效地给移植肝在保存期间的供氧，防止移植后的肝损伤，因此 M101 可能是一种替代机器灌注最简单的方案。

胰腺或胰岛移植术是多种疾病（脆性 1 型糖尿病、胰腺炎等）的救命治疗方法。然而，长时间的胰腺冷缺血（cold ischemia，CI）会导致移植胰腺或胰岛存活率低和胰岛隔离效果差。在这种情况下，为延迟 CI 损伤常需用移植大量的胰腺，甚至邻近组织器官。一项实验研究验证了 M101 在改善胰腺和胰岛质量方面的有效性[16]。将 M101 加到缺血大鼠胰腺保存液中，可发现胰腺的氧化应激（ROS）、坏死（HMGB1）和细胞应激通路（p38MAPK）活性降低。直接将 M101 注射到胰腺中，新分离的胰岛的功能得到明显改善。此外，将人胰腺保存于 M101 3 h 后，线粒体复合体 1 活性增加，以及细胞存活标志物 AKT 也被激活。在孤立或分离的胰岛中，胰岛素分泌也上调。这些结果表明，氧载体 M101 对大鼠和人胰腺保存期间具有积极的作用，总体改善了分离后胰岛的质量。

第三节 临床应用与研究

因此，临床前研究表明，M101 作为器官保存液的添加剂是安全的，并且对缺血/再灌注损伤有良好的效果。将海蚯蚓的血红蛋白作为医疗设备商业化的下一步显然是在人体中对其进行评估。因此，产品 HEMO$_2$life® 已根据欧盟这类产品的优良制造规范（Good Manufacturing Practice，GMP）进行生产。制造过程首先就是冷冻蠕虫产生失血性休克然后释放其细胞外血红蛋白（M101）。经过连续的固体/液体提取、纯化、过滤和 γ 辐照等系列步骤，最终产品是一个含有 M101 的 GMP Ⅲ 级医疗设备（图 34-2，彩图 28）。

第一个临床研究评估了将 1 g/L HEMO$_2$life® 添加到来自同一供体的两个肾脏之一的保存溶液中，这是一项多中心性开放性研究 OXYOP（海洋氧载体的评估：HEMO$_2$life® 用于移植前低温移植肾保存；临床试验注册号：NCT02652520）。所有不良事件均由一个独立的数据和安全监测委员会进行分析。在 58 名捐献者中，38% 是扩展标准捐献者。移植肾在冷藏（64%）或机器灌注（36%）中保存。结果没有与该产品相关的过敏或超敏反应、感染和血栓前效应。

植入前和 3 个月活检未发现血栓形成或微循环改变。与对侧肾脏相比，HEMO$_2$life® 组的次要（疗效）终点显示移植肾功能延迟更少、肾功能更好。在冷藏保存的移植肾亚群中，Kaplan-Meier 存活率和 Cox 回归分析显示，对 DGF 的有益作用不依赖于冷缺血时间。因此，这项研究是第一次证实 M101 是

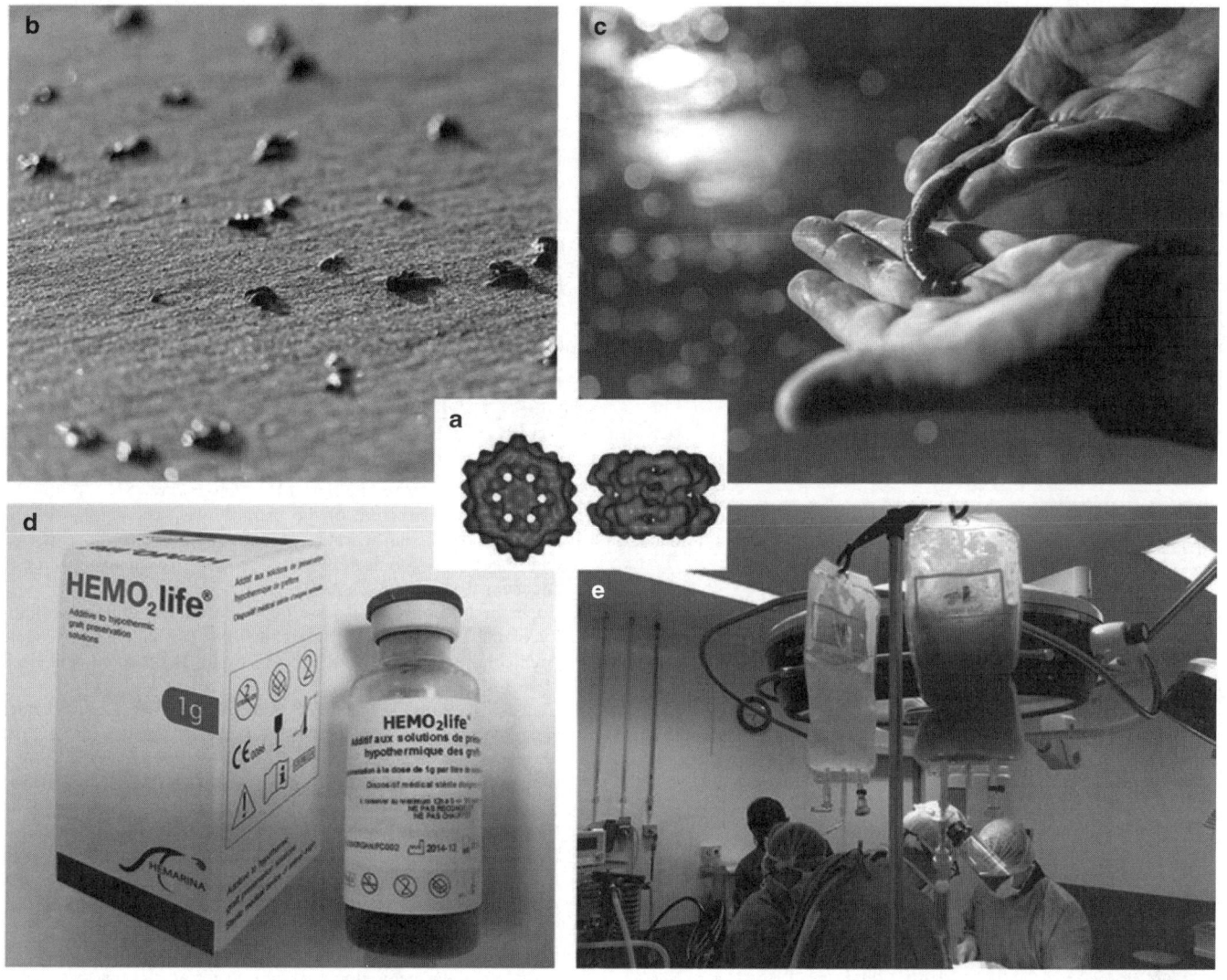

图 34-2 M101 是 Zal 等于 1997 年从海蚯蚓（*Arenicola marina*）中提取的一种胞外六角形双层血红蛋白（**a**）；在自然环境中，海蚯蚓栖息在法国西海岸的潮间带地区（**b**）；出于工业目的，在严格的可追溯性和可再生性条件下，我们在专用养殖场养殖了海蚯蚓（**c**）；含有携氧体 M101 的 HEMO$_2$life® 是按照 GMP Ⅲ类医疗器械进行临床研究和生产的（**d**）；HEMO$_2$life® 用作体外保存液的添加剂（**e**）。(Adapted from Le Meur et al., 2019-photos B&C credits Mathieu le Gall)

安全的，且在人体中具有良好的疗效数据[17]。目前在一项更大的多中心随机临床试验 OXYOP2（临床试验注册号：NCT04181710）中，对 HEMO$_2$life® 进行临床试验以评估其在肾移植中的性能与监护标准。

第四节　其他应用和适应证

HEMO$_2$life® 还被用于全脸再移植过程中保存面部移植，这是世界首例。在那种供体和受体之间相隔距离很远的情况下，同种异体移植器官缺血及其潜在的后遗症是本案例关注的主要问题。这例患者于 2018 年 1 月接受了用 HEMO$_2$life® 保存的移植器官。在所有以前的面部移植病例中，同种异体面部移植物都出现了一些血运重建延迟的缺陷，但此现象在该患者中没有观察到。手术很成功，30 个月后，患者身体健康，面部移植物没有被排斥[18]。

除了为器官保存开发的 HEMO$_2$life® 外，自 HEMARINA 开发这种血红蛋白作为一种新的治疗应用的技术平台以来，已经确定了 M101 的几种应用。事实上，氧对于所有活细胞的有氧代谢是必不可少的，细胞、组织、器官和整个生物体都需要氧。基于这一假设，综合所有因素及其不同预期用途，开发了多种产品：为离体培养细胞提供生理氧的 HEMOXCell®；为组织氧合和再生（伤口愈合和牙齿损伤）的 HEMHealing®、HEMDental-

Care® 和 HEMDental-Regenerativ®；为系统供氧的 HEMOXYCarrier®。例如，最近报道了 M101 还有抗炎和抗菌特性[19]，证实了其具有促进愈合的作用，可促进受损组织的恢复和再生。这项概念验证研究确定了 M101 在牙周伤口愈合和再生方面的潜在治疗作用。因为其氧化和抗氧化剂特性，最近也提出将 M101 作为治疗新冠肺炎（COVID-19）患者的低血氧症的一种新型治疗工具[20]。

总之，以上说明了血红蛋白 M101 的应用是多种多样的，而且几乎是无限的，在所有需要或缺少氧气的地方都有潜在的作用。

第五节　展望

Hemarina 产品是革命性的，因为它们是一种天然的血红蛋白，没有修饰，就像其他所有血红蛋白氧载体和血红蛋白氧疗产品一样[21]。这一事实使得源自蠕虫血红蛋白（lugwarm Hb）的产品如 HEMO₂life 成了游戏规则改变者（game changer），因为它可以帮助无论是创伤还是手术性损伤的氧合和愈合，比如重做的二次面部移植[18]。事实上，它作为器官保存的防腐剂，已经在人类肾移植中进行了评估，这也将这种血红蛋白列入了一个特殊类别，这是其他研究者很少达到的，即人体试验[17]。

这些革命性的产品携带的氧比红细胞多 40 倍，它可以在任何组织缺氧的情况下结合和释放氧，并且由于每一个蠕虫血红蛋白分子量比红细胞小 250 倍，所以它可以运输到灌注不良甚至没有灌注的区域，只要血浆有能力渗透下游组织，其中就有这些产品之一。它是非抗原性的，因此是一种通用供体。

总而言之，蠕虫血红蛋白，由于蠕虫独特的在咸水和陆地上生存的能力，以及与其独特的血红蛋白有关的长期生存能力，它可以为缺氧的组织提供关键的氧合并持续输送氧气以挽救生命。其他适应证，如 COVID 引起的 ARDS 也在研究中，可以供氧和维持生命，不使用 ECMO 也能实现肺部愈合[20]。

要点

- M101 是从具有 4.5 亿年进化史的海洋蠕虫——海蚯蚓中分离出来的天然细胞外血红蛋白。
- M101 非凡的性能使其成为临床有效供氧的新治疗希望。
- M101 满足通用氧气载体的所有要求。
- M101 是 HEMO₂life®（一种用于移植的仿生医疗产品）的基础，已证实对缺血/再灌注损伤具有明显的疗效。
- M101 是一个提供生理氧气的技术平台：它的应用非常广泛，几乎是无限的。

参考文献

1. Zal F, Green BN, Lallier FH, Vinogradov SN, Toulmond A. Quaternary structure of the extracellular haemoglobin of the lugworm Arenicola marina: a multi-angle-laser-light-scattering and electrospray-ionisation-mass-spectrometry analysis. Eur J Biochem. 1997;243(1-2):85–92.
2. Chabasse C, Bailly X, Rousselot M, Zal F. The multigenic family of the extracellular hemoglobin from the annelid polychaete Arenicola marina. Comp Biochem Physiol B Biochem Mol Biol. 2006;144(3):319–25.
3. Chabasse C, Bailly X, Sanchez S, Rousselot M, Zal F. Gene structure and molecular phylogeny of the linker chains from the giant annelid hexagonal bilayer hemoglobins. J Mol Evol. 2006;63(3):365–74.
4. Rousselot M, Le Guen D, Chabasse C, Zal F. Novel dissociation mechanism of a polychaetous annelid extracellular haemoglobin. FEBS J. 2006;273(7):1582–96.
5. Rousselot M, Delpy E, Drieu La Rochelle C, Lagente V, Pirow R, Rees J-F, et al. Arenicola marina extracellular hemoglobin: a new promising blood substitute. Biotechnol J. 2006;1:333–45.
6. Tsai AG, Intaglietta M, Sakai H, Delpy E, La Rochelle CD, Rousselot M, et al. Microcirculation and NO-CO studies of a natural extracellular hemoglobin developed for an oxygen therapeutic carrier. Curr Drug Discov Technol. 2012;9(3):166–72.
7. Thuillier R, Dutheil D, Trieu MTN, Mallet V, Allain G, Rousselot M, et al. Supplementation with a new therapeutic oxygen carrier reduces chronic fibrosis and organ dysfunction in kidney static preservation. Am J Transplant. 2011;11(9):1845–60.
8. Mallet V, Dutheil D, Polard V, Rousselot M, Leize E, Hauet T, et al. Dose-ranging study of the performance of the natural oxygen transporter HEMO2 Life in organ preservation. Artif Organs. 2014;38(8):691–701.
9. Kasil A, Giraud S, Couturier P, Amiri A, Danion J, Donatini G, et al. Individual and combined impact of oxygen and oxygen transporter supplementation during kidney machine preservation in a porcine preclinical kidney transplantation model. Int J Mol Sci. 2019;20(8):1992.
10. Kaminski J, Hannaert P, Kasil A, Thuillier R, Leize E, Delpy E, et al. Efficacy of the natural oxygen transporter HEMO2life® in cold preservation in a preclinical porcine model of donation after cardiac death. Transpl Int. 2019;32(9):985–96.
11. Thuillier R, Delpy E, Matillon X, Kaminski J, Kasil A, Soussi D, et al. Preventing acute kidney injury during transplantation: the application of novel oxygen carriers. Expert Opin Investig Drugs. 2019;28(7):643–57.
12. Glorion M, Polard V, Favereau F, Hauet T, Zal F, Fadel E, et al. Prevention of ischemia-reperfusion lung injury during static cold preservation by supplementation of standard preservation solution with HEMO2life® in pig lung transplantation model. Artif Cells Nanomed Biotechnol. 2018;46(8):1773–80.
13. Ali A, Watanabe Y, Galasso M, Watanabe T, Chen M, Fan E, et al.

An extracellular oxygen carrier during prolonged pulmonary preservation improves post-transplant lung function. J Heart Lung Transplant. 2020;39(6):595–603.
14. Teh ES, Zal F, Polard V, Menasché P, Chambers DJ. HEMO2life as a protective additive to Celsior solution for static storage of donor hearts prior to transplantation. Artif Cells Nanomed Biotechnol. 2017;45(4):717–22.
15. Alix P, Val-Laillet D, Turlin B, Ben Mosbah I, Burel A, Bobillier E, et al. Adding the oxygen carrier M101 to a cold-storage solution could be an alternative to HOPE for liver graft preservation. JHEP Rep. 2020;2(4):100119.
16. Lemaire F, Sigrist S, Delpy E, Cherfan J, Peronet C, Zal F, et al. Beneficial effects of the novel marine oxygen carrier M101 during cold preservation of rat and human pancreas. J Cell Mol Med. 2019;23(12):8025–34.
17. Le Meur Y, Badet L, Essig M, Thierry A, Büchler M, Drouin S, et al. First-in-human use of a marine oxygen carrier (M101) for organ preservation: a safety and proof-of-principle study. Am J Transplant. 2020;20(6):1729–38.
18. Lantieri L, Cholley B, Lemogne C, Guillemain R, Ortonne N, Grimbert P, et al. First human facial retransplantation: 30-month follow-up. Lancet. 2020;396(10264):1758–65.
19. Batool F, Stutz C, Petit C, Benkirane-Jessel N, Delpy E, Zal F, et al. A therapeutic oxygen carrier isolated from Arenicola marina decreased P. gingivalis induced inflammation and tissue destruction. Sci Rep. 2020;10(1):14745.
20. Lupon E, Lellouch AG, Zal F, Cetrulo CL, Lantieri LA. Combating hypoxemia in COVID-19 patients with a natural oxygen carrier, HEMO$_2$life® (M101). Med Hypotheses. 2021;146:110421.
21. HEMARINA institutional video: https://vimeo.com/510177221.

HBOC-201：发展简史、临床试验及展望

Jonathan H. Waters, Jennifer C. Lim, Joanne M. Blanckenberg, Jonathan S. Jahr

张 妍 译，聂 煌 董海龙 审校

第一节 发展简史

对血液代用品的研究始于1878年。当时，T. Gaillard Thomas[1]提议将牛奶作为血液代用品使用。牛奶可以被用作血液代用品的想法与它看起来像淋巴液一样有关。第一个以血红蛋白为基础的血液代用品由William Amberson在1933年提出，他观察到许多无脊椎动物的血管系统中有循环的游离血红蛋白。接着他开始用猫的游离血红蛋白进行全血容量替换，发现猫还能正常活动约5~6h才死亡。然后，他继续进行人体试验，即患有各种贫血的14例患者输注血红蛋白-生理盐水溶液试验[2]。在1例产后出血病例中，输注了2300 ml血红蛋白盐溶液，结果患者随着血压的改善，意识得到恢复，但非常不幸的是，该患者在9天后死于肾衰竭。由Amberson的案例可以得出这样的结论，血红蛋白-盐水溶液可以升高血压、转运氧气；但在这14例案例中有一半患者发生了肾损害。20世纪50年代，美国海军在47例贫血患者中试验了一种游离血红蛋白溶液，其中12例患者发生了肾损害[3]。1969年，Bunn和Jandl观察到肾脏近端小管清除了由血红蛋白裂解产生的αβ-二聚体，可以使肾功能获得保护[4]。随后，他们发现N,N-(氧基二亚甲基)二马来酰亚胺可以减少二聚体的解离并防止血红蛋白经肾脏排泄[5]。这基本上开始了开发交联试剂的努力，以求有效地运输氧气并保持血红蛋白分子的循环。随着交联剂的研究工作的持续进展，将使用戊二醛作为非位点特异性交联剂[6]。图35-1（彩图29）显示了以戊二醛为交联剂开发的HBOC-201分子结构，基于此开发成果，Biopure公司（Biopure Coperation）于1984年宣布成立。Biopure研发出了两种分子：一种是血红蛋白-谷氨酰胺-200（Oxyglobin®），在1997年获得美国食品药品监督管理局（FDA）批准用于贫血犬试验[7]；另一种是血红蛋白-谷氨酸-250（HBOC-201，HBOC-201®），于2001年获得南非药物控制委员会的批准，随后在俄罗斯获得批准，但尚未获得在美国和欧洲使用的批准。

HBOC-201是一种纯化的无细胞戊二醛交联聚合牛

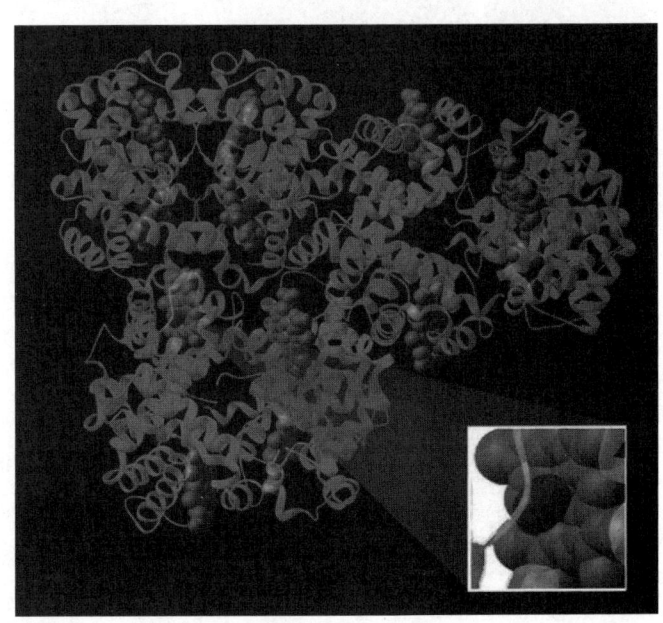

图35-1 无基质牛血红蛋白分子纯化后通过戊二醛交联形成较大的蛋白质聚合物（绿色、灰色），与未经修饰无基质血红蛋白相比，可延长血管内停留时间。氧结合位点是血红素基团（红色），可在肺部结合氧气（蓝色），并将其释放至全身各部位的组织和器官

血红蛋白，溶于改良的乳酸林格氏液中（30～35 g 血红蛋白/250 mL 单位，pH7.6～7.9，P_{50} = 40 mmHg）。HBOC-201 的优势在于其可在室温下储存长达 3 年；无需交叉配血；循环半衰期为 19～24 h。图 35-2 展示了 HBOC-201。与人红细胞不同，HBOC-201 的氧释放不依赖于 2,3-DPG，因为牛血红蛋白的氧亲和力是由氯离子调节的，而不是像人血红蛋白降低其氧亲和力需要吡哆酰化学修饰。因此，在生理血浆氯浓度下，聚合牛血红蛋白的生理半饱和氧分压（P_{50}）为 40 mmHg，它不随储存而降低。牛血红蛋白纯化再聚合降低了其渗透压，并增加其血管内停留时间，导致 HBOC-201 在血浆中可以携带氧气，而不能释放氧气。

然而，HBOC-201 与任何游离血红蛋白一样，通过网状内皮系统从循环中清除，其中 5%～10% 在血浆中会氧化形成高铁血红蛋白，通过红细胞膜中的还原酶和其他还原剂来清除。当存在严重贫血时，可能没有足够的红细胞数来提供这种保护机制。大型试验中还未见临床重度高铁血红蛋白血症的报道，但已有病例报告表明，偶尔临床上可能发生严重的高铁血红蛋白血症，需要采用亚甲蓝或其他抗氧化剂加以治疗[8]。

本章的下一节是为证明安全性和有效性而进行的临床试验总结。

第二节 临床试验

表 35-1 总结了已发表的 HBOC-201 人体试验。本节将讨论最重要的临床试验。第一项重要的研究是规模最大的研究，共有 668 名患者，350 名患者接受 HBOC-201 治疗、338 名接受同种异体红细胞治疗[8, 12]。这项多中心、双盲、随机的多国研究是使

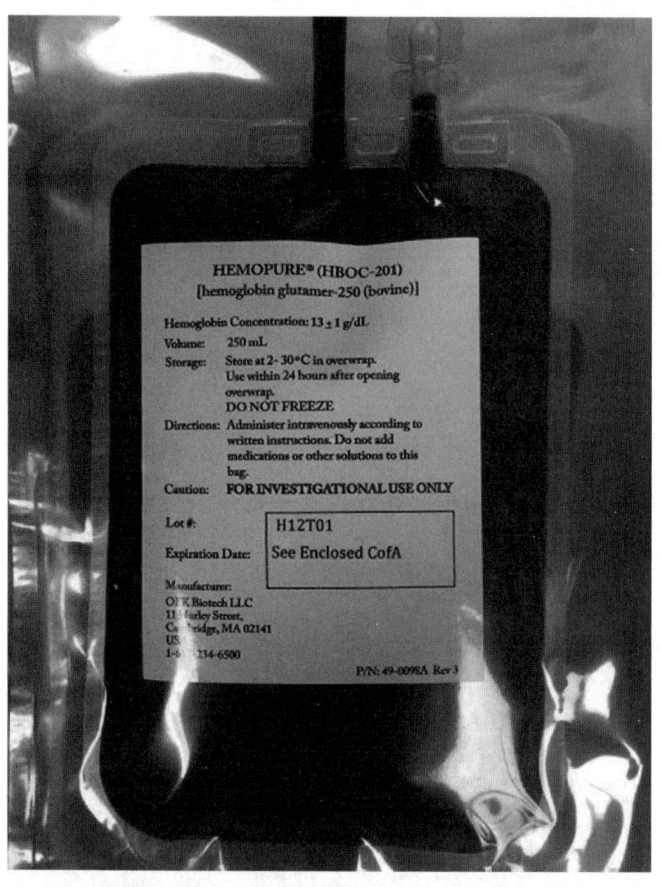

图 35-2　未冷藏储存形式的 HBOC-201

表 35-1　已发表的 HBOC-201 人体研究

研究对象	患者总数	FDA 研究期
择期经皮冠状动脉血运重建术[9]	47 例，其中 17 例 15 g，12 例 30 g，16 例安慰剂	Ⅰ/Ⅱ
心肺转流术后[10]	98 例，其中 48 例 PRBC，50 例 HBOC	Ⅲ
预期需输血手术患者[11]	81 例，其中 26 例 LRS，55 例 HBOC	Ⅰ/Ⅱ
腹主动脉重建后[8]	72 例，其中 24 例 PRBC，48 例 HBOC	Ⅲ
骨科手术[12-13]	668 例，其中 338 例 PRBC，350 例 HBOC	Ⅲ
择期腹部手术[14]	39 例，其中 20 例对照组，19 例 HBOC	Ⅰ/Ⅱ
择期肝切除术[15]	14 例，其中 8 例羟乙基淀粉，6 例 HBOC	Ⅰ/Ⅱ
正常受试者[16]	24 例，其中 6LRS，18 例 HBOC	Ⅰ
运动正常受试者[17]	6 例，全为 HBOC	Ⅰ
镰状细胞病非危象患者[18]	19 例，7 例生理盐水，12 例 HBOC	Ⅰ/Ⅱ
长期大剂量使用者[19]	10 例	

用HBOC产品进行的两项最大临床试验之一。本研究的目的是评估HBOC-201的使用是否会减少需要输血的骨科患者的同种异体红细胞使用量。

第一次决定患者需输血时，患者随机接受HBOC-201或同种异体红细胞。输血阈值包括总血红蛋白浓度低于10.5 g/dl，并且需要具有以下至少一种临床体征：心率大于100次/分；收缩压低于90 mmHg或低于术前筛查值的70%；心电图证据表明存在心肌缺血；代谢性酸中毒（碱剩余-4或更低）；2 h内急性失血量大于7 ml/kg；少尿伴尿量低于0.5 ml/（kg·h）至少2 h。

治疗一旦启动，HBOC-201治疗先输注2个单位（500 ml）的负荷剂量，随后出现满足上述输注条件时，时间长达6天内可输注总计10个单位的HBOC-201（血红蛋白130 g）。如果需要输注HBOC-201的量超过了10个单位，可将接受HBOC-201患者交换到输同种异体红细胞输注。本项III期研究的设计要求对HBOC-201的用量进行限制。临床试验场景模拟了使用HBOC-201直至获得并可输注红细胞可用于替代择期手术中度失血（少于3个单位的红细胞）的情况。主要终点为避免输血和安全性非劣效性盲态评估。

在本试验的350例接受HBOC-201患者中，96.3%的患者在第1天避免了输注红细胞，70.3%的患者在术后第7天避免了输注红细胞，59.1%的患者在术后6周避免输注红细胞。通过对各治疗组患者临床记录和不良事件的盲法回顾，对其治疗所有风险的评估结果显示，组间不良事件的总体比值比为1.41~1.43。随机分配至HBOC-201组和同种异体红细胞组的患者死亡人数没有显著统计学差异（10 vs. 6，$P = 0.450$），两组治疗中的死亡都与输注HBOC-201组或同种异体红细胞无关。

接受HBOC-201治疗的350例受试者和接受同种异体RBC治疗的338例受试者的平均基线血细胞比容均为28%。在两个治疗组中，血红蛋白最低值是决定首次输血的最常见原因，其次是心动过速（HR大于100次/分）。HBOC-201组59.4%的受试者达到了主要疗效终点，即在整个6周研究期间避免输注了红细胞。预计希望输注10个单位的BOC-201最多可替代6个单位RBC，而实际避免输注全血或RBC的概率更高，因为RBC治疗组中317例（93.8%）受试者中仅输注了不到6个单位的RBCs。

研究人员在核查本研究中的实验室数据时结果显示，两个治疗组之间的酸碱参数、白蛋白、总胆红素、碱性磷酸酶、乳酸脱氢酶、谷氨酰转移酶和血糖没有统计学差异，然而，他们在随访时发现HBOC-201组的总蛋白、天冬氨酸氨基转移酶和丙氨酸氨基转移酶升高。此外，HBOC-201和同种异体红细胞两组的治疗终点，血液检查中脂肪酶分别升高5%~11%和1%~2%，肌酐高于基础值25%分别有12例（6%）和3例患者（2%）。

在有中度输血需求的患者中，HBOC-201可以显著减少同种异体红细胞的使用，而不会增加不良反应。然而，在输血需求较高的患者中，HBOC-201未能有效纠正患者的贫血状况，可能原因包括研究设计的不平衡和HBOC-201的固有局限性。考虑到稀释度更高的血红蛋白浓度（13 g/dl 血红蛋白/250 ml），HBOC-201自然需要比同种异体红细胞更大的容量。因此，在对输血需求量较高的患者中，需要更大的HBOC-201容量，这反过来可能会导致容量超负荷和更高的不良反应发生率。

在另一项多中心、随机、双盲研究中，血红蛋白值约为6.5~9.0 g/dl心脏手术患者术后接受HBOC-201和（或）同种异体红细胞的治疗[9]，首先采用常规技术以避免输注同种异体红细胞，如术前自体献血、血液回收和抗凝血药物。然后，达到输血标准后，在决定输血后72 h内，盲法选择输注HBOC-201（第一次剂量60 g/500 ml、第二次剂量和第三次剂量30 g/250 ml）或同种异体红细胞。在72 h或3次输血后（以第一次输血为准），两组患者如仍需输血，则按非盲法输注红细胞输注。在HBOC-201组中约1/3的患者不需要输注任何同种异体红细胞，与HBOC-201组平均输注同种异体红细胞1.75单位的患者比较，对照组患者平均需要输注2.19个单位的同种异体红细胞。因此，与对照组比较，预先接受HBOC-201治疗的患者中，每例患者可以少输0.47单位的同种异体红细胞单位。值得注意的是，在需要术后凝血因子治疗的患者数量上，两组之间没有显著差异。与对照组相比，HBOC-201组患者在术后（POD）第1、2、3天的血细胞比容和血红蛋白水平也显著降低，到POD第6天时，两组之间比较没有显著统计学差异。此外，与对照组相比，HBOC-201组平均心脏指数和脉搏血氧饱和度降低，体循环和肺动脉压升高，两组间差异有统计学意义。

本研究结果显示，HBOC-201不仅在维持氧输送、氧含量方面与输注同种异体红细胞的患者相似，还可以通过清除血管中的一氧化氮或释放内皮素-1来提高全身血压，这或许对心脏手术患者的术后有利，因为这些患者可能由于镇静、术前使用血管活性药物或术后贫血而导致血液黏度降低、全身血管阻力低，通常需要使用α-激动剂来维持正常血流灌注。有趣的是，到POD第6天时，两组间血细胞比容（HCT）相似，这被认为是由于HBOC-201通过增加血清铁、铁蛋白和促红细胞生成素水平促进红细胞生成所致。本研究还指出了HBOC-201的局限性，即其血浆半衰期短（<24h），并可氧化成高铁血红蛋白。研究发现，血液中循环的HBOC-201在POD第1、第2天转化成高铁血红蛋白比率分别为15%和40%。总体而言，这项研究的结论是：输注HBOC-201的血红蛋白多至120 g时，可让2/3的患者（中等程度地）少输一半的同种异体血液，还可让1/3的患者避免输注同种异体血液。

另一项多中心、随机、单盲、平行对照研究，即HBOC-201应用于在非心脏手术患者的研究[10]。该研究旨在观察有多少患者如何在启动HBOC-201治疗（第一个6天内输注HBOC-201不超过7个单位）后不需要输注同种异体红细胞。随后需要输血患者予以输注同种异体红细胞，HBOC-201组受试者输注2个单位（60 g Hb），以匹配1个单位同种异体红细胞中的血红蛋白含量。为了符合输血标准，患者的总血红蛋白水平必须比预估的出院血红蛋白值至少低2 g/dl或低于6 g/dl。如果血红蛋白值大于10 g/dl，则不允许输血。如果存在以下一种或多种症状，也允许输血：如心率大于100次/分、收缩压低于90 mmHg、代谢性酸中毒（碱剩余-4或更低）、2 h内急性失血量大于7 ml/kg、少尿伴尿量小于0.5 ml/（kg·h）持续2 h以上，以及无力或头晕导致活动受限等。平均而言，与对照组输注4.4个单位比较，HBOC-201组输注3.2个单位同种异体红细胞。HBOC-201组在输注HBOC-201溶液后会出现一过性血压升高，并持续2天左右。两个治疗组之间的最大差异是黄疸的发生率即HBOC201组黄疸发生率显著高于输注同种异体红细胞组，但这些高黄胆发生率与肝衰竭无关。肝前黄疸与胆红素负荷增加有关，这与HBOC-201转化为胆红素的过程一致。总体来说，两个治疗组的严重不良反应没有显著统计学差异。结果还显示，输注HBOC-201组的HCT要明显低于输注同种异体红细胞组，这是因为HBOC-201组红细胞数量减少，加上血液稀释所致。两组患者的总血红蛋白虽都有所增加，但与输注同种异体红细胞组比较，输注HBOC-201组的血红蛋白浓度明显低下。

作者认为，在6天内给予多达7个单位的HBOC-201可以使约43%的患者避免输注同种异体输血，然而值得引起注意的是，这些结果可能受到设计偏差的影响，如HBOC-201治疗不足会导致高估HBOC-201的疗效；另一方面，HBOC-201相关不良事件因评估上的差异而被夸大。该研究中的另一个重要缺陷即血红蛋白值介于在6～10 g/dl之间时建议输血。鉴于这种如此广泛和模糊的范围，很难精准评估HBOC-201对减少和避免输注同种异体红细胞输注的影响。然而，这不是试验设计的错误，而是由于过去几十年没有制定明确、实践可行的输血方案。与输注同种异体红细胞组比较，HBOC-201组患者的总血红蛋白浓度和HCT平均分别要低约1 g/dl和6%，因此，是HBOC-201组治疗不足，还是同种异体输血组患者治疗过度仍不清楚。

最近，对输注10个单位或以上HBOC-201的重症患者进行了一项回顾观察性队列研究，时间自2014年5月到2017年12月，是一项FDA扩大准入计划下的研究。这项研究的独特之处在于它是在临床试验之外进行的，且输注HBOC-201治疗的剂量更大、时间更长，输注HBOC-201治疗的41名患者中，仅10例患者输注了10个单位或以上HBOC-201的治疗。本研究为什么将输注10个单位HBOC-201定为最小值，是因为以往所有临床试验中输注HBOC-201治疗的最大剂量是10个单位，而且这些输注如此大剂量HBOC-201治疗的患者均因宗教信仰而拒绝输血，除了1例外，这1例是因拿不到相容血制品而未能输注同种异体红细胞的患者。这些患者在进行紧急救治前血红蛋白浓度仅为3.3±0.9 g/dl，在签署知情同意书后24 h内输注HBOC-201治疗，平均输注总量16.2±5.7单位，平均每天输注量1.99±0.17单位，治疗持续约8.2±3天）；结束时总血红蛋白浓度为7.3±1.7 g/dl。同样，最常见的副作用是高铁血红蛋白血症和血压升高。所有患者均存活至出院，无任何严重的长期不良反应。该研究表明，输注HBOC-201治疗效果显著、无死亡，治疗后很快可出院。与一项类似的研究相比，不接受任何血制品输注时血红蛋白浓度最低值同样为 3.3 g/dl 的贫血患者死亡率为 50%。假设平均循环血容量为 5 L，本研究中患者输注的 HBOC-201 占其总血容量的 80%。令人难以置信的是，这些重症监护患者尽管输注了这么大量的 HBOC-201 产品，并没有出现明显的不良反应，且能完全康复，没有发生与任何长期贫血相关的疾病。

第三节 未来工作

2002 年 7 月，HBOC-201 的开发商 Biopure 向美国 FDA 提交了生物制品许可申请。次年下半年，该公司还为它申请在人体创伤受害者中进行临床试验。2003 年夏天，Biopure 公司的创伤试验和批准其生物制品许可申请被拒绝了。2009 年，该公司停止运营并将其资产包括 HBOC-201 产品出售给 OPK Biotech（Cambridge，MA），后者于 2014 年将其出售给 Hemoglobin-O₂ Therapeutics（Souderton，PA），后者继续在南非销售 HBOC-201，并慷慨地将其提供给美国那些无法输注血液制品的患者（见下文部分）。

一、拓展使用

FDA 已经允许 HBOC-201 在拓展使用和同情使用（an expanded access and compassionate use）的情况下使用，这意味着它可以在研究方案下使用，并由机构审查委员会监督。它可以用于所有其他输血疗法均已用尽，患者出现重度且危险的贫血情况。通常，这些患者是耶和华见证人信徒，或是已经进行了严重同种免疫接种，或是无法找到兼容血液的患者，最后一组是经过反复输血的镰状细胞病患者。虽然因并存疾病或创伤并非所有患者都可存活，但确有许多危及生命的贫血患者已经完全康复。例如，Donahue 等[20]报道了一例 36 岁患有急性淋巴细胞白血病的耶和华见证人患者，出现了重度贫血（血红蛋白为 3.1 g/dl），在诱导化疗期间，她接受了 15 个单位的 HBOC-201 治疗，最终存活出院。另一个例子是一位 21 岁的耶和华见证人患者，遭受创伤性脑损伤[21]，受伤 6 天后其血红蛋白已降至 3.5 g/dl。给予 4 个单位的 HBOC-201，在住院的第 9 天，患者因出现脑疝而死亡。第三个例子是一名被两辆汽车碾压的 23 岁年轻人[22]，他的血红蛋白降至 3.9 g/dl，在 6 天内给予 7 个单位的 HBOC-201，患者于第 12 天出院。在通过 HBOC-201 治疗严重贫血的文献中，可以找到许多此类示例（表 35-2）。这些例子也说明了大多数医疗服务提供者认为不可能存活的重度贫血患者是如何存活下来的。

二、应用现状

鉴于南非 HIV 感染率很高，未受感染的、安全的血液不仅保障不了供应，甚至找不着。这促使

表 35-2 在不适合输注血液的患者中同情使用血红蛋白氧载体的总结

作者，出版年份	患者数	观察对象	最低 Hb 值（g/dl）	接受 HBOC 量（U）	结果
Davis, et al. 2018[23]	3	镰状细胞病（其中 2 名耶和华见证人患者）	3.6～3.8	6～27	均存活并出院
Donahue, et al. 2010[23]	1	患有急性淋巴细胞白血病的耶和华见证人患者	3.1	15	完成化疗并出院
Fitzgerald, et al. 2011[24]	1	耶和华见证人患者外伤	2.9	5	出院送往康复机构
Jordon and Alexander, 2013[25]	1	自身免疫性溶血性贫血的耶和华见证人患者	2.8	2	出院回家
Lundy, et al., 2014	1	耶和华见证人患者烧伤	5	6	死于多器官衰竭
Mackenzie, et al. 2010[26]	54	重度贫血的耶和华见证人患者	3.9 中位数	8 个中值单位	生存率 41.8%，无 HBOC 不良反应
Posluszny and Napolitano, 2016[22]	1	耶和华见证人患者人外伤	3.9	7	出院回家
Marinaro et al., 2009[21]	1	耶和华见证人患者人外伤	3.5	6	脑疝和死亡

南非药品控制委员会（the South African Medicines Control Council，SAMCC）加速批准 HBOC-201 的临床使用，希望它将有助于缓解产科严重出血时救治的问题，特别是在该国血液资源严重不足的农村地区。

由 Hemopure SA 公司对有兴趣的医生和护士进行 HBOC-201 的使用培训。在完成培训计划后，医生可以从公司获得 HBOC-201，用于适当的患者。对任何患者使用 HBOC-201 的最终决定都是由主治医生来决定。

对诊断有并存疾病导致的或继发于手术治疗的贫血成人手术患者，输注 HBOC-201 作为其急性救治的重要组成部分。这些患者被认为已经达到了"输血指征"。在没有 HBOC-210 的情况下，他们将输注至少两个单位的红细胞治疗。

一旦达到输血指征，第一次输注 30 g HBOC-201，1～3 h 内输完后；随后根据其临床反应、贫血的严重程度和首次给药后达到的血浆血红蛋白水平再予以第二次输注。如果输注首次 30 g HBOC-201 后，虽患者病情稳定，但仍有持续性贫血的体征或症状，则在当天可输注第二次 30 g HBOC-201 的治疗。如果患者的血红蛋白浓度低于或预计低于 7.0 g/dl，则建议输完第一剂量后，接着输注第二个 HBOC-201。

输完第一剂量 HBOC-201 后 1 h 检测血浆血红蛋白，且随后每天每次治疗后 1 h 进行血红蛋白检测。

HBOC-201 是否需额外输注，取决于下列临床体征，即：心率、尿量和是否存在疲劳（尤其是当血红蛋白低于 8 g/dl 时）。额外输注量的多少不仅要取决于患者 HCT，还要取决于患者临床证据和贫血症状。一旦患者病情稳定如因其自身红细胞血红蛋白浓度恢复正常，或其正常代偿机制有效代偿，则停止输注 HBOC-201 治疗。基于其在南非的临床使用案例的成功经验，建议每例患者最多输注 7 个单位的 HBOC-201，遇到输注 7 个单位 HBOC-201 治疗后患者临床状况仍不稳定时，建议尽可能及时输注红细胞或血液。

自 2002 年至 2005 年，一份对南非贫血患者所进行"HBOC-201 监测和教育计划（这不是临床试验，而是一项上市后研究）"临床观察结果显示，在决定对特定患者给予输注 HBOC-201 治疗后，经治医生有责任记录患者的诊断、适应证、手术情况（如有）及输注数量。输注 HBOC-201 的前题条件是经治医师同意向产品经销商报告可能发生的任何严重不良事件（SAE）或死亡，旨在通过期间 SAEs 分析研究以评判这些 SAEs 与 HBOC-201 是否存在因果关系，并且只记录与产品直接相关的 SAEs。

三、未来方向

有关 HBOC-201 被当作一种体外灌注液用于保存、更新并促进扩大标准供体器官的评估已进行了研究。Fontes 等[27]发表的第一项研究是评估 HBOC-201 作为一种新型肝脏灌注液中氧载体的效果。移植采用常温非原位肝灌注技术前，供体肝正越来越多地得到利用和维持[28-29]。Vries 及其同事[30]将这些发现扩展到一项肝移植临床试验中，所有受体的肝移植都获得了成功。HBOC-201 还用于其他器官如肾脏[31]、心脏[32]和肢体[33]的保存。用 HBOC-201 优化供体器官灌注的进一步研究应该会扩大至用于重病、等待供体的受体移植的肝脏和其他器官移植。

最后，美国国防部与南非斯泰伦博斯大学联合开展了一项临床试验，以评估 HBOC-201 联合冻干血浆在院前创伤患者中的应用[34]。如果发现这项研究可以挽救生命，则可能会建议在每一辆救护车中常规放置 HBOC-201。

第四节 总结

已经制定了 HBOC-201 的应用指南和最佳使用规范[35]。多项证据消除了 HBOC-201 固有毒性的神话。HBOC-201 获益的证据包括非临床研究、临床试验（Ⅱ期、Ⅲ期）、同情使用或拓展使用，及供体器官灌注。HBOC-201 是一种有效的"氧桥"，因它可有效延缓输注，甚至避免输注同种异体红细胞。此外，当血液不能用或供应不上时，它是一种同种异体红细胞的安全代用品。有研究证据显示：一项早期Ⅲ期临床试验与随机使用 HBOC-201 相关的 AEs 是由于贫血治疗不足和患者循环容量管理不当，而不是其固有毒性。HBOC-210 的不良反应可通过已发表的范例和标准药物治疗进行管控。

要点

- Hemopure 是迄今为止测试最多的 HBOC，室温下可稳定保存 3 年。
- 在南非和俄罗斯，Hemopure 可用于治疗外科性贫血。
- 当血液供应不上或不可用时，Hemopure 可申请拓展使用。
- 已在动物和人类模型上进行了 Hemopure 的心脏安全性测试，并证明其是安全的。
- Hemopure 作为一种灌注液，评估了其在肝脏移植保存和其他多种适应证中的应用，证实是安全有效的。

利益冲突 作者 JHW 是 Haemonetics 股份有限公司咨询委员会成员 LivaNova 股份有限公司的顾问。

参考文献

1. Thomas TG. The intravenous injection of milk as a substitute for the transfusion of blood. NY State J Med. 1878;47:449–65.
2. Amberson WR, Jennings JJ, Rhode CM. Clinical experience with hemoglobin-saline solutions. J Appl Physiol. 1949;1:469–89.
3. Winslow RM. The results of 62 large-volume hemoglobin infusions in man. Hemoglobin-based red cell substitutes. Baltimore/London: Johns Hopkins University Press; 1992. p. 177–8.
4. Bunn HF, Jandl JH. The renal handling of hemoglobin: II. Catabolism. J Exp Med. 1969;129:925–34.
5. Bunn HF, Esham WT, Bull RW. The renal handling of hemoglobin. I. Glomerular filtration. J Exp Med. 1969;129:909–23.
6. Harris DR, Palmer AF. Modern cross-linking strategies for synthesizing acellular hemoglobin-based oxygen carriers. Biotechnol Prog. 2008;24(6):1215–25. https://doi.org/10.1002/btpr.85.
7. Jahr JS, Moallempour M, Lim JC. HBOC-201, hemoglobin glutamer-250 (bovine), HBOC-201 (Biopure Corporation). Expert Opin Biol Ther. 2008;8(9):1425–33. https://doi.org/10.1517/14712598.8.9.1425.
8. Van Hemelrijck J, Levien LJ, Veeckman L, Pitman A, Zafirelis Z, Standl T. A safety and efficacy evaluation of hemoglobin-based oxygen carrier HBOC-201 in a randomized, multicenter red blood cell controlled trial in noncardiac surgery patients. Anesth Analg. 2014;119(4):766–76. https://doi.org/10.1213/ANE.0000000000000305.
9. Serruys PW, Vranckx P, Slagboom T, et al. Haemodynamic effects, safety, and tolerability of haemoglobin-based oxygen carrier-201 in patients undergoing PCI for CAD. EuroIntervention. 2008;3(5):600–9. https://doi.org/10.4244/eijv3i5a108.
10. Levy JH, Goodnough LT, Greilich PE, et al. Polymerized bovine hemoglobin solution as a replacement for allogeneic red blood cell transfusion after cardiac surgery: results of a randomized, double-blind trial. J Thorac Cardiovasc Surg. 2002;124(1):35–42. https://doi.org/10.1067/mtc.2002.121505.
11. Sprung J, Kindscher JD, Wahr JA, et al. The use of bovine hemoglobin glutamer-250 (HBOC-201) in surgical patients: results of a multicenter, randomized, single-blinded trial. Anesth Analg. 2002;94(4):799–808, table of contents. https://doi.org/10.1097/00000539-200204000-00006.
12. Jahr JS, Mackenzie C, Pearce LB, Pitman A, Greenburg AG. HBOC-201 as an alternative to blood transfusion: efficacy and safety evaluation in a multicenter phase III trial in elective orthopedic surgery. J Trauma. 2008;64(6):1484–97. https://doi.org/10.1097/TA.0b013e318173a93f.
13. Jahr JS, Liu H, Albert OK, et al. Does HBOC-201 (HBOC-201) affect platelet function in orthopedic surgery: a single-site analysis from a multicenter study. Am J Ther. 2010;17(2):140–7. https://doi.org/10.1097/MJT.0b013e3181a2b08d.
14. Kasper SM, Grune F, Walter M, Amr N, Erasmi H, Buzello W. The effects of increased doses of bovine hemoglobin on hemodynamics and oxygen transport in patients undergoing preoperative hemodilution for elective abdominal aortic surgery. Anesth Analg. 1998;87(2):284–91. https://doi.org/10.1097/00000539-199808000-00009.
15. Standl T, Burmeister MA, Horn EP, Wilhelm S, Knoefel WT, Schulte am Esch J. Bovine haemoglobin-based oxygen carrier for patients undergoing haemodilution before liver resection. Br J Anaesth. 1998;80(2):189–94. https://doi.org/10.1093/bja/80.2.189.
16. Hughes GS Jr, Francome SF, Antal EJ, et al. Hematologic effects of a novel hemoglobin-based oxygen carrier in normal male and female subjects. J Lab Clin Med. 1995;126(5):444–51. Cited in: Ovid MEDLINE(R) at http://ovidsp.ovid.com/ovidweb.cgi?T=JS&PAGE=reference&D=med3&NEWS=N&AN=7595029. Accessed January 28, 2021.
17. Hughes GS Jr, Yancey EP, Albrecht R, et al. Hemoglobin-based oxygen carrier preserves submaximal exercise capacity in humans. Clin Pharmacol Ther. 1995;58(4):434–43. https://doi.org/10.1016/0009-9236(95)90057-8.
18. Gonzalez P, Hackney AC, Jones S, et al. A phase I/II study of polymerized bovine hemoglobin in adult patients with sickle cell disease not in crisis at the time of study. J Investig Med. 1997;45(5):258–64. Cited in: Ovid MEDLINE(R) at http://ovidsp.ovid.com/ovidweb.cgi?T=JS&PAGE=reference&D=med4&NEWS=N&AN=9249998. Accessed January 28, 2021.
19. Zumberg M, Gorlin J, Griffiths EA, et al. A case study of 10 patients administered HBOC-201 in high doses over a prolonged period: outcomes during severe anemia when transfusion is not an option. Transfusion. 2020;60(5):932–9. https://doi.org/10.1111/trf.15778.
20. Donahue LL, Shapira I, Shander A, Kolitz J, Allen S, Greenburg G. Management of acute anemia in a Jehovah's Witness patient with acute lymphoblastic leukemia with polymerized bovine hemoglobin-based oxygen carrier: a case report and review of literature. Transfusion. 2010;50(7):1561–7. https://doi.org/10.1111/j.1537-2995.2010.02603.x. Epub 2010 Apr 23. PMID: 20456679.
21. Marinaro J, Smith J, Tawil I, Billstrand M, Crookston KP. HBOC-201 use in traumatic brain injury: case report and review of literature. Transfusion. 2009;49(10):2054–9. https://doi.org/10.1111/j.1537-2995.2009.02235.x. Epub 2009 May 27. PMID: 19497051.
22. Posluszny JA, Napolitano LM. Hemoglobin-Based Oxygen Carrier for Traumatic Hemorrhagic Shock Treatment in a Jehovah's Witness. Arch Trauma Res. 2016;5(2):e30610. https://doi.org/10.5812/atr.30610. PMID: 27679789; PMCID: PMC5035516.
23. Davis JM, El-Haj N, Shah NN, et al. Use of the blood substitute HBOC-201 in critically ill patients during sickle crisis: a three-case series. Transfusion. 2018;58:132–7.
24. Fitzgerald MC, Chan JY, Ross AW, et al. A synthetic haemoglobin-based oxygen carrier and the reversal of cardiac hypoxia secondary to severe anaemia following trauma. Med J Aust. 2011;194:471–3.
25. Jordan SD, Alexander E. Bovine hemoglobin: a nontraditional approach to the management of acute anemia in a Jehovah's Witness patient with autoimmune hemolytic anemia. J Pharm Pract. 2013;26:257–60.
26. Mackenzie CF, Moon-Massat PF, Shander A, Javidroozi M, Greenburg AG. When blood is not an option: factors affecting survival after the use of a hemoglobin-based oxygen carrier in 54 patients with life-threatening anemia. Anesth Analg. 2010;110:685–93.
27. Fontes P, Lopez R, van der Plaats A, Vodovotz Y, Minervini M, Scott V, Soltys K, Shiva S, Paranjpe S, Sadowsky D, Barclay D, Zamora R, Stolz D, Demetris A, Michalopoulos G, Marsh JW. Liver preservation with machine perfusion and a newly developed cell-free

28. Laing RW, Bhogal RH, Wallace L, Boteon Y, Neil DAH, Smith A, Stephenson BTF, Schlegel A, Hübscher SG, Mirza DF, Afford SC, Mergental H. The Use of an Acellular Oxygen Carrier in a Human Liver Model of Normothermic Machine Perfusion. Transplantation. 2017;101(11):2746–56. https://doi.org/10.1097/TP.0000000000001821. PMID: 28520579; PMCID: PMC5656179.

29. Matton APM, Burlage LC, van Rijn R, de Vries Y, Karangwa SA, Nijsten MW, Gouw ASH, Wiersema-Buist J, Adelmeijer J, Westerkamp AC, Lisman T, Porte RJ. Normothermic machine perfusion of donor livers without the need for human blood products. Liver Transpl. 2018;24(4):528–38. https://doi.org/10.1002/lt.25005. Erratum in: Liver Transpl. 2018 Aug;24(8):1151. PMID: 29281862; PMCID: PMC5900573.

30. de Vries Y, Berendsen TA, Fujiyoshi M, et al. Transplantation of high-risk donor livers after resuscitation and viability assessment using a combined protocol of oxygenated hypothermic, rewarming and normothermic machine perfusion: study protocol for a prospective, single-arm study (DHOPE-COR-NMP trial). BMJ Open. 2019;9(8):e028596. Published 2019 Aug 15. https://doi.org/10.1136/bmjopen-2018-028596.

31. Bhattacharjee RN, Patel SVB, Sun Q, Jiang L, Richard-Mohamed M, Ruthirakanthan A, Aquil S, Al-Ogaili R, Juriasingani S, Sener A, Luke PPW. Renal protection against ischemia reperfusion injury: hemoglobin-based oxygen carrier-201 versus blood as an oxygen carrier in ex vivo subnormothermic machine perfusion. Transplantation. 2020;104(3):482–9. https://doi.org/10.1097/TP.0000000000002967. PMID: 31568396.

32. White CW, Hasanally D, Mundt P, Li Y, Xiang B, Klein J, Müller A, Ambrose E, Ravandi A, Arora RC, Lee TW, Hryshko LV, Large S, Tian G, Freed DH. A whole blood-based perfusate provides superior preservation of myocardial function during ex vivo heart perfusion. J Heart Lung Transplant. 2015;34(1):113–21. https://doi.org/10.1016/j.healun.2014.09.021. Epub 2014 Sep 28. PMID: 25447577.

33. Said SA, Ordeñana CX, Rezaei M, Figueroa BA, Dasarathy S, Brunengraber H, Rampazzo A, Gharb BB. Ex-vivo normothermic limb perfusion with a hemoglobin-based oxygen carrier perfusate. Mil Med. 2020;185(Suppl 1):110–20. https://doi.org/10.1093/milmed/usz314. Erratum in: Mil Med. 2020 Sep 18;185(9–10):e1900. PMID: 32074378.

34. HBOC-201® to be evaluated in groundbreaking clinical study of trauma patients. PRNewswire. November 8, 2018. Accessed 27 Jan 2021. https://www.hbo2therapeutics.com/post/HBOC-201-to-be-evaluated-in-groundbreaking-clinical-study-of-trauma-patients-in-the-prehospital-set.

35. Mer M, Hodgson E, Wallis L, Jacobson B, Levien L, Snyman J, Sussman MJ, James M, van Gelder A, Allgaier R, Jahr JS. Hemoglobin glutamer-250 (bovine) in South Africa: consensus usage guidelines from clinician experts who have treated patients. Transfusion. 2016;56(10):2631–6. https://doi.org/10.1111/trf.13726. Epub 2016 Sep 23. PMID: 27658499.

Perftoran：发展简史、临床试验及展望

36

Gary W. Latson

谢奕珊　张秋怡　译，庄培培　刘克玄　审校

Perftoran™ 是一种携氧静脉注射液，由两种全氟碳（perfluorocarbons，PFCs）经共聚物乳化后在电解质溶液中混合形成，其总渗透压与血浆类似。它最初在俄罗斯研发，并作为携氧血浆添加剂被用于治疗大失血性贫血。随后，它被学者们大量研究，并因其能改善氧输送使患者获益，而被应用于多种场合。据报道，它已被用于 30 000 多名患者，且副作用较轻而益处显著［Maslennikov I, Thompson D, 2017 年 7 月, Perftoran 科学生产公司（俄罗斯）和 FluorO2 Therapeutics 股份有限公司, Wake Forest, 北卡罗来那州, 个人通信］。本章将综述该产品的药理学和生理学、历史、临床试验和临床经验，以及未来潜在的应用。

第一节　发展简史

20 世纪 70 年代，众多研究团队和科学家在苏联开始研究开发基于 PFC 的氧载体，最终于 1980 年整合成了全联盟科学工业计划（All-Union Scientific Industrial Programme, AUSIP）。Perftoran 的原始配方，包括 PFC 化合物全氟萘烷（Perfluorodecalin, PFD）和全氟-N-（4-甲基环己基）哌啶［Perfluoro-N-(4-methylcyclohexyl)-piperidine, PFMCP］是由元素有机化合物研究所（Institute of Elemental Organic Compounds, EOCI）的 Kiril Makarov 和 Lev Gervitz 提出的。在对乳化技术进一步的发展和完善后，在 1984 年至 1994 年间，研究者们对 Perftoran 开展了临床试验，并于 1996 年在俄罗斯进行注册，随后在乌克兰和哈萨克斯坦注册。在俄罗斯，Perftoran 最常见的用途是失血性贫血和多发外伤，但它在肢体缺血、创伤性颅脑外伤、器官移植、心脏手术、烧伤以及局部伤口治疗中也有相关的应用[1]。

一项 2003 年颁发的美国专利，描述了该产品的制造和潜在用途[2]。但美国 FDA 尚未收到应用申请［Maslennikov I, Thompson D, 2017 年 7 月, Perftoran 科学生产公司（俄罗斯）和 FluorO2 Therapeutics 股份有限公司, Wake Forest, 北卡罗来那州, 个人通信］。2006 年提交了一项欧洲专利申请[3]。

2005 年，Perftoran 在墨西哥获得评估和批准，并由 KEM 实验室以 Perftec™ 的品牌名称进行销售，主要用于减少对人浓缩红细胞的需求。一项在墨西哥城进行的临床试验证实了在心脏手术中减少血液使用的有效性，并表现出与俄罗斯文献报道中一致的安全性和副作用[4]。据笔者所知，这是西半球报道的唯一的人体临床试验。由于担心俄罗斯缺乏"良好生产规范（Good Manufacturing Practice, GMP）"认证，2010 年 Perftoran 在墨西哥的使用批准被暂停。2011 年，该产品在俄罗斯停止生产，同时计划在美国按照 GMP 认证生产，并重新申请墨西哥和其他国家的批准。由于缺乏投资资金，这一计划尚未得到实施。

第二节　成分和药理学

Perftoran 的成分详见表 36-1。它由两种主要的 PFCs（PFD 和 PFMCP）在缓冲溶液中与共聚物 Proxanol-268 乳化而成，也存在少量的 PFCs 的其他成分（即"附属品"或"副产品"）。Proxanol-268 是聚氧化乙烯

表 36-1　Perftoran 的成分和性质[1, 5-6]

成分	每 100 ml 溶液
全氟萘烷（PFD）	7.0 ml（6.5～7.0 体积 %）
全氟 -N-（4- 甲基环己基）哌啶（PFMCP）	3.0 ml（3.0～3.5 体积 %）
Proxanol 268	4.0 g
NaCl	0.6 g
KCl	0.039 g
$MgCl_2$	0.019 g
$NaHCO_3$	0.065 g
NaH_2PO_4	0.02 g
葡萄糖	0.2 g
水	100 ml
F^-	10 μM
渗透压	300 mOsm
pH	7.3
黏度	2.3 cPs
平均粒径	0.06 μm

和聚氧化丙烯的加合物。

Perftoran 与 Fluosol DA 一样，被认为是"第一代"PFCs 产品。与 Oxygent、Oxycyte 和 Oxyfluor 等"第二代"产品相比，它的 PFCs 浓度较低，因此，携氧能力也较低。

Perftoran 的主要 PFCs 成分 PFD 也是早期 PFCs 产品 Fluosol DA™ 的主要成分。Fluosol DA™ 由日本绿十字公司（Green Cross Corporation，GCC）开发，并于 1989 年在多个国家（包括美国）获批用于冠状动脉血管成形术[7]。尽管 Perftoran 和 Fluosol DA 之间有相似之处，但二者仍有明显的区别。PFC 化合物的独特之处在于它们既疏水又疏脂，因此必须经过乳化才能在人体血浆中使用。不同的 PFC 化合物之间存在着复杂的相互作用，其分子量和结构影响了它们的蒸汽压力、携氧能力、乳液稳定性和在组织中的保留能力。两种或两种以上 PFC 化合物的组合在产品的整体稳定性和功能方面具有优势[8]。Fluosol DA 和 Perftoran 都使用两种 PFC 化合物，并将 PFD 作为主要的 PFCs。Fluosol DA 使用另一种不同的 PFCs 衍生物，全氟三丙胺（PFTPA），来代替 PFMCP，但也存在少量的 PFCs 副产品[1]。

它们的乳化剂也有不同；Perftoran 使用共聚物 Proxanol P268（也称为 Poloxamer-268），而 Fluosol DA 使用另一种共聚物，以蛋黄磷酯（egg yolk phospholipid，EYP）和羟乙基淀粉作为扩溶剂的 Pluronic-68。Pluronic-68 被怀疑可能会引起补体激活，这可能是 Fluosol DA 出现副作用的部分原因[7]。然而 Proxanol-268 的副作用较少、毒性较小[1]。第二代产品 Oxygent 和 Oxycyte 主要使用 EYP 作为乳化剂。

Fluosol 必须以三种独立的成分冷冻储存，解冻后混合在一起只能稳定几小时[7]。而 Perftoran 则以单一溶液冷冻保存，并可在解冻后冷藏保持稳定达 2 周[1]。使用 EYP 的 Oxygent 和 Oxycyte 则在室温下保持稳定。

据推测，颗粒大小是某些副作用的主要决定因素，包括补体激活和血小板减少；而且粒径越小，副作用越小[8]。在上述产品中，Perftoran 的颗粒最小。乳化工艺的进步使得 Perftoran 的平均粒径降为 0.06～0.07 μm（60～70 nm），而 Fluosol DA 的平均粒径为 0.12 μm，Oxygent 和 Oxycyte 为 0.16～0.2 μm。据报道，副作用发生率在 Fluosol DA 是 8%～10%，而 Perftoran 则减少到了 3%～4%[1, 8]。

Perftoran 采用单瓶包装，在 -18℃到 -4℃的环境中可储存长达 3 年。室温下解冻后，在 4℃的冷藏条件下可保持稳定 2 周[1]。最开始，再次冷冻是被允许的，但后来不鼓励再冷冻，因为这样可能会增加副作用的发生率。

Perftoran 通过静脉输注给药，剂量范围是 2～30 ml/kg 体重。建议先使用若干毫升"试验剂量"，并观察 10～15 min，以发现超敏反应（见下文的副作用）。对于出血性贫血，可根据失血程度调整 Perftoran 的剂量。例如，当失血量 < 750 ml 时，推荐的 Perftoran 剂量为 200～300 ml，同时使用晶体液。当失血量 > 2000 ml（> 40% 的循环血量），推荐使用 1000～1500 ml 的 Perftoran，并建议加用晶体液、胶体液、血浆和红细胞。如有需要，还可额外给予 Perftoran。为了使氧输送最大化，建议患者在 Perftoran 治疗期间吸入 40%～60% 浓度的氧气[6]。

Perftoran 分布在血浆和细胞外液中，部分被巨噬细胞摄取。两种主要的 PFC 成分有不同的分布和消除方式。大部分 PFCs 通过肺排泄（90%），少量通过皮肤蒸发和胆汁排出。在循环血液中的半衰期约为 24 h。大约 20%～30% 会被肝脏、脾脏、骨髓和淋巴组织中的巨噬细胞暂时吸收，PFD 的终末消除半衰期为 14 天，PFMCP 为 90 天[5]。Proxanol P268 具有生物惰性，在 24 h 内通过肾脏消除。

Perftoran 的毒性很低。在小鼠中，静脉注射的半数致死量（LD50）为 140 ml/kg，或 35.3 g/kg。大鼠和兔的慢性毒理学研究表明，肺会有周围小血管扩张，肝脾和淋巴结会有巨噬细胞空泡化。人体的允许剂量已被确定为 20 ml/kg（尽管给过更大的剂量）。虽然 PFC 化合物存在于组织中，但其在生物学和化学上均没有活性，长期研究也显示了其无器官病变或致癌效应的证据［Maslennikov I，Thompson D，2017 年 7 月，Perftoran 科学生产公司（俄罗斯）和 FluorO2 Therapeutics 股份有限公司，Wake Forest NC，个人通信］。对 200 多名接受 Perftoran 治疗的患者进行了 3～5 年的随访，未发现有任何不良反应的迹象[6]。

临床前研究中，妊娠初期的大鼠连续接受 11 次腹腔注射 Perftoran（总剂量 275 mg/kg）后，发现有致畸的表现[1]。

Perftoran 的主要副作用是轻度到中度的超敏反应症状，包括暂时性皮肤潮红、心跳加快、血压下降、体温升高、头痛、胸骨后疼痛、呼吸困难、中性粒细胞减少，但很少出现过敏反应。通常情况下，这些症状是轻度到中度的，并在给予试验剂量 5～15 min 内能得到缓解或改善，并且能完成 Perftoran 的输注。如果出现更严重的症状，则停止输注 Perftoran，并使用镇痛药、镇静药、解热药、抗哮喘药、皮质激素或肾上腺素等，通常也都可以得到成功处置[5]。

副作用的报告发生率是不同的。在大出血或创伤情况下，报告的发生率非常低，可能是由于无法观察昏迷患者的症状。清醒患者使用 Perftoran，报道的发生率为 1.8%～4%[1]，或 2%～15%[5]。2005 年一项在墨西哥城进行的临床试验在心脏手术前对 16 名患者使用了 30 滴 Perftoran 的试验剂量，1 名患者（1/16，6.25%）出现了荨麻疹。停止输注 Perftoran 并静脉注射抗组胺药物后该患者治疗成功。其他 15 名输注 Perforan 的患者中没有观察到不良事件[4]。

Perftoran 与在同一输液管道内输注的右旋糖酐、聚葡糖苷、流聚葡糖苷、羟乙基淀粉和氧乙基淀粉（oxyethyl amylumin）不兼容。它与血液及血液成分、白蛋白、生理盐水和大多数药物兼容[5]。

根据俄罗斯的建议，Perftoran 的禁忌证包括血友病、过敏性疾病和妊娠前 6 个月。相对禁忌证包括自身免疫性疾病和癌症史[5]。

第三节　生理特性

主要感兴趣的生理特性是氧的运输和输送。正如 Kaye 在本书前面章节中所评论的，PFC 乳剂增加了血浆的携氧能力，这与它们在血浆中的浓度和氧在 PFC 成分中的相对溶解度成正比[9]。Perftoran 乳液为 10% 容积的 PFC，或 20% w/v 的 PFC，在 PO_2 为 760 mmHg 时，其携氧能力为 6.9 ml/dl[1]。与第二代 PFC 产品相比，如含高达 60% w/v 的 PFC 的 Oxygent 和 Oxycyte，Perftoran 的氧气输送能力明显偏低，但正如 Spiess 等[9]所解释的那样，PFC 促进氧解离释放到血浆和细胞外液中的能力可能与大容量氧输送能力是同等重要的。Perftoran 乳剂较小的颗粒尺寸显著增加了 PFC 颗粒的整体表面积，并可改善氧在血浆和组织中的扩散。

如果给一个 70 kg、吸入氧浓度为 100% 的患者输注最大推荐剂量 20 ml/kg，1.4 L Perftoran 理论上能够携带 96.6 ml 的溶解氧。实际上，Perftoran 从肺部携带到组织的氧量可能少于红细胞中血红蛋白携带和输送的氧量，即使在相对严重的贫血中也是如此。但更重要的是，PFC 能够促进氧从红细胞解离释放到血浆和组织中。在中重度贫血患者中，Perftoran 似乎能在较低剂量下提供最大的益处[1,6]。

据报道，Perftoran 具有血管扩张作用，这可能是由于红细胞中一氧化氮（NO）的溶解[8]。据报道，它还对红细胞膜有益处，因为它可降低红细胞的刚性，最终提高红细胞的存活率[1,6]。Perftoran 已被证实可诱导肝微粒体细胞色素 P-450，这可能对治疗某些毒性有好处[5,8]。

第四节　临床前试验

早期的动物试验是为了确定用于重度失血性贫血治疗的安全性（如上所述）和有效性。普遍认为，Perftoran 对小鼠、大鼠、兔子和狗是无害和无毒的。

在一项对狗进行的研究中，通过急性失血 35 ml/kg 诱发失血性休克，1 h 后在吸入氧气–空气混合气体的同时，用 40 ml/kg Perftoran 或 Dextran 60 进行复苏。2 h 后，分离肾脏并移植给无肾脏的受体狗。用 Perftoran 治疗的供体狗的肾脏与用 Dextran 60 治疗的对照组的相比，组织 ATP/ADP 有所改善，乳酸/丙酮酸比值降低，肌酐和尿素水平也较低，移植肾的存活时间也是对照组的两倍[1]。

第五节 其他动物研究

许多探索性动物研究在多种条件下使用 Perftoran。俄罗斯的一项大鼠研究表明，与生理盐水相比，在中度失血前输注 7.5 ml/kg 的 Perftoran，能更好地保持平均动脉血压（MAP）。用 Perftoran 替换大鼠大量血液后，造血功能仍能保留[1]。在心脏停跳液中使用 Perftoran 可延缓心脏缺血性挛缩并降低 pH 值。使用 Perftoran 的兔心脏在完全缺血后，再灌注时收缩力是 Tirode 溶液的两倍。研究表明，在 PFD 保留期间，超过 2 ml/kg 的 Perftoran 可诱导细胞色素 P-450 合成，并激活肝脏的单加氧酶系统。在部分或完全肠缺血后的再灌注过程中，Perftoran 可促进更早和更完整的肠道结构再生[10]。2017 年，研究人员对 Perftoran 用于猫外伤后的复苏进行了研究；结果表明，在 7 天的恢复期内，氧饱和度和组织氧合均得到了改善，乳酸生成减少，且无不良反应[11]。

在美国，Eckman 等[12]于 2003 年研究在大鼠提睾肌微循环中输注 Perftoran 后微血管气体栓塞的清除，结果发现，在气体栓塞之前而不是之后输注 Perftoran，可以更快地清除栓子并恢复血流。Abutarboush 等[13]在 2016 年研究了 Perftoran 对脑部微循环的影响，发现与生理盐水或羟乙基淀粉相比，它不会引起软脑膜小动脉额外的血管收缩或增加全身血压。

第六节 人体试验：俄罗斯、墨西哥

部分临床试验的具体结果详见俄文参考文献，某些英文出版物对其也进行了总结和引用[1, 5-6, 8]。笔者无法充分审查和参考俄文出版物中的原始试验结果，因此必须依靠这些英文摘要，并认为这些感兴趣的研究人员也是参考了基于原始俄文文献的出版物。

基于上述列举的英文材料，在注册前的临床试验中，964 名患者接受 Perftoran 血管内给药的适应证如下：急性失血（失血性休克约 22%）、多发性创伤（休克约 20%）、中毒性休克（20%）、肢体缺血（20.7%）、心脏手术（11.1%）、肾移植（4.8%），以及烧伤、肿瘤和其他适应证（8.2%）[1]。

Perftoran 使用的剂量范围为 4～30 ml/kg 不等[6]。涉及 Perftoran 治疗失血性贫血的临床试验确定了 Perftoran 的相对安全性和副作用，并证明它可以促进失血性贫血的氧输送，改善血流动力学参数，减少对同种异体血输注的需求。针对其他情形的试验报道称，Perftoran 可以减轻血管闭塞性疾病的缺血症状，改善含脑外伤在内的多发伤的恢复，提高器官移植的存活率，以及改善心脏搭桥手术期间的心功能。此外，这些试验还表明，Perftoran 能激活肝脏的解毒功能，抑制逆转录病毒的感染，并对伤口和溃疡的局部应用也有益。基于这些试验，Perftoran 在俄罗斯获得批准注册，并于 1997 年开始向中心地区输血站和部分医院出售。

注册批准后，试验继续在更大范围内的应用中进行。俄罗斯一项回顾纳入了 1997 年到 2002 年间的 3332 名比较临床试验中的患者，其中 1823 名接受 Perftoran 输注。2005 年 Maevsky 等[1, 6]在《人造细胞、血液替代品和生物技术》发表的论文和 2006 年 R.Winslow 主编的《血液代用品》一书中都总结了其中一些结果。一项纳入了 32 名胃十二指肠出血患者的试验显示，与 30 名对照组患者相比，在失血 1500～2500 ml 且出血得到控制后给予 900 ml Perftoran，可改善心输出量和血压，并提高动脉和静脉 PO_2[1]。一项纳入了 39 名在胃十二指肠或结肠手术中失血 1000～2000 ml 的患者的研究表明，Perftoran 能使肝脏、肠道、骨骼肌和腹膜的微循环血流量增加 15%～30%[1]。Perftoran 在多发伤中的使用剂量建议根据失血量的百分比进行调整：从失血量为 20% 时的 2～4 ml/kg 到失血量超过 70% 时的 10～5 ml/kg。这样可以改善 PaO_2 和氧提取，降低并发症发生率，并减少用血[1, 6]。

其他研究还报告了脑外伤后脑水肿的改善，脂肪或空气栓塞引起的昏迷的快速恢复，以及多器官功能障碍和呼吸窘迫综合征的减少[1]。Perftoran 还在45名患者中被用于心脏心肺转流术的血液稀释；与接受晶体血液稀释的60名对照组患者相比，其在酸中毒、乳酸产生、组织氧合、血液黏稠度和红细胞存活率方面都有所改善[1]。

多项研究表明，Perftoran对肢体缺血有好处。输注400 ml Perftoran后，缺血肢体的皮肤PO_2改善了30%，而输注右旋糖酐40的改善率只有6%。反复输注Perftoran还可减少肢体静息痛，改善受试者在疼痛发生前数月的行走距离[6]。

部分研究还报道了心肌梗死后坏死区域的减少[6]。

上市后的调查估计，截至2002年，Perftoran已被用于约4500名患者[6]，到2016年则超过了30 000名患者[Maslennikov I, Thompson D, 2017年7月，Perftoran科学生产公司（俄罗斯）和FluorO$_2$ Therapeutics股份有限公司，Wake Forest, 北卡罗来纳州，个人通信][14]。

英文文献称，有一项人体临床试验开展于2004～2005年的墨西哥城，并于2006年报道[4]。Perftoran还被用于心肺转流辅助下心脏瓣膜成形术中的急性等容性血液稀释（acute normovolemic hemodilution，ANH）试验。15名患者在ANH期间接受了Perftoran的治疗，而15名对照组患者接受了不含Perftoran的晶体液和胶体液的标准治疗。与对照组相比，接受Perftoran的受试者在术中能维持明显较高的PaO_2和pH值，并且需要更少的的同种异体血制品。这项试验非常重要，因为它提供了与俄罗斯经验一致的客观数据，并且没有出现并发症或死亡。一名受试者（1/16, 6.25%）在应用小剂量的Perftoran后出现荨麻疹，但很容易就被控制住了症状。

第七节 讨论

Perftoran已被证实是一种对严重失血性贫血安全而又较为有效的治疗手段，并已被应用于其他多种情况，且取得了良好的效果。与Oxygent或Oxycyte等新配方相比，Perftoran较低的PFC浓度限制了它的携氧能力，但它在整体副作用和耐受性方面是有优势的。它比Fluosol DA更稳定、更容易储存和制备，报告的副作用也更少。

据报道，除Fluosol DA以外，Perftoran比任何其他的PFC制剂的使用人次都多。不良事件都得到很好地记录，似乎是中等可控的。将Perftoran的副作用与静脉注射抗生素万古霉素的副作用进行比较是很有趣的事情，它们都有相似的潮红、低血压、瘙痒和偶发的过敏性反应等症状。临床医生需不断权衡药物或治疗的副作用和潜在益处。问题始终着眼于该治疗的潜在好处是否可能大于风险或副作用（包括费用）。对于Perftoran来说，证据的权重是令人放心的，即风险和副作用是低到中度且可控的；而好处又是显而易见的，即使变化较大，有时还是预测的，这还需取决于应用时的情况。

对于失血性贫血，在应用得当的情况下，有证据支持Perftoran确实可以改善组织氧合，减少酸中毒，并能减少对输注红细胞的需求，而且严重不良反应的风险低。这些好处是否足以证明其使用的合理性，取决于许多因素，如血液供应的可用性和安全性，以及患者的意愿。在拥有强大血库能力的发达国家，Perftoran不太可能得到广泛使用；但在安全血制品供应比较有限的地区，或者在血制品暂时处于供不应求的情况下，如影响血液供应安全的大规模伤亡情形或病毒大流行，Perftoran的使用可能会更有价值。对于拒绝使用血液制品或无法获得相容血液的患者来说，Perftoran也可能是有用的。与其他潜在的人工氧载体一样，要进行证明其在急性出血方面优于血液制品的对照试验是非常困难的。

在以组织缺血为特征的情况下，对照动物实验、有限的人体试验和临床经验表明，Perftoran至少可以暂时改善组织氧合，但副作用可能会限制其应用。它可以在完全纠正缺血之前或纠正期间提供一个临时氧供桥梁。例如，缺血的肢体可以在开通闭塞血管所需的时间内通过使用Perftoran而得到暂时的支持；或者栓塞性脑卒中引起的脑组织缺血可通过使用Perftoran得到暂时缓解，从而延长完成血管内取栓的时间窗。重要的是还要认识到，此前唯一被批准的PFC产品Fluosol DA仅被批准用于缓解冠状动脉血管成形术期间的暂时性缺血（而不是失血性贫血）[7]。

人们对组织氧合在癌症治疗中的重要性重新产生了兴趣。既往研究表明，肿瘤细胞的氧合可以影响其对放疗和化疗的敏感性[7]。最近有假说认为，通过加强对肿瘤缺氧区域的氧气输送，可能改善癌症免疫治疗[15]。Perftoran在大量人体治疗中的众多安全记录，以及其现在所获得的部分国家的批准，使得它成为这一应用的主要候选药物。含 Perftoran 在内的多种 PFC 产品的动物研究显示，它们在血管内空气或气体栓塞以及减压病方面具有良好的疗效[16-18]。对这些罕见的灾难性事件进行随机对照人体试验几乎是不可能的，但如果将 Perftoran 用于其他适应证，例如在几乎没有其他治疗选择的情况下尝试它似乎是合理的。一个类似的情况是静脉注射脂质乳剂治疗严重的局麻药中毒（"脂质复苏"）；尽管这从未进行过前瞻或随机试验，也从未获得 FDA 批准，但仍被使用和广泛认可[19]。

第八节　总结

笔者认为，Perftoran 之所以未能维持商业上的成功，是因为各种经济和社会政治方面的原因，而不仅仅是科学或医学原因。自 Perftoran 推出以来，有许多科学家们都在努力开发具有更高稳定性和浓度的竞争性 PFC 产品，且这些产品似乎即将获得批准，因此在西半球引进或开发 Perftoran 的商业动机仍有限。由于对出口的政治限制，美国的研究人员很难获得"研究级别"的产品，这限制了对在俄罗斯已开展的研究进行复制、验证或扩展的能力，而且俄罗斯的生产过程文件记录标准和世界上其他地区的不同，不符合一些市场的监管要求。血液制品的可用性和安全性在世界范围内都有所改善，也降低了对血液制品替代治疗的迫切需求。最终，这些因素的结合导致了 Perftoran 的生产和销售暂停，即使按照 GMP 标准它仍然有重新获得批准生产的资格。

上述提到的问题可能可以通过一些途径解决。最初似乎有望获得批准并上市的有竞争力的 PFC 制剂都没有获得批准，目前它们的开发也没有取得任何重大进展（据作者所知）。在 GMP 保证下，Perftoran 的生产正被积极转移到美国；而且 Perftoran 在几种情形下的应用重新引起了大家的兴趣，这为获得 FDA 的批准提供了途径；它有机会在几个等待 GMP 生产的国家获得批准。已拥有的成千上万名患者的跟踪记录对 Perftoran 在其他国家高效率地验证其安全性和有效性应该是一个优势，尽管大部分数据将不可避免地需要被复制和验证。在最后的分析中，现有的证据似乎支持 Perftoran 的应用，但经济学上的考虑将最终决定 Perftoran 是否会重新成为一种商业化的产品。

要点

- Perftoran 是一种静脉注射的全氟碳乳剂，其开发于俄罗斯并被批准作为携氧的血浆代用品，用于治疗出血性贫血和其他疾病。
- Perftoran 因其历史性适应证以及在癌症免疫治疗、卒中和血管气体栓塞等方面的潜在新适应证而重新受到关注。
- Perftoran 的活性成分与 Fluosol DA 相似；后者是在日本开发的，在美国被批准用于冠状动脉成形术，已安全地用于成千上万名患者。据报道，Perftoran 的副作用比 Fluosol DA 小。
- 俄语文献中有大量关于 Perftoran 的研究数据。英语文献相对较少，且很大程度上依赖于俄语文献。一项在墨西哥进行的人体临床试验表明，Perftoran 对心脏手术中的急性等容性血液稀释有效，并且副作用与俄罗斯的数据一致。
- 由于在俄罗斯生产期间缺乏 GMP 生产认证，目前已无法获得 Perftoran。在美国 GMP 认证后恢复生产的计划正在制定中。
- Perftoran 已被用于治疗约 30 000 名患者的多种适应证，并被证实能够增强组织氧合，同时具有可控的副作用。

作者披露：

曾担任 FluorO2 Therapeutics 股份有限公司的咨询首席医疗官，该公司是一家计划以新的商品名（Vidaphor）生产和销售 Perftoran 的制药公司。这家公司已经解散，但另一家公司 Perftoran 美国有限责任公司正在成立，并计划在美国生产用于研究目的 Perftoran，并可能在墨西哥和其他以前获准的国家销售。作者将拥有这家公司的股权。作者还可能与 Oxymmune 公司有股权或咨询关系，该公司正在研究将氧气疗法应用于癌症的免疫疗法。本文所表达的观点仅由作者负责。

应该指出的是，这里的大部分信息来自俄语文献或俄罗斯科学家和公司，作者无法独立核实所有信息的真实性。作者没有亲自参与所引用的研究或在人体使用 Perftoran。

我想感谢已故的 Deborah Thompson 的努力，她是 FluorO2 Therapeutics 股份有限公司的联合创始人，也是开发几种 PFC 产品的推动者。她的目标是为有需要的患者提供至少一种 PFC 乳剂产品。我还要感谢 Perftoran 科学生产公司（俄罗斯）和 Perftoran 美国公司的 Igor Maslennikov 的贡献，以及 Bruce D. Spiess 医学博士的指导。

参考文献

1. Maevsky EI, Ivanitsky HR, Bogdanova L, Axenova O, Karmen NB, Pushkin SY, Maslennikov IA. Perftoran. In: Winslow RM, editor. Blood substitutes. London: Elsevier Academic Press; 2006. p. 288–97.
2. Maevsky EI. Emulsion of perfluoroorganic compounds for medical purposes, a process for the preparation thereof and methods for treating and preventing diseases with the use therof. United States Patent number 6,562,872 BI, 2003.
3. Vorobyev S. Perfluorocarbon gas transferring emulsion for medico-biological use, the composition and the production thereof a medicinal agent. European Patent Application number 06799621.5, 2006.
4. Verdin-Vasquez RC, Zapeda-Perez C, Ferra-Ferrer R, Chavez-Negrete A, Contreras F, Barroso-Aranda J. Use of perftoran emulsion to decrease allogenic blood transfusion in cardiac surgery: clinical trial. Artificial Cells Blood Substit Immobil Biotechnol. 2006;34:433–54.
5. Mayevskiy EI, Aksenova OG, Bogdanova LA, Moroz VV, SeninaRYa PSY, Ivanitsky GR. Analysis of clinical and adverse effects during phase I and II clinical studies of Perftoran. Russia Blood Bank Bull. 2001;4:2001.
6. Maevsky EI, Ivanitsky GR, Bogdanova LA, Axenova OG, Karmen NB, Zhiburt E, Senina RY, Pushkin SY, Maslennikov IA, Orlov A, Marinicheva I. Clinical results of Perftoran application: present and future. Artif Cells Blood Substit Immobil Biotechnol. 2005;33(1):37–46. https://doi.org/10.1081/BIO-200046654.
7. Lowe KC. Fluosol: The first commercial injectable perfluorocarbon oxygen carrier. In: Winslow RM, editor. Blood Substitutes. London, UK: Elsevier Academic Press; 2006. p. 288–97.
8. Gervits L, Maevsky EI. Perfluorocarbon-based blood substitute—Perftoran, Russian Experience. Chim Oggi/Chem Today. 2008;26(Suppl 3):Focus on Flourine Chemistry, 34–37.
9. Spiess BD. Perfluorocarbon emulsions as a promising technology: a review of tissue and vascular gas dynamics. J Appl Physiol. 2009;106(4):1444–52.
10. Kozhura VL, Basarab DA, Timkina MI, Golubev AM, Reshetnyak VI, Moroz VV. Reperfusion injury after critical intestinal ischemia and its correction with perfluorochemical emulsion "perftoran". World J Gastroenterol. 2005;11(45):7084–90.
11. Votrins SI, Vorobyev SI, Bolevich SB, Bolevich SS, Orlova AS, Tachieva BI, Korsakov DY, Nguyen MT, Sinelnikova TG, Novikov AA, Omarov IA. Use of perfluorocarbon based blood substitute Perftoran in correction of acute anemia in animals. Serb J Exp Clin Res. 2019;20:245–5o. https://doi.org/10.2478/SJECR-2018-0056.
12. Eckman DM, Lomivorotov VN. Microvascular gas embolization clearance following perfluorocarbon administration. J Appl Physiol. 2003;94:860–8. https://doi.org/10.1152/japplphysiol.00719.2002.
13. Abutarboush R, Saha BK, Mullah SH, Arnaud FG, Haque A, Aligbe C, Pappas G, Auker CR, McCarron RM, Moon-Massat PF, Scultetus AH. Cerebral microvascular and systemic effects following intravenous administration of perfluorocarbon emulsion Perftoran. J Funct Biomater. 2016;7:29. https://doi.org/10.3390/jfb7040029.
14. Latson GW. Perftoran (Vidaphor) – Introduction to western medicine. Shock J. 2019;52(1S Suppl 1):65–9. https://doi.org/10.1097/SHK.0000000000001063.
15. Hatfield SM, Sitkovsky M. Oxygenation to improve cancer vaccines, adoptive cell transfer and blockade of immunological negative regulators. Oncoimmunology. 2015;4(12):11–3. https://doi.org/10.1080/2162402X.2015.1052934.
16. Latson GW. Intravenous perfluorocarbon emulsions in the treatment of decompression sickness and arterial gas embolism – a review of evidence of therapeutic benefit. In: Moon RE, editor, Adjunctive therapy for decompression illness, report of the DCI adjunctive therapy Committee of the Undersea and Hyperbaric Medical Society, 2003.
17. Spiess BD, McCarthy RJ, Tuman KJ, Woronowicz AW, Tool KA, Ivankovich AD. Treatment of decompression sickness with a perfluorocarbon emulsion (FC-43). Undersea Biomed Res. 1988;15:31–7.
18. Spiess BD, Braverman B, Woronowicz AW, Ivankovich AD. Protection from cerebral air emboli with perfluorocarbons in rabbits. Stroke. 1986;17:1146–9.
19. American College of Medical Toxicology. ACMT position statement: interim guidance or the use of lipid resuscitation therapy. J Med Toxicol. 2011;7:81–2. https://doi.org/10.1007/s13181-010-0125-3.

Oxycyte™ 37

Richard T. Mahon
霍昱婷 译，米卫东 审校

第一节 引言

Leland C. Clark Jr.（1918—2005）深耕于 Oxycyte™（血液代用品，商品名）的研究领域，他的研究中最有名的大概就是以其名字命名的一种氧感测电极（the Clark electrode）[1]。1966 年，Clark 和 Golan 通过实验证明了完全淹没于含氧全氟碳化合物（perfluorocarbons，PFCs）液体中的小鼠可以存活[2]。为了利用 PFCs 的气体携带特性，他发明了 Oxycyte，并在 20 世纪 90 年代成立了国际合成血液公司（Synthetic Blood International，Costa Mesa，CA）。国际合成血液公司现在是作为 Tenax 治疗公司（Morrisville NC）在经营，但它已经停止了 Oxycyte 的临床研发。这项任务现在似乎转给了 Aurum 生物科学有限公司（Glascow，Scotland），其研发代号为 ABL-101，研发方向涉及缺血性脑卒中的成像和治疗。

与其他 PFCs 具有共同的特性；氟化叔丁基环己烷（flourinated-tert-butylcyclohexane，FTBC，C10F20）同时具有疏水性和疏脂性[3]，因此必须经过乳化才能在血液中运输。

乳化的全氟碳化合物被称作全氟碳氧载体（PFOC）Oxycyte™（Tenax Therapeutics，Morrisville，NC）。其主要成分是 FTBC，以卵黄卵磷脂（egg-yolk lethicin）作为乳化剂，乳化率为 60%，平均粒径为 200 nm，渗透压为 280 mOSM[4]。

乳化剂和最后合成的粒径大小对 PFOC 的结构稳定性和血管内稳定性都有显著的影响[3,5]。尽管关于这些问题的数据还没有被公开报道过，但冷藏的保质期是在几个月到几年之间，在血液内的半衰期大约为 18 h。与其他 PFOCs 一样，它一旦从乳剂中分离，就通过挥发性化合物的呼出和网状内皮系统的摄取被清除。

根据亨利定律，所有 PFOCs 都会通过增加溶解度携带气体。在 760 mmHg 的压力下，每 100 ml FTBC 里的氧气溶解度为 43 ml、二氧化碳溶解度约为 200 ml、氮气溶解度为 22 ml[6]。经过换算之后，FTBC 的氧气溶解度为 0.017 ml/dl$_{Oxycyte}$ mmHg，大约是血浆中氧气溶解度 0.00314 ml/dl$_{plasma}$ mmHg 的 6 倍[7]。

Oxycyte 虽根据其血液中浓度（所谓 Fluorocrit）增加携氧，但已经注意到它在离体和体外模型中有降低扩散阻力的作用[8-9]。利用一个精密闭合蠕动泵（an elegant closed peristaltic pump）人血液系统 Torres Filho 进行研究，结果显示 Oxycyte（4%fluorcrit）在血液中的存在增强了 Hb 对氧的摄取，提示来自血红蛋白（Hemoglobin，Hb）对氧流动的正常阻力降低，这使得 Hb 成为一种更有效的氧气源，更高效地输送到组织。令人意想不到的是，这项实验是在 PO$_2$ 为 100 mmHg 的情况下进行的，其最大益处是不需要很高的氧浓度吸入[8]。同样，Cabrales 在仓鼠的研究也显示，通过 Oxycyte 增加氧摄取（尽管使用了高分压的氧），使其能更好地耐受极度血液稀释[9]。

Oxycyte 的另一个有趣的特性是类似于表面活性物质。在内皮细胞培养模型中，通过遏阻细胞和气泡之间的黏附，Oxycyte 可抑制气泡性机械传导损伤（Ca^{2+} 介导）。

对 Oxycyte 降低氧弥散阻力和类似表面活性物质两种特性的认识，应该弱化其用作"血液代用品"的许多调查性和治疗性临床试验结果，而更应该首先推崇氧气治疗学的概念。Oxycyte 研究中，应考虑疾病的治疗，包括贫血、中枢神经系统（CNS）疾病和气泡相关疾病。

第二节 贫血

虽然目前大多数关于 Oxycyte 的研究涉及因氧气输送（而不是氧气含量）受损的组织疾病，但有一些研究评估了 Oxycyte 在严重贫血和模拟出血中的作用。

Cabrales 的研究显示，在等容量血液稀释时，使用 Oxycyte 可以使啮齿动物在心输出量方面有更好的耐受性，并且也可以增加氧气的摄取[9]。此外，在啮齿动物等容量血液稀释时，使用 Oxycyte 作为代用品不仅可以改善氧含量，还可使脑血流维持在基础水平[11]。人们可以很容易地想象，在治疗某些疾病状态时，Oxycyte 可增加由 Hb 携氧向存在缺血风险组织的输送。

第三节 中枢神经系统

一、脑卒中

众所周知，向组织输送的氧气减少在一定程度上导致了氧气向组织输送量显著减少，CNS 就是个很好的例证。缺血性脑卒中患者的脑血流减少会导致系列后果，包括能量缺乏、离子失衡、神经递质功能障碍，最终导致细胞死亡[12]。

故而在脑梗死中，改善氧供可能带来益处。这一点在永久性大脑中动脉（middle cerebral artery，MCA）闭塞后直接给予 Oxycyte（1 ml/100 g）的大鼠模型中得到了论证。在该研究中，当 Oxycyte 联合常压高浓度氧治疗时，总梗死体积会得到有效改善[13]。正如 Deuchar 所展示的那样，这种好处大概有助于保护缺血与非缺血交界区域。他首先证明了用 Oxycyte 治疗后的大鼠在 MCA 栓塞（纤维素样或栓塞性堵塞）后缺血与非缺血交界区域的乳酸含量降低[14]；随后又证明了 Oxycyte 联合 50% 的吸入氧浓度（FiO_2）会减少梗死面积和改善功能恢复（也是大鼠的 MCA 栓塞模型）[14]。值得注意的是，Oxycyte 与组织纤溶酶原激活剂（TPA）可以安全地用于啮齿动物的脑栓塞实验中，为可能改变脑卒中治疗标准的临床试验奠定了基础。

二、创伤性脑损伤

创伤性脑损伤（TBI）给个人和社会都带来了巨大的负担，每年全世界有超过 5000 万的患者。严重创伤性脑损伤（格拉斯哥昏迷评分在 3～8 分）的死亡率为 30%～40%，其中绝大多数均存在脑缺血改变[15]。此外，脑缺氧发生时间及持续时长与 6 个月的预后不良相关[16]。有趣的是，脑组织低氧似乎更多归因于氧弥散功能异常，而不是氧输送的问题[17]，这再次为用 PFOC 治疗提供了一个看似合理的解释。

在啮齿动物侧向液压冲击伤（lateral fluid percussion injury，LFPI）造成的 TBI 模型中，Oxycyte 联合 100% 的 FiO_2 与盐水组相比，在受伤动物和未受伤动物均可提升脑氧含量，同时还可维持线粒体氧化还原电位的稳定[18]。随后，本研究小组进行了进一步研究，将 4.5 ml/kg 或 9 ml/kg 的 Oxycyte 与 100% 的 FiO_2 联合使用，观察 LFPI 后大鼠的认知功能改变和组织学损伤特征，发现在 LFPI 15 天后，动物的组织损伤和 Morris 水迷宫实验均有所改善[19]。

一项评估 Oxycyte 与 TBI 的多中心Ⅱb 期研究于 2014 年停止，Clinicaltrials.gov 的网站显示其开始日期为 2009 年，终止（暂停）日期为 2014 年 11 月，并有 18 名受试者入选，但研究的结果未见于文献。

三、脊髓损伤

创伤性脊髓损伤的急性期涉及对脊髓的机械性损伤和压迫，这将导致一系列"继发性损伤"，其中的一部分包括血管供应直接中断造成的缺血、局部组织水肿以及全身性低血压和心动过缓（所谓的神经源性休克）[20]。

在挫伤性脊髓损伤（spinal cord injury，SCI）的啮齿动物模型中，损伤组织的 PO_2 水平显著下降，在富氧呼吸气体的作用下有所改善，在给予 Oxycyte 后得到进一步改善[21]。进一步实验表明，经 Oxycyte 处理后的啮齿动物在挫伤性 SCI 后，结果显示白质损伤更轻、损伤面积更小和细胞死亡更少[22]。在上述两个动物实验中，Oxycyte 均是在损伤后 1 h 给予，这个时间特征与临床治疗 SCI 具有一致性。

第四节 气泡相关疾病

血管内气泡可以由环境压力的显著变化（减压病）和医源性导入（空气栓塞）产生，并且可以作为哮喘等疾病加重的并发症[23]。尽管其病理生理机制非常简单，但血管内气泡会阻碍血流、引起炎症反应并导致血管收缩，所有这些机制均可引起组织的缺血性损伤。PFCs与生俱来的气体溶解特性以及PFOC的小粒径都为气泡相关疾病的防治研究创造了条件。

一、空气栓塞

空气（或其他气体）可以在各种过程中进入血管系统，其可以直接进入静脉或动脉系统，甚至作为某种疾病状态的并发症的一部分[23]。当进入静脉系统时，强大的肺毛细血管床可以作为一种有效的过滤器[24]，但有些存在的心内分流可抵消这一机制[25]。

静脉进入空气可导致急性右心衰竭，或因心脏右向左分流进入动脉系统。进入动脉系统的气泡可引起机械性、栓塞性和生物化学反应。这些作用有时微不足道，但有时可导致严重损伤甚或危及生命[26]。

虽然我们很容易想象气泡的机械性阻滞效应，但往往忽略了其造成的生化效应。体外研究表明，在人脐带静脉内皮细胞（human umbilical vein endothelial cells，HUVEC）中，气泡的接触可导致细胞内钙离子剧增，这一效应是由多糖蛋白复合物所介导的。添加Oxycyte可扮演"表面活性全氟碳"的角色，它可以显著降低钙离子的流入[10]。在体研究显示，在造成啮齿动物实验性脑内气体栓塞之前，用Oxycyte（占体内血液容积的10%）进行预处理，可消除MRI所能测得的脑损伤（与纯表面活性物质PF-127的作用相同），同时可维护脑的功能状态（Morris水迷宫实验中的登台潜伏期——期间所有实验动物的FiO_2均为30%）[27]。

空气栓塞（air gas embolism，AGE）通常会导致严重后果，其标准的治疗方法是高压氧（hyperbaric oxygen，HBO）治疗。许多医院HBO设施缺乏及危重患者转运的不便，通常使AGE的治疗变得较为困难。这种状况下，进一步测试Oxycyte对AGE的治疗效果，有希望为临床提供新的医疗手段，并改善患者预后。

二、减压病

组织中的气体的吸收，依赖于气体在组织的溶解系数和由环境压力决定的该气体分压（亨利定律）。因此，环境压力的降低会减少组织中溶解的气体量，这种状态被称为过饱和状态。尽管所有的气体都遵循这些定律，但通常更多见于"惰性气体"（如氮气），是减压病（decompression sickness，DCS）形成的重要病理生理学机制。

组织中气体过饱和会导致其以气泡的形式在组织或者血管系统中出现。这可能导致多种异常，包括机械性血流阻塞、动脉收缩、静脉回流障碍和多种生化异常，最终导致DCS综合征[26]。

潜水员（和其他高压工作人员）是DCS的高危人群，因为他们暴露在高的环境压力下，在回到正常气压环境时，需要处理的溶解于机体组织内气体的含量增加。DCS也可见于低压环境中（高空战斗和太空舱外活动），当环境压力显著降低时，通常在"表面压力"下存在于组织内气体含量会出现过饱和状态。

临床上DCS可表现为"轻微"的关节疼痛、皮肤"大理石纹"或"严重"的并发症，如神经损伤或心肺衰竭（"窒息"）。在DCS的"严重"临床表现中，脊髓损伤可导致30%的患者在治疗后出现永久性功能损害和残留症状[28]。此外，有心肺损伤的患者死亡风险较高。

一般来说，DCS治疗是通过补充氧气进行治疗[增强对积聚的"惰性气体"消除，并进行再加压治疗，部分用于减小血管内气泡的大小（"波义耳定律，Boyles Law"）]。再加压通常是通过使用一个能够提高环境压力的高压氧舱来完成，但高压氧舱的设备和人员费用昂贵，而且不能普及使用。这些限制给偏远地区造成了麻烦，在大规模伤亡的情况下，这些问题可能会变得更加复杂，就像在潜艇事故中可能看到的那样[29]。

DCS的机制就是提高全身惰性气体含量和减少气泡产生的不利影响；一种化合物——可以增强惰性气体的消除、增加对因气泡阻塞血流而受损组织的氧气输送，并减轻血管内气泡的生化后果——对DCS的治疗具有重要的应用意义。在偏远地区或者在大规模伤亡情况下（如失事潜艇），这种"非再压缩"治疗有可能提升 DCS 的治疗效果。

自 20 世纪 80 年代以来，PFOCs 一直被研究用于治疗 DCS[6]，其中一些产品已经在动物模型中对不同的给药剂量、给药时间和结局预后进行了研究。在寻找非再加压治疗时，Oxycyte 首当其冲，在所有 PFOCs 相关的大型动物研究中，获得了大量研究信息。

DCS 的心肺症状表现为循环衰竭，这是由于大量血管内气泡导致肺动脉压力急性升高，从而导致右心衰竭[30]。

海军医学研究中心（美国马里兰州 Silver Spring）的研究小组开始一系列研究，以评估大型实验动物模型发生严重 DCS 时的生存结局和脊髓损伤。在猪模型中，5 ml/kg 的 Oxycyte 有利于改善严重 DCS 的生存情况，应用 3 ml/kg 的剂量时会改善脊髓损伤（但没有降低死亡率）[31-32]。在绵羊模型中使用剂量为 5 mg/kg 的 Oxycyte，也同样会减轻严重 DCS 引起的脊髓损伤[33]。

三、Oxycyte 应用于 DCS 的安全性

在动物研究中，Oxycyte 似乎有利于治疗严重的 DCS，但其安全性仍是一个问题。虽然 Oxycyte 似乎（在动物模型中）对治疗 DCS 有益，但也不能达到完全治愈，这样就需要对持续有症状的患者进行再加压治疗。而用 HBO 再加压治疗的一个较严重并发症就是癫痫发作，这被称为中枢神经系统氧中毒（central nervous system oxygen toxicity，CNSOT）。

（一）中枢神经系统氧中毒

HBO 与脑血管收缩和脑血流量（cerebral blood flow，CBF）降低有关，而 HBO 产生的自由基所致 CBF 的病理性增加则可能与 CNSOT 相关。由于 PFOC 都可增加血液的氧含量，因此担心 HBO 会增加 CNSOT 发生是合乎逻辑的。

在 CNSOT 的啮齿动物模型中，5 倍大气压下（5 ATA）Oxycyte（6 ml/kg）会增加中枢神经系统区域的 PO_2 以及减少癫痫发作的时间[34]。值得注意的是，在该研究中，使用较低剂量的 Oxycyte（3 ml/kg）时，进行同样的处理并没有观察到癫痫发作时间的显著减少。然而，在猪的 CNSOT 模型中，与对照组相比，5 ml/kg 剂量的 Oxycyte 在暴露于 6 ATA 的 O_2 中时并没有缩短癫痫发作的潜伏期，而且重要的是，癫痫发作缓解的时间也没有变化[35]。

在混合性别猪的 DCS 治疗模型中，进一步测试了 Oxycyte 对猪癫痫发作风险的影响，测试中使用的 Oxycyte 剂量为 4 ml/kg，在随后的 4 h 内按照标准的"海军治疗表 6"在 2.8 ATA O_2 下进行标准再加压治疗，最终对照组或 Oxycyte 组都无癫痫发作，但总体死亡率也未显著降低[36]。尽管统计学未见显著差异，但结果显示 Oxycyte 治疗的雌性猪死亡率有增加趋势[36]。

（二）肺动脉压力

未发生 DCS 的偶蹄目（Artiodactyla）动物（如猪、绵羊、山羊等）肺动脉压（PAP）升高被认为与 PFOC 有关，分析其机制，其类似于其他小颗粒注射引起的短暂 PAP 上升[37]。这可能与补体激活的假性过敏（complement activated pseudo allergy，CARPA）有关，CARPA 的一个主要驱动因素是颗粒大小[38]。

考虑到已知的 PAP 升高的相关因素，研究人员研究了 4.5 ml/kg 的 PFOC 全氟溴烷乳剂（携氧药）（Alliance Pharmaceutical, San Diego CA）对暴露于较严重加压-减压过程的幼猪的 PAP 的影响。虽然携氧药在对照组动物中使其 PAP 升高（没有加压-减压时），但减压后 PAP 升高的幅度在携氧药组和生理盐水对照组之间没有差异[39]。

在严重 DCS 的猪模型中，以类似的方法评估了 Oxycyte 的效应。在该模型中，重症的 DCS 与 PAP 升高相关，而使用 Oxycyte 将导致 PAP 进一步增加，并在不同性别的猪具有相似表现。值得注意的是，与是否使用 Oxycyte 治疗无关，雌性猪重症 DCS 的临床变化更为迅速而严重[40]。关于临床研究方面，未见有文献显示人类使用 Oxycyte 存在类似的问题。

（三）血液学

DCS 有部分生化效应是血小板减少症[41]，这在应用其他 PFOCs 时也可见到[42]。

由于 DCS 与 PFOC 的相互作用倍受关注，我们在实验猪模型中观察了 DCS 和 Oxycyte 的相互作用。在这项研究中，实验动物并没有发生出血，而且在 8 天观察期中，Oxycyte 与生理盐水对照组间的血小板计数没有差异，但是，凝血酶原时间和活化

部分凝血活酶时间却有明显变化[43]。

因此，Oxycyte 在治疗 DCS 中似乎有益，并在动物模型中有合理的安全性证据。而对于在临床能否使用的问题，则需要在进行治疗性临床试验之前进行安全性研究。这类研究逻辑上虽具有一定的挑战性，但应该具有可行性。这有可能填补 DCS 治疗中的空白，特别是在受创潜艇人员救治中。

第五节　小结

在 Fluosal DA（日本绿十字社 Green Cross Japan）作为一种 PFOC 被研发 40 年后，人们对 PFOC 转运输、输送氧及其具有表面活性物质样特点有了更深入的了解。此外，技术进步使更高的 PFC 含量、更小的乳化颗粒和更强结构及体内的稳定性成为可能。Oxycyte 在动物模型中已被充分研究，并在几种疾病状态下显示出较好的治疗效果。虽然以人体为对象的研究一直黯淡无光，但希望仍然存在，未来对 Oxycyte 的研究将会改善对上述一些严重疾病的治疗效果。

声明：本文中所表达的观点不一定反映海军部、国防部或美国政府的官方政策或立场。

要点

- Oxycyte 能提高携氧能力并且加强氧气向组织的弥散。
- Oxycyte 在涉及脑卒中、创伤性脑损伤、空气栓塞和减压病的几种动物模型中都显示出优势。
- 气泡相关疾病的治疗似乎受益于 Oxycyte 的表面活性剂类特性。
- 在大型动物减压病模型中，Oxycyte 是研究得最多的化合物。
- 在动物模型中，Oxycyte 用于治疗减压病的安全性似乎很好。

参考文献

1. Heineman WR, Jensen WB. Obituary: Leland C. Clark Jr (1918-2005). Biosens Bioelectron. 2006;8(21):1403–4.
2. Clark LC, Golan F. Survival of mammals breathing organic liquids equilibrated with oxygen at atmospheric pressure. Science. 1966;152:1755–6.
3. Jägers J, Wrobeln A, Ferenz KB. Perfluorocarbon-based oxygen carriers: from physics to physiology. Pflugers Arch - Eur J Physiol. 2021;473:139–50. https://doi.org/10.1007/s00424-020-02482-2.
4. Torres LN, Spiess BD, Torres Filho IP. Effects of perfluorocarbon emulsions on microvascular blood flow and oxygen transport in a model of severe arterial gas embolism. J Surg Res. 2014;187(1):324–33. https://doi.org/10.1016/j.jss.2013.08.011. Epub 2013 Sep 21. PMID: 24246440.
5. Okamoto H, Yamanouchi K, Yokoyama K. Retention of perfluorochemicals in circulating blood and organs of animals after intravenous injection of their emulsions. Chem Pharm Bull (Tokyo). 1975;23(7):1452–7. https://doi.org/10.1248/cpb.23.1452. PMID: 1182885.
6. Spiess BD. Perfluorocarbon emulsions as a promising technology: a review of tissue and vascular gas dynamics. J Appl Physiol. 2009;106(4):1444–52. https://doi.org/10.1152/japplphysiol.90995.2008. Epub 2009 Jan 29. PMID: 19179651.
7. Castro CI, Briceno JC. Perfluorocarbon-based oxygen carriers: review of products and trials. Artif Organs. 2010;34(8):622–34. https://doi.org/10.1111/j.1525-1594.2009.00944.x. PMID: 20698841.
8. Torres Filho IP, Pedro JR, Narayanan SV, Nguyen NM, Roseff SD, Spiess BD. Perfluorocarbon emulsion improves oxygen transport of normal and sickle cell human blood in vitro. J Biomed Mater Res A. 2014;102(7):2105–15. https://doi.org/10.1002/jbm.a.34885. Epub 2013 Aug 2. PMID: 23894124.
9. Cabrales P, Carlos BJ. Delaying blood transfusion in experimental acute anemia with a perfluorocarbon emulsion. Anesthesiology. 2011;114(4):901–11. https://doi.org/10.1097/ALN.0b013e31820efb36. PMID: 21326091; PMCID: PMC3063325.
10. Klinger AL, Pichette B, Sobolewski P, Eckmann DM. Mechanotransductional basis of endothelial cell response to intravascular bubbles. Integr Biol (Camb). 2011;3(10):1033–42. https://doi.org/10.1039/c1ib00017a. Epub 2011 Sep 19. PMID: 21931900; PMCID: PMC3186877.
11. Yang ZJ, Price CD, Bosco G, Tucci M, El-Badri NS, Mangar D, Camporesi EM. The effect of isovolemic hemodilution with oxycyte, a perfluorocarbon emulsion, on cerebral blood flow in rats. PLoS One. 2008;3(4):e2010. https://doi.org/10.1371/journal.pone.0002010. PMID: 18431491; PMCID: PMC2291566.
12. Xing C, Arai K, Lo EH, Hommel M. Pathophysiologic cascades in ischemic stroke. Int J Stroke. 2012;7(5):378–85. https://doi.org/10.1111/j.1747-4949.2012.00839.x. PMID: 22712739; PMCID: PMC3985770.
13. Woitzik J, Weinzierl N, Schilling L. Early administration of a second-generation perfluorochemical decreases ischemic brain damage in a model of permanent middle cerebral artery occlusion in the rat. Neurol Res. 2005;27(5):509–15. https://doi.org/10.1179/016164105X15677. PMID: 15978177.
14. Deuchar GA, van Kralingen JC, Work LM, Santosh C, Muir KW, McCabe C, Macrae IM. Preclinical validation of the therapeutic potential of Glasgow oxygen level dependent (GOLD) technology: a theranostic for acute stroke. Transl Stroke Res. 2019;10(5):583–95. https://doi.org/10.1007/s12975-018-0679-y. Epub 2018 Nov 30. PMID: 30506268; PMCID: PMC6733820.
15. Khellaf A, Khan DZ, Helmy A. Recent advances in traumatic brain injury. J Neurol. 2019;266(11):2878–89. https://doi.org/10.1007/s00415-019-09541-4. Epub 2019 Sep 28. PMID: 31563989; PMCID: PMC6803592.
16. van den Brink WA, van Santbrink H, Steyerberg EW, Avezaat CJ, Suazo JA, Hogesteeger C, Jansen WJ, Kloos LM, Vermeulen J, Maas AI. Brain oxygen tension in severe head injury. Neurosurgery. 2000;46(4):868–76; discussion 876–8. https://doi.org/10.1097/00006123-200004000-00018. PMID: 10764260.
17. Rosenthal G, Hemphill JC 3rd, Sorani M, Martin C, Morabito D, Obrist WD, Manley GT. Brain tissue oxygen tension

17. is more indicative of oxygen diffusion than oxygen delivery and metabolism in patients with traumatic brain injury. Crit Care Med. 2008;36(6):1917–24. https://doi.org/10.1097/CCM.0b013e3181743d77. PMID: 18496376.
18. Daugherty WP, Levasseur JE, Sun D, Spiess BD, Bullock MR. Perfluorocarbon emulsion improves cerebral oxygenation and mitochondrial function after fluid percussion brain injury in rats. Neurosurgery. 2004;54(5):1223–30; discussion 1230. https://doi.org/10.1227/01.neu.0000119238.68938.5d. PMID: 15113478.
19. Zhou Z, Sun D, Levasseur JE, Merenda A, Hamm RJ, Zhu J, Spiess BD, Bullock MR. Perfluorocarbon emulsions improve cognitive recovery after lateral fluid percussion brain injury in rats. Neurosurgery. 2008;63(4):799–806; discussion 806–7. https://doi.org/10.1227/01.NEU.0000325493.51900.53. PMID: 18981892.
20. Anjum A, Yazid MD, Fauzi Daud M, Idris J, Ng AMH, Selvi Naicker A, Ismail OHR, Athi Kumar RK, Lokanathan Y. Spinal cord injury: pathophysiology, multimolecular interactions, and underlying recovery mechanisms. Int J Mol Sci. 2020;21(20):7533. https://doi.org/10.3390/ijms21207533. PMID: 33066029; PMCID: PMC7589539.
21. Schroeder JL, Highsmith JM, Young HF, Mathern BE. Reduction of hypoxia by perfluorocarbon emulsion in a traumatic spinal cord injury model. J Neurosurg Spine. 2008;9(2):213–20. https://doi.org/10.3171/SPI/2008/9/8/213. PMID: 18764757.
22. Yacoub A, Hajec MC, Stanger R, Wan W, Young H, Mathern BE. Neuroprotective effects of perflurocarbon (oxycyte) after contusive spinal cord injury. J Neurotrauma. 2014;31(3):256–67. https://doi.org/10.1089/neu.2013.3037. Epub 2013 Nov 21. PMID: 24025081; PMCID: PMC3904515.
23. Moon RE. Gas embolism. In: Oriani G, Marroni A, Wattel F, editors. Handbook on hyperbaric medicine. Milano: Springer; 1996. https://doi.org/10.1007/978-88-470-2198-3.
24. Butler BD, Robinson R, Little T, Chelly JE, Doursout MF. Cardiopulmonary changes with moderate decompression in rats. Undersea Hyperb Med. 1996;23(2):83–9. PMID: 8840476.
25. Wilmshurst P. Risk mitigation in divers with persistent (patent) foramen ovale. Diving Hyperb Med. 2019;49(2):77–8. https://doi.org/10.28920/dhm49.2.77-78. PMID: 31177512; PMCID: PMC6704006.
26. Vann RD, Butler FK, Mitchell SJ, Moon RE. Decompression illness. Lancet. 2011;377(9760):153–64. https://doi.org/10.1016/S0140-6736(10)61085-9. PMID: 21215883.
27. Eckmann DM, Armstead SC. Surfactant reduction of cerebral infarct size and behavioral deficit in a rat model of cerebrovascular arterial gas embolism. J Appl Physiol (1985). 2013;115(6):868–76. https://doi.org/10.1152/japplphysiol.01382.2012. Epub 2013 July 11. PMID: 23845977; PMCID: PMC3764619.
28. Blatteau JE, Gempp E, Simon O, Coulange M, Delafosse B, Souday V, Cochard G, Arvieux J, Henckes A, Lafere P, Germonpre P, Lapoussiere JM, Hugon M, Constantin P, Barthelemy A. Prognostic factors of spinal cord decompression sickness in recreational diving: retrospective and multicentric analysis of 279 cases. Neurocrit Care. 2011;15(1):120–7. https://doi.org/10.1007/s12028-010-9370-1. PMID: 20734244.
29. Parker EC, Ball R, Tibbles PM, Weathersby PK. Escape from a disabled submarine: decompression sickness risk estimation. Aviat Space Environ Med. 2000;71(2):109–14. PMID: 10685582.
30. Catron PW, Flynn ET Jr, Yaffe L, Bradley ME, Thomas LB, Hinman D, Survanshi S, Johnson JT, Harrington J. Morphological and physiological responses of the lungs of dogs to acute decompression. J Appl Physiol Respir Environ Exerc Physiol. 1984;57(2):467–74. https://doi.org/10.1152/jappl.1984.57.2.467. PMID: 6469817.
31. Mahon RT, Watanabe TT, Wilson MC, Auker CR. Intravenous perfluorocarbon after onset of decompression sickness decreases mortality in 20-kg swine. Aviat Space Environ Med. 2010;81(6):555–9. https://doi.org/10.3357/asem.2745.2010. PMID: 20540446.
32. Mahon RT, Auker CR, Bradley SG, Mendelson A, Hall AA. The emulsified perfluorocarbon Oxycyte improves spinal cord injury in a swine model of decompression sickness. Spinal Cord. 2013;51(3):188–92. https://doi.org/10.1038/sc.2012.135. Epub 2012 Nov 20. PMID: 23165506.
33. Cronin WA, Khan K, Hall AA, Bodo M, Mahon RT. The effect of the perfluorocarbon emulsion Oxycyte™ in an ovine model of severe decompression illness. Undersea Hyperb Med. 2021;48(1):25–31. PMID: 33648030.
34. Demchenko IT, Mahon RT, Allen BW, Piantadosi CA. Brain oxygenation and CNS oxygen toxicity after infusion of perfluorocarbon emulsion. J Appl Physiol (1985). 2012;113(2):224–31. https://doi.org/10.1152/japplphysiol.00308.2012. Epub 2012 May 3. PMID: 22556400.
35. Mahon RT, Hall A, Bodo M, Auker C. The intravenous perfluorocarbon emulsion Oxycyte does not increase hyperbaric oxygen-related seizures in a non-sedated swine model. Eur J Appl Physiol. 2013;113(11):2795–802. https://doi.org/10.1007/s00421-013-2720-x. Epub 2013 Sep 6. PMID: 24062008.
36. Cronin WA, Hall AA, Auker CR, Mahon RT. Perfluorocarbon in delayed recompression with a mixed gender swine model of decompression sickness. Aerosp Med Hum Perform. 2018;89(1):14–8. https://doi.org/10.3357/AMHP.4925.2018. PMID: 29233239.
37. Flaim SF. Pharmacokinetics and side effects of perfluorocarbon-based blood substitutes. Artif Cells Blood Substit Immobil Biotechnol. 1994;22(4):1043–54. https://doi.org/10.3109/10731199409138801. PMID: 7849908.
38. Szebeni J, Baranyi L, Savay S, Bodo M, Morse DS, Basta M, Stahl GL, Bünger R, Alving CR. Liposome-induced pulmonary hypertension: properties and mechanism of a complement-mediated pseudoallergic reaction. Am J Physiol Heart Circ Physiol. 2000;279(3):H1319–28. https://doi.org/10.1152/ajpheart.2000.279.3.H1319. PMID: 10993799.
39. Spiess BD, Zhu J, Pierce B, Weis R, Berger BE, Reses J, Smith CR, Ewbank B, Ward KR. Effects of perfluorocarbon infusion in an anesthetized swine decompression model. J Surg Res. 2009;153(1):83–94. https://doi.org/10.1016/j.jss.2008.02.045. Epub 2008 Mar 26. PMID: 18541265.
40. Mahon RT, Cronin WA, Bodo M, Tirumala S, Regis DP, Auker CR. Cardiovascular parameters in a mixed-sex swine study of severe decompression sickness treated with the emulsified perfluorocarbon Oxycyte. J Appl Physiol (1985). 2015;118(1):71–9. https://doi.org/10.1152/japplphysiol.00727.2014. Epub 2014 Oct 23. PMID: 25342702.
41. Goad RF, Neuman TS, Linaweaver PG Jr. Hematologic changes in man during decompression: relations to overt decompression sickness and bubble scores. Aviat Space Environ Med. 1976;47(8):863–7. PMID: 949307.
42. Spahn DR. Blood substitutes. Artificial oxygen carriers: perfluorocarbon emulsions. Crit Care. 1999;3(5):R93–7. https://doi.org/10.1186/cc364. Epub 1999 Sep 24. PMID: 11094488; PMCID: PMC137239.
43. Cronin WA, Senese AL, Arnaud FG, Regis DP, Auker CR, Mahon RT. The effect of the perfluorocarbon emulsion Oxycyte on platelet count and function in the treatment of decompression sickness in a swine model. Blood Coagul Fibrinolysis. 2016;27(6):702–10. https://doi.org/10.1097/MBC.0000000000000481. PMID: 26650458.

Hemoximer：发展简史、药理学、临床前研究、临床试验和经验教训

Christopher Priavalle, Joe De Angelo

阮湘涵 译，米卫东 审校

第一节 引言

吡哆醛化血红蛋白聚氧乙烯偶联结合物（pyridoxalated hemoglobin polyoxyethylene conjugate，PHP/hemoximer）以无基质人血红蛋白（stroma-free human hemoglobin，SFH）为原料，在利用磷酸吡哆醛（pyridoxal-5′-phosphate，PLP）进行化学修饰后与活化的聚氧乙烯共轭酯偶联[1]。

Apex 生物科学公司建议将这种新化合物开发为一种血管升压药，用于由于如脓毒症、白细胞介素 -2 和血液透析等多种病因引起的难治性低血压的标准治疗中。临床前证据表明，PHP 具有增加血管张力从而导致血压升高的预期生理效应。基于初步的动物研究，我们可以估计用于治疗脓毒症引起的难治性休克人群的低血压的剂量范围为 25～100 mg Hb/kg。

据推测，PHP 通过"清除"血管中产生的过量一氧化氮（NO）来实现或调节升高血压的效果。NO 在各种休克状态中的作用已被广泛研究[2]，一篇综述总结了 NO 在与系统性炎症反应综合征相关的休克中的作用[3]。在内毒素（endotoxin，亦称脂多糖，lipopolysaccharide，LPS）诱导的与脓毒症或类脓毒症有关的低血压中，NO 已被证明是主要的效应因素[4]。NO 水平的升高也与血液透析时普遍发生的低血压[5]和各种形式的心力衰竭[6]有关。除了作为血管活性剂外，NO 也被证明是心肌抑制剂[7-8]、线粒体电子传递抑制剂[9]、血管渗漏诱导剂[10]和 LPS 诱导的细胞因子释放增强剂[11]。因此，人们认为它与休克发生的多种机制相关。

已有研究证明，在脓毒性休克的动物模型中可见到 NO 代谢物，如硝基-血红蛋白的堆积[12-14]。在人类脓毒性休克中，NO 的产生也与心输出量增加[15]、全身血管阻力降低[15-16]和疾病严重程度增加相关[15]。降低 NO 水平已被建议作为脓毒性休克的治疗方法[3]，在最初的人体研究中，脓毒症继发的难治性休克患者将被作为目标人群。

血红蛋白（Hb）与 NO 相互作用的生物化学问题已经得到了广泛的研究[17-25]。Hb 对 NO 的亲和力极高，大约是 Hb 对氧气亲和力的 20 万倍[20]。NO 与 Hb 的结合速率非常快，约为 $10^7/(M·s)$[17]。除了 Hb 快速结合 NO 外，氧合 Hb 可以在同样快速的反应中将 NO 氧化合成硝酸盐[19]，这被认为是体内 NO 破坏的主要途径，占 NO 分解代谢的 96%[25]。如果没有红细胞内 Hb 对 NO 的这种快速破坏，NO 可能会失去其仅在局部发挥作用的能力，并且无法作为自分泌和旁分泌效应器发挥作用。

作为正在开发的血液代用品，无细胞 Hb 已被证明在人体内具有血管升压药的活性[26]。这些效应已被证明是由 Hb 对 NO 的失活作用介导的[27-29]。也有研究表明，Hb 能够逆转 LPS 诱导的循环血管舒张，并能使难以收缩的血管恢复正常反应[30]。一氧化氮合酶抑制剂已被用于人脓毒性休克，并经证明可逆转急性低血压[31]。因此，有人提出一氧化氮清除剂（如 PHP）在这个适应证中也有同样的功效。

体外和体内研究均表明 PHP 能通过 NO 依赖性机制提高动物血管张力和血压[38]。例如在体外试验

中，狗基底动脉可以因低浓度的 PHP 而收缩。游离 Hb 和 PHP 都阻止了由精氨酸（一种 NO 前体）和乙酰胆碱引起的血管舒张，后者是通过释放 NO 发挥作用。在大鼠体内进行的研究表明，PHP 在剂量低于 100 mg/kg 时能显著升高血压。此时，抗肾上腺素抑制剂或环氧合酶抑制剂并不能明显地拮抗血压反应。然而，使用 NO 合酶抑制剂 NG-单甲基-L-精氨酸通过降低有血管活性的 NO 浓度，降低 PHP 导致的血压升高[29]。

在患有高动力脓毒症的绵羊模型中，PHP 在剂量低至 50 mg Hb/kg 时与血压恢复相关。此外，PHP 已被证明可以恢复经内毒素（LPS）孵育的大鼠主动脉环对血管升压药去氧肾上腺素的收缩反应性。

第二节 化学与物理性质

Hemoximer（血液代用品，商品名）的结构式及特性见图 38-1。

Hemoximer 特性见表 38-1。

安全性

PHP 由过期的人类红细胞中的 SFH 纯化而成。

结构式
(PLP)nHb (POE)m
PLP = 磷酸吡哆醛
Hb = 人血红蛋白
POE = 聚氧乙烯(□-carboxymethyl-□-Carboxymethoxypolyoxyethylene)
POE = HO$_2$CCH$_2$(OCH$_2$CH$_2$)$_{62}$OCH$_2$CO$_2$H，平均分子量为3000
n = 3.3 ± 0.1，m = 5.0 ± 0.4
特性
外观
含 8 g/dl 以血红蛋白为原料的 PHP 的透明、深红色溶液
胶体渗透压（渗透压）
PHP 在血红蛋白为 8 g/dl 时的渗透压约为 49 mmHg
黏性
PHP 在血红蛋白为 8 g/dl 时的黏性约为 3 厘泊（在全血中的黏性为 4.2 厘泊）

图 38-1 化学与物理性质、结构式和特性

表 38-1 Hemoximer 特性（3 个典型生产批次的平均值）

特性	值
血红蛋白浓度	8 g/dl
高铁血红蛋白含量	1.9%
pH	7.4
分子量	109 000
渗透压	270 mmol/kg
P50	23.4 mmHg
致热原性	非致热原性
无菌性	无菌的
一般安全性	在豚鼠和小鼠中是安全的
磷脂酰乙醇胺含量	≤ 0.25 ppm
内毒素含量	0.11 EU/mL

在所有生产过程中使用的血液都已经过 FDA 许可的测试筛选。人类免疫缺陷病毒（HIV）、乙型肝炎核心抗原、人类嗜 T 淋巴细胞病毒-1（HTLV-1）和丙型肝炎的抗体在所有使用单位血中均为阴性。这些单位血的乙型肝炎核心抗原也为阴性，且其丙氨酸氨基转移酶的水平在可接受的范围内。

此外，用于生产 PHP 的生产工艺已被证明能够去除和灭活传染病源。在 PHP 生产过程中，不同的互补步骤被用于去除包膜病毒和非包膜病毒并使包膜病毒失活。研究表明，该过程可以去除和（或）灭活人类免疫缺陷病毒、牛病毒性腹泻病毒（作为丙型肝炎的模型）和甲型肝炎病毒。

PHP 是一种无菌产品。该产品中不含血型抗原，在使用前不需要进行分型。红细胞中的基质成分在生产过程中被去除。

第三节 非临床研究

味之素公司（Ajinomoto）在失血性休克的模型中进行了对于 PHP 的早期研究[30-39]，对其化学和生物化学特性，特别是抗氧化特性进行了详细研究[40-54]。

大量的研究在输注活菌诱导的绵羊高动力脓毒症模型中进行[55-64]。在脓毒症绵羊模型中，PHP 使平均动脉压恢复到脓毒症前水平，增加全身血管阻力，减少升高血压所需的去甲肾上腺素剂量，并有改善心肌收缩力的趋势。缺氧性肺血管收缩不受 PHP 影响。区域性血流没有变化。PHP 的输注增加

了肾小球滤过率和尿量。这些研究结果与PHP作为NO清除剂的作用相一致，并表明其作为与脓毒症相关的容量分布性休克的治疗方法具有潜在性益处。

第四节 临床研究

一、Ⅰ期

最初的Ⅰ期研究（未发表的结果）是一项在18名健康志愿者中进行的双盲、安慰剂对照试验，旨在评估一系列PHP剂量（25 mg/kg、50 mg/kg和100 mg/kg）静脉输注超过30 min的安全性和耐受性。试验终点为临床评估、实验室检验和药代动力学。该试验已于1995年11月完成，结果见表38-2。

二、Ⅱa期

Ⅱa期试验（未发表的结果）是一项在18名血管升压药依赖的脓毒性休克患者中进行的开放标签研究，为未来的关键试验确定适当的剂量和使用时间。研究人员将25 mg/kg、50 mg/kg和100 mg/kg的PHP通过单次静脉输注超过30 min给予，主要终点是安全性、耐受性和对血压的影响。次要终点是血管升压药的使用和药代动力学。

- 三种剂量的PHP均增加了平均动脉压（MAP），在两个较高剂量组中，这些变化具有统计学意义。18名受试者中有15名在输注开始后5 min内出现MAP升高。这些剂量水平对健康志愿者的MAP没有影响。这个意义可能是重大的，因为其他血管升压药在正常人中的活性往往比在脓毒性休克患者中的活性大。这表明PHP由于能够直接针对休克的致病因素一氧化氮，而可能比其他药物有优势。此外，我们还注意到，PHP对即使在目前治疗标准里儿茶酚胺无法稳定血压人群的MAP也有影响。
- MAP的增加是通过外周血管阻力（systemic vascular resistance，SVR）的变化所介导。人脓毒性休克的特征是SVR下降，反映了一氧化氮引起的血管扩张。正如其清除一氧化氮的作用机制所预测的那样，PHP通过逆转一氧化氮诱导的血管舒张和引起SVR的增加来影响MAP的变化。在30 min的输注结束时，17名患者的SVR都有所增加。
- 在研究人群中，18名患者中有12名减少了血管升压药的使用。
- 与输注前1 h相比，14例患者中有10例在输注后1 h内尿量增加。由于这一人群的低尿量在一定程度上与肾脏低灌注压有关，这一结果提示PHP对恢复正常肾灌注有积极作用。
- 使用PHP治疗休克过程中的一个基本概念是一氧化氮的过量产生是一种与病因无关的促炎症反应的结果。这对于为临床试验和最终临床应用选择合适的患者群体是至关重要的。在18名受试者中，有9名没有发现阳性培养物。在检测到阳性培养物的9例中，分离物包括多种革兰氏阴性菌、革兰氏阳性菌和酵母菌。分离物的来源包括血液、尿液、腹腔积液和气管积液。

这些结果支持这样一个概念，即NO诱导的休克与病因无关，而且其目标患者群体有可能具有高概率治疗活性。

三、Ⅱb期

Ⅱb期试验（未发表的数据）是一项开放标签的递增剂量研究，旨在评估在输注血管升压药的情况下PHP的安全性和耐受性。本研究共纳入23例患者，其中给药22例。给药患者被连续给予PHP，剂量为：
- 队列1：160 mg/kg [10～20 mg/(kg·h)，N=4]，
- 队列2：320 mg/kg [10～40 mg/(kg·h)，N=5]，
- 队列3：640 mg/kg [10～80 mg/(kg·h)，N=6]，
- 队列4：2560 mg/kg [10～80 mg/(kg·h)，N=7]。

本研究的方案要求受试者在输注PHP时进行容量复苏并维持血管升压治疗。方案中没有规定给患者使用的血管升压药的类型和数量，而是由每个地点的常规治疗方法决定。研究中给患者使用以下4

表38-2 HemoximerⅠ期研究结果

PHP治疗显示：
无明显不良事件
血压无明显变化
无明显胃肠道症状
无明显凝血异常
对血液学参数无明显影响

种血管升压药/正性肌力药：多巴胺、去甲肾上腺素、肾上腺素和去氧肾上腺素（注：患者可以接受一种以上的药物治疗）。在 PHP 输注开始后的 168 h（7 天）内，监测每种血管升压药的使用量。多巴酚丁胺和输注量≤5 μg/(kg·min) 的多巴胺不列为血管升压药。

在 PHP 输注过程中，25 个血管升压药剂量中有 21 个剂量减少，其中多巴胺、肾上腺素、去甲肾上腺素和去氧肾上腺素分别为 4 个、1 个、12 个和 4 个。在减少的 21 个血管升压药剂量中，有 9 个被停用（减至 0），其中多巴胺、去甲肾上腺素和去氧肾上腺素分别为 2 个、5 个和 2 个。有 6 例患者在 PHP 输注期间停用了所有常规的血管升压药。

PHP 的一个预期效果是继发于脓毒症或疑似脓毒症休克患者维持可接受动脉血压所需的血管升压药用量减少。在 PHP 输注开始时，22 例患者共给予 25 个血管升压药剂量。其中，有 4 名患者接受多巴胺治疗，1 名患者接受肾上腺素治疗，15 名患者接受去甲肾上腺素治疗，5 名患者接受去氧肾上腺素治疗。

从整体上看，在 PHP 输注期间和输注结束后至少 24 h 内，血管升压药的使用都有所减少。队列分析表明，所有 PHP 剂量组在引入 PHP 后的 12 h 窗口期内血管升压药的使用均减少。在输注期间（8～53.5 h）和输注结束/停止后的至少 24 h 内，都可以观察到 PHP 对血管升压药使用的影响。

所有患者在基线时的 MAP 平均为 69.3±8.3 mmHg，队列患者的 MAP 平均在 64.5～75.3 mmHg 之间，中位数为 67.5 mmHg，范围为 55～90 mmHg，13 例患者的基线值小于 70 mmHg，即治疗目标。MAP 的正常范围为 70～105 mmHg。在 PHP 输注过程中，尽管儿茶酚胺剂量同时减少，但大多数组群的 MAP 呈正向变化趋势，所有组群的 MAP 在 PHP 输注开始后的 0.5、1、2 和 8 h 均表现出有统计学意义的增加。研究摘要见表 38-3。

四、Ⅲa 期

Ⅱb 期研究完成后，数据安全监测委员会（Data Safety Monitoring Board）建议开发工作进入 Ⅲ 期。FDA 同意并接受了 Ⅲ 期的方案。该研究被设计为 Ⅲ 期多中心、随机化（1∶1）、安慰剂对照研究，但由

表 38-3 Hemoximer Ⅱb 期研究摘要

PHP 输注可以在维持或提高 MAP 的同时减少血管升压药的使用
PHP 输注可增加外周血管阻力指数（SVRI），降低心率
在休克患者中，PHP 输注相对安全且耐受性良好
在未来的研究中，PHP 输注后休克的缓解可能是一个有用的疗效终点
按照系统性炎症反应综合征（systemic inflammatory response syndrome，SIRS）和休克的标准选择了血浆亚硝酸盐和硝酸盐水平升高的患者群体
PHP 的血管升压药活性与休克的病因或感染源无关
PHP 的血管升压药活性与 NO 清除机制相一致

于入组率低而被提前终止。由于纳入标准要求使用肺动脉导管，因此筛查入组的失败率很高。该研究被评估为 2 期研究。

该研究在北美的 15 个重症监护室进行[65]。研究纳入 62 名患有分布性休克、满足 2 个以上系统性炎症反应综合征的标准，以及在经过适当的液体复苏后仍持续依赖儿茶酚胺的患者（肺毛细血管楔压 > 12[65]）。

随机入选的患者除了接受常规的血管升压药治疗外，还接受了 0.25 ml/(kg·h) [20 mgHb/(kg·h)] 的 PHP 或等量的安慰剂，输注时间长达为 100 h。由于 PHP 的颜色问题，治疗不能采用盲法。血管升压药和通气支持是通过协议规定的程序进行的。

招募合适的人群是临床试验成功的前提条件。PHP 是一种 NO 清除剂，用于治疗 NO 过量的疾病。有文献记载，NO 是一种强效的血管舒张剂，它是分布性休克的诱因。过量的 NO 产生是通过测量血浆中的亚硝酸盐和硝酸盐（NOx）水平来确定的，这是 NO 代谢的最终产物和生物标志物。如果目标人群选择正确，那么他们的 NO 生物标志物水平会异常高。正常的 NOx 水平为 20 μM。在入选的 62 名患者中，PHP 组的平均 NOx 水平为 120.3 μM，安慰剂组为 110.6 μM，这明确表明了目标人群选择的精确性。

该研究的第二个目标是证明研究中所用剂量的 PHP 的活性。由于已经证实入选的患者有很高的 NOx 水平，PHP 应该能逆转由过量的 NO 引起的血管扩张。这将意味着 PHP 可以代替患者正在使用的儿茶酚胺，这可以通过几种方式来衡量。由于所有患者在研究开始时（第 0 时间）都在接受儿茶酚胺，

因此 PHP 组使用儿茶酚胺的时间应该更短。PHP 组比对照组平均早 12.55 h 停用儿茶酚胺（$P = 0.07$）。

评估 PHP 血管活性的另一种方法是确定患者存活且未使用儿茶酚胺的时间。PHP 组存活且未使用儿茶酚胺的时间比安慰剂组平均多了 30.2 h。从第 6 天到第 16 天，PHP 组与安慰剂组都有所不同。这表明在 PHP 组中儿茶酚胺被更迅速地停用。这一数据足以证明在这一剂量下，PHP 是一种活跃的血管升压药，可以取代分布性休克的标准治疗——儿茶酚胺。

研究人员对研究主要终点进行分层，并着眼于死亡率和发病率。第 1 级是死亡率的优势；第 2 级是死亡率的非劣效性以及心血管功能和肺功能的优越性；第 3 级是其他器官功能的非劣效性。在第 1 级或第 2 级中，PHP 的优越性将证明其疗效。

PHP 组的 28 天全因死亡率为 57.6%，安慰剂组为 58.6%。未经调整的相对危险度为 0.90，而调整后的为 0.79。调整后的风险较低是协变量的缘故，特别是 APACHE Ⅱ 评分。这个评分显示，PHP 组在第 0 时间的病情更严重，其预测死亡率比安慰剂组高。SOFA 评分也显示了 PHP 组在第 0 时间的疾病严重程度较高。

还必须注意的是，早期死亡率有改善的趋势。在第 7 天，PHP 组和安慰剂组之间有 15% 的差异（$P = 0.27$）。PHP 对休克的治疗预计将在病程早期发挥作用，这表明 PHP 在其作用机制的基础上发挥了预期的作用。

第 2 级发病率是以存活且无心血管功能障碍和（或）机械通气的天数来衡量的。无心血管功能障碍的一天是指患者整整 24 h 未接受血管升压药且收缩压不低于 90 mmHg。最差的分数是 0，最高的分数是 56 天。如果患者在 28 天的研究期间死亡，他们会自动获得最差的分数 0。由于 PHP 组和安慰剂组的死亡率相似，所以幸存者的结果决定了结论走向。PHP 组的幸存者比安慰剂组多 1.8 天无心血管功能障碍，多 7 天无机械通气。幸存者的存活且无休克及通气天数之和为 8.8 天（$P = 0.21$）。

第 3 级是一个安全终点，旨在表明 PHP 对其他器官功能，如肝脏、肾脏、中枢神经系统或凝血功能没有不良影响。这是以存活且不需要治疗器官功能障碍的医疗干预的天数来衡量的。PHP 组在数量上占优势，表明 PHP 没有对这些器官产生不利影响或需要额外的治疗干预。

还有其他检测结果支持发病率方面的积极趋势。PHP 幸存者组在 ICU 的时间为 13.6 天，安慰剂组为 17.9 天（$P = 0.209$）。这证明了 PHP 组的幸存者好得更快，而不是在 ICU 里待得更久和病情持续危重。缩短在 ICU 的时间对患者和 PHP 治疗的药物经济学来说都是一个有益的结果。

除了减少 ICU 时间外，PHP 组的幸存者的出院率也有好的趋势。14 位 PHP 幸存者中有 8 位在第 28 天出院，而在安慰剂组的 12 名幸存者中只有 5 位。

综上所述，Ⅲa 期试验表明，目标人群选择的精度很高，并且人群采用Ⅲ期给药方案，证明了 PHP 具有血管活性。此外，在主要疗效、次要疗效和安全终点的所有层级中都有积极趋势。

五、Ⅲb 期

Ⅲb 期研究是一项重新设计的多中心、随机、安慰剂对照、开放标签的Ⅲ期研究[66]，研究旨在比较 PHP 与安慰剂在血管升压药依赖性分布性休克患者中的有效性和安全性。

该研究在 6 个欧洲国家（奥地利、比利时、德国、荷兰、西班牙和英国）的 61 个参与的 ICUs 中进行。

分布性休克被定义为至少满足两个系统性炎症反应综合征的标准、持续去甲肾上腺素依赖，以及在充分的液体复苏后仍有器官功能障碍/灌注不足的证据，这些患者被随机安排接受 0.25 ml/（kg·h）的 PHP [20 mgHb/（kg·h）] 或等量的安慰剂，输注至休克缓解或长达 150 h，此外还有常规的血管升压药治疗。

在中期分析显示 PHP 组的死亡率较高和不良事件的发生率增加后，该研究因无效而停止。此时，377 名患者被随机分配到 PHP 组（$n = 183$）或安慰剂组（$n = 194$）。两组之间的人口统计学数据和基线测量结果相似。PHP 组的 28 天死亡率为 44.3%，而安慰剂组为 37.6%（OR 1.29、95%CI 0.85～1.95，$P = 0.227$）。在器官功能障碍评分较高的患者（脓毒症相关器官衰竭评分 > 13）中，与安慰剂治疗的患者相比，PHP 组的死亡率明显更高（60.9% vs. 39.2，$P = 0.014$）。接受 PHP 治疗的幸存者有更长的未用血管升压药的时间（21.3 vs. 19.7，$P = 0.035$）。PHP 降低了对血管升压药的需求，但与死亡率增加的趋势相关。

虽然Ⅲ期试验因无效而失败，并有死亡率上升的趋势，但PHP的临床疗效与设计和预测的完全一致。正在验证的假设是，PHP可以清除NO并降低高NO的脓毒性休克人群的死亡率。

该研究的主要缺点，是试验期间未对与病理生理机制相关的NO进行检测，而是将使用了高剂量儿茶酚胺作为替代判断标准，后者是基于高儿茶酚胺需求与高NO相关的假设。尽管这个假设得到了较早时期观察性/流行病学研究的支持，但在本研究中却被证明是错误的，有许多受试者的NO很低。

在亚组分析中，硝酸盐/亚硝酸盐（NO代谢的最终产物）高于中位数的组别有降低死亡率的趋势；硝酸盐/亚硝酸盐较低、在中位数以下的组别，死亡率则有增加的趋势。这一结果与高水平NO具有毒性作用的这一主要假设相一致；而进一步的推论是继续减少原就处于低水平的NO含量将产生负性影响。这是本研究的一个主要教训，在任何基于Hb治疗方法的临床试验中，对合适患者的选择均具有重要指导意义。

第五节　结论

HBOC领域面临的两个主要挑战是：HBOCs的半衰期短以及与其使用相关的不良反应。在大多数情况下观察到的主要不良反应是与血管收缩有关的血压升高。20世纪80年代末，在发现作为EDRF的NO后，该领域开始将Hb和NO联系起来。Apex生物科学公司，最初是为研发酵母中的Hb而成立，其试图通过蛋白质工程来解决Hb与NO的相互作用。该团队最终达成的共识是，Hb是一种多功能蛋白质，它可以携带氧气、二氧化碳、一氧化碳和NO。此外，Hb具有抗氧化特性，可以破坏NO、过氧化亚硝酸盐和其他活性氧以及活性氮物质。

经过广泛的动物药理学研究和最初的人体临床研究，PHP在其Ⅲ期的试验中失败了。这至少部分原因是无法招募到NO水平较高的受试者；另一个因素可能与医疗措施的变化有关，包括普遍使用皮质类固醇——一种会影响NO产生的抗炎药物；第三个因素是不同国家在医疗措施和患者选择方面的差异。例如，一个国家的安慰剂组对PHP组的死亡率是27% vs. 44%，而另一个国家是53% vs. 36%。

该研究确实证明了PHP是一种有效的NO清除剂。但更重要的是，它证明了在低NO水平的患者中清除NO可能是有害的，并会使结果恶化。

这不仅对PHP作为NO清除剂的使用是一个重要的教训，对HBOCs的普遍使用也是如此。失血性休克的两个阶段，即代偿期和失代偿期，有不同的血管活性反应模式。代偿期是一种高儿茶酚胺、低NO、血管收缩的状态，这不是使用NO清除剂的一个合适环境，而失代偿期正好相反，它是一种促炎症状态[67]。这种状态下会产生NO，血管扩张导致血压下降，从而使微循环和器官灌注恶化。此时有可能是试用HBOC的最佳状况，它将增加血容量、改善氧供，同时可减少NO。因此，根据生理和生化状态及其与Hb的多种功能的关系，仔细考虑患者的选择至关重要。

要点

- 血红蛋白是用于气体/液体运输的多功能蛋白，它同时也具有抗氧化功能。
- PHP是一种有效的体内NO清除剂。
- 在NO过剩的情况下，血红蛋白对NO的清除作用可能是有益的。
- 另外，在低NO状态下，清除NO可能是有害的。
- 临床设计应考虑到血红蛋白的多功能性以及受试者在NO水平方面的生理状态。

参考文献

1. Iwashita Y. Hemoglobin conjugated with polyoxyethylene. In: Tsuchida E, editor. Artificial red cells. New York: Wiley; 1995. p. 151–76.
2. Szabo C. Alterations in nitric oxide production in various forms of circulatory shock. New Horiz. 1995;3:2–32.
3. Kilbourn RG, Griffith OW. Overproduction of nitric oxide in cytokine-mediated and septic shock. J Natl Cancer Inst. 1992;84:827–31.
4. Kilbourn RG, Jubran A, Gross SS, Griffith OW, Levi R, et al. Reversal of endotoxin-mediated shock by NG-methyl-L-arginine, an inhibitor of nitric oxide synthesis. Biochem Biophys Res Commun. 1990;172:1132–8.
5. Yokokawa K, Mankus R, Saklayen MG, Kohno M, Yasunari K, et al. Increased nitric oxide production in patients with hypotension during hemodialysis. Ann Intern Med. 1995;123:35–7.
6. Finkel MS, Oddis CV, Jacob TD, Watkins SC, Hattler BG, et al. Negative inotropic effects of cytokines on the heart mediated by nitric oxide. Science. 1992;257:387–9.
7. Parillo JE. Pathogenetic mechanisms of septic shock. N Engl J Med. 1993;328:1471–7.

8. Brady AJB, Poole-Wilson PA, Harding SE, Warren JB. Nitric oxide production within cardiac myocytes reduces their contractility in endotoxemia. Am J Phys. 1992;263:H1963–6.
9. Hibbs JB Jr, Vavrin Z, Taintor RR. L-arginine is required for expression of the activated macrophage effector mechanism causing selective metabolic inhibition in target cells. J Immunol. 1987;138:550–65.
10. Mulligan MS, Hevel JM, Marletta MA, Ward PA. Tissue injury caused by deposition of immune complexes is L-arginine dependent. Proc Natl Acad Sci U S A. 1991;88:6338–42.
11. Van Dervort AL, Yan L, Madara PJ, Cobb JP, Wesley RA, et al. Nitric oxide regulates endotoxin-induced TNF-α production by human neutrophils. J Immunol. 1994;152:4102–8.
12. Wang Q, Jacobs J, DeLeo J, Kruszyna H, Kruszyna R, et al. Nitric oxide hemoglobin in mice and rats in endotoxic shock. Life Sci. 1991;49:PL55–60.
13. Kosaka H, Watanabe M, Yoshihara H, Harada N, Shiga T. Detection of nitric oxide production in lipopolysaccharide-treated rats by ESR using carbon monoxide hemoglobin. Biochem Biophys Res Commun. 1992;184:1119–24.
14. Westenberger U, Thanner S, Ruf HH, Gersonde K, Sutter G, et al. Formation of free radicals and nitric oxide derivative of hemoglobin in rats during shock syndrome. Free Rad Res Commun. 1990;11:167–78.
15. Gómez-Jiménez J, Salgado A, Mourelle M, Martin MC, Segura RM, et al. L-arginine: nitric oxide pathway in endotoxemia and human septic shock. Crit Care Med. 1995;23:253–8.
16. Ochoa JB, Udekwu AO, Billiar TR, Curran RD, Cerra FB, et al. Nitrogen oxide levels in patients after trauma and during sepsis. Ann Surg. 1991;214:621–6.
17. Cassoly R, Gibson QH. Conformation, co-operativity and ligand binding in human hemoglobin. J Mol Biol. 1975;91:301–13.
18. Moore EG, Gibson QH. Cooperativity in the dissociation of nitric oxide from hemoglobin. J Biol Chem. 1976;9:2788–94.
19. Doyle MP, Hoekstra JW. Oxidation of nitrogen oxides by bound dioxygen in hemoproteins. J Inorg Biochem. 1981;14:351–8.
20. Gibson QH, Roughton FJW. The kinetics and equilibria of the reactions of nitric oxide with sheep hemoglobin. J Physiol. 1957;136:507–26.
21. Sharma VS, Ranney HM. The dissociation of NO from nitrosylhemoglobin. J Biol Chem. 1978;253:6467–72.
22. Sharma V, Traylor TG, Gardiner R, Mizukami H. Reaction of nitric oxide with heme proteins and model compounds of hemoglobin. Biochemistry. 1987;26:3837–43.
23. Addison AW, Stephanos JJ. Nitrosyliron(III) hemoglobin: autoreduction and spectroscopy. Biochemist. 1986;25:4104–13.
24. Alayash AI, Fratantoni JC, Bonaventura C, Bonaventura J, Cashon RE. Nitric oxide binding to human ferrihemoglobins cross-linked between either α or β subunits. Arch Biochem Biophys. 1993;303:332–8.
25. Alayash AI, Ryan AB, Fratantoni JC, Cashon RE. Redox reactivity of modified hemoglobins with hydrogen peroxide and nitric oxide: toxicological implications. Artif Cells Blood Substit Immobil Biotechnol. 1994;22:373–86.
26. Lancaster JR Jr. Simulation of the diffusion and reaction of endogenously produced nitric oxide. Proc Natl Acad Sci U S A. 1994;91:8137–41.
27. Winslow RM. Hemoglobin-based red cell substitutes. Baltimore: Johns Hopkins; 1992. p. 182–4.
28. Nakai K, Matsuda N, Amano M, Ohta T, Tokuyama S, et al. Acellular and cellular hemoglobin solutions as a vasoconstrictive factor. Artif Cells Blood Substit Immobil Biotechnol. 1994;22:559–64.
29. Rioux F, Petitclerc E, Audet R, Drapeau G, Fielding RM, et al. Recombinant human hemoglobin inhibits both constitutive and cytokine-induced nitric oxide-mediated relaxation of rabbit isolated aortic rings. J Cardiovasc Pharmacol. 1994;24:229–37.
30. Kida Y, Maeda M, Iwata S, Iwashita Y, Goto K, et al. Effects of pyridoxalalated hemoglobin polyoxyethylene conjugate and other hemoglobin related substances on arterial blood pressure in anesthetized and conscious rats. Artif Organs. 1995;19:117–28.
31. Agishi T, Funakoshi Y, Honda H, Yamagata K, Kobayashi M, Takahashi M. (Pyridoxalated hemoglobin)-(polyoxyethylene) conjugate solution as blood substitute for normothermic whole body rinse-out. Biomater Artif Cells Artif Organ. 1988;16:261–70.
32. Ajisaka K, Iwashita Y. Modification of human hemoglobin with polyethylene glycol: a new candidate for blood substitute. Biochem Biophys Res Commun. 1980;97:1076–81.
33. Iwasaki K, Iwashita Y. Preparation and evaluation of hemoglobin-polyethylene glycol conjugate (pyridoxalated polyethylene glycol hemoglobin) as an oxygen-carrying resuscitation fluid. Artif Organs. 1986;10:411–6.
34. Iwasaki K, Iwashita Y, Ikeda K, Uematsu T. Efficacy and safety of hemoglobin-polyethylene glycol conjugate (pyridoxalated polyethylene glycol hemoglobin) as an oxygen-carrying resuscitation fluid. Artif Organs. 1986;10:470–4.
35. Iwashita Y. Pyridoxalated hemoglobin-polyoxyethylene conjugate (PHP) as an oxygen carrier. Artif Organs Today. 1991;1:89–114.
36. Iwashita Y. Relationship between chemical properties and biological properties of pyridoxalated hemoglobin-polyoxyethylene. Biomater Artif Cells Immobilization Biotechnol. 1992;20:299–307.
37. Liu H, Agishi T, Suga H, Hayasaka Y, Teraoka S, Ota K. The effect of total blood exchange with PHP solution on cardiac xenotransplantation. Artif Organs. 1995;19:324–7.
38. Matsushita M, Yabuki A, Chen JF, Takahashi T, Harasaki H, Malchesky PS, Iwashita Y, Nosé Y. Renal effects of a pyridoxalated-hemoglobin-polyoxyethylene conjugate solution as a blood substitute in exchange transfusions. ASAIO Trans. 1988;34:280–3.
39. Matsushita M, Yabuki A, Malchesky PS, Harasaki H, Nosé Y. In vivo evaluation of a pyridoxalated-hemoglobin-polyoxyethylene conjugate. Biomater Artif Cells Artif Organs. 1988;16:247–60.
40. Privalle C, Talarico T, Keng T, DeAngelo J. Pyridoxalated hemoglobin polyoxyethylene: a nitric oxide scavenger with antioxidant activity for the treatment of nitric oxide-induced shock. Free Radic Biol Med. 2000;28:1507–17.
41. Talarico T, Guise K, Stacey S. Chemical characterization of pyridoxalated hemoglobin polyoxyethylene conjugate. Biochim Biophys Acta. 2000;1476:53–65.
42. DeAngelo J. Nitric oxide scavengers in the treatment of shock associated with systemic inflammatory response syndrome. Expert Opin Pharmacother. 1999;1:19–29.
43. Talarico T, Swank A, Privalle C. Autoxidation of pyridoxalated hemoglobin polyoxyethylene conjugate. Biochem Biophys Res Commun. 1998;250:354–8.
44. Miles P, Langley K, Stacey C, Talarico T. Detection of residual polyethylene glycol derivatives in pyridoxalated-hemoglobin-polyoxyethylene conjugate. Artif Cells Blood Substit Immobil Biotechnol. 1997;25(3):315–26.
45. Privalle C, Keng T, DeAngelo J, Talarico T. Pyridoxalated hemoglobin polyoxyethylene (PHP): a modified hemoglobin-based nitric oxide scavenger with antioxidant activity for the treatment of shock associated with systemic inflammatory response syndrome (SIRS). Nitric Oxide. 2002;6:450.
46. Privalle C, Keng T, DeAngelo J, Allen J, Talarico T. Antioxidant properties of pyridoxalated hemoglobin polyoxyethylene (PHP): a modified hemoglobin-based nitric oxide scavenger for the treatment of NO-induced shock. Free Radic Biol Med. 2000;29(Suppl 1):S74.
47. Privalle C, Keng T, DeAngelo J, Talarico T. Pyridoxalated hemoglobin polyoxyethylene (PHP): a nitric oxide scavenger with SOD-catalase activity for the treatment of nitric-oxide induced shock. Nitric Oxide. 2000;4:206.
48. Privalle C, Keng T, Talarico T. Pyridoxalated hemoglobin polyoxyethylene (PHP) – a modified hemoglobin therapeutic with SOD-catalase activity. Free Radic Biol Med. 1999;27(Suppl 1):S85.
49. Privalle C, Keng T, DeAngelo J, Talarico T. Pyridoxalated hemoglobin polyoxyethylene (PHP): a nitric oxide scavenger contain-

ing SOD and catalase which reduces hemoprotein-mediated redox reactivity following oxidant challenge. Acta Physiol Scand. 1999;167(Suppl 645):200.
50. Privalle C, Keng T, DeAngelo J, Talarico T. Pyridoxalated hemoglobin polyoxyethylene (PHP): nitric oxide scavenging and antioxidant properties. Free Radic Biol Med. 1998;25(Suppl 1):S65.
51. Privalle C, Keng T, DeAngelo J, Talarico T. Pyridoxalated hemoglobin polyoxyethylene (PHP): a hemoglobin-based nitric oxide scavenger with antioxidant properties. Nitric Oxide. 1998;2:79.
52. Privalle C, Talarico T, DeAngelo J, Keng T. Interactions of nitric oxide and peroxynitrite with hemoglobin and PHP. Jpn J Pharmacol. 1997;75(Suppl 1):109.
53. Privalle C, Talarico T, DeAngelo J, Keng T. Interactions of nitric oxide and peroxynitrite with hemoglobin and PHP. In: Moncada S, Toda N, Maeda H, Higgs EA, editors. The biology of nitric oxide, Part 6. London: Portland Press; 1998. p. 302.
54. Privalle C, Keng T, DeAngelo J, Talarico T. Pyridoxalated hemoglobin polyoxyethylene conjugate (PHP): a nitric oxide scavenger containing SOD and catalase which reduces hemoprotein-mediated redox reactivity following oxidant challenge. In: Moncada S, Gustafsson L, Wiklund P, Higgs EA, editors. The biology of nitric oxide, Part 7. London: Portland Press; 2000. p. 146.
55. Bone H, Schenarts P, Booke M, McGuire R, Harper D, Traber L, Traber D. Pyridoxalated hemoglobin polyoxyethylene conjugate normalizes the hyperdynamic circulation in septic sheep. Crit Care Med. 1997;25:1010–8.
56. Kilbourn R, DeAngelo J, Bonaventura J. Clinical effects of cell-free hemoglobin, a scavenger of nitric oxide, in septic shock. In: Vincent JL, editor. The yearbook of intensive care and emergency medicine 1997. Brussels: Springer; 1997. p. 230–9.
57. Fischer S, Bone H, Traber D. Effects of hemoglobin in sepsis. In: Vincent JL, editor. The yearbook of intensive care and emergency medicine 1997. Brussels: Springer; 1997. p. 424–41.
58. Fischer S, Bone H, Powell W, McGuire R, Traber L, Traber D. Pyridoxalated hemoglobin polyoxyethylene conjugate (PHP) does not restore hypoxic pulmonary vasoconstriction in ovine sepsis. Crit Care Med. 1997;25:1551–9.
59. Bone H, Waurick R, Van Aken H, Booke M, Prien T, Meyer J. Comparison of the haemodynamic effects of nitric oxide synthase inhibition and nitric oxide scavenging in endotoxaemic sheep. Intensive Care Med. 1998;24:48–54.
60. Bone H, Schenarts P, Fischer S, McGuire R, Traber L, Traber D. Pyridoxalated hemoglobin polyoxyethylene conjugate reverses hyperdynamic circulation in septic sheep. J Appl Physiol. 1998;84:1991–8.
61. Bone H, Fischer S, Schenarts P, McGuire R, Traber L, Traber D. Continuous infusion of pyridoxalated hemoglobin polyoxyethylene conjugate in hyperdynamic sheep. Shock. 1998;10:69–76.
62. Fischer S, Traber D. L-Arginine and endothelin receptor antagonist bosentan counteract hemodynamic effects of modified hemoglobin. Shock. 1999;11:283–90.
63. Fischer S, Powell P, McGuire R, Traber L, Traber D. Submitted. Pyridoxalated hemoglobin polyoxyethylene conjugate (PHP) decreases catecholamine requirements in ovine sepsis. Crit Care Med.
64. Bone H, Waurick R, Van Aken H, Jahn U, Booke M, Meyer J. The hemodynamic effects of cell-free hemoglobin during general and epidural anesthesia. Anesth Analg. 1999;89:1–6.
65. Kinasewitz GT, Privalle CT, Imm A, Steingrub JS, Malcynski JT, Balk RA, DeAngelo J. Multicenter, randomized, placebo-controlled study of the nitric oxide scavenger pyridoxalated hemoglobin polyoxyethylene in distributive shock. Crit Care Med. 2008;36(7):1999–2007. https://doi.org/10.1097/ccm.0b013e31817bfe84. PMID: 18552688.
66. Vincent JL, Privalle CT, Singer M, Lorente JA, Boehm E, Meier-Hellmann A, Darius H, Ferrer R, Sirvent JM, Marx G, DeAngelo J. Multicenter, randomized, placebo-controlled phase III study of pyridoxalated hemoglobin polyoxyethylene in distributive shock (PHOENIX). Crit Care Med. 2015;43(1):57–64. https://doi.org/10.1097/CCM.0000000000000554. PMID: 25083980.
67. Hierholzer C, Harbrecht B, Menezes JM, Kane J, MacMicking J, Nathan CF, Peitzman AB, Billiar TR, Tweardy DJ. Essential role of induced nitric oxide in the initiation of the inflammatory response after hemorrhagic shock. J Exp Med. 1998;187(6):917–28. https://doi.org/10.1084/jem.187.6.917. PMID: 9500794; PMCID: PMC2212185.

第 5 部分
具体适应证、监管问题和未来方向

39 用于器官、组织保存和移植的血红蛋白氧载体溶液

Paulo A. Fontes, William Rick Light, Arjan van der Plaats, Elyse M. Cornett, Alan D. Kaye

边文玉　范颖晖　译，俞卫锋　审校

第一节　引言

一、机器灌注器官和组织保存

Loebel 在 19 世纪中期首次尝试器官灌注，1849 他对离体器官进行了预灌注研究。1895 年，Langendorf[1] 开发了一种简易无搏动的器官灌注装置，有一个灌注贮液器和一个虹吸管连接器官，器官在开放系统中通过重力灌注，而无灌注液循环。1912 年，Knowlton 和 Starling[2] 首次介绍了心肺循环装置，既能主动灌注又能使血液氧合。在 1914 年，Bainbridge 和 Evans[3] 报道了首次成功的肾脏灌注实验。他们实现了体外血液持续的流动，并保持其温度和血压在生理范围之内，这种常温的肾脏灌注获得了正常的动脉血气值，并使肾脏产生了尿液。

Carrel[4] 于 1930 年加入 Rosenberg 公司，开发了一种由复合金属和玻璃泵组成的新型自动适配灌注系统，成为 20 世纪 20、30 年代器官灌注实验的常规技术。1935 年，Charles Lindbergh 在洛克菲勒研究所（Rockefeller institute）又设计出一种新型全玻璃装置，率先提供了无菌条件下搏动压力的血流。20 世纪 60 年代中期，美国马里兰州海军医学研究所（the Naval Medical Research Institute，MD，USA）对体外器官灌注产生了兴趣，随后将 Lindgergh 引进研究所，在那里他成功复制并验证了他之前的实验。

20 世纪 60 年代初临床尝试了肾移植，尽管当时器官保存方面尚缺乏进步。早期尝试了肾脏供体全身低温，采取了原本为心脏开放手术诞生的技术[5]。Lillehei[6] 进一步采用低温延长器官保存，是在自体移植前将小肠浸泡在冰盐水中。20 世纪 60 年代，尽管在溶液和机器灌注（machine perfusion，MP）设备方面缺乏技术开发，但公认低温有利于器官保存。随后用狗进行的临床前实验显示了低温的益处，在同种异体移植前，经门静脉注入冷溶液。

同样的原理也适用于临床肾移植，在取肾后立即经肾动脉注入冷藏乳酸林格氏液，或用低分子右旋糖酐溶液灌注移植肾。在临床接纳脑死亡作为器官捐赠标准之前，持续低温灌注尸体肝脏、肾脏作为常规持续了很长时间。1963 年首例人体肝移植，是采用 Starzl 及其 Denver 团队开发的机器灌注装置，对同种异体尸体肝脏在体外灌注后进行移植的。Akerman 和 Barnard 重新引入了 Carrel/Lindberg 机器灌注系统，经高压氧舱充分氧合预处理的血液，以持续低流量灌注同种异体肾脏移植物[7]。体外血液氧合看起来是一项可行的技术，并进一步用于同种异体肝脏移植物的保存[8]。

Belzer[9] 摒弃了高压氧舱处理血液制品的做法，开发了一种新型静态冷（cold static，CS）保存液，在 72 h 肾脏保存模型中效果显著，并进一步优化，成为首个 MP 无血灌注液。Belzer 团队引入低温机器灌注（hypothermic machine perfusion，HMP），使用冷沉淀血浆作为灌注液，在肾移植前进行 17 h 保存[10]。他们又扩展了对 HMP 的研究，开发出一种高渗羟乙基淀粉溶液，即威斯康星大学（the University of Wisconsin）机器灌注液（machine perfusion solution，MPS），在数十年间都是 MPS 的金标准[11]。Pienaar 在肝移植犬模型的研究中，获得

了高达 87.5% 的存活率，其中他们使用 HMP 72 h，采用经门静脉高压（16～18 mmHg）脉冲灌注，并转换原 MPS 溶液的 Na^+/K^+ 比值[12]。

Dutkowski[13] 继续推动 MP 的发展，他为肝脏保存引入了缺血性末端低温充氧灌注（end-ischemic hypothermic oxygenated perfusion，HOPE）的概念，在器官移植前再次进行短期机器灌注。他们在啮齿动物和临床前大动物模型上的大量研究表明，低温条件下提供短期（1～3 h）的氧合，能降低血管内皮的剪应力，并尽量减少活性氧（ROS）的释放。他们研发了一种加压密封舱，能够以 8 mbar 的振幅提供间歇正压/负压，产生 32～36 ml/min 的生理灌注脉冲。经门静脉的这一起伏和振荡压控制性灌注，被认为能在短暂但有效的灌注时间内，逐步恢复线粒体功能并促进有效的 ATP 重建[14-15]。常温（37℃）MP 也由 Neuhaus[16] 于 1993 年重新引入，并由 Friend[17] 于 2009 年进一步优化。HMP（4℃）于 2005 年由 Guarrerra 再次引入，并于 2009 年成功地对 20 名患者进行了可行性试验，进一步开创了美国 MP 的临床应用[19]。随后，英国牛津的 Friend 进行了一项临床试验，采用一种新型 NMP 设备将人类红细胞（RBCs）作为 OC 溶液。

Fontes 等[20] 率先开发应用改良血红蛋白载氧体（HBOC）溶液，与 MP 联合用于猪肝移植实验，并与冷静态保存系统进行了比较。肝脏保存的纯 MP 溶液温度范围较宽，从 4℃（冷藏）到 37℃（常温）。关于线粒体功能、ATP 重建和细胞膜完整性方面的进展，驱动了对于获取肝脏后持续缺血损伤所致生物学影响的全新理解。本章综述了 MP 在肝脏和带血管复合移植物（VCA）保存方面的最新进展。我们重点介绍了在 21℃（亚常温）MP 中的经验，并着重于 HBOC 溶液在体外提供有效氧合，其代谢和功能方面的生物学影响。我们还分享了我们在数据分析方面的最新进展，使用计算生物学工具，整合来自转录学、炎症标记物和代谢组学的数据。

二、使用机器灌流装置的基本原理

MP 装置可以向同种异体移植器官提供持续的灌注 [连续和（或）脉冲式]，以加强/延长移植器官的保存，同时减少其缺血再灌注损伤[21]。以下是 MP 的重要关键要素：

（1）通过大循环和微循环，稳定循环和改善灌注；
（2）有效的氧合以满足/修复器官的代谢需求；
（3）清除代谢副产物和毒物；
（4）提供一个机会去评估器官的功能和活性；
（5）通过促进移植前体外器官的抢救/改善，并考虑使用符合扩展标准的供体（ECDs），来改善临床结果；
（6）延长保存时间而不造成进一步的缺血-再灌注损伤（IRI）；
（7）促进体外给予细胞保护和免疫调节物质的作用；
（8）通过减少早期移植物功能障碍和 PNF 的发生率，来改善移植结果，这将直接影响住院时间、后续的移植后入院，以及提高移植物和患者的存活率。见表 39-1。

表 39-1 MP 的风险与益处

益处	风险
降低移植肾功能延迟恢复的发生率	成本增加，后勤升级
参数的连续监测	体外器官处理的新要求
避免持续低温时所致血管痉挛	如果流量控制不当，可能造成内皮损伤
提供代谢支持的能力	新的需要：体外监测和开发新型生物标志物
药理学调控的潜力	可能的设备故障
免疫调节	感染
控制炎症（DAMPs）	
开发新的生物标记物来监测和预测器官功能	增加器官保存的成本

三、研发体外器官和组织保存的专用 HBOCs

用氧气载体进行机器灌注（MP）有可能缩小器官供需之间的差距。无细胞血红蛋白氧载体（HBOCs）作为一种体外储存溶液（与血液比较）有一些公认的优点，包括使用便捷（无血型）、储存简便（室温下稳定数年）、在较宽的温度范围内高效氧合、无菌。与需要凝血的在体血液不同，直接使用 HBOC 进行 MP 就可完全避免体外凝血相关的技术和操作问题。

W. Richard Light（Rick）和 Paulo Fontes[20] 开发

了一种新的 HBOC 溶液并获得专利（WO2014059316 A1，PCT/US2013/064607），该溶液已成功用作亚低温（21℃）下双压机器灌流（MP）系统的新型灌注液。这种新型溶液是基于牛的 HBOC-201 和基于异淀粉（HES）的胶体溶液（Belzer MPS-BMPS，Preservation Solutions Inc.，Elkhorn，WI）的组合，该胶体溶液在原来的 HBOC-201 溶液的基础上增加了几个新的特性，作为更有效的器官保存促进剂：

（1）通过添加阻滞剂和胶体来增加胶体渗透压；
（2）增加了 2 种新的缓冲液（H_2PO_4 和 HEPS）；
（3）改变了 Na^+/K^+ 比值；
（4）添加自由基清除剂（谷胱甘肽和别嘌醇）；
（5）添加胰岛素作为肝脏生长因子；
（6）添加葡萄糖作为营养素；
（7）添加细胞呼吸辅助因子的嘌呤碱基（腺嘌呤）；
（8）添加戊糖（核糖）作为能量底物；
（9）将原血红蛋白浓度从 13 g/dl 降至 3 g/dl（稀释效应）。

针对 FDA 提出的牛源性产品主要监管问题，随后设计了一种新的基于人体的 HBOC（OxyBridge™，VirTech Bio，Natick，MA），具有以下额外优点：

（1）血红蛋白（Hb）是人源性的，减少了 FDA 之前应用 IDE 中对 CMC 监管的主要担忧；
（2）Hb 聚合物（OxyBridge）分子量比大多数其他 HBOCs（1600 kD 对 250 kD）更大，最大限度地减少了外渗；
（3）独特的模仿 pRBCs 的溶液性质（COP 和黏度）；
（4）能在合同生产组织（Contract Manufacturing Organization，CMO）实施低成本高效益的生产，并最大限度地发挥 HBOCs 的临床和商业潜力。

OxyBridge 是在平衡盐溶液中配制的，类似于乳酸林格氏液。由此得到的纯化血红蛋白溶液不包含任何细胞，也不存在后续用于人体组织的异种抗原问题[5]。OxyBridge 是人类衍生的戊二醛聚合产品，分子量更大（MW ≈ 1600 kD，p50 = 36 mmHg），并通过可扩展的过滤技术进行低成本高效益的生产，以满足使用要求。

OxyBridge 的携氧能力完全类似天然红细胞血红蛋白，但 OxyBridge 的平均分子体积不到红细胞的 1/100 000 000。输液后，这种稳定的血红蛋白分布在血浆中。因此，OxyBridge 增加了血管内溶液"血浆"的含氧量。OxyBridge 血浆与动脉血管壁持续接触将氧气输送到组织。血浆在血液正常循环的所有位置进行循环，甚至可以绕过部分因堵塞或狭窄而无法正常携带红细胞的动脉。其结果显示，与非血红蛋白晶体和胶体保存液相比，OxyBridge 不仅更有助于增强氧输送，同时还能更有效地改善组织氧合。OxyBridge 可以与红细胞中的血红蛋白分子结合相同数量的氧气，并比红细胞更容易释放氧气。

OxyBridge 的配方浓度为 11 g/dl，以便于与标准器官存储溶液混合，以达到移植器官的特殊需求。在肝脏灌注实验中，OxyBridge 与 Belzer 机器灌注液（BMPS，Preservations Solutions Inc.，Elkhorn，WI）混合灌注。对于其他器官，可能会使用外加的混合溶液。BMPS 是威斯康星大学（UW）机器灌注液的改进型，UW 机器灌注液自 1989 年以来一直是世界各地器官保存的黄金标准[11]。BMPS 最初开发于 1986 年，已广泛应用于肾脏和肝脏的机器灌注。BMPS 已作为改良溶液用于 20 多名接受低温机器灌注系统（HMP）保存的同种异体肝移植的患者[18]。

四、OxyBridge 的药效动力学和药代动力学实验

在机器灌注离体肝脏 12 h 模型中，我们对 OxyBridge 进行了额外的药效动力学（PD）和药代动力学（PK）及验证实验。为了临床移植中器官的复苏，在标准手术技术下从长白猪（平均体重 60 kg）中获得了 3 个同种异体肝。肝脏在我们的 MP 系统中以 OxyBridge 和 Belzer UW®MPS 为灌注液，在 21℃下灌注 12 h。同种异体移植肝采用双重灌注，即经肝动脉进行脉冲灌注（平均动脉压 = 30 mmHg），经门静脉进行连续灌注（平均静脉压 = 4 mmHg）。灌注液的 pH 值是通过重复测量血气、调整 FiO_2 来维持的，后者通过氧合器的气体扫查速率来实现。OxyBridge 药代动力学（PK）特征是在离体肝脏灌注决定开始前通过测定 HBOC 溶液的半衰期进行展示。随后还测量了血红蛋白含量。OxyBridge 药效动力学（PD）通过氧解离曲线展示。此外，还通过线粒体功能分析对其氧化磷酸化进行了测量。获得了移植肝的氧输送和氧消耗的直接和间接测量值。在此基础上，进一步测量了其胶体渗透压（oncotic pressure）、黏度、渗透压（osmolarity）、电解质组成、cTHb、FO_2Hb、FHHb、FMetHb 和分子量分布。

第二节　灌注液气体分析

每个做血气分析的灌注液（OxyBridge）样本都放在 1 ml 的结核菌素注射器中，并在分析前封口，以防止气体交换。血气分析仪器为 ABL Flex 800（Radiometer，哥本哈根）。用电极化学法测定 pH、PO_2、PCO_2、K^+、Cl^-、Na^+、Na^+、乳酸和葡萄糖。在 ABL 800Flex 上用彩色血氧仪测定 Hb（g/dl）、SO_2（%）、FO_2Hb（%）、FCOHb（%）和 FMetHb（%）。

一、血氧测定法

用 Hemox Analyzer（Model B，TCS Scientific Corp，New Hope，PA）分析血氧仪获得的 OxyBridge 溶液的氧气-血红蛋白结合和解离曲线。所有血氧仪测量均在 37℃ 下进行，每个 HBOC 溶液样品在样品制备前加热至 37℃。将 200 μl 的 HBOC 溶液样品加入到一个清洁的聚苯乙烯试管中，其中包含 4 ml 的 Hemox 溶液（TCS）和 20 μl 的消泡剂 A（TCS）。将试管中的内容物混合并加载到样品分析仪中，样品分析仪由底部带有磁搅拌棒的玻璃室组成。将氮气和氧气的精确混合物通过溶液鼓泡，测量 560 nm（测量波长）和 570 nm（等色散波长）处的对数转换光密度。P_{50} 是氧分压，其中 50% 的 Hb 分子含有氧气，使用 Hemox Analyzer 的内置软件算法获得并记录下来。血氧测定仪的原始数据被输出到电子表格包（Microsoft Excel 2010，Microsoft Corporation，西雅图，华盛顿州），用于以图形表示每个实验样品在时间过程中的平均氧饱和度和分压。

二、结果：体外灌注参数

机器灌注采用纯氧（$FiO_2 = 60\%$）。在动脉港，灌注液的氧合维持在 550～650 mmHg 的范围内，可获得 90% 的氧饱和度。静脉港维持在 250～450 mmHg 的范围内，血氧饱和度始终维持在 70%。动脉收缩压（肝动脉）维持在 30 mmHg，静脉压（门静脉）维持在 4 mmHg。静脉组灌注量维持在 300～600 ml/min，肝动脉灌注量维持在 100～200 ml/min。在没有胶体和额外清除剂的情况下，当使用更高浓度（13 g/dl）的 HBOC-201 时，没有出现之前活体实验中看到的血管收缩的表现。移植肝有明显的进行性血管扩张的迹象，因为实验过程中肝动脉灌流增加了 150%。灌注液温度稳定在 21℃，pH 值保持在弱碱性范围（7.50～7.58）。不需要输注 $NaHCO_3$ 来将 pH 保持在生理范围内。同种异体肝移植清除乳酸（降至接近零的值），并在整个实验期间（12 h）持续产生胆汁。血氧饱和度达 100%，血氧分压正常。

第三节　线粒体功能

在保存过程中获取新鲜肝组织，并在密闭的氧气室中用克拉克型氧电极（Instech Laboratories Inc，Plymouth Meeting，PA，USA）连接数据记录设备（DATAQ 系统），分析线粒体功能[1]。呼吸控制率（RCR）是被公认为衡量分离线粒体功能最有用的一项指标，在整个实验过程中正常和稳定，表明注入 HBOC 的组织有足够的氧化磷酸化。量化基础的 ATP 发育率，以确定整个实验过程中能量是否充足。此外，测量线粒体过氧化氢的量反应组织中 ROS 产生的指标（对缺血/再灌注的自然反应）[22]。

处于氧合或氧解离状态的非细胞血红蛋白几乎可以瞬间和一氧化氮（NO）反应，当在复苏治疗期间通过显著抑制血管内皮细胞内的局部 NO 信号而与 HBOC 引起的相对较高浓度的血红素相结合时，可导致高血压。为了评估可能触发进一步的血红蛋白氧化导致高铁血红蛋白血症的其他途径，在 12 h 的灌注方案中，每 3 h 评估一次亚硝酸盐依赖的氧化。亚硝酸盐/氧-血红蛋白反应的主要产物是硝酸盐、高铁血红蛋白和过氧化氢（活性氧）。硝酸盐是一种良性成分，但高铁血红蛋白和活性氧分别可被高铁血红蛋白还原酶进一步还原和被过氧化氢酶歧化。亚硝酸盐的还原可以通过与脱氧血红蛋白的亚铁血红素基团直接反应来进行。亚硝酸盐与氧合血红蛋白（OxHb）进一步反应生成硝酸盐和高铁血红蛋白。

一、亚硝酸盐和硝酸盐测量

如前所述亚硝酸盐和硝酸盐的浓度用还原化学

发光法测量[23]。简单地说，通过将样品注入装有三碘溶液的净化容器中来测量亚硝酸盐，该容器与一氧化氮分析仪（Sievers，GE）相连。硝酸盐的测定是将相同的样品注入用含氯化钒的氦净化容器中，以将硝酸盐还原为一氧化氮。用一氧化氮分析仪检测一氧化氮含量。

二、线粒体呼吸测量

用差速离心法分离肝脏线粒体，悬浮于呼吸缓冲液（120 mM KCl、25 mM 蔗糖、10 mM HEPES、1 mM EGTA、1 mM 磷酸二氢钾、5 mM 氯化镁）中。用如前所述使用克拉克电极的耗氧量测量[14]。简单来说，加入琥珀酸（10 MM）和ADP（25 MM）后，将线粒体以 1 mg/ml 悬浮并监测氧耗。呼吸控制率表示为状态3（ADP依赖率）除以状态4（琥珀酸依赖率）[24]。

三、活性氧（ROS）测定

如前所述，通过用分光光度法测定 Amplex Red 对鱼藤酮的敏感氧化作用，可以定量测定线粒体中过氧化氢的生成[25]。在亚硝酸盐存在的情况下，脱氧血红蛋白的亚硝酸还原酶活性在一氧化氮生成和基于血红素的一氧化氮清除之间达到了平衡，这决定了一氧化氮刺激信号传递和血管扩张的程度。

第四节 结果

通常会识别出四种不同的血红蛋白（Hb）：氧合血红蛋白（oxyHb）、脱氧血红蛋白（deoxyHb）和高铁血红蛋白（MetHb）。在 12 h 的灌注过程中，总 Hb 浓度没有变化，这表明在机器灌注过程中没有沉淀和（或）过滤（图 39-1）。

12 h 内氧合血红蛋白的百分比也保持不变。足够的氧气输送依赖于血红蛋白结合、运输和最终卸载氧气分子。每个血红蛋白可结合 0、1、2、3 或 4 个氧分子。这种结合率与灌注液中溶解的氧含量直接相关。溶液中氧含量（PaO_2）越高，血红蛋白结合率（SaO_2）越高。OxyBridge 能够在 12 h 内保持高百分比的氧合血红蛋白，这意味着它能持续将高浓度的氧气输送到肝组织（图 39-2）。

高铁血红蛋白（MetHb）是一种天然存在的血红蛋白氧化代谢产物，会降低其结合氧的能力。MetHb 在含铁状态时含三价铁（Fe^{3+}），而在血红蛋白中发现的是二价铁态（Fe^{2+}）。%MetHb 测量蛋白质的非活性形式，并用作稳定性指示剂。这种不受欢迎的氧化会因时间和包装而加剧。OxyBridge 显示，在机器灌注期间，袋中的 MetHb 低于 3，灌注液中的 MetHb 低于 15 g/dl（见图 39-3）。

用 ABL Flex 800（Radiometer，哥本哈根）血气分析仪连续监测灌注液中的氧分压。机器灌注方案

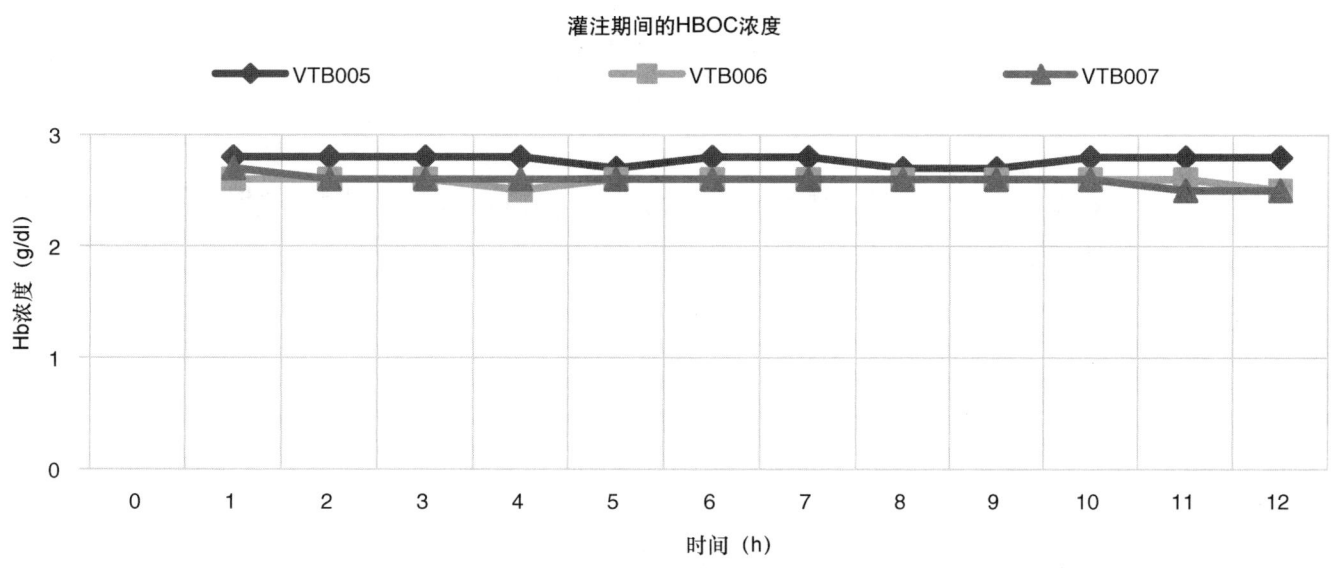

图 39-1 机器灌注 12 h 肝脏保存期间的 Hb 浓度（g/dl）

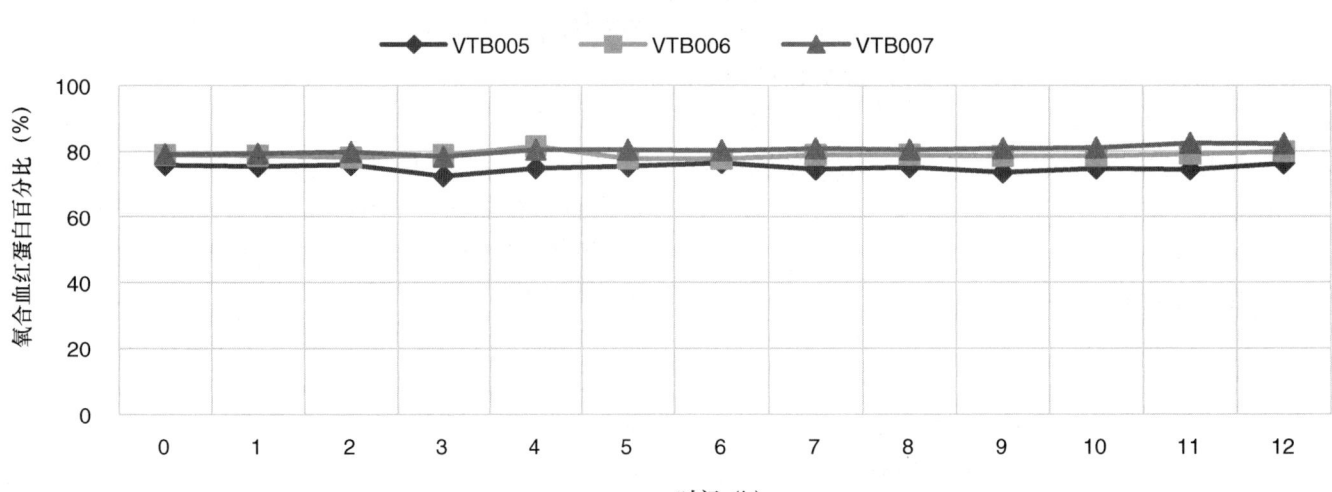

图 39-2 机器灌注 12 h 肝脏保存期间的氧合血红蛋白百分比

是在 21℃时 $FiO_2 = 60\%$ 的条件下进行的,尽管灌注液中 Hb(3 g/dl)浓度较低,但在 12 h 内 PO_2 始终较高。Met = Hb 是一种天然存在的血红蛋白氧化代谢物,不结合氧并产生有害的活性氧(ROS)。为评估会触发 OxyBridge 氧化为 met-Hb 的途径,在 12 h 的灌流方案中,每 3 h 评估一次亚硝酸盐依赖的氧化反应。亚硝酸盐/氧合血红蛋白反应的主要产物是硝酸盐、Met-Hb 和过氧化氢(ROS)。亚硝酸盐的还原可以通过与脱氧血红蛋白的亚铁血红素基团直接反应来进行。亚硝酸盐与氧合血红蛋白(OxHb)进一步反应生成硝酸盐和 met-Hb。与之前报道的接受在体灌注 HBOC-201 的仓鼠研究数据相比,在猪肝实验中,OxyBridge/MP,亚硝酸盐/硝酸盐比值,显著较低(基线 < 10× vs. OxyBridge-灌注,< 100×)(图 39-4)。

乳酸的存在表明存在厌氧代谢。肝脏在前 3 h 内清除乳酸,并在剩余的灌注时间内保持在正常值内。这是 OxyBridge 系统提供有效体外氧合的另一个表现(图 39-5)。

pH 值在 12 h 内保持在正常范围内,而不需要像基于 RBC 的系统那样输入 $NaHCO_3$(图 39-6)。

线粒体功能以呼吸控制率(RCR)表示。用差速

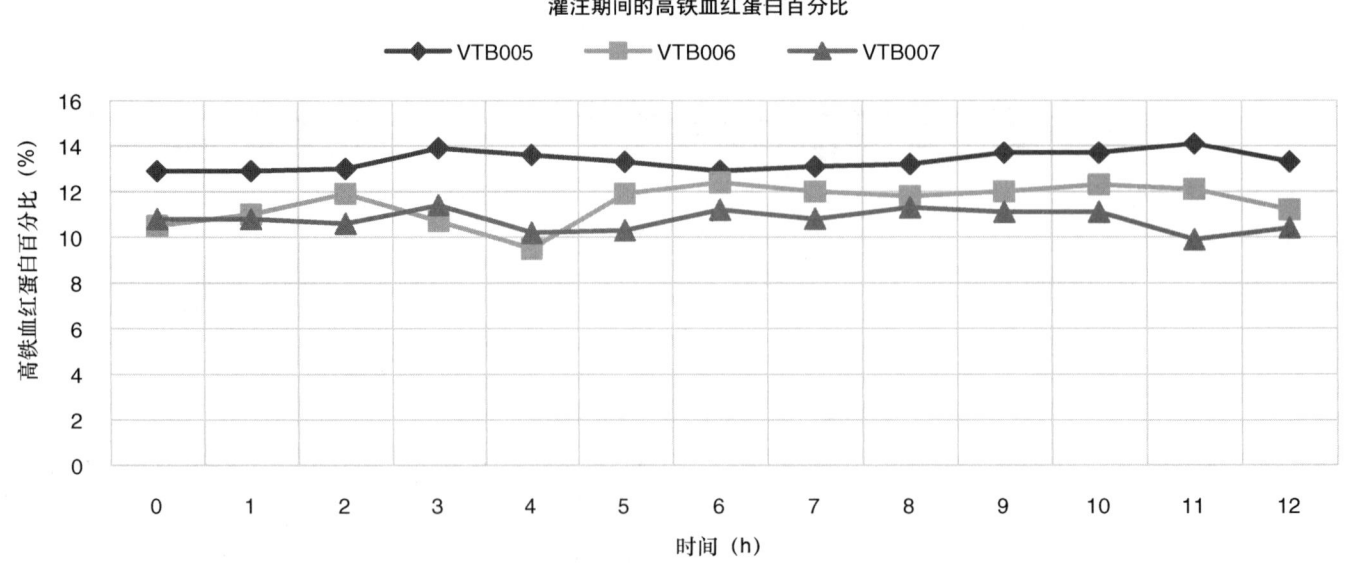

图 39-3 机器灌注 12 h 肝脏保存方案中高铁血红蛋白(每小时)的百分比

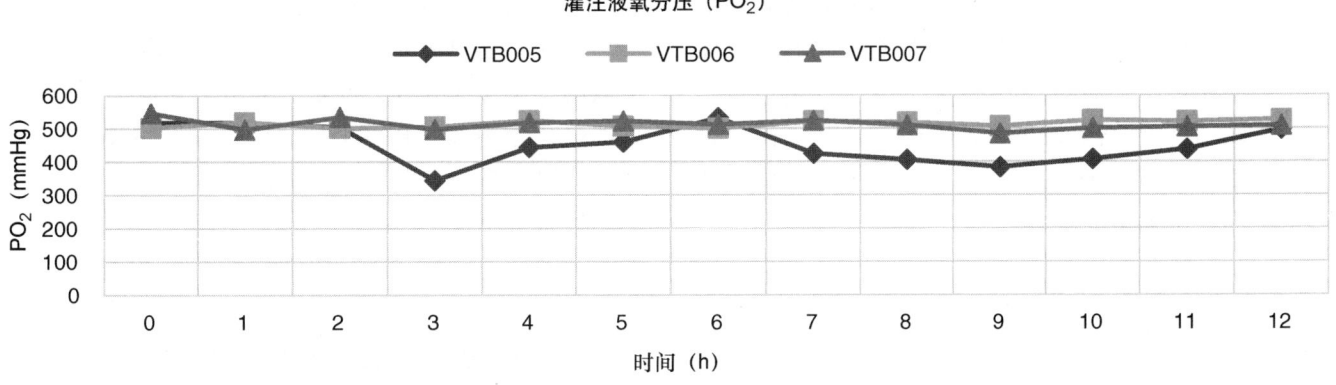

图 39-4　机器灌注 12 h 肝脏保存过程中灌注液中的氧分压 [PO_2（mmHg）]

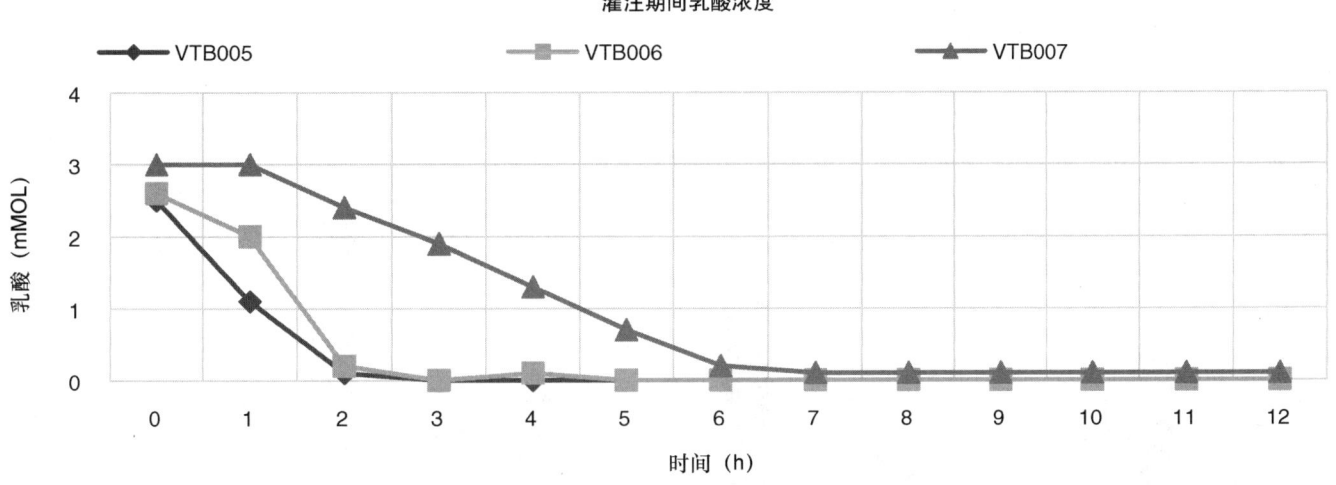

图 39-5　机器灌注 12 h 肝脏保存过程中的乳酸浓度（mMOL）

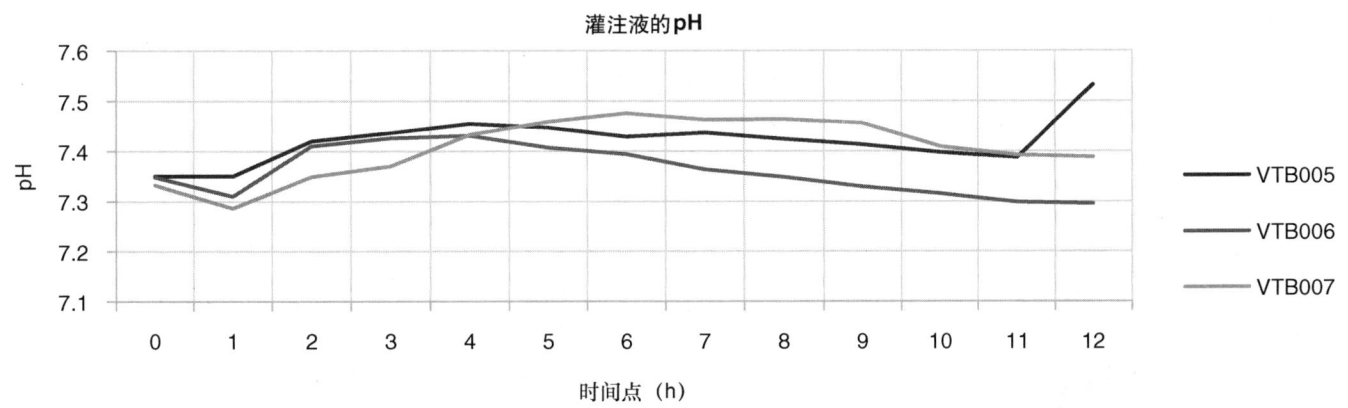

图 39-6　机器灌注 12 h 肝脏保存过程中灌注液的 pH 范围

离心法从新鲜肝活检组织中分离线粒体，悬浮在呼吸缓冲液（120 mM KCl、25 mM 蔗糖、10 mM HEPES、1 mM EGTA、1 mM KH_2PO_4、5 mM $MgCl_2$）中，用克拉克电极测定耗氧量。呼吸控制率由状态 3（ADP 依赖率）除以状态 4（琥珀酸依赖率）得出。线粒体功能分析在密封式氧气室中进行，克拉克型氧电极（Instech Laboratories Inc.，Plymouth Meeting，PA，USA）连接到数据记录设备（DATAQ 系统）。线粒体效率由 RCR 计算，它测量支持 ATP 合成的线粒体呼吸与抵消质子泄漏所需的呼吸的比率。在 MP

和 HBOC 氧化的整个 12 h 内，RCR 都是正常和稳定的，表明 HBOC 灌注的组织有足够的氧化磷酸化作用（图 39-7）。

基线 ATP 生成率被量化，以确定整个实验过程中能量是否充足。在整个实验过程中（12 h），ATP 的生成都是持续的。

一、线粒体过氧化氢

在亚硝酸盐存在的情况下，通过分光光度法测量 Amplex Red 对鱼藤酮（rotenone）的敏感氧化作用，可以定量测定分离的线粒体中过氧化氢的生成。脱氧血红蛋白的亚硝酸盐还原酶活性在一氧化氮生成和基于血红素的一氧化氮清除之间达到平衡，这决定了一氧化氮刺激信号和血管扩张的程度[26]。

此外，通过测量线粒体过氧化氢反应组织中活性氧的产生（对缺血/再灌注的自然反应）。值得注意的是，过氧化氢的量保持稳定，并没有增加（预计在受损组织中会出现这种情况）。

尽管 HBOC 溶液经历了高水平的氧合（$PO_2 = 600$ mmHg），活性氧水平仍然很低（图 39-8）。

二、亚硝酸盐和硝酸盐的测量

用还原化学发光法测定亚硝酸盐和硝酸盐的浓度。简单地说，将样品注入装有三碘溶液的净化容器中，连接一氧化氮分析仪（Sievers，GE），即可测定亚硝酸盐。硝酸盐的测定是将相同的样品注入用

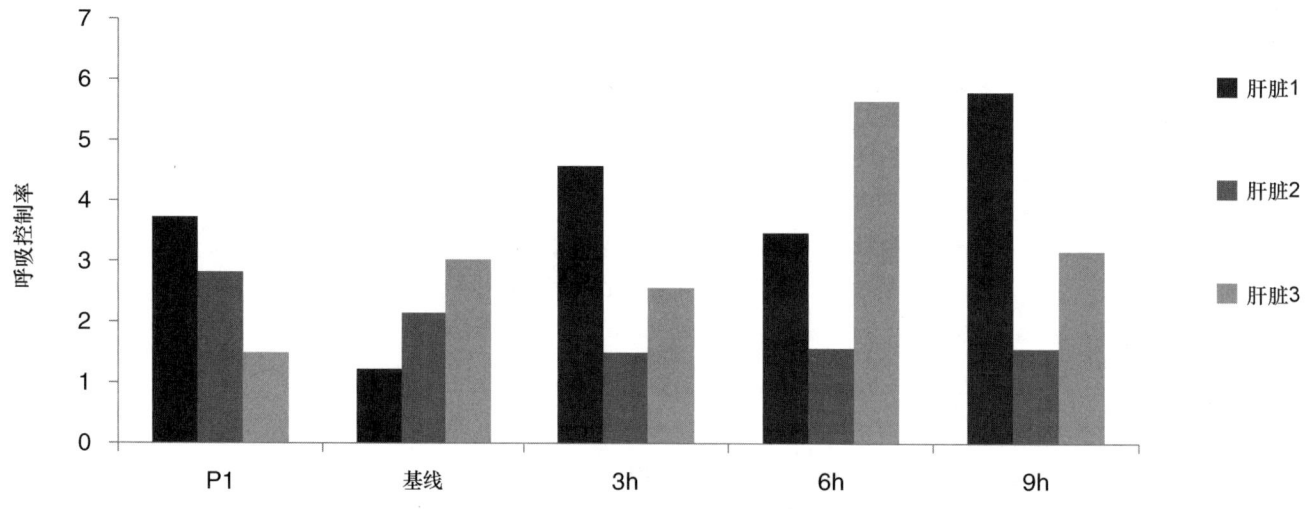

图 39-7　机器灌注 12 h 肝脏保存过程中肝组织呼吸控制率（RCR）的变化

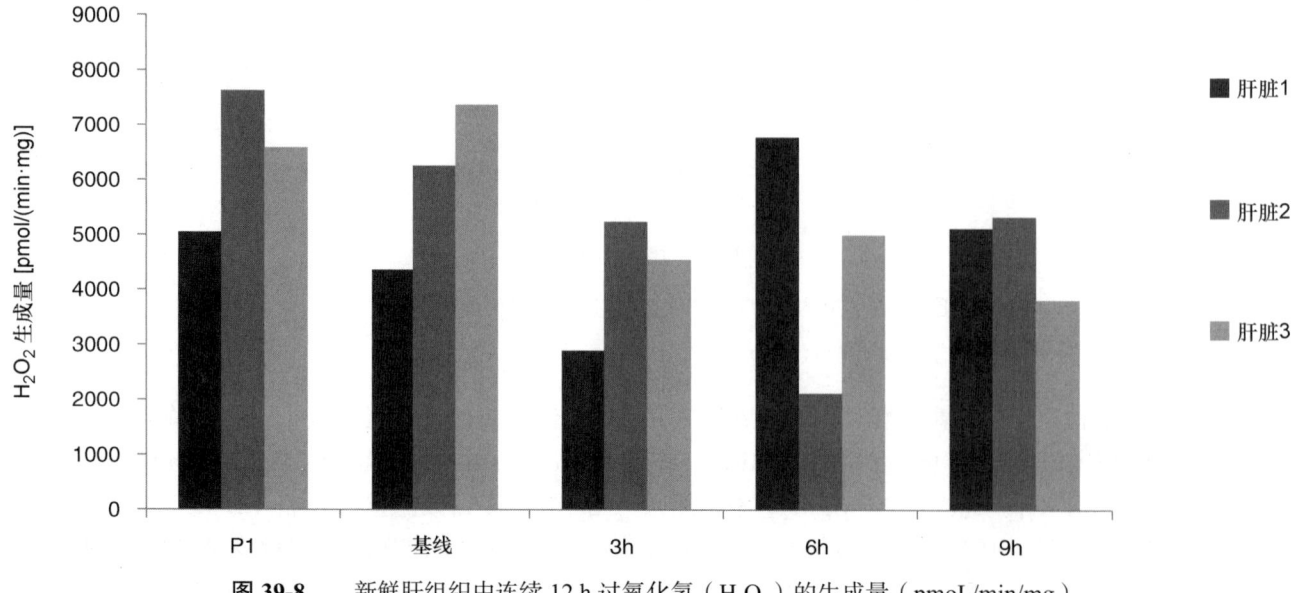

图 39-8　新鲜肝组织中连续 12 h 过氧化氢（H_2O_2）的生成量（pmoL/min/mg）

含氦的氯化钒净化的容器中,以将硝酸盐还原为一氧化氮。用一氧化氮分析仪检测一氧化氮含量。

亚硝酸盐/硝酸盐数据显示,与之前在体内注射HBOC-201(血液)[24]的仓鼠相比,亚硝酸盐/硝酸盐的值显著降低(基线降低10倍,HBOC注入100倍[24])(图39-9a、b)。

三、病理组织学

移植肝在整个实验过程中保持了正常的解剖学特征,在保存12 h内没有缺氧和任何其他组织损伤的迹象,未见门静脉三联征(肝动脉、门静脉和胆管)、肝窦系统和中心静脉受损的迹象,没有水肿和肝脏微小脂肪变性的迹象,这些表现在肝组织低氧后几个小时内很容易被检测到;而且,与我们以前

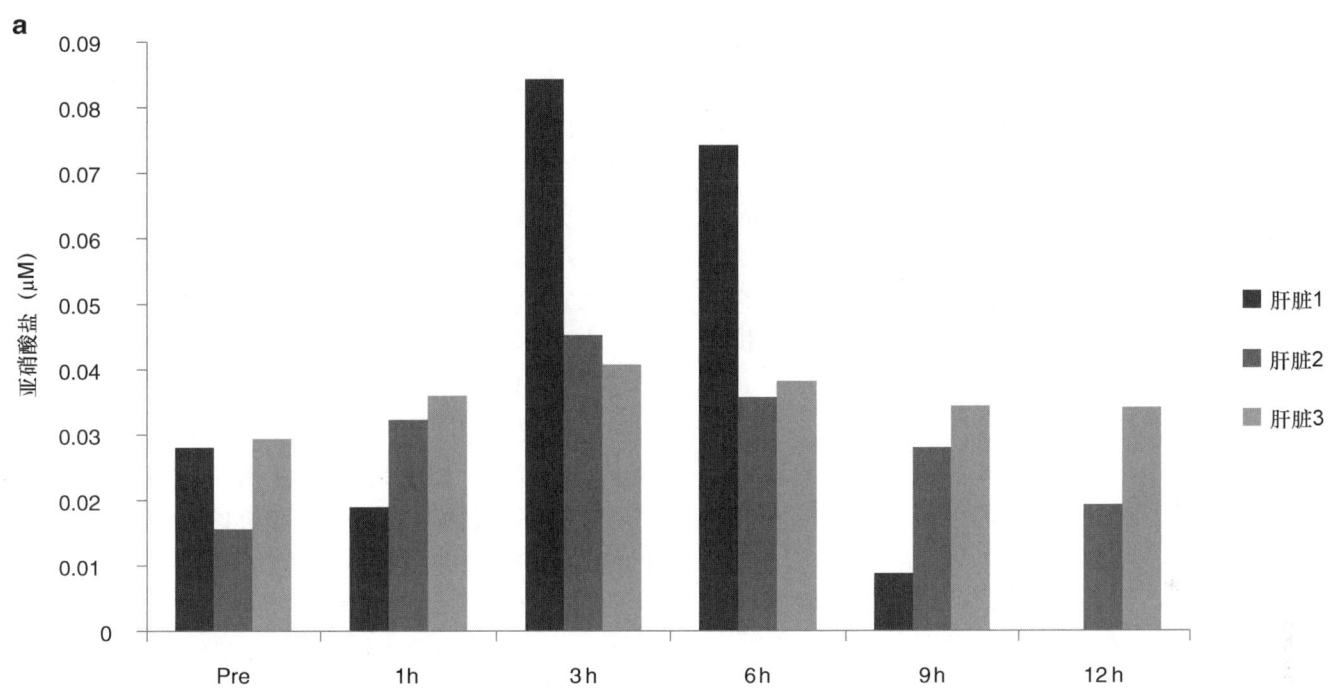

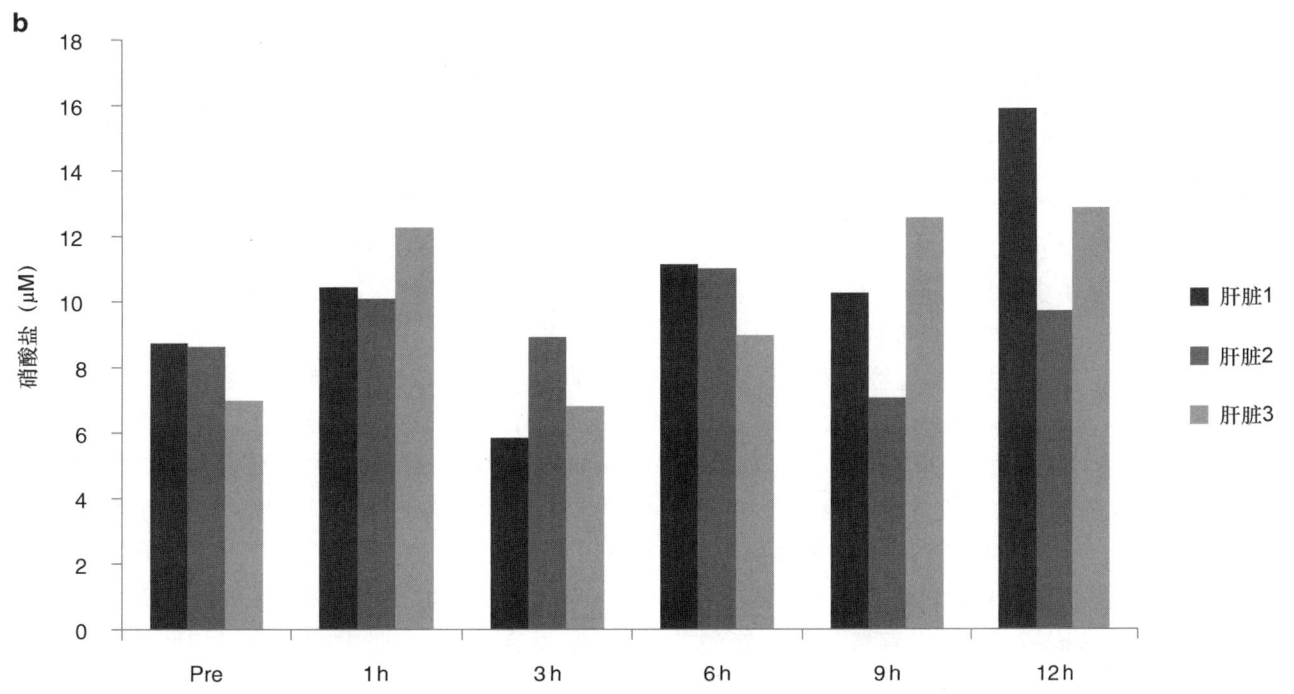

图 39-9 (a)肝组织 12 h 内产生的亚硝酸盐水平(μM)。(b)肝组织 12 h 内产生的硝酸盐水平(μM)

的牛源性 HBOC 相比，在肝窦内没有碎片的迹象，肝窦内皮细胞（SEC）完整，这本身就是 12 h 肝脏保存的一个重要里程碑。此外，在这 12 h 内对肝细胞进行的电子显微镜（EM）检测显示，细胞结构完好，线粒体形态完好。

第五节 肝脏实验的结论

（1）MP/HBOC 保存系统能够在 12 h 内保持移植肝的完整和功能。

（2）未发现 HBOC 产物过度自氧化的迹象。高铁血红蛋白水平低于体内研究的原始数据。

（3）尽管 HBOC 溶液经历了高水平的氧合（$PO_2 = 600$ mmHg），ROS 水平仍然很低。

（4）无血管收缩和高血压征象。机器灌注参数显示在持续脉冲压力下，动脉壁在 12 h 内逐渐扩张血管。

（5）尽管血红蛋白浓度较低（3.5 g/dl），但供氧能力是耗氧量的 8 倍。尽管灌注液中的 Hb 浓度较低（3.5 g/dl），但在 12 h 内仍能维持肝细胞线粒体的功能。

（6）HBOC 分子在 12 h 内表现出持续的功能（P_{50}）和完整性（Hb 含量）。

一、21℃ MP/HBOC 保存系统用于血管化复合异体移植（VCA）的临床前初步研究

这些实验是由美国国防部赞助的［MR120034P4-体外机器灌注在具有新型氧气载体系统的同种异体复合组织移植（CTA）中，以改善移植物的保存和免疫结果，2013-15］。这一概念验证的大动物（猪）CTA 模型是基于将具有两个主要血管蒂的垂直腹直肌（vertical rectus abdominis myocutaneous，VRAM）肌皮瓣异位移植到完全不匹配的受体上。

这些实验分两个不同的阶段进行，目的是用新开发的以血红蛋白为基础的氧气载体（HBOC）溶液作为主灌注液，第一阶段用机器灌注（MP）系统研究长时间保存（14 h）对 VRAM 移植物的体外和再灌注后的影响。第二阶段将组织保存在 21℃ 无菌条件下进行，并对 VRAM 移植物的生物修饰（如组织学、免疫组织化学、炎症标记物和代谢组学）进行全面评估。随后进行了主成分分析（PCA）、动态贝斯网络（dynamic Bayesian network，DyBN）推理和动态网络分析（dynamic network analysis，DyNA）的综合分析。这是一种创新的方法，概述了在亚低温（21℃）条件下有效和长期的体外氧合的生物学意义。

二、VCA 的基本原理和未实现的临床需求

全世界已进行超过 95 例上肢和 26 例带血管的颅颌面复合异体移植（VCA）[27]。不幸的是，VCA 的增长慢于最初的预期，这主要是由于目前可用于移植物保存的技术有限，以及移植后面临的主要免疫障碍，其中非救命的一些操作，可能导致与激进的免疫抑制治疗相关并发症的终生负担[28]。

最近的研究表明，美国每年有超过 28 000 名潜在器官捐献者死亡[29]。然而，目前器官和组织移植的一个主要障碍，仍然是在可行的地理位置内，有限的合适供体。器官共享联合网络（UNOS）最近纳入了美国的 VCA 项目，这引起对移植和移植物分配的所有监管方面的进一步关注[30]。在 VCA 中，与内部器官不同，供受者之间的肤色、性别和大小的匹配，以及供者和受者之间的血型匹配，产生了外加的操作和限制，这可能显著限制移植物的分配，和在合适的匹配范围内进行移植[31]。器官获取和移植网络（OPTN）管理的国家捐献者分配系统，要求在更大的地理距离内共享器官和组织，这意味着 VCA 的冷缺血时间（CIT）延长[32]。

联邦 VCA 分配政策的实施，起初旨在改善受体的匹配，现已扩大到更广泛的地理区域，这可能导致相隔较长距离的几个捐献者-受者组合的 CIT 不可接受。

近 40 年来，冷静态保存（CSP）一直是器官和组织保存的标准。冷缺血损伤可引起渗透调节、能量代谢和有氧代谢的不可逆损伤。在 VCA 中，CSP 诱导间质胶体渗透压进行性降低，导致间质水肿，并进一步导致毛细血管受压和组织损伤[33]。VCA 的缺血再灌注损伤（IRI）受到了进一步的关注，在 VCA 中，横纹肌的损伤方式与心肌细胞缺血损伤相似[34]。在 VCS 中，肌肉和脂肪组织的代谢率都较高，因此在延长保存期间和再灌注后更容易受到损伤[35]。

尽管移植后肌组织内立即存在显著的坏死，VCA 移植物的异质性可以通过在自体肌肉皮肤移植物中发现存活的皮肤来进一步例证[36]。在战场上经历重大创伤时，军人受到毁灭性四肢和软组织损伤的显著影响。超过 87% 的伤害死亡发生在医疗前治疗设施（MTF）中[28]。短期死亡率中的损伤主要表现为肢体损伤（32%）、灾难性脑损伤（38%）和重型心胸损伤（24%）[30]。在这些伤亡中，6% 以上是由破坏性的腹腔和盆腔损伤造成的。

阿富汗战争和伊拉克战争是美国历史上持续时间最长的军事冲突，造成 4 万多人四肢受伤，2500 人截肢。上肢动脉损伤导致的肢体缺失率为 1% 至 18%。上肢损伤仍然是早期血运重建和随后软组织覆盖的主要治疗挑战。在最近的一系列研究中，肢体缺失合并伴发损伤时的死亡率高达 34%。

这些在大型动物模型（猪）中进行的概念验证性临床前研究的主要目的是，与目前的医疗标准冷藏（CS）相比，定义 VCA 中机器灌注保存 14 h 的安全性和有效性。我们还旨在建立一些早期感染标志物的机制途径，同时通过引入广泛的代谢组学分析，来追踪长期保存后移植对后续代谢的影响。为了建立可靠的临床相关性，在保存实验之后，植入了移植物，并在结束研究前进行了 7 天的术后随访。

三、方法

VCA 的手术模型是基于将具有两个主要血管蒂的 VRAM 肌皮瓣，异位移植到完全不匹配的受体上（图 39-10，彩图 30）。

这些实验分两个阶段进行，旨在阐明新开发的以血红蛋白为基础的氧载体（HBOCs）溶液为主要灌注液的机器灌注（MP）系统，第一阶段将长时间预保存（14 h）对 VRAM 移植物的体外和再灌注后的影响。第二阶段将对 VRAM 移植物在 21℃下保存 14 h 以上，进行了简短的体外实验。VRAM 移植物在严格的组织移植手术技术下初步成活，即精细分离动、静脉血管蒂，没有进行神经重建。VRAM 移植物随后通过两种不同的方式保存：

（1）实验组：MP/HBOC（$n=4$），
（2）对照组：冷藏保存法（CSP）（$n=4$）。

移植物的 MP 方案使用荷兰 Groningen 的肝脏辅助设备®，结合我们的专利，即基于 HES 胶体的 HBOC 溶液，最初由匹兹堡大学开发并获得 Virtech Bio Inc（WO2014059316A1，PCT/US/2013/064607）的许可[37]。对肝脏辅助装置进行了进一步改进，以在新的压力和视野范围内连接单个动脉输液口。对灌注室也进行了修改和升级，以适应新的医用聚氯乙烯网状物，该网状物目的是支持水平位置的 VRAM 移植物，同时允许跨网状物的静脉和淋巴自由引流。

在这些实验中，由 ABL800fex（Radiometer，哥本哈根）血气分析仪测量的起始血红蛋白水平为 3.5 g/dl。MP 系统的基线设置为：压力 60 mmHg，温度 21℃，FiO_2 60%，气流量 0.3 L/min。灌注压力为 60 mmHg，脉冲频率为 1 Hz，灌注速率为 10 ml/min。最初的血气饱和度为 93%。HBOC 溶液氧分压为 400 mmHg。MP 装置通过改变离心泵的转速来保持设定的压力。2 h 后，灌注超过 25 ml/min，压力设定点降至 50 mmHg，并在整个灌注过程中保持不变（图 39-11）。

14 h 后，将 VRAM 移植物从 MP 装置中取出，称重，并处以进行进一步研究。随后的体内研究（阶段 2）也分为两组，每组 4 只动物。保存 14 h 后，MP 组（$n=4$）和 CSP 组（$n=4$）均接受异

| 供体的皮肤分界 | VRAM移植物 | 血管蒂 |

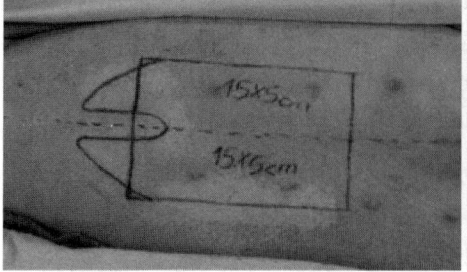
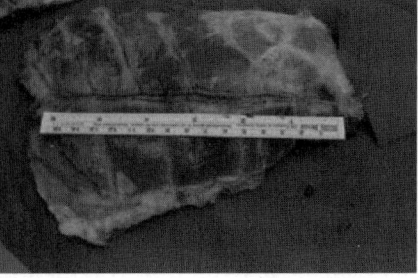
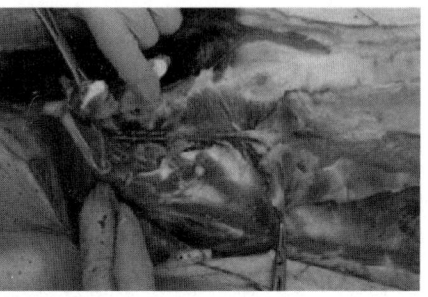

图 39-10 供体的皮肤分界（左），VRAM 移植物（中），血管蒂（右）

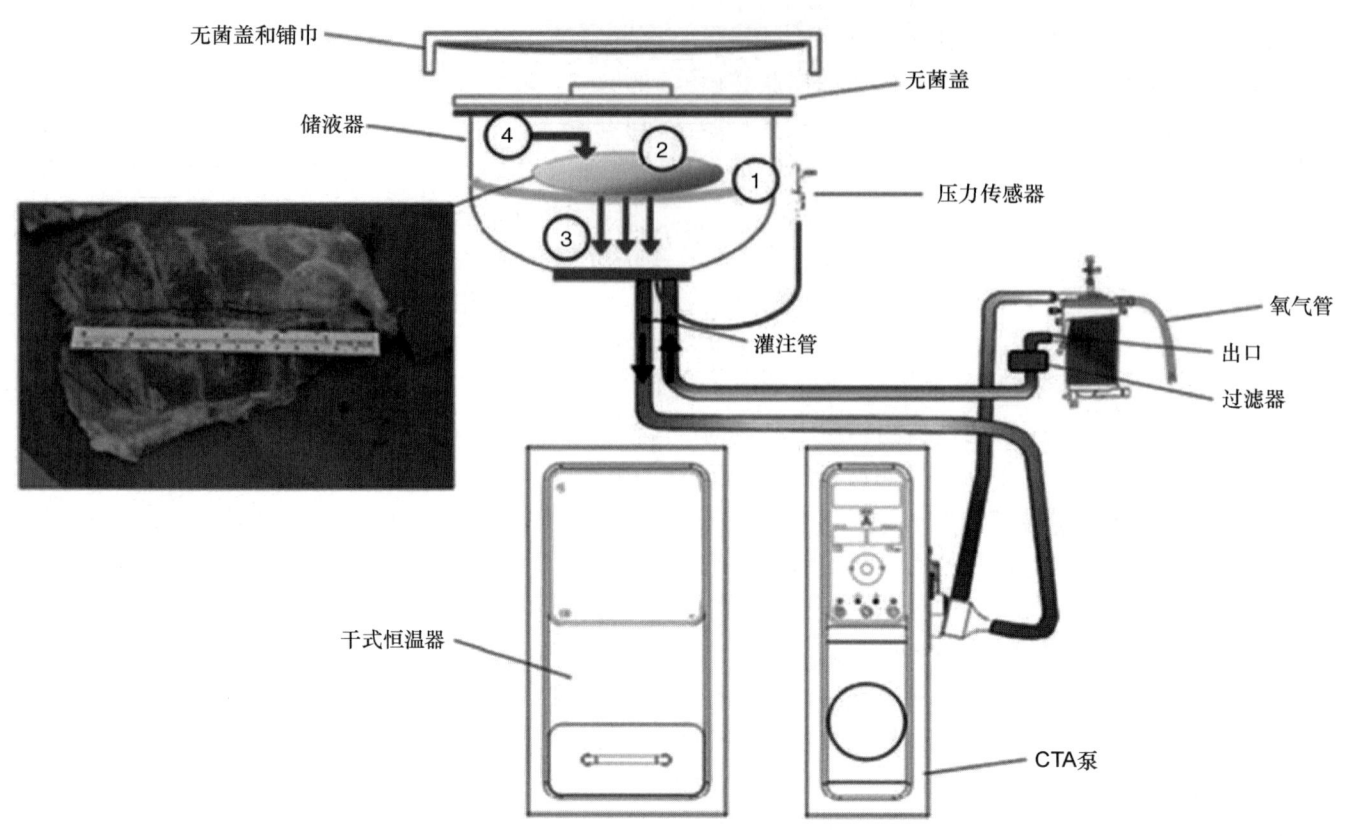

图 39-11　利用单一动脉输液口保存 VCA 的灌流机器

位（颈部植入）VRAM 异体移植。所有动物（供体和受体）均行全身麻醉并进行全面监测。所有手术都是在无菌条件下进行的，并得到了 IACUC，U Pitt 的批准。VRAM 移植物从腹部入路整块恢复，在全身注射肝素（20 000 U）和交叉阻断之前，完全分离血管蒂。动脉插管完成（18F）后，取出 VRAM 移植物，并立即用 20 ml 的 4℃乳胶林格氏液进行冲洗。在 VRAM 移植物重量测量之前，进行了一个简短的背部检查程序，从中进行了基线活组织检查。CSP 组的移植物在放置到温控冰柜之前，加入外加的 100 ml UW 灌注液并包装（双袋）。将 MP 移植物放入 MP 装置中，行动脉插管后立即连接到动脉输液端口。开始 MP 保存方案，第一个小时每 15 min 从灌注液中采集血气分析（ABG）样本，其余 13 h 每小时采集一次 ABG 样本。

保存完成后，两组均在左侧颈区纵轴垂直方向植入 VRAM 移植物，然后行左侧颈部切开，并仔细解剖血管（颈动脉和颈静脉）。供体上腹动脉与受体左颈动脉端端吻合，8-0 Prolene 线间断缝合；供体上腹静脉与受体左颈静脉端端吻合，8-0 Prolene 线间断缝合。血管吻合完成后，VRAM 移植物完全再灌注。

在使用吻合器缝合颈部皮肤之前，在颈部不进行任何血管牵引的情况下，通过皮下缝合进一步固定移植物。移植完成后，将 Broviac 导管（BC）置入右上腔静脉，建立永久中心静脉通路。这是通过右颈切开，然后插入颈内静脉和通过皮下隧道将右肩峰间隙的 BC 外置来实现的。这些动物在手术室拔管，并在重症监护病房中观察 24 h。这些动物随后被转移到一个单独的房间，进行 6 天严格的监管。所有受体均于移植前在手术室内静脉滴注 1 g Solumedrol IV，术后给予他克莫司、霉酚酸酯、泼尼松组成的三联免疫抑制治疗。每天对动物进行临床和实验室评估。其他研究（组织学、炎症标志物和代谢组学）被用来评估移植物的存活率和长时间保存后因缺血再灌注损伤（IRI）导致的影响。第 2、4、7 天，在无菌和浅静脉镇静下，使用穿孔活检装置对 VRAM 移植物进行活检。为了评估缺血再灌注损伤的潜在程度和保存 14 h 后 VRAM 的损伤程度，我们在移植后 7 天内每天检测受试动物外周血中的肌红蛋白水平。

（一）组织学分析

所有标本均装入 10% 福尔马林缓冲液中，石蜡包埋、切片（5 μm）、苏木素-伊红染色，进行组织学分析。移植病理学家最初使用国际 Banff 标准对 VCA 缺血再灌注损伤的严重程度进行分级[36]。活检获得的 VRAM 组织包括皮肤、肌肉、神经、脂肪和肌肉组织片段。

（二）炎症标志物

为了量化 IRI 引发的炎症和移植物植入后 VRAM 发生的同种异体反应，两组（MP 组和 CSP 组）在 VRAM 移植物保存过程中获得了完整的细胞因子水平数据。随后的样本从术后的组织活检中获得。检测组织和灌注液中干扰素 γ、IL-10、IL-12/IL-23p40、IL-1β、IL-4、IL-6、IL-8 和肿瘤坏死因子-α，检测机器为 Luminex™（Santa Clara, CA）。GM-CSF、IL-1α、IL-1RA、IL-2 和 IL-18 检测采用德国默克公司生产的 Luminex™ 珠组。组织样本按蛋白质含量归一化，以说明个体样本中细胞数量和蛋白质浓度的实验差异。

各时间点细胞因子浓度的标准统计分析（ANOVA）显示，在体外阶段，两组之间没有任何显著差异。随后利用主成分分析（PCA）、DyBN 推理和 DyNA 进行的综合系统分析，能够展示两组在 14 h 内不同保存方法的感染途径[38]。

随后采用主成分分析（PCA）、DyBN 推理和 DyNA 进行综合分析。这是一种创新的方法，概述了在亚低温（21℃）条件下有效和长期体外氧合的生物学意义。

（三）代谢组学

在保存过程中（0 h、5 h、9 h 和 14 h）以及移植后的第 0、2、4 和 7 天，从 VRAM 移植物中获取组织样本并立即冷冻（OCT），然后在北卡罗来纳州罗利的代谢公司进行代谢组学分析。样品到达公司后迅速保存在 -80℃ 条件下[39]。分析时，使用代谢物标准溶剂萃取技术来提取和制备用于分析的样品。为了在气相色谱/质谱（GC/MS）和液相色谱/质谱（LC/MS）系统上进行分析，将提取的样品等分成两组。仪器的可变性是通过计算在注入质谱仪之前添加到每个样品中内标的中位数相对标准偏差（RSD）来确定的。样品制备过程使用汉密尔顿公司的自动化 MicroLab STAR® 系统进行。为进行质控，在提取过程的第一步前增加了回收标准。使用一系列合适的有机和水萃取物进行样品制备，以去除蛋白质，同时允许最大限度地回收小分子。所得提取物被分成两部分，一部分用于 LC 分析，另一部分用于 GC 分析。样品放置在 Turbovap®（Zymark）上以去除有机溶剂。然后，每个样品都在真空下冷冻和干燥。然后为适当的仪器制备样品，LC/MS 或 GC/MS。该平台的 LC/MS 部分基于 Waters ACQUITY UPLC 和 Thermo-Finnigan LTQ 质谱仪，该质谱仪由电喷雾电离（an electrospray ionization, ESI）源和线性离子阱（linear ion-trap, LIT）质谱仪组成。样品提取物被分成两等分，进行干燥，然后在酸性或碱性 LC 兼容的溶剂中重组，每种溶剂包含 11 个或更多固定浓度的注射标准。其中一种采用酸性阳离子优化，另一种采用碱性负离子优化，在两次独立进样中使用独立的色谱柱。

在酸性条件下用重组的萃取物用水和甲醇进行梯度洗脱，水和甲醇都含有 0.1% 的甲酸，也使用含有 6.5 mM 的碳酸氢铵的水/甲醇碱性提取物。MS 分析在 MS 和依赖于数据的 MS^2 之间交替使用动态排除扫描。通过计算 100% 矩阵样品中存在的所有内源性代谢物（即非仪器标准）的中位数 RSD 来确定整个过程的可变性。共分析了 653 种化合物。经过对数转换和缺失值填补（如有）后，使用每种化合物的最小检测值，使用 Welch 双样本 t 检验确定实验组之间有显著差异的生物化学物质。为了确定在不同试验组之间差异很大的生物化学物质，进行了 Welch 双样本的 t 检验。错误发现率（q 值）的估计被用来解释代谢组学研究中常见的大量比较。q 值描述错误发现率；低 q 值（$q < 0.10$）表示对某一结果的高度信任度。虽然较高的 q 值表明信任度降低，但这并不一定排除结果的意义[40]。

四、统计分析

为了明确 MP/HBOC 预保存期间移植组织中，炎性介质检测结果在统计学上的显著差异，我们对所有数据进行了标准化的统计分析[41]。使用 SigmaPlot™11（Systat Software, Inc., San Jose, CA）、MatLab®（MathWorks, Inc., Natick, MA）和 StatView®（SAS Institute, Inc., CARY, NC）进行分析。采用方差分析（ANOVA）和 Tukey-Kramer 事后检验对 Luminex™ 和 qRT-PCR 3 种基因表达数据进

行了比较分析。当只能进行两次比较时，使用不配对的双侧 t 检验。当 $P < 0.05$ 时，结果具有统计学意义。连续变量用均值 ±SEM 表示。对于单因素方差分析结果，80% 的效度和 5% 的显著性被用来发现 25% 的结果差异。我们期望在 MP/HBOC 保存的移植物组织样本中发现与对照组相比有统计学意义的炎性介质的差异。

为了明确移植组织保存期间 MP/HBOC 系统作为试验组功能的主要驱动因素，我们基本上按照最近描述的那样对所有数据进行了主成分分析。这项分析的目的是确定与给定的实验程序或结果最相关的介质子集（以原始介质变量的正交归一化线性组合的形式，称为主成分），从而可以被认为是每个反应的主要驱动因素。

为了进行这种分析，首先对每个数据进行归一化，以便所有数据的水平都可以转换成相同的等级（从 0 到 1）。因此，消除了由各种细胞因子的测量浓度范围引起的影响。我们只评估占数据变异至少 70% 或 95% 的组分。每个细胞因子的系数（重量）乘以与每个主要成分相关的特征值，该乘积量化了炎症介质对某一特定主成分所产生变异的贡献。每种细胞因子/趋化因子的总得分是其在每个组成部分中得分的总和。这给了我们一个衡量细胞因子对系统总体变化的贡献的方法。我们期望在用 MP/HBOC 保存的移植物组织中找到不同的感染驱动因素。

用动态贝叶斯网络（DyBN）推理和动态网络分析（DyNA）来定义细胞因子和趋化因子网络，以模拟系统内概率依赖随时间的演变。DyBN 推断使用 MATLAB^{TM}（The Math Works，Inc.，Natick，MA），使用改编自 Grzegorczyk & Husmeier[2] 并最近由 Vodovotz 小组修订的算法进行[42]。DyBN 使我们能够评估主要的炎症介质以及各种介质之间可能的相互作用，包括可能的反馈循环。DyNA 是 Vodovotz 小组使用 MATLAB^{TM} 开发的一种算法；尽管该算法不能显示反馈循环，但它确实突出了各个时间间隔之间的相关性，将主要介质之间的连接性表示为时间函数[35]。我们希望在 MP-BMPS/HBOC 保存的移植物组织中发现不同的炎症网络，因为在最初的临床、组织学和代谢组学分析后，我们发现了两组之间的显著差异。

五、结果

MP/HBOC 系统为 VRAM 移植物提供了低压（50～55 mmHg）、低氧（20～80 ml/min）和纯氧（$FiO_2 = 60\%$）的条件（图 39-12）。

MP/HBOC 系统灌注液的 pH 值稳定（7.55～7.6），同时将乳酸水平保持在 4 mmol/L 以下（图 39-3）。尽管灌流时间延长（14 h），但不需要像以前用不同 MP 系统进行的类似实验中看到的那样，再进行外加的 $NaHCO_3$ 输注（图 39-13）。

没有任何外科手术的技术并发症，在 USDA 的严格指导下，动物移植后恢复得很好。与 MP/HBOC 系统相比，CSP 受者的肌红蛋白水平显著升高，表明后者缺血再灌注损伤更严重（图 39-14）。

（一）临床和组织病理分析

移植病理医生对皮肤、肌肉、神经、脂肪和肌肉组织的甲醛-石蜡包埋组织切片进行初步组织学评估（H & E 染色）。在保存期间和移植后第 2、4、7 天每隔 4 h 取材一次。在 4 h 和 8 h 内能清楚地检测到 CSP 移植物的早期损伤。在肌节中观察到早期过

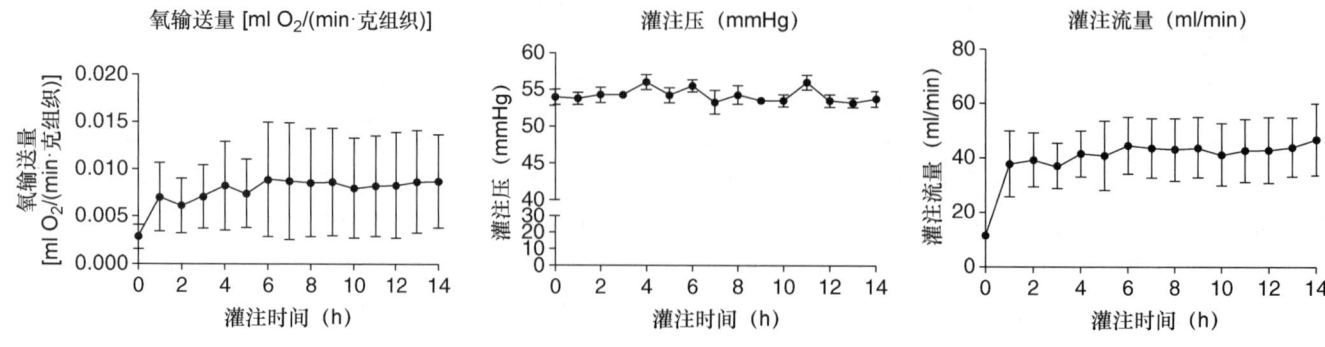

图 39-12 VCA 保存 14 h 的灌流参数（氧输送量、灌注压和灌注流量）

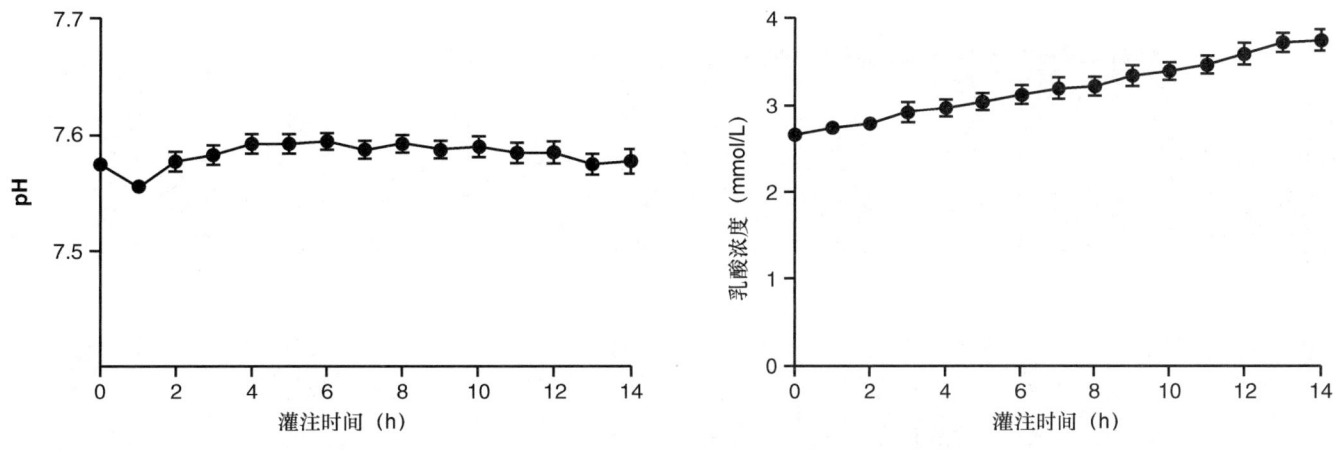

图 39-13　MP/HBOC 系统 14 h 灌注液的生化特征（pH 和乳酸浓度）

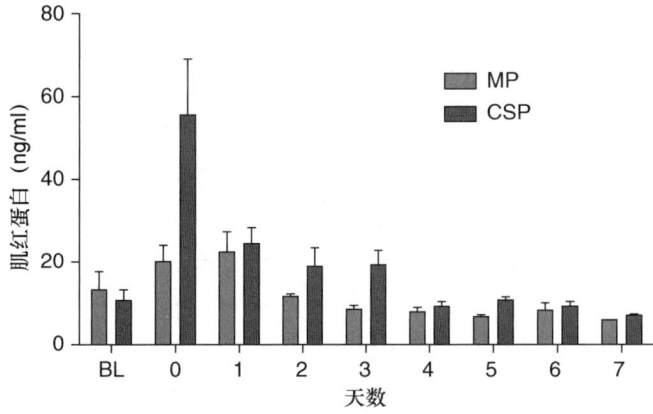

图 39-14　机器灌注（MP）和 UW 冷藏保存（CSP）的同种异体移植受者血液中肌红蛋白水平

度收缩的肌节（收缩带，contraction band，CB）和频繁的肌膜破裂，即"收缩带坏死"，随后在体内 CSP 出现中到重度的缺血再灌注损伤。CB 是坏死性心肌细胞中粗大、不规则、横向的嗜酸性粒细胞带。这些条带是一小群超收缩和杂乱无章、Z 线加厚的肌节。肌纤维膜受损，线粒体位于 CB 之间。每当有大量的钙离子注入心肌细胞时，就会发生 CB。CSP 组再灌注后 CB 变得更加突出，并导致广泛的坏死。CSP 组的脂肪坏死和皮肤坏死也明显高于 CSP 组。

（二）再灌注后发现

VRAM 移植物再灌注表现良好，没有发现早期技术问题。图 39-9 显示了移植后组织的临床情况。Pen-Rose 引流管能避免皮下组织内积液压迫血管。在 21℃下，14 h 内 MP/HBOC 组的 VRAM 移植物能进行有效的氧合，移植物内有明显的血管扩张迹象，移植后血管再灌注良好，与 CSP 移植物相反，CSP 移植物冰冷且血管收缩（图 39-15，彩图 31）。

最初两组 VRAM 移植物的皮肤部分都受到轻微的影响，与术后深层组织（脂肪和肌肉）的损害不成比例。对照组 CSP 的脂肪和肌肉组织逐步坏死，同时皮肤内出现零星的缺血性溃疡。MP/HBOC 组的 VRAM 移植物的皮肤部分无临床和组织学异常。在评估 IRI 的总体活力和全层组织完整性时，两组（CSP 组和 MP 组）之间存在显著差异。机器灌注（MP）组移植物的 3 个部位（如皮肤、脂肪组织和肌肉）有轻微的 IRI 表现。冷藏保存（CSP）组 VRAM 移植物的 3 个部位有中到重度的 IRI 表现。CSP 组的血管内皮细胞也有不可逆性损伤的表现，导致损伤部位和肌肉组织中进一步的细胞凋亡和坏死。CSP 组还可见血管周围水肿、红细胞渗出、白细胞黏附和渗出、微血管内血栓形成和中型血管内皮细胞层进行性丢失。在 CSP 组，初始的内皮细胞功能障碍明显导致进一步的血管渗漏。CSP 组可见巨噬细胞和嗜酸性粒细胞浸润。CSP 组肌层细胞进一步出现核固缩、核碎裂、核裂解的凋亡和坏死表现。此外，CSP 组可见肌纤维断裂、纹状体丢失及肌膜和外膜的破坏。MP 组很少发生这些典型的 IRI 组织学特征。图 39-10 显示了术后第二天两组（左图为 MP，右图为 CSP）的手术伤口和穿孔活检获得的组织对比图。CSP 组的细胞凋亡和坏死程度明显高于 MP 组，间质内淋巴细胞增多，肌纤维进行性萎缩。CSP 中可见细胞碎片（来自驻留细胞群和浸润的白细胞）、含有纤维蛋白的蛋白液、少量巨噬细胞和极少见的淋巴细胞和（或）浆细胞。MP/HBOC

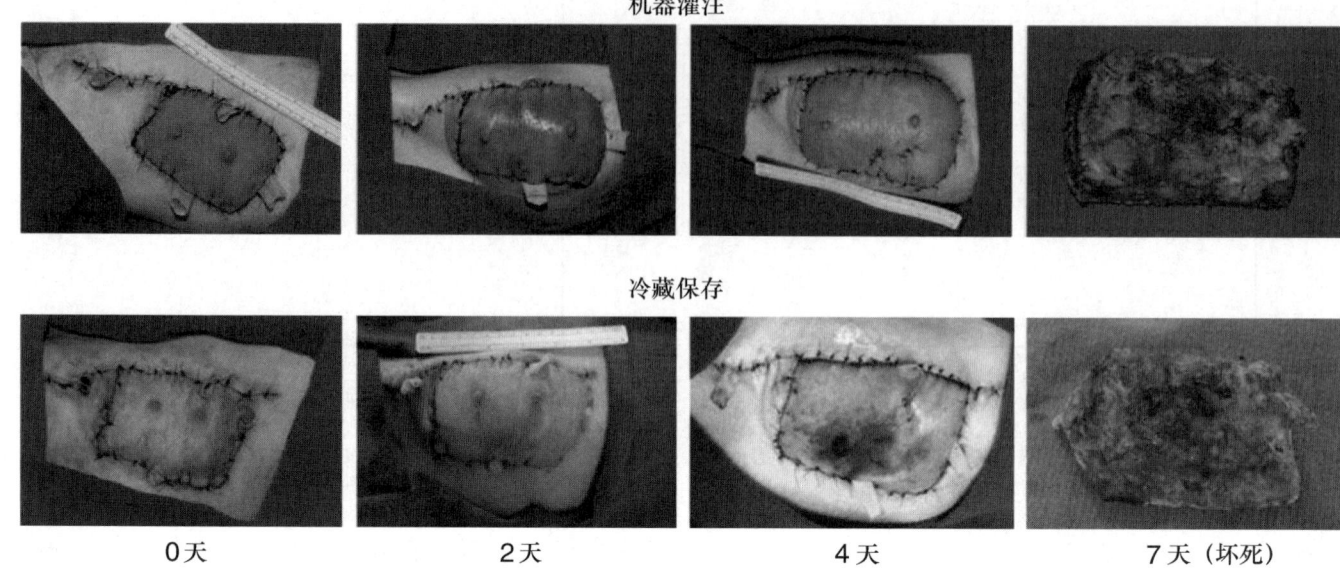

图 39-15　手术植入后当天（第 0 天）及术后（第 2、4、7 天）受者颈部 VCA 的大体观察

组未见上述变化。

比较两组（上图 MP 组和下图 CSP 组）术后的穿孔活检组织，发现 CSP 组的缺血伴不可逆性坏死。CSP 组的病变程度较高，除水肿和（或）出血外，肌纤维坏死、肌病改变等表现明显，可见进行性淋巴细胞浸润和出血区。CSP 组也可见肌纤维丢失和高嗜酸性退行性纤维。进行性肉芽肿性恶变见于多个聚集的、大的激活的巨噬细胞、上皮样巨噬细胞或多核巨细胞。MP/HBOC 组的肌肉组织学特征正常。

研究结束时（第 7 天实施安乐死），MP/HBOC VRAM 移植物大体特征正常，而 CSP 组皮下组织有明显的广泛组织坏死表现。MP/HBOC 移植物血管完全通畅，移植物深部无坏死表现。CSP 组的坏死程度和整体组织损伤明显高于 CSP 组。有广泛的坏死区，有中到重度的炎症。进行性中性粒细胞浸润导致肌纤维坏死和丢失。广泛的巨噬细胞浸润导致肉芽肿样改变，类似于上皮样巨噬细胞包围的假性脓肿，或在 CSP 内可见多核巨细胞，可见广泛的肌纤维变性和多核巨细胞矿化。MP/HBOC 组有正常组织学特征的肌肉组织。MP/HBOC 移植物血管完全通畅，移植物深部无坏死表现。对照 CSP 表现为进行性组织坏死和皮肤缺血性溃疡，而 MP 组表现稳定。两组（CSP 组和 MP 组）在评估 IRI 的总体活性和全层组织完整性时有显著差异。MP 组移植物的 3 个部位（如皮肤、脂肪组织和肌肉）有轻微的 IRI 表现。CSP 组 VRAM 移植物的 3 个部位有中到重度的 IRI 表现。CSP 组的血管内皮细胞也有不可逆性损伤的表现，导致损伤部位和肌肉组织进一步的细胞凋亡和坏死。CSP 组还可见血管周围水肿、红细胞渗出、白细胞黏附和渗出、微血管内血栓形成、中型血管内皮细胞层进行性丢失。

在 CSP 组，早期的内皮细胞功能障碍显著导致随后的血管渗漏。还可见巨噬细胞和嗜酸性粒细胞渗出。肌层的细胞凋亡和坏死以核固缩、核碎裂、核溶解等细胞核的变化为主表现形式。肌纤维断裂、纹状体丢失以及肌内外膜的额外分解都清晰可见。第 2 天两组的穿孔活检均显示 CSP 组较 MP 组的细胞凋亡和坏死增加，并伴有间隔区淋巴细胞浸润和进行性肌纤维萎缩。CSP 内可见细胞碎片（既有常驻细胞，也有白细胞），含有纤维蛋白的蛋白液，较少的巨噬细胞，偶见淋巴细胞和（或）浆细胞。MP/HBOC 组未见上述变化。

（三）炎症标志物

为了量化 IRI 触发的炎症和移植物植入后 VRAM 发生的同种异体反应，我们获得两组（MP 组和 CSP 组）VRAM 移植物保存过程中完整的细胞因子数据。我们再次证明，类似于我们既往的肝脏实验，TNF-α 在 CSP 组作为持续和增强炎症的主要推动者由最初的 DyBN 推断所证明（图 39-16）。

随后的 DyNA 显示，尽管维持了类似数量的连接，但 CSP 感染网络的复杂性较低，显示了对所有

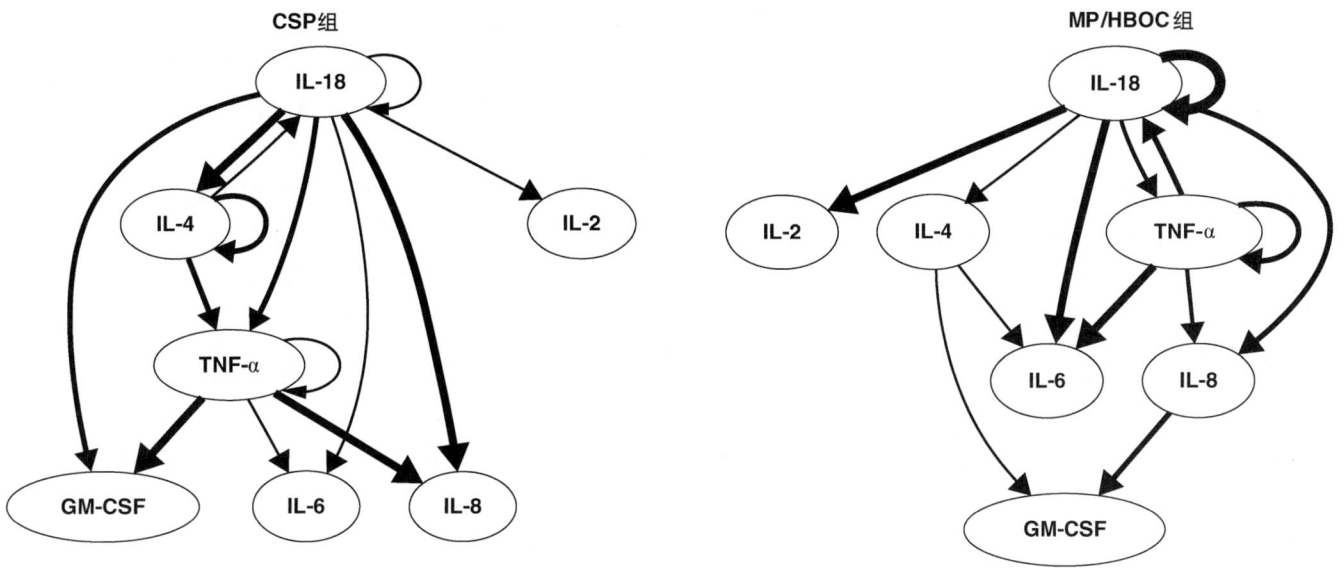

图 39-16 动态贝叶斯网络（DyBN）图示 MP/HBOC 组和 CSP 组炎症网络

测量的细胞因子之间观察到的所有相互作用的水平分析。

组织网络中的网络复杂性得分始终高于灌流网络。对于这两种样本类型，初始 CSP 网络是最复杂的，CSP 网络的复杂性随着时间的推移而降低。MP 网络相对于这两种样本类型，其开始时的复杂度都低于 CSP，在整个保存期内保持相对静态的复杂度（图 39-17）。

该分析扩展至炎症指标在每个时间点所有水平的交互作用。这一分析还能够以动态和相当精确的方式揭示这些炎症指标之间的所有正（上调）和负（下调）相互作用。此外，能比较两组（对照组和研究组）每个时间点和整个保存期内所有炎症指标。当进行标准的统计分析时，这种动态方法是不可行的。随后的 DyNA 在两组中均显示了非常有趣的炎症途径。在对照组中，肿瘤坏死因子（TNF）-α 激活起主导作用，随后也检测到 INF-γ 被激活。

CSP 组激进的炎症途径与同时期的 MP 组差异

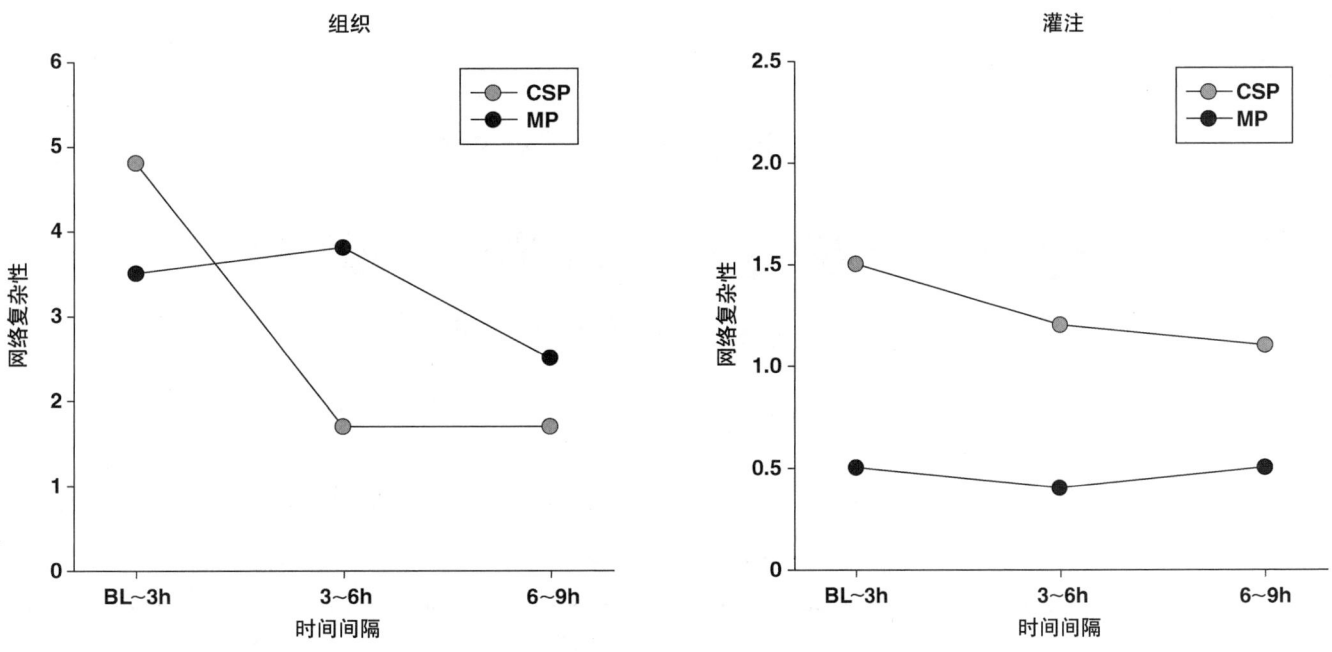

图 39-17 CSP 组和 MP 组的网络复杂性 DyNA

很大，在 MP 组中，一个十分简单的细胞因子网络主要由 IL-4 和 IL-6 驱动。十分有趣的是在 4 h 显示对照组肌节早期出现收缩带（CB），该收缩带在整个实验期间（14 h）一直处于缺氧和低温状态。在缺血性心肌梗死前期的冠状动脉疾病患者的心肌肌节中，也有类似的组织学表现描述。进一步的分析显示，MP 组中没有检测到 TNF-α，这表明该组具有高效的体外氧合。之前对心肌梗死患者（缺血-再灌注造成的肌肉损伤）的临床研究表明，TNF-α 和 IL-1RA 在心肌长时间缺血损伤后炎症过程的最初上调中起主要作用[43]。

IL-18、IL-1b、IL-1RA 和 IFN-g 是 CSP 组和 MP 组织动力网络中包含的变量。在 CSP 组，一个复杂的初始网络之后是两个网络，其中大多数变量只有两条边，而且它们的结构几乎相同。与 CSP 不同，MP 网络在整个实验时间过程中继续运行。

图 39-18（彩图 32）显示了对炎症网络复杂性的比较评估。对照组（CSP）在 VRAM 植入受体后，尽管连接数目减少，但缺血再灌注损伤更为严重。这是一个非常重要的发现，它强调了对移植后进行缺血再灌注后损伤扩展评估的必要性，而不是像以前在其他研究中看到的那样，通过血液灌流进行简单的体外评估[44]。

当使用 DyNA 工具以动态方式组合和绘制数据时，对照组早期表现出 GM-CSF 的上调，随后是 INF-γ 和 IL-2 的激活。这些细胞因子既往已被证明是在择期手术期间进行控制性肢体缺血患者早期炎症的效应介质[45]。IL-12、IL-10 和 IL-8 直接上调 IL-1a、IL-1b 和 IL-1RA，从而进一步激活免疫。有趣的是，在最初的 4 天[2-4]，MP 组在体内表现出不同的炎症途径，其中 GM-CSF 似乎下调了相同细胞因子（IL-10、IL-8 和 IL-1b）的激活。在组织学上，将 VRAM 植入受体体内后，MP 组炎症介质明显减少。随着我们对术后第 4～7 天进行随访，MP 组显示出持续的 GM-CSF 与 IL-12、IL-10 和 IL-1a（VRAM 内细胞因子水平）的相互作用。组织学上，MP 组的炎症反应减少，无急性细胞排斥反应，轻度 IRI 逐渐恢复。相反，CSP 组表现出移植物炎症，其

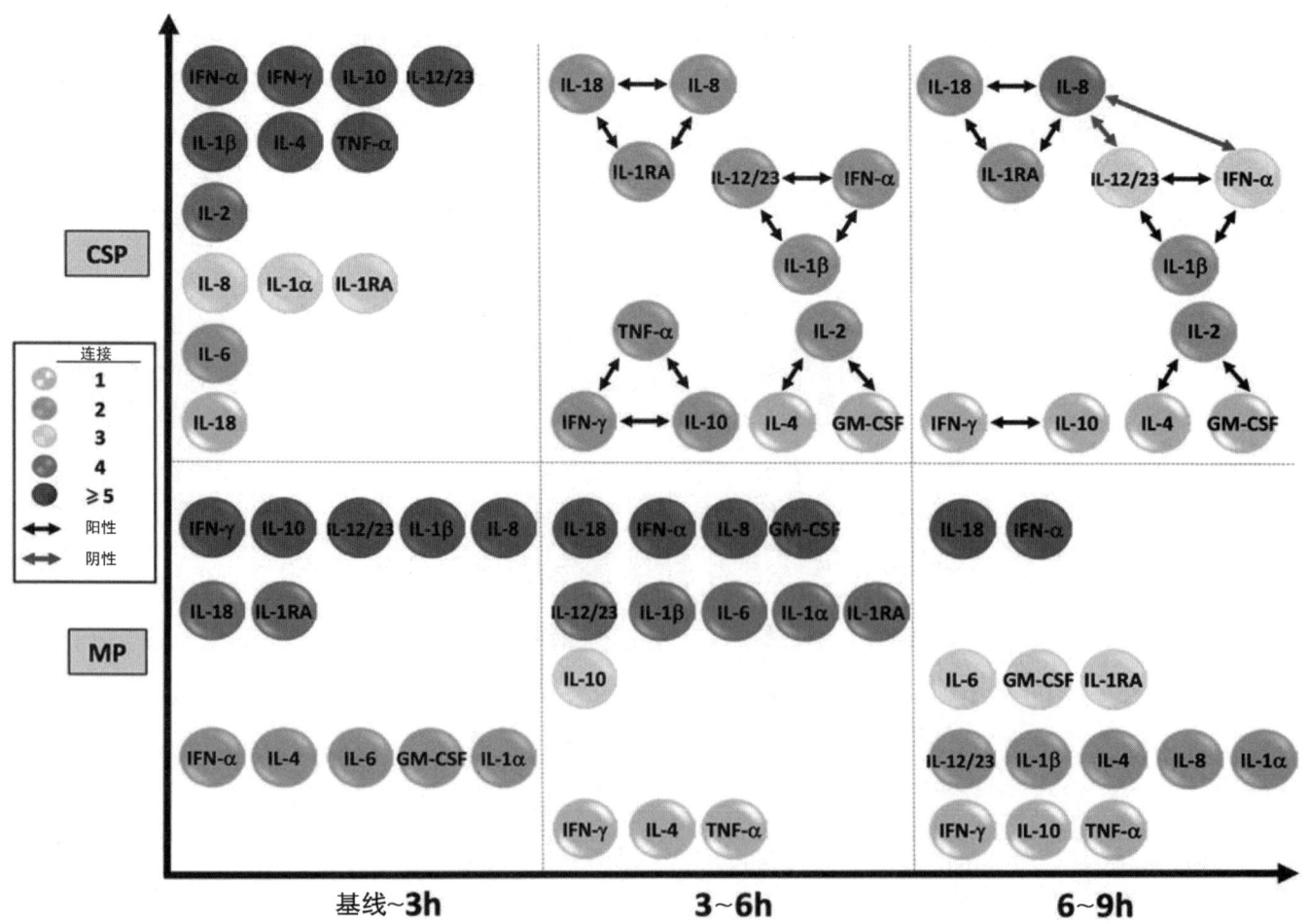

图 39-18 组织样本 DyNA 网络提示不同保存方法的网络稳定性不同

特征是缺乏 GM-CSF 和 INF-γ 的相互作用，与 MP 相比，细胞因子网络中的整体连接较少。CSP 内的 IL-1a 和 IL-1b 之间似乎维持着一种紧密的环路相互作用，进而导致 IL-12、IL-10、IL-8 和 IL-6 的额外激活。组织学上，这种炎性网络的特征是进行性肌肉坏死和早期白细胞高度浸润。

CSP 组除有水肿和（或）出血外，随后还有明显肌纤维坏死、肌病改变和明显的中性粒细胞渗出和大面积出血。高嗜酸性粒细胞变性导致的肌纤维丢失明显。在一些聚集、大型、激活的巨噬细胞和上皮样巨噬细胞当中，逐渐演变出进行性肉芽肿炎症。第 7 天，CSP 组有广泛的坏死区和中到重度的炎症。进行性中性粒细胞充盈，周围可见广泛的坏死和肌纤维丢失。我们还观察到晚期巨噬细胞浸润（第 7 天），导致肉芽肿样改变，类似于由上皮样巨噬细胞或多核巨细胞包围的假脓肿。这种广泛的肌肉纤维退化进化在多核巨细胞聚集物内进一步矿化。

与体外阶段的数据相似，细胞因子网络的复杂性呈现双峰行为，其中 MP 组的复杂度在 7 天内增加，而 CSP 组的复杂度在 7 天内下降。

（四）代谢组学

与 CSP 组相比，MP 系统中的 VRAM 移植物在 14 h 的保存期间保持了完整的以葡萄糖为动力的能量代谢。MP 维持正常的骨骼肌糖酵解，表现为葡萄糖 6- 磷酸（↑ 23 倍，$P = 0.01$）、果糖 -6- 磷酸（↑ 12 倍，$P = 0.03$）和磷酸烯醇式丙酮酸（↑ 8 倍，$P = 0.03$）。MP 组的核酸合成量显著增加：半胱氨酸（↑ 3.88 倍，$P = 0.02$）、核糖（↑ 22 倍，$P < 0.001$）、核糖酸盐（↑ 37 倍，$P < 0.001$）和核糖醇（↑ 10.5 倍，$P < 0.001$）。MP 组 VCA 中的 ROS 清除剂水平显著升高：谷胱甘肽-半胱氨酸二硫（↑ 5.6 倍，$P = 0.007$）和 N- 乙酰半胱氨酸（↑ 40 倍，$P = 0.007$）。此外，SNMP 还提供了足够的能量前体和代谢物：腺嘌呤（↑ 129 倍，$P = 0.002$）、cAMP（↑ 3.7 倍，$P = 0.02$）、AMP（↑ 3.2 倍，$P = 0.01$）和 3′-AMP（↑ 2.3 倍，$P = 0.01$）。CSP 移植物出现广泛的氨基酸代谢紊乱，表现为组织中 N6- 琥珀酸腺苷（$P < 0.009$）、缬氨酸（$P < 0.01$）、2- 甲基丁酰肉碱（$P = 0.01$）、3- 羟基异丁酸酯（$P = 0.01$）和乙基丙二酸乙酯（$P = 0.009$）水平显著升高。MP 组糖原储备较高。MP 有充足的葡萄糖供应，没有糖原分解的迹象。与 CSP 组相比，MP 组的戊糖代谢产物显著升高，表现出更高的合成代谢状态。与 MP 组相比，CSP 组似乎具有持续的分解代谢状态。有迹象表明，MP 组的核苷酸和核酸前体的产量较高。正如我们以前在 MP/HBOC 系统下的同种异体肝移植中所看到的那样，一旦在体外保存期间有效地提供氧气，与细胞再生相关的代谢途径显著增加（高 30 倍）。与 CSP 组相比，MP 组产生更高的芳香氨基酸。与 CSP 组相比，MP/HBOC 系统提供了更有效的抗氧化途径。与 CSP 组相比，MP 组氧化应激的终产物水平较高，这也是较低压力水平的缺血再灌注损伤的间接表现。

与我们之前在肝脏方面的经验相反，与 CSP 组相比，MP/HBOC 系统下的 VRAM 移植物显示出更低的脂肪酸 β 氧化。这意味着作为燃料来源的线粒体中的脂肪酸含量较低。这也支持了我们最初关于葡萄糖作为横纹肌主要能量来源的优先途径的发现。对嘌呤代谢（腺嘌呤成分）的进一步分析显示，与 CSP 组相比，MP 组的 ATP 产量更高。腺嘌呤家族在细胞呼吸和蛋白质合成中起着多种作用。MP 组 cAMP 水平较高，提示该组 ATP 生成量较高。在 RNA 合成中，AMP 被用作单体。CAMP 作为三磷酸腺苷的衍生物，在信号转导中起着重要的作用。2- 羟基戊二酸（↑ 4.8 倍，$P = 0.02$）、己二酸（↑ 5.55 倍，$P = 0.003$）和 2- 羟基己二酸酯（↑ 2.5 倍，$P = 0.003$）显著增加了组织中脂肪酸（FAs）的 Ω 氧化途径。β- 氧化的减少是因为移植的 SNMP/HBOC 中的酰基肉碱代谢物的水平显著增加：顺式 -4- 十一烯基肉碱（↑ 8 倍，$P = 0.04$），十二烷基肉碱（↑ 8.3 倍，$P = 0.02$），油酰肉碱（↑ 9.5 倍，$P = 0.01$），肉豆蔻酰肉碱（↑ 22 倍，$P = 0.006$）和己二酰肉碱（↑ 7 倍，$P < 0.001$）。4- 羟基丁酸酯显示 CSP 组 β 氧化途径终末产物水平显著高于 CSP 组（$P < 0.01$）。在组织学上，细胞膜保存了较好的完整性，并进一步证明了 SNMP/HBOC 组的磷脂水平显著升高：油酰胆碱（↑ 5 倍，$P < 0.01$）和胆碱（↑ 3 倍，$P = 0.01$）。此外，在 CSP 移植物中观察到了肌病的早期迹象，组织中丁酰肉碱的水平显著升高（$P = 0.04$），这一点得到了组织病理学分析的进一步证实（图 39-19，彩图 33）。

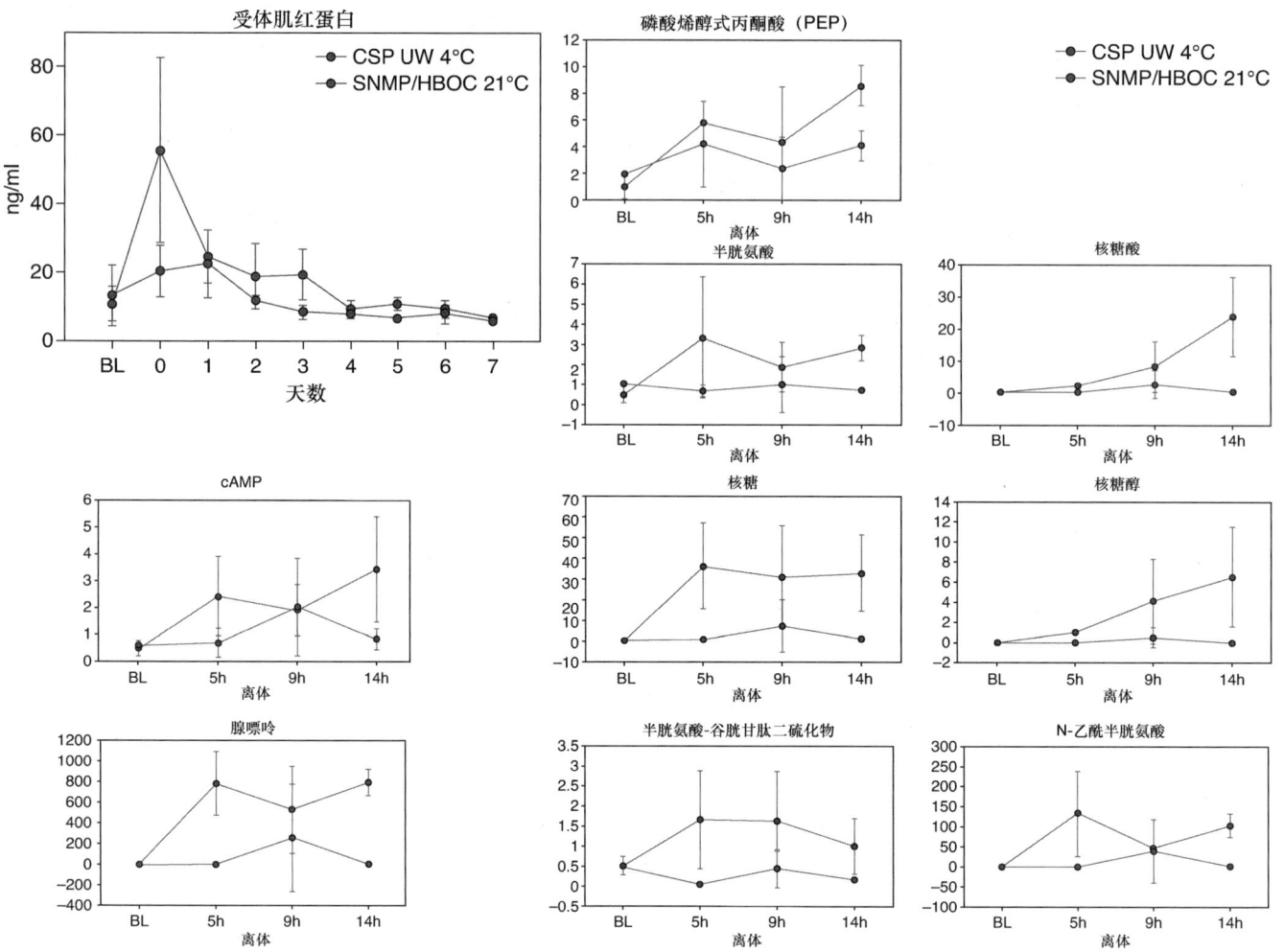

图 39-19 CSP 与 MP/HBOC 组 VCA 移植后受者血液中的每日（基线至 7 天）肌红蛋白水平（ng/ml），以及保存期间从 MP 系统灌注液中分离的代谢组学（基线至 14 h）

六、讨论

在临床前的大型动物模型（猪）中，这种延长的保存期似乎在 CSP 组中引起了显著的细胞氧化损伤。细胞因子途径（如 TNF-α 和 IL-1 上调）最初见于 CSP 组。组织学上，CSP 组广泛存在明显的中性粒细胞和巨噬细胞浸润，其中显著的肌肉坏死导致不可逆的肌纤维变性，继而在多核巨细胞聚集的周围出现弥漫性矿化（假性脓肿样病变）。随后使用 PCA、DyBN 和 DyNA 工具对炎症介质进行动态分析，能够更可靠地联系到最初的组织学分析所记录的两组之间的显著差异[46]。

与 CSP 相比，MP/HBOC 系统能有效保存同种异体 VRAM 移植物。在 CSP 组的前 4 h 内甲泼尼龙可明显减轻 IRI。HBOC 的有效体外氧合减少了移植后骨骼肌肌纤维的损害，并上调了再生代谢途径，促进了 IRI 的早期恢复。在 CSP 组中有类似的 TNF-α 的上调，这与我们之前保存 9 h 的同种异体肝移植中获得的数据相似。MP/HBOC 系统的有效体外氧合，避免了过度收缩的肌节（CB）的早期（数小时）形成和随后的肌纤维坏死（数天）、肌病性改变、水肿和出血（目前的标准治疗在 CSP 中广泛存在）。CSP 组的 IRI 表现为明显的高嗜酸性肌节变性，肌纤维不可逆性丧失，继之肉芽肿性恶变，伴有大的活化的巨噬细胞、上皮样巨噬细胞和多核巨细胞的渗出，导致肌块的终末矿化和完全丧失。在 MP/HBOC 组，核苷酸合成的代谢前体显著上调。

这些前体似乎与骨骼肌有效氧合引起的强烈再生反应有关，这在能量利用和 ROS 清除方面也有积极的影响。MP/HBOC 还促进了有效的体外氧合，并使骨骼肌在VCA保存过程中的代谢过程从β氧化转变为Ω氧化,与CSP诱导的长期低温缺氧相比。这可以解释CSP组的线粒体功能障碍。事实上,Ω-氧化与由这些实验诱导的应激条件下的平衡氧化还原状态和较少的氧化损伤有关。相反,CSP似乎增加了反应性骨骼肌β-氧化途径。当施加长期低温、缺氧和有限的葡萄糖供应时,这会导致氧化损伤和细胞膜的解体。与CSP组相比,MP/HBOC对早期移植物肌病具有保护作用。这些在肌肉和脂肪组织中观察到的复杂代谢特征被一系列组织学发现广泛证实,显示出与我们之前肝脏实验中广泛记录的有效体外氧合所发挥的相同保护作用。

第六节 最后结论

这些大型动物模型(猪)的临床前实验表明,HBOC溶液能够促进同种异体实体器官移植(肝脏)和复合组织(VCA)的有效体外氧合。两种预保存方案都是使用MP设备进行的,这些设备可以在较长时间内持续脉冲压力和氧合(例如,肝脏12 h,VCA 14 h)。

肝脏实验的主要目标是对一种新开发的HBOC(氧桥)做出特征描述。这些初步确证的数据表明,这种聚合物能够为肝组织提供有效的氧气,而不会引起血管收缩和过量的ROS,尽管在灌注过程中可以看到较高的PO_2水平(> 500 mmHg)。此外,对乳酸清除的即时影响以及在不需要额外缓冲液的情况下超时维持稳定的pH值的能力十分显著。体外氧桥允许利用广泛的温度范围,当长期使用标准红细胞成分时,这是不可想象的。

体外(MP/HBOC系统VCA灌注期间)和体内(VCA移植后)VCA试验阶段有很多发现。这是第一次将MP/HBOC系统与冷静态保存(CSP)作为目前临床应用的护理标准进行比较的VCA实验。组织学检查结果令人震惊,显示14 h保存方案后移植物明显的全层坏死。然而,值得关注的发现是,当用代谢组学和炎症标志物广泛地分析缺血-再灌注级联反应的所有双产物时,与MP/HBOC系统相同的保存时间在初始移植后的7天内显示出完全的同种异体移植能力。

参考文献

1. Bing R. The perfusion of whole organs in the lindbergh apparatus with fluids containing hemocyanin as respiratory pigment. Science. 1938;87(2268):554–5.
2. Knowlton FP, Starling EH. The influence of variations in temperature and blood-pressure on the performance of the isolated mammalian heart. J Physiol. 1912;44(3):206–19.
3. Bainbridge FA, Evans CL. The heart, lung, kidney preparation. J Physiol. 1914;48(4):278–86.
4. Carrel A. The culture of whole organs. J Exp Med. 1937;65(4):515–26.
5. Starzl TE, Brittain RS, Stonnington OG, Coppinger WR, Waddell WR. Renal transplantation in identical twins. Arch Surg. 1963;86:600–7.
6. Lillehei RC, Goott B, Miller FA. The physiological response of the small bowel of the dog to ischemia including prolonged in vitro preservation of the bowel with successful replacement and survival. Ann Surg. 1959;150:543–60.
7. Ackermann JR, Barnard CN. Successful storage of kidneys. Br J Surg. 1966;53(6):525–32.
8. Brettschneider L, Daloze PM, Huguet C, Porter KA, Groth CG, Kashiwagi N, et al. The use of combined preservation techniques for extended storage of orthotopic liver homografts. Surg Gynecol Obstet. 1968;126(2):263–74.
9. Belzer FO, Ashby BS, Dunphy JE. 24-hour and 72-hour preservation of canine kidneys. Lancet. 1967;2(7515):536–8.
10. Etiology of rising perfusion pressure in isolated organ perfusion. [Internet]. [cited 2021 Jul 19]. Available from: https://www.ncbi.nlm.nih.gov/pmc/articles/PMC1387342/.
11. Belzer FO, Southard JH. Principles of solid-organ preservation by cold storage. Transplantation. 1988;45(4):673–6.
12. Pienaar BH, Lindell SL, Van Gulik T, Southard JH, Belzer FO. Seventy-two-hour preservation of the canine liver by machine perfusion. Transplantation. 1990;49(2):258–60.
13. Dutkowski P, Schönfeld S, Odermatt B, Heinrich T, Junginger T. Rat liver preservation by hypothermic oscillating liver perfusion compared to simple cold storage. Cryobiology. 1998;36(1):61–70.
14. Dutkowski P, de Rougemont O, Clavien P-A. Rescue of the cold preserved rat liver by hypothermic oxygenated machine perfusion – PubMed. 2008;8(5):917–24.
15. Dutkowski P, Schlegel A, de Oliveira M, Müllhaupt B, Neff F, Clavien P-A. HOPE for human liver grafts obtained from donors after cardiac death. J Hepatol. 2014 Apr;60(4):765–72.
16. Neuhaus P, Blumhardt G. Extracorporeal liver perfusion: applications of an improved model for experimental studies of the liver. Int J Artif Organs. 1993;16(10):729–39.
17. Brockmann J, Reddy S, Coussios C, Pigott D, Guirriero D, Hughes D, et al. Normothermic perfusion: a new paradigm for organ preservation. Ann Surg. 2009;250(1):1–6.
18. Guarrera JV, Henry SD, Samstein B, Reznik E, Musat C, Lukose TI, et al. Hypothermic machine preservation facilitates successful transplantation of "orphan" extended criteria donor livers. Am J Transplant. 2015;15(1):161–9.
19. The 24-hour normothermic machine perfusion of discarded human liver grafts – PubMed [Internet]. [cited 2021 Jul 19]. Available from: https://pubmed.ncbi.nlm.nih.gov/27809409/.
20. Fontes P, Lopez R, van der Plaats A, Vodovotz Y, Minervini M, Scott V, et al. Liver preservation with machine perfusion and a newly developed cell-free oxygen carrier solution under subnormothermic conditions. Am J Transplant. 2015;15(2):381–94.
21. Karangwa SA, Dutkowski P, Fontes P, Friend PJ, Guarrera JV, Markmann JF, et al. Machine perfusion of donor livers for transplantation: a proposal for standardized nomenclature and reporting guidelines. Am J Transplant. 2016;16(10):2932–42.

22. Curtis E, Hsu LL, Noguchi AC, Geary L, Shiva S. Oxygen regulates tissue nitrite metabolism. Antioxid Redox Signal. 2012;17(7):951–61.
23. MacArthur PH, Shiva S, Gladwin MT. Measurement of circulating nitrite and S-nitrosothiols by reductive chemiluminescence. J Chromatogr B Analyt Technol Biomed Life Sci. 2007;851(1–2):93–105.
24. Pelletier MM, Kleinbongard P, Ringwood L, Hito R, Hunter CJ, Schechter AN, et al. The measurement of blood and plasma nitrite by chemiluminescence: pitfalls and solutions. Free Radic Biol Med. 2006;41(4):541–8.
25. Dutkowski P, de Rougemont O, Clavien P-A. Machine perfusion for "marginal" liver grafts. Am J Transplant. 2008;8(5):917–24.
26. Kim JS, He L, Qian T, Lemasters JJ. Role of the mitochondrial permeability transition in apoptotic and necrotic death after ischemia/reperfusion injury to hepatocytes. Curr Mol Med. 2003;3(6):527–35.
27. Petruzzo P, Dubernard JM. The international registry on hand and composite tissue allotransplantation. Clin Transpl. 2011:247–53.
28. Diaz-Siso JR, Bueno EM, Sisk GC, Marty FM, Pomahac B, Tullius SG. Vascularized composite tissue allotransplantation--state of the art. Clin Transpl. 2013;27(3):330–7.
29. Wall SP, Plunkett C, Caplan A. A potential solution to the shortage of solid organs for transplantation. JAMA. 2015;313(23):2321.
30. Cendales LC, Rahmel A, Pruett TL. Allocation of vascularized composite allografts: what is it? Transplantation. 2012;93(11):1086–7.
31. Chung KC, Oda T, Saddawi-Konefka D, Shauver MJ. An economic analysis of hand transplantation in the United States. Plast Reconstr Surg. 2010;125(2):589–98.
32. Jensen SE, Butt Z, Bill A, Baker T, Abecassis MM, Heinemann AW, et al. Quality of life considerations in upper limb transplantation: review and future directions. J Hand Surg Am. 2012;37(10):2126–35.
33. Blaisdell FW. The pathophysiology of skeletal muscle ischemia and the reperfusion syndrome: a review. Cardiovasc Surg. 2002;10(6):620–30.
34. Castillero E, Akashi H, Wang C, Najjar M, Ji R, Kennel PJ, et al. Cardiac myostatin upregulation occurs immediately after myocardial ischemia and is involved in skeletal muscle activation of atrophy. Biochem Biophys Res Commun. 2015;457(1):106–11.
35. Whitaker IS, Duggan EM, Alloway RR, Brown C, McGuire S, Woodle ES, et al. Composite tissue allotransplantation: a review of relevant immunological issues for plastic surgeons. J Plast Reconstr Aesthet Surg. 2008;61(5):481–92.
36. Lanzetta M, Petruzzo P, Vitale G, Lucchina S, Owen ER, Dubernard JM, et al. Human hand transplantation: what have we learned? Transplant Proc. 2004;36(3):664–8.
37. Carden DL, Granger DN. Pathophysiology of ischaemia-reperfusion injury. J Pathol. 2000;190(3):255–66.
38. Sadowsky D, Zamora R, Barclay D, Yin J, Fontes P, Vodovotz Y. Machine perfusion of porcine livers with oxygen-carrying solution results in reprogramming of dynamic inflammation networks. Front Pharmacol. 2016;7:413.
39. Metabolomics: from small molecules to big ideas | Nature Methods [Internet]. [cited 2021 Aug 16]. Available from: https://www.nature.com/articles/nmeth0211-117.
40. Jonsson P, Bruce SJ, Moritz T, Trygg J, Sjöström M, Plumb R, et al. Extraction, interpretation and validation of information for comparing samples in metabolic LC/MS data sets. Analyst. 2005;130(5):701–7.
41. Sadowsky D, Nieman G, Barclay D, Mi Q, Zamora R, Constantine G, et al. Impact of chemically-modified tetracycline 3 on intertwined physiological, biochemical, and inflammatory networks in porcine sepsis/ARDS. Int J Burns Trauma. 2015;5(1):22–35.
42. Vodovotz Y, An G. Systems biology and inflammation. Methods Mol Biol. 2010;662:181–201.
43. Dragu A, Birkholz T, Kleinmann JA, Schnürer S, Münch F, Cesnjevar R, et al. Extracorporeal perfusion of free muscle flaps in a porcine model using a miniaturized perfusion system. Arch Orthop Trauma Surg. 2011;131(6):849–55.
44. Müller S, Constantinescu MA, Kiermeir DM, Gajanayake T, Bongoni AK, Vollbach FH, et al. Ischemia/reperfusion injury of porcine limbs after extracorporeal perfusion. J Surg Res 2013;181(1):170–182.
45. Kamat P, Juon B, Jossen B, Gajanayake T, Rieben R, Vögelin E. Assessment of endothelium and inflammatory response at the onset of reperfusion injury in hand surgery. J Inflamm. 2012;9(1):18.
46. Almahmoud K, Abboud A, Namas RA, Zamora R, Sperry J, Peitzman AB, et al. Computational evidence for an early, amplified systemic inflammation program in polytrauma patients with severe extremity injuries. PLoS One. 2019;14(6):e0217577.

失血性休克：氧气治疗在战（创）伤救治中的作用

40

Sarayu Subramanian, Martin A. Schreiber

刘 燕 李加欣 译，李 洪 审校

第一节 引言

创伤是 1～45 岁年龄组的主要死亡原因，也是全球所有年龄组的第四大死亡原因。失血和创伤性脑损伤（TBI）是造成失血性创伤死亡的主要原因，在美国每年有 6 万人死于这种疾病，全世界则有 150 万人[1]。失血导致的死亡发生在受伤后早期，50% 的死亡发生在入院前或住院后的前 6 h。这在很大程度上是可以预防的，复苏实践在实现出血控制方面发挥着重要作用。

许多因素导致的出血和创伤性凝血病（trauma-induced coagulopathy，TIC）是凝血级联反应的整体障碍。25% 的重伤患者会出现凝血功能障碍，其死亡率为 35%～40%[2]。TIC 由一种被称为急性创伤性凝血病（acute traumatic coagulopathy，ATC）的内源性疾病引发，并通过"致命三联征"进一步恶化（图 40-1）。通过调整复苏方法以达到止血的目的，打破凝血功能障碍的恶性循环至关重要。

第二节 创伤性凝血病的病理生理学

ATC 在创伤后几分钟内即可出现，与复苏实践无关[3]。大约三分之一的重伤患者会发生 ATC，与输血需求增加和死亡率增加四倍有关[3-4]。严重的组织损伤、组织灌注不足和内皮破坏导致凝血酶-血栓调节蛋白复合物生成增加，从而激活蛋白 C[3,5]。活化蛋白 C（activated protein C，APC）通过：①抑制凝血因子Ⅴ和Ⅷ；②抑制纤溶酶原激活剂抑制剂（plasminogen activator inhibitor，PAI）产生抗凝作用。蛋白 C 的活化与存活率降低、输血需求增加和重症监护住院时间相关[3,6]。在小鼠模型中选择性抑制

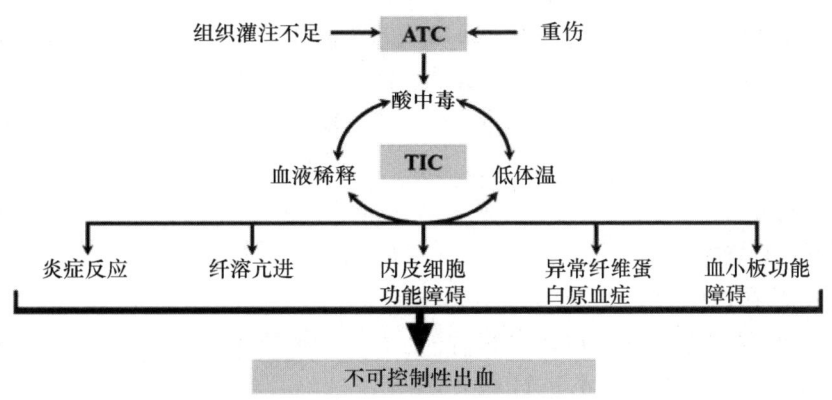

图 40-1 创伤性凝血病的病理生理学

蛋白C已被证明可预防早期凝血功能障碍[7]。

通过血栓弹力图（5 min时凝块振幅＜35 mm）测量发现，ATC会导致血凝块生成和血凝块强度的功能下降，而在使用常规凝血测定法时观察不到此种变化[5]。据报道，在创伤早期，凝血酶生成增加，凝血酶浓度达到峰值[8-9]，这可能解释了预先提供的凝血参数。

不理想的复苏实践会加剧低体温、酸中毒和血液稀释，这三种致命因素会进一步加重凝血功能障碍。重度低温（＜32℃）可显著降低血小板活性，降低凝血因子和纤维蛋白原。休克时的代谢性酸中毒是由于无氧代谢和乳酸生成，晶体复苏会使其恶化，且凝血因子在酸中毒环境中活性降低，入院时乳酸水平与死亡率增加相关[10]。此外，无氧代谢产热较少，导致低体温。血液稀释通过降低细胞因子和凝血因子的浓度而加重凝血功能障碍。虽然晶体便宜且使用广泛，但其含有高浓度的氯化物，可导致高氯性代谢性酸中毒。

ATC和TIC的成分扰乱了止血机制，导致继发于以下几种情况的不可控制性出血：①内皮细胞功能障碍；②纤维蛋白溶解（简称纤溶）亢进和异常纤维蛋白原血症；③血小板功能障碍；④炎症反应。

由于组织创伤、灌注不足、炎症和儿茶酚胺激增，创伤性出血和休克会破坏糖萼（glycocalyx）。由于组织型纤溶酶原激活剂（tissue plasminogen activator, tPA）的产生，内皮糖萼破坏导致硫酸乙酰肝素释放、APC活化和纤溶。肾上腺素和血管加压素可进一步增加tPA的释放[11]。

纤维蛋白原是创伤中最早下降的凝血成分，早期补充纤维蛋白原可改善预后。尽管纤维蛋白原耗竭的确切机制尚不清楚，但目前认为其根本原因是纤维蛋白原的生成减少和纤溶系统亢进。低体温和酸中毒会降低纤维蛋白原的生成，血液稀释会进一步加剧这种情况。凝血酶-血栓调节蛋白复合物激活蛋白C，抑制了纤维蛋白生成过程中凝血酶的促凝血特性。此外，凝血酶激活纤溶抑制剂（thrombin activatable fibrinolysis inhibitor, TAFI）[12]的生成减少，将逐步动态转变为低凝状态。

继发于不包括血小板在内的复苏实践的血小板功能障碍和稀释性血小板减少症，可导致血小板异常。据报道，虽然86%的创伤患者血小板计数正常，但仍存在血小板功能障碍，其与院内死亡率和24 h死亡率增加相关[13]。Wolhauer等[13]将"血小板耗竭综合征（exhausted platelet syndrome, EPS）"描述为由于内皮细胞广泛释放ADP而导致的初始血小板过度激活的现象，在此之后血小板会变得无反应。ADP途径受损和血小板裂解释放的蛋白质增加了对tPA的敏感性，增强了纤溶。

创伤也会导致炎症级联反应的激活。在损伤和组织损伤的早期阶段，激活的免疫细胞会释放内源性触发因素，例如损伤相关分子模式（damage-associated molecular patterns, DAMPs）或警报素（alarmins）。DAMPs激活补体和炎症细胞，导致全身炎症反应综合征（SIRS）。这种非特异性激活会耗尽身体的免疫反应，从而通过病原体相关分子模式（pathogen-associated molecular patterns, PAMPs）增加对感染的易感性。活化的血小板对血凝块的形成至关重要，也会触发炎症细胞因子的释放。相反，APC具有抗炎和细胞保护作用，其过度激活和消耗会导致这种保护作用的丧失。体外研究表明，APC在维持肺毛细血管内皮屏障功能的细胞保护作用和增加肺炎发病率方面与APC水平降低有关[14-15]。

第三节　创伤中的复苏实践

一、损伤控制性复苏

损伤控制性复苏（Damage Control Resuscitation, DCR）发展成为损伤控制手术的延伸，并成为治疗四肢出血创伤患者的一种战略方法。DCR的核心理念是纠正凝血功能障碍、止血和恢复组织灌注以限制患者缺氧[16]。DCR源于军事经验，现在也是平民复苏实践的护理标准。DCR全面解决了致命三联征的所有组成部分，在急诊室对患者进行快速初步评估后启动，并在手术室和ICU继续进行。

DCR的组成部分包括：①低血压复苏以减轻再出血；②适当的止血复苏；③早期识别大量输血需求；④预防酸中毒和低体温；⑤经验使用止血辅助剂以限制失血；⑥立即止血。

二、允许性低血压

早期和积极的输液以恢复循环容量一直是严重

创伤和休克传统复苏的基础。允许性低血压是对严重损伤患者的一种限制性治疗方法，在活动性出血得到控制之前，需要进行最低限度的复苏以维持组织灌注。这种方法降低了血管内容积和平均动脉压，保持了局部血管收缩，降低了血凝块脱落和低体温的风险，避免了血液稀释，从而降低了活动性出血和再出血的风险[17]。然而，允许性低血压存在组织灌注不足的风险，这在TBI或脊髓损伤患者中并不适用。

过量输注含盐液体与酸中毒、凝血功能障碍、心脏功能障碍、腹腔间隔室综合征（abdominal compartment syndrome）、炎症、ARDS、MODS和死亡率增加有关[18]。Balogh等[19]发现即使在没有腹部损伤的情况下，过度复苏也与腹腔间隔室综合征的发生相关。在一项具有里程碑意义的研究中，Bickell等[20]报道对穿透性躯干创伤患者延迟液体复苏直到出血得到控制，会提高其生存率。一项后续的前瞻性试验表明，在一项联合队列中，这种液体复苏也为钝性和穿透性创伤者提供生存益处。

Schreiber等[18]证明了在院前和医院环境中对低血压创伤患者进行控制性复苏的安全性和可行性；此外，控制性复苏与早期输血、减少晶体液输注量和降低钝性创伤患者24 h死亡率相关。最近的一项荟萃分析将允许性低血压与改善住院和30天死亡率、减少失血量和减少血制品需求量（合并OR 0.7，95% CI 0.53～0.92）联系起来[21]。

三、适当的止血复苏

复苏的目的是通过输注与全血的功能非常相似的血制品恢复止血，同时限制晶体液以避免血液稀释。液体给药的优先顺序应为：①全血；②1∶1∶1成分比例（血浆∶红细胞∶血小板）；③血浆∶红细胞1∶1；④含或不含红细胞的血浆；⑤单独红细胞。

四、全血

全血（whole blood，WB）输注是一种平衡的复苏方法，可以恢复血液中细胞和凝血成分的生理比例。全血的使用具有以下优点：①输注新鲜的红细胞；②纠正凝血障碍，因为其包含血液所有组分；③简化复苏流程；④减少防腐剂的使用[22-24]。

第二次世界大战期间，随着血液成分分离技术和血库的出现，输血实践逐渐发生演变，复苏实践从全血转向了在越南战争中进一步发展的成分血[25]。将血液分离制备成多种血制品可实现安全、有针对性的复苏，并有效利用血液资源。然而，成分血液复苏有血液稀释的风险。例如，将捐献的500 ml血液去除白细胞需要添加180 ml的添加剂。此外，由于多种成分血液的混合以及抗凝剂和添加剂的使用引起的血液稀释，将导致：①血浆凝血因子下降至约60%，血细胞比容下降至30%以下；②血小板稀释至80×10^9/L，仅有三分之二的血小板有生理活性；③红细胞损失15 ml[26]。因此，在大量输血（massive transfusion，MT）的情况下进行成分血液复苏可能会加重凝血功能障碍。

全血在作战场景中使用的通常为新鲜全血（FWB）或在储存1～6℃中的液体冷藏全血进行给药。特定血型的FWB可在22℃下储存8 h，在1～6℃下储存48 h。血液成分特别是血小板的储存和复苏在配送方面存在部分限制，这使得在军事部署中使用FWB。在这些作战环境中现场采集的全血是从特定的供体人群中获得，并经过对85%输血传播疾病敏感的快速检测。此外，这些血液的血样品也会被送去进行正式测试。由于和受体ABO血型相同的供体数量有限，获得特定血型的FWB具有一定挑战性。O型FWB被证明作为通用供体是安全的[22]。最近的研究表明，FWB的使用可降低军事环境下的死亡率[27-28]。美国军方指南建议，当没有条件进行成分输血时，FWB适用于需要MT的患者。Nessen等[27]报告了与单独输注成分血相比，输注成分血（如RBCs和FFP）同时输注FWB使受血者更为安全、有效和生存，即使是在有MT需求的作战场景中也是如此。

由于FWB可能会引起输血相关疾病的传染而不被批准使用，在民用环境下多使用低滴度抗A和抗B的冷藏WB。尽管没有公认的指南来定义低滴度，但IgM＜200是大多数机构常用的临界值。在低滴度O型全血（low-titer group O whole blood，LTOWB）加入最小量的CPD/CP2D溶液可保存21天，加入CPDA-1溶液可将保质期延长至35天。此外，在其保质期内未使用的LTOWB可以被分离制备成pRBCs，从而避免血液浪费。目前的美国血库协会（AABB）指南只要求供体和受体的红细胞

ABO血型相同，这让在院前阶段和初级医院对ABO血型具体情况不清的患者进行LTOWB复苏成为可能。

在平民创伤中使用WB的研究数据有限，且大多数是将联合使用WB和成分血与单独使用成分血进行比较的回顾性研究。民用环境下的回顾性研究发现有证据显示血制品的使用有所减少，表明WB输注是安全的。匹兹堡大学和得克萨斯大学健康中心（University of Pittsburgh and the University of Texas Health Center）的前瞻性研究表明，LTOWB在小剂量（<6单位）使用时，血浆/红细胞比率有所改善，但除少数颅脑损伤患者外，无存活益处[29-31]。来自匹兹堡大学的Seheul等[32]后续试验比较了LTOWB和传统成分输血疗法，结果显示这两者在结果或输血需求方面没有显著差异，但LTOWB组的乳酸水平恢复正常的时间较短。此外，Malkin等[33]最近回顾性研究的系统综述中，发现全血是安全的，但没有存活益处且输血需求也没有减少。来自圣路易斯巴恩斯医院（Barnes in St. Louis）的Shea等[34]的研究表明，与单独接受成分血的患者相比，联合使用LTOWB和成分血的患者的血制品利用率降低，存活率提高。

Gallaher等[35]认为，在大量输血的情况下，与单独使用成分输血治疗相比，联合使用LTOWB和成分输血治疗安全可行，且两者24 h和30天死亡率没有差异；此外，该研究表明，LTOWB输血也更接近红细胞：血小板：血浆的1:1:1比例，并且该比例与实用性、随机性最佳血小板和血浆比例（the pragmatic, randomized optimal platelet and plasma ratios，PROPPR）试验中止血效果的改善和因失血死亡的减少有关。此外，美国最近的一份病例报告显示，联合使用全血（38单位）和成分血进行MT是安全的[36]。

全血通常会减少白细胞数目，以降低病原体传播、输血反应和白细胞引起的HLA同种异体免疫的风险。最初过滤白细胞时也会将血小板滤出，这通过后来使用的保留血小板的过滤器得到了改善。有研究表明，使用保留血小板的过滤器在白细胞减少的同时仍会导致早期血小板计数和功能的降低[37-38]，但这种影响并不持久，也没有明确的临床意义。此外，白细胞数目减少对血小板计数和功能的影响在冷藏全血中会减弱，在4℃下保存时可观察到血小板功能有所改善[39-41]。

即使使用LTOWB进行全血输注，也会引起育龄妇女对Rh免疫的担忧，这可以通过使用Rh阴性的LTOWB来解决，尽管这种资源很稀缺。针对上述失血患者，即使WB为Rh阳性，LTOWB在失血治疗过程中的益处也超过了未来发生同种异体免疫的低风险（0.3%）。

五、血制品成分比例

尽管高成分比血制品与全血的功能特性非常相似，但各一级创伤中心的输血实践存在很大差异。前瞻性、观察性、多中心重大创伤输血（the prospective, observational, multi-center major trauma transfusion，PROMMTT）研究证明了创伤患者的成分复苏具有时变性。1:1或1:2（血浆：RBC或血小板：RBC）是最常见的输血成分比例，但仅有72%的患者接受了血小板输注，因失血性死亡的中位时间为3 h[42]。高成分比血制品的使用可降低患者前6 h内的早期住院死亡率，此后这种保护作用逐渐减弱。这一现象可以通过创伤事件的动态过程来解释，非出血性并发症在入院24 h后的死亡率中起着更大的作用。多站点3期PROPPR试验比较了早期1:1:1（$n=338$）和1:1:2（$n=342$）成分血复苏对预测需要MT（24 h内>10单位RBCs）的严重出血风险患者的安全性和有效性，发现1:1:1组在伤后24 h和30天内因失血导致的死亡率显著降低，且患者止血的比例更高。两组之间的24 h死亡率、30天死亡率或安全性无明显差异。

六、血浆

已经证明，即使在没有pRBCs输血的情况下，血浆复苏也能提高存活率并逆转创伤中的凝血功能障碍[43-44]。血浆在创伤中的益处不仅限于补充凝血因子，血浆也有助于血容量扩充，提供纤维蛋白原（2 g/L或0.6 g/300 ml），并可作为缓冲液改善酸中毒[45]。此外，血浆可以通过调节创伤的内皮病变来稳定全身血管结构，血浆还可以通过修复糖萼和紧密连接[46]来减少炎症、水肿和血管通透性。已有研究证实，血浆可以减少动物模型中的炎症，并通过调节凝血酶的产生降低高凝的风险[47-49]。

在美国，血浆主要是用作新鲜冰冻血浆（FFP），并在-20℃下冰冻保存。FFP来源于全血或添加了柠檬酸钠抗凝的单采血浆，且须在 8 h 内冰冻。AB 型血浆是通用供体，但只有 4% 的献血者是 AB 型，故患者也可以使用 A 型或其他特定类型血浆。FFP 的保质期为 365 天，在输血前需解冻。血浆解冻大约需要 20～30 min，解冻后的血浆可以在 1～6℃下储存 5 天。最近的院前直升机急救血浆（the Prehospital Air Medical Plasma，PAMPer）临床试验表明，与标准复苏相比，院前使用解冻血浆显著提高了 30 天死亡率（23.2% vs. 33%，差异 −9.8%，$P = 0.03$）[50]。创伤后大出血控制（the Control of Major Bleeding After Trauma，COMBAT）临床试验发现早期血浆复苏无存活益处，但转运时间很短[51]。创伤患者的输血需求往往不可预测，在解冻足够的血浆以避免复苏延迟和避免资源浪费之间找到平衡是一项挑战。储存在 4℃的解冻血浆具有可立即用于紧急情况的优点[46, 52]。

血浆与输血相关性肺损伤（TRALI）、ARDS、低钙血症、血源性疾病传播的风险，以及可能与在心/肾或肝衰竭中应该限制的液体超负荷相关。FP24 是献血后 8～24 h 内储存的血浆，其凝血因子水平与 FFP 相当[53]。距离献血的时间越长，就有足够的时间来检测 HLA 抗原，从而降低 TRALI 的风险[54]。大多数血库只使用男性血浆，以降低 TRALI 的风险。

液体血浆（liquid plasma，LQP）是一种从未冷冻过的血浆的替代形式，可在 2～6℃下储存长达 26 天。LQP 具有以下优点：①易于获得；②与 FFP 比较，具有更高质量的凝血因子，并且在整个储存过程中具有持续的止血效益[55]。

七、大量输血方案

据报道，3% 的平民创伤患者和 8% 的军人受伤患者需要大量输血（MT）。这类患者的死亡率为 40%～60%，占创伤中心总输血量的 70%[56]。MT 需要与创伤服务、急救部门、血库、麻醉和手术室等多学科团队协调并迅速交付的大量血制品。大量输血方案（MTP）的发展有利于改善患者的结局、降低死亡率和有效利用血资源。在等待实验参数且不能停止复苏的情况下，MTP 能指导我们对严重出血患者进行经验性治疗。

MT 的定义在不断演变，目前被广泛接受的定义是在 24 h 内输血超过 10 单位的 pRBCs。24 h 时限的历史定义在处理持续出血的患者时通常是无效的，复苏的强度通常也没有考虑在内。此外，危重患者在满足输血标准之前就可能因失血过多而死亡。这些不足可以通过危急输血阈值（critical administration threshold，CAT）来解决，该阈值将大量输血定义为在 60 min 时间内接受至少 3 单位血液[57]。

现代 MTP 方案采用平衡成分血复苏的方法制定。失血导致的死亡通常发生在前 6 h 内，但大多数机构需要更长的生存时间来实现更高的成分血比例。早期预测 MT 虽然具有挑战性，但其对于患者结局至关重要。血液消耗量评估（assessment of blood consumption，ABC）评分是一种被广泛接受的评分系统，有助于快速、轻松地识别创伤病房中的此类患者。它基于四个同等权重的参数：①脉搏 > 120/min；②收缩压 < 90 mmHg；③创伤超声重点评估（focus assessment with sonography in trauma，FAST）阳性和④穿透性躯干创伤，其评分 ≥ 2 可作为启动 MTP 的依据，如阳性预测值（PPV）50%～55%，阴性预测值（NPV）95%。

MTP 启动需要预先计划，以预先确定的血液成分比例和顺序快速交付预先设定的血液成分，直到患者出血速度减慢，然后根据实验室参数指导复苏。中心的 MTP 应该是一份书面的、简洁明了的，且易于访问的文件，包括初始培训和后续演练，以保持其效能。Cotton 等[30]表明，预先设定血液成分比例的早期 MTP 方案启动是存活和减少血制品浪费的独立预测因素。

一旦 MTP 被启动，血库就会以 1:1 的比例输送血浆和红细胞。每 6 个红细胞和血浆单位需要一个血小板单采单位，以保持 1:1:1 的比例。当受体血型未知时，除需要 Rh^- 血液的育龄女性外，所有患者均可输注 O 型 Rh^+ 红细胞，AB 型或 A 型血浆，直到特定血型血制品保障供应。根据出血患者的止血要求，进一步准备 6:6:1 成分血制品。对于受伤后 3 h 内发现的活动性出血患者，单次给予 2 g 氨甲环酸（TXA）。图 40-2 描述了俄勒冈健康与科学大学（Oregon Health & Science University，OHSU）的典型 MTP 实施流程。

对实验室参数进行基线和连续监测以评估凝血功能（INR、APTT、纤维蛋白原、CBC）、动脉血气、离子钙水平和床旁检验（point-of care testing，ROTEM/TEG）十分必要。在 MTP 开始时和其后每 30～60 min 进行一次 TEG 检测，以防出现需要使

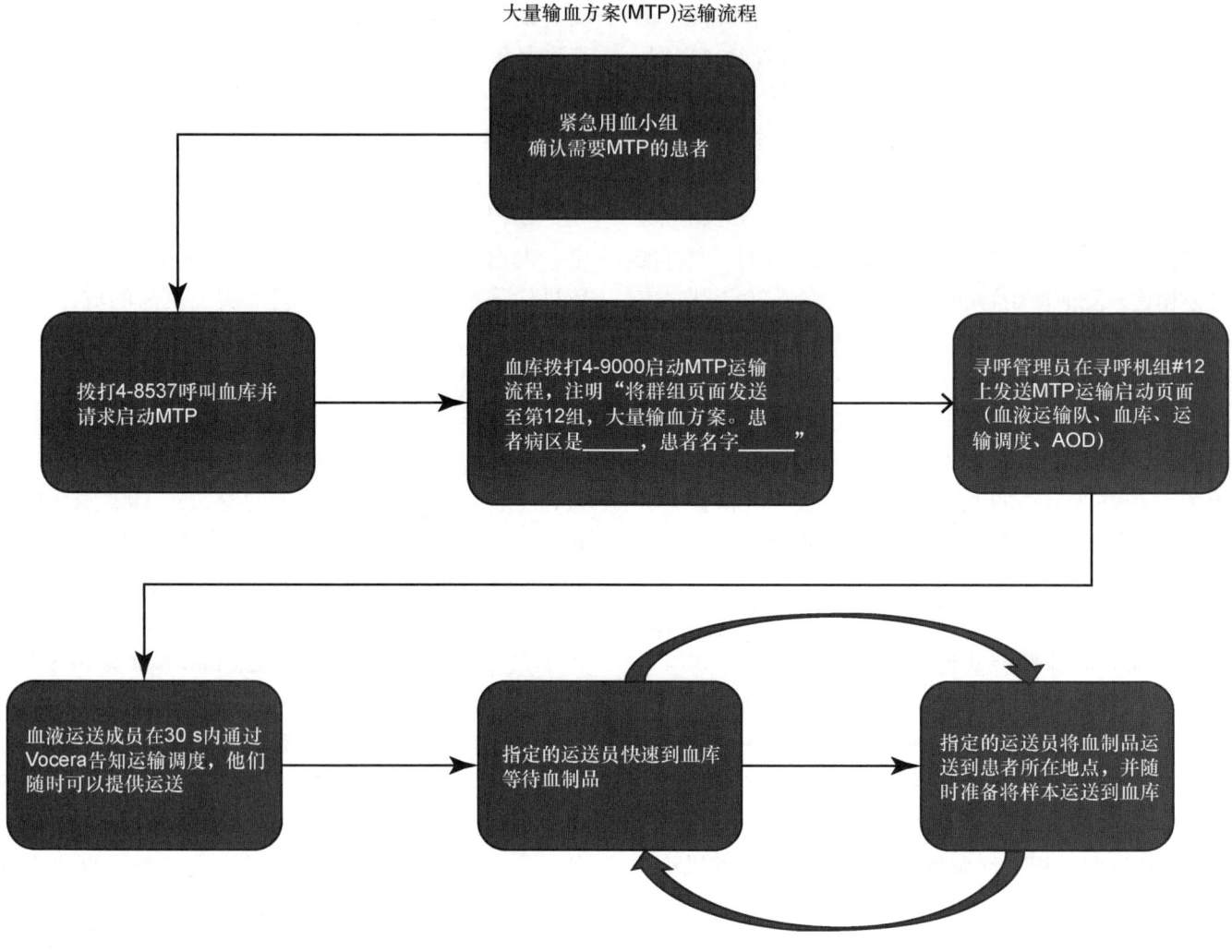

图 40-2　俄勒冈州健康与科学大学的大量输血方案

用其他附加血制品来实现正常凝血的情况。

MT 带来了一些与大量血制品的储存和输血相关的风险。由于柠檬酸盐螯合钙离子引发的低钙血症随着失血性休克、血制品快速复苏和肝脏清除率降低而加重。常用的解决办法是在给予 4 个单位的血制品后给予葡萄糖酸钙，并在 MTP 期间每 30 ～ 60 min 监测一次游离钙水平。其他风险包括高钾血症、酸中毒、输血相关性心脏超负荷（TACO）和 TRALI。

第四节　创伤性出血复苏辅助措施

一、氨甲环酸

氨甲环酸（TXA）是一种抗纤溶剂，长期以来一直用于减少择期手术围手术期的失血，并用于短期预防血友病患者出血。TXA 抑制纤溶酶原转变成纤溶酶的激酶依赖性激活，从而防止纤溶。在 TBI 中，TXA 的激酶阻断作用已被证明可以通过减弱糖萼的裂解来维持血管内皮的完整性，从而进一步减轻凝血功能障碍[58]。

Henry 等[59] 在 Cochrane 数据库中对 20 781 例择期手术患者的回顾表明，使用 TXA 可减少失血量和输血需求（RR 0.61，95% CI 0.54 ～ 0.70），但不影响其死亡率、血栓栓塞或心血管事件的发生。抗纤溶剂治疗严重出血临床随机对照研究 2（clinical randomization of an anti-fibrinolytic in significant Hemorrhage 2，CRASH-2）试验评估了 TXA 在 40 个国家 274 家医院的 20 211 名成人低血压创伤患者中的作用，结果显示在 10 min 内一次性输注 1 g TXA，然后在 8 h 内再输注 1 g TXA，与降低全因死亡率（16% vs. 14.5%，RR 0.91，95% CI 0.85 ～ 0.97，

$P=0.0035$)和因失血死亡的风险（RR 0.85，95% CI 0.76～0.96，$P=0.0077$）相关[60]。

对 CRASH-2 试验的事后分析表明，早期 TXA 在 1 h 之内使用显著降低了 2.4% 的出血导致的死亡风险；在 3 h 之内使用，显著降低了 1.6% 的出血导致的死亡风险。相比之下，延迟给药可增加因失血而死亡的风险，这可能是由于后期纤溶酶原激活物抑制剂 -1（PAI-1）水平升高所致。

二、Kcentra

Kcentra 即四因子凝血酶原复物合浓缩物（four-factor prothrombin complex concentrate，PCC）的商品名，包含有维生素 K 依赖性凝血因子（Ⅱ、Ⅶ、Ⅸ、Ⅹ）、蛋白质 C、蛋白质 S、抗凝血酶Ⅲ、肝素、蛋白质 Z 和其他功能尚未完全了解的未列出的蛋白质。与 FFP 相比，PCC 具有更高浓度的凝血因子，并且不需要解冻。现在越来越多地单独使用 PCC 或与 FFP 联合用于创伤治疗。

PCC 是一种容易获得的冻干粉末，溶解后可以小剂量快速静脉输注。因此，作为血液产品的辅助药物，PCC 在边远的农村、院前救治中使用。PCC 最初用于治疗血友病，目前已可应用于 FDA 批准的两个适应证：①逆转华法林诱导的出血；②需实施重大手术或正在使用华法林药物的侵入性手术患者。

PCC 与 FFP 和纤维蛋白原联合使用已被证明对创伤治疗的有益作用[61-62]。对美国外科医师学会（American College of Surgeons，ACS）创伤质量改善方案（Trauma Quality Improvement Program，TQIP）大型数据集（FFP $n=243$，FFP + PCC = 243）的倾向分析显示，PCC 联合 FFP 使用可以显著降低入院后 4 h 和 24 h 住院死亡率，及血浆和 pRBCs 需求量。此外，FFP 使用量的减少也有助于降低并发 AKI 和 ARDS 风险。Kuckelman 等[62] 在猪出血性休克模型中，结果显示 PCC 与 FFP 同时使用可有效缩短凝血时间、改善凝血功能和减轻乳酸性酸中毒；而 Jehan 等[61] 结果也显示，PCC 与 FFP 同时用于严重出血患者时，pRBCs 和 FFP 的需求量明显减少，INR 的纠正也更早。

在小鼠模型中，有研究证明 PCC 对创伤性内皮病变具有与 FFP 相似的保护作用[63]。在一项后续的大鼠模型研究中，未能证实 PCC 对肺血管系统有明显的保护作用，尽管休克大鼠的凝血趋势轻度增加，这表明 PCC 在 EOT 和凝血障碍中可能具有独立的作用[64]。

PCC 因其有浓度较高的凝血因子，理论上会有血栓栓塞并发症的风险。研究表明，由于 PCC 的血栓栓塞风险结论的不同，因此 PCC 用于创伤患者需加强风险评估和谨慎使用。

三、冷沉淀

冷沉淀（cryoprecipitate，CP）是目前治疗纤维蛋白原异常的创伤出血患者补充纤维蛋白原的标准方法[65]。CP 由因子Ⅷ、vWF、纤维蛋白原、纤维连接蛋白、血小板微粒和其他可降低纤溶的血浆蛋白组成[66]。CP 来源于 WB 或通过血浆分离术得来，FFP 在 1～6℃下解冻，1 h 后取其沉淀物，再次冷冻至 −18℃储存。由于其输入的血浆容积很小，不需要交叉配型，其保质期为 12 个月。每个单位 CP 含有至少 80 IU 的Ⅷ因子和 150 mg 的纤维蛋白原，其中每单位 CP 纤维蛋白原的含量变化很大（7～30 g/L）。然而，当它用于低纤维蛋白血症时，与 FFP 相比，它的允许治疗剂量更小（100 ml CP 相当于 1000 ml 的 FFP）[67]，但 CP 在使用前需要解冻时间，常会引起治疗时间上的迟后，而且一旦解冻后，需在 4～6 h 内输完，如果不需要输了，可能导致 CP 的浪费。

CP 在出血创伤复苏患者中的应用相对少见，并且在创伤中心中患者病情有所不同；况且，有关其用作输血辅助治疗的数据又相对很少[68]。因此，CP 更常见于 MTP 晚期和出现低纤维蛋白原血症（纤维蛋白原水平 < 1 g/L）后使用。在最近的一项研究中，结果证实 CP 可减轻体内和体外创伤性内皮病变，类似于 FFP 的作用[69]。ACS-TQIP 数据库回顾性分析显示 CP 作为 pRBCs 辅助治疗用于需要 MT 的严重创伤患者，可明显降低患者的 24 h 死亡率（24% vs. 31%，$P < 0.01$，OR 0.78）和住院总死亡率（42% vs. 49%，$P < 0.01$，OR 0.79），且并不增加住院并发症的发生率[70]。CRYOSTAT-1 临床试验证明了在入院 90 min 内（中位时间 60 min）供送 CP 的可行性，CP 的早期输注可维持纤维蛋白原水平 1.8 g/L 以上[71]。目前正在进行的 CRYOSTAT-2 临床试验（ISRCTN 14998314）旨在评估以 CP 形式早期提升纤维蛋白原水平与降低 MT 患者死亡率相关性方面的作用。

四、纤维蛋白原浓缩液

已证实极低浓度的纤维蛋白原与严重创伤患者大出血风险增加、输血需求增加、凝血功能受损和不良临床结果密切相关[72-75]。目前的欧洲指南建议严重出血和血栓弹力图检测结果提示有功能性纤维蛋白原缺陷的患者至少维持纤维蛋白原于 1.5～2 g/L 水平[76],但有关纤维蛋白原输注的最佳时间、方法和剂量仍然存在争议。近十年来,人们对严重出血患者补充纤维蛋白原越来越感兴趣[77],通常采用以下三种血液制品来实现:①新鲜冰冻血浆(FFP);②冷沉淀(CP);③纤维蛋白原浓缩物(fibrinogen concentrate,FC)。FC 来源于人血浆,经巴氏杀菌灭活病毒,可能不含抗体,因此具有降低血源性病原体传播风险和与使用同种异体血液制品相关性不良反应的优势。冻存形式的 FC 易于获得,即使在院前救治中,也可以很容易地还原、快速输注,而且容易保存,即在室温(25℃)下可储存 5 年。与 FFP(2 g/L)或 CP(8～16 g/L)比较,FC(20 g/L,200 ml 相当于 4 g 纤维蛋白原)可以以更高浓度、更小容量形式补充和提升纤维蛋白原。

Scochl 等[78]在 128 名患者中进行的回顾性分析表明血栓弹力图监测指导下的 2～4 g FC 联合 PCC 使用被证明有益,其死亡率明显低于 TRISS 方法预测的死亡率。最近,严重创伤初期复苏中的纤维蛋白原(fibrinogen in the initial resuscitation of severe trauma, FiiRST)临床试验表明,在创伤中的早期应用 FC 是可行的,并且其与出血时血浆纤维蛋白原水平的增加呈正相关[79]。然而,Hamada 等[80]最近对来自法国创伤登记处的 1027 名失血性休克患者进行的一项研究表明,在 6 h 内给予纤维蛋白原对住院 24 h 死亡率无明显好处[风险度差值 −0.031;95% CI(−0.084～0.021)]。从既往研究结果显示,对补充纤维蛋白原增加血栓性并发症风险亦引起大家的担忧,尽管没有数据显示其风险,因此仍需进一步评估和研究 FC 输注时间对创伤救治结局的影响[81]。

五、ROTEM 和 TEG 复苏向导

黏弹性止血试验(viscoelastic hemostatic assays, VHA)评估全血凝块形成,即在单个样本试验中凝块形成动力学的数值和图形细节。VHA 捕捉了凝块过程中发生变化的全程,而不是从常规凝血试验(conventional coagulation tests,CCT)中获得的横断面细节。CCT 在预测 TIC 方面不是很理想,因它不能准确反映纤维蛋白的形成,而且耗时。VHA 监测结果显示纤溶亢进与死亡率正相关。VHA 常用的两种技术 TEG 和 ROTEM,x 为时间轴,显示血凝块形成的时间变化;y 为血凝块形成的强度变化。VHA 已被证明在降低输血需求、发病率和医疗治疗费用方面是有效的[82]。图 40-3a 和图 40-3b 分别描述了典型的 TEG 和 ROTEM 监测过程[83]。VHA 可显示特定的凝血异常,从而进行凝血目标导向复苏和监测损伤后凝血状态(图 40-4)[84],从而可有效避免过度复苏引起的并发症。

对于接受或要求 MT 患者应该予以 VHA 监测,并根据检查结果实时进行凝血目标导向复苏。Schöchl 等[78,85]证实了 ROTEM 的使用可以明显减少血小板和 pRBCs 输注的用量,同时还显示根据 FIBTEM 值可预测启动 MTP 的必要性,与损伤严重程度预测的死亡率比较,ROTEM 导向复苏可明显提升其死亡率。

第五节　总结

近二十年来,失血性创伤患者的复苏策略得到了快速发展,积极及时的适宜止血复苏现已成为逆转凝血功能障碍的损伤控制复苏的重要组成部分[41]。限制性积极晶体液扩容复苏同时,及时输注全血或合理成分血液复苏,及尽早输注辅助扩容制剂,可有效改善出血性创伤患者的结局。

要点

- 出血是创伤中可导致死亡的主要原因,多种因素导致凝血功能障碍。
- 以接近血液功能为目标的适当止血复苏实践是至关重要的。
- 全血复苏优于平衡成分复苏,早期识别大量输血需求至关重要。
- 早期使用血浆有益。
- 复苏应以目标为导向,适当使用辅助药物,并以黏弹性测定为指导。

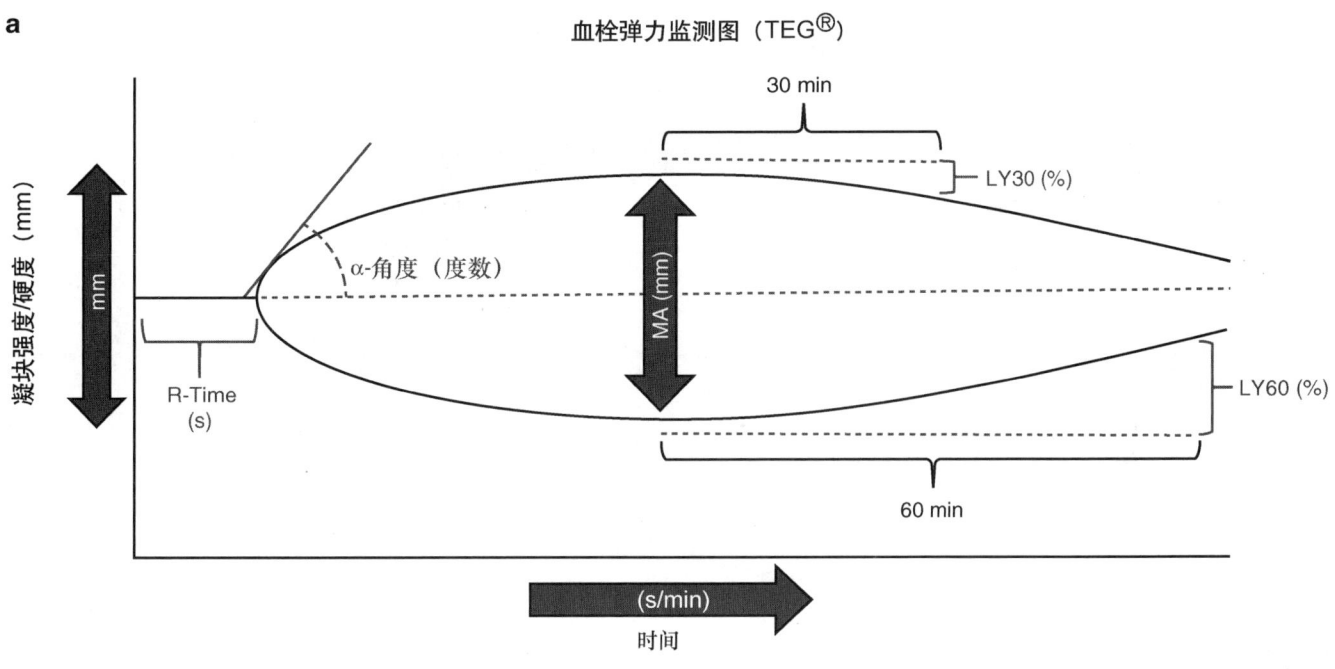

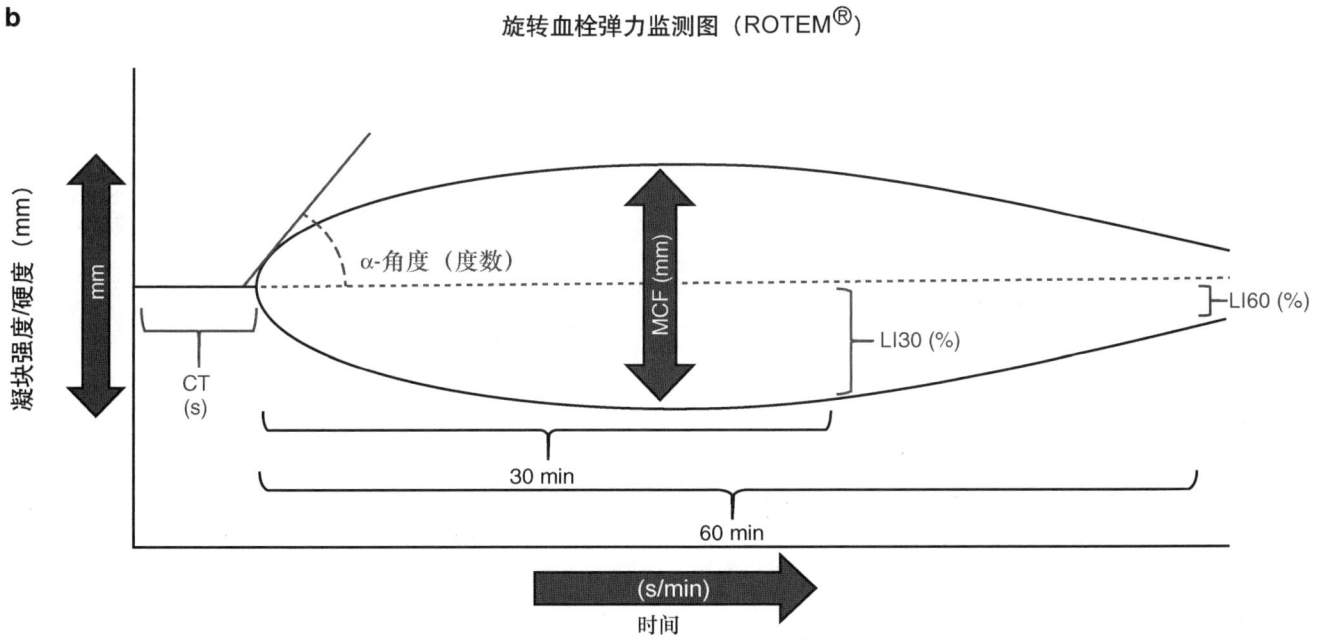

图 40-3 血栓弹力图（a：血栓弹力监测图；b：旋转血栓弹力监测图）

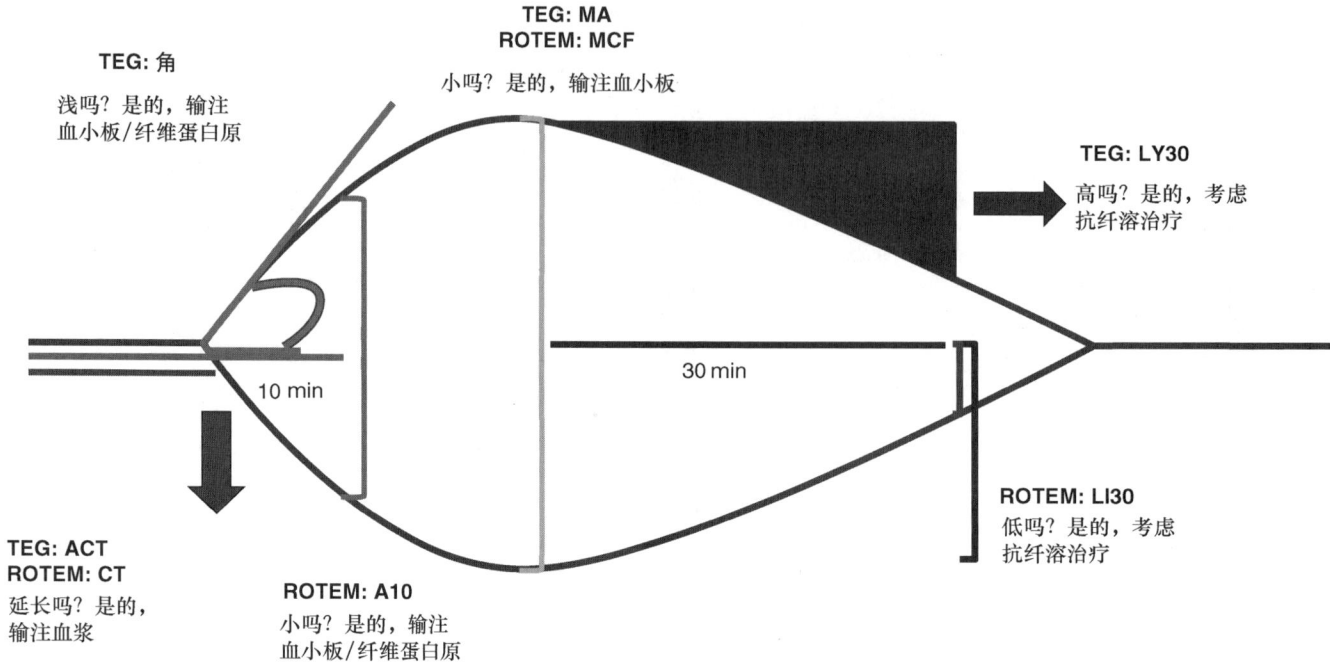

图 40-4　TEG 和 ROTEM 指导复苏示意图

参考文献

1. Lozano R, Naghavi M, Foreman K, Lim S, Shibuya K, Aboyans V, et al. Global and regional mortality from 235 causes of death for 20 age groups in 1990 and 2010: a systematic analysis for the Global Burden of Disease Study 2010. Lancet. 2012;380(9859):2095–128.
2. Kushimoto S, Kudo D, Kawazoe Y. Acute traumatic coagulopathy and trauma-induced coagulopathy: an overview. J Intensive Care. 2017;5(1):6.
3. Brohi K, Singh J, Heron M, Coats T. Acute traumatic coagulopathy. J Trauma. 2003;54(6):1127–30.
4. Maegele M, Lefering R, Yucel N, Tjardes T, Rixen D, Paffrath T, et al. Early coagulopathy in multiple injury: an analysis from the German Trauma Registry on 8724 patients. Injury. 2007;38(3):298–304.
5. Davenport R, Manson J, De'Ath H, Platton S, Coates A, Allard S, et al. Functional definition and characterisation of acute traumatic coagulopathy. Crit Care Med. 2011;39(12):2652–8.
6. Cohen MJ, Call M, Nelson M, Calfee CS, Esmon CT, Brohi K, et al. Critical role of activated protein C in early coagulopathy and later organ failure, infection and death in trauma patients. Ann Surg. 2012;255(2):379–85.
7. Chesebro BB, Rahn P, Carles M, Esmon CT, Xu J, Brohi K, et al. Increase in activated protein C mediates acute traumatic coagulopathy in mice. Shock. 2009;32(6):659–65.
8. Dunbar NM, Chandler WL. Thrombin generation in trauma patients. Transfusion. 2009;49(12):2652–60.
9. Matijevic N, Wang Y-W, Wade CE, Holcomb JB, Cotton BA, Schreiber MA, et al. Cellular microparticle and thrombogram phenotypes in the Prospective Observational Multicenter Major Trauma Transfusion (PROMMTT) study: correlation with coagulopathy. Thromb Res. 2014;134(3):652–8.
10. Tremblay LN, Feliciano DV, Rozycki GS. Assessment of initial base deficit as a predictor of outcome: mechanism of injury does make a difference. Am Surg. 2002;68(8):689–93; discussion 693–4.
11. Cardenas JC, Matijevic N, Baer LA, Holcomb JB, Cotton BA, Wade CE. Elevated tissue plasminogen activator and reduced plasminogen activator inhibitor promote hyperfibrinolysis in trauma patients. Shock. 2014;41(6):514–21.
12. Bajzar L, Jain N, Wang P, Walker JB. Thrombin activatable fibrinolysis inhibitor: not just an inhibitor of fibrinolysis. Crit Care Med. 2004;32(5 Suppl):S320–4.
13. Wohlauer MV, Moore EE, Thomas S, Sauaia A, Evans E, Harr J, et al. Early platelet dysfunction: an unrecognized role in the acute coagulopathy of trauma. J Am Coll Surg. 2012;214(5):739–46.
14. Bouwens EAM, Stavenuiter F, Mosnier LO. Mechanisms of anti-coagulant and cytoprotective actions of the protein C pathway. J Thromb Haemost. 2013;11(1):242–53.
15. Finigan JH, Dudek SM, Singleton PA, Chiang ET, Jacobson JR, Camp SM, et al. Activated protein C mediates novel lung endothelial barrier enhancement: role of sphingosine 1-phosphate receptor transactivation. J Biol Chem. 2005;280(17):17286–93.
16. Holcomb JB, Jenkins D, Rhee P, Johannigman J, Mahoney P, Mehta S, et al. Damage control resuscitation: directly addressing the early coagulopathy of trauma. J Trauma. 2007;62(2):307–10.
17. Morrison CA, Carrick MM, Norman MA, Scott BG, Welsh FJ, Tsai P, et al. Hypotensive resuscitation strategy reduces transfusion requirements and severe postoperative coagulopathy in trauma patients with hemorrhagic shock: preliminary results of a randomized controlled trial. J Trauma. 2011;70(3):652–63.
18. Schreiber MA, Meier EN, Tisherman SA, Kerby JD, Newgard CD, Brasel K, et al. A controlled resuscitation strategy is feasible and safe in hypotensive trauma patients: results of a prospective randomized pilot trial. J Trauma Acute Care Surg. 2015;78(4):687–95; discussion 695–7.
19. Balogh Z, McKinley BA, Cocanour CS, Kozar RA, Valdivia A, Sailors RM, et al. Supranormal trauma resuscitation causes more cases of abdominal compartment syndrome. Arch Surg. 2003;138(6):637–42; discussion 642–3.

20. Bickell WH, Wall MJ, Pepe PE, Martin RR, Ginger VF, Allen MK, et al. Immediate versus delayed fluid resuscitation for hypotensive patients with penetrating torso injuries. N Engl J Med. 1994;331(17):1105–9.
21. Tran A, Yates J, Lau A, Lampron J, Matar M. Permissive hypotension versus conventional resuscitation strategies in adult trauma patients with hemorrhagic shock: a systematic review and meta-analysis of randomized controlled trials. J Trauma Acute Care Surg. 2018;84(5):802–8.
22. Yazer MH, Cap AP, Spinella PC. Raising the standards on whole blood. J Trauma Acute Care Surg. 2018;84(6S Suppl 1):S14–7.
23. Holcomb JB, Tilley BC, Baraniuk S, Fox EE, Wade CE, Podbielski JM, et al. Transfusion of plasma, platelets, and red blood cells in a 1:1:1 vs a 1:1:2 ratio and mortality in patients with severe trauma: the PROPPR randomized clinical trial. JAMA. 2015;313(5):471–82.
24. Davenport RA, Brohi K. Cause of trauma-induced coagulopathy. Curr Opin Anaesthesiol. 2016;29(2):212–9.
25. Hardaway RM. Wound shock: a history of its study and treatment by military surgeons. Mil Med. 2004;169(7):iv.
26. Armand R, Hess JR. Treating coagulopathy in trauma patients. Transfus Med Rev. 2003;17(3):223–31.
27. Nessen SC, Eastridge BJ, Cronk D, Craig RM, Berséus O, Ellison R, et al. Fresh whole blood use by forward surgical teams in Afghanistan is associated with improved survival compared to component therapy without platelets. Transfusion. 2013;53(Suppl 1):107S–13S.
28. Spinella PC, Perkins JG, Grathwohl KW, Beekley AC, Holcomb JB. Warm fresh whole blood is independently associated with improved survival for patients with combat-related traumatic injuries. J Trauma. 2009;66(4 Suppl):S69–76.
29. Yazer MH, Jackson B, Sperry JL, Alarcon L, Triulzi DJ, Murdock AD. Initial safety and feasibility of cold-stored uncrossmatched whole blood transfusion in civilian trauma patients. J Trauma Acute Care Surg. 2016;81(1):21–6.
30. Cotton BA, Podbielski J, Camp E, Welch T, del Junco D, Bai Y, et al. A randomized controlled pilot trial of modified whole blood versus component therapy in severely injured patients requiring large volume transfusions. Ann Surg. 2013;258(4):527–32; discussion 532–3
31. Seheult JN, Bahr M, Anto V, Alarcon LH, Corcos A, Sperry JL, et al. Safety profile of uncrossmatched, cold-stored, low-titer, group O+ whole blood in civilian trauma patients. Transfusion. 2018;58(10):2280–8.
32. Seheult JN, Anto V, Alarcon LH, Sperry JL, Triulzi DJ, Yazer MH. Clinical outcomes among low-titer group O whole blood recipients compared to recipients of conventional components in civilian trauma resuscitation. Transfusion. 2018;58(8):1838–45.
33. Malkin M, Nevo A, Brundage SI, Schreiber M. Effectiveness and safety of whole blood compared to balanced blood components in resuscitation of hemorrhaging trauma patients – a systematic review. Injury. 2021;52(2):182–8.
34. Shea SM, Staudt AM, Thomas KA, Schuerer D, Mielke JE, Folkerts D, et al. The use of low-titer group O whole blood is independently associated with improved survival compared to component therapy in adults with severe traumatic hemorrhage. Transfusion. 2020;60(Suppl 3):S2–9.
35. Gallaher JR, Dixon A, Cockcroft A, Grey M, Dewey E, Goodman A, et al. Large volume transfusion with whole blood is safe compared with component therapy. J Trauma Acute Care Surg. 2020;89(1):238–45.
36. Condron M, Scanlan M, Schreiber M. Massive transfusion of low-titer cold-stored O-positive whole blood in a civilian trauma setting. Transfusion. 2019;59(3):927–30.
37. Remy KE, Yazer MH, Saini A, Mehanovic-Varmaz A, Rogers SR, Cap AP, et al. Effects of platelet-sparing leukocyte reduction and agitation methods on in vitro measures of hemostatic function in cold-stored whole blood. J Trauma Acute Care Surg. 2018;84(6S Suppl 1):S104–14.
38. Pidcoke HF, McFaul SJ, Ramasubramanian AK, Parida BK, Mora AG, Fedyk CG, et al. Primary hemostatic capacity of whole blood: a comprehensive analysis of pathogen reduction and refrigeration effects over time. Transfusion. 2013;53(Suppl 1):137S–49S.
39. Nair PM, Pandya SG, Dallo SF, Reddoch KM, Montgomery RK, Pidcoke HF, et al. Platelets stored at 4°C contribute to superior clot properties compared to current standard-of-care through fibrin-crosslinking. Br J Haematol. 2017;178(1):119–29.
40. Stolla M, Fitzpatrick L, Gettinger I, Bailey SL, Pellham E, Christoffel T, et al. In vivo viability of extended 4°C-stored autologous apheresis platelets. Transfusion. 2018;58(10):2407–13.
41. Reddoch-Cardenas KM, Bynum JA, Meledeo MA, Nair PM, Wu X, Darlington DN, et al. Cold-stored platelets: a product with function optimized for hemorrhage control. Transfus Apher Sci. 2019;58(1):16–22.
42. Holcomb JB, del Junco DJ, Fox EE, Wade CE, Cohen MJ, Schreiber MA, et al. The prospective, observational, multicenter, major trauma transfusion (PROMMTT) study: comparative effectiveness of a time-varying treatment with competing risks. JAMA Surg. 2013;148(2):127–36.
43. Glassberg E, Nadler R, Gendler S, Abramovich A, Spinella PC, Gerhardt RT, et al. Freeze-dried plasma at the point of injury: from concept to doctrine. Shock. 2013;40(6):444–50.
44. Moore HB, Moore EE, Morton AP, Gonzalez E, Fragoso M, Chapman MP, et al. Shock-induced systemic hyperfibrinolysis is attenuated by plasma-first resuscitation. J Trauma Acute Care Surg. 2015;79(6):897–903. discussion 903
45. Traverso LW, Lee WP, Langford MJ. Fluid resuscitation after an otherwise fatal hemorrhage: I. Crystalloid solutions J Trauma. 1986;26(2):168–75.
46. Pati S, Matijevic N, Doursout M-F, Ko T, Cao Y, Deng X, et al. Protective effects of fresh frozen plasma on vascular endothelial permeability, coagulation, and resuscitation after hemorrhagic shock are time dependent and diminish between days 0 and 5 after thaw. J Trauma. 2010;69(Suppl 1):S55–63.
47. Alam HB, Stanton K, Koustova E, Burris D, Rich N, Rhee P. Effect of different resuscitation strategies on neutrophil activation in a swine model of hemorrhagic shock. Resuscitation. 2004;60(1):91–9.
48. Deb S, Sun L, Martin B, Talens E, Burris D, Kaufmann C, et al. Lactated ringer's solution and hetastarch but not plasma resuscitation after rat hemorrhagic shock is associated with immediate lung apoptosis by the up-regulation of the Bax protein. J Trauma. 2000;49(1):47–53. discussion 53–5
49. Cardenas JC, Cap AP, Swartz MD, Huby MDP, Baer LA, Matijevic N, et al. Plasma resuscitation promotes coagulation homeostasis following shock-induced hypercoagulability. Shock. 2016;45(2):166–73.
50. Sperry JL, Guyette FX, Brown JB, Yazer MH, Triulzi DJ, Early-Young BJ, et al. Prehospital plasma during air medical transport in trauma patients at risk for hemorrhagic shock. N Engl J Med. 2018;379(4):315–26.
51. Moore HB, Moore EE, Chapman MP, McVaney K, Bryskiewicz G, Blechar R, et al. Plasma-first resuscitation to treat haemorrhagic shock during emergency ground transportation in an urban area: a randomised trial. Lancet. 2018;392(10144):283–91.
52. Matijevic N, Kostousov V, Wang Y-WW, Wade CE, Wang W, Letourneau P, et al. Multiple levels of degradation diminish hemostatic potential of thawed plasma. J Trauma. 2011;70(1):71–9; discussion 79–80.
53. Kakaiya RM, Morse EE, Panek S. Labile coagulation factors in thawed fresh frozen plasma prepared by two methods. Vox Sang. 1984;46(1):44–6.
54. Pandey S, Vyas GN. Adverse effects of plasma transfusion. Transfusion. 2012;52(Suppl 1):65S–79S.

55. Matijevic N, Wang Y-W, Cotton BA, Hartwell E, Barbeau JM, Wade CE, et al. Better hemostatic profiles of never-frozen liquid plasma compared with thawed fresh frozen plasma. J Trauma Acute Care Surg. 2013;74(1):84–90; discussion 90–91.
56. Como JJ, Dutton RP, Scalea TM, Edelman BB, Hess JR. Blood transfusion rates in the care of acute trauma. Transfusion. 2004;44(6):809–13.
57. Savage SA, Sumislawski JJ, Zarzaur BL, Dutton WP, Croce MA, Fabian TC. The new metric to define large-volume hemorrhage: results of a prospective study of the critical administration threshold. J Trauma Acute Care Surg. 2015;78(2):224–9. discussion 229–30
58. Anderson TN, Hinson HE, Dewey EN, Rick EA, Schreiber MA, Rowell SE. Early tranexamic acid administration after traumatic brain injury is associated with reduced syndecan-1 and angiopoietin-2 in patients with traumatic intracranial hemorrhage. J Head Trauma Rehabil. 2020;35(5):317–23.
59. Henry DA, Carless PA, Moxey AJ, O'Connell D, Stokes BJ, McClelland B, et al. Anti-fibrinolytic use for minimising perioperative allogeneic blood transfusion. Cochrane Database Syst Rev. 2007;4:CD001886.
60. Roberts I, Shakur H, Coats T, Hunt B, Balogun E, Barnetson L, et al. The CRASH-2 trial: a randomised controlled trial and economic evaluation of the effects of tranexamic acid on death, vascular occlusive events and transfusion requirement in bleeding trauma patients. Health Technol Assess. 2013;17(10):1–79.
61. Jehan F, Aziz H, O'Keeffe T, Khan M, Zakaria ER, Hamidi M, et al. The role of four-factor prothrombin complex concentrate in coagulopathy of trauma: a propensity matched analysis. J Trauma Acute Care Surg. 2018;85(1):18–24.
62. Kuckelman J, Barron M, Moe D, Lallemand M, McClellan J, Marko S, et al. Plasma coadministration improves resuscitation with tranexamic acid or prothrombin complex in a porcine hemorrhagic shock model. J Trauma Acute Care Surg. 2018 Jul;85(1):91–100.
63. Pati S, Potter DR, Baimukanova G, Farrel DH, Holcomb JB, Schreiber MA. Modulating the endotheliopathy of trauma: factor concentrate versus fresh frozen plasma. J Trauma Acute Care Surg. 2016;80(4):576–84; discussion 584–5.
64. Potter DR, Trivedi A, Lin M, Miyazawa BY, Vivona LR, McCully B, et al. The effects of human prothrombin complex concentrate on hemorrhagic shock-induced lung injury in rats: implications for testing human blood products in rodents. J Trauma Acute Care Surg. 2020;89(6):1068–75.
65. Franchini M, Lippi G. Fibrinogen replacement therapy: a critical review of the literature. Blood Transfus. 2012;10(1):23–7.
66. McRoyan DK, McRoyan CJ, Sauter KL, Liu PI, Daniel SJ. Antithrombin III, plasminogen, plasmin, and alpha-2-antiplasmin in donor blood and plasma components. Ann Clin Lab Sci. 1985;15(2):165–70.
67. Ketchum L, Hess JR, Hiippala S. Indications for early fresh frozen plasma, cryoprecipitate, and platelet transfusion in trauma. J Trauma. 2006;60(6 Suppl):S51–8.
68. Stensballe J, Ostrowski SR, Johansson PI. Haemostatic resuscitation in trauma: the next generation. Curr Opin Crit Care. 2016;22(6):591–7.
69. Barry M, Trivedi A, Miyazawa BY, Vivona LR, Khakoo M, Zhang H, et al. Cryoprecipitate attenuates the endotheliopathy of trauma in mice subjected to hemorrhagic shock and trauma. J Trauma Acute Care Surg. 2021;90:1022.
70. Ditillo M, Hanna K, Castanon L, Zeeshan M, Kulvatunyou N, Tang A, et al. The role of cryoprecipitate in massively transfused patients: results from the trauma quality improvement program database may change your mind. J Trauma Acute Care Surg. 2020;89(2):336–43.
71. Curry N, Rourke C, Davenport R, Beer S, Pankhurst L, Deary A, et al. Early cryoprecipitate for major haemorrhage in trauma: a randomised controlled feasibility trial. Br J Anaesth. 2015;115(1):76–83.
72. Schlimp CJ, Voelckel W, Inaba K, Maegele M, Ponschab M, Schöchl H. Estimation of plasma fibrinogen levels based on hemoglobin, base excess and Injury Severity Score upon emergency room admission. Crit Care. 2013;17(4):R137.
73. Hayakawa M, Maekawa K, Kushimoto S, Kato H, Sasaki J, Ogura H, et al. Hyperfibrinolysis in severe isolated traumatic brain injury may occur without tissue hypoperfusion: a retrospective observational multicentre study. Crit Care. 2017;23:21.
74. Nakamura Y, Ishikura H, Kushimoto S, Kiyomi F, Kato H, Sasaki J, et al. Fibrinogen level on admission is a predictor for massive transfusion in patients with severe blunt trauma: analyses of a retrospective multicentre observational study. Injury. 2017;48(3):674–9.
75. Rourke C, Curry N, Khan S, Taylor R, Raza I, Davenport R, et al. Fibrinogen levels during trauma hemorrhage, response to replacement therapy, and association with patient outcomes. J Thromb Haemost. 2012;10(7):1342–51.
76. Spahn DR, Bouillon B, Cerny V, Duranteau J, Filipescu D, Hunt BJ, et al. The European guideline on management of major bleeding and coagulopathy following trauma: fifth edition. Crit Care. 2019;23(1):98.
77. Schlimp CJ, Schöchl H. The role of fibrinogen in trauma-induced coagulopathy. Hamostaseologie. 2014;34(1):29–39.
78. Schöchl H, Nienaber U, Hofer G, Voelckel W, Jambor C, Scharbert G, et al. Goal-directed coagulation management of major trauma patients using thromboelastometry (ROTEM)-guided administration of fibrinogen concentrate and prothrombin complex concentrate. Crit Care. 2010;14(2):R55.
79. Nascimento B, Callum J, Tien H, Peng H, Rizoli S, Karanicolas P, et al. Fibrinogen in the initial resuscitation of severe trauma (FiiRST): a randomized feasibility trial. Br J Anaesth. 2016;117(6):775–82.
80. Hamada SR, Pirracchio R, Beauchesne J, Benlaldj MN, Meaudre E, Leone M, et al. Effect of fibrinogen concentrate administration on early mortality in traumatic hemorrhagic shock: a propensity score analysis. J Trauma Acute Care Surg. 2020;88(5):661–70.
81. Solomon C, Gröner A, Ye J, Pendrak I. Safety of fibrinogen concentrate: analysis of more than 27 years of pharmacovigilance data. Thromb Haemost. 2015;113(4):759–71.
82. Wikkelsø A, Wetterslev J, Møller AM, Afshari A. Thromboelastography (TEG) or thromboelastometry (ROTEM) to monitor haemostatic treatment versus usual care in adults or children with bleeding. Cochrane Database Syst Rev. 2016;8:CD007871.
83. Dhara S, Moore EE, Yaffe MB, Moore HB, Barrett CD. Modern management of bleeding, clotting, and coagulopathy in trauma patients: what is the role of viscoelastic assays? Curr Trauma Rep. 2020;6(1):69–81.
84. Moore HB, Gonzalez E, Moore EE. TEG/ROTEM-driven resuscitation in trauma. In: Martin Matthew J, Beekley Alec C, Eckert MJ, editors. Front line surgery: a practical approach. Cham: Springer; 2017. p. 595–610. https://doi.org/10.1007/978-3-319-56780-8_34.
85. Schöchl H, Cotton B, Inaba K, Nienaber U, Fischer H, Voelckel W, et al. FIBTEM provides early prediction of massive transfusion in trauma. Crit Care. 2011;15(6):R265.

血红蛋白氧载体在创伤中的应用进展：前期的政策性挑战、经验教训和展望

Peter E. Keipert

支鸿羽 译，鲁开智 审校

第一节 引言

血红蛋白氧载体（HBOCs）曾被称为"血液代用品"，但其实这是一种错误的说法，因为与输注的红细胞（RBCs）可在循环持续数周相比，HBOC循环半衰期（通常约24h）很短暂。因此，在临床实践中，开发HBOCs作为一种替代药物救治标准重要组成部分的RBCs输注一直是个重要的监管挑战。输注同种异体RBCs会引起病毒性传染病的风险始终让患者顾虑重重，尽管输血医学领域已经采取了许多策略和试验，将这些风险降到极低的水平[1]。为了实现开拓HBOCs上市销售以减少或避免RBCs的输注，监管机构要求提供令人信服的临床数据，证明其与输注同种异体RBCs具有同等的安全性。这将需要纳入大量的患者，并耗费大量时间和成本。因此，HBOC相关的商业研发重点又聚焦在替代性临床给药方案上，即使用HBOC的理化特性来增强缺血器官中缺氧组织的氧气输送。通过充当一种"氧治疗"剂，HBOC输注可以作为一种输血的"桥梁"，或者作为无法进行即时输血或禁止输血的的一种替代救治方法[2]。这为预防或治疗缺血相关性疾病的发生，而潜在性降低其死亡率提供了更好的机会，由此来证明其令人信服的疗效，以满足临床益处的监管要求，并获得HBOC的上市批准。

第二节 创伤过程中对于HBOC的医疗需求

遭受钝器或穿透性伤的创伤患者的死亡常常是由于严重且不受控制的失血引起的急性出血性休克所致，失血占了创伤后所有死亡的30%～40%[3]。休克的特征是灌注不足（缺血）导致细胞底物短缺，以及重要器官（组织缺氧）的氧合不足。大多数组织最初通过无氧糖酵解来维持产生足够的能量来支持细胞代谢，继而产生与总氧债成正比的乳酸。假定严重休克引起的微循环损害延迟了微血管正常灌注的恢复，则这种乳酸性酸中毒是导致其病情变化的重要因素。

大量研究证实创伤中乳酸性酸中毒的严重程度与伤者病情恶化密切相关[4-5]。况且，需要纠正乳酸性酸中毒的时间可能比乳酸达到的峰值更重要，高水平乳酸持续时间与伤者的器官衰竭风险增加及死亡率升高密切相关[6]。目前尚无批准的药物或治疗方法，可以特异性改善失血性休克期间微循环状态的改变。为了能将HBOC作为一种"缺血性抢救"的治疗药，它必须能增加微循环中的氧气输送，改善毛细血管中氧气输送的均匀性，并促进来自从RBCs的氧气扩散到缺氧组织中血管内皮细胞。

现代创伤救治中心的平均创伤死亡率已很低（约12%～15%），这使得HBOC试验纯粹基于观察死亡率这一主要结果难以实现。Lefering等[7]

（2013年）最近的分析提示，对于那些严重失血性休克创伤患者，除了有严重组织缺血，还伴有高水平血乳酸（＞5 mmol/L）时，则其死亡率增高约2倍（约为25%～30%）。因此，这些高风险创伤患者为HBOC临床应用提供了很好的治疗机会，可以作为标准救治复苏的一种辅助手段，以提高生存率，它是临床晚期试验中证明患者受益的一个复合临床疗效终点的重要组成部分。

第三节 临床经验：HBOC应用于创伤治疗中的经验教训

在失血性休克复苏的临床前动物模型中证实有效的几种HBOC配方，也在创伤患者的临床救治中进行了试验：如Baxter的α-α-双阿司匹林交联人Hb（Hemassist®）、Biopure的戊二醛聚合牛Hb（Hemopure®）、Northfield的戊二醛聚合人HB（Polyheme®）和Sangart的马来酰亚胺聚乙二醇人HB（MP4OX）。在过去的10到15年研究中获得的重要经验教训是：每种HBOC的物理化学特性（例如，较低的P_{50}、较高的COP、聚乙二醇化程度、化学修饰的类型、分子大小、较低的Hb浓度、生理黏稠度等）在决定其安全性方面发挥着重要作用；以及一种特定的HBOC是否会增强重要器官的微血管灌注并恢复其缺血组织的氧合，以及时有效地逆转任何原因所累积的氧债。尽管在临床前动物模型中取得了成功，但具有较高P_{50}和较低COP的早期几代HBOC配方（Baxter、Biopure和Northfield）无法将其临床前疗效转化为后期临床创伤试验中的患者获益[8]。

与早期HBOC研究相关的常见不良事件（adverse events，AEs）之一是高血压，是继发于一氧化氮清除引起的血管收缩。这种血管收缩效应损害了HBOC对创伤性组织缺血患者治疗的预期获益效果，也许更重要的是，试验设计原因导致早期HBOC创伤研究没能证明其令人信服的临床疗效。这些研究设定纳入标准过于宽松，虽都是创伤患者，但不要过重（即包括进行任何积极救治都可能死亡的患者）或过轻（即包括不进行都能生存和无生命危险的患者）的患者。仅基于收缩压（SBP）＜90 mmHg的低血压患者纳入标准可能限制了那些失血性休克严重程度的正确评估，容易出现选择的观察患者不合适、潜在的复苏不足，及不合适的用量救治等。Northfield的研究还纳入了受伤后12 h内输注RBCs的患者。这些研究设计中的问题代表了Baxter和Northfield创伤研究的缺点，即可能是导致无法充分证实HBOC实际疗效的部分原因。当与HBOC治疗中发生某些严重不良事件（SAEs）的发生率（包括MI、高血压、凝血病）和死亡率较高患者一起观察时，就不可能获得有利的临床获益证明，还可能使监管机构产生负面意见，甚至否决。在他们的第Ⅲ期研究失败之后，Baxter和Northfield因没有充足的资金继续支持开展新的研究，决定终止HBOC的开发。

Sangart[9]最近一项关于MP4OX使用的Ⅱ期创伤研究计划增加了以前方案中缺少的组织缺血评判指标［即组织缺血生理生物标志物血乳酸升高并达到组织缺血临界水平（血乳酸≥5 mmol/L）］的患者随机分配到各组。Sangart在2010年完成了一项纳入51名患者的Ⅱa期可行性研究，以比较两种剂量的效果，并在2012年完成了纳入329名患者的多中心、随机、单剂量的Ⅱb期研究，这两项研究都是双盲的，并证实了低剂量的MP4OX可作为标准液体复苏和输注血液制品（如根据需要时输注RBCs、FFP、血小板）的辅助手段用于严重创伤患者的救治是安全的，有潜在疗效。Ⅱa期研究证实，低剂量的MP4OX可有效降低乳酸水平（8 h内趋于正常，≤2.2 mmol/L）或在2 h内将乳酸降低≥20%，可有效地逆转乳酸酸中毒，并与其更好的临床结局有较好的相关性[10]。在Ⅱb期研究中，与对照组比较，接受MP4OX治疗的患者第28天（初级疗效终点）存活并出院比例明显升（57% vs. 50%；P = 0.18），总体死亡率显有所下降（11.6% vs. 13.9%；P = 0.73），这是第一个也是唯一一个在创伤研究中显示HBOC治疗患者的死亡率下降的报道，两组之间的SAEs或AEs发生率没有差异。多个次要终点结果还显示MP4OX组有潜在获益（包括的呼吸机使用天数、ICU住院天数和住院日更少，以及衰竭器官恢复的时间更快）[11]。

事后看来，Ⅱb期研究尚无法证实输注250 ml MP4OX的疗效。Sangart Ⅱ期研究计划的一个缺点是，在Ⅱa期可行性研究中，仅选择了一个低剂量是考虑不周全的，这种基于明显剂量不足的研究来评估其更大剂量的疗效，这就导致需要进行额外的后续研究来完成合适剂量的比较。随后，他们设计了纳入 570 名患者的随机双盲对照 Ⅱc 期的剂量比较方案，与标准救治比较，输注 500 ml 或 750 ml 剂量的 MP4OX 是否可有效改善患者的预后，以证实 MP4OX 在治疗失血性休克引起的乳酸性酸中毒方面令人信服的疗效。

第四节 监管挑战、安全性和发展前景

美国食品药品监督管理局（FDA）的前期监管指导意见建议，在应用于高危创伤患者之前，赞助商先验证在临床择期手术患者使用 HBOCs 的安全性[12]。具有讽刺意味的是，正是在创伤患者中，具有适当特性的 HBOCs 可能有最大的机会表现出临床效益，因为这些患者因严重失血性休克和组织低灌注的不良缺血后果而存在巨大的发病负担和死亡风险。2008 年 4 月，在一次由 FDA、国防部和国立卫生研究院（NIH）召集的会议上，审查了研发中各种 HBOCs 的现状和安全性。当时，FDA 举行这次会议的立场和前提：对几种 HBOC 产品之间类似的 SAE 提出了问题，即尽管这些不同配方的 HBOCs 可能有其共同的毒性机制。专家们对于这些安全问题表达了各种各样的意见；但是，大多数专家认为该领域存在的最大挑战是确定适当的临床应用场景，在这种情况下，HBOCs 的收益与风险之间会有更有利的平衡，同时也需要采用适当的方法来评估在这些情况下 HBOC 的效益和安全性[13]。

在 FDA 研讨会召开的同时，Natanson 等[14] 发表的一项荟萃分析报告，评估了参加各种 HBOC 试验的患者中发生 MI 和死亡的相对风险。尽管存在明显的方法学和有质疑统计学的统计有效性，该分析汇总了多种不同的临床试验，包括不同的患者（即选择性手术，或急诊或创伤）、不同的对照组（接受晶体或胶体或血液制品的患者），以及具有不同物理化学特性的 HBOC 制剂。Natanson 得出的结论是，HBOCs 与试验患者的死亡和 MI 的相对风险增加有关。由于这项荟萃分析引起了人们的关注，FDA 暂停了当时正在美国开展或计划开展的所有 HBOCs 临床试验。毫无疑问，一些科学家和 HBOC 开发人员质疑了该荟萃分析方法和结论的有效性，以及 FDA 对其的反应[15]。

幸运的是，欧盟（EU）和全球多个国家的监管机构不同意 FDA 施行的暂停令，并决定在对所有相关的临床和临床前数据进行内部安全性审查后，允许临床研究继续进行。从那时起，Sangart 公司决定使用之前在髋关节置换术中的两个 Ⅲ 期试验的临床数据[16-17] 作为支持性安全数据库，将他们的临床开发重点从择期骨科手术转向高风险的创伤适应证（即 MP4OX 治疗将证明其能使患者获益更多的机会）。2009 年，南非，法国，德国和英国的监管机构批准了 MP4OX Ⅱa 期临床创伤研究。随后，从 2011 年到 2012 年，Sangart 在全球 14 个国家 / 地区（不包括美国）监管部门获得批准后，完成了更大规模的 MP4OX Ⅱb 期创伤试验。

尽管在该研究中，FDA 关注到 MP4OX Ⅱa 期试验的成功和其安全性，但他们仍然不愿意允许美国参与 MP4OX Ⅱb 期创伤试验。然而，FDA 希望 Sangart 向他们展示 MP4OX Ⅱb 期研究的结果。为了帮助 FDA 了解他们的高亲和力的聚乙二醇化 MP4OX 配方与大多数早期 HBOCs 不同，Sangart 同意 FDA 提出的要求，重新提交一份报告，包括所有相关的生物物理表征数据、临床前研究的血流动力学药理学和氧合情况，以及创伤研究计划可获得的任何新临床结果的总结。2013 年，向 FDA 提交了一项新的 MP4OX Ⅱ 期创伤研究，以比较更大剂量的 MP4OX 的随访 IND 前提案（a follow-up pre-IND submission），FDA 同意 Sangart 的这项国际临床研究试验中可以在美国进行研究。

不幸的是，FDA 的这一积极意见来得太晚，未能让 Sangart 启动 MP4OX Ⅱc 期研究和患者招募，因为 Sangart 未能获得新的资金支持迫使其于 2013 年 12 月终止 MP4OX 的研发和运行。然而，各方仍在努力筹集资金以重启 MP4OX 和其他 HBOC 配方的临床开发，以便其未来应用于创伤和其他缺血有关的临床救治。

第五节 HBOC 未来的研发方向

HBOCs 用于预防或治疗各种急性缺血性损伤有许多潜在的临床适应证[18]，包括：①在各种疾病和（或）外科手术风险的重要生命器官功能完整性的保护和维持，如脑（卒中、TBI）、脊髓（血管手

术)、心脏(MI、心脏骤停、血管成形术、CPR、旁路手术)、肾脏(移植手术)和肠道(手术、休克);②增强实体瘤的氧合的肿瘤学治疗[在放疗和(或)化疗期间];③器官移植(延长心脏、肺、肾脏或肝脏等脏器保存时间的体外灌注);④药物输送(将肿瘤药物共轭到Hb靶向输送到肝脏);⑤缺血性四肢(外周血管疾病、糖尿病);⑥伤口愈合;⑦镰状细胞贫血病(急性血管阻塞性危象);⑧脓毒血症(难治性低血压性休克);⑨急性溶血性贫血(氧合桥接);⑩兽医使用(物种特异性动物血液的可用性有限);⑪当遇到威胁生命的贫血而无RBCs可用时的紧急替代使用(作为临时血液代用品)。

Prolong Pharmaceuticals(South Plains,NJ)公司在早期临床试验中使用聚乙二醇化牛碳氧Hb(Sanguinate™)观察了诸多缺血相关的适应证。Sanguinate™通过纠正氧合和下调炎症水平,很有希望有效治疗镰状细胞疾病(SCD)的许多衰弱性并存症以及其他贫血和(或)低氧/缺血引起的疾病[19],包括有效地预防肾脏移植后的器官功能恢复延迟,有效缓解或治疗在SCD和β-地中海贫血的成年患者中急性血管阻塞性危象所致的疼痛,以及减少或预防蛛网膜下腔出血后的迟发性脑缺血。

该领域的最新研究集中在Hb的氧化特性,以及如何进行修饰以减少输注HBOC时外源性铁和血红素的潜在内在毒性。这种合成酶技术(Sioux Falls,SD)[20],涉及聚乙二醇化Hb的多硝基化生成PNPH(aka SanFlow或nanoRBC),作为一种纳米药物用于失血性休克后的重症监护和复苏[21]。硝基化为Hb增加了超氧化物歧化活性,当注入血管时会创造了一个无超氧化物的空间,从而有助于维持脉管系统内的内源性一氧化氮水平,防止血管收缩和维持微循环血流。PNPH已在脑卒中[22]和创伤性脑损伤(TBI)的临床前动物研究中进行了评估,并在联合TBI和失血性休克的鼠模型复苏过程中证明了其安全性和神经保护功能(即预防神经元死亡、恢复MAP,减少脑水肿和增加脑灌注压力)[24]。

在军事和民用环境中,HBOCs作为早期复苏的辅助手段在穿透伤和(或)钝性伤所致创伤性出血救治中提供一个巨大的潜在市场。同样,非创伤性失血性休克也是其潜在的应用适应证,HBOCs可用于脑出血、主动脉瘤破裂、血管手术期间的医源性出血或胎盘破裂后产科出血的救治。TBI是创伤中死亡率最高、住院日及ICU停留时间最长的一种很有代表性损伤。任何能够治疗超氧化物所致氧化应激,下调炎症水平,并向缺血组织输送氧气的HBOC,均很有希望成为治疗创伤、TBI、SCD和卒中等的潜在药物。

声明

PEK曾受聘于Sangart Inc.(San Diego,CA),是MP4OX创伤临床试验期间的临床开发副总裁。

参考文献

1. Epstein JS, Jaffe HW, Alter HJ, et al. Blood system changes since recognition of transfusion-associated AIDS. Transfusion. 2013;53:2365–74.
2. Mitchell P, Weiskopf R, Zapol WM. NIH/FDA/DOD interagency working group on oxygen therapeutics. In: Kim HW, Greenburg AG, editors. Hemoglobin-based oxygen carriers as red cell substitutes and oxygen therapeutics. Berlin: Springer; 2013. p. 141–7.
3. Kauvar DS, Wade CE. The epidemiology and modern management of traumatic hemorrhage: US and international perspective. Crit Care. 2005;9:S1–9.
4. Abramson D, Scalea TM, Hitchcock R, et al. Lactate clearance and survival following injury. J Trauma. 1993;35:584–9.
5. Manikis P, Jankowski S, Zhang H, et al. Correlation of serial blood lactate levels to organ failure and mortality after trauma. Am J Emerg Med. 1995;13:619–22.
6. Regnier MA, Raux M, Le Manach Y, et al. Prognostic significance of blood lactate and lactate clearance in trauma patients. Anesthesiology. 2012;117:1276–88.
7. Lefering R, Zielske D, Bouillon B, et al. Lactic acidosis is associated with multiple organ failure and need for ventilator support in patients with severe hemorrhage from trauma. Eur J Trauma Emerg Surg. 2013;39(5):487–93. https://doi.org/10.1007/s00068-013-0285-3.
8. Jahr JS, Akha AS, Holtby RJ. Crosslinked, polymerized, and PEG-conjugated hemoglobin-based oxygen carriers: clinical safety and efficacy of recent and current products. Curr Drug Discov Technol. 2012;9:158–65.
9. Brohi K, Plani F, Moeng M, et al. Multicenter randomized controlled trial TRA-204 to evaluate the safety and efficacy of MP4OX in lactate clearance following trauma hemorrhage. Crit Care Med. 2010;38:749.
10. Brohi K, Levy H, Keipert PE, et al. Normalization of lactate within 8 hours or ≥20% clearance in initial 2 hours correlate with outcomes from traumatic hemorrhage. Crit Care Med. 2011;39:643.
11. Brohi K, Boffard K, Zielske D, et al. Effects of MP4OX, an oxygen therapeutic, on clinical outcomes in trauma patients with hemorrhagic shock: a phase IIb multi-center randomized placebo-controlled trial. Poster presentation: American Association for the Surgery of Trauma (AAST) meeting, San Francisco. 2013.
12. US Food and Drug Administration. Draft guidance for industry: criteria for safety and efficacy evaluation of oxygen therapeutics as red blood cell substitutes. Issued Oct 2004 www.rsihata.com/updateguidance/usfda2/biol/ucm080290. 2004.
13. Silverman TA, Weiskopf RB. Hemoglobin-based oxygen carriers: current status and future directions. Anesthesiology. 2009;111:946–63.
14. Natanson C, Kerns SJ, Lurie P, et al. Cell-free hemoglobin-based blood substitutes and risk of myocardial infarction and death. A meta-analysis. JAMA. 2008;299:2304–12.

15. Letters to the Editor (2008) Hemoglobin-based blood substitutes and risk of myocardial infarction and death. JAMA 300:1295–1300.
16. Olofsson CI, Górecki AZ, Dirksen R, et al. Evaluation of MP4OX for prevention of perioperative hypotension in patients undergoing primary hip arthroplasty with spinal anesthesia: a randomized, double-blind, multicenter study. Anesthesiology. 2011;114:1048–63.
17. Van der Linden P, Gazdzik TS, Jahoda D, et al. A double-blind, randomized, multicenter study of MP4OX for treatment of perioperative hypotension in patients undergoing primary hip arthroplasty under spinal anesthesia. Anesth Analg. 2011;112:759–73.
18. Winslow RM. Clinical indications for blood substitutes and optimal properties. In: Winslow RM, editor. Blood substitutes. London: Elsevier; 2006. p. 115–25.
19. Misra H, Lickliter J, Kazo F, et al. Pegylated carboxyhemoglobin bovine (*Sanguinate*): results of a phase I clinical trial. Artif Organs. 2014;38:702–7.
20. Hsia JC, Ma L. Compositions and methods of use of neurovascular protective multi- functional polynitroxylated pegylated carboxy hemoglobins for transfusion and critical care medicine. 2012. US Patent 8273857B2 (https://patents.google.com/patent/US8273857B2/en).
21. Hsia CJC, Ma L. A hemoglobin-based multifunctional therapeutic: polynitroxylated pegylated hemoglobin. Artif Organs. 2012;36:215–20.
22. Zhang J, Cao S, Ma L, et al. Protection from transient focal cerebral ischemia by transfusion of polynitroxylated pegylated hemoglobin. Stroke. 2013;44:A154.
23. Shellington DK, Du L, Wu X, et al. Polynitroxylated pegylated hemoglobin: a novel neuroprotective hemoglobin for acute volume-limited fluid resuscitation after combined traumatic brain injury and hemorrhagic hypotension in mice. Crit Care Med. 2011;39:494–505.
24. Brockman EC, Bayir H, Blasiole B, et al. Polynitroxylated-pegylated hemoglobin attenuates fluid requirements and brain edema in combined traumatic brain injury plus hemorrhagic shock in mice. J Cereb Blood Flow Metab. 2012;33:1457–64.

无法输血患者氧治疗剂的使用 42

Aryeh Shander, Sherri Ozawa, Mazyar Javidroozi
安 妮 译，袁红斌 审校

第一节 背景

患者无法输注血液或血制品的原因多种多样，部分原因如个人信仰、宗教信仰或对输血风险及并发症的顾虑或恐惧而拒绝[1-2]，还有一些患者可因医学问题无法输血，如存在同种抗体、溶血反应风险较高[3]。此外，血液供应和分配方面的后勤受限、短缺、灾害和中断，造成患者无法获得合适的交叉配型的血液或血制品，此时，又要让临床医生必须在无同种异体血液或血制品情况下需救治需输血患者[2,4]的困境。

科学界和医学界有关救治严重贫血患者而不输血的知识和经验，来自那些耶和华见证人的教徒。基于圣经不同段落中的解释（如 Genesis 9∶4 and Leviticus 17∶10，旧约圣经《创世纪》9∶4 和《利未记》17∶10），血液被认为是非常神圣的，戒血（包括输血）是耶和华见证人宗教的关键原则[5]。有时这种信仰常使患者及其临床医生很难处置，临床医生不得不放弃本可挽救的危重患者的输血治疗。

尽管如此，拒绝输血治疗不应该理解为拒绝所有医疗处置，许多其他的治疗方法可被接受[2]。因此，围绕在不侵犯患者价值观、维护患者自主决定权的前提下为患者提供有效治疗的这一难题，目前已制定了多种不输注同种异体血液成分的处理策略，统称为**无血医学和外科**（Bloodless Medicine and Surgery，BLMS）。这些策略为患者"**患者血液管理**（Patient Blood Management，PBM）"概念铺平了道路，是指通过及时应用各种循证医学和手术策略维持血红蛋白浓度、彻底止血、最大限度减少失血并尽可能保障组织氧供，以改善所有患者的预后（不管他们对输血的看法如何）[4,6-7]。

这些策略中很大部分主要强调为避免可能导致需要输血的严重贫血（例如，避免贫血变得过度严重前的诊断和处理，以及预防失血）而采取的各种预防措施，但是，仍有一些治疗方案可用于严重贫血患者，以维持氧供、维护循环、改善组织灌注并减少组织缺血和损伤[2,8-10]。在这种情况下，血红蛋白氧载体（HBOCs）等氧输送治疗措施成了这些无法输血患者替代治疗的最佳选择。

第二节 尝试扩展使用及其权利

美国和其他大多数国家（除外南非和俄罗斯）均未批准 HBOC 产品用于临床[11]。因此，这些产品的获得和使用常常受到严格管控，仅可用于其安全性和有效性临床试验的研究。

美国食品药品监督管理局（FDA）开展了一个名为"扩展使用（Expanded Access）"（又称"同情使用（Compassionate Use）"）的获取流程，换言之，在遇到立即危及生命或严重疾病患者的救治，又没有令人满意的替代治疗情况下，可在临床试验研究外简化试验性产品及时获取的流程[12]。通过同情使用流程获得的试验性用药可用以下三种情况：①个别患者（包括紧急使用）；②中等规模的患者群和③广泛的治疗用途。FDA 提供了决定其临床试验同情使用时的指南（表 42-1）[13]。

当时间最重要的时候，在同情使用的个别患者应用试验性药物。这个过程由正在治疗的临床医生

表 42-1　满足 FDA 规定开展临床试验扩展使用或尝试权的患者情况

扩展使用	尝试权
患有严重疾病或其他疾病的患者，或因疾病或其他威胁其生命的患者	已确诊有威胁生命的疾病或其他情况的患者
目前还没有类似的或令人满意的替代疗法来诊断、监测或治疗这种疾病或状况	已用尽了已批准的治疗选择的患者
不可能参与临床试验的患者	未能参与涉及合格试验药物的临床试验的患者
患者潜在获益大于治疗的潜在风险	
提供的试验性医疗产品不会干扰医疗产品的开发和其治疗适应证的上市批准	相关试验性药物已完成 I 期临床试验，尚未获得 FDA 批准或许可用于任何用途，正在进行一项临床试验旨在获取支持 FDA 批准的有效性的主要依据，并且是向提交 FDA 的活性研发新药申请的主体；或该药物的积极研发或生产正在进行中，且尚未被制造商停产或 FDA 临床封存
患者或患者的合法委托人已签署知情同意书	

https://www.fda.gov/news-events/public-health-focus/expanded-access 和 https://www.fda.gov/patients/learn-about-expanded-access-and-other-treatment-options/right-try［last accessed on 06/12/2021］

向要求试验性治疗的 FDA 提出紧急使用的申请（如通过电话或其他快速通讯方式）。该申请由 FDA 医务官员快速审核、批准和授权（可为口头授权），通知制造商安排交付药物/器械。如果这个单位首次使用试验性治疗前没有足够时间获得单位伦理委员会（Institutional Review Board，IRB）的批准，可不在事先获得 IRB 审查通过前使用，但仅紧急情况下使用，并需在治疗后 5 天内向 IRB 报告。任何没有使用的药物/器械应在现场销毁或返还给制造商。对于每一位新的患者，须重新从头开始走流程[14]。

相比之下，只要预先进行适当的规划和准备工作，同情使用的第二类患者（即中等规模患者）可向需参与试验性治疗的患者提供更实用、更精简的流程。在该类别下，一家医疗单位可能遇到数名适合同情使用项目中特定治疗的患者，由该单位向 FDA 及其 IRB 提交研究性新药（Investigational New Drug，IND）申请和方案。一旦方案获批、FDA 公布 IND 号，制造商则可将该试验性产品运送至申请单位，以保证该单位具有一定库存，满足后续符合同情使用方案的患者用药。这一流程可避免反复申请 IND 以及为个别患者运送试验性药物造成的延误[14]。

最近，美国联邦立法的"尝试权（Right to Try）"法案[15]，是另一种向患者提供未经批准试验性药物（而非器械）的途径。该项目应考虑的患者标准与同情使用相似（存在危及生命的疾病或其他情况、已用尽获批的治疗手段，而又无法参与试验性治疗的临床试验，以获得同意治疗）。本项目下考虑的试验性药物须已完成 I 期临床试验，并处于积极开发或生产，同时应向 FDA 提交积极的 IND 申请。与同情使用项目不同，尝试权项目仅对个别患者开放，且提供了一个简化的流程，即可在没有 FDA 监管的情况下授予患者获得试验药物使用的权利。虽然当前 FDA 的尝试权法案不需要 IRB 的审查，但仍有部分州内的尝试权法案要求 IRB 的监管[15]。

不同单位的 IRB 对于同情使用和尝试权的政策和要求存在很大差异。有调查指出全体 IRB 的审查与 IRB 主席或成员的审查、审核过程的时间表，治疗相关财务方面的政策，以及允许使用的每个病例临床数据都会有很大差异。况且，学习、理解和解读 IRB 政策法规又很复杂，同情使用时临床医生试图加快对患者治疗的时间很紧迫，对获得同情使用的试验药物面临是种很难的决择和挑战[16]。鉴于这些原因，对有可能接收适应做临床试验的同情使用或尝试权患者的临床医生，应提前与所在单位 IRB 讨论，明确流程、掌握标准，以避免在需要使用时引起延误或其他问题。

第三节　同情使用项目中的 HBOCs 使用报告

HBOC 产品在同情使用计划下，用于有明确输血指征又无法输血的重度贫血患者已很多年[14]。其目的旨在增加氧运输以维持组织氧供不会引起组织缺血和损伤的临界水平以上，为贫血的其他治疗（如促红细胞生成刺激剂）起效、提升血红蛋白浓度争取时间。换句话说，这些产品发挥"氧桥"或"桥接治疗"作用，维持患者直到其内源性血红蛋白浓度的恢复[17-20]。迄今为止，尚无因尝试权使用此类产品的案例报道，但这些产品在同情使用项目的临床试验中积累并提供了宝贵的经验，为那些生存困难甚至危及生命的危重患者提供了治疗转好的曙光[18]。

纳入同情使用项目的HBOCs产品现有Hemopure®[HBOC-201；hemoglobin glutamer-250（牛）]和Sanguinate®（聚乙二醇化牛羧基血红蛋白）。表42-2总结了此类产品的主要特性，更详细的讨论见各自章节[11, 18, 21-22]。

Mackenzie等[23]报道了来自不同医疗单位给予了Hemopure治疗（60到300 g不等）的54例无法输血且有危及生命的重度贫血患者（申请HBOC时的血红蛋白中位数为4 g/dl），这些患者贫血的主要原因包括手术失血（45%）、恶性肿瘤（18%）和溶血（13%）等，结果显示治疗后23名患者（41.8%）存活，认为其死亡风险的增加与贫血时间和严重程度的增加、HBOC输注延迟，以及存在恶性肿瘤或肾脏疾病等原因相关，没有出现与Hemopure使用相关的严重不良事件，因此，作者认为，早期使用HBOC治疗可能有助于提高此类患者的生存。

Donahue等[17]报道了1例急性淋巴细胞白血病（acute lymphoblastic leukemia，ALL）因诱导化疗后出现重度症状性贫血（血红蛋白下降至3.1 g/dl）的耶和华见证人患者，该患者在12天内接受了15单位Hemopure，期间总血红蛋白浓度持续维持在3.6～5.3 g/dl，未发现器官缺血或功能障碍迹象，完成了后续的化疗方案后，病情稳定出院。

Fitzgerald等[24]报道了1例多处创伤的耶和华见证人患者，该患者因大量失血和液体复苏出现严重贫血（入院第5天血红蛋白2.9 g/dL），并发有心脏缺氧症状（肌钙蛋白Ⅰ增加、ST段广泛压低、室性心动过速发作），在住院第5天和第6天对该患者缓慢输注了5单位Hemopure，患者血红蛋白增加至6.2 g/dl，肌钙蛋白Ⅰ浓度和心电图表现恢复正常，最终还为他做了骨折固定手术。患者出院时血红蛋白浓度已恢复正常，身体状态良好。在其另一篇创伤病例报道中，一名因急性大量出血导致的失血性休克（血红蛋白浓度最低为3.9 g/dl），经采用多方面的治疗策略，包括早期输注HBOC后获得成功救治，其内源性血红蛋白浓度提升至足够高的水平[25]。

Jordan和Alexander[26]报道了1例患有自身免疫性溶血性贫血的耶和华见证人女性患者，经治疗

表42-2 用于同情使用HBOCs如Hemopure®[HBOC-201；hemoglobin glutamer-250（牛）]和Sanguinate®（PEGylated牛碳氧血红蛋白）的主要特性[11, 18, 21-22]

	Hemopure®	Sanguinate®	人浓缩RBCs
生化修饰	纯化、无细胞、戊二醛交联的多聚血红蛋白	纯化、无细胞、聚乙二醇化（即与聚乙二醇结合）的羧基血红蛋白	无
血红蛋白来源	牛	牛	人
分子质量（kD）	87～500	120	64
HBOC浓度（g/dl）	12～14	3～4	13
胶体渗透压	等渗	高渗	等渗
单位体积	250 ml	500 ml	多种
P_{50}（mmHg）	40	7～15	26
循环半衰期（h）	18～24	13～20（健康受试者较低，镰状细胞贫血患者较高）	数百小时
是否需交叉配型	否	否	是
2,3-DPG是否影响氧饱和度	否	否	是
储存和保质期	室温下最多3年	室温下最多2年	4℃下最多4天

虽控制了溶血性贫血，但其血红蛋白仍由入院时的 8.4 g/dl 持续下降，第 4 天最低达 2.8 g/dl，然后给她输注了 2 单位 Hemopure 后，其血红蛋白浓度升至 8.7 g/dl，临床病情改善后出院。

Lundy 等[27] 报道了 1 例大面积全皮层烧伤的耶和华见证人老年患者，手术切除烧伤组织期间出现重度贫血且伴有严重的氧供不足，立即给患者输注了 6 单位，虽没有发现输注 Hemopure 的相关不良反应，但最终死于持续恶化的多器官功能衰竭。

Thenuwara 等[28] 报道了 1 例耶和华见证人剖宫产手术患者，因产后持续大出血，致术后一天内 Hb 由 12 g/dl 降至 3 g/dl，并伴有酸中毒转入 ICU 治疗，该患者接受支持性治疗（血管升压药、镇静和通气），每日给予促红细胞生成素、铁剂和维生素 B_{12} 治疗，但因出血持续存在，Hb 一直升不上来，随后按同情使用流程给她输注了 Sanguinate 治疗，至术后第 8 天 Hb 升至 7 g/dl，血流动力学稳定、无需使用血管升压药、病情稳定、气管拔管后转出 ICU。

Sam 等[29] 报道了第 1 例患有血栓性血小板减少性紫癜（thrombotic thrombocytopenic purpura，TTP）的耶和华见证人患者，该患者无法接受治疗性血浆置换，而采用了 Sanguinate 治疗。该患者治疗耐受性良好，待血红蛋白浓度和血小板计数恢复正常后顺利出院。

Davis 等[30] 介绍了 3 例因镰状细胞危象（sickle cell crisis）出现多器官功能衰竭且无法输血的危重病患者，经输注 6～27 单位 Hemopure 后（创下了单个患者输注 Hemopure 最多单位量的记录），3 名患者均顺利出院。

DeSimone 等[31] 报道了 1 例因急性上消化道（gastrointestinal，GI）出血引起失血性休克的 42 岁耶和华见证人患者，经输注 6 单位 Sanguinate 及其他贫血的支持性治疗和护理后，该患者的休克和脑病得到改善，成功地拔除了气管导管。

如前所述，无法选择输血的患者有多种多样，并非完全均与宗教信仰有关。Unnikrishnan 等[32] 报道了 1 例镰状细胞贫血患者，因急性胸部综合征输血后发生了同种异体抗体介导的致命性迟发性溶血反应，该患者在接受其他溶血性贫血治疗同时，给予了输注 Hemopure 治疗而康复。

Brotman 等[33] 采用 Sanguinate 治疗了 1 例 77 岁的耶和华见证人患者，该患者因膀胱前列腺切除术和根治性肾切除术后出现重度症状性贫血（血红蛋白 4.5 g/dl）。经治疗，该患者贫血改善，出院转至康复医院。此外，Sanguinate 还成功用于治疗 1 例接受肝移植的耶和华见证人患者[34]。

Zumberg 等[14] 报道了 10 例无法输血而输注大剂量（定义为住院期间输注 ≥ 10 单位）Hemopure 治疗的重度贫血患者，这些患者贫血的病因包括恶性肿瘤、镰状细胞危象、自身免疫性溶血、红细胞再生障碍、产后出血、术后出血和消化道出血等，患者输注前 Hb 最低浓度中位数为 3.3 g/dl，平均接受 16.2 单位 Hemopure 的输注；经 Hemopure 治疗后，患者 Hb 浓度中位数为 7.3 g/dl，同时出现了高铁血红蛋白血症、胃肠道症状和高血压等并发症，但没有发生更严重的其他不良事件，且所有患者均存活。

McConachie 等[35] 报道了 3 例同情使用的临床试验使用 Sanguinate 治疗的重度贫血（Hb < 5 g/dl）耶和华见证人患者，该组病例的治疗突现出了目前同情使用项目下 HBOC 产品的使用局限性，1 例死于 Sanguinate 治疗申请等待期，另 2 例患者接受了 HBOC 产品治疗，其中 1 例患者病情恢复并出院，而另 1 例于输注 HBOC 5 单位后死亡。

Mackenzie 等[36] 总结了临床试验和同情使用项目中经 Hemopure 治疗的 1700 余例患者的治疗经验，其治疗相关的主要副反应和不良事件包括血压升高、少尿、胃肠道症状、巩膜和皮肤黄染、血中高铁血红蛋白和肝 / 胰酶一过性增加等，作者认为大部分不良事件为一过性、自限性或易于控制的。然后，作者发现，临床管理中最常见的错误包括对输注 Hemopure 的扩容效应的评估和对其需反复输注的体内半衰期的评估。作者还强调了当 Hb 降至低于 5 g/dl 时按"同情使用"要求尽早使用 HBOC 可明显改善患者的生存质量和预后。

HBOC 输注的效果远不止于对提升血红蛋白浓度的即刻效应。实际上，正如表 42-2 所示，几单位的 Sanguinate 所含的 Hb 不到 4 g/dl。因此，对 Hb 超过 4 g/dl 的患者输注 Sanguinate 最初可能会引起血液稀释，导致 Hb 进一步降低[18, 37]。重度贫血患者输注 Sanguinate 这款产品如何从中获益得从它的其他特性来解释，主要是这款产品的 P_{50} 较低，有助于氧从 RBCs 运输并释放至局部极低氧分压的缺血组织；其次是 Sanguinate 分子质量较小，且是氧气和一氧化碳的双重转运剂，这样在进一步促进氧气向缺氧、缺血组织运输释放的同时，还可有助于减轻炎症反应[18, 37]。此外，HBOCs还可能通过提供有生物药效应的铁进一步帮助造血而发挥作用。

目前可直接用同情使用项目的HBOCs有4个，见下表ClinicalTrials.gov，其中提供Hemopure旨在用于有明确输血指征且无法输血的严重贫血的治疗（表42-3）。

第四节　HBOCs同情使用的总结与经验教训

任何医疗方案都有风险，医学实践是在不违背个人选择权和价值观的前提下，权衡患者的可能获益与潜在风险，以期改善预后，HBOCs也不例外。HBOCs的早期临床试验更多的是关注产品的严重并发症如心肌梗死甚至死亡风险的增加[38]，后者导致叫停临床试验新药、新产品后续所有研究[39]，但如此被叫停可能忽略了这样一种场景，当没有可替代HBOCs的其他治疗方法而面临更大风险的临床无奈困境。

目前，就其安全性和有效性而言，HBOCs可能无法与输注同种异体血液相媲美；但是，HBOC可以为那些明确输血指征但因各种原因（后勤、医疗或患者个人偏好和信仰）无法及时输血或无法输血的重度贫血的危重病患者提供"氧桥"，以维持氧运输，

表42-3　当前ClinicalTrials.gov下用得多的HBOCs同情使用项目

标题	ClinicalTrials.gov编号	开始年份	产品	纳入标准	排除标准	单位地点
HBOC-201（Hemopure）治疗致命性贫血的同情使用研究	NCT01881503	2013	HBOC-201	知情同意患者≥18岁，Hb≤8 g/dl且存在活动性出血，具有重度贫血的生理指征，如肌钙蛋白浓度升高、精神状态改变、急性肾衰竭、乳酸酸中毒或中枢神经系统供应依赖	明确对牛产品过敏；既往高血压未控制、心力衰竭、肾衰竭、循环性高血容量或系统性肥大细胞增多症[a]；输血年龄＞80岁[a]	新泽西州恩格尔伍德市恩格尔伍德医院和医疗中心
HBOC-201治疗致命性贫血且无法输血的患者的同情使用方案	NCT02684474	2016	HBOC-201	知情同意危重患者≥18岁，Hb≤6 g/dl（或7～8 g/dl伴活动性出血），具有重度贫血的生理指征，如：肌钙蛋白浓度升高、精神状态改变、急性肾衰竭、乳酸酸中毒或中枢神经系统急性障碍，因拒绝输血或缺乏相容的红细胞而无法输血		马里兰州约翰·霍普金斯医院
HBOC-201用于致命性贫血且无法行同种异体血液输注患者的同情使用方案	NCT02934282	2016	HBOC-201	知情同意危重患者≥18岁，Hb≤5 g/dl（或6～7 g/dl伴活动性出血），具有重度贫血的生理指征，如：肌钙蛋白浓度升高、精神状态改变、急性肾衰竭、乳酸酸中毒或中枢神经系统急性障碍，因拒绝输血或缺乏相容的红细胞而无法输血	明确对牛产品过敏；既往高血压未控制、心力衰竭、肾衰竭、循环性高血容量或系统性肥大细胞增多症[a]；输血年龄＞80岁[a]；妊娠或哺乳期	罗里达州迈阿密杰克逊纪念医院
重度急性贫血患者HBOC-201的同情使用IND用药方案	NCT03633604	2018	HBOC-201	知情同意危重患者≥18岁，Hb≤6 g/dl（或7～8 g/dl伴活动性出血），具有重度贫血的生理指征，如：肌钙蛋白浓度升高、精神状态改变、急性肾衰竭、乳酸酸中毒或中枢神经系统急性障碍，因拒绝输血或缺乏相容的红细胞而无法输血		宾夕法尼亚州匹兹堡市匹兹堡大学医学中心

[a] 根据每位患者的具体情况和生活质量而定

直至患者自身造血系统可产生足够量的RBCs[20, 40]。

正如本文总结报告所见,在没有FDA批准的HBOCs或正在进行的临床试验情况下,同情使用方案为无法输血的危重症重度贫血患者提供了一种可挽救生命的选择。虽然上述总结的案例为患者及其经治医生提供了一线希望,但也应看到这些报道存在的局限性。

上述治疗案例可能存在各种类型的偏差(如选择、报道和出版的偏差),因此,常被认为是一种较低级别的证据[41]。如没有同时设立对照组,则结果往往很难解释,也很难确定给患者输注HBOCs的效果(获益或受损)。尽管如此,仍有关于不输注任何血液制品或血液代用品的重度贫血患者的少数案例报道,这些报道为我们提供了这些患有严重贫血的可能结果的照片或图片[8, 42]:Hb在7~8 g/dl基础上每降低1 g/dl,患者的死亡率约增加2~2.5倍,当Hb低于2 g/dl时,患者死亡率可达100%[43]。图42-1是根据我们的数据[8]和Carson等[42]报道的数据绘制的图:既不输血也不输HBOCs患者术后Hb达到最低时Hb水平与其生存率的关系图。

根据Carson等和Shander等[8, 42]汇总的数据报告(图42-1)中的案例中,患者最低Hb约为3 g/dl时,其生存概率约为50%。该系列HBOC治疗病例中患者的生存率接近该血红蛋白范围(约3 g/dl)所期望50%生存率可视为取得了部分胜利,尽管报告的案例中可能存在偏差。另一方面,Mackenzie等[23]报道的大病例报告中,申请使用HBOC产品时患者Hb中位数为4 g/dl,最终总体生存率为41.8%,与Carson和Shander报告(图42-1)的预期存活的概率为70%有些差距,但其报告中没有提及使用HBOC产品时的最低Hb浓度,因此,按最低Hb浓度(约3 g/dl)推测,其实际患者预期存活的概率可能更低。此外,他们提到患者预期生存率与其当时最低Hb水平密切相关,结果也显示死亡病例中首次出现Hb < 8 g/dl至开始使用HBOCs治疗间隔的时间较存活案例明显延长(其中位数分别是8天 vs. 4天,P < 0.01),同时也与患者当时的共存基础疾病轻重有关(如癌症患者无1例存活)[23]。这些观察结果提醒我们,原本就很难预测那些没有使用HBOCs的生存率是多少,因而也很难正确预判HBOC治疗对这些患者生存率和预后的影响。

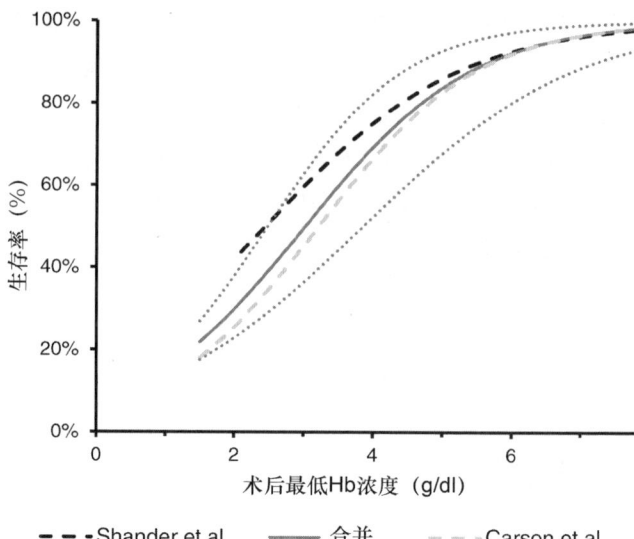

图42-1 术后最低Hb浓度(g/dl)与没有输血也没有输HBOCs患者生存率(%)比较

在救治此类重症贫血患者分秒必争的黄金时间,完成同情使用方案的流程和及时用上试验新药需要留足额外的宝贵时间,如Mackenzie等[23]的研究所示,随着重度贫血患者病情持续的时间越长,其生存概率越低,况且临床上为获得此类血液代用品需让患者等待数日的情况并不少见。如前所述,针对中等规模患者群的同情使用方案应简化流程,允许参与临床试验基地预先储存些研究性新药或产品。

正如前所讨论,有了为那些不接受或无法输血患者提供积极有效的医疗救治的努力前行,才有了无血医学与无血手术计划的快速推进和发展(最终产生"患者血液管理"这一概念)[6]。因此,为获得此类患者救治的最佳预后,HBOCs应作为包括其他旨在增加氧供(如辅助供氧和高压氧治疗)、减少氧耗(如肌肉阻滞剂、维持正常血容量、避免发烧)、促进造血(如使用红细胞生成刺激剂和铁剂)、治疗贫血潜在病因和减少后续失血(包括医源性失血)等治疗在内的综合性患者血液管理方案的重要组成部分[2, 4, 6-7, 19, 44-46]。需特别强调的是,应采取更积极的预防举措,优化那些可能有手术大出血而又不接受或无法及时输血患者的术前准备期间的Hb水平,也因为达此目标,提出了同情使用方案的建议[19]。本章所讨论的案例报道都围绕此方案,而HBOCs共同输注可有效改善此类患者生存质量和预后。

要点

- 无法输注血液成分的原因很多，包括个人信仰、宗教信仰或对输血风险有顾虑而拒绝输血，还有医学原因（如同种异体抗体）或血源供应困难甚至没有供应。
- 现有HBOCs的安全性和有效性虽尚无法与同种异体血液相比，但可为有明确输血指征而因各种原因无法输血的重度贫血危重症患者搭建起的"氧桥"。
- 在美国，HBOCs可经FDA批准的同情使用预案用于此类患者，旨在用于无其他满意的可替代治疗方案时，简化试验新药或产品在临床试验外及时用于救治危及生命的严重贫血危重症患者的流程。
- 现已有在同情使用预案下使用HBOCs的许多成功报道，他们都支持该产品治疗的可行性，尽管仍有些少量、不很严重的并发症，结论是有助于改善患者的生存质量和预后。
- 为取得最佳使用效果，强烈建议HBOCs应作为全面患者血液管理方案（Patient Blood Management protocols，PBMP）的组成部分，用于增加氧供、减少氧耗、促进造血、治疗贫血潜在病因和减少后续出血等治疗。

参考文献

1. Shander A, Javidroozi M. The approach to patients with bleeding disorders who do not accept blood-derived products. Semin Thromb Hemost. 2013;39(2):182–90.
2. Shander A, Goodnough LT. Management of anemia in patients who decline blood transfusion. Am J Hematol. 2018;93(9):1183–91.
3. Chonat S, Arthur CM, Zerra PE, Maier CL, Jajosky RP, Yee MEM, et al. Challenges in preventing and treating hemolytic complications associated with red blood cell transfusion. Transfus Clin Biol. 2019;26(2):130–4.
4. Shander A, Goobie SM, Warner MA, Aapro M, Bisbe E, Perez-Calatayud AA, et al. Essential role of patient blood management in a pandemic: a call for action. Anesth Analg. 2020;131(1):74–85.
5. Shander A, Goodnough LT. Objectives and limitations of bloodless medical care. Curr Opin Hematol. 2006;13(6):462–70.
6. Shander A, Javidroozi M, Perelman S, Puzio T, Lobel G. From bloodless surgery to patient blood management. Mt Sinai J Med. 2012;79(1):56–65.
7. Shander A, Bracey AW Jr, Goodnough LT, Gross I, Hassan NE, Ozawa S, et al. Patient blood management as standard of care. Anesth Analg. 2016;123(4):1051–3.
8. Shander A, Javidroozi M, Naqvi S, Aregbeyen O, Caylan M, Demir S, et al. An update on mortality and morbidity in patients with very low postoperative hemoglobin levels who decline blood transfusion (CME). Transfusion. 2014;54(10 Pt 2):2688–95.
9. Shander A, Javidroozi M, Lobel G. Patient blood management in the intensive care unit. Transfus Med Rev. 2017;31(4):264–71.
10. Shander A, Goodnough LT. From tolerating anemia to treating anemia. Ann Intern Med. 2019;170(2):125–6.
11. Khan F, Singh K, Friedman MT. Artificial blood: the history and current perspectives of blood substitutes. Discoveries (Craiova). 2020;8(1):e104.
12. Speers MA. Providing patients with critical or life-threatening illnesses access to experimental drug therapy: a guide to clinical trials and the US FDA expanded access program. Pharmaceut Med. 2019;33(2):89–98.
13. Van Norman GA. Expanding patient access to investigational new drugs: overview of intermediate and widespread treatment investigational new drugs, and emergency authorization in public health emergencies. JACC Basic Transl Sci. 2018;3(3):403–14.
14. Zumberg M, Gorlin J, Griffiths EA, Schwartz G, Fletcher BS, Walsh K, et al. A case study of 10 patients administered HBOC-201 in high doses over a prolonged period: outcomes during severe anemia when transfusion is not an option. Transfusion. 2020;60(5):932–9.
15. Agarwal R, Saltz LB. Understanding the right to try act. Clin Cancer Res. 2020;26(2):340–3.
16. Folkers KM, Bateman-House A. Improving expanded access in the United States: the role of the institutional review board. Ther Innov Regul Sci. 2018;52(3):285–93.
17. Donahue LL, Shapira I, Shander A, Kolitz J, Allen S, Greenburg G. Management of acute anemia in a Jehovah's witness patient with acute lymphoblastic leukemia with polymerized bovine hemoglobin-based oxygen carrier: a case report and review of literature. Transfusion. 2010;50(7):1561–7.
18. Jahr JS, Guinn NR, Lowery DR, Shore-Lesserson L, Shander A. Blood substitutes and oxygen therapeutics: a review. Anesth Analg. 2021;132(1):119–29.
19. Guinn NR, Resar LMS, Frank SM. Perioperative management of patients for whom transfusion is not an option. Anesthesiology. 2021;134(6):939–48.
20. Weiskopf RB, Beliaev AM, Shander A, Guinn NR, Cap AP, Ness PM, et al. Addressing the unmet need of life-threatening anemia with hemoglobin-based oxygen carriers. Transfusion. 2017;57(1):207–14.
21. Bachert SE, Dogra P, Boral LI. Alternatives to transfusion. Am J Clin Pathol. 2020;153(3):287–93.
22. Misra H, Bainbridge J, Berryman J, Abuchowski A, Galvez KM, Uribe LF, et al. A phase Ib open label, randomized, safety study of SANGUINATE in patients with sickle cell anemia. Rev Bras Hematol Hemoter. 2017;39(1):20–7.
23. Mackenzie CF, Moon-Massat PF, Shander A, Javidroozi M, Greenburg AG. When blood is not an option: factors affecting survival after the use of a hemoglobin-based oxygen carrier in 54 patients with life-threatening anemia. Anesth Analg. 2010;110(3):685–93.
24. Fitzgerald MC, Chan JY, Ross AW, Liew SM, Butt WW, Baguley D, et al. A synthetic haemoglobin-based oxygen carrier and the reversal of cardiac hypoxia secondary to severe anaemia following trauma. Med J Aust. 2011;194(9):471–3.
25. Posluszny JA, Napolitano LM. Hemoglobin-based oxygen carrier for traumatic hemorrhagic shock treatment in a Jehovah's witness. Arch Trauma Res. 2016;5(2):e30610.
26. Jordan SD, Alexander E. Bovine hemoglobin: a nontraditional approach to the management of acute anemia in a Jehovah's witness patient with autoimmune hemolytic anemia. J Pharm Pract. 2013;26(3):257–60.
27. Lundy JB, Lewis CJ, Cancio LC, Cap AP. Experience with the use of Hemopure in the care of a massively burned adult. Int J Burns Trauma. 2014;4(1):45–8.
28. Thenuwara K, Thomas J, Ibsen M, Ituk U, Choi K, Nickel E, et al. Use of hyperbaric oxygen therapy and PEGylated carboxyhemoglobin bovine in a Jehovah's witness with life-threatening anemia following postpartum hemorrhage. Int J Obstet Anesth. 2017;29:73–80.

29. Sam C, Desai P, Laber D, Patel A, Visweshwar N, Jaglal M. Pegylated bovine carboxyhaemoglobin utilisation in a thrombotic thrombocytopenic purpura patient. Transfus Med. 2017;27(4):300–2.
30. Davis JM, El-Haj N, Shah NN, Schwartz G, Block M, Wall J, et al. Use of the blood substitute HBOC-201 in critically ill patients during sickle crisis: a three-case series. Transfusion. 2018;58(1):132–7.
31. DeSimone RA, Berlin DA, Avecilla ST, Goss CA. Investigational use of PEGylated carboxyhemoglobin bovine in a Jehovah's witness with hemorrhagic shock. Transfusion. 2018;58(10):2297–300.
32. Unnikrishnan A, Pelletier JPR, Bari S, Zumberg M, Shahmohamadi A, Spiess BD, et al. Anti-N and anti-Do(a) immunoglobulin G alloantibody-mediated delayed hemolytic transfusion reaction with hyperhemolysis in sickle cell disease treated with eculizumab and HBOC-201: case report and review of the literature. Transfusion. 2019;59(6):1907–10.
33. Brotman I, Kocher M, McHugh S. Bovine hemoglobin-based oxygen carrier treatment in a severely anemic Jehovah's witness patient after cystoprostatectomy and nephrectomy: a case report. A A Pract. 2019;12(7):243–5.
34. Holzner ML, DeMaria S, Haydel B, Smith N, Flaherty D, Florman S. Pegylated bovine carboxyhemoglobin (SANGUINATE) in a Jehovah's witness undergoing liver transplant: a case report. Transplant Proc. 2018;50(10):4012–4.
35. McConachie S, Wahby K, Almadrahi Z, Wilhelm S. Early experiences with PEGylated carboxyhemoglobin bovine in anemic Jehovah's witnesses: a case series and review of the literature. J Pharm Pract. 2020;33(3):372–7.
36. Mackenzie CF, Dube GP, Pitman A, Zafirelis M. Users guide to pitfalls and lessons learned about HBOC-201 during clinical trials, expanded access, and clinical use in 1,701 patients. Shock. 2019;52(1S Suppl 1):92–9.
37. Romito BT, McBroom MM, Bryant D, Gamez J, Merchant A, Hill SE. The effect of SANGUINATE((R)) (PEGylated carboxyhemoglobin bovine) on cardiopulmonary bypass functionality using a bovine whole blood model of normovolemic hemodilution. Perfusion. 2020;35(1):19–25.
38. Natanson C, Kern SJ, Lurie P, Banks SM, Wolfe SM. Cell-free hemoglobin-based blood substitutes and risk of myocardial infarction and death: a meta-analysis. JAMA. 2008;299(19):2304–12.
39. Fergusson DA, McIntyre L. The future of clinical trials evaluating blood substitutes. JAMA. 2008;299(19):2324–6.
40. Shander A, Javidroozi M, Thompson G. Hemoglobin-based blood substitutes and risk of myocardial infarction and death. JAMA. 2008;300(11):1296–7.
41. Norvell DC. Study types and bias-don't judge a study by the abstract's conclusion alone. Evid Based Spine Care J. 2010;1(2):7–10.
42. Carson JL, Noveck H, Berlin JA, Gould SA. Mortality and morbidity in patients with very low postoperative Hb levels who decline blood transfusion. Transfusion. 2002;42(7):812–8.
43. Langhi DM, Covas DT, Marques JFC, Mendrone A, Ubiali EMA, Santis GC, et al. Guidelines on transfusion of red blood cells: prognosis of patients who decline blood transfusions. Hematol Transfus Cell Ther. 2018;40(4):377–81.
44. Shander A, Corwin HL. A narrative review on hospital-acquired anemia: keeping blood where it belongs. Transfus Med Rev. 2020;34(3):195–9.
45. Palaia I, Caruso G, Di DV, Perniola G, Ferrazza G, Panzini E, et al. Peri-operative blood management of Jehovah's Witnesses undergoing cytoreductive surgery for advanced ovarian cancer. Blood Transfus. 2022;20:112–9.
46. Frank SM, Chaturvedi S, Goel R, Resar LMS. Approaches to bloodless surgery for oncology patients. Hematol Oncol Clin North Am. 2019;33(5):857–71.

43 无法输注红细胞时氧治疗剂临床试验的监管思考

Toby A. Silverman

安 妮 译，袁红斌 审校

第一节 美国红细胞输注的现状

在美国，无论是当下，还是未来，为患者保障充足的血液供应方面面临着越来越严峻的挑战，主要体现在：①当前献血人群的高龄化；②献血者的招募需求持续增加，包括新近符合条件的献血者；③在面临突发公共卫生紧急事件（如新发传染病或辐射/化学制剂威胁）时有充足血液供应的保障；④血液和血液制品成本和报销模式的改善；⑤缺乏血液采集、使用，以及献血者和患者安全的综合数据系统的监管；⑥对现有血液制品和代用品持续创新，及其输注安全持续提升的需要，如开发和使用改进血液供应安全性和可靠性的新技术和临床使用和管理的流程[1]。最近，Weiskopf等[2]总结了与血液供应充足度相关的问题，重点关注了SARS-CoV-2大流行期间遇到的严峻问题，并再次强调了开发可安全使用的有效血液代用品替代传统血液制品的创新开发需求。有关可获得红细胞的足够供应和使用的情况在其他章节已有讨论，开发HBOCs替代红细胞输注的科学性和监管问题值得引起重视[3]。严重贫血患者当其急需输注红细胞而不能输注时，一种新型代用品则将会非常有用。除了其广泛传播的血源性感染和大规模伤亡事件外，能符合这一要求的严重贫血是一种罕见的情况；在拒绝输血患者中，收集了有关其发病率和死亡率的最佳信息[2,5]。

目前，美国尚无可用于人类的氧治疗性制剂[6]。因此，获得美国FDA批准的、下节简要总结的药物和生物制剂开启了在FDA监管下可用于临床的氧治疗剂的大门。在复杂历史变迁中，Weiskopf等[4]基于《药效研究实施方案》（Drug Efficacy Study Implementation program，DESIP），总结和制定了疗效审查标准，使得更容易理解上述产品开发的迫切需要性，也是自批准血液和血液成分那时起的唯一标准；与血液和血液成分监管相比，对人造血制品的监管允许存在些差异。本章将讨论批准作为（人造）药物使用的氧治疗剂的标准和特殊要求。有关仅应用于在设备监管下使用氧治疗剂的不同监管要求不在此章讨论。FDA法规赋予了机构审查员（agency reviewers）很大的酌情行事的决定权，以解释用什么证据来证明其获益与风险比是合理的，详见下面讨论。

第二节 美国的总体监管背景

一、药物和生物制剂的批准/许可要求

在美国，用于临床的新药和生物制剂必须在上市之前获得FDA的批准。药品审批是根据《联邦食品、药品和化妆品法案》（the Federal Food, Drug and Cosmetic Act，FD & C）（简称《法案》）第505条（该法案第21编第9章第505节）授权上市的，也是《美国法典（United States Code，U.S.C.）》（21 U.S.C. §355）阐述对新药引入州间贸易进行评估、审查和批准的法律框架。生物制剂则根据《公

共卫生服务法案》（Public Health Service Act，PHS Act）第351节的授权获得批准（42 U.S.C. § 262）。许可证的颁发需证明该制剂是"安全、纯净和强效"。这两项法案的监管历史之前已进行了审查[3]。最重要的监管概念取决于能否提供"有效的实质性证据"。

"实质性证据"在《法案》第505节（d）定义为"由经过科学培训和参与过所涉及药物有效性评估的专家，基于公正而负责地获得药物是有效的，且有充分而很好的对照研究包括临床研究的证据，这种有效性表现为声称此药有效，或在标签（the labling）或建议标签上描述的、推荐的或建议的有效"（该法案中所说的专家是指FDA的医学审查人员）。关于什么是"有效的实质性证据"一直存在争议，尤其当其遇见罕见病或当前医疗处理不了的重症和（或）危及生命的疾病，它的争议尤为突出。

在新药申请（new drug application，NDA）或生物许可证申请（biologies license application，BLA）支持下，为满足"有效的实质性证据"标准而设计的任何临床试验，还需符合《美国联邦法规》（Code of Federal Regulations，CFR）第21章314节126条中关于"充分且很好对照"的要求。当遇见罕见病或当前医疗处理不了的重症和/或危及生命的疾病情况下，能够确定"有效的实质性证据"的充分对照要求将在后文讨论。

2019年，FDA更新了其关于提供人类药物和生物制剂有效性临床证据的指南，增加了对该机构可能认可的对照类型的讨论[7]。具体地说，在提供来自单一的充分和良好对照的临床试验数据情况下，该文件提及"确凿证据（confirmatory evidence）"的充分问题的说法，所谓的确凿证据可能包括"……真实世界证据的某些类型，例如……已充分证实了的疾病的自然史"。该指南的措辞已表明，FDA审查员对确定"有效的实质性证据"的标准上，对为开发罕见病或危及生命的重症疾病产品关键点上具有很大的自由裁定权。

出于安全的考虑，临床试验可发现新的和/或新奇的副反应，以及可预知副反应的数量增加和/或性质变化，当然是指高于常见发生率和严重程度的副反应。研究也可以被设计用来捕捉试验产品与多种共患病的相互关系。如上所述，一种用于有明确适应证的药物或生物制剂给患者带来的益处必须大于风险，虽是一个主观性的决定。

二、加速计划

如上所述，上述药物/生物制剂的开发途径存在几种担忧，如用于当前医疗处理不了的重症和（或）危及生命的疾病的评估等。FDA一直有加速开发治疗此类疾病或病症的药物和生物制剂的计划，并包含在"加速计划（expedited programs）"的规定中[8]。加速计划的法规已经过多次修改，FDA也相应发布了更新版指南（延长截止日期为2021年4月30日）[9]。指南中列出的四项FDA计划旨在简化、加速新药的开发和审查，以解决治疗严重或危及生命的疾病的迫切需求，并纳入快通道计划、突破性治疗计划、加急批准和优先审查计划。该指南中所有开发项目均须满足的基本（阈值）条件，包括：①确定病情严重性；②急需用的药物/生物制剂旨在治疗严重疾病；③确定是解决当前医疗处理不了的医疗需求。

该计划的不同之处在于：①基于支持所用药物/生物制剂是治疗各种严重病情（快通道计划和突破性治疗计划）的信息类型和数量；②其研究的疗效终点，即观察其对不可逆的发病率和死亡率（irreversible morbidity or mortality，IMM）的影响，或代表这些疾病严重后果的症状；③其代理终点或中间临床终点（意指在发生IMM前可测得反映治疗效果的指标），即有理由预见其可能对IMM的影响，或获得临床好的疗效，同时考虑了其严重程度、罕见疾病、此类疾病的流行程度、及替代性治疗的有效性甚至没有其他替代性治疗（优先审查或加速计划）。建议读者认真学习这些指南，以更全面地理解这些计划中每一项的标准。

三、真实世界证据

自2016年《21世纪治愈法案》（Pub.L.114-255）通过以来，已有大量有关支持和知会"真实世界证据（real world evidence，RWE）"的监管决策方面的讨论。该FDA批准的治疗法案第3022节建立了一个评估RWE的潜在用途的流程，旨在帮助支持批准《FD & C法案》第505节（c）内已有药物的新适应证，及帮助支持或满足批准后的研究要求。2018年12月，FDA发布了FDA真实世界证据计划大纲，

RWE 提供了在什么情况下进行监管决策的示例，以及此类数据采集和使用的优缺点（例如缺乏随机化、存在潜在偏倚、缺乏盲法，及数据可靠性和相关性、数据捕获差距等），并指出"使用 RWE 进行疗效决策是一种相对较新的方式"[10]。

真实世界证据（RWE）被定义为通过分析"真实世界数据（real-world data，RWD）"得出的关于医疗产品的使用，及其潜在益处或风险的临床证据。真实世界数据（RWD）被定义为"从各种渠道常规采集的、有关与患者健康状态和/或医疗监护转运的数据"。该大纲已认识到 RWE 可奉献重要而有用的信息，包括来自观察性研究、患者的登记信息，及从传统临床试验中收集的数据，这些试验为患者选择、患者监护、数据采集和数据分析制定了严格的标准。

FDA 承认，针对罕见病或危及生命的重症患者开发基于血红蛋白的氧治疗剂具有非常重要的意义。在接受支持其他药物和生物制剂批准的 RWE 时给予了监管的自由裁定权，是指基于当其效果的大小变得很大和其随机化变得不道德/不可行情况下单臂干预试验的药物和生物制剂。该大纲也阐述了"使用外部控制（外部对照）有其局限性，包括由于医疗实践的潜在变化、缺乏标准化的诊断标准或等效的结果监测，以及随访的可变性等实际而难以可靠地选择可比对的研究人群"。FDA 认同，如果有足够的细节捕捉到相关的协变量（covariates），那么和统计方法如倾向性评分一起收集正在接受其他治疗的 RWD，可有效改善外部对照数据（外部控制数据）的质量，尤其当随机化不可行或不符合医学伦理法则时[10]。

四、罕见病

在美国，FDA 将"罕见情况（orphan condition）"定义为 < 1/20 万人患的疾病，或虽患病的人 ≥ 1/20 万，但不指望在美国开发和提供治疗这种疾病或重症的药物成本从在美国销售这种药物中收回（经修订的第 97-414 号公共法案，最近更新于 2013 年 8 月）。对有资格用于这种罕见病治疗的药物，这种药物和其相应的疾病必须均符合《孤儿药法案》（Orphan Drug Act，ODA）和 FDA 实施条例（21 CFR Part 316）规定的某些标准。用于罕见病的药物必须满足与其他常见病药物相同的"有效的实质性证据"标准才能获批，这些包括研究目标的明确陈述、有效比较的对照设计和减少偏倚的有效措施。然则，如上所述，让赞助商提供的单个药物数据的种类和数量，FDA 可行使自由裁定权。

FDA 已发布了两份罕见病（rare diseases）的指导性文件，是有关用于有明确输注红细胞指征且无法输注而开发基于血红蛋白的氧载体[11-12]。这些指导性文件已在其他章节中讨论了各种类型自然病程试验的使用，这可能为罕见病或重症"充分和有效对照"的临床试验的设计、实施和说明解释提供信息，以及回顾性和前瞻性自然病程试验作为外部对照的优缺点。FDA 有关对对照型的点评顾及到在两份关于罕见病的指导性文件中监管申请的合适性，强调了 FDA 打算着手处理传统临床试验之外获得的数据的谨慎方法。

五、动物规则

氧气治疗可在伦理上不能对某适应证进行临床试验的情况下使用。急性辐射综合征造血亚综合征（the hematopoietic sub-syndrome of Acute Radiation Syndrome）的临床试验就是这种情况下的临床案例。有效性研究不符合伦理，而野外试验（field trial）又不可行的新药批准是由法典（药物见 CFR 21 的 314.600 到 314.650、生物学制剂见 CFR 21 的 601.90 到 601.95）的规定决定的。FDA 已发布了关于在动物规则（Animal Rule）下开发产品的指南[13]。该指南考虑了研究的设计和支持动物规则下批准的研究分析和与动物模型选择有关的问题，从而得出人类可能有效与其适宜剂量的转换的结论。该法规仅适用于无法实施人类有效性研究的临床试验，因为这种临床试验是没有通过伦理审查的，意外或故意暴露后的野外试验也是不可行的。该路径不适用"基于 FDA 法规其他部分规定的有效性标准"建议的适应证批准的药物，一般情况下，该途径与开发用于有明确输注红细胞指征而无法输注的氧治疗剂无关。支持使用的动物规则路径必须满足四个条件：①对刺激剂毒性的病理生理机制有相当的了解；②除少数情况外，该效应在不止一种动物种属中得到证实，预计会出现一种用于人类可以预测到的反应；③动物实验终点显然要与人类期望获益明显相关，一般是指提高生存率或预防主要并发症；④无论从动物还是人类获得的有关该产品动力学和药效学的数据和信息，或其他相关数据或信息，允许选择用于人体的有效剂量。严重贫血动物实验设计、实施和结果解读的一个主要问题须考虑到实验动物的伦理和人道待遇，因此，须按当地动物使用委员会（local animal use committees）规定的安乐死标准（euthanasia criteria）处理动物。有关这类实验中动物监护与治疗方面各种问题的检查已超出本章的讨论范围。

第三节 药物开发获批路径外，允许产品使用的监管法规

扩展使用、尝试权和紧急使用授权法案的共同要求包括：①患者患有严重甚至危及生命的疾病或其他情况；②患者不能满足的医疗要求；③患者不能参与临床试验；④试验药物或生物制剂用于患者疾病的治疗潜在获益大于潜在风险；⑤该潜在风险对正在治疗的疾病或其他情况并非不合理（若按尝试权方案使用，选择完成Ⅰ期临床试验的试验药物或生物制剂）。这些方案原本是旨在解决某些紧急情况，即一般情况下，不指望因上市目的向监管部门提交申请［新药申请（NDA）或生物许可证（BLA）］提供证据足够的证据。

一、扩展使用

FDA法规有关扩展使用下关于研究性新药（investigational new drug, IND）申请（21 CFR part 312, subpart I）治疗使用的研究药物已于2009年10月13日生效。扩展使用指南的终版于2016年6月完成，2017年10月更新[14]。"扩展使用是指研究药物主要目的是用于诊断、监测或治疗患者的疾病或症状，而不是用于获取在通常临床试验使用的药物的相关信息"。该指南旨在简化"用于治疗严重甚至危及生命的疾病或缺乏替代性治疗的手段的患者获得研究性药物"的流程。使用扩展使用药物的患者一定是严重或危及生命的疾病或其他紧急情况的患者，且对该患者疾病或病情的诊断、监测或治疗还没有类似或令人满意的替代性治疗；另外，给患者带来的潜在益处必须超过其潜在风险，而且在其治疗的上述疾病中出现的潜在风险是有据可依的、合理的。为此提供的研究药物不会影响研究药的启动、实施和完成，且不助于支持扩展使用药物的上市批准，否则不利于扩展使用的潜在发展。

二、尝试权

尝试权法案（The Right to Try Act，如Trickett Wendler、Frank Mongiello、Jordan McLinn和Matthew Bellina尝试权法案）的权利已于2018年5月30日签署立法[15]。该法案适用于患有危及生命的危重疾病患者，及已用尽所有批准的治疗手段且不能参与临床试验的患者情况。该法案允许满足上述条件的患者，及经本人或其合法授权代表人知情同意的患者，使用已完成Ⅰ期临床试验但尚未经FDA批准用于任何用途的合格研究药物。有问题的产品必须在临床试验下进行研究，这是为了形成支持FDA批准的有效性声明的主要依据，这是积极申请试验药物的主体。药物的积极开发必须持续推进，且该产品的使用肯定不是被FDA列为临床搁置（clinical hold）的主要理由。除此之外，这个路径就可在扩展使用（FDA已发布的指南）途径下获得临床试验的药物。一个产品在满足尝试权法案条件下的个别患者中的使用，一般不需提供申请药物获批所需的监管信息。迄今为止，本法案的应用非常有限。

三、紧急使用授权

《FD&C法案》第564节授权卫生与公共服务部有权批准医疗产品（临床试验药物）的紧急使用，只要证明是紧急或证明紧急的急危重情况。其目的旨在非常紧急、危险情况下，能够通过紧急使用授权路径可以使用此类尚未获批使用临床试验的药品，或者是新药或是用于未经批准的新适应证[16]。

FDA由2017年1月发布的医疗产品紧急使用授权指南和相关机构已于2022年8月31日废止，内容包括FDA授权紧急使用那些未经批准的，或虽前期批准而未经批准的医疗产品的一般性建议和流程，原旨在加强国家应对突发公共卫生、军事和国内紧急危机情况的准备，涉及化学、生物、放射和核物质（chemical, biological, radiological and nuclear, CBRN），包括诸如流感大流行等紧急传染性疾病威

胁[17]。这个机构是独立的，有别于 IND 或研究性器械豁免（investigational device exemption，IDE）授权后的同一产品的使用，也有别于在第 564A 中所写的一种以促进准备和反应活动的精简机制下获得的同一产品的使用，某些 FDA 批准的医疗对策（Medical Counter Measures，MCMs）而无 FDA 发布的紧急使用管理（Emergency Use Administration，EUA）。

为了发布 EUA，卫生与公共服务部必须明确存在紧急使用的条件。FDA 可能通过发布 EUA 允许 MCMs 用于因 CBRN 引起的重病或危及生命的情况的诊断、治疗或预防。发布的 EUA 还可明确界定产品的使用条件，并可规定数据报告的要求。如公共突发卫生事件终止，或已发布 EUA 的标准产生修改（包括但不限于支持其使用的科学依据），则 EUA 可被废止。重要的是，EUA 的发布并不打算被解释，也不是使用产品的被"批准"，也不想为该产品设立新的治疗标准。

第四节 红细胞有明确的输注指征而又供应不上甚至不能输注时的思考

本章总结了当临床抢救时有明确的红细胞输注指征而供应不上甚至不能输注时，开发使用基于血红蛋白的氧载体的法律法规。如上所述，扩展使用、EUA 和尝试权等方案达不到 FDA 批准的监管要求，即他们可临时拿到需用的产品。本综述重点介绍了 HBOCs 开发者在美国取得临床试验许可所面临的重大挑战，特别是用于重度危及生命的贫血患者。据近期总结，至少有五项回顾性 / 前瞻性研究总结了没有红细胞可输或有红细胞不能输的患者最低 [Hb] 与临床病程和死亡风险的关系[5, 18-21]。对术后贫血，及手术和非手术住院患者混合人群 [所有住院者（all-comers）] 的评估结果表明，随着最低 [Hb] 的降低，每一类患者的死亡轨迹非常相似。特别是，Guinn 等[21] 最近的一篇报道总结了 271 名未经转移的重度贫血患者的前瞻性收集数据，证实了早期研究的结果，该研究表明死亡风险不仅随 [Hb] 的下降而增加，而且死亡的时间随 [Hb] 水平的下降而缩短。上述两类数据的高度相似性似乎符合"有完整记录的……，可以客观地监测和验证其过程，如高死亡率和暂时可预测的死亡率"的标准。严重未经治疗的贫血是一种罕见的情况，值得考虑的是：①使用如上述回顾性 / 前瞻性和前瞻性自然病程研究的真实证据，及②将此类研究用作 HBOC 单臂评估试验的外部对照组，以改善生存率。上述数据的统计分析已表明，为重度贫血因有明确输注红细胞指征而不能输注的患者输注 HBOCs 可提高其存活率[2, 4]。现有证据提示，对重度贫血患者使用 HBOCs 比目前的常规治疗更有效。因此，从与历史数据比较可以得出，进行单臂评估试验时，不必考虑对照组是否可使用 HBOC 产品，不受任何情况的限制，从而使这种设计所带来的伦理和分析困境变得毫无意义。

要点

- 血液供应不足的挑战突显了对开发安全有效的传统血液制品代用品进行创新的必要性。
- 由于美国至今还没有可用于人类的氧治疗剂，因此，开发用于临床的氧治疗剂在药物和生物制剂批准的监管背景下乘势而为。
- 在美国，药物或生物制剂批准的法定标准是基于通过"充分和好的对照性临床试验"得到的"有效的实质性证据"。
- FDA 长期以来，一直有加快药物和生物制剂开发的计划，采取优先审查、加速批复的系列举措，以有效治疗严重或威胁生命的疾病。
- FDA 长期以来，一直有向有需要的患者提供药物 / 生物制剂的计划，如扩展使用和尝试权方案。紧急使用授权允许随时可使用指定产品，以应对已确定的医疗紧急情况。此类项目并非都需要符合审批要求。
- 对于罕见病，FDA 可能会接受真实世界证据（RWE）的某些方面，以支持药物 / 生物制剂的开发，但 FDA 已发现真实世界数据（RWD）为单臂干预试验提供外部对照因潜在偏差可能会出现重要的问题。因此，欲与监管部门参与的任何研究，将 RWE 用作外部对照时需要与 FDA 共同讨论而最后定之。

免责声明：

本文的观点或主张是作者的私人看法，不能作为或视为可反映美国卫生与公众服务部的官方观点。

参考文献

1. Klein HG, Hrouda JC, Epstein JS. Crisis in the sustainability of the US blood system. N Engl J Med. 2017;377:1485–8. https://doi.org/10.1093/biolre/ioac031.
2. Weiskopf RB, Glassberg E, Guinn NR, James MFM, Ness PM, Pusateri AE. The need for an artificial oxygen carrier for disasters and pandemics, including COVID-19. Transfusion. 2020;60:3039–45. https://doi.org/10.1111/trf.16122.
3. Silverman TA, Aebersold PM, Landow L, and Lindsey K. Chapter 3. regulatory perspectives on clinical trials for oxygen therapeutics in trauma and transfusion practice blood substitutes Amsterdam ; Boston : Elsevier Academic Press, 2006. London, U.K. and Burlington, MA, USA Robert M. Winslow, MD Editor ISBN-13: 978–0127597607. ISBN-10: 0127597603.
4. Weiskopf RB. The efficacy and safety of liquid stored blood and storage duration: a confused subject; are patients confused? Anest Anal. 2014;119(2):224–9. https://doi.org/10.1213/ANE.0000000000000296.
5. Weiskopf RB, Beliaev AM, Shander A, et al. Addressing the unmet need of life-threatening anemia with hemoglobin-based oxygen carriers. Transfusion. 2017;57:207–14.
6. Jahr JS, Guinn NR, Lowery DR, Shore-Lesserson L, Shander A. Blood substitutes and oxygen therapeutics: a review. Anesth Analg. 2021;132(1):119–29. https://doi.org/10.1213/ANE.0000000000003957.
7. Demonstrating substantial evidence of effectiveness for human drug and biological products guidance for industry. Draft Guidance. https://www.fda.gov/media/133660/download and https://www.fda.gov/vaccines-blood-biologics/guidance-compliance-regulatory-information-biologics accessed 2021-02-07.
8. Food and Drug Administration, Interim Rule, Investigational New Drug, Antibiotic, and Biological Drug Product Regulations; Procedures for Drugs Intended to Treat Life-Threatening and Severely Debilitating Illnesses (53 FR 41516, October 21, 1988).
9. Guidance for Industry Expedited Programs for Serious Conditions – Drugs and Biologics https://www.fda.gov/media/86377/download and http://www.fda.gov/BiologicsBloodVaccines/GuidanceComplianceRegulatoryInformation/Guidances/default.htm. Accessed 2021-02-07.
10. Framework for FDA's real¬world evidence program. December, 2018 https://www.fda.gov/media/120060/download accessed 2021-02-07.
11. Rare Diseases: Common issues in drug development guidance for industry draft guidance. https://www.fda.gov/media/119757/download accessed 2021-02-07, DOI: https://doi.org/10.1155/2020/8364502.
12. Rare Diseases: Natural history studies for drug development guidance for industry. Draft Guidance. https://www.fda.gov/media/122425/download accessed 2021-02-07, DOI: https://doi.org/10.1155/2020/8364502.
13. Product Development Under the Animal Rule Guidance for Industry. Final Guidance. https://www.fda.gov/media/88625/download accessed 2021-02-07.
14. Expanded access to investigational drugs for treatment use — questions and answers. Guidance for Industry. https://www.fda.gov/media/85675/download accessed 2021-02-07.
15. https://www.fda.gov/patients/learn-about-expanded-access-and-other-treatment-options/right-try.
16. https://www.fda.gov/emergency-preparedness-and-response/mcm-legal-regulatory-and-policy-framework/emergency-use-authorization#euaguidance. Accessed 2021-02-14.
17. Emergency use authorization of medical products and related authorities guidance for industry and other stakeholder. https://www.fda.gov/regulatory-information/search-fda-guidance-documents/emergency-use-authorization-medical-products-and-related-authorities accessed 2021-02-14.
18. Shander A, Javodroozi M, Naqvi S, et al. An update on mortality and morbidity in patients with very low postoperative hemoglobin levels who decline blood transfusion (CME). Transfusion. 2014;54:2688–95. https://doi.org/10.1111/trf.12565.
19. Carson JL, Noveck H, Berlin JA, Gould SA. Mortality and morbidity in patients with very low postoperative Hb levels who decline blood transfusion (CME). Transfusion. 42:812–8. https://doi.org/10.1046/j.1537-2995.2002.00123.x.
20. Beliaev AM, Marshall RJ, Gordon M, Smith W, Windsor JA. Clinical benefits and cost-effectiveness of allogeneic red-blood-cell transfusion in severe symptomatic anemia. Vox Sang. 2012;103:18–24. https://doi.org/10.1111/j.1423-0410.2011.01573.x.
21. Guinn NR, Cooter ML, Weiskopf R. Lower hemoglobin concentration decreases time to death in severely anemic patients for whom blood transfusion is not an option. J Trauma Acute Care Surg. 2020:803–8. https://doi.org/10.1097/TA.0000000000002632.

彩 图

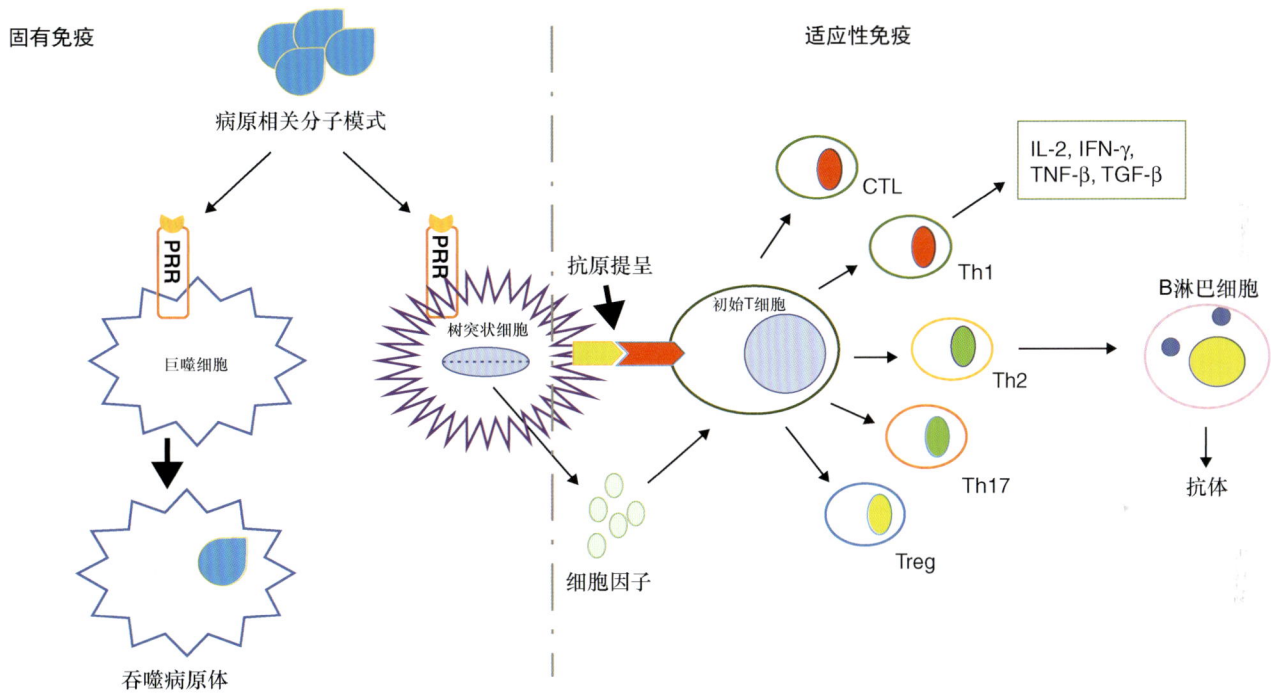

彩图 1（正文图 3-5） 固有免疫和适应性免疫：固有免疫能够区分自身抗原和多种外源蛋白，是诱导抗原特异性适应性免疫反应的前提。PRR，模式识别受体；IL，白细胞介素；IFN，介素；TNF，肿瘤坏死因子；TGF，转化生长因子；CTL，溶细胞性 T 淋巴细胞；Th，辅助性 T 细胞；Treg，调节性 T 细胞

1990年贫血患病率，所有年龄

a

2013年贫血患病率，所有年龄

b

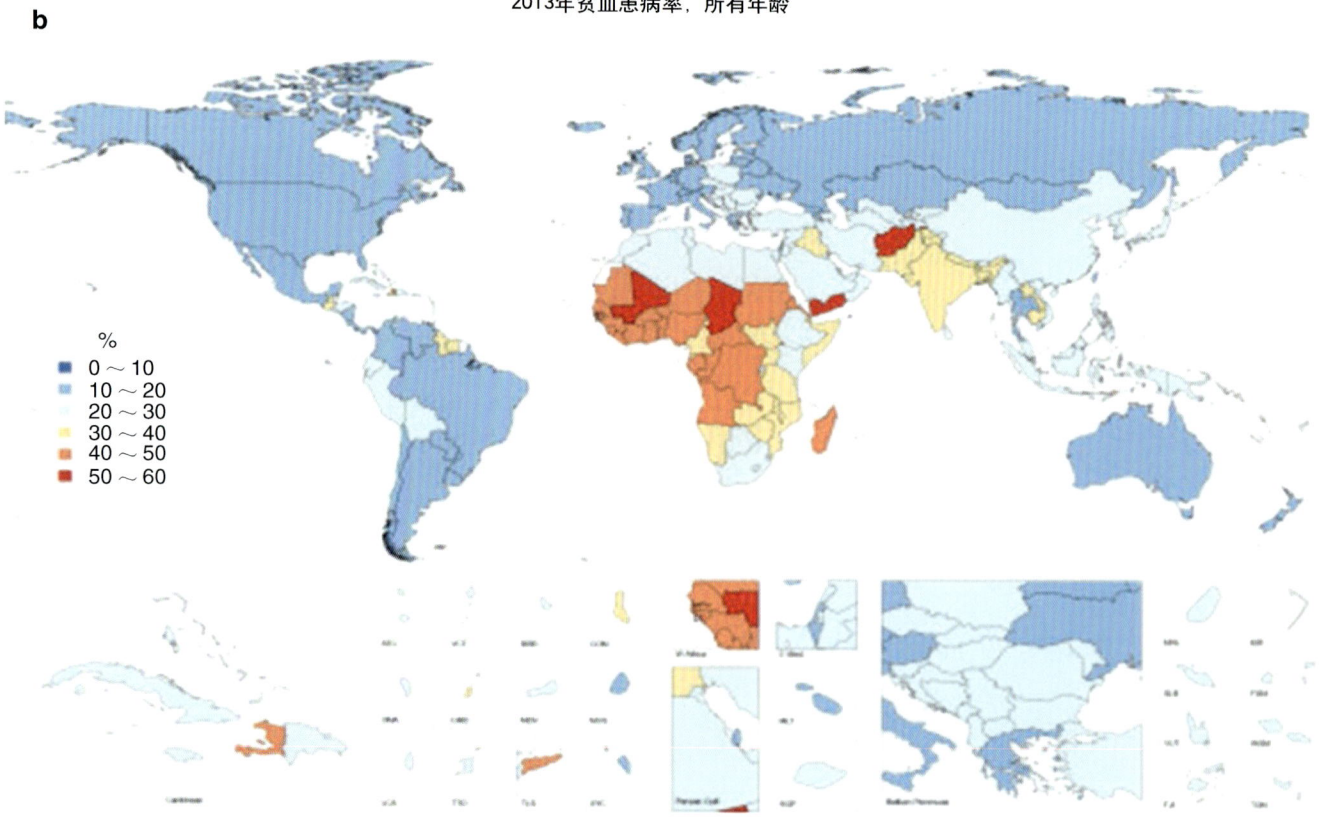

彩图 2（正文图 5-2） 1990 年（**a**）和 2013 年（**b**）全球各地贫血患病率的差异（Adopted from Kassebaum[67]）

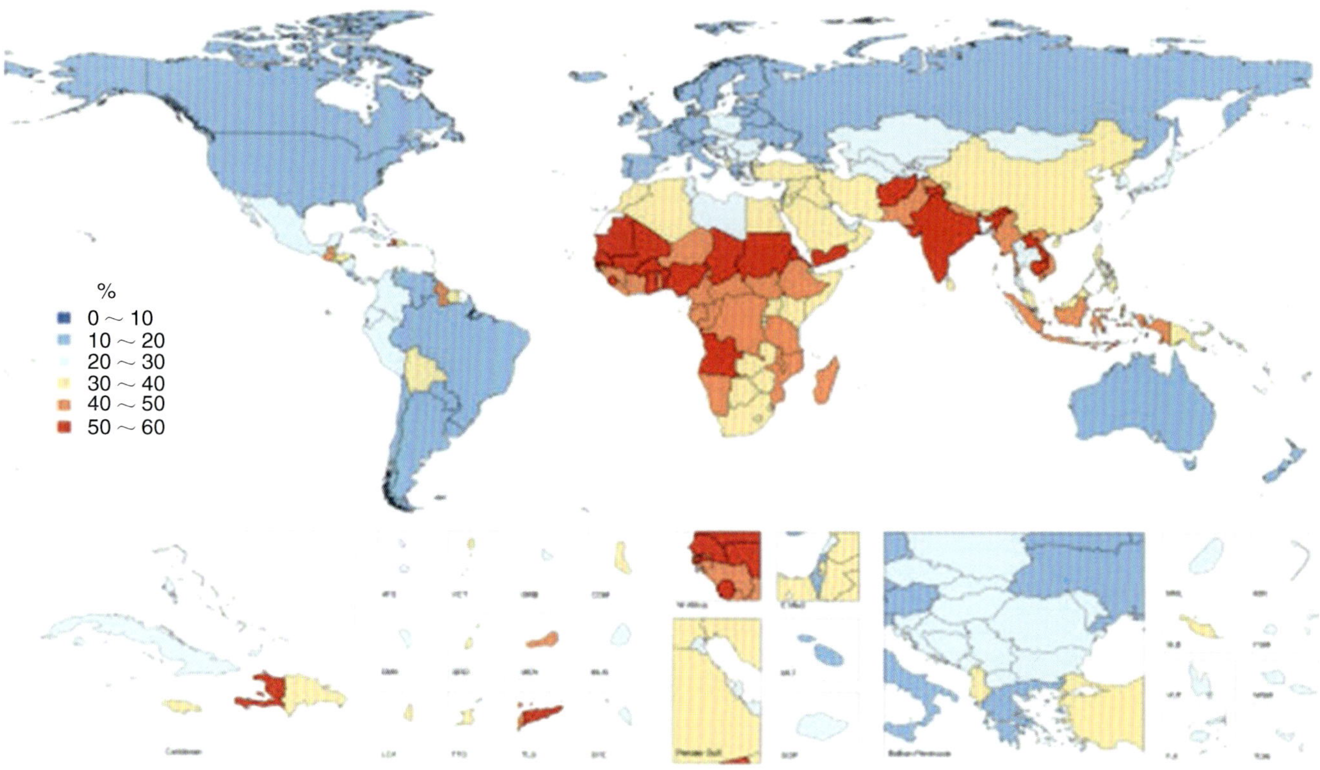

a
b
c
d
2 mm

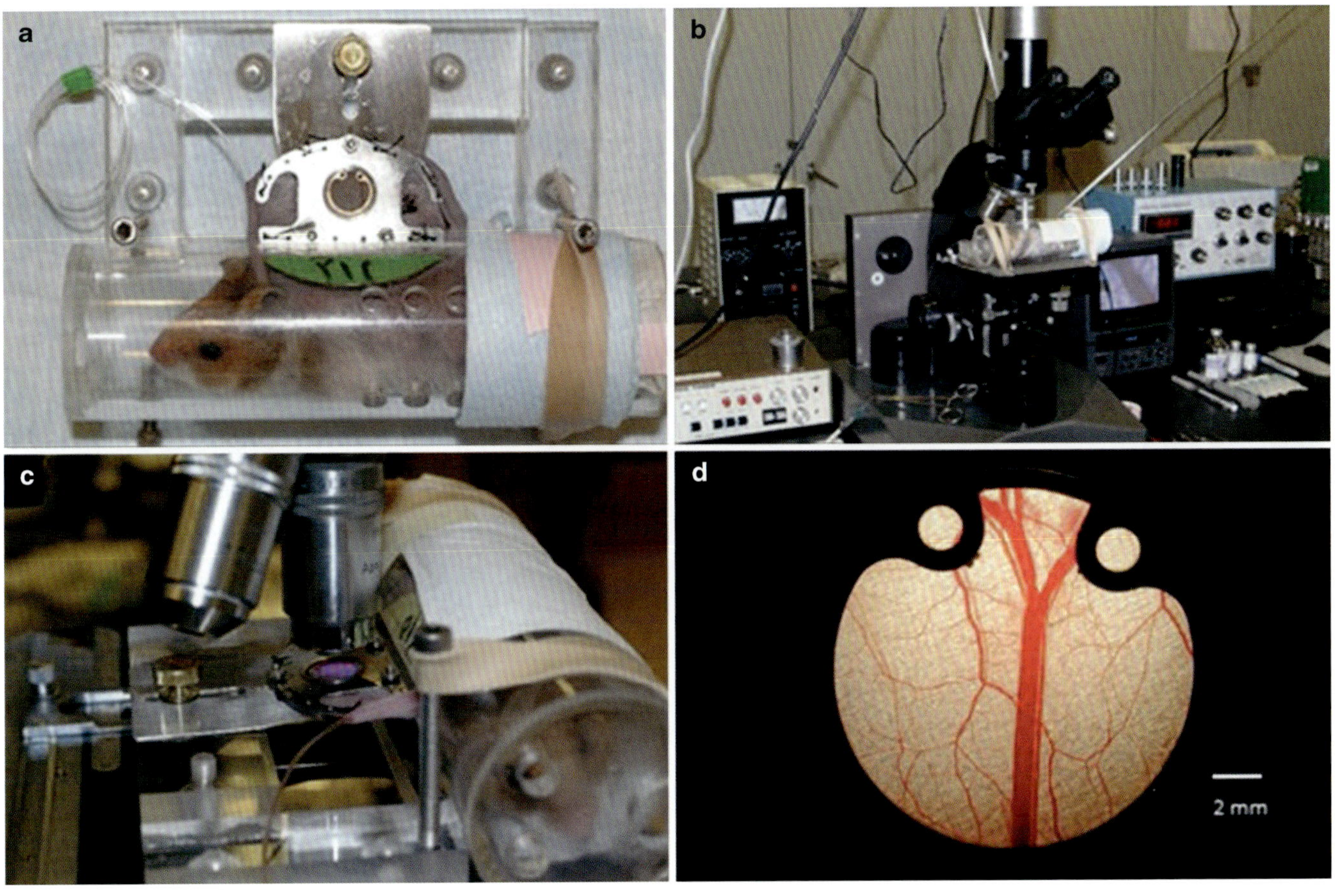

彩图 3（正文图 8-2）（**a**）一只已有背侧皮褶窗室的实验仓鼠，静躺在一个定制的有机玻璃箱内。（**b**）将仓鼠箱固定在 Leitz 活体显微镜标本台上。（**c**）在显微镜下观察仓鼠背上皮褶窗室。（**d**）通过窗室可以看到的仓鼠皮褶微循环并可随时捕捉所需要的图像。请注意，显微镜下所能看到的大部分血管都是毛细血管，图中央直径较宽大的血管是一根小静脉，其旁边有一个伴行的血管是小动脉

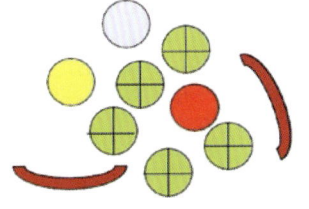

溶血液
红细胞内容物加上
细胞膜基质
(Amberson 1937)
无基质血红蛋白溶液
仅含有红细胞内容物，
无细胞膜基质
(Rabiner 1967)

彩图 4（正文图 10-1） 左图：溶血液。右图：无基质血红蛋白溶液，仅含有血红蛋白与红细胞活性酶

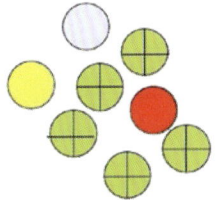

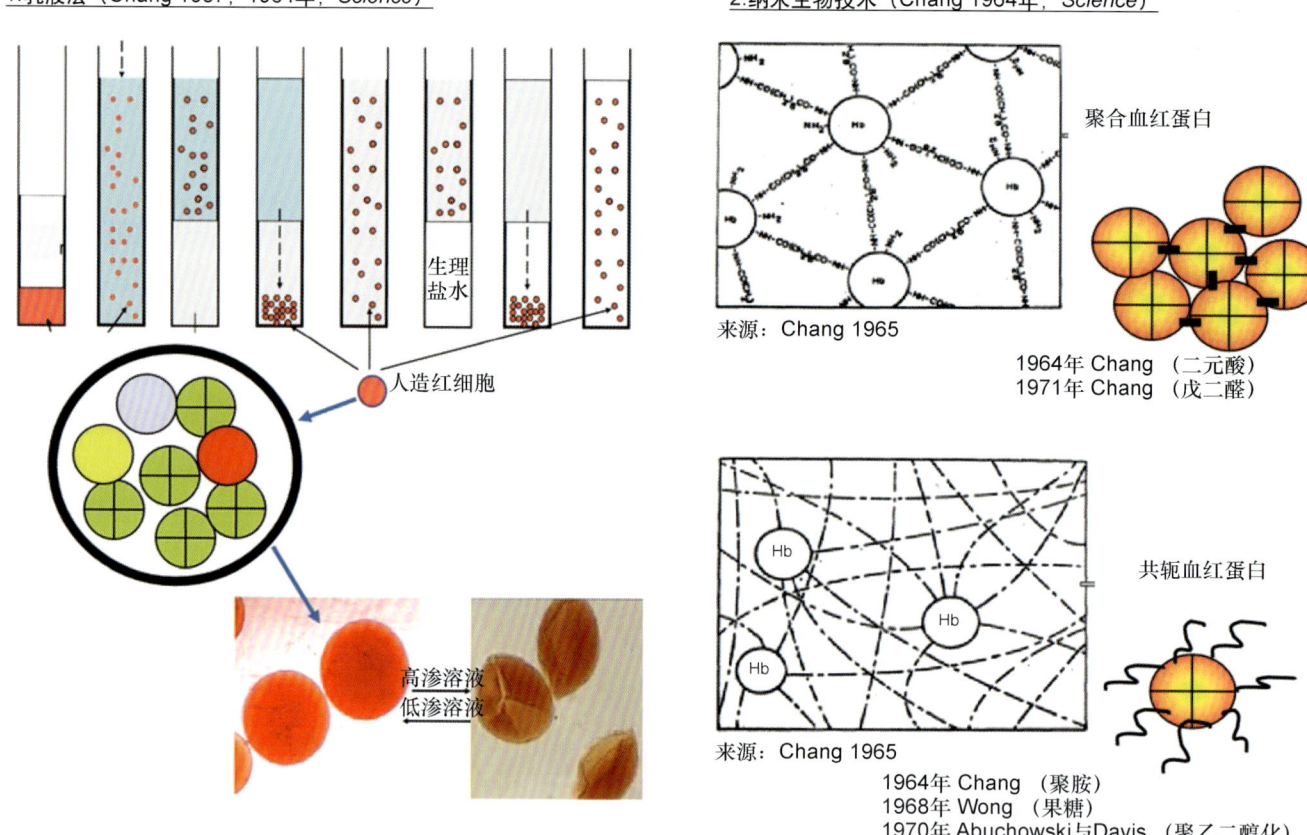

彩图 5（正文图 10-2） 左上图：乳液法制备人造红细胞（ARBCs）。左下图：微米级 ARBCs 在高渗或低渗溶液中可发生可逆性"锯齿化"改变。右上图：聚合血红蛋白。右下图：共轭血红蛋白（Updated from Chang[20, 26] with copyright permission）

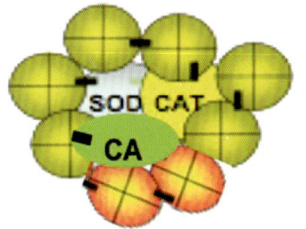

酶，是RBC内的
2倍、4倍甚至6倍
Bian与Chang，2015

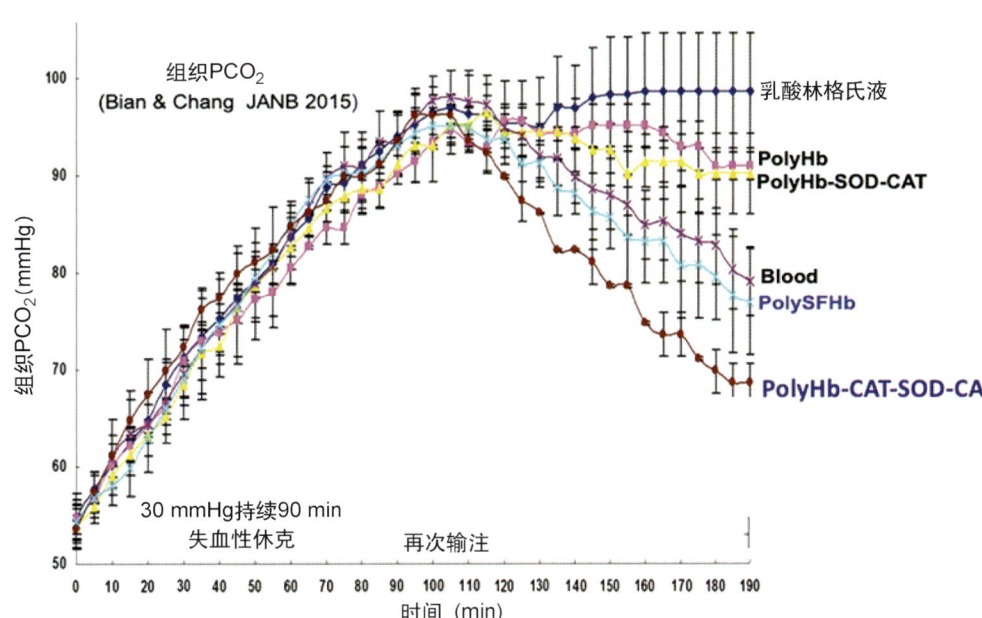

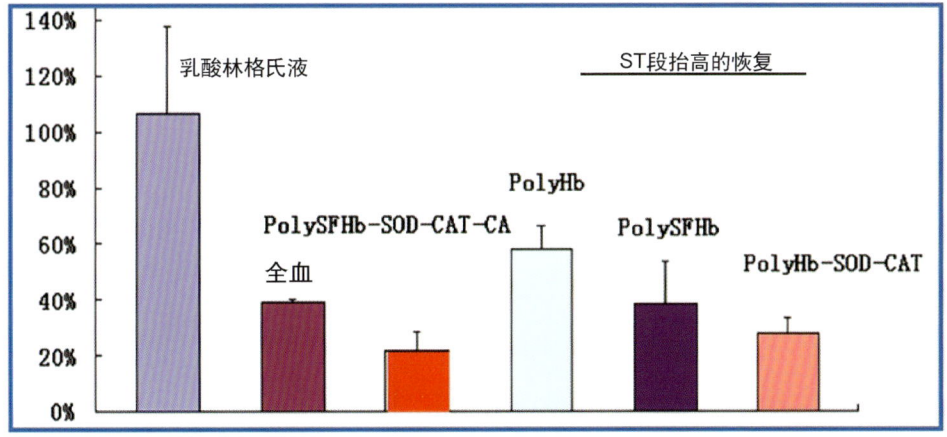

彩图 6（正文图 10-5） 左上图：过氧化氢酶-超氧化物歧化酶-碳酸酐酶交联的增强型聚合血红蛋白中的红细胞活性酶浓度可达天然红细胞的 6 倍。在大鼠失血性休克模型中，失血占 2/3 总血容量满 90 min 后的研究结果如下：右上图：组织内 PCO_2 显著快速降低。右下图：缺血心肌的快速恢复。上述图表由 Chang 等团队提供

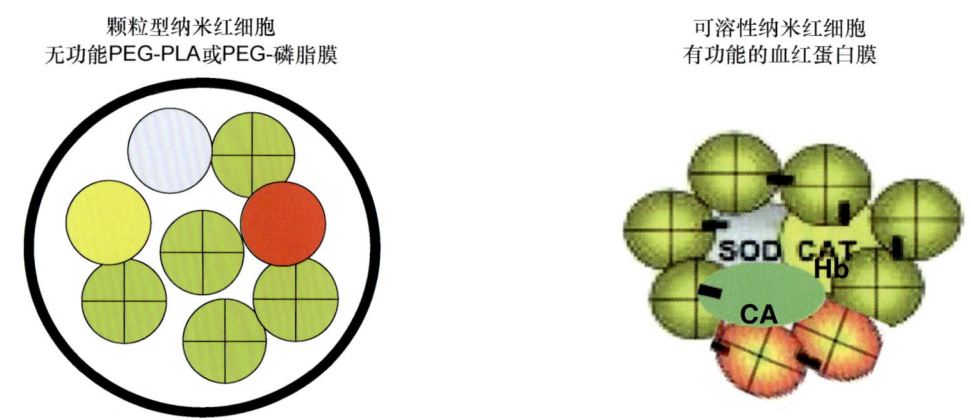

彩图 7（正文图 10-8） 无功能膜与有功能膜对比

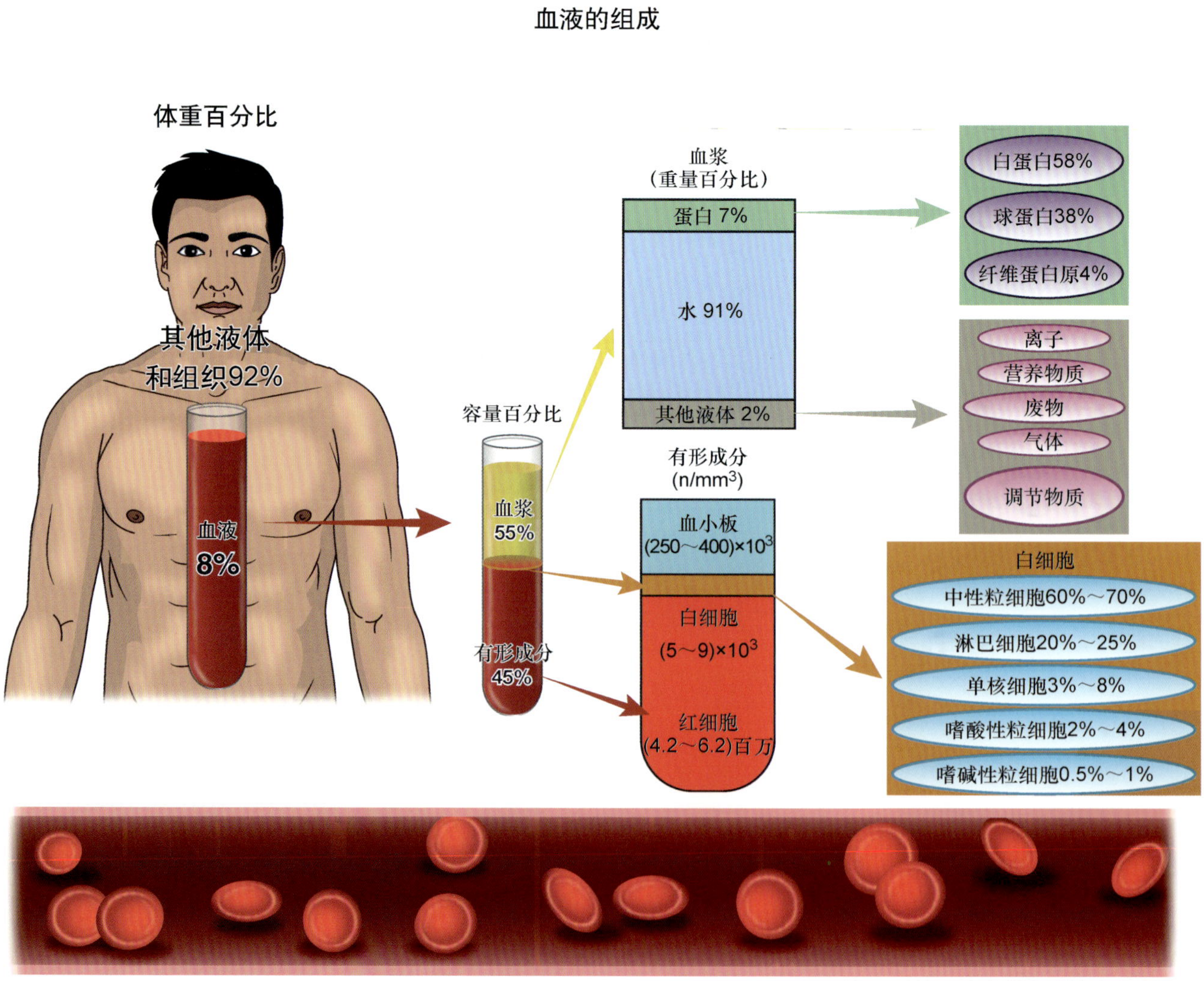

彩图 8（正文图 11-1） 人体血液成分

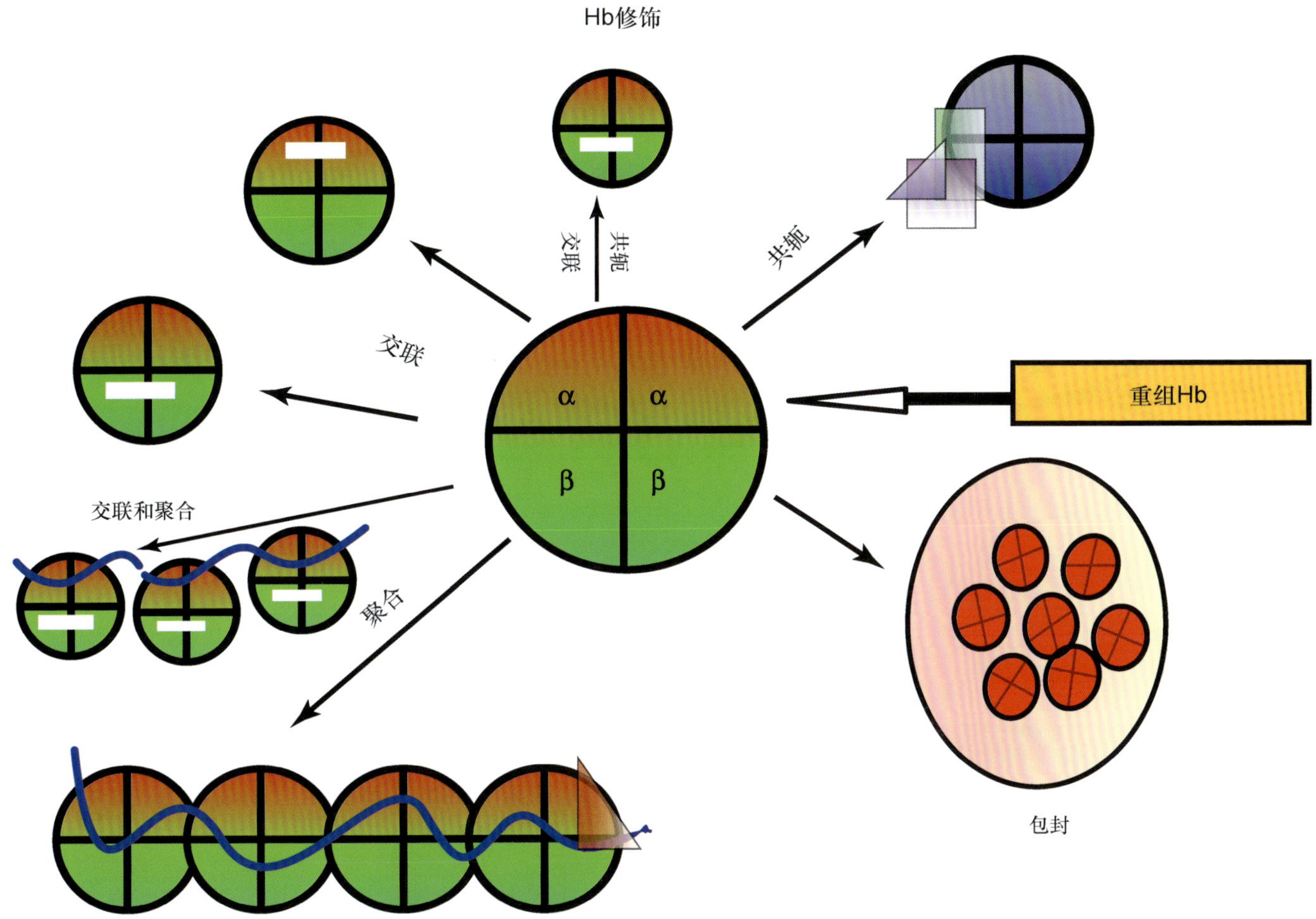

彩图 9（正文图 11-2） Hb 修饰机制

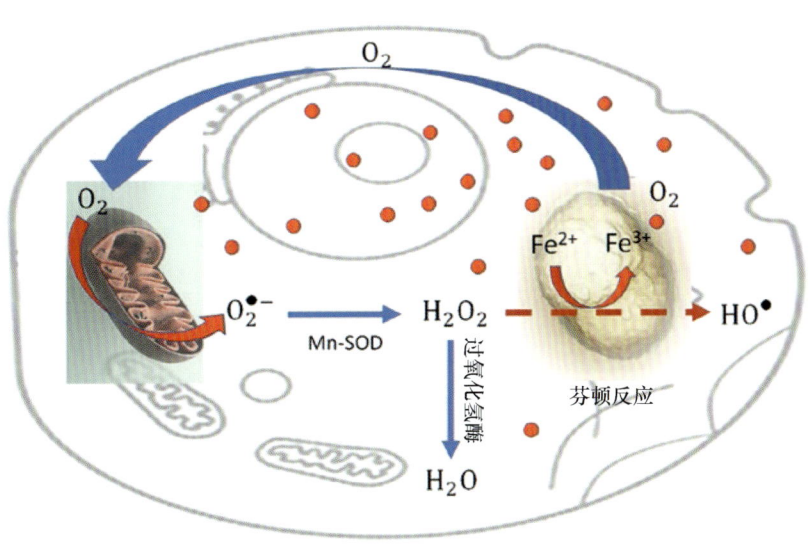

彩图 10（正文图 15-1） 肿瘤细胞内线粒体和 HBOC 产生 ROS 的过程。HBOCs 释放氧气和药物（红圈表示从 HBOC 释放的药物）。线粒体接受氧和氧自由基，将它们经超氧化物歧化酶（SOD）转化为过氧化氢（H_2O_2），过氧化氢酶可将 H_2O_2 转化为水。但血红蛋白也催化 H_2O_2（芬顿反应）并产生非常活泼的羟基自由基（注：Mn-SOD，锰-SOD）

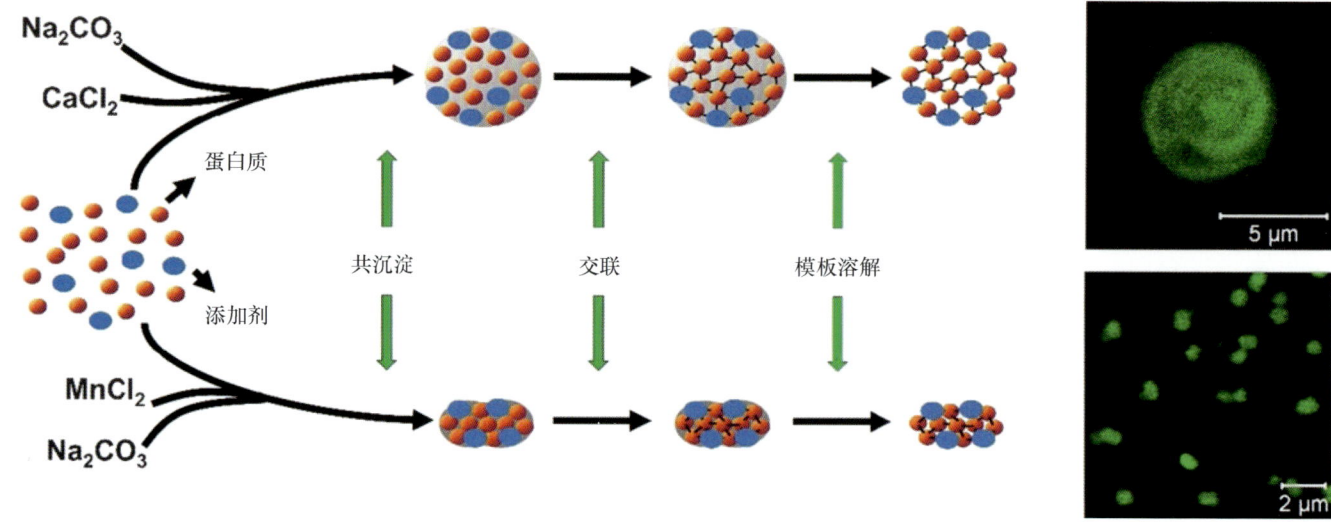

彩图 11（正文图 15-2） 参考文献［5］后修改的 CCD 技术原理：上方的流程为 $CaCO_3$ 模板化形成血红蛋白微粒的过程，下方的流程为锰模板化形成亚微粒的过程，盐基质对颗粒大小的影响非常显著

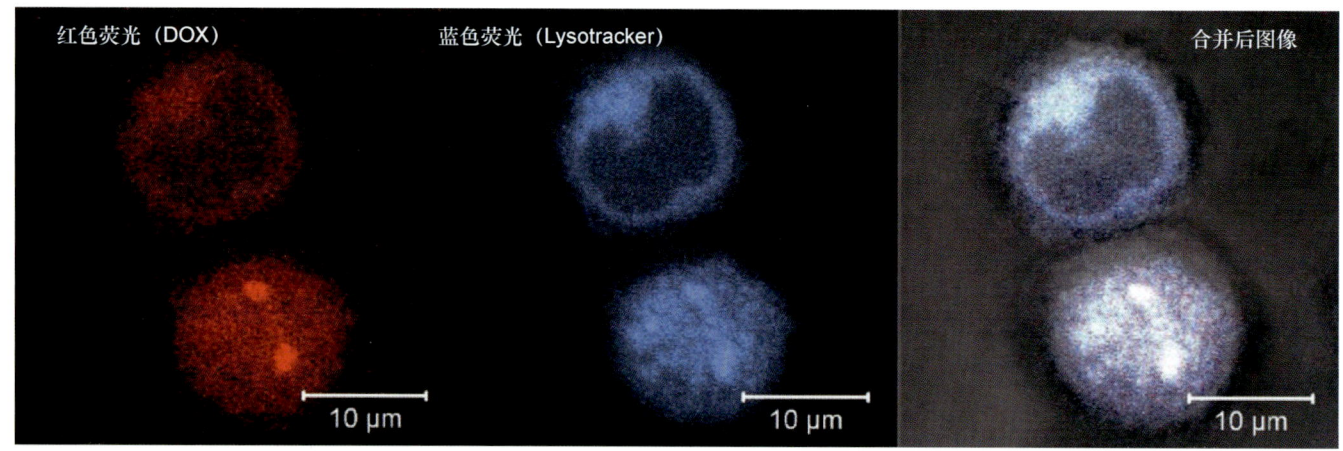

彩图 12（正文图 15-4） 由 DOX-HSA-MPs（5000 粒/细胞）孵育 24 h 后的 A549 细胞经 Lysotracker® 深红探针染色后在激光共聚焦扫描显微镜（CLSM）下单个荧光通道与叠加模式下的典型图像[13]

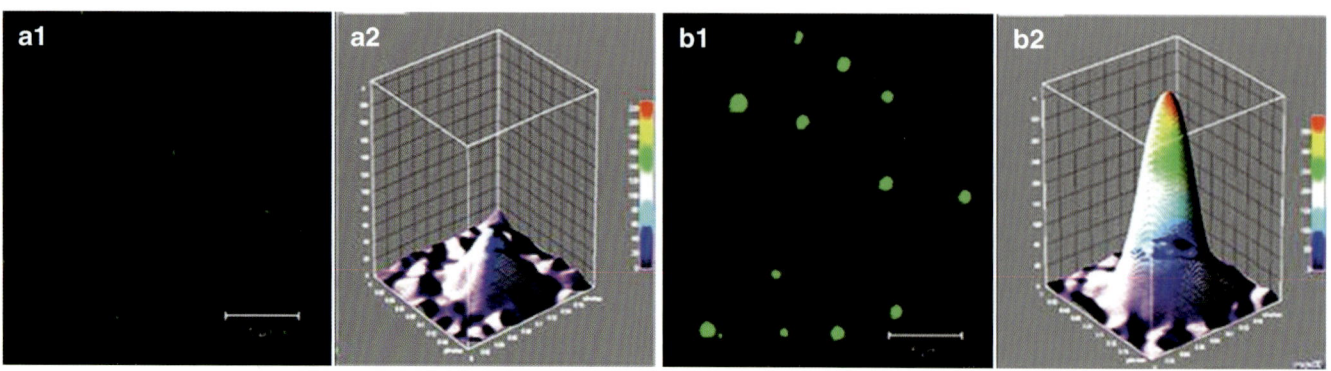

彩图 13（正文图 15-5） 荧光模式下 HSA-MPs（a1）和 RF-HSA-MP（b1）的共聚焦显微照片。（a2）代表 HSA-MPs 和（b2）RF-HSA-MPs 的荧光发射强度的三维彩色映射表面图[15]

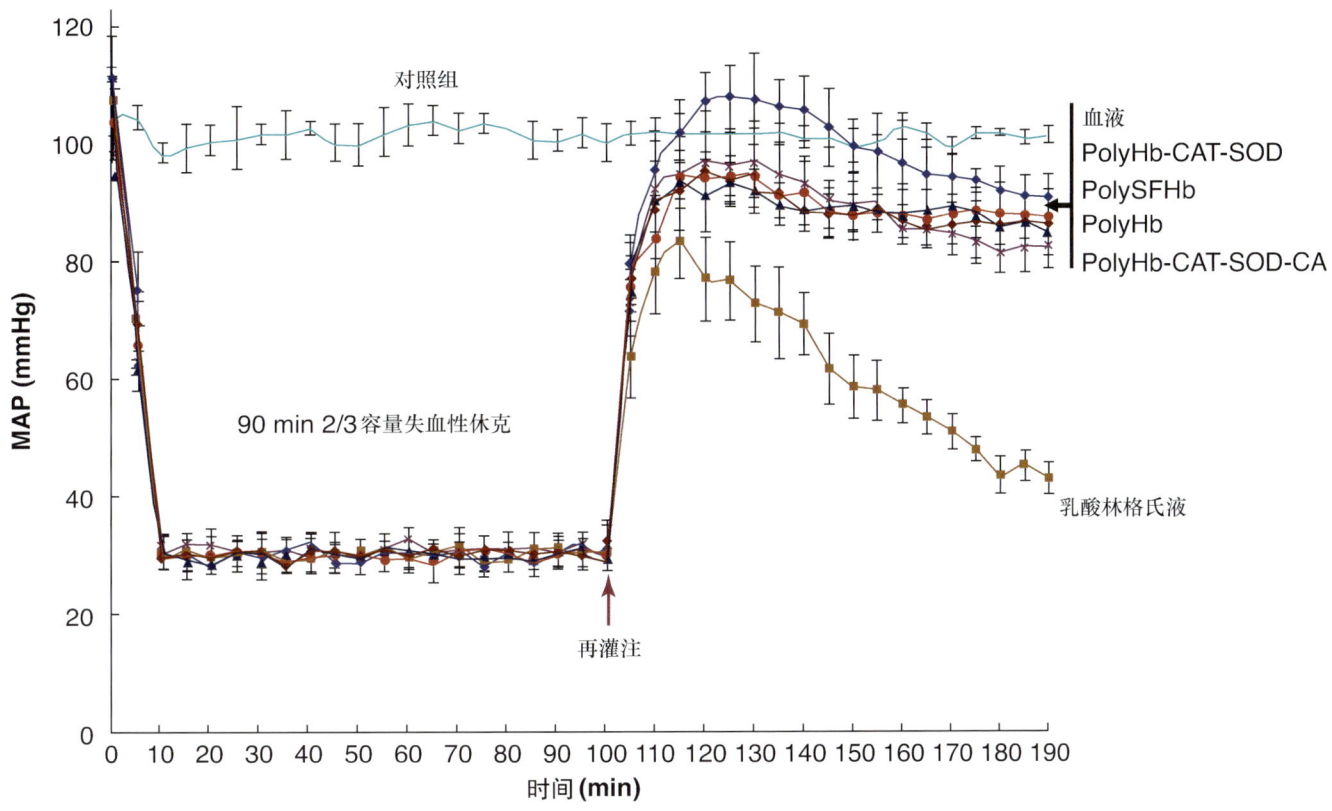

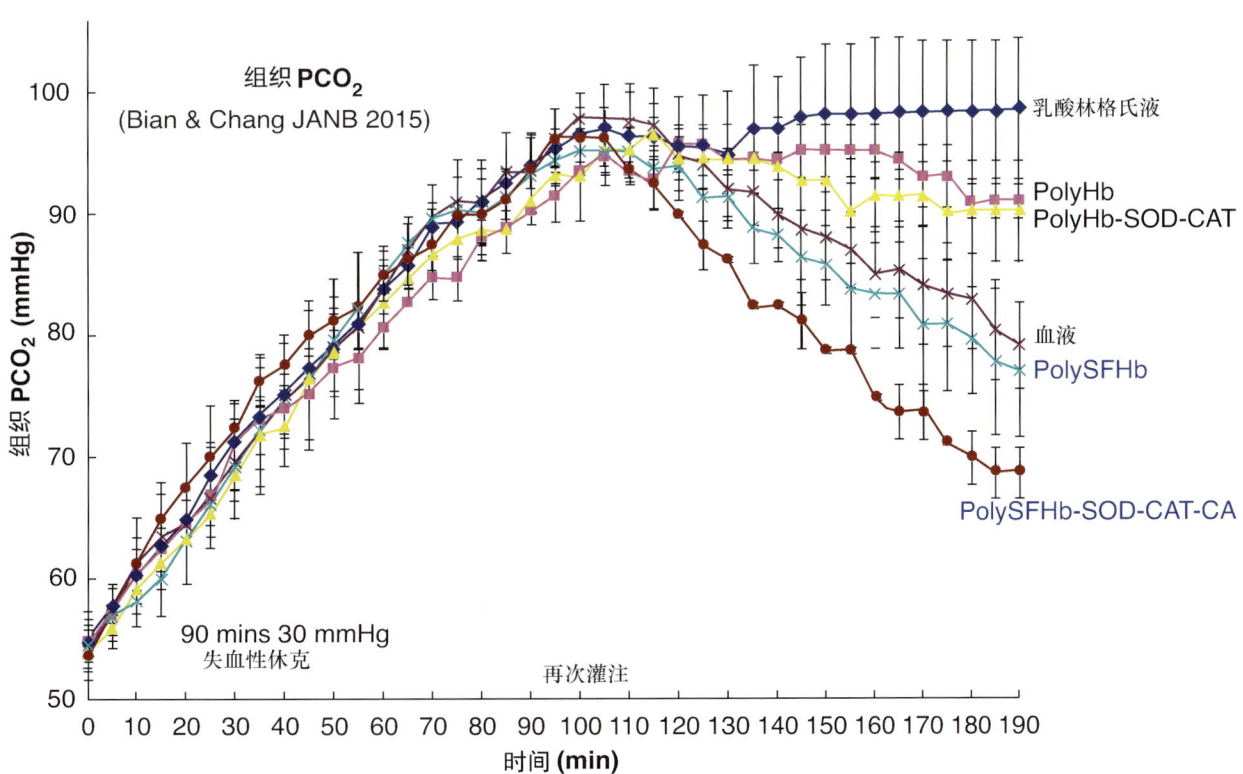

彩图 14（正文图 19-1） 上图：放血 2/3 血容量并维持 90 min 的失血性休克模型。不同灌注液对平均动脉压的影响。下图：90 min 失血性休克对胞内二氧化碳分压（PCO_2）的影响以及不同灌注液的处理效应（From Bian & Chang[11] with copyright permission）

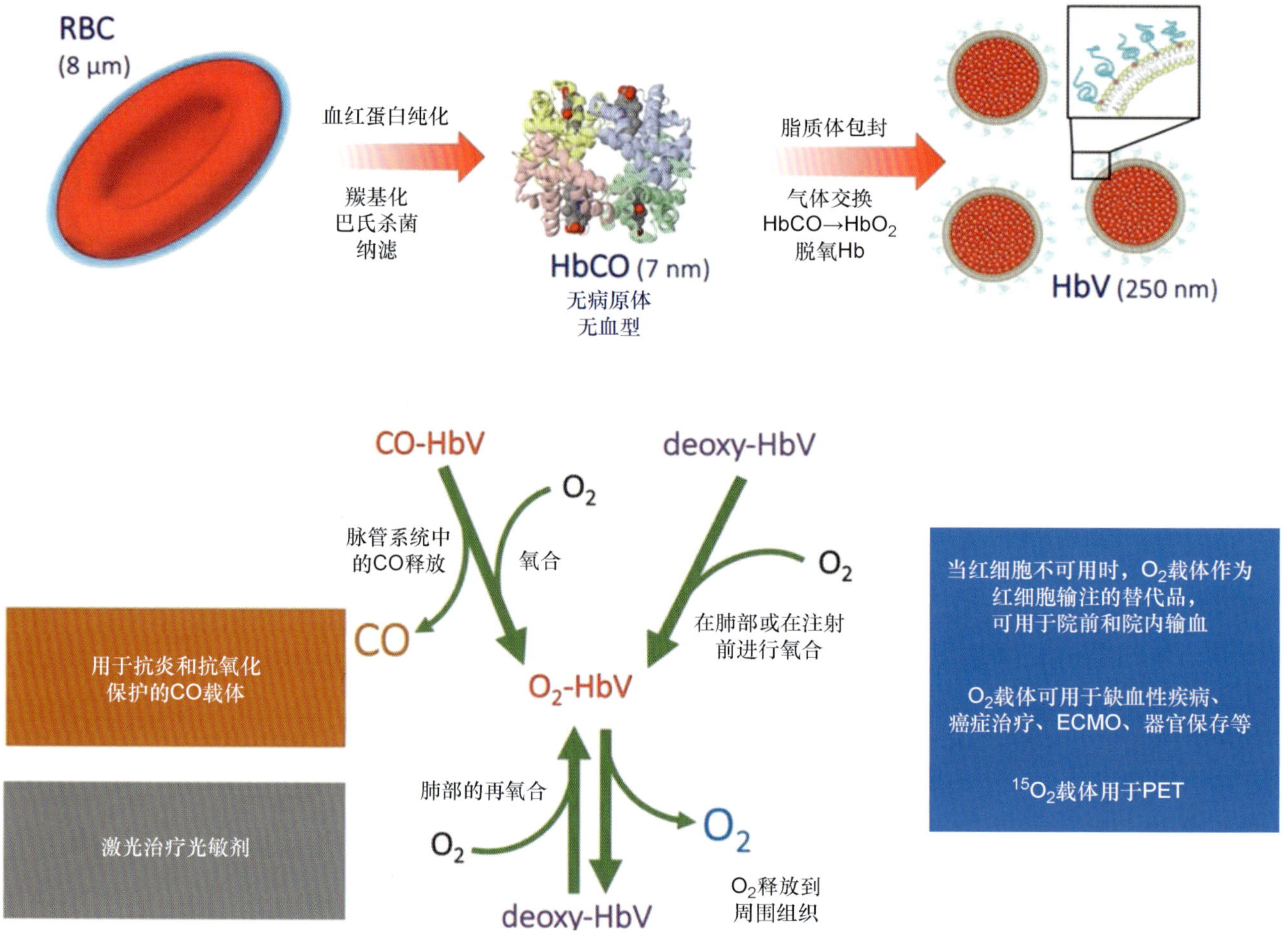

彩图 15（正文图 22-1） 作为氧和一氧化碳载体的血红蛋白包囊（HbVs）的制备及光敏剂的各种临床应用

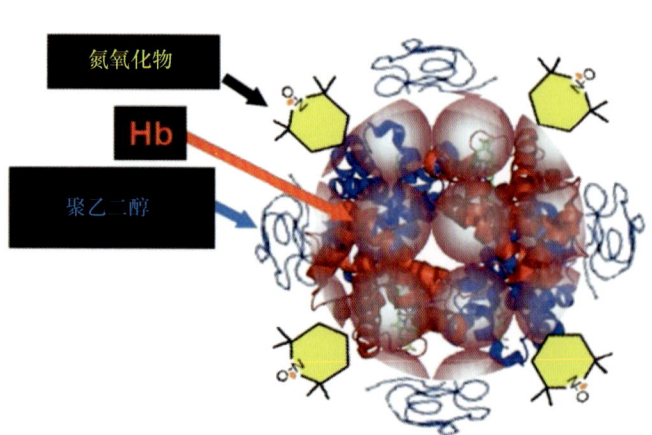

彩图 16（正文图 23-1） PNPH 示意图：多个氮氧化物（黄色）和聚乙二醇（蓝色）基团修饰 Hb 表面。聚乙二醇化产生超级胶体效应。氮氧化物可减少活性氧产生，而减少 NO 的消耗，从而减轻对微循环和 Hb 分子本身的氧化损伤。PNPH 中每分子 Hb 有 12～14 个氮氧化物

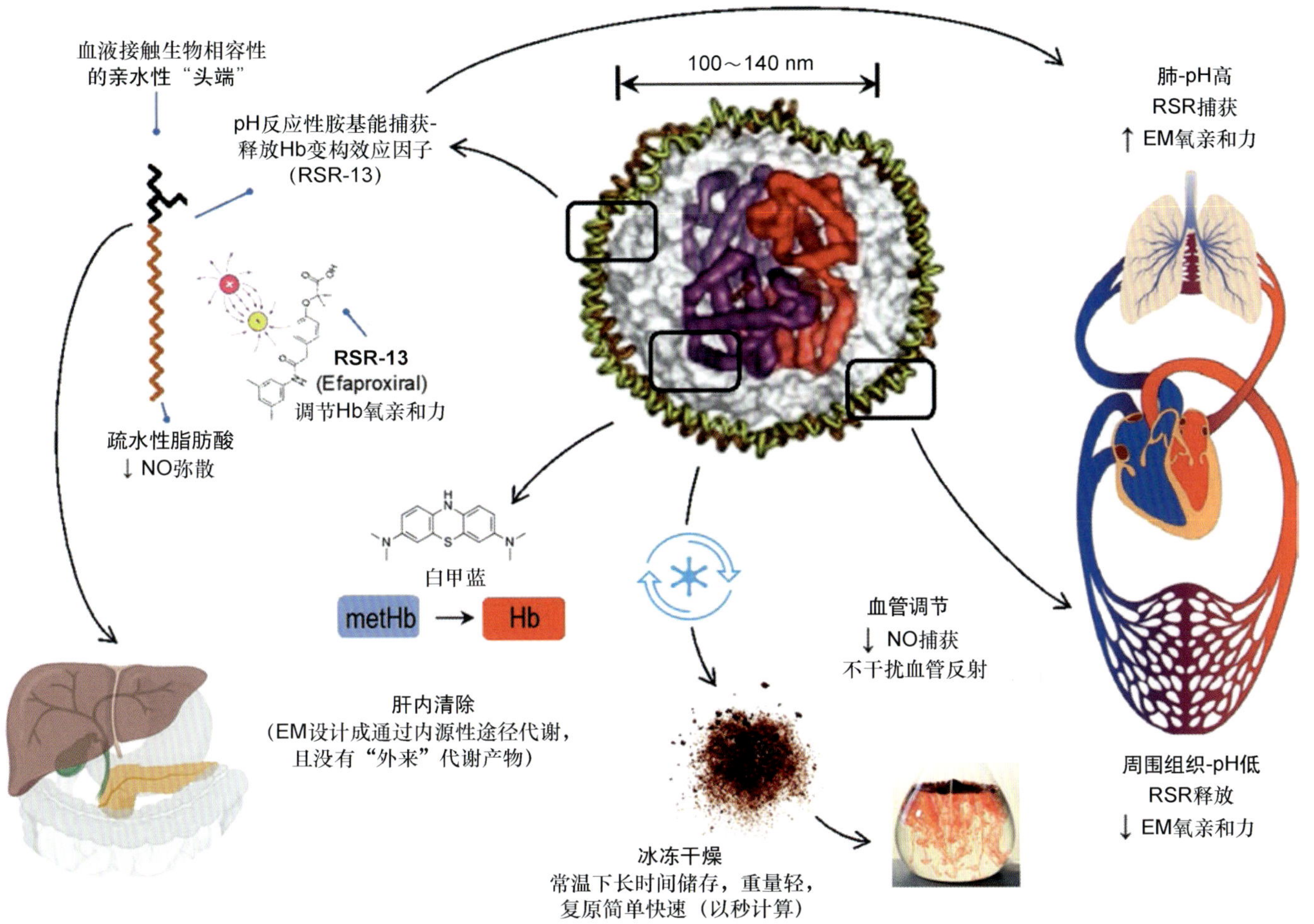

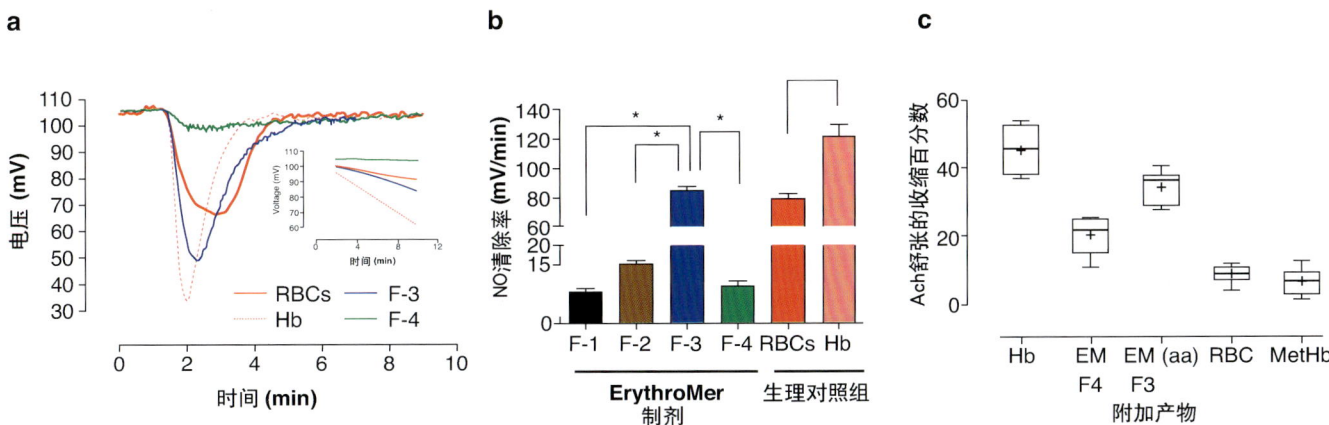

彩图 17（正文图 24-1） ErythroMer 仿生设计：新型两相亲和性肽脂前体包括：pH 响应性基团，控制变构效应器（RSR13）的可用性，实现上下游响应性控制 O_2 的结合和带负电荷的"头端"，促进膜外层的生物相容性。外壳的设计目的是让血红蛋白被隔离在颗粒内以延缓血红蛋白对 NO 的消耗。前体结构模拟内源性生物分子，在体内经过酶消化和完全降解，最终产物类同"天然"肽和脂质

彩图 18（正文图 24-2） NO 封存。我们采用了一种经过验证的 NO 消耗试验，将一个特殊的反应细胞连接到我们的化学发光 NO 分析仪。将精胺氮氧化加合物（Spermine NONOate）注入用氩气（Argon）净化的反应池中，将生成的 NO 携带至分析仪，并建立基线信号（例如，来自光电电池的电压）。然后将完整的 RBC、游离 Hb 或 EM（Hb 均为等摩尔）注射到反应池中；观察到信号的减少，这提示血红素对 NO 的消耗。样品中 NO 消耗的速率和总消耗量定义为 AUC。我们在 EM 原型中检查了作为 [Hb] 有效载荷和膜特征的函数的这一特性，以实现最小的 NO 螯合率：（a）原始痕迹和（b）来自四种 EM 制剂、RBC、游离 Hb、最少和最多的 EM 制剂（F3 和 F4）的平均初始 NO 清除率，所有这些都是 Hb 的等摩尔值。插图：最初 10 s，游离血红蛋白较 RBCs 更容易清除 NO；所有 EM 制剂清除 NO 的能力不如 RBCs。除 F3（等效）外，所有 EM 制剂的初始清除率均不同于 RBC 和 Hb，$*P < 0.05$（$n = 5$，ANOVA）。（c）这些生化现象的生理相关性也被血管环阵列的类似结果得到证实，其中外源性添加到 RBCs、游离 Hb 或 EM 可消除 Ach 诱导的血管舒张（即所谓 NO 介导性反应）

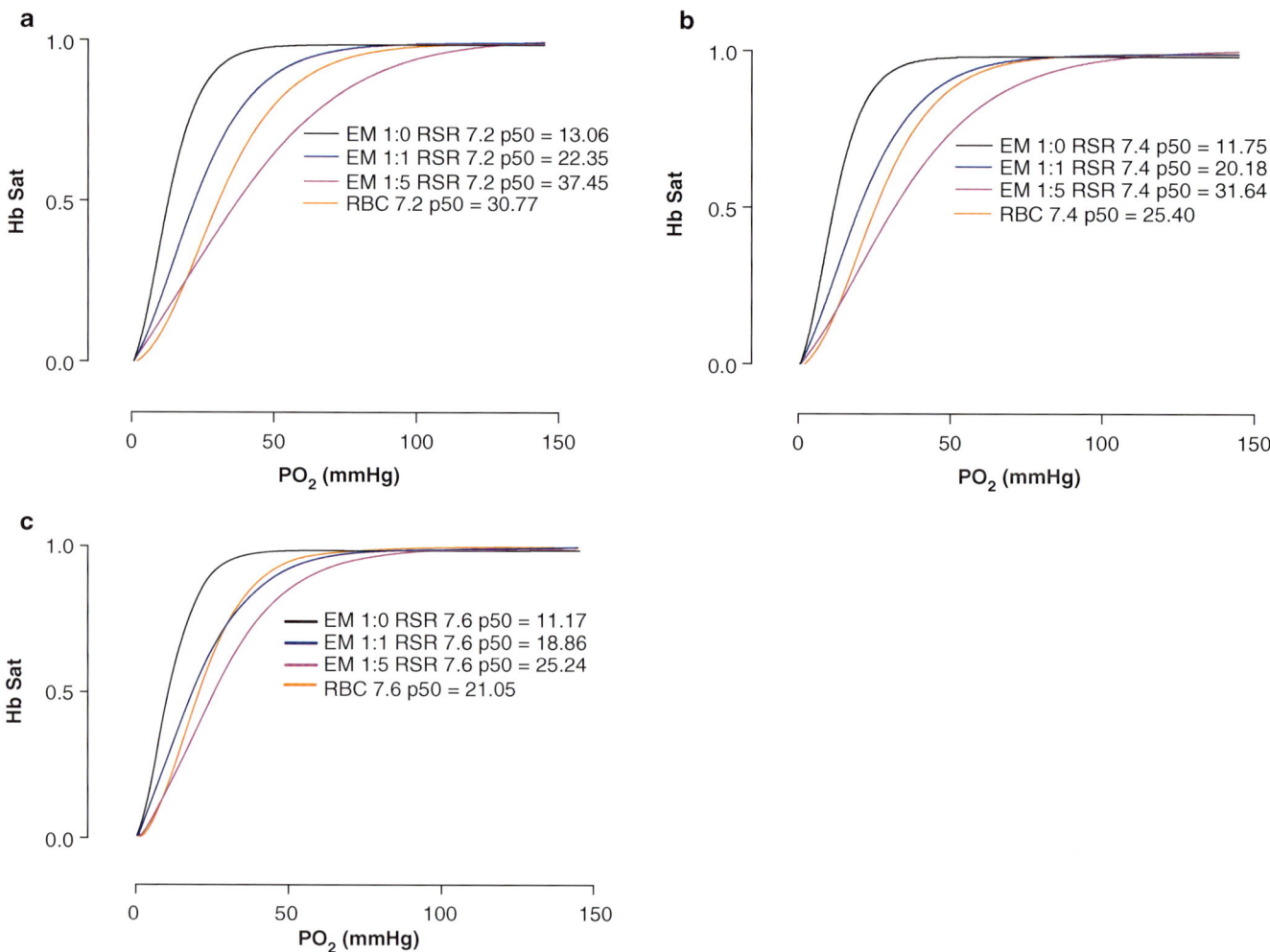

彩图 19（正文图 24-3） 氧解离曲线（ODC）。我们测量了 RBC 和 EM（Krebs，n = 5）（HEMOX 分析仪）的 Hb-O_2 平衡曲线。就游离 Hb（黑色参考线）而言，我们观察到 P_{50} 在 pH7.2（图 **a**）、pH7.4（图 **b**）和 pH7.6（图 **c**）时 RBC 和 EM 之间 Hb-O_2 平衡曲线接近一致，这说明 EM 的 O_2 亲和力的 pH 生理反应性变化。此外，通过提高 RSR13∶Hb 比例至 5∶1（淡紫色线），与 RBC 比较，其 ODC（棕褐色线）右移，引起低 PO_2 组织中有效地释放更多的 O_2。重要的是，与 RBC（Δ7.64 Torr）比较，RSR13∶Hb（5∶1）（Δ10.85 Torr）的基于 pH 反应性 P_{50} 变化的动态范围更大，约增加至 140%，这提示：①在每克 Hb 的基础上，假如在 PO_2 梯度差值不变的情况下，EM 较 RBC 运输可释放多达 140% 的 O_2；②相对于 RBC 而言，EM 的 ODC 是右移，EM 作为血管内 O_2 运输载体，有效地促进内源性红细胞向呼吸组织运输更多的 O_2，有效地将循环红细胞用作微循环中的原位"肺"

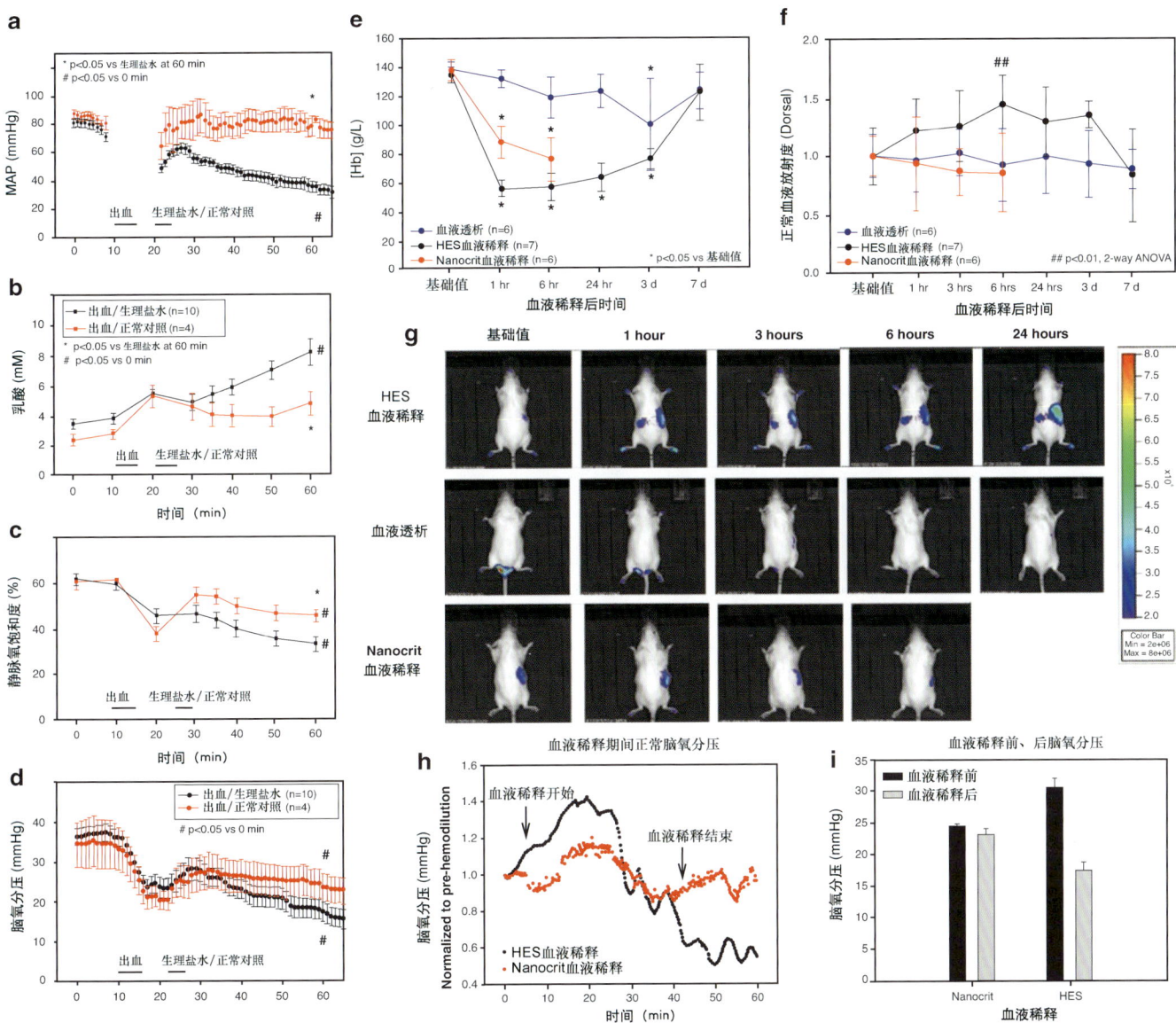

彩图20（正文图24-4） EM在体内O_2输送（a～d）啮齿类动物模型：在完全仪器监测的SD大鼠（400g）中，放血达40%血容量后用等容量的EM（n=6）或生理盐水（n=5）复苏动物。EM以40% w/v予以悬浮，其中[Hb]=4mM：（a）快速EM输注以稳定血流动力学；（b）结果显示EM输注后前1h，乳酸酸中毒得到缓解（8.2±2.1 vs. 3.2±1.5 mM）；（c）A-V O^2 差增加（EM和NS分别为67±23 vs. 24±11%Torr），以及（d）脑PO_2改善（$P<0.05$，RMANOVA）；（e～g）血液稀释模型：没有仪器监测，而采用HIF-1α（ODD）荧光素酶小鼠模型，输注喷他淀粉（pentastarch）、新鲜血液（自体血对照）或EM（n=6）液进行复苏，分为e、f、g三组，其中（e）组的Hb目标最低值（5 mg/dl）。为了检测全身荧光素酶表达，注射D-荧光素（50 mg/kg，IP）并获得序列图像（IVIS，活体图像）。（f～g）HES血液稀释组HIF-luc辐射强度明显高于血液交换和NC血液稀释组（$P<0.01$，RMANOVA），但血液交换和NC血液稀释组两组比较无显著统计学差异。（h、i）最后，在小鼠血液稀释（70% v/v）期间，通过直接监测脑PO_2来证明脑O_2输送。在大出血/重度贫血模型中，从全身、组织和细胞水平层面证实了EM重建正常血流动力学和O_2输送。注：ErythroMer以前被称为NanoCrit

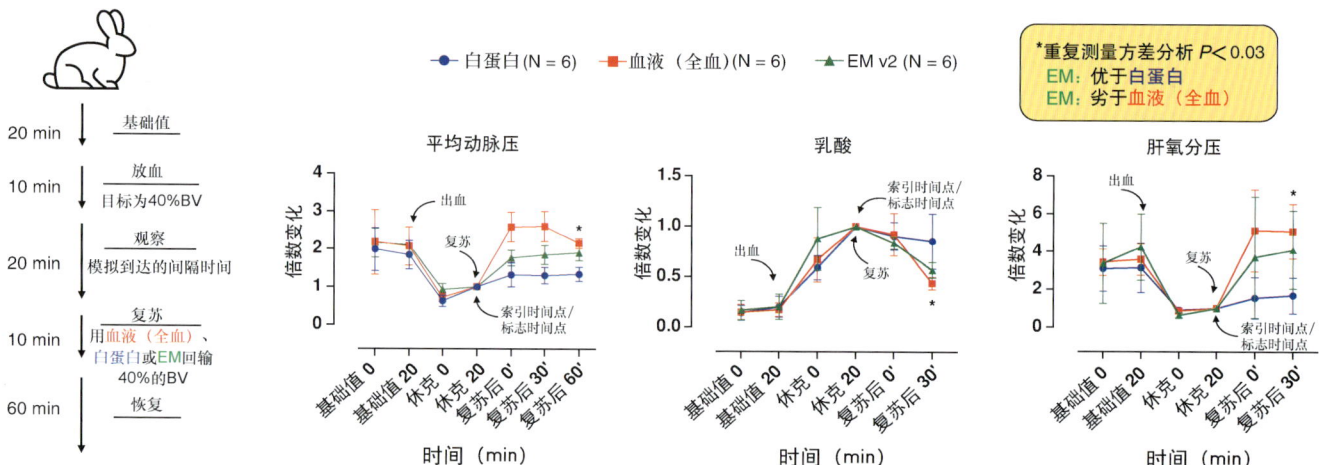

彩图 21（正文图 24-5） 用全血、5% 白蛋白或 EM 进行复苏的失血性休克家兔模型。通过放血 40% 或 20% 血容量（按体重计）制造出血性休克模型，持续时间 20 min，然后分别输注等容量的全血（预先放的血液，黑色）、5% 白蛋白（蓝色）、EM 50×10^9 颗粒/ml（红色）或 EM 560×10^9 颗粒/ml（紫红色）进行复苏。两种 EM 制剂以 1 : 5 的比例含有 Hb：RSR13 有效载荷。右图依次显示了平均动脉压（MAP）、乳酸（mmol/L）和肝组织 PO_2 的变化图，结果显示：①与预先放的血液再回输比较，EM 没有劣势（所有参数 *）；② EM 复苏优于白蛋白复苏

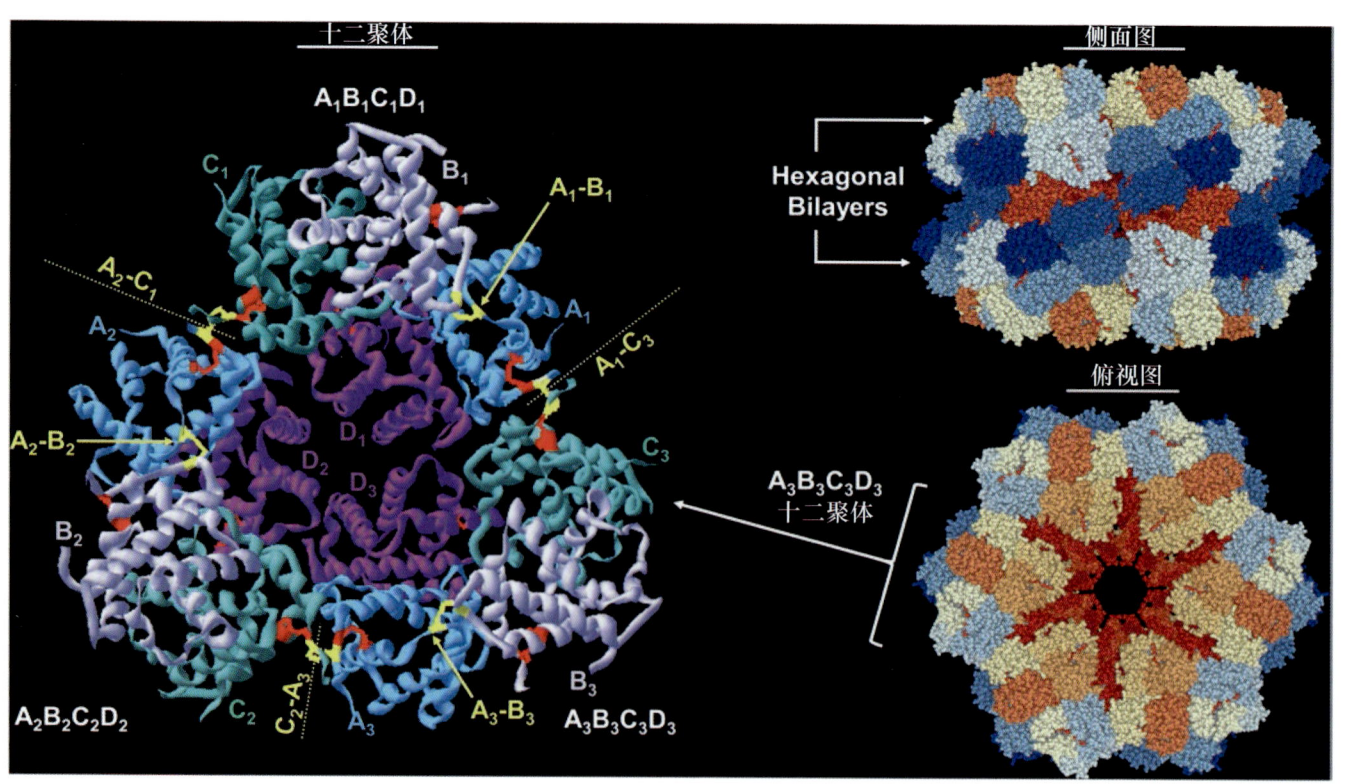

彩图 22（正文图 26-1） LtEc 的结构（PDB ID 2GTL）。左侧图：$A_3B_3C_3D_3$ 十二聚体的结构和 ABCD 四聚体的接合点用黄色虚线表示，分子内和分子间二硫键分别用红色和黄色突出显示（用瑞士 PDB 查看器制备）。右侧图：LtEc（180 个亚基，3.6 MDa）的完整六边形双层（HBL）结构的侧视图和俯视图。中央环面中的连接体呈红色，周围环绕着多色的珠蛋白亚基（用 NGL 查看器制备）[14]

```
NP_000508.1|HbA-α      --------------------MVLSPADKTNVKAAWGKVGAH------AGEYGAEALERM    33
NP_000509.1|HbA-β      --------------------MVHLTPEEKSAVTALWGKVNV--------DEVGGEALGRL   32
U55073.1|LtEc-A        --------------------ADDEDCCSYEDRREIRHIWDDVWSSSFTD-RRVAIVRAVFDDL 42
P13579.1|LtEc-B        ---------------KKQCGVLEGLKVKSEWGRAYGS---GHDREAFSQAIWRAT       37
U55074.1|LtEc-C        MLRQLLVLVGLAVVCLADEHEHCCSEEDHRIVQKQWDILWRDTESSKIKIGFGRLLLTKL  60
P02218.2|LtEc-D1       ----MKVFVAVFLLAFATYVSAECVTESLKVKLQWASAFGH---AHERVAFGLELWRDI  53
J03082.1|LtEc-D2       ----MKVFLAVFLLAFAACVSADCNKLEGLKVKLQWARAFGT---AHDRLAFGLELWKGI  53
                                                            *

NP_000508.1|HbA-α      FLSFPTTKTYFPHFD------LSHGSAQVKGHGKKVADALTNAVAHVDDM---PNALSAL  84
NP_000509.1|HbA-β      LVVYPWTQRFFESFGDLSTPDAVMGNPKVKAHGKKVLGAFSDGLAHLDNL---KGTFATL  89
U55073.1|LtEc-A        FKHYPTSKALFERVKI-----DEPESGEFKSHLVRVANGLDLINLLDDTLVLQSHLGHL   97
P13579.1|LtEc-B        FAQVPESRSLFKRVHG-----DDTSHPAFIAHAERVLGGLDIAISTLDQPATLKEELDHL  92
U55074.1|LtEc-C        AKDIPDVNDLFKRVDI-----EHAEGPKFSAHALRILNGLDLAINLLDDPPALDAALDHL  115
P02218.2|LtEc-D1       IDDHPEIKAPFSRVRG-----DNIYSPEFGAHSQRVLSGLDITISMLDTPDMLAAQLAHL  108
J03082.1|LtEc-D2       LREHPEIKEPFGRVRG-----DNIYSPEFGAHSQRVLSGLDITISMLDTPDMLAAQLAHL  108
                          * .   *       .           *  ::  ..:    :    :  *

NP_000508.1|HbA-α      SDLHAHKLRVDPVNFKLLSHCLLVTLAAHLPAEFTPA-VHASLDKFLASVSTVLTSKYR  142
NP_000509.1|HbA-β      SELHCDKLHVDPENFRLLGNVLVCVLAHHFGKEFTPP-VQAAYQKVVAGVANALAHKYH  147
U55073.1|LtEc-A        ADQHIQRKGVTKEYFRGIGEAFARVL-PQVVLSCFNVDAWNRCFHRLVARIAKDLP----  151
P13579.1|LtEc-B        QVQHEGRK-IPDNYFDAFKTAILHVVAAQLGRCYDREAWDACIDHIEDGIKGHH-----  145
U55074.1|LtEc-C        AHQHEVREGVQKAHFKKFGEILATGL-PQVLDDYDALAWKSCLKGILTKISSRLNA---  170
P02218.2|LtEc-D1       KVQHVERN-LKPEFFDIFLKHLLVLGDRLGTHFDFGAWHDCVDQIIDGIK--------  158
J03082.1|LtEc-D2       KSQHVERN-LKPEFFDIFLNHLLEVGDHLGTNLDFTAWKDCINHIIDDIK--------  158
                        * .        *   :  :.      . :     .   .    :

AAF99389.1|LtEc-L1     ------MWYVLGLMLV-------------GLAAGASDPYQERRFQYLVKNQNLHIDYLAK  41
ABB71122.1|LtEc-L2     MLRLLLLSALSGLILADHHQPSGGGGGSYGGGGGGGPFGRL-FSDQLPDRLGANAFLII  59
ABB71123.1|LtEc-L3     ------MKSLGLLLAALAVVV--------TLASADSPPAQSH------D---EIIDKLIE  37
ABB71124.1|LtEc-L4     -----MRGPFIGVVVVVLAAVA-------CLLQVDA--AAEE------D---NRARDISE  37
                             *       :::.                         .           .

AAF99389.1|LtEc-L1     KLHDIE------EEYNKLTHDVDKKTIRQLKARISNLEEHHCDEHESECRGDVPECIHD  94
ABB71122.1|LtEc-L2     RLDRII---EKLRTKLDEAEKIDPEHFVSEIDARVTKIEGTHCERRTFQCGGNEQECISD  116
ABB71123.1|LtEc-L3     RTNKITTSISHVESLLDDRLDPKRIRRAGSLRHRVEELEDPSCDEHEHQCGGDDPQCISK  97
ABB71124.1|LtEc-L4     RIDKLTAEAFKLGRNLDARLDPIRIKKAGTLKARVDAIAEPTCDEHEYQCGGDDPQCVGD  97
                                .  :     :     .           *:   :     *::: **.* ** :.

AAF99389.1|LtEc-L1     LLFCDGEKDCRDGSDEDPETCSLNITHVGSSYTGLATWTSCEDLNPDHAIVTITAAHRKS  154
ABB71122.1|LtEc-L2     LLVCDGHKDCHNAHDEDPDVCDTSVVKAGNVFSGTSTWHGCLAREDHVTRITITASKRRR  176
ABB71123.1|LtEc-L3     LFVCDGHNDCRNGEDEKDCT---LPTKAGDKFIGDVVFDHCTKRRPEHMTLAFESSSIAA  154
ABB71124.1|LtEc-L4     LLVCDGITDCRNGDDEKHCV---LPFAKGDTFVGDQEFDHCGRFNPDHITLHIDSVTTIP  154
                       *::***  **  . .: . *        .  :           *   .      :.

AAF99389.1|LtEc-L1     FFPNRVWLRATLSYELDEHDHTV-STTQLRGFYNFGKRELLLAPLKGQSEGYGVICDFNL  213
ABB71122.1|LtEc-L2     FFTARIWLRALVESELERHGENVTSSFNAKGYYNFASRRLILLPTDDHDDHLAVVCSFNR  236
ABB71123.1|LtEc-L3     FFTPIADLHVHIEIESETDEDESEVSMPADGEYSFADHRLTIHPPE--EDGLGLVGEFDG  212
ABB71124.1|LtEc-L4     FFTSHPKVTGRVDIHVDR-DDDWAVSTPSFGFYSFATHRIIFRTPD--KDSLYLVAQFDG  211
                       **.       :  .  :       :             *:*:     .  :      :*:

AAF99389.1|LtEc-L1     GDDDHADCKIVVPSSLFVCAHFNAQRY------------------------  240
ABB71122.1|LtEc-L2     GDNERAECHRVTEATLHQCADLFVTLEEHDHDDHDDDHHDDHGKHHGGKHH  288
ABB71123.1|LtEc-L3     YNFDRFVGHIVHELSEEVCAEFIFHRKK-----------------------  240
ABB71124.1|LtEc-L4     YNFDRFVGETLRVGTGLPCARFIYKRQH-----------------------  239
                       ::::  .    :    *  :
```

彩图23（正文图26-2） LtEc 亚基的氨基酸序列（顶部：LtEc 和人类血红蛋白序列的比对。保存的氨基酸突出显示为绿色，而近端和远端组氨酸突出显示为红色，分泌标签突出显示为蓝色。底部：LtEc 接头序列的排列，潜在的糖基化位点以紫色突出显示）。使用 Clustal Omega 做的对准[33]。

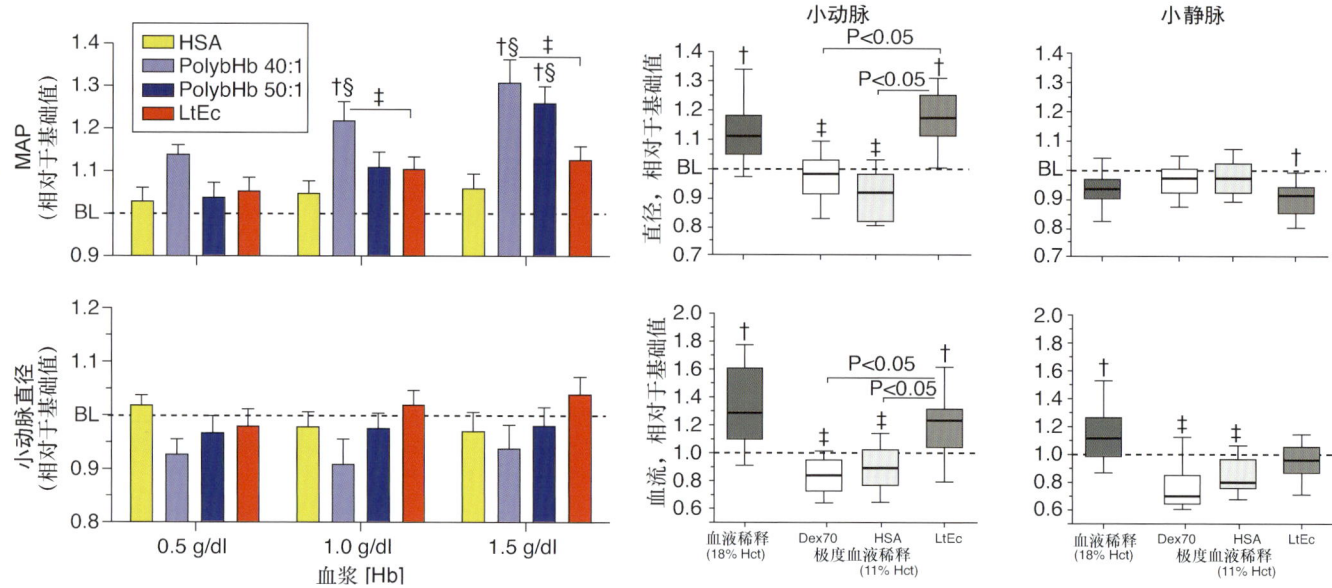

彩图 24（正文图 26-4） LtEc、PolybHbs、人血清白蛋白（HSA）和右旋糖酐（Dex70）对大鼠高负荷研究（左图）和交换输血（中图/右图）中平均动脉压、血管直径和血流量的影响

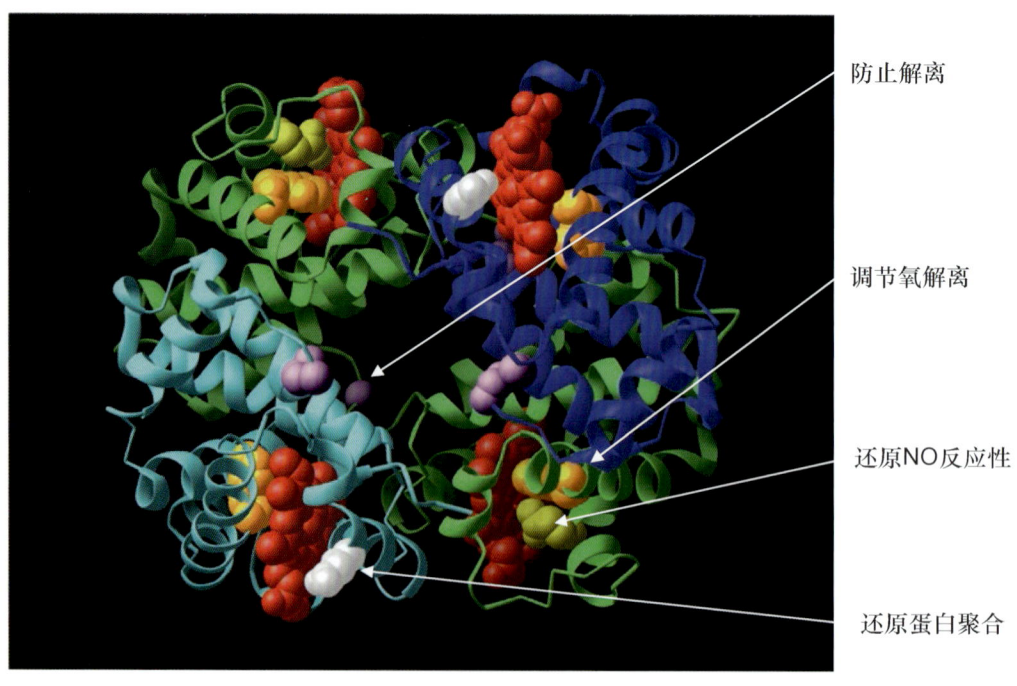

彩图 25（正文图 28-4） Baxter 使用重组技术设计的基因工程化 rHb2.0 分子

基于Hb化学修饰的HBOCs	所使用的材料	代表产品名称
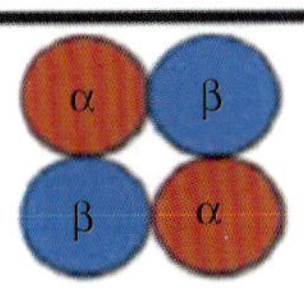 无细胞纯化Hb	从人、牛、鲑鱼和重组源获得的无细胞Hb	Cell-free Hb
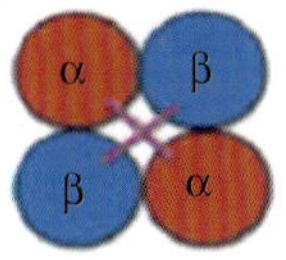 分子内交联Hb	无细胞血红蛋白通过交联试剂如甘氨酸、戊二醛、o-棉子糖、3,5-二溴富马酸水杨酯、吡酮-5-磷酸等，在亚基间交联	HemAssist (Baxter) Hemopure (BioPure) Optro (Somatogen) Hemolink (Hemosol)等
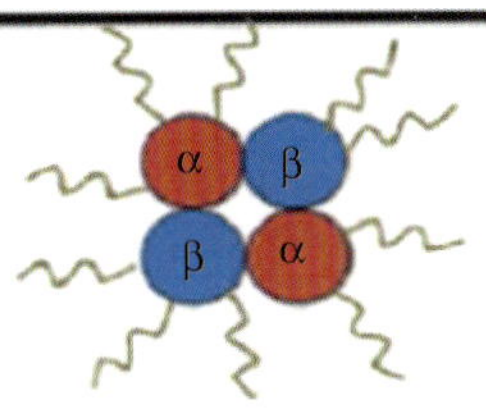 聚乙二醇偶联Hb	无细胞Hb表面偶联的马来酰亚胺活化聚乙二醇（即Hb-Mal-PEG）	Hemospan (Sangart)等
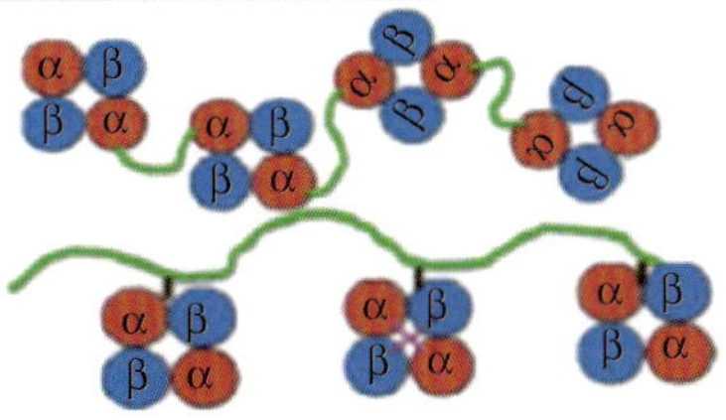 分子间交联和栓于聚合物链的Hb	无细胞Hb通过戊二醛、聚氧乙烯、o-棉子糖等交联剂在分子内和分子间交联或栓于聚合物链上	PolyHeme (Northfield Lab) Pyridoxylated Hb or PHP (Apex Bioscience)等
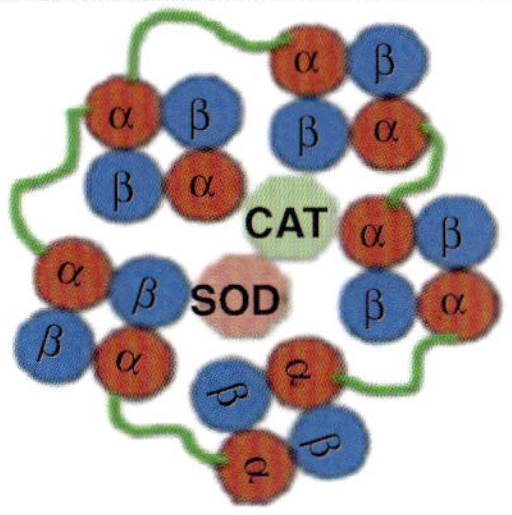 聚合Hb与RBC相关氧化还原酶交联	多个无细胞Hb分子间交联或聚合，并与能够维持维持高效Hb活性的氧化还原环境的酶交联，如超氧化物歧化酶（SOD）、过氧化氢酶（CAT）等，	Poly-Hb-SOD-CAT等

彩图 26（正文图 29-1） 基于化学修饰的 HBOCs 的代表性方法和设计原理图[12]

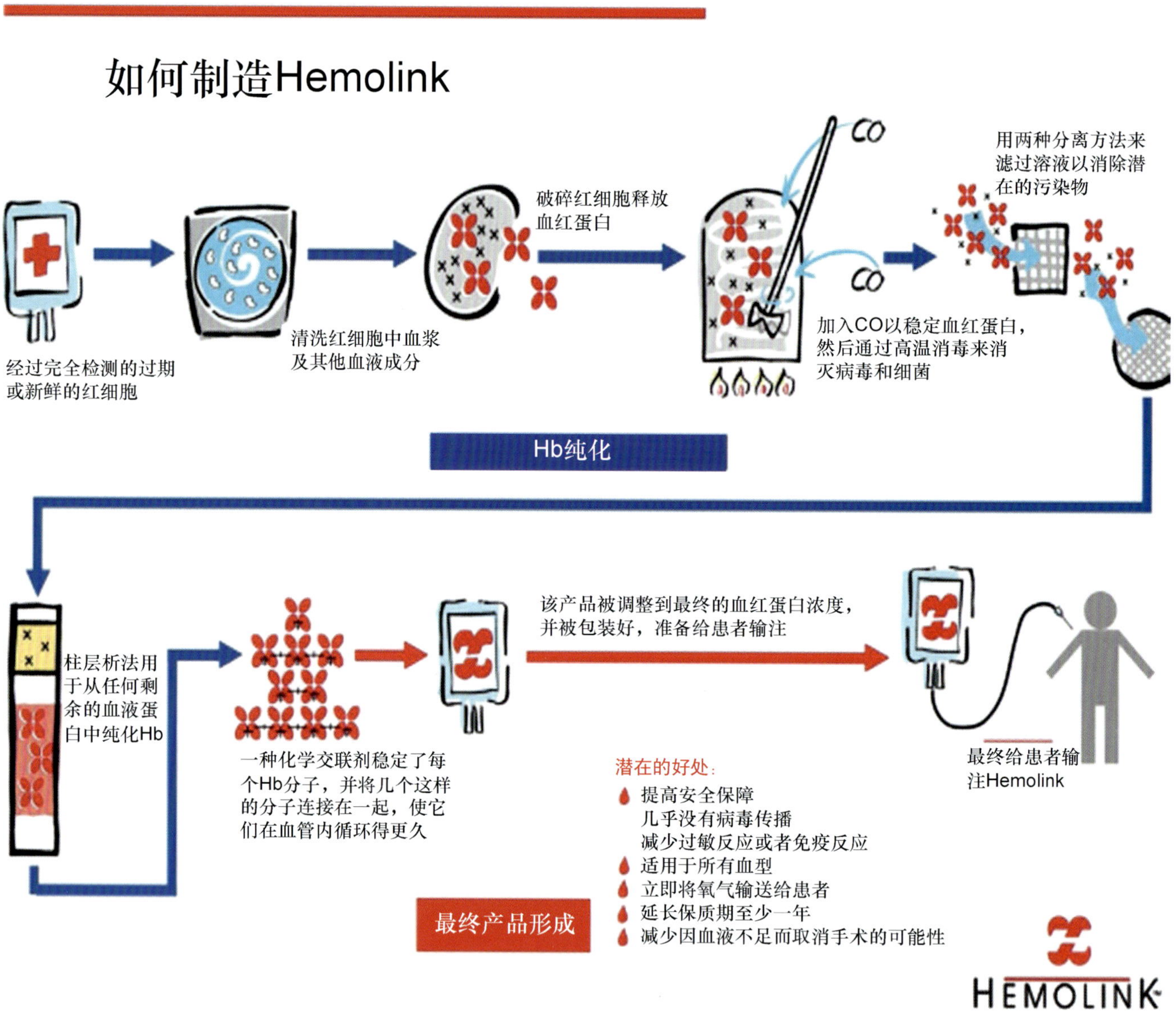

如何制造Hemolink

经过完全检测的过期或新鲜的红细胞 → 清洗红细胞中血浆及其他血液成分 → 破碎红细胞释放血红蛋白 → 加入CO以稳定血红蛋白，然后通过高温消毒来消灭病毒和细菌 → 用两种分离方法来滤过溶液以消除潜在的污染物

Hb纯化

柱层析法用于从任何剩余的血液蛋白中纯化Hb → 一种化学交联剂稳定了每个Hb分子，并将几个这样的分子连接在一起，使它们在血管内循环得更久 → 该产品被调整到最终的血红蛋白浓度，并被包装好，准备给患者输注 → 最终给患者输注Hemolink

最终产品形成

潜在的好处：
- 提高安全保障，几乎没有病毒传播
- 减少过敏反应或者免疫反应
- 适用于所有血型
- 立即将氧气输送给患者
- 延长保质期至少一年
- 减少因血液不足而取消手术的可能性

彩图 27（正文图 29-2） Hemolink 的制造过程[13]

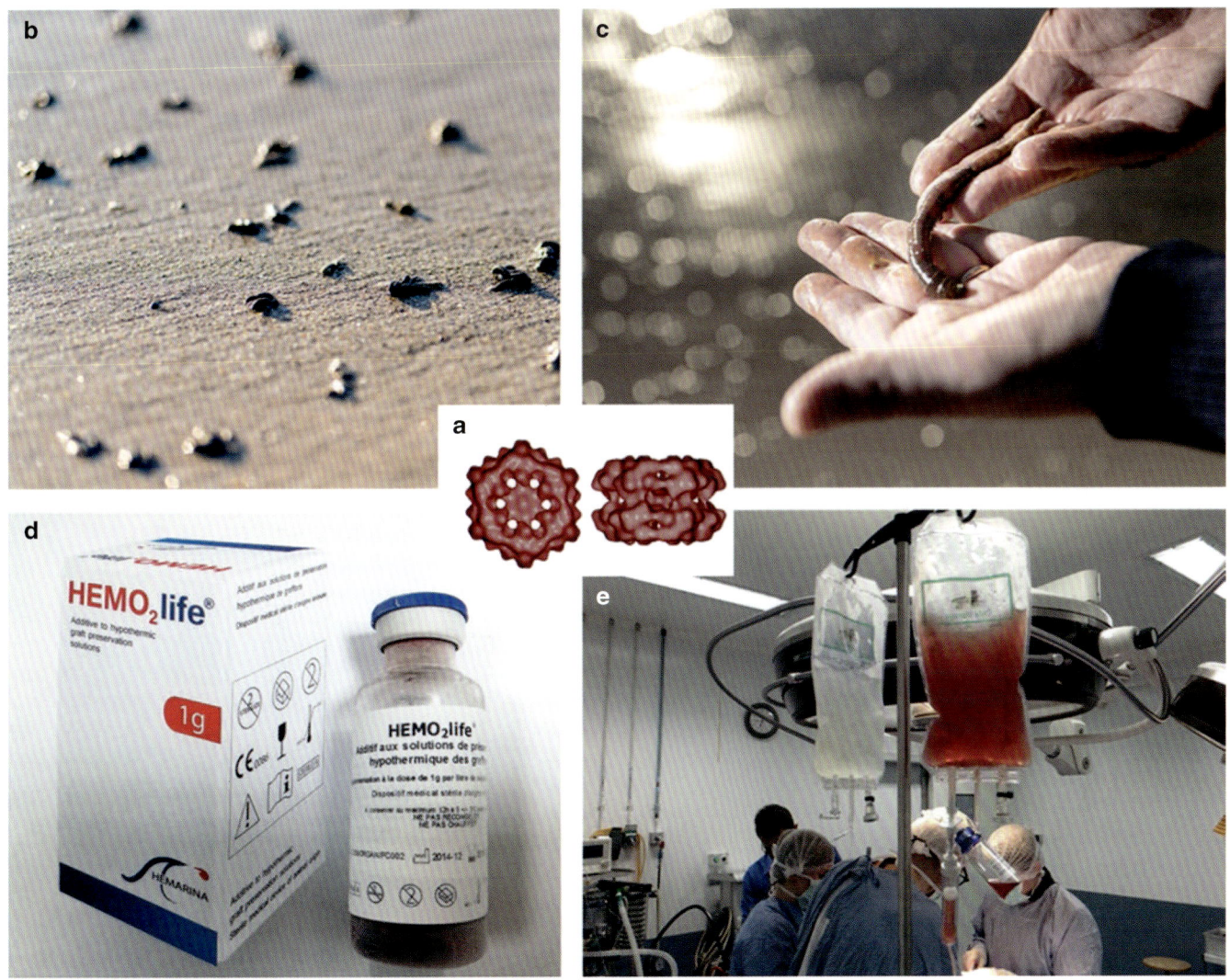

彩图 28（正文图 34-2） M101 是 Zal 等于 1997 年从海蚯蚓（*Arenicola marina*）中提取的一种胞外六角形双层血红蛋白（**a**）；在自然环境中，海蚯蚓栖息在法国西海岸的潮间带地区（**b**）；出于工业目的，在严格的可追溯性和可再生性条件下，我们在专用养殖场养殖了海蚯蚓（**c**）；含有携氧体 M101 的 HEMO₂life® 是按照 GMP Ⅲ 类医疗器械进行临床研究和生产的（**d**）；HEMO₂life® 用作体外保存液的添加剂（**e**）。（Adapted from Le Meur et al., 2019-photos B&C credits Mathieu le Gall）

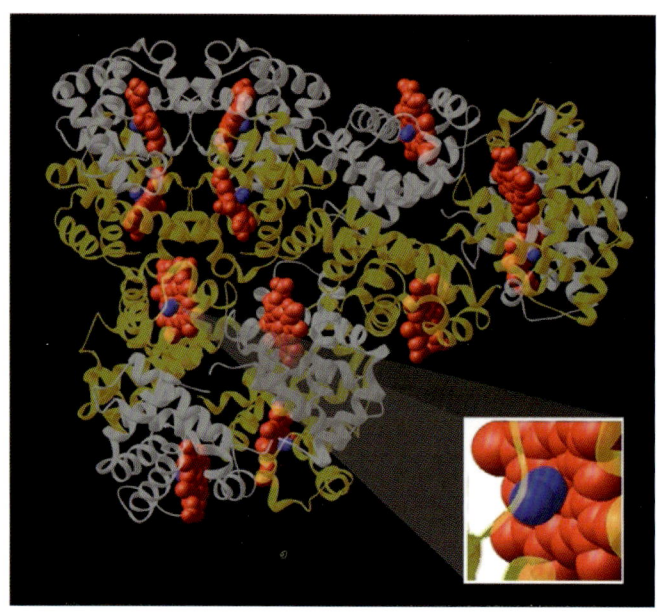

彩图 29（正文图 35-1） 无基质牛血红蛋白分子纯化后通过戊二醛交联形成较大的蛋白质聚合物（绿色、灰色），与未经修饰无基质血红蛋白相比，可延长血管内停留时间。氧结合位点是血红素基团（红色），可在肺部结合氧气（蓝色），并将其释放至全身各部位的组织和器官

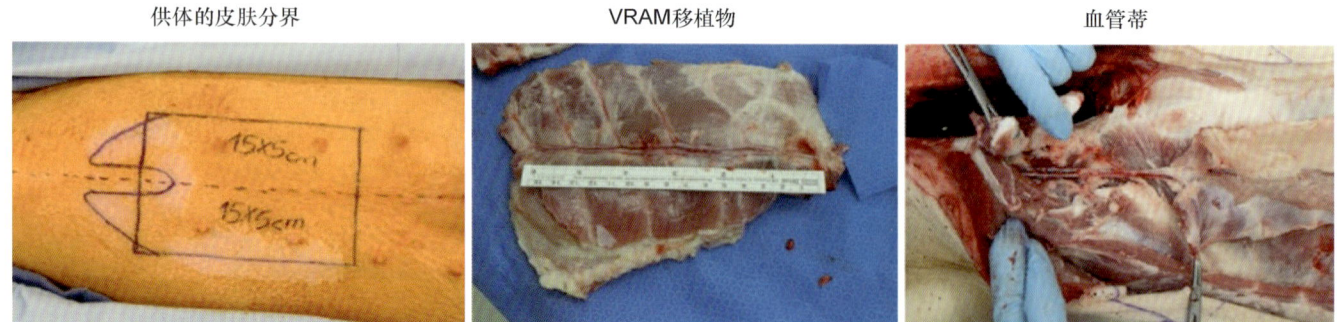

彩图 30（正文图 39-10） 供体的皮肤分界（左），VRAM 移植物（中），血管蒂（右）

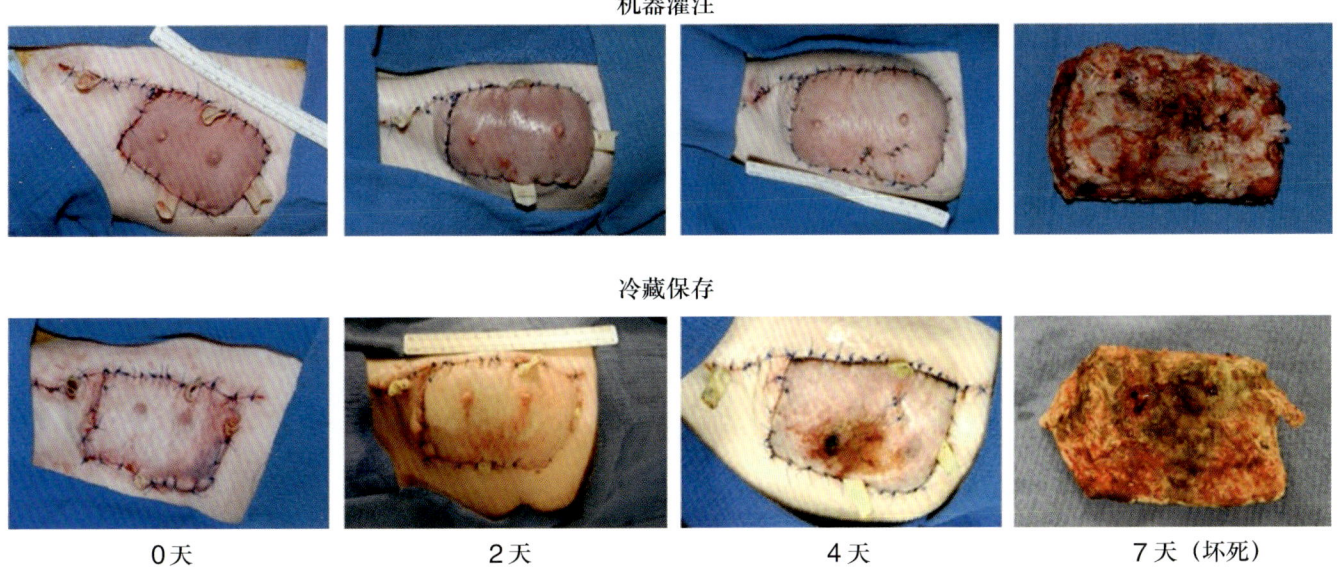

彩图 31（正文图 39-15） 手术植入后当天（第 0 天）及术后（第 2、4、7 天）受者颈部 VCA 的大体观察

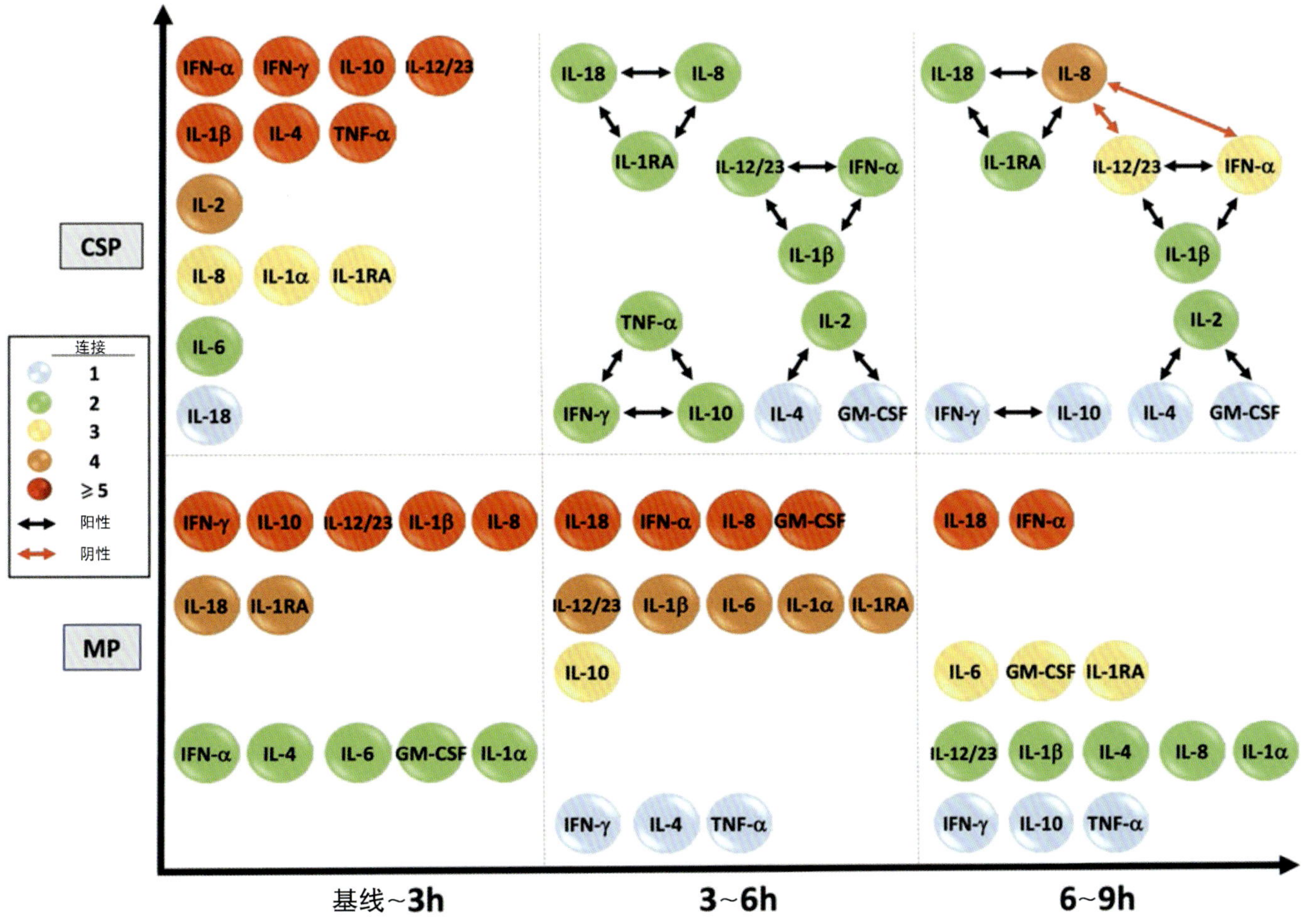

彩图 32（正文图 39-18） 组织样本 DyNA 网络提示不同保存方法的网络稳定性不同

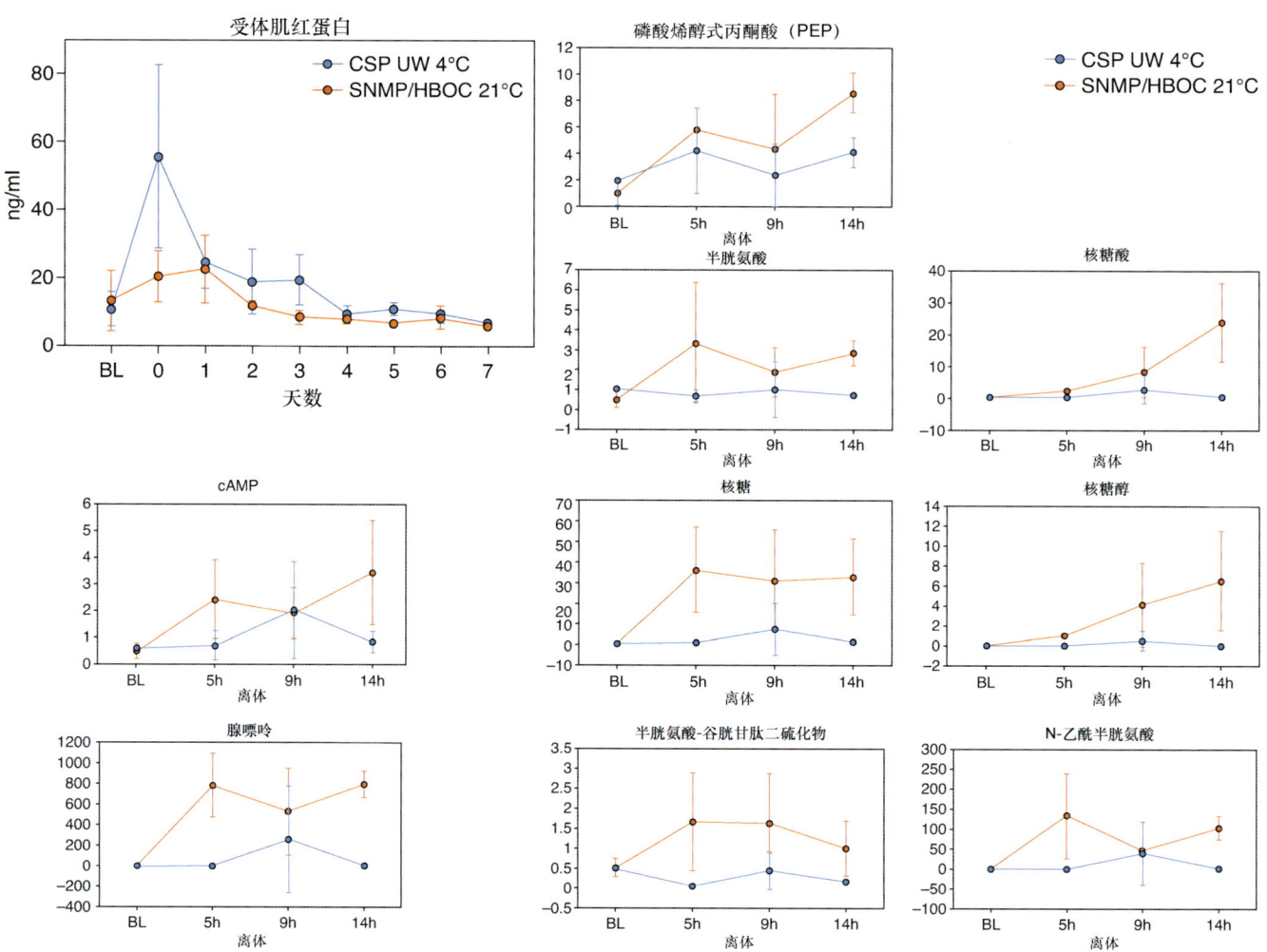

彩图33（正文图39-19） CSP与MP/HBOC组VCA移植后受者血液中的每日（基线至7天）肌红蛋白水平（ng/ml），以及保存期间从MP系统灌注液中分离的代谢组学（基线至14 h）